U0277031

国家疾病分类与代码
（ICD-10）
应用指导手册

主　编　孟　群　刘爱民
副主编　王才有　薛　明　陈彩霞

编　委　(按姓氏笔画排序)

王文达	尤瑞玉	边　鹏	朱　瑞	伍晓玲
刘海民	杨　霞	吴良明	吴韫宏	张　丽
张　萌	张　静	陈舒兰	陈　斌	林海丽
季宏波	周婧雅	赵　青	赵　媚	秦安京
莫艳红	贾增丽	郭　萍	常　彪	崔胜男
阎景红	韩玉哲	韩宝泉	廖爱民	谭　娟
缪之文				

中国协和医科大学出版社

图书在版编目（CIP）数据

国家疾病分类与代码（ICD-10）应用指导手册／孟群，刘爱民主编. —北京：中国协和医科大学出版社，2016.11

ISBN 978-7-5679-0682-2

Ⅰ. ①国…　Ⅱ. ①孟… ②刘…　Ⅲ. ①疾病-分类-中国-手册　Ⅳ. ①R366-62

中国版本图书馆 CIP 数据核字（2016）第 254469 号

国家疾病分类与代码（ICD-10）应用指导手册

主　　编：孟　群　刘爱民
责任编辑：吴桂梅　林　娜

出版发行：**中国协和医科大学出版社**
（北京东单三条九号　邮编 100730　电话 65260378）
网　　址：www.pumcp.com
经　　销：新华书店总店北京发行所
印　　刷：北京雅昌艺术印刷有限公司

开　　本：850×1168　1/16 开
印　　张：100.5
字　　数：2600 千字
版　　次：2017 年 1 月第 1 版　2017 年 1 月第 1 次印刷
定　　价：398.00 元

ISBN 978-7-5679-0682-2

主编简介

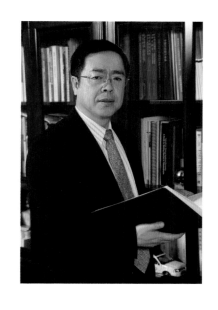

孟群，研究员、教授、博士生导师。华西医科大学博士研究生学历，获医学博士学位。长期从事卫生科技教育、卫生政策和卫生信息化建设等研究和管理工作，曾任原卫生部法制与监督司副司长、政策法规司副司长、科技教育司副司长，现任国家卫生计生委统计信息中心主任。

现兼任国家卫生计生委信息化工作领导小组成员、国家卫生计生委第一届人口健康信息化专家咨询委员会副主任、第七届国家卫生标准委员会信息标准专业委员会主任委员、国家卫生信息共享技术及应用工程技术研究中心工程技术专家委员会主任、中国卫生信息学会常务副会长《中华医学百科全书》（医学教育卷）主编；《中国卫生统计》杂志主编；《中国卫生信息管理杂志》编委会主任；《中国医院统计》杂志主编。

主持多项国家科技重大专项、"863"计划和国家科技支撑计划等科研项目，在美国德克萨斯大学休斯顿健康科学中心、哈尔滨医科大学、华中科技大学、中山大学、四川大学、首都医科大学等多所国内外著名高校担任兼职教授、博士生导师，已培养博士生11名，出版专著多部，发表论文100余篇。

主 编 简 介

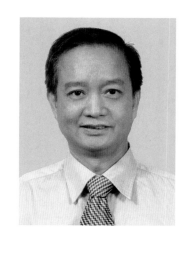

刘爱民，北京协和医院病案科主任。先后任第一届、第二届北京医院学会北京病案学组的委员，第三届副组长。曾任中华医学会北京分会理事，北京医学会病案委员会副主任委员、北京医院协会理事。现任国际病案协会理事，中国医院协会病案专业委员主任委员。中国医疗保险研究会理事、中国社区协会理事，《中国病案》杂志总编，卫生部病案专业晋升考试委员会主任委员等职。

刘爱民 1975 年投身病案管理事业，1984～1985 年赴澳大利亚悉尼大学学习病案信息管理，导师是该病案学校校长、国际病案协会主席 Phyllis Watson 教授。30 余年的工作中，作为主编或编者正式出版专业书籍或译著20 余部，涉及病案信息管理、疾病分类、手术分类等内容。发表论文 30余篇，参与科研项目 11 个。

刘爱民一直活跃于病案的国际舞台，曾访问过多个国家进行学术交流。自 1992 年起，他一直是国际病案协会的理事，先后多次在国际上宣读学术论文，一些学术观点对病案专业产生了很大的影响，例如，他提出的疾病名称和手术名称公式成为了今天我国医师们书写疾病诊断和手术名称的参考依据。他曾多次组织过国际培训班。2005 年主持亚太地区的病案会议。

刘爱民主要成就：他是我国病案正规教育的创始人之一，目前国内无论是病案中专班还是大专、本科班，大都使用或参考他和其他同志制定的教学大纲和编写的专业教材。2009 年他主持出版的《病案信息学》首次将病案管理提高到病案信息管理的高度，填补了高等病案专业教材的空白。该书为国家双"十一五"计划教材（普通高等教育"十一五"国际级规划教材；卫生部"十一五"规划教材）。

他是国际疾病分类法引入我国病案专业的主要人员之一，他参与了国际疾病分类 ICD-9、ICD-10 的翻译工作，承担了卫生部多期省一级的全国师资培训任务。二十多年来，他为国家推广使用国际疾病分类和病案信息管理的发展走遍全国，为学习班授课培训的人员多不胜计。

在他的领导下，创办了《中国病案》杂志和《中国病案网站》，《中国病案》现已成为核心期刊，网站为全国病案人员提供了良好的学术交流平台。在他和其他同志的努力下，病案人员晋升列入了卫生部系列。他亲自主持病案信息专业考试的参考书及题库编写。

刘爱民主任多次出色完成卫生部、医院学会的委派任务，是第一稿全国统一病案首页、疾病分类统计报告的主要制定人。他组织完成了由卫生部委托的 SARS 病案书写要求与电子病案研究，参与近年来卫生部有关病案法律法规文件的起草工作，支援边远地区学术活动，包括云南、四川、西藏自治区、澳门，受到上级部门的好评。最近，还负责卫计委 100 多个病种临床路径的编码工作。

刘爱民无论在国际或是国内病案行业中都有较高的学术地位。

前　言

　　国际疾病分类（international classification of diseases，ICD）作为疾病和有关健康问题的国际统计分类标准，是卫生信息标准体系的重要组成部分。它的统计范畴涵盖死因、疾病、伤害、症状、就诊原因、影响健康状况的因素以及疾病的外部原因等，广泛应用于医疗机构、医疗保险、人口管理等部门及病人信息收集与统计分析。目前，全球约70%的卫生费用支出依据ICD进行医疗支付和卫生资源配置。

　　国家卫生计生委统计信息中心（以下简称统计信息中心）自20世纪80年代以来承担国际疾病分类与代码标准的应用、培训和推广工作，并指导北京协和医院世界卫生组织疾病分类合作中心（以下简称WHO疾病分类合作中心）开展相关工作（ICD翻译、培训和咨询等）。为满足统计工作标准化需要并与国际接轨，1993年统计信息中心首次把国际疾病分类ICD-9引入中国并等效采用编码，成为我国国家疾病分类标准《GB/T14396-1993》。2001年将ICD-10（4位编码）完全等效作为国家分类标准《GB/T14396-2001》。为推广使用ICD-10，统计信息中心联合WHO疾病分类合作中心于2001年编印了《国际疾病分类ICD-10应用指导手册》，用于指导医院病案统计人员和医务人员正确使用国际疾病分类与代码，该书对国际疾病分类的应用起到了积极的促进作用，已成为广大病案统计人员、医务工作者、信息技术人员和管理人员的案头工具书，多次再版。

　　随着我国医改的不断深入和医疗健康事业的发展，按病种付费、医保理赔、医院等级评审、临床路径、电子病历、精细化管理、信息化建设等对疾病分类的标准化、规范化和科学化以及疾病分类数据质量提出了更高要求。为满足医改工作的需要，加强对编码的统一管理，2011年，统计信息中心委托WHO疾病分类合作中心编制了《疾病分类与代码》，即在ICD-10框架下将疾病编码由4位扩展到6位编码（前4位采用世卫组织标准，后2位采用临床医学术语），**《疾病分类与代码》已作为新的国家标准发布实施**。为了配合该标准的推广应用，我们编写了这本《疾病分类与代码应用指导手册》，共收录了2万余种疾病条目，并对疾病分类与代码的编制原则与疑难编码进行了阐述和注释。该《手册》不仅作为疾病与死因分类的培训教材，也是指导广大卫生统计人员、病案人员、医务工作者、信息技术人员和管理人员正确理解和使用新的国家标准的工具书和参考书，对提高我国疾病分类水平，提升统计数据质量，规范医疗服务管理，促进统计和信息化建设将发挥十分重要的作用。

2016 年 10 月

疾病分类与代码使用说明

国际疾病分类 ICD 是一种国际通用的疾病分类语言，搭起了世界各国卫生信息沟通的桥梁。目前，ICD 有 43 种不同语言的译本，全世界使用 ICD 的国家共有 117 个。我国编制的《疾病分类与代码》是继美、澳少数国家之后而研制、编辑的又一个临床修订本，2016 年已纳入国家标准系统。

一、《疾病分类与代码》项目背景与编制

2001 年，国家卫生和计划生育委员会统计信息中心与北京世界卫生组织国际分类家族合作中心主持组织出版了《国际疾病分类（ICD-10）应用指导手册》，该书在国内广泛应用，得到了良好的反映。近年来，疾病分类越来越多地受到医疗行政部门和医院管理者的重视，被认为是医院管理的抓手，是促进医疗、教学、科研的重要工作，因此 ICD 的应用越来越深入。由于一些认识的不同，不少医院纷纷在《常见疾病分类编码指导手册》的基础上编制自己的 ICD 扩展编码手册。为了达到区域统一的目的，一些省市自己也编制 ICD 扩展编码手册，这种情况影响到了全国数据的收集汇总和统计分析，也涉及世界卫生组织对 ICD 的版权问题，他不允许没有申报的各种地方修订本的存在。为了统一全国的统计口径，使我国 ICD 临床修订本合法化，在国家卫生和计划生育委员会统计信息中心的努力下，2010 年受国家卫生计生委法规司委托，由国家卫生计生委统计信息中心、北京世界卫生组织国际分类家族合作中心（WHO-FIC CC）和中国医院协会病案管理专业委员会承担 ICD-10 本地化研究，重新制定新的《疾病分类与代码》标准，即 ICD 的扩展编码标准手册。2012 年该项目正式立项，项目编号为 GB/T 14396-2012)，项目的主要参与单位包括了卫计委统计信息中心、世界卫生组织国际分类家族合作中心（WHO-FIC CC）、中国医院协会病案专业委员会和北京、上海、广东、浙江等地方卫生计生委，以及全国 40 余所医院的疾病分类专家。

1. 设计目标

以分类诊断为基础、兼顾临床诊断为目标研制《疾病分类与代码》，使之适用于医院医疗、研究、教学、管理、病种付费等精细化疾病管理。《疾病分类与代码》的主要作用仍与前两版的国家标准一致，兼顾临床应用，作为我国 ICD-10 的临床修订本。

根据这一设计思想，疾病诊断的数据应来自临床医师的病案诊断，可以基本上满足临床医疗、研究、教学的需求；疾病诊断还应来自医疗行政管理部门对医疗机构的要求，如医院评审、临床路径等方面，从而满足医疗管理的需求；疾病诊断还应考虑疾病预防与控制的目标，将需要上报的传染病和肿瘤等涵盖在内。

2. 数据来源

收集医院正在使用的疾病数据库，包括北京、广东、上海、浙江省市提供各地统一的数据库，还有近二十年收集的全国数千家医院的数据库，包括军队系统和地方医院的疾病诊断库五万余条。

收集医院评审、临床路径所有当前已出版的疾病条目数百条。

3. 数据处理与编辑

对收集到的疾病条目数据进行清洗、查重，经计算机对疾病数据库去除重复条目，保留了 22542 条作为基本数据。

将整理后的数据库分发给全国数十位具有多年从事国际疾病分类的专家，要求每一个疾病必须按分类编码的要求步骤，查找并核对每一个疾病编码的正确性。

对于疾病名称的审定则要求与临床医师沟通，尽量符合临床大多数的叫法。医师使用的疾病诊断需要符合疾病命名法的特点，编码人员使用的疾病诊断则需要符合分类法特点。最后邀请 20 名高年资的临床医师集中对疾病名称审校。

4. 数据维护

《疾病分类与代码》的工作不是一劳永逸，而是需要在保持相对稳定性的基础上进行不断的修订和完善，如同世界卫生组织每年都对 ICD 有补充和修订。从 2011 至今，卫生部统计信息中心多次下发征求意见函，向全国有关单位征求标准修改意见和建议，中国医院协会病案管理专业委员会也长期接收全国的反馈意见，共收到北京、上海、广东、新疆建设兵团等省卫生厅、市卫生局的万余条意见。其中北京市、上海市、广东省针对《疾病分类与代码》字典库的具体条目提出了不同意见，编研小组人员进行逐条审核，删除重复编码，修正错误编码，增加必要的诊断编码。这一版本是 2016 年最新的修订版本。

二、《疾病分类与代码》编制原则

采用以疾病病因、解剖部位、临床表现、病理为主要轴心的基本原则。

1. 编码形式

（1）采用"字母数字编码"形式的 3 位代码、4 位代码、6 位代码表示，但肿瘤的形态学编码除外。

（2）采用字母数字混合编码体系，即第一位为英文字母，后五位数为阿拉伯数字。

2. 第 5 位数应用

5 位数编码是指细目编码，他们出现在第十三章肌肉骨骼系统和结缔组织疾病、第十九章损伤、中毒和外因的某些其他后果和第二十章疾病和死亡的外因中。ICD-10 中细目是选择性使用的编码，为了避免条目过多，除十九章中表示开放性或闭合性的细目编码必须使用，其余不采用 5 位编码，也就是说除第十九章的 5 位数编码有特定意义外，其他章的 5 位数没有特定的意义。

3. 6 位数编码扩展规则

一个类目或亚目是否需要扩展编码，取决于两个方面的需求：

（1）临床要求：当疾病是一个常见疾病，临床医师在医疗、教学中经常需要检索时，这个疾病通常被扩展。例如：

A03.901 急性细菌性痢疾

A03.903 慢性细菌性痢疾

K04.701 根尖脓肿

K04.801 根尖囊肿

（2）医疗管理需求：随着医院管理的进步，医疗行政部门对疾病的管理越来越趋于精细化，临床路径管理、重点疾病管理、重点学科建设都提出了一些具体的疾病，这些疾病都收录在国标疾病分类与代码，给予具体的扩展编码。例如睾丸鞘膜积液：

包绕性鞘膜积液（ICD-10：N43.000）

包绕性睾丸鞘膜积液（ICD-10：N43.001）

感染性鞘膜积液（ICD-10：N43.100）

感染性睾丸鞘膜积液（ICD-10：N43.101）

创伤后睾丸鞘膜积液（ICD-10：N43.201）

睾丸鞘膜积液（ICD-10：N43.301）

扩展编码的排列依据：

- 根据解剖部位、病因、临床表现、病理的分类轴心进行扩展。
- 以解剖部位为轴心，按解剖系统的部位由上而下，先里后外，范围从大到小。
- 器官及神经系统等，从上到下、从左向右、双在前单在后，从前到后，范围从大到小。
- 以临床表现、病因、病理为轴心，按拼音 A~Z 顺序排列。
- 以下情况不按拼音 A~Z 顺序排列，按下面顺序排列：

  表示程度：急性、慢性、亚急性、Ⅰ、Ⅱ、Ⅲ

  数　　字：1、2、3、一、二、三

  希腊字母：按顺序

由于一旦确定编码后，为了保证编码的稳定性，编码不能随意调整。经过几年的修订，后续收录的疾病名称就不再严格的遵循上述规则，只能顺序排列于后面。

三、《疾病分类与代码》的应用

《疾病分类与代码》在 3、4 位数完全与国际疾病分类 ICD-10 第 2 版一致，且具有完整的意义。例如：G20，表示帕金森病。H11.3，表示结膜出血。

在医疗机构中，由于精细化管理的要求，疾病索引应当使用的是 6 位数编码，这样才能完成医疗、研究、教学方面的数据检索需求。对于病案首页数据的上报、医疗费用 DRGs 支付，也要求是 6 位数的编码数据。

1.《疾病分类与代码》中的"00"编码

所谓"00"编码，实际上是疾病编码最后两位数是"00"。它是亚目编码的扩展，表示还是亚目名称的内容。例如：

H10.100 急性变应性结膜炎

H10.200 急性结膜炎，其他的

H10.300 急性结膜炎

H10.400 慢性结膜炎

H10.500 睑缘结膜炎

H10.800 结膜炎，其他的

H10.900 结膜炎

"00"存在的意义在于它仍然是一个类的残余编码。当某种疾病具体的情况得到扩展后，剩余不需要扩展的情况就可以放到"00"中。

例如：下列的疾病都属于慢性结膜炎：

慢性卡他性结膜炎

睑腺慢性结膜炎眦部

慢性结膜炎泪道阻塞性

结膜肉芽肿

如果要关注"结膜肉芽肿"，那么就对这个诊断进行扩展，在国标库中，"结膜肉芽肿"的诊断被扩展为 H10.401，而其他的诊断都放在 H10.400。

如果某医院遇到上述的疾病，根据该医院的情况，认为都有必要详细分类，则可以使用内部扩展码，如：

慢性卡他性结膜炎 H10.40A

睑腺慢性结膜炎眦部 H10.40B

慢性结膜炎泪道阻塞性 H10.40C

这样就可以完成内部资料检索的要求，而当需要上报时，只需要把尾部的 A、B、C 转成"0"，再报出就可以达到统一的目标。

除编码尾号"00"外，其他都是来源于临床的详细诊断名称，可以作为临床诊断使用。

2. 编码".X"的意义

在 6 位数扩展编码中，可见到".X"的情况。它表示其亚目在 WHO 国际疾病分类原著中为缺省。".X"是为了补足位数后进行编码的扩展。

3. 主要编码

在主要编码栏中的编码是指该编码可以作为主要编码，但该编码也可以作为附加编码使用。

4. 附加编码

在附加编码栏中的编码是指该编码只能作为附加编码使用。

四、《国家疾病分类与代码应用指导手册》的编排与应用

1. 只采用 6 位数编码

《国家疾病分类与代码应用指导手册》虽然是根据《疾病分类与代码》编制的，但更强调临床的实用性。因此，其 3、4 位数的编码表都没有列入书中。

2. 别名

在《疾病分类与代码》中并不列出别名。但为了避免编码重复，本手册专门列出了别名栏目，不同的名称采用编码相同。别名可以分两类：

（1）完全等同型

梅尼埃病

- 迷路积水
- 美尼尔氏综合征
- 内淋巴积水

（2）归类型

儿童型重症肌无力

- 少年型重症肌无力
- 儿童眼肌型重症肌无力
- 儿童全身型重症肌无力
- 儿童脑干型重症肌无力

3．备注

备注栏的内容包括了对部分疑难编码的注释和查找路径，这是为了帮助用户更好地理解疾病以及对疑难疾病的编码过程。

4．编排

《国家疾病分类与代码应用指导手册》共分为4个部分。第一部分为疾病的编码索引，按编码数字的大小排序。首先按主要诊断编码的排序，然后再按附加诊断的编码排序。附加编码中的肿瘤形态学放在最后。第二部分是肿瘤形态学编码的索引，按编码数字的大小排序。第三部分是疾病的汉语拼音索引，是完全按诊断的拼音索引排序。第四部分是肿瘤形态拼音索引，按诊断的拼音索引排序。

本书将6位数疾病列表分为两部分，即疾病编码和肿瘤形态编码。排列时疾病编码和肿瘤形态编码又分别按拼音索引和编码索引排列。这样方便查找，当编码员需要确认编码的正确性时，可以从编码索引着手；当编码员不知道编码、需要查编码时，可以从拼音索引着手。

《疾病分类与代码》理论上讲仍是一个分类表。所谓分类，就是聚类，把相同性质的疾病归类到一个编码下，对于细节的问题可能会被忽略，如：部位不分左右、肿瘤要将部位和形态学分开写等。这样更有利于统计分类，所以《疾病分类与代码》更适合病案科使用。当《疾病分类与代码》在国际编码4位数的基础上增加2位尾码，其详细程度得到了扩展，具有一定的疾病命名的特性。换言之，除"00"外的条目可以直接用于临床诊断。而"00"条目部分是不能作为临床诊断使用的，医院如果按《疾病分类与代码》作为临床诊断数据库时，一定要注意对疾病名称进行补充或修正。

目　录

一、疾病名称编码索引表

主要编码	附加编码	疾 病 名 称	别 名	备 注
A00.000		霍乱，由于 O1 群霍乱弧菌，霍乱生物型所致		
A00.100		霍乱，由于 O1 群霍乱弧菌，埃尔托生物型所致		
A00.900		霍乱		
A01.000		伤寒		
A01.001†	K77.0*	伤寒性肝炎		查：伤寒（任何部位）A01.0，没有星号编码 K77.0*（分类于他处的传染病和寄生虫病引起的肝疾患）。再查：肝炎-见于--流行性腮腺炎 B26.8+K77.0*。核对一卷 K77.0* 是分类于他处的传染病和寄生虫病引起的肝疾患，根据编码规则伤寒性肝炎编码应是 A01.0+ K77.0* 伤寒受累的器官都可以按这方式查找
A01.002†	G01*	伤寒性脑膜炎		
A01.003		伤寒杆菌性败血症		
A01.100		副伤寒甲	甲型副伤寒	
A01.200		副伤寒乙	乙型副伤寒	
A01.300		副伤寒丙	丙型副伤寒	
A01.400		副伤寒		
A02.000		沙门菌肠炎		
A02.001		阿哥拉沙门菌肠炎	阿贡纳沙门菌肠炎	根据主导词：肠炎-见小肠炎，再查：小肠炎-沙门菌（病）（亚利桑那）（猪霍乱）（小肠炎）（鼠伤寒）A02.0，无阿哥拉沙门菌属修饰词。沙门菌经鉴定现已发现 2000 余血清型，不可能一一列出，当指明具体菌的修改词在他处无分类时，可以放在此处 引起人类疾病的沙门菌大多属于 A、B、C、D、E 5 个血清群，病型有：①伤寒与副伤寒（统称肠热症）：由伤寒沙门菌、甲型和乙型副伤寒沙门菌等引起；②食物中毒：可由不同菌型引起，以鼠伤寒沙门菌、肠炎沙门菌、汤卜逊沙门菌等最为常见；③败血症：由猪霍乱沙门菌等引起，此外，还可引起慢性肠炎。阿哥拉沙门菌为沙门菌属 B 血清群，阿哥拉沙门菌感染食物引起人急性肠炎
A02.002		沙门菌伦敦血清型肠炎		伦敦血清型属 E 群
A02.003		沙门菌胃肠炎		
A02.004		鼠伤寒沙门菌肠炎	鼠伤寒	
A02.100		沙门菌败血症		
A02.101		猪霍乱沙门菌败血症		

主要编码	附加编码	疾 病 名 称	别 名	备 注
A02.200		局限性沙门菌感染		
A02.201†	J17.0*	沙门菌肺炎		
A02.202†	M01.3*	沙门菌关节炎		
A02.203†	G01*	沙门菌脑膜炎		
A02.800		沙门菌感染，其他特指的		
A02.900		沙门菌感染		
A02.901		猪霍乱沙门菌感染		
A03.000		志贺痢疾杆菌引起的细菌性痢疾		
A03.100		弗氏志贺菌引起的细菌性痢疾		
A03.200		波氏志贺菌引起的细菌性痢疾		
A03.300		宋内志贺菌引起的细菌性痢疾		
A03.800		细菌性痢疾，其他的		
A03.900		细菌性痢疾		
A03.901		急性细菌性痢疾		
A03.902		慢性迁延型细菌性痢疾		细菌性痢疾分为急、慢性两类，依据临床表现，慢性菌痢的症状分为以下三型：①慢性急性发作型；②慢性迁延型；③慢性隐匿型 A03的分类轴心是引起菌痢的细菌种类，因此查：痢疾-细菌性 A03.9 没有"慢性迁延性"也可以归类于此，这个修饰词不影响编码结果
A03.903		慢性细菌性痢疾		
A03.904		中毒型细菌性痢疾		
A04.000		肠道病原性大肠杆菌感染		
A04.100		肠毒性大肠杆菌感染		
A04.200		肠侵袭性大肠杆菌感染		
A04.300		肠出血性大肠杆菌感染		
A04.301		新生儿肠出血性大肠杆菌肠炎		大肠埃希杆菌：俗称大肠杆菌，根据菌体抗原的不同，可将其分为150多型，其中有16个血清型为致病性大肠杆菌，尤其对婴儿和幼畜（禽），常引起严重腹泻和败血症。根据不同的生物学特性将致病性大肠杆菌分为6类：肠致病性大肠杆菌、肠产毒性大肠杆菌、肠侵袭性大肠杆菌、肠出血性大肠杆菌、肠黏附性大肠杆菌和弥散黏附性大肠杆菌。查：小肠炎-传染性－－由于－－－肠病毒－－－－肠出血性A04.3
A04.400		肠道大肠杆菌感染，其他的		

主要编码	附加编码	疾 病 名 称	别 名	备 注
A04.401		大肠杆菌性肠炎		
A04.402		新生儿大肠杆菌肠炎		由于A04的分类轴心是肠道感染的细菌，查：小肠炎-传染性--由于---大肠杆菌 A04.4，没有"新生儿"修饰词也不影响编码
A04.500		弯曲菌肠炎		
A04.600		小肠结肠耶尔森菌性小肠炎		
A04.700		艰难梭状芽孢杆菌性小肠结肠炎		
A04.800		细菌性肠道感染，其他特指的		
A04.801		变形杆菌肠炎		肠炎-见小肠炎 小肠炎-传染性--由于---特指的----细菌　A04.8 变形杆菌是一种革兰阴性运动细菌，故分类于特指的细菌感染
A04.802		铜绿假单胞菌肠炎	绿脓杆菌肠炎	
A04.803		厌氧菌肠炎		厌氧菌是一类在无氧条件下比在有氧环境中生长好的细菌，故分类于特指的细菌感染
A04.900		细菌性肠道感染		
A04.901		细菌性结肠炎		
A04.902		细菌性腹泻		
A05.000		食物媒介的葡萄球菌性食物中毒		
A05.100		肉毒中毒		
A05.200		食物媒介的产气荚膜梭状芽孢杆菌［韦尔希梭状芽孢杆菌］食物中毒		
A05.202		急性坏死性肠炎	急性出血性坏死性肠炎；急性出血性肠炎；急性节段性出血坏死性肠炎	小肠炎-坏死　A05.2 A05的分类轴心是细菌的种类，故"急性"可不考虑 急性坏死性肠炎是一种危及生命的暴发性疾病，病因不明，其发病与肠道缺血、感染等因素有关
A05.300		食物媒介的副溶血性弧菌食物中毒		
A05.400		食物媒介的蜡样芽孢杆菌食物中毒		
A05.800		食物中毒，其他特指的细菌性		
A05.900		细菌性食物中毒		
A06.000		急性阿米巴痢疾		

主要编码	附加编码	疾 病 名 称	别　名	备　注
A06.001		阿米巴结肠炎		阿米巴结肠炎由溶组织阿米巴原虫寄生于人体结肠内引起，可因食入的包囊数量、致病力以及机体抵抗力强弱不同，而出现不同的临床表现。患者可出现腹痛、腹泻，粪便不成形或稀便，混有黏液和未消化的食物，臭味较大。潜伏期长短不一，1~2周或数月以上
A06.002		阿米巴痢疾		阿米巴痢疾病变部位主要在盲肠与升结肠。临床上以腹痛、腹泻、暗红色果酱样粪便为特征，易变为慢性，可发生肝脓肿等并发症
A06.100		慢性肠阿米巴病		
A06.200		阿米巴非痢疾性结肠炎		
A06.300		肠道阿米巴瘤		
A06.400		阿米巴肝脓肿		
A06.500†	J99.8*	阿米巴肺脓肿		
A06.501†	J99.8*	阿米巴肝肺脓肿		
A06.600†	G07*	阿米巴脑脓肿		
A06.700		皮肤阿米巴病		
A06.800		阿米巴感染，其他部位的		
A06.801		眼阿米巴病		"眼阿米巴病"属于特指部位的阿米巴感染。查：阿米巴病－特指部位 NEC A06.8
A06.900		阿米巴病		
A07.000		小袋纤毛虫病		
A07.100		贾第虫病［兰伯鞭毛虫病］		
A07.200		隐孢子虫病		
A07.300		等孢球虫病		
A07.800		原虫性肠道疾病，其他特指的		
A07.801		肠道滴虫病		
A07.900		原虫性肠道疾病		
A08.000		轮状病毒性肠炎		
A08.100		诺沃克组病毒引起的急性胃肠病		
A08.101		诺如病毒性急性胃肠病		
A08.200		腺病毒性肠炎		
A08.300		病毒性肠炎，其他的		
A08.301		EB病毒性肠炎		EB病毒是一种疱疹病毒，A08的分类轴心是肠道感染的病毒种类，EB病毒未标明，故放于其他特指的病毒性肠炎中。查：小肠炎－病毒性－－特指的 NEC A08.3

主要编码	附加编码	疾 病 名 称	别 名	备 注
A08.400		病毒性肠道感染		
A08.401		病毒性肠炎		
A08.402		病毒性胃肠炎		
A08.500		肠道感染，其他特指的		
A09.000		传染性病因的胃肠炎和结肠炎，其他和未特指的		
A09.001		感染性胃肠炎		
A09.002		感染性结肠炎		
A09.003		痢疾		
A09.004		感染性腹泻	急性胃肠炎	
A09.005		脓毒性肠炎		
A09.006		急性出血性肠炎		
A09.007		急性感染性肠炎		
A09.900		胃肠炎和结肠炎		
A09.901		胃肠炎		
A09.902		结肠炎		
A09.903		婴儿腹泻		
A09.904		出血性肠炎		
A15.000		肺结核，经显微镜下痰检查证实，伴有或不伴有痰培养		
A15.001		肺结核瘤，痰镜检（+）		结合瘤-现译名结核球-另见结核 结核-肺--确定的---被显微镜下痰检查，伴有或不伴有痰培养　A15.0
A15.002		肺干酪性结核，痰镜检（+）		
A15.003		结核性肺纤维变性，痰镜检（+）		
A15.004		结核性肺炎，痰镜检（+）		
A15.005		结核性气胸，痰镜检（+）		
A15.006		结核性支气管扩张，痰镜检（+）		
A15.007		空洞型肺结核，痰镜检（+）		
A15.008		浸润型肺结核，痰镜检（+）		
A15.009		增殖型肺结核，痰镜检（+）		
A15.100		肺结核，仅经痰培养所证实		
A15.101		肺结核瘤，痰培养（+）		
A15.102		肺干酪性结核，痰培养（+）		
A15.103		结核性肺纤维变性，痰培养（+）		
A15.104		结核性肺炎，痰培养（+）		
A15.105		结核性气胸，痰培养（+）		
A15.106		结核性支气管扩张，痰培养（+）		

主要编码	附加编码	疾 病 名 称	别 名	备 注
A15.107		空洞型肺结核，痰培养（+）		
A15.108		浸润型肺结核，痰培养（+）		
A15.109		增殖型肺结核，痰培养（+）		
A15.200		肺结核，经组织学所证实		
A15.201		肺结核瘤，病理（+）		
A15.202		肺干酪性结核，病理（+）		
A15.203		结核性肺纤维变性，病理（+）		
A15.204		结核性肺炎，病理（+）		
A15.205		结核性气胸，病理（+）		
A15.206		结核性支气管扩张，病理（+）		
A15.207		空洞型肺结核，病理（+）		
A15.208		浸润型肺结核，病理（+）		
A15.209		增殖型肺结核，病理（+）		
A15.300		肺结核，经证实的		
A15.301		肺结核瘤经证实（+）		
A15.302		肺干酪性结核经证实（+）		
A15.303		结核性肺纤维变性经证实（+）		
A15.304		结核性肺炎经证实（+）		
A15.305		结核性气胸经证实（+）		
A15.306		结核性支气管扩张经证实（+）		
A15.307		空洞型肺结核经证实（+）		
A15.308		浸润型肺结核经证实（+）		
A15.309		增殖型肺结核经证实（+）		
A15.400		胸腔内淋巴结结核，经细菌学和组织学所证实		
A15.401		肺门淋巴结结核，病理（+）		
A15.402		气管支气管淋巴结结核，细菌学（+）		
A15.403		气管支气管淋巴结结核，病理（+）		
A15.404		胸内淋巴结结核，细菌学（+）		
A15.405		胸内淋巴结结核，病理（+）		
A15.406		纵隔淋巴结结核，细菌学（+）		
A15.407		纵隔淋巴结结核，病理（+）		
A15.408		支气管淋巴结结核，细菌学（+）		
A15.409		支气管淋巴结结核，病理（+）		
A15.500		喉、气管和支气管结核，经细菌学和组织学所证实		

主要编码	附加编码	疾 病 名 称	别 名	备 注
A15.501		喉结核，病理（+）		
A15.502		会厌结核，细菌学（+）		
A15.503		会厌结核，病理（+）		
A15.504		声带结核，细菌学（+）		
A15.505		声带结核，病理（+）		
A15.506		气管结核，细菌学（+）		
A15.507		气管结核，病理（+）		
A15.508		支气管结核，细菌学（+）		
A15.509		支气管结核，病理（+）		
A15.600		结核性胸膜炎，经细菌学和组织学所证实		
A15.601		结核性胸膜炎，病理（+）		
A15.602		结核性脓胸，细菌学（+）		
A15.603		结核性脓胸，病理（+）		
A15.604		结核性胸腔积液，细菌学（+）		
A15.605		结核性胸腔积液，病理（+）		
A15.606		结核性渗出性胸膜炎，细菌学（+）		
A15.607		结核性渗出性胸膜炎，病理（+）		
A15.608		胸膜结核瘤，细菌学（+）		
A15.609		胸膜结核瘤，病理（+）		
A15.700		原发性呼吸道结核，经细菌学和组织学所证实		
A15.701		原发性呼吸道结核，病理（+）		
A15.702		肺原发性结核性复征，细菌学（+）		
A15.703		肺原发性结核性复征，病理（+）		
A15.800		呼吸道结核，经细菌学和组织学所证实，其他的		
A15.801		结核性鼻窦炎，细菌学（+）		
A15.802		结核性鼻窦炎，病理（+）		
A15.803		鼻中隔结核，细菌学（+）		
A15.804		鼻中隔结核，病理（+）		
A15.805		鼻咽结核，细菌学（+）		
A15.806		鼻咽结核，病理（+）		
A15.807		鼻结核，细菌学（+）		
A15.808		鼻结核，病理（+）		
A15.809		扁桃体结核，细菌学（+）		

主要编码	附加编码	疾 病 名 称	别 名	备 注
A15.810		扁桃体结核，病理（＋）		
A15.811		咽部结核，细菌学（＋）		
A15.812		咽部结核，病理（＋）		
A15.813		纵隔结核，细菌学（＋）		
A15.814		纵隔结核，病理（＋）		
A15.900		呼吸道结核，经细菌学和组织学所证实的		
A15.901		呼吸道结核，病理（＋）		
A16.000		肺结核，细菌学和组织学检查为阴性		
A16.001		肺结核瘤，痰镜检（－）		
A16.002		结核性肺炎，痰镜检（－）		
A16.003		结核性肺纤维变性，痰镜检（－）		
A16.004		结核性气胸，痰镜检（－）		
A16.005		结核性支气管扩张，痰镜检（－）		
A16.006		肺干酪性结核，痰镜检（－）		
A16.007		空洞型肺结核，痰镜检（－）		
A16.008		浸润型肺结核，痰镜检（－）		
A16.009		增殖型肺结核，痰镜检（－）		
A16.010		肺结核，痰培养（－）		
A16.011		肺结核瘤，痰培养（－）		
A16.012		结核性肺炎，痰培养（－）		
A16.013		结核性肺纤维变性，痰培养（－）		
A16.014		结核性气胸，痰培养（－）		
A16.015		结核性支气管扩张，痰培养（－）		
A16.016		肺干酪性结核，痰培养（－）		
A16.017		空洞型肺结核，痰培养（－）		
A16.018		浸润型肺结核，痰培养（－）		
A16.019		增殖型肺结核，痰培养（－）		
A16.020		肺结核，病理（－）		
A16.021		肺结核瘤，病理（－）		
A16.022		结核性肺炎，病理（－）		
A16.023		结核性肺纤维变性，病理（－）		
A16.024		结核性气胸，病理（－）		
A16.025		结核性支气管扩张，病理（－）		
A16.026		肺干酪性结核，病理（－）		
A16.027		空洞型肺结核，病理（－）		

主要编码	附加编码	疾 病 名 称	别 名	备 注
A16.028		浸润型肺结核，病理（-）		
A16.029		增殖型肺结核，病理（-）		
A16.030		肺结核瘤，细胞学（组织学）（-）		
A16.031		结核性肺炎，细胞学（组织学）（-）		
A16.032		结核性肺纤维变性，细胞学（组织学）（-）		
A16.033		结核性气胸，细胞学（组织学）（-）		
A16.034		结核性支气管扩张，细胞学（组织学）（-）		
A16.035		肺干酪性结核，细胞学（组织学）（-）		
A16.036		空洞型肺结核，细胞学（组织学）（-）		
A16.037		浸润型肺结核，细胞学（组织学）（-）		
A16.038		增殖型肺结核，细胞学（组织学）（-）		
A16.100		肺结核，未做细菌学和组织学检查		
A16.101		肺结核瘤，未做细菌学和组织学检查		
A16.102		结核性肺炎，未做细菌学和组织学检查		
A16.103		结核性肺纤维变性，未做细菌学和组织学检查		
A16.104		结核性气胸，未做细菌学和组织学检查		
A16.105		结核性支气管扩张，未做细菌学和组织学检查		
A16.106		肺干酪性结核，未做细菌学和组织学检查		
A16.107		空洞型肺结核，未做细菌学和组织学检查		
A16.108		浸润型肺结核，未做细菌学和组织学检查		
A16.109		增殖型肺结核，未做细菌学和组织学检查		
A16.200		肺结核，未提及细菌学或组织学的证实		

主要编码	附加编码	疾 病 名 称	别 名	备 注
A16.201		肺结核瘤		
A16.202		结核性肺炎		
A16.203		结核性肺纤维变性		
A16.204		结核性气胸		
A16.205		结核性支气管扩张		
A16.206		肺干酪性结核		
A16.207		空洞型肺结核		
A16.208		浸润型肺结核		
A16.209		增殖型肺结核		
A16.210		结核性肺不张		
A16.300		胸腔内淋巴结结核，未提及细菌学或组织学的证实		
A16.301		肺门淋巴结结核		
A16.302		胸内淋巴结结核		
A16.303		气管支气管淋巴结结核		
A16.304		支气管淋巴结结核		
A16.305		纵隔淋巴结结核		
A16.400		喉、气管和支气管结核，未提及细菌学或组织学的证实		
A16.401		会厌结核		
A16.402		气管结核		
A16.403		声带结核		
A16.404		支气管结核		
A16.405		结核性支气管胸膜瘘		
A16.406		喉结核		
A16.500		结核性胸膜炎，未提及细菌学或组织学的证实		
A16.501		结核性脓胸		
A16.502		结核性胸腔积液		
A16.503		结核性渗出性胸膜炎		
A16.504		胸膜结核瘤		
A16.505		结核性脓气胸		
A16.700		原发性呼吸道结核，未提及细菌学或组织学的证实		
A16.701		肺原发性结核性复征	原发综合征	
A16.800		呼吸道结核，未提及细菌学或组织学的证实，其他的		
A16.801		结核性鼻窦炎		

主要编码	附加编码	疾 病 名 称	别 名	备 注
A16.802		鼻中隔结核		
A16.803		鼻咽结核		
A16.804		鼻结核		
A16.805		扁桃体结核		
A16.806		咽部结核		
A16.807		纵隔结核		
A16.900		呼吸道结核		
A17.000†	G01*	结核性脑膜炎		
A17.001†	G01*	结核性脑脊髓膜炎		
A17.100†	G07*	脑膜结核瘤		脑结核瘤是脑实质或脑膜的一种局灶性结核，多数由身体其他部位的结核病灶播散到颅内形成的肉芽肿性病变，少数为弥散性结核性脑膜炎残留感染所致。查：结核球-脑（脊）膜　A17.1+G07*
A17.800†		神经系统的其他结核		
A17.801†	G07*	脑结核瘤		
A17.802†	G07*	结核性脑肉芽肿		
A17.803†	G05.0*	结核性脑膜脑炎		
A17.804†	G05.0*	结核性脑炎		
A17.805†	G07*	结核性脑脓肿		
A17.806†	G07*	脊髓结核		
A17.807†	G94.0*	结核性脑积水		
A17.900†	G99.8*	神经系统结核		
A18.000†		骨和关节的结核		
A18.001†	M90.0*	骨结核		
A18.002†	M01.1*	关节结核		
A18.003†	M90.0*	鼻骨结核		
A18.004†	M90.0*	下颌结核		
A18.005†	M49.0*	颈椎结核		
A18.006†	M49.0*	胸椎结核		
A18.007†	M49.0*	腰椎结核		
A18.008†	M90.0*	腰椎结核性窦道		
A18.009†	M49.0*	脊柱结核		
A18.010†	M49.0*	脊柱结核性脓肿		
A18.011†	M49.0*	结核性脊柱后凸		
A18.012†	M49.0*	脊柱结核性截瘫		脊柱结核性截瘫，在脊髓受压平面以下出现不完全或完全截瘫。查：截瘫-波特　A18.0+M49.0*

主要编码	附加编码	疾 病 名 称	别 名	备 注
A18.013†	M49.0*	结核性脊柱裂		
A18.014†	M90.0*	肋骨结核		
A18.015†	M90.0*	耻骨结核		
A18.016†	M90.0*	肱骨结核		
A18.017†	M90.0*	桡骨结核		
A18.018†	M90.0*	尺骨结核		
A18.019†	M90.0*	掌骨结核		
A18.020†	M90.0*	指骨结核		
A18.021†	M90.0*	股骨结核		
A18.022†	M90.0*	胫骨结核		
A18.023†	M90.0*	腓骨结核		
A18.024†	M90.0*	跟骨结核		
A18.025†	M90.0*	楔骨结核		
A18.026†	M90.0*	趾骨结核		
A18.027†	M01.1*	肩关节结核		
A18.028†	M01.1*	肘关节结核		
A18.029†	M01.1*	腕关节结核		
A18.030†	M01.1*	指关节结核		
A18.031†	M01.1*	髋关节结核		
A18.032†	M49.0*	骶髂关节结核		
A18.033†	M01.1*	髋关节结核性滑膜炎		
A18.034†	M01.1*	膝关节结核		
A18.035†	M01.1*	膝关节结核性滑膜炎		
A18.036†	M01.1*	踝关节结核		
A18.037†	M01.1*	跖趾关节结核		
A18.038†	M01.1*	趾关节结核		
A18.039†	M01.1*	关节结核性风湿病	蓬塞病；结核变态反应性关节炎；结核性关节炎	
A18.040†	M01.1*	关节结核性窦道		
A18.041†	M68.0*	滑膜结核	结核性滑膜炎	
A18.042†	M68.0*	肌腱结核		
A18.043†	M01.1*	关节结核性脓肿		
A18.100		泌尿生殖系统的结核		根据病历实际情况分为男女。男性为A18.1† N51.-*，女性为A18.1† N74.-*
A18.101		泌尿系统结核		没有指出具体部位，没有星剑号编码。若指出具体部位，则使用星剑号编码

主要编码	附加编码	疾 病 名 称	别　名	备　注
A18.102		生殖系统结核		
A18.103†	N29.1*	肾结核		
A18.104†	N29.1*	结核性肾脓肿		
A18.105†	N29.1*	结核性肾盂积水		
A18.106†	N29.1*	输尿管结核		
A18.107†	N29.1*	结核性输尿管狭窄		
A18.108†	N33.0*	膀胱结核	结核性膀胱炎	
A18.109†	N51.0*	前列腺结核		
A18.110†	N51.8*	输精管结核		
A18.111†	N74.1*	子宫内膜结核		
A18.112†	N74.0*	子宫颈结核		
A18.113†	N74.1*	输卵管结核		
A18.114†	N74.1*	卵巢结核		
A18.115†	N74.1*	女性盆腔结核		
A18.116†	N51.8*	结核性阴囊瘘		
A18.117†	N51.1*	睾丸结核		
A18.118†	N51.1*	附睾结核		
A18.119†	N51.8*	阴茎结核		
A18.200		结核性周围淋巴结病		
A18.201		头颈部结核性淋巴结炎		
A18.202		颊淋巴结结核		
A18.203		腮腺淋巴结结核		
A18.205		颈淋巴结结核		
A18.206		锁骨上淋巴结结核		
A18.207		腋下淋巴结结核		
A18.208		食管旁淋巴结结核		
A18.209		闭孔淋巴结结核		
A18.210		腹股沟淋巴结结核		
A18.211		结核性淋巴管炎		
A18.212		全身多发淋巴结结核		
A18.300		肠、腹膜和肠系膜淋巴结的结核		
A18.301		肝门淋巴结结核		
A18.302†	K93.0*	阑尾结核		
A18.303†	K93.0*	肠结核		
A18.304†	K93.0*	结核性肠炎		

主要编码	附加编码	疾 病 名 称	别 名	备 注
A18.305[†]	K93.0[*]	结肠结核瘤		
A18.306[†]	K93.0[*]	结核性肛瘘		
A18.307[†]	K93.0[*]	肛周结核		
A18.308		腹腔淋巴结结核		
A18.309		结核性腹腔积液		
A18.310		腹膜后淋巴结结核		
A18.311[†]	K93.0[*]	腹膜结核		
A18.312[†]	K93.0[*]	腹部结核性脓肿		
A18.313[†]	K93.0[*]	腹部结核性窦道		
A18.314[†]	K67.3[*]	结核性腹膜炎		
A18.315[†]	K93.0[*]	肠系膜结核		
A18.316[†]	K93.0[*]	肠系膜淋巴结结核		
A18.317		髂窝结核性脓肿		
A18.318		髂窝淋巴结结核		
A18.400		皮肤和皮下组织的结核		
A18.401		皮肤结核		
A18.402		皮下组织结核		
A18.403		皮肤结核性窦道		
A18.404		瘰疬性皮肤结核	液化性皮肤结核；皮肤腺病	瘰疬性皮肤结核是结核杆菌所致的皮肤病变。多由淋巴结结核、骨和关节结核直接蔓延或经淋巴管蔓延到邻近皮肤所致。好发于颈部、腋下、上胸部、腹股沟等处。病变特点是：病程缓慢，可迁延不愈，初起表现为无痛性结节，逐渐发展形成溃疡或瘘管
A18.405		结核性皮肤脓肿		
A18.406		腹壁结核		
A18.407		皮下组织结核性窦道		
A18.408		结核性结节性红斑		
A18.409		结核性狼疮		狼疮-结核性　A18.4
A18.410		寻常性狼疮		寻常性狼疮为皮肤结核中较常见的一种，是由结核杆菌引起的慢性进行性皮肤感染，是发生在先前感染过结核、且已致敏者身上的寻常狼疮，是继发性皮肤结核，好发于儿童和少年。查：狼疮-寻常　A18.4
A18.411		巴赞病	Bazin 征；硬红斑；硬结斑综合征；硬结性皮肤结核病	巴赞是法国皮肤病学家，巴赞病即硬红斑，是结核型结节性血管炎，损害发生于小腿的屈面，为结节性肿块，损害常常破溃，多见青年及中年妇女
A18.412		胸壁结核		临床诊断胸壁结核一般指胸壁皮肤结核

主要编码	附加编码	疾病名称	别名	备注
A18.500		眼结核		
A18.501†	H32.0*	视网膜结核		
A18.502†	H32.0*	脉络膜结核		
A18.503†	H48.8*	视神经结核		
A18.504†	H22.0*	葡萄膜结核	结核性葡萄膜炎	
A18.506†	H19.2*	角膜结核		
A18.600		耳结核		
A18.601†	H67.0*	结核性中耳炎		
A18.700†	E35.1*	肾上腺结核		
A18.800		器官的结核，其他特指的		
A18.801†	E35.8*	垂体结核		
A18.802†	K93.8*	舌结核		
A18.803†	M63.0*	咀嚼肌结核		
A18.804†	K93.8*	腮腺结核		
A18.805†	K93.8*	颌下腺结核		
A18.806†	E35.0*	甲状腺结核		
A18.807†	K23.0*	结核性食管炎		
A18.808†	I32.0*	结核性心包炎		
A18.809†	I32.0*	结核性心包积液		
A18.810†	M63.0*	胸大肌结核		M63.0*为分类于他处的细菌性疾病引起的肌炎
A18.811		乳腺结核		
A18.812†	K93.8*	胃结核		
A18.813†	D77*	脾结核		
A18.814†	K77.0*	肝结核		
A18.815†	K87.0*	胆管结核		肝结核病变累及胆管或脓肿破入胆管形成胆管结核病变，表现为胆管壁增厚，溃疡或者狭窄结核，查：结核性-器官，特指的 NEC　A18.8
A18.816†	K87.0*	胆囊结核		
A18.817†	K87.1*	胰腺结核		
A18.818†	I79.8*	结核性腹主动脉炎		
A18.819†	M36.8*	结缔组织结核		
A19.000		单个特指部位的急性粟粒型结核		
A19.001		急性血行播散型肺结核		
A19.100		多个部位的急性粟粒型结核		

主要编码	附加编码	疾 病 名 称	别　名	备　注
A19.200		急性粟粒型结核		
A19.800		粟粒型结核，其他的		
A19.801		亚急性血行播散型肺结核		血行播散型肺结核包括急性血行播散型肺结核（急性粟粒型肺结核）及亚急性、慢性血行播散型肺结核。A19类目有两个分类轴心，急性粟粒型结核是根据解剖部位的多少分类；其次是按照急慢性分类，该病为亚急性，分类于其他粟粒型结核
A19.802		慢性血行播散型肺结核		
A19.803		亚急性血行播散型结核		
A19.900		粟粒型结核		
A19.901		结核性多浆膜炎		
A19.902		全身性粟粒型结核		
A20.000		腺鼠疫〔腹股沟淋巴结鼠疫〕		
A20.100		蜂窝织皮下型鼠疫		
A20.101		皮肤型鼠疫		
A20.200		肺鼠疫		
A20.300		脑膜炎型鼠疫		
A20.700		败血症型鼠疫		
A20.800		鼠疫，其他形式的		
A20.801		顿挫性鼠疫		
A20.802		无症状鼠疫		
A20.803		轻型鼠疫		
A20.900		鼠疫		
A21.000		溃疡腺型土拉菌病		
A21.100		眼腺型土拉菌病		
A21.200		肺土拉菌病		
A21.300		胃肠土拉菌病		
A21.301		腹部土拉菌病		
A21.700		全身性土拉菌病		
A21.800		土拉菌病，其他形式的		
A21.900		土拉菌病		
A22.000		皮肤炭疽		皮肤炭疽是由炭疽杆菌所致的一种人畜共患的急性传染病。人因接触病畜及其产品或者是食用病畜的肉类而发生感染。临床上主要表现为皮肤坏死、溃疡、黑痂形成、周围组织有非凹陷性水肿、寒战、高热、呕吐、腹痛、水样腹泻等
A22.100		肺炭疽		
A22.200		胃肠炭疽		

主要编码	附加编码	疾 病 名 称	别 名	备 注
A22.700		炭疽性败血症		
A22.800		炭疽，其他形式的		
A22.801†	G01*	炭疽脑膜炎		
A22.900		炭疽		
A23.000		马耳他布氏菌病	波浪热、波型热、波状热、流产热、马尔他热、马耳他布鲁杆菌病、马耳他热、普鲁斯病	此病广泛流行于许多国家，高发地区为地中海地区、亚洲、中南美洲等。临床分型为急性、慢性活动型及慢性期相对稳定型。主要表现有发热、多汗、关节痛、睾丸肿胀，有时会有器质性损害
A23.100		流产布氏菌病	牛布氏菌病	
A23.200		猪布氏菌病		
A23.300		犬布氏菌病		
A23.800		布氏菌病，其他的		
A23.900		布氏菌病		
A23.901†	M49.1*	布氏菌病脊柱炎		脊柱炎-见于--布氏菌病　A23._+M49.1* 核对一卷后编码为 A23.9+M49.1*
A23.902†	M01.3*	布氏菌病关节炎		
A24.000		鼻疽		
A24.100		急性和暴发性类鼻疽		
A24.101		急性类鼻疽		类鼻疽病是由类鼻疽假单胞杆菌引起的一种人兽共患的感染性疾病
A24.102		暴发性类鼻疽		
A24.200		亚急性和慢性类鼻疽		
A24.201		亚急性类鼻疽		
A24.202		慢性类鼻疽		
A24.300		类鼻疽，其他的		
A24.400		类鼻疽		
A25.000		螺菌病		
A25.100		链杆菌病		
A25.900		鼠咬热		
A26.000		皮肤类丹毒		
A26.700		丹毒丝菌败血症		
A26.800		类丹毒，其他形式的		
A26.900		类丹毒		
A27.000		出血性黄疸钩端螺旋体病		
A27.800		钩端螺旋体病，其他形式的		
A27.900		钩端螺旋体病		
A28.000		巴斯德菌病		
A28.001		巴斯德菌败血症		

主要编码	附加编码	疾 病 名 称	别 名	备 注
A28.100		猫抓病		
A28.200		肠外耶尔森菌病		
A28.800		动物源性细菌性疾病，其他特指的，不可归类在他处者		
A28.801		人感染猪链球菌		病-动物传染的，细菌性--特指类型　A28.8
A28.900		动物源性细菌性疾病		
A30.000		未定类麻风		
A30.100		结核样型麻风		
A30.200		偏结核样型界线类麻风		
A30.300		中间界线类麻风		
A30.400		偏瘤型界线类麻风		
A30.500		瘤型麻风		
A30.800		麻风，其他形式的		
A30.900		麻风		
A31.000		肺分枝杆菌感染		
A31.001		肺非典型分枝杆菌病		非结核性分枝杆菌（NTM）系指分枝杆菌属中，除结核分枝杆菌复合群（人型、牛型、非洲型和田鼠型结核分枝杆菌）和麻风分枝杆菌以外的分枝杆菌。属于条件致病菌。由 NTM 引起的疾病称为非结核性分枝杆菌病。常见发病肺部。查：分枝杆菌（感染）-非典型--肺　A31.0
A31.002		鸟-胞内复合分枝杆菌感染		
A31.100		皮肤分枝杆菌感染		
A31.101		伯鲁里溃疡		伯鲁里溃疡是溃疡分枝杆菌感染，查：分枝杆菌感染-溃疡 A31.1。也可以直接查伯鲁里溃疡
A31.102		海分枝杆菌感染		
A31.800		分枝杆菌感染，其他的		
A31.801		淋巴结分枝杆菌感染		其他分枝杆菌感染的分类轴心是部位，故淋巴结放于 A31.8
A31.802		足分枝杆菌病		
A31.803		播散性非结核分枝杆菌病		
A31.900		分枝杆菌感染		
A31.901		非典型分枝杆菌感染		
A32.000		皮肤利斯特菌病		
A32.100†		利斯特菌性脑膜炎和脑膜脑炎		
A32.101†	G01*	利斯特菌性脑膜炎		利斯特菌脑膜炎是由单核细胞增多性利斯特菌（Listeria monocytogenes）所引起的脑膜炎，多见于婴幼儿、老年人及免疫功能缺陷的成人患者

主要编码	附加编码	疾 病 名 称	别 名	备 注
A32.102†	G05.0*	利斯特菌性脑膜脑炎		
A32.700		利斯特菌败血症		
A32.701		单核细胞增多性利斯特菌败血症		
A32.800		利斯特菌病，其他形式的		
A32.801†	I68.1*	利斯特菌性大脑动脉炎		
A32.802†	I39.8*	利斯特菌性心内膜炎		
A32.803		眼腺利斯特菌病		
A32.900		利斯特菌病		
A33.x00		新生儿破伤风		与ICD-9分类不同，该疾病没有分类到围生期疾病中
A34.x00		产科破伤风		
A35.x00		破伤风，其他的		
A36.000		咽白喉		
A36.100		鼻咽白喉		
A36.200		喉白喉		
A36.201		白喉性喉气管炎		
A36.300		皮肤白喉		
A36.800		白喉，其他的		
A36.801†	H13.1*	白喉性结膜炎		
A36.802†	I41.0*	白喉性心肌炎		
A36.803†	G63.0*	白喉性多神经炎		
A36.900		白喉		
A37.000		百日咳博德特杆菌性百日咳		
A37.100		副百日咳博德特杆菌性百日咳		
A37.800		博德特杆菌属性百日咳，其他的		
A37.900		百日咳		
A37.901†	J17.0*	百日咳肺炎		
A38.x00		猩红热		
A39.000†	G01*	脑膜炎球菌性脑膜炎		
A39.001†	G01*	普通型流行性脑脊髓膜炎		
A39.002†	G01*	暴发型流行性脑脊髓膜炎		
A39.003†	G01*	流行性脑脊髓膜炎	流行性脑膜炎	如果查：脑膜炎，脑脊髓性（脑脊髓膜炎），得到编码A39.0† G01*，分类到脑膜炎球菌性脑膜炎。这或许是国外的一种假定分类，在临床上脑脊膜炎可由多种微生物所致，最多的是脑膜炎球菌。这实际上是一种假定分类。如果单独的脑膜炎或脑脊髓膜炎，编码为G03.9

主要编码	附加编码	疾病名称	别名	备注
A39.100†	E35.1*	沃-弗综合征		沃-弗综合征（Waterhouse-Friederichsen syndrome），又称出血性肾上腺综合征。爆发性脑膜炎球菌败血症是爆发性流行性脑脊髓膜炎的一个类型，表现为沃-弗综合征，即周围循环衰竭、休克、弥散性血管内凝血DIC、两肾上腺严重出血、肾上腺皮质功能衰竭
A39.200		急性脑膜炎球菌血症		
A39.300		慢性脑膜炎球菌血症		
A39.400		脑膜炎球菌血症		
A39.500†		脑膜炎球菌性心脏病		
A39.501†	I32.0*	脑膜炎球菌性心包炎		
A39.502†	I39.8*	脑膜炎球菌性心内膜炎		
A39.503†	I41.0*	脑膜炎球菌性心肌炎		
A39.800		脑膜炎球菌感染，其他的		
A39.801†	H13.1*	脑膜炎球菌性结膜炎		
A39.802†	G05.0*	脑膜炎球菌性脑炎		
A39.803†	G05.0*	脑膜炎球菌性脊髓脊膜炎		
A39.804†	M01.0*	脑膜炎球菌性关节炎		
A39.805†	M03.0*	脑膜炎球菌感染后关节炎		
A39.900		脑膜炎球菌感染		
A40.000		A族链球菌性败血症		
A40.100		B族链球菌性败血症		
A40.200		D族链球菌性败血症		
A40.300		肺炎链球菌性败血症		
A40.800		链球菌性败血症，其他的		
A40.900		链球菌性败血症		
A41.000		金黄色葡萄球菌性败血症		
A41.100		葡萄球菌性败血症，其他特指的		
A41.101		凝固酶阴性葡萄球菌败血症		
A41.200		葡萄球菌性败血症		
A41.300		流感嗜血杆菌性败血症		
A41.400		厌氧菌性败血症		
A41.500		革兰氏阴性病原体性败血症，其他的		
A41.501		大肠杆菌败血症		
A41.502		铜绿假单胞菌败血症	绿脓杆菌败血症	铜绿假单胞菌为革兰阴性杆菌，故查：败血症-革兰阴性（病原体）A41.5

主要编码	附加编码	疾 病 名 称	别　名	备　注
A41.503		克雷伯杆菌败血症		克雷伯菌属（Klebsiella）为革兰阴性杆菌，故查：败血症-革兰阴性（病原体）　A41.5
A41.504		阴沟肠杆菌败血症		"阴沟肠杆菌"为革兰阴性粗短杆菌，故查：败血症-革兰阴性（病原体）　A41.5
A41.505		变形杆菌败血症		变形杆菌类为有动力的革兰阴性杆菌。查：败血症-革兰阴性（病原体）　A41.5
A41.506		不动杆菌属性败血症	粘球杆菌败血症	不动杆菌是一类不发酵糖类的革兰阴性杆菌。查：败血症-革兰阴性（病原体）　A41.5
A41.800		败血症，其他特指的		
A41.801		枯草杆菌败血症		枯草杆菌为革兰阳性需氧菌。应分类于特指病原体的败血症。查：败血症-特指的病原体　A41.8
A41.802		类酵母菌败血症		酵母菌分成三类：形成孢子的株系属于子囊菌和担子菌。不形成孢子但主要通过出芽生殖来繁殖的称为不完全真菌，或者叫"假酵母"（类酵母）。因此类酵母菌败血症可分类于特指病原体的败血症。查：败血症-特指病原体　A41.8
A41.803		新型隐球菌败血症		新型隐球菌（cuyitococcus neofonmans）又名溶组织酵母菌，它通常是条件致病菌。可分类到特指病原体的败血症。查：败血症-特指的病原体　A41.8
A41.804		真菌败血症		真菌是生物界中很大的一个类群，真菌通常又分为三类，即酵母菌、霉菌和蕈菌（大型真菌）。它们归属于不同的亚门，可分类到特指的病原体。查：败血症-特指的病原体　A41.8
A41.805		革兰阳性菌败血症		
A41.806		微球菌属性败血症		微球菌属为革兰阳性菌
A41.807		肠球菌性败血症		肠球菌属为革兰阳性菌
A41.900		败血症		
A41.901		脓毒血症		
A42.000		肺放线菌病		
A42.100		腹放线菌病		
A42.200		颈面部放线菌病		
A42.700		放线菌病性败血症		
A42.800		放线菌病，其他形式的		
A42.801		涎腺放线菌病		
A42.802		乳腺放线菌病		
A42.803		肝放线菌病		
A42.804		盆腔放线菌病		
A42.805		阴道放线菌病		

主要编码	附加编码	疾 病 名 称	别　名	备　注
A42.900		放线菌病		
A43.000		肺诺卡菌病		
A43.100		皮肤诺卡菌病		
A43.800		诺卡菌病，其他形式的		
A43.801		脑诺卡菌病		
A43.802		肾诺卡菌病		
A43.900		诺卡菌病		
A43.901		播散性诺卡菌病		
A44.000		全身性巴尔通体病		
A44.100		皮肤和黏膜皮肤的巴尔通体病		
A44.800		巴尔通体病，其他形式的		
A44.900		巴尔通体病	卡里翁病	巴尔通体是一类革兰染色阴性、营养条件苛刻的寄生杆菌。人类可能因为与寄生巴尔通体的猫狗或啮齿类野生动物接触而感染。常见症状为：寒战、高热、大汗、极度乏力、贫血、淋巴结肿大和疣状皮疹等
A46.x00		丹毒		
A48.000		气性坏疽		
A48.100		军团病		
A48.200		非肺炎性军团病［庞蒂亚克热］		
A48.300		中毒性休克综合征		
A48.400		巴西紫热		巴西紫热为 1994 年首先发现于巴西圣保罗州的小儿急性暴发型传染病。临床表现有高热腹痛、呕紫癜性皮疹、休克等可很快死亡。易感人群多为 10 岁以下小儿，30~36 月龄婴儿最易感
A48.800		细菌性疾病，其他特指的		
A48.801		鼻硬结病	呼吸道硬结病	鼻硬结病是一种慢性进行性肉芽肿病变，常发生于鼻部，缓慢向上唇、鼻咽、腭部、咽、气管、支气管、鼻窦、鼻血管等处发展。病程分为三期：第一期卡他期，第二期肉芽肿期，第三期为瘢痕期
A49.000		葡萄球菌感染		
A49.001		葡萄球菌感染性菌血症		
A49.002		耐甲氧西林金黄色葡萄球菌感染		耐甲氧西林金葡菌，属于葡萄球菌，故分类于葡萄球菌的感染
A49.003		耐甲氧西林凝固酶阴性葡萄球菌感染		耐甲氧西林凝固酶阴性葡菌属于葡萄球菌，故分类于葡萄球菌的感染
A49.004		甲氧西林敏感金黄色葡萄球菌感染		
A49.100		链球菌感染		

主要编码	附加编码	疾病名称	别名	备注
A49.101		链球菌感染性菌血症		
A49.102		肺炎球菌感染		
A49.103		链球菌感染综合征		
A49.200		流感嗜血杆菌感染		
A49.201		流感嗜血杆菌感染性菌血症		
A49.300		支原体感染		
A49.301		支原体菌属感染性菌血症		
A49.800		细菌性感染，其他的		
A49.801		大肠杆菌感染		
A49.802		肺炎杆菌感染		
A49.803		不动杆菌感染性菌血症		
A49.804		变形杆菌感染		
A49.805		克雷伯杆菌感染		
A49.806		肠杆菌感染性菌血症		
A49.807		沙雷菌感染		
A49.808		雷极普鲁菲登菌感染		
A49.809		幽门螺旋杆菌感染		
A49.810		阴沟肠杆菌感染		
A49.811		嗜麦芽窄食单胞菌感染性菌血症		
A49.812		鲍曼不动杆菌感染		
A49.813		克雷伯杆菌感染性菌血症		
A49.814		铜绿假单胞菌感染		
A49.815		肺炎克雷伯杆菌感染		
A49.816		屎肠球菌感染		
A49.817		气球菌感染		
A49.900		细菌性感染		
A49.901		菌血症		
A49.902		革兰阴性杆菌感染		
A50.000		有症状的早期先天性梅毒		
A50.100		潜伏性早期先天性梅毒		
A50.200		早期先天性梅毒		
A50.300		晚期先天性梅毒性眼病		
A50.301†	H19.2*	梅毒性角膜炎		
A50.400		晚期先天性神经梅毒［青少年神经梅毒］		
A50.401		幼年型麻痹性痴呆		麻痹性痴呆是由梅毒螺旋体侵犯大脑引起的一种晚期梅毒的临床表现，幼年型麻痹性痴呆，为幼年发病，一般 10 岁左右发病，系先天宫内感染的梅毒

主要编码	附加编码	疾 病 名 称	别 名	备 注
A50.402†	G01*	先天性梅毒性脑膜炎		
A50.500		有症状的其他晚期先天性梅毒		
A50.501		哈钦森牙		梅毒牙包括哈钦森（曾用名郝秦生）牙和桑葚牙，属于晚期先天性梅毒的临床表现。郝秦生-现译名哈钦森。查：哈钦森-牙或切牙　A50.5
A50.600		潜伏性晚期先天性梅毒		
A50.700		晚期先天性梅毒		
A50.900		先天性梅毒		
A51.000		初期生殖器梅毒		
A51.001		阴茎下疳		
A51.002		一期梅毒		
A51.100		初期肛门梅毒		
A51.200		初期梅毒，其他部位的		
A51.201		唇下疳		
A51.300		皮肤和黏膜二期梅毒		
A51.301		皮肤二期梅毒		
A51.302		黏膜二期梅毒		
A51.303		皮肤梅毒		
A51.304		外阴扁平湿疣		
A51.400		二期梅毒，其他的		
A51.401†	G01*	二期梅毒性脑膜炎		
A51.402†	H22.0*	二期梅毒性葡萄膜炎		
A51.403†	H32.0*	早期梅毒性视网膜炎		
A51.500		潜伏性早期梅毒		
A51.900		早期梅毒		
A52.000†	I98.0*	心血管梅毒		
A52.001†	I68.1*	梅毒性大脑动脉炎		
A52.002†	I79.1*	梅毒性主动脉炎		
A52.003†	I79.0*	梅毒性主动脉动脉瘤		
A52.004†	I39.1*	梅毒性主动脉瓣关闭不全		
A52.005†	I52.0*	梅毒性心脏病		
A52.006†	I39.8*	梅毒性心内膜炎		
A52.007†	I41.0*	梅毒性心肌炎		
A52.008†	I32.0*	梅毒性心包炎		
A52.009†	I39.3*	梅毒性肺动脉反流		
A52.100		有症状性神经梅毒		

主要编码	附加编码	疾　病　名　称	别　名	备　注
A52.101		脊髓痨		
A52.102†	H58.0*	阿-罗瞳孔		
A52.103†	M14.6*	夏科关节病		
A52.104†	F02.8*	麻痹性痴呆		麻痹性痴呆是由梅毒螺旋体侵犯大脑引起的一种晚期梅毒的临床表现
A52.105†	G01*	三期梅毒性脑膜炎		
A52.200		无症状性神经梅毒		
A52.300†		神经梅毒		
A52.700		晚期梅毒，其他有症状性的		
A52.701†	H22.0*	三期梅毒性葡萄膜炎		
A52.702†	H32.0*	三期梅毒性视网膜炎		
A52.703†	J99.8*	梅毒性喉炎		
A52.704†	J99.8*	肺梅毒		
A52.705†	K77.0*	梅毒性肝硬化		
A52.706†	M01.3*	梅毒性关节病		
A52.800		潜伏性晚期梅毒		
A52.801		潜伏性三期梅毒		
A52.900		晚期梅毒		
A53.000		早期或晚期的潜伏性梅毒		
A53.900		梅毒		
A54.000		下泌尿生殖道的淋球菌感染不伴有尿道周或副腺的脓肿		
A54.001		淋球菌性膀胱炎		
A54.002		淋球菌性尿道炎		
A54.003		淋球菌性宫颈炎		
A54.004		淋球菌性阴道炎		
A54.005		淋球菌性外阴阴道炎		
A54.100		下泌尿生殖道的淋球菌感染伴有尿道周和副腺的脓肿		
A54.102		淋球菌性前庭大腺脓肿		
A54.200		淋球菌性盆腔腹膜炎和其他泌尿生殖道的淋球菌感染		
A54.201†	N74.3*	淋球菌性女性盆腔炎性疾病		核对卷一时，可见女性盆腔要有星剑号编码 N74.3*。急性修饰词可以省略
A54.202†	N51.0*	淋球菌性前列腺炎		
A54.203†	N51.1*	淋球菌性睾丸炎		
A54.204†	N51.1*	淋球菌性附睾炎		
A54.300		眼的淋球菌感染		

主要编码	附加编码	疾　病　名　称	别　名	备　注
A54.301†	H13.1*	淋球菌性新生儿眼炎		
A54.302†	H13.1*	淋球菌性结膜炎		
A54.303†	H22.0*	淋球菌性虹膜睫状体炎		
A54.400†		肌肉骨骼系统的淋球菌感染		
A54.401†	M01.3*	淋球菌性关节炎		
A54.402†	M73.0*	淋球菌性滑囊炎		
A54.403†	M90.2*	淋球菌性骨髓炎		
A54.404†	M68.0*	淋球菌性滑膜炎		
A54.405†	M68.0*	淋球菌性腱鞘炎		
A54.500		淋球菌性咽炎		
A54.600		肛门和直肠的淋球菌感染		
A54.601		直肠淋球菌感染		
A54.602		肛门淋球菌感染		
A54.800		淋球菌感染，其他的		
A54.801†	G07*	淋球菌性脑脓肿		
A54.802†	I39.8*	淋球菌性心内膜炎		
A54.803†	G01*	淋球菌性脑膜炎		
A54.804†	I41.0*	淋球菌性心肌炎		
A54.805†	I32.0*	淋球菌性心包炎		
A54.806†	J17.0*	淋球菌性肺炎		
A54.807†	K67.1*	淋球菌性腹膜炎		
A54.900		淋球菌感染		
A55.x00		衣原体（性病性）淋巴肉芽肿		
A56.000		下泌尿生殖道的衣原体感染		
A56.001		衣原体性膀胱炎		
A56.002		衣原体性宫颈炎		
A56.003		衣原体性阴道炎		
A56.004		衣原体性外阴阴道炎		
A56.100		盆腔腹膜和其他泌尿生殖器官的衣原体感染		
A56.101†	N74.4*	衣原体性女性盆腔炎性疾病		
A56.102†	N51.1*	衣原体性睾丸炎		
A56.103†	N51.1*	衣原体性附睾炎		
A56.104†	N74.4*	衣原体盆腔腹膜感染	衣原体盆腔腹膜炎	
A56.200		泌尿生殖道的衣原体感染		

主要编码	附加编码	疾 病 名 称	别 名	备 注
A56.300		肛门和直肠的衣原体感染		
A56.301		直肠衣原体感染		
A56.302		肛门衣原体感染		
A56.400		咽的衣原体感染		
A56.800		衣原体感染，其他部位的性传播的		
A57.x00		软下疳		
A58.x00		腹股沟肉芽肿		
A58.x01		溃疡性腹股沟肉芽肿		
A59.000		泌尿生殖系滴虫病		
A59.001†	N37.0*	滴虫性尿道炎		
A59.002†	N77.1*	滴虫性阴道炎		
A59.800		滴虫病，其他部位的		
A59.900		滴虫病		
A60.000		生殖器和泌尿生殖道的疱疹病毒感染		
A60.001		生殖器疱疹		
A60.002		泌尿生殖道疱疹病毒感染		
A60.003†	N51.8*	阴茎单纯疱疹		
A60.100		肛周皮肤和直肠的疱疹病毒感染		
A60.101		肛周皮肤疱疹病毒感染		
A60.102†	K93.8*	直肠疱疹病毒感染		
A60.900		肛门生殖器的疱疹病毒感染		
A63.000		肛门生殖器（性病性）疣		
A63.001		肛门生殖器尖锐湿疣		
A63.002		外阴尖锐湿疣		
A63.800		主要为性传播的疾病，其他特指的		
A64.x00		性传播疾病		
A65.x00		非性病性梅毒		
A66.000		雅司病初发损害		
A66.100		多发性乳头瘤和湿性角化过度性雅司病		
A66.200		雅司病的其他早期皮肤损害		
A66.300		雅司病角化过度		
A66.400		雅司病的树胶样肿和溃疡		
A66.500		毁形性鼻咽炎		

主要编码	附加编码	疾 病 名 称	别 名	备 注
A66.600		雅司病的骨和关节损害		
A66.700		雅司病的其他表现		
A66.800		潜伏性雅司病		
A66.900		雅司病		
A67.000		品他病初期损害		
A67.100		品他病中期损害		
A67.200		品他病晚期损害		
A67.300		品他病的混合性损害		
A67.900		品他病		
A68.000		虱媒介的回归热		
A68.100		蜱媒介的回归热		
A68.900		回归热		
A69.000		坏死性溃疡性口炎		
A69.100		樊尚螺旋体感染，其他的		
A69.200		莱姆病		
A69.800		螺旋体感染，其他特指的		
A69.900		螺旋体感染		
A70.x00		鹦鹉热衣原体感染		
A71.000		初期沙眼		
A71.100		活动期沙眼		
A71.101		沙眼性角膜炎		
A71.900		沙眼		
A74.000†	H13.1*	衣原体结膜炎		
A74.800		衣原体疾病，其他的		
A74.801†	K67.0*	衣原体腹膜炎		
A74.900		衣原体感染		
A75.000		普氏立克次体引起的流行性虱媒介的斑疹伤寒		
A75.001		流行性斑疹伤寒		
A75.100		再燃性斑疹伤寒［布里尔病］		
A75.200		地方性斑疹伤寒立克次体引起的斑疹伤寒		
A75.300		恙虫病立克次体引起的斑疹伤寒		
A75.900		斑疹伤寒		
A77.000		立氏立克次体性斑疹热		
A77.100		康诺尔立克次体性斑疹热		

主要编码	附加编码	疾 病 名 称	别 名	备 注
A77.200		西伯利亚立克次体性斑疹热		
A77.300		澳洲立克次体性斑疹热		
A77.800		斑疹热，其他的		
A77.900		斑疹热		
A78.x00		Q 热		
A79.000		战壕热		
A79.100		螨立克次体性立克次体痘		
A79.800		立克次体病，其他特指的		
A79.801		附红细胞体病		这是一种立克次体病，一般只发生于羊身上的感染
A79.900		立克次体病		
A79.901		立克次体感染		
A80.000		急性麻痹性脊髓灰质炎，与接种有关		
A80.100		急性麻痹性脊髓灰质炎，（外地）移入性野病毒		
A80.200		急性麻痹性脊髓灰质炎，本土性野病毒		
A80.300		急性麻痹性脊髓灰质炎，其他的		
A80.301		急性麻痹性脊髓灰质炎		
A80.400		急性非麻痹性脊髓灰质炎		
A80.900		急性脊髓灰质炎		
A81.000		克罗伊茨费尔特-雅各布病	克-雅病	
A81.100		亚急性硬化性全脑炎		
A81.101		亚急性包涵体脑炎		
A81.200		进行性多灶性白质脑病		
A81.800		中枢神经系统其他的非典型病毒感染		
A81.801		朊蛋白病		朊蛋白病又名朊毒体病、朊病毒病、蛋白粒子病，是由变异朊蛋白引起的可传递性的神经系统的变性疾病，已知的人类朊病毒疾病有克雅病、库鲁病等
A81.900		中枢神经系统的非典型病毒感染		
A82.000		森林狂犬病		
A82.100		城市狂犬病		
A82.900		狂犬病		
A83.000		日本脑炎		

主要编码	附加编码	疾 病 名 称	别 名	备 注
A83.100		西方马脑炎		
A83.200		东方马脑炎		
A83.300		圣路易斯脑炎		
A83.400		澳大利亚脑炎		
A83.500		加利福尼亚脑炎		
A83.600		罗西欧病毒病		
A83.800		蚊媒介病毒性脑炎，其他的		
A83.900		蚊媒介的病毒性脑炎		
A84.000		远东蜱媒介的脑炎〔俄罗斯春-夏型脑炎〕		
A84.100		中部欧洲蜱媒介的脑炎		
A84.800		蜱媒介的病毒性脑炎，其他的		
A84.900		蜱媒介的病毒性脑炎		
A85.000†	G05.1*	肠病毒性脑炎		
A85.001†	G05.1*	肠病毒性脑脊髓炎		
A85.100†	G05.1*	腺病毒性脑炎		
A85.101†	G05.1*	腺病毒性脑脊髓炎		
A85.200		节肢动物媒介的病毒性脑炎		
A85.800		病毒性脑炎，其他特指的		
A86.x00		病毒性脑炎		
A86.x01		病毒性脑脊髓炎		
A86.x02		病毒性脑膜脑炎		
A87.000†	G02.0*	肠病毒性脑膜炎		
A87.100†	G02.0*	腺病毒性脑膜炎		
A87.200		淋巴细胞性脉络丛脑膜炎		
A87.800		病毒性脑膜炎，其他的		
A87.801		乙脑病毒性脑膜炎		
A87.900		病毒性脑膜炎		
A87.901		病毒性脑脊髓膜炎		
A88.000		肠病毒疹热〔波士顿疹病〕		
A88.100		流行性眩晕		
A88.800		中枢神经系统其他特指的病毒性感染		
A89.x00		中枢神经系统的病毒性感染		
A90.x00		登革热〔古典登革热〕		
A91.x00		登革出血热		
A92.000		奇昆古尼亚病毒病		

主要编码	附加编码	疾 病 名 称	别　　名	备　　注
A92.001		基孔肯雅热		
A92.100		奥尼昂-尼昂热		
A92.200		委内瑞拉马型热		
A92.300		西尼罗河病毒感染		
A92.400		裂谷热		
A92.800		蚊媒介的病毒性发热，其他特指的		
A92.900		蚊媒介的病毒性发热		
A93.000		奥罗普什病毒病		
A93.100		白蛉热		
A93.200		科罗拉多蜱热		
A93.800		节肢动物媒介的病毒性发热，其他特指的		
A93.801		疱疹性口炎病毒病		
A94.x00		节肢动物媒介的病毒性发热		
A94.x01		虫媒病毒性发热		
A95.000		森林黄热病		
A95.100		城市黄热病		
A95.900		黄热病		黄热病是由黄热病毒引起，主要通过伊蚊叮咬传播的急性传染病。本病在非洲和南美洲的热带和亚热带呈地方性流行，亚洲尚无本病报告。由于黄热病的死亡率高及传染性强，已纳入世界卫生组织规定的检疫传染病之一
A96.000		朱宁出血热		
A96.100		马丘波出血热		
A96.200		拉沙热		
A96.800		沙粒病毒性出血热，其他的		
A96.900		沙粒病毒性出血热		
A98.000		克里米亚-刚果出血热		
A98.100		鄂木斯克出血热		
A98.200		基萨那〔凯萨努〕森林病		
A98.300		马尔堡病毒病		
A98.400		埃博拉病毒病		
A98.500		出血热伴有肾综合征		
A98.800		病毒性出血热，其他特指的		
A99.x00		病毒性出血热		
B00.000		疱疹性湿疹		

主要编码	附加编码	疾 病 名 称	别 名	备 注
B00.001		卡波西水疱样疹		
B00.100		疱疹病毒性水疱皮炎		
B00.101		唇单纯疱疹		
B00.102		面单纯疱疹		
B00.200		疱疹病毒性龈口炎和咽扁桃体炎		
B00.201		疱疹病毒性龈口炎		
B00.202		疱疹病毒性咽扁桃体炎		
B00.203		疱疹病毒性口炎		
B00.204		疱疹病毒性颌下腺炎		
B00.205		疱疹病毒性咽炎		
B00.300†	G02.0*	疱疹病毒性脑膜炎		
B00.400†	G05.1*	疱疹病毒性脑炎		查找单纯性疱疹编码，首先找疱疹-单纯性，然后查具体部位，如果没有所需要的部位，则直接在疱疹下查部位，如果还是没有，则编码于B00.8。没有特指部位的.9
B00.401†	G05.1*	疱疹病毒性脑膜脑炎		
B00.500		疱疹病毒性眼病		
B00.501†	H19.1*	疱疹病毒性角膜炎		
B00.502†	H13.1*	疱疹病毒性结膜炎		
B00.503†	H58.8*	疱疹性眼炎		
B00.700		播散性疱疹病毒病		
B00.701		疱疹性败血症		
B00.800		疱疹病毒感染，其他形式的		
B00.801		疱疹病毒性瘭疽		
B00.802†	K77.0*	疱疹病毒性肝炎		
B00.803†	K77.0*	EB病毒性肝炎		EB病毒（Epstein-Barr virus，EBV）又称人类疱疹病毒4型（human herpesvirus 4，HHV-4）
B00.900		疱疹病毒感染		
B00.901		EB病毒感染		
B00.902		单纯疱疹		
B01.000†	G02.0*	水痘脑膜炎		
B01.100†	G05.1*	水痘脑炎		
B01.200†	J17.1*	水痘肺炎		
B01.800		水痘伴有其他并发症		
B01.801		水痘肝炎		

主要编码	附加编码	疾病名称	别名	备注
B01.900		水痘不伴有并发症		
B02.000†	G05.1*	带状疱疹脑炎		
B02.001†	G05.1*	带状疱疹神经根脊髓炎		带状疱疹影响到脊髓，在查找"神经根脊髓炎"时，指示要查脑炎，按带状疱疹性脑炎分类
B02.100†	G02.0*	带状疱疹脑膜炎		
B02.200†		带状疱疹累及其他神经系统		
B02.201†	G53.0*	带状疱疹性坐骨神经痛		这个编码要查神经痛，坐骨神经为无效成分。带状疱疹的临床情况分类不在一处，脊髓神经炎 G05.1*，多脑神经麻痹 G53.1*。余下的神经系统症状可能都会放在 G53.0*
B02.202†	G53.0*	带状疱疹性神经痛		
B02.203†	G53.0*	带状疱疹性神经根炎		按神经炎编码
B02.204†	G53.1*	带状疱疹性多脑神经麻痹		
B02.205†	G53.0*	亨特综合征	疱疹性膝状神经节炎	亨特综合征是一种常见的周围性面瘫，发病率仅次于贝尔面瘫。主要表现为：一侧耳部剧痛，耳部疱疹，同侧周围性面瘫可伴有听力和平衡障碍
B02.206†	G53.0*	带状疱疹性肋间神经痛		
B02.207†	G53.0*	疱疹后三叉神经痛		
B02.300		带状疱疹眼病		
B02.301†	H58.8*	带状疱疹性眼炎		
B02.302†	H19.2*	带状疱疹性角膜炎		
B02.303†	H03.1*	眼睑带状疱疹		
B02.700		播散性带状疱疹		
B02.800		带状疱疹伴有其他并发症		
B02.801†	H62.1*	外耳带状疱疹		
B02.900		带状疱疹不伴有并发症		
B03.x00		天花		世界卫生组织宣布于1980年已消灭天花。此码放在常见疾病中仅以示重视
B04.x00		猴痘		
B05.000†	G05.1*	麻疹并发脑炎		
B05.100†	G02.0*	麻疹并发脑膜炎		
B05.200†	J17.1*	麻疹并发肺炎		
B05.300†	H67.1*	麻疹并发中耳炎		
B05.400		麻疹伴有肠道并发症		
B05.800		麻疹伴有其他并发症		

主要编码	附加编码	疾 病 名 称	别　名	备　注
B05.801		麻疹并发喉炎		
B05.802		麻疹并发支气管炎		
B05.803		麻疹并发心肌炎		
B05.900		麻疹不伴有并发症		
B06.000†		风疹伴有神经科并发症		
B06.800		风疹伴有其他并发症		
B06.801†	J17.1*	风疹性肺炎		
B06.900		风疹不伴有并发症		
B07.x00		病毒性疣		
B07.x01		扁平疣		
B07.x02		眼睑疣		
B07.x03		寻常疣		
B07.x04		疣		
B07.x05		指状疣		
B08.000		感染，其他正痘病毒属的		
B08.100		传染性软疣		
B08.200		猝发疹［第六病］		
B08.300		传染性红斑［第五病］		
B08.400		肠病毒性水疱性口炎伴有疹病		
B08.401		手足口病	发疹性水疱性口腔炎	
B08.500		肠病毒性水疱性咽炎		
B08.501		疱疹性咽峡炎		
B08.800		以皮肤和黏膜损害为特征的病毒性感染，其他特指的		
B08.801		口蹄疫		
B08.802		肠病毒性淋巴结咽炎		
B09.x00		以皮肤和黏膜损害为特征的病毒性感染		
B09.x01		病毒性皮疹		
B15.000		甲型肝炎，伴有肝昏迷		
B15.001		急性甲型病毒性肝炎伴肝昏迷		
B15.002		急性重型甲型病毒性肝炎伴肝昏迷		
B15.003		亚急性重型甲型病毒性肝炎伴肝昏迷		
B15.900		甲型肝炎，不伴有肝昏迷		
B15.901		急性甲型病毒性肝炎		

主要编码	附加编码	疾 病 名 称	别　名	备　注
B15.902		急性黄疸型甲型病毒性肝炎		
B15.903		急性淤胆型甲型病毒性肝炎		
B15.905		急性无黄疸型甲型病毒性肝炎		
B16.000		急性乙型肝炎，伴有δ因子（共同感染），并伴有肝昏迷		
B16.001		急性乙型丁型病毒性肝炎伴肝昏迷		
B16.100		急性乙型肝炎，伴有δ因子（共同感染），但不伴有肝昏迷		
B16.101		急性乙型丁型病毒性肝炎，不伴有肝昏迷		
B16.200		急性乙型肝炎，不伴有δ因子（共同感染），但伴有肝昏迷		
B16.201		急性乙型病毒性肝炎伴肝昏迷	亚急性乙型病毒性肝炎伴肝昏迷	
B16.202		亚急性重型乙型病毒性肝炎伴肝昏迷		
B16.203		急性重型乙型病毒性肝炎伴肝昏迷		
B16.204		急性无黄疸型乙型肝炎伴肝昏迷		
B16.205		亚急性重型乙型病毒性肝炎伴肝昏迷		
B16.206		急性乙型重症肝炎伴肝昏迷		
B16.900		急性乙型肝炎，不伴有δ因子（共同感染），也不伴有肝昏迷		
B16.901		急性黄疸型乙型病毒性肝炎		
B16.902		急性淤胆型乙型病毒性肝炎		
B16.903		输血后乙型病毒性肝炎		
B16.904		乙型病毒性肝炎		
B16.905		急性无黄疸型乙型病毒性肝炎		
B17.000		乙型肝炎病毒携带者的急性δ因子（重复）感染		
B17.100		急性丙型肝炎	急性丙型病毒性肝炎	
B17.101		急性黄疸型丙型病毒性肝炎		
B17.102		急性重型丙型病毒性肝炎		
B17.103		亚急性重型丙型病毒性肝炎		

主要编码	附加编码	疾 病 名 称	别 名	备 注
B17. 200		急性戊型肝炎	急性戊型病毒性肝炎	
B17. 202		急性黄疸型戊型病毒性肝炎		
B17. 203		急性淤胆型戊型病毒性肝炎		
B17. 204		急性重型戊型病毒性肝炎		
B17. 205		亚急性重型戊型病毒性肝炎		
B17. 800		急性病毒性肝炎，其他特指的		
B17. 801		急性病毒性肝炎混合感染		
B17. 803		急性重叠型黄疸型病毒性肝炎		
B17. 804		急性丁型病毒性肝炎		
B17. 805		急性庚型病毒性肝炎		
B17. 806		急性黄疸型庚型病毒性肝炎		
B17. 807		急性重症庚型肝炎		
B17. 900		急性病毒性肝炎		
B17. 901		淤胆型病毒性肝炎		
B17. 902		急性黄疸型病毒性肝炎		
B18. 000		慢性乙型病毒性肝炎，伴有 δ 因子		
B18. 001		慢性乙型丁型病毒性肝炎		
B18. 002		慢性乙型丁型病毒性肝炎轻度		
B18. 003		慢性乙型丁型病毒性肝炎中度		
B18. 004		慢性乙型丁型病毒性肝炎重度		
B18. 100		慢性乙型病毒性肝炎，不伴有 δ 因子		
B18. 101		慢性活动型乙型病毒性肝炎		
B18. 102		慢性迁延型乙型病毒性肝炎		临床上常常表达为"慢性迁延性肝炎"
B18. 103†	N08. 0*	乙型肝炎相关性肾炎		乙型肝炎相关性肾炎的临床表现多样，主要为肾病综合征或肾炎综合征。此诊断临床上已成立，但分类中还不被承认，所以这里还是给星剑号编码
B18. 104		慢性轻度乙型病毒性肝炎		
B18. 105		慢性中度乙型病毒性肝炎		
B18. 106		慢性重度乙型病毒性肝炎		
B18. 107		慢性乙型病毒性肝炎		
B18. 200		慢性丙型病毒性肝炎		
B18. 201		慢性黄疸型丙型病毒性肝炎		
B18. 202		慢性轻度丙型病毒性肝炎		
B18. 203		慢性中度丙型病毒性肝炎		

主要编码	附加编码	疾 病 名 称	别　名	备　注
B18.204		慢性重度丙型病毒性肝炎		
B18.205†	N08.0*	丙型肝炎相关性肾炎		
B18.800		慢性病毒性肝炎，其他的		
B18.801		慢性轻度重叠感染型病毒性肝炎		
B18.802		慢性重叠型病毒性肝炎		
B18.803		慢性重型重叠型病毒性肝炎		
B18.804		慢性混合型病毒性肝炎		
B18.805		慢性重型混合型病毒性肝炎		
B18.817		慢性丁型肝炎		
B18.818		慢性庚型肝炎		
B18.900		慢性病毒性肝炎		
B18.901		慢性轻度病毒性肝炎		
B18.902		慢性中度病毒性肝炎		
B18.903		慢性重度病毒性肝炎		
B18.904†	N08.0*	病毒性肝炎相关性肾病		
B19.000		病毒性肝炎，伴有肝昏迷		
B19.001		急性重型病毒性肝炎伴肝昏迷		
B19.002		亚急性重型病毒性肝炎伴肝昏迷		
B19.900		病毒性肝炎，不伴有肝昏迷		
B19.901		输血后肝炎		
B20.000		人类免疫缺陷病毒［HIV］病造成的分枝杆菌感染		
B20.001		人类免疫缺陷病毒病性结核菌感染		
B20.002		人类免疫缺陷病毒病性颈淋巴结结核		
B20.003		人类免疫缺陷病毒病性肺结核		
B20.004		人类免疫缺陷病毒病性结核性胸膜炎		
B20.005		人类免疫缺陷病毒病性肠结核		
B20.006		人类免疫缺陷病毒病性结核性腹膜炎		
B20.100		人类免疫缺陷病毒［HIV］病造成的其他细菌感染		
B20.200		人类免疫缺陷病毒［HIV］病造成的巨细胞病毒病		
B20.300		人类免疫缺陷病毒［HIV］病造成的其他病毒感染		

主要编码	附加编码	疾 病 名 称	别 名	备 注
B20. 301		人类免疫缺陷病毒病性带状疱疹		
B20. 400		人类免疫缺陷病毒［HIV］病造成的念珠菌病		
B20. 500		人类免疫缺陷病毒［HIV］病造成的其他真菌病		
B20. 600		人类免疫缺陷病毒［HIV］病造成的卡氏肺囊虫肺炎［肺孢子虫病］		
B20. 700		人类免疫缺陷病毒［HIV］病造成的多发性感染		
B20. 800		人类免疫缺陷病毒［HIV］病造成的其他传染病和寄生虫病		
B20. 801		人类免疫缺陷病毒病性弓形虫病		
B20. 900		人类免疫缺陷病毒［HIV］病造成的传染病和寄生虫病		
B20. 901		人类免疫缺陷病毒病造成寄生虫病		
B21. 000		人类免疫缺陷病毒［HIV］病造成的卡波西肉瘤		
B21. 100		人类免疫缺陷病毒［HIV］病造成的伯基特淋巴瘤		
B21. 200		人类免疫缺陷病毒［HIV］病造成的其他类型的非霍奇金淋巴瘤		
B21. 300		人类免疫缺陷病毒［HIV］病造成的淋巴造血和有关组织的其他恶性肿瘤		
B21. 700		人类免疫缺陷病毒［HIV］病造成的多发性恶性肿瘤		
B21. 800		人类免疫缺陷病毒［HIV］病造成的其他恶性肿瘤		
B21. 900		人类免疫缺陷病毒［HIV］病造成的恶性肿瘤		
B22. 000		人类免疫缺陷病毒［HIV］病造成的脑病		
B22. 001†	F02. 4*	人类免疫缺陷病毒病性痴呆		
B22. 100		人类免疫缺陷病毒［HIV］病造成的淋巴组织间质性肺炎		
B22. 200		人类免疫缺陷病毒［HIV］病造成的消瘦综合征		
B22. 700		人类免疫缺陷病毒［HIV］病造成的分类于他处的多种疾病		

主要编码	附加编码	疾 病 名 称	别 名	备 注
B22.701		人类免疫缺陷病毒病性多发性疾病		
B23.000		急性人类免疫缺陷病毒［HIV］感染综合征		
B23.100		人类免疫缺陷病毒［HIV］病造成的（持续的）全身性淋巴结病		
B23.200		人类免疫缺陷病毒［HIV］病造成的不可归类在他处的血液学和免疫学的异常		
B23.201		人类免疫缺陷病毒病造成免疫学异常		
B23.800		人类免疫缺陷病毒［HIV］病造成的其他特指的情况		
B23.801		免疫重建炎症综合征		免疫重建炎症综合征：是指免疫功能不全进展状态下，投用抗 HIV 药物治疗后数周内出现具有 HIV 特征的机会性感染的病症
B24.x00		人类免疫缺陷病毒［HIV］病		
B24.x01		艾滋病		艾滋病要按临床表现，及并发症详细分类。这是一个笼统的、未指明并发症的编码
B25.000†	J17.1*	巨细胞病毒性肺炎		
B25.100†	K77.0*	巨细胞病毒性肝炎		
B25.101†	K77.0*	巨细胞病毒性肝炎伴肝昏迷		
B25.200†	K87.1*	巨细胞病毒性胰腺炎		
B25.800		巨细胞病毒病，其他的		
B25.801†	G05.1*	巨细胞病毒性脑炎		
B25.802†	H32.0*	巨细胞病毒性视网膜炎		
B25.803†	I41.1*	巨细胞病毒性心肌炎		
B25.900		巨细胞病毒病		
B26.000†	N51.1*	流行性腮腺炎性睾丸炎		
B26.100†	G02.0*	流行性腮腺炎性脑膜炎		
B26.200†	G05.1*	流行性腮腺炎性脑炎		
B26.201†	G05.1*	流行性腮腺炎性脑膜脑炎		
B26.202†	G05.1*	流行性腮腺炎性脑脊髓炎		
B26.300†	K87.1*	流行性腮腺炎性胰腺炎		
B26.800		流行性腮腺炎伴有其他并发症		
B26.801†	H13.1*	流行性腮腺炎性结膜炎		

主要编码	附加编码	疾 病 名 称	别 名	备 注
B26.802†	K77.0*	流行性腮腺炎性肝炎		
B26.803†	I41.1*	流行性腮腺炎并心肌炎		
B26.804		流行性腮腺炎伴颌下腺炎		
B26.900		流行性腮腺炎不伴有并发症		
B27.000		γ疱疹病毒性单核细胞增多症		
B27.001		EB病毒性单核细胞增多症		
B27.100		巨细胞病毒性单核细胞增多症		
B27.800		传染性单核细胞增多症，其他的		
B27.900		传染性单核细胞增多症		
B30.000†	H19.2*	腺病毒性角膜结膜炎		
B30.001†	H19.2*	流行性角膜结膜炎		
B30.100†	H13.1*	腺病毒性结膜炎		
B30.200		病毒性咽结膜炎		
B30.201†	H13.1*	咽结膜热		
B30.300†	H13.1*	急性流行性出血性（肠病毒性）结膜炎		
B30.301†	H13.1*	流行性出血性结膜炎	红眼病；流行性急性结膜炎；急性触染性结膜炎	
B30.800†	H13.1*	病毒性结膜炎，其他的		
B30.900		病毒性结膜炎		
B33.000		流行性肌痛		
B33.001		流行性胸肌痛	博恩霍尔姆病	
B33.100		罗斯河病		
B33.200		病毒性心炎		
B33.201†	I41.1*	新生儿无菌性心肌炎		新生儿无菌性心肌炎实际上是柯萨齐病毒性心肌炎
B33.300		反转录病毒感染，不可归类在他处者		
B33.400†	J17.1*	汗坦病毒（心）-肺综合征[HPS][HCPS]		
B33.800		病毒性疾病，其他特指的		
B33.801		急性传染性淋巴细胞增多症		传染性淋巴细胞增多症是一种传染病，主要发生于儿童，少数散发于成人。本病的特征为外周血中白细胞总数增多，其中以淋巴细胞增多为主，持续时间较长，症状较轻且为非特异性，部分无症状或体征，而仅在血常规检查时发现。病因尚不明，一般认为是病毒所致

主要编码	附加编码	疾 病 名 称	别 名	备 注
B33.802		奥耶斯基病		
B34.000		腺病毒感染		
B34.100		肠病毒感染		
B34.101		柯萨奇病毒感染		
B34.102		艾柯病毒感染		
B34.200		冠状病毒感染		
B34.300		细小病毒感染		
B34.400		乳头多瘤空泡病毒感染		
B34.800		病毒性感染，其他的		
B34.801		鼻病毒感染		鼻病毒分类上属小 RNA 病毒科。普通感冒的两大致病原因就是鼻病毒和冠状病毒
B34.900		病毒性感染		
B35.000		须癣和头癣		
B35.001		头癣		
B35.002		须癣		
B35.003		脓癣		
B35.100		甲癣		
B35.200		手癣		
B35.300		脚癣		
B35.400		体癣		
B35.401		钱癣		
B35.500		叠瓦癣		
B35.600		股癣		
B35.800		皮肤癣菌病，其他的		
B35.801		播散性皮真菌病		
B35.900		皮肤癣菌病		
B35.901		黄癣		
B36.000		花斑癣		
B36.001		糠秕孢子性毛囊炎	马拉色菌毛囊炎	糠秕孢子性毛囊炎是由马拉色菌所致的毛囊炎，曾称糠秕孢子菌毛囊炎。本病男性多于女性，16~40 岁好发。皮损为毛囊性半球状红色丘疹，直径 2~4mm，有光泽，周围可有红晕，好发于胸背、颈、肩、上臂、腰腹部，散在对称分布，数十至数百个，较密集但不融合，可间杂有小脓疱或黑头粉刺。自觉瘙痒，可见抓痕、血痂
B36.100		黑癣		
B36.200		白癣		
B36.300		黑色发结节病		

主要编码	附加编码	疾 病 名 称	别 名	备 注
B36.800		浅部真菌病，其他特指的		
B36.801		播散性阿萨希毛孢子菌感染		
B36.900		浅部真菌病		
B36.901		皮肤真菌感染		查：真菌病-皮肤
B36.902†	H62.2*	耳真菌病		
B36.903†	H62.2*	真菌性外耳道炎		
B37.000		念珠菌性口炎		
B37.001		口腔念珠菌感染		口腔念珠菌感染又叫鹅口疮，在索引中得编码B37.9。如果在口腔为B37.0，如果发生在阴道，则成为念珠菌病，编码为 B37.3† N77.1*
B37.002		念珠菌性口角炎		
B37.003		咽念珠菌感染		
B37.100		肺念珠菌病		
B37.101†	J17.2*	念珠菌性肺炎		
B37.200		皮肤和指［趾］甲念珠菌病		
B37.201		念珠菌性指甲炎		
B37.202		念珠菌性趾甲炎		
B37.203		念珠菌性甲沟炎		
B37.204		念珠菌性甲床炎		
B37.205		皮肤念珠菌病		
B37.300†	N77.1*	外阴和阴道念珠菌病		
B37.301†	N77.1*	念珠菌性阴道炎	霉菌性阴道炎	
B37.302†	N77.1*	念珠菌性外阴阴道炎		
B37.400		泌尿生殖系部位的念珠菌病，其他的		
B37.401†	N37.0*	念珠菌性尿道口炎		
B37.402†	N51.2*	念珠菌性龟头炎		
B37.500†	G02.1*	念珠菌性脑膜炎		
B37.600†	I39.8	念珠菌性心内膜炎		
B37.700		念珠菌性败血症		
B37.800		念珠菌病，其他部位的		
B37.801		念珠菌性眼内炎		
B37.802		念珠菌性中耳炎		
B37.803		支气管念珠菌感染		
B37.804		食管念珠菌病		
B37.805		胃肠道念珠菌感染		

主要编码	附加编码	疾　病　名　称	别　　名	备　　注
B37.806		肠道念珠菌病		
B37.807†	H48.8*	视神经念珠菌感染		神经的感染可按神经炎为主导词，然后查球后视神经
B37.808		播散性念珠菌病		
B37.900		念珠菌病		
B37.901		热带白色念珠菌感染		
B38.000		急性肺球孢子菌病		
B38.100		慢性肺球孢子菌病		
B38.200		肺球孢子菌病		
B38.300		皮肤球孢子菌病		
B38.400†	G02.1*	球孢子菌病脑膜炎		
B38.700		播散性球孢子菌病		
B38.800		球孢子菌病，其他形式的		
B38.900		球孢子菌病		
B39.000		急性肺荚膜组织胞浆菌病		
B39.100		慢性肺荚膜组织胞浆菌病		
B39.200		肺荚膜组织胞浆菌病		
B39.300		播散性荚膜组织胞浆菌病		
B39.400		荚膜组织胞浆菌病		
B39.500		杜波依西变种组织胞浆菌病		
B39.900		组织胞浆菌病		
B40.000		急性肺芽生菌病		
B40.100		慢性肺芽生菌病		
B40.200		肺芽生菌病		
B40.300		皮肤芽生菌病		
B40.301†	L99.8*	芽生菌性皮炎		
B40.302†	L99.8*	芽生菌性脓皮病		
B40.700		播散性芽生菌病		
B40.800		芽生菌病，其他形式的		
B40.900		芽生菌病		
B41.000		肺副球孢子菌病		
B41.700		播散性副球孢子菌病		
B41.800		副球孢子菌病，其他形式的		
B41.900		副球孢子菌病		
B42.000†	J99.8*	肺孢子丝菌病		
B42.100		淋巴皮肤的孢子丝菌病		
B42.700		播散性孢子丝菌病		

主要编码	附加编码	疾 病 名 称	别 名	备 注
B42.800		孢子丝菌病，其他形式的		
B42.900		孢子丝菌病		
B43.000		皮肤着色真菌病		
B43.100		棕色真菌病性脑脓肿		
B43.101†	G07*	大脑着色真菌病		
B43.200		皮下棕色真菌病性脓肿和囊肿		
B43.800		着色真菌病，其他形式的		
B43.801		暗丝孢霉病		暗丝孢霉病是一组暗色真菌引起的皮肤、皮下组织或系统性感染，多见于热带。临床表现为浅溃疡、瘀斑、褐黑色斑或疣状增生，自觉微痒或轻度胀痛，有的可无自觉症状。靠真菌学检查和组织病理检查确诊。查：着色真菌病-特指的 NEC B43.8
B43.900		着色真菌病		
B44.000		侵入性肺曲霉病		
B44.100		肺曲霉病，其他的		
B44.101†	J99.8*	变态反应性支气管肺曲霉病		
B44.102†	J17.2*	曲霉菌性肺炎	肺曲霉菌病	
B44.200		扁桃体曲霉病		
B44.700		播散性曲霉病		
B44.800		曲霉病，其他形式的		
B44.801		声带曲霉病		
B44.802		耳曲霉病		
B44.803		肝曲霉病		
B44.804		上颌窦曲霉病		
B44.900		曲霉病		
B45.000		肺隐球菌病		
B45.100		大脑隐球菌病		
B45.101†	G02.1*	隐球菌性脑膜炎		
B45.102†	G05.2*	隐球菌性脑炎		
B45.200		皮肤隐球菌病		
B45.300		骨隐球菌病		
B45.700		播散性隐球菌病		
B45.800		隐球菌病，其他形式的		
B45.801		眼新型隐球菌病		
B45.900		隐球菌病		
B46.000		肺毛霉病		
B46.100		鼻大脑毛霉病		

主要编码	附加编码	疾　病　名　称	别　名	备　注
B46.200		胃肠毛霉病		
B46.300		皮肤毛霉病		
B46.400		播散性毛霉病		
B46.500		毛霉病		
B46.800		接合菌病，其他的		
B46.900		接合菌病		
B47.000		真菌性足菌肿		
B47.100		放线菌瘤		
B47.900		足菌肿		
B48.000		瘢痕疙瘩性芽生菌病		
B48.100		鼻孢子菌病		
B48.200		阿利什利菌病		
B48.201		霉样真菌病		
B48.300		地霉病		
B48.400		青霉病		
B48.401		马尔尼菲青霉菌感染		
B48.402		播散型青霉病		
B48.700		机会性真菌病		
B48.800		真菌病，其他特指的		
B49.x00		真菌病		
B49.x01†	G02.1*	真菌性脑膜炎		
B49.x02†	E35.8*	垂体真菌感染		
B49.x03†	H19.2*	真菌性角膜炎		
B49.x04†	H19.2*	真菌性角膜溃疡		
B49.x05		真菌性鼻窦炎		
B49.x06		真菌性额窦炎		
B49.x07		真菌性筛窦炎		
B49.x08		真菌性蝶窦炎		
B49.x09		真菌性上颌窦炎		
B49.x10		鼻真菌病		
B49.x11		外耳道真菌病		
B49.x12		真菌性食管炎		
B49.x13		支气管真菌感染		
B49.x14†	J99.8*	肺真菌感染		
B49.x15		真菌性心包炎		
B49.x16		肠道真菌感染		

主要编码	附加编码	疾 病 名 称	别 名	备 注
B49. x17		真菌性腹膜炎		
B49. x18		真菌性泌尿道感染		
B50. 000		恶性疟原虫疟疾伴有大脑并发症		
B50. 800		恶性疟原虫疟疾，其他严重的和有并发症的		
B50. 801		黑水热		
B50. 900		恶性疟原虫疟疾		
B51. 000		间日疟原虫疟疾伴有脾破裂		
B51. 800		间日疟原虫疟疾伴有其他并发症		
B51. 900		间日疟原虫疟疾不伴有并发症		
B52. 000		三日疟原虫疟疾伴有肾病		
B52. 800		三日疟原虫疟疾伴有其他并发症		
B52. 900		三日疟原虫疟疾不伴有并发症		
B53. 000		卵形疟原虫疟疾		
B53. 100		猴疟原虫性疟疾		
B53. 800		经寄生虫学证实的疟疾，其他的不可归类在他处者		
B54. x00		疟疾		
B55. 000		内脏利什曼病		
B55. 100		皮肤利什曼病		
B55. 200		黏膜皮肤利什曼病		
B55. 900		利什曼病		
B56. 000		冈比亚锥虫病		
B56. 100		津巴布韦锥虫病		
B56. 900		非洲锥虫病		
B57. 000†		急性查加斯病累及心脏		
B57. 001†	I98. 1*	急性查加斯病累及心血管		
B57. 002†	I41. 2*	急性查加斯病伴心肌炎		
B57. 100		急性查加斯病，未累及心脏		
B57. 200		慢性查加斯病累及心脏		
B57. 300		慢性查加斯病累及消化系统		
B57. 400		慢性查加斯病累及神经系统		
B57. 500		慢性查加斯病累及其他器官		
B58. 000†		眼弓形虫病		
B58. 001†	H32. 0*	弓形虫脉络膜视网膜炎		

主要编码	附加编码	疾 病 名 称	别 名	备 注
B58.100[†]	K77.0[*]	弓形虫肝炎		
B58.200[†]	G05.2[*]	弓形虫脑膜脑炎		
B58.201[†]	G05.2[*]	脑弓形虫病		
B58.300[†]	J17.3[*]	肺弓形虫病		
B58.800		弓形虫病，累及其他器官		
B58.900		弓形虫病		
B59.x00[†]	J17.3[*]	肺孢子虫病		
B60.000		巴贝虫病		
B60.100		棘阿米巴病		
B60.200		纳归虫病		
B60.201[†]	G05.2[*]	阿米巴性脑膜脑炎		
B60.800		原虫性疾病，其他特指的		
B64.x00		原虫性疾病		
B65.000		埃及血吸虫引起的血吸虫病〔泌尿道血吸虫病〕		
B65.001		膀胱血吸虫病		
B65.100		曼森裂体吸虫引起的血吸虫病〔肠道血吸虫病〕		
B65.101		慢性结肠血吸虫病		
B65.200		日本血吸虫引起的血吸虫病		
B65.202[†]	K77.0[*]	血吸虫病性肝硬化		
B65.300		尾蚴性皮炎		
B65.800		血吸虫病，其他的		
B65.900		血吸虫病		
B65.901[†]	G07[*]	脑型血吸虫病		脑血吸虫病是血吸虫卵在脑组织中沉积所引起的虫卵性肉芽肿和炎性反应。一般认为主要来源于肺部病灶。虫卵沉积的脑组织发生脑软化，肉芽肿形成，周围脑水肿肉芽肿-脑--见于血吸虫病 B65.-[†] G07[*]
B65.902[†]	J99.8[*]	肺血吸虫病		
B65.903[†]	K77.0[*]	血吸虫性肝炎		
B66.000		后睾吸虫病		
B66.100		支睾吸虫病		
B66.101		华支睾吸虫感染		
B66.200		支双腔吸虫病		
B66.300		片吸虫病		
B66.301[†]	K77.0[*]	肝片吸虫病		
B66.400		并殖吸虫病		

主要编码	附加编码	疾 病 名 称	别　名	备　注
B66.401†	J99.8*	肺吸虫病		
B66.500		姜片虫病		
B66.501		肠吸虫病		
B66.800		吸虫感染，其他特指的		
B66.900		吸虫感染		
B66.901		脑吸虫病		
B66.902		胆道吸虫病		
B67.000		肝细粒棘球蚴感染		
B67.100		肺细粒棘球蚴感染		
B67.200		骨细粒棘球蚴感染		
B67.300		细粒棘球蚴感染，其他部位和多部位的		
B67.301		多部位细粒棘球蚴感染		
B67.302†	E35.0*	甲状腺细粒棘球蚴病		
B67.400		细粒棘球蚴感染		
B67.500		肝多房棘球蚴感染		
B67.600		多房棘球蚴感染，其他部位和多部位的		
B67.601		多部位多房棘球蚴感染		
B67.700		多房棘球蚴感染		
B67.800		肝棘球蚴病		
B67.900		棘球蚴病，其他的		
B67.901		棘球蚴病	包虫病	
B67.902		脑棘球蚴病		
B67.903		心脏棘球蚴病		
B67.904		肺棘球蚴病		
B67.905		胸膜棘球蚴病		
B67.906		纵隔棘球蚴病		
B67.907		腹腔棘球蚴病		
B68.000		猪肉绦虫的绦虫病		
B68.100		牛肉绦虫的绦虫病		
B68.900		绦虫病		
B68.901		马尾绦虫肉芽肿		
B69.000		中枢神经系统囊虫病		
B69.001†	G94.8*	脑囊虫病		脑囊虫病是由寄生虫（猪绦虫为主）所传染的一种顽固性颅脑内疾病。该病约占囊虫病的80%以上。是由于口服了猪肉绦虫虫卵，发育成囊尾蚴，经消化道穿出肠壁进入肠系膜小静脉，再经体循环而到达脑膜、脑实质以及脑室内。可分为脑实质型、脑室型、脑膜型及混合型。查：猪囊尾蚴病［囊虫病］-脑　B69.0† G94.8*

主要编码	附加编码	疾 病 名 称	别 名	备 注
B69.002†	G94.8*	囊虫病癫痫		
B69.100		眼囊虫病		
B69.800		囊虫病，其他部位的		
B69.801		肺囊尾蚴病		
B69.802		肝囊虫病		
B69.803		骨囊虫病		
B69.804		肌肉囊尾蚴病		
B69.805		皮肤囊尾蚴病		
B69.900		囊虫病		
B70.000		裂头绦虫病		
B70.100		裂头蚴病		
B71.000		膜壳绦虫病		
B71.100		复孔绦虫病		
B71.800		绦虫感染，其他特指的		
B71.900		绦虫感染		
B72.x00		龙线虫病		
B73.x00		盘尾丝虫病		
B74.000		斑氏吴策线虫引起的丝虫病		
B74.100		马来（布鲁格）丝虫引起的丝虫病		
B74.200		帝汶（布鲁格）丝虫引起的丝虫病		
B74.300		罗阿丝虫病		
B74.400		曼森丝虫病		
B74.800		丝虫病，其他的		
B74.900		丝虫病		
B74.901		丝虫病性乳糜尿		
B74.902		丝虫性象皮病		
B75.x00		旋毛虫病		
B76.000		十二指肠钩虫病		
B76.100		美洲钩虫病		
B76.800		钩虫病，其他的		
B76.900		钩虫病		
B76.901		胃钩虫病		
B76.902		肠道钩虫病		
B77.000		蛔虫病伴有肠道并发症		
B77.001†	K93.8*	蛔虫性肠穿孔		

主要编码	附加编码	疾 病 名 称	别 名	备 注
B77.800		蛔虫病伴有其他并发症		
B77.801†	J17.3*	急性蛔蚴性肺炎		
B77.803		胆道蛔虫病		
B77.900		蛔虫病		该编码是指并发症没有指出的蛔虫病，该类目在 ICD-10 的分类轴心是并发症
B78.000		肠道类圆线虫病		
B78.100		皮肤类圆线虫病		
B78.700		播散性类圆线虫病		
B78.900		类圆线虫病		
B78.901		粪类圆线虫感染		
B79.x00		鞭虫病		
B80.x00		蛲虫病		
B81.000		异尖线虫病		
B81.100		肠道毛细线虫病		
B81.200		毛圆线虫病		
B81.300		肠道血管圆线虫病		
B81.400		混合型肠道蠕虫病		
B81.800		肠道蠕虫病，其他特指的		
B82.000		肠道蠕虫病		
B82.900		肠道寄生虫病		
B82.901		肠寄生虫性脓肿		
B83.000		内脏幼虫移行症		
B83.100		颚口线虫病		
B83.200		广州副圆线虫引起的血管圆线虫病		
B83.201		广州血管圆线虫病		
B83.202†	G05.2*	嗜酸细胞性脑膜脑炎		
B83.300		比翼（线虫）病		
B83.400		内部水蛭病		
B83.800		蠕虫病，其他特指的		
B83.900		蠕虫病		
B85.000		头虱引起的虱病		
B85.100		体虱引起的虱病		
B85.200		虱病		
B85.300		阴虱病		
B85.400		混合型虱病和阴虱病		
B86.x00		疥疮		

主要编码	附加编码	疾 病 名 称	别 名	备 注
B87.000		皮肤蝇蛆病		
B87.100		伤口蝇蛆病		
B87.200		眼蝇蛆病		
B87.300		鼻咽蝇蛆病		
B87.400		耳蝇蛆病		
B87.800		蝇蛆病，其他部位的		
B87.900		蝇蛆病		
B88.000		螨病，其他的		
B88.001†	L99.8*	螨性皮炎		
B88.100		潜蚤病〔沙蚤侵染〕		
B88.200		节肢动物侵染，其他的		
B88.300		外部水蛭病		
B88.800		病虫侵染，其他特指的		
B88.900		病虫侵染		
B89.x00		寄生虫病		
B89.x01		颅内寄生虫感染		
B89.x02†	H06.1*	眼眶寄生虫病		
B90.000		中枢神经系统结核的后遗症		
B90.001		陈旧性结核性脑膜炎		
B90.002		结核性脑膜炎后遗症		
B90.100		泌尿生殖系结核的后遗症		
B90.101		陈旧性肾结核		
B90.102†	N29.1*	肾自截		肾自截是肾结核病灶内大量钙盐沉积，致使整个肾脏的多个干酪空洞发生广泛钙化，为肾结核终末期病变。查：钙化－肾－－结核性　B90.1† N29.1*
B90.200		骨和关节结核的后遗症		
B90.201		陈旧性骨关节结核病		
B90.202		陈旧性骨结核病		
B90.800		器官结核的后遗症，其他的		
B90.801		陈旧性颈淋巴结核		
B90.802		陈旧性肠系膜淋巴结核		
B90.803		陈旧性腹腔结核		
B90.804		结核性皮肤瘢痕		
B90.900		呼吸道结核和结核的后遗症		
B90.901		陈旧性支气管结核		
B90.902		陈旧性肺结核		

主要编码	附加编码	疾 病 名 称	别 名	备 注
B90.903		陈旧性胸膜结核		
B90.904		陈旧性纵隔结核		
B91.x00		脊髓灰质炎的后遗症		
B92.x00		麻风的后遗症		
B94.000		沙眼的后遗症		
B94.100		病毒性脑炎的后遗症		
B94.101		流行性乙型脑炎后遗症		
B94.200		病毒性肝炎的后遗症		
B94.201		肝炎后综合征	恢复期肝炎综合征	肝炎后综合征系由病毒性肝炎愈合后所出现的以自主神经紊乱为特点的综合病症。查：后遗症-病毒性--肝炎　B94.2
B94.800		传染病和寄生虫病的后遗症，其他特指的		
B94.801		带状疱疹后遗症		
B94.802		天花后遗症		
B94.900		传染病或寄生虫病的后遗症		
B99.x00		传染病，其他的		如果指明感染部位，应改变编码
B99.x01		感染性发热		如果指明感染部位，应改变编码
C00.000		外上唇恶性肿瘤		
C00.001		外上唇口红区恶性肿瘤		
C00.002		外上唇唇红缘恶性肿瘤		
C00.100		外下唇恶性肿瘤		
C00.101		外下唇口红区恶性肿瘤		
C00.102		外下唇唇红缘恶性肿瘤		
C00.200		外唇的恶性肿瘤		
C00.300		上唇内面恶性肿瘤		
C00.301		上唇内面颊侧面恶性肿瘤		
C00.302		上唇内面系带恶性肿瘤		
C00.303		上唇内面黏膜恶性肿瘤		
C00.304		上唇内面口腔面恶性肿瘤		
C00.400		下唇内面恶性肿瘤		
C00.401		下唇内面颊侧面恶性肿瘤		
C00.402		下唇内面系带恶性肿瘤		
C00.403		下唇内面黏膜恶性肿瘤		
C00.404		下唇内面口腔面恶性肿瘤		
C00.500		唇内面的恶性肿瘤		
C00.600		唇连合的恶性肿瘤		

主要编码	附加编码	疾 病 名 称	别 名	备 注
C00.800		唇交搭跨越恶性肿瘤的损害		
C00.900		唇恶性肿瘤		
C01.x00		舌根恶性肿瘤		
C01.x01		舌根背面恶性肿瘤		
C02.000		舌背面恶性肿瘤		
C02.100		舌缘恶性肿瘤		
C02.101		舌尖恶性肿瘤		
C02.200		舌腹面恶性肿瘤		
C02.201		舌系带恶性肿瘤		
C02.300		舌前三分之二部位的恶性肿瘤		
C02.400		舌扁桃体恶性肿瘤		
C02.800		舌交搭跨越恶性肿瘤的损害		
C02.900		舌恶性肿瘤		
C03.000		上牙龈恶性肿瘤		
C03.001		上颌软组织恶性肿瘤		
C03.100		下牙龈恶性肿瘤		
C03.101		下颌软组织恶性肿瘤		
C03.900		牙龈恶性肿瘤		
C03.901		颌软组织恶性肿瘤		
C04.000		口底前部恶性肿瘤		
C04.100		口底侧部恶性肿瘤		
C04.800		口底交搭跨越恶性肿瘤的损害		
C04.900		口底恶性肿瘤		
C05.000		硬腭恶性肿瘤		
C05.100		软腭恶性肿瘤		
C05.200		悬雍垂恶性肿瘤		
C05.800		腭交搭跨越恶性肿瘤的损害		
C05.900		腭恶性肿瘤		
C06.000		颊黏膜恶性肿瘤		
C06.001		颊内部恶性肿瘤		
C06.100		口前庭恶性肿瘤		
C06.101		颊龈沟恶性肿瘤		
C06.102		唇龈沟恶性肿瘤		
C06.200		磨牙后区恶性肿瘤		
C06.800		口的其他和未特指部位交搭跨越恶性肿瘤的损害		
C06.900		口恶性肿瘤		

主要编码	附加编码	疾 病 名 称	别 名	备 注
C06.901		小涎腺恶性肿瘤		
C06.902		口腔黏膜恶性肿瘤		
C07.x00		腮腺恶性肿瘤		
C08.000		下颌下腺恶性肿瘤		
C08.001		颌下腺恶性肿瘤		
C08.100		舌下腺恶性肿瘤		
C08.800		大涎腺交搭跨越恶性肿瘤的损害		
C08.900		大涎腺恶性肿瘤		
C09.000		扁桃体窝恶性肿瘤		
C09.100		扁桃体柱恶性肿瘤（前）（后）		
C09.800		扁桃体交搭跨越恶性肿瘤的损害		
C09.900		扁桃体恶性肿瘤		
C09.901		咽门扁桃体恶性肿瘤		
C09.902		腭扁桃体恶性肿瘤		
C10.000		会厌谷恶性肿瘤		
C10.100		会厌前面恶性肿瘤		
C10.101		会厌边缘恶性肿瘤		
C10.102		舌会厌褶恶性肿瘤		
C10.200		口咽侧壁恶性肿瘤		
C10.300		口咽后壁恶性肿瘤		
C10.400		鳃裂恶性肿瘤		
C10.800		口咽交搭跨越恶性肿瘤的损害		
C10.900		口咽恶性肿瘤		
C11.000		鼻咽上壁恶性肿瘤		
C11.001		鼻咽顶恶性肿瘤		
C11.100		鼻咽后壁恶性肿瘤		
C11.101		腺样体恶性肿瘤		
C11.102		咽扁桃体恶性肿瘤		
C11.200		鼻咽侧壁恶性肿瘤		
C11.201		咽鼓管开口恶性肿瘤		
C11.202		咽隐窝恶性肿瘤		
C11.300		鼻咽前壁恶性肿瘤		
C11.301		鼻咽底恶性肿瘤		
C11.302		鼻后孔恶性肿瘤		

主要编码	附加编码	疾 病 名 称	别　　名	备　　注
C11.800		鼻咽交搭跨越恶性肿瘤的损害		
C11.801		鼻咽多壁恶性肿瘤		
C11.900		鼻咽恶性肿瘤		
C11.901		鼻咽壁恶性肿瘤		
C12.x00		梨状窦恶性肿瘤		
C13.000		环状软骨后部恶性肿瘤		
C13.100		杓状会厌褶，咽下面的恶性肿瘤		
C13.101		咽下面恶性肿瘤		
C13.200		下咽后壁恶性肿瘤		
C13.800		下咽交搭跨越恶性肿瘤的损害		
C13.900		下咽恶性肿瘤		
C13.901		下咽壁恶性肿瘤		
C14.000		咽恶性肿瘤		
C14.001		咽喉恶性肿瘤		
C14.002		咽侧壁恶性肿瘤		
C14.003		咽后壁恶性肿瘤		
C14.200		瓦尔代尔扁桃体环恶性肿瘤		
C14.800		唇、口腔和咽交搭跨越恶性肿瘤的损害		
C15.000		颈部食管恶性肿瘤		
C15.100		胸部食管恶性肿瘤		
C15.200		腹部食管恶性肿瘤		
C15.300		食管上三分之一的恶性肿瘤		
C15.400		食管中三分之一的恶性肿瘤		
C15.500		食管下三分之一的恶性肿瘤		
C15.800		食管交搭跨越恶性肿瘤的损害		
C15.801		食管中上段恶性肿瘤		
C15.802		食管中下段恶性肿瘤		
C15.900		食管恶性肿瘤		
C16.000		贲门恶性肿瘤		
C16.001		食管贲门连接处恶性肿瘤		
C16.002		食管胃连接处恶性肿瘤		
C16.100		胃底恶性肿瘤		
C16.200		胃体恶性肿瘤		
C16.300		幽门窦恶性肿瘤		
C16.301		胃窦恶性肿瘤		

主要编码	附加编码	疾 病 名 称	别 名	备 注
C16.400		幽门恶性肿瘤		
C16.401		幽门前恶性肿瘤		
C16.402		幽门管恶性肿瘤		
C16.500		胃小弯恶性肿瘤		
C16.600		胃大弯恶性肿瘤		
C16.800		胃交搭跨越恶性肿瘤的损害		
C16.801		贲门胃底恶性肿瘤		
C16.802		贲门胃体恶性肿瘤		
C16.803		胃窦胃体恶性肿瘤		
C16.804		胃底胃体恶性肿瘤		
C16.900		胃恶性肿瘤		如果部位有具体定位，则不编码于.9
C16.902		胃溃疡癌变		如果部位有具体定位，则不编码于.10
C16.903		残胃恶性肿瘤	残胃癌	
C17.000		十二指肠恶性肿瘤		
C17.100		空肠恶性肿瘤		
C17.200		回肠恶性肿瘤		
C17.300		麦克尔憩室恶性肿瘤		
C17.800		小肠交搭跨越恶性肿瘤的损害		
C17.900		小肠恶性肿瘤		
C18.000		盲肠恶性肿瘤		
C18.001		回盲部恶性肿瘤		
C18.100		阑尾恶性肿瘤		
C18.200		升结肠恶性肿瘤		
C18.300		结肠肝曲恶性肿瘤		
C18.400		横结肠恶性肿瘤		
C18.500		结肠脾曲恶性肿瘤		
C18.600		降结肠恶性肿瘤		
C18.700		乙状结肠恶性肿瘤		
C18.800		结肠交搭跨越恶性肿瘤的损害		
C18.801		降结肠乙状结肠恶性肿瘤		
C18.802		升结肠横结肠恶性肿瘤		
C18.803		横结肠降结肠恶性肿瘤		
C18.900		结肠恶性肿瘤		
C18.901		结肠腺瘤恶变		
C19.x00		直肠乙状结肠连接处恶性肿瘤		
C19.x01		结肠和直肠恶性肿瘤		

主要编码	附加编码	疾 病 名 称	别 名	备 注
C20. x00		直肠恶性肿瘤		
C20. x01		直肠壶腹部恶性肿瘤		
C21. 000		肛门恶性肿瘤		
C21. 100		肛管恶性肿瘤		
C21. 101		肛门括约肌恶性肿瘤		
C21. 200		泄殖腔肛源区恶性肿瘤		
C21. 800		直肠、肛门和肛管交搭跨越恶性肿瘤的损害		
C21. 801		直肠肛管恶性肿瘤		
C21. 802		直肠肛门恶性肿瘤		
C22. 000		肝细胞癌		
C22. 001		肝恶性细胞瘤		
C22. 100		肝内胆管癌		
C22. 101	M81600/3	胆管癌		这里的胆管不仅指部位，而且是形态学的一部分
C22. 200		肝母细胞瘤		
C22. 300		肝血管肉瘤		
C22. 301		肝巨噬细胞肉瘤		
C22. 400		肝的其他肉瘤		
C22. 700		肝恶性肿瘤，其他特指的		
C22. 900		肝恶性肿瘤		
C23. x00		胆囊恶性肿瘤		
C24. 000		肝外胆管恶性肿瘤		
C24. 001		肝管恶性肿瘤		
C24. 002		胆管恶性肿瘤		
C24. 003		胆总管恶性肿瘤		
C24. 004		胆囊管恶性肿瘤		
C24. 100		法特壶腹恶性肿瘤		
C24. 101		法特壶壶腹周围恶性肿瘤		
C24. 800		胆道交搭跨越恶性肿瘤的损害		
C24. 900		胆道恶性肿瘤		
C25. 000		胰头恶性肿瘤		
C25. 100		胰体恶性肿瘤		
C25. 200		胰尾恶性肿瘤		
C25. 300		胰管恶性肿瘤		
C25. 400		胰腺内分泌的恶性肿瘤		
C25. 401		胰岛恶性肿瘤		

主要编码	附加编码	疾 病 名 称	别　名	备　注
C25.700		胰其他部位的恶性肿瘤		
C25.701		胰颈恶性肿瘤		
C25.800		胰交搭跨越恶性肿瘤的损害		
C25.801		胰体胰尾部恶性肿瘤		
C25.802		胰颈胰体部恶性肿瘤		
C25.803		胰头胰颈部恶性肿瘤		
C25.900		胰恶性肿瘤		
C26.000		肠道部位的恶性肿瘤		
C26.100		脾恶性肿瘤		
C26.800		消化系统交搭跨越恶性肿瘤的损害		
C26.900		消化系统部位不明确的恶性肿瘤		
C26.901		胃肠道恶性肿瘤		
C30.000		鼻腔恶性肿瘤		
C30.001		鼻软骨恶性肿瘤		
C30.002		鼻甲恶性肿瘤		
C30.003		内鼻恶性肿瘤		
C30.004		鼻中隔恶性肿瘤		
C30.005		鼻前庭恶性肿瘤		
C30.100		中耳恶性肿瘤		
C30.101		咽鼓管恶性肿瘤		
C30.102		乳突恶性肿瘤		
C30.103		内耳恶性肿瘤		
C31.000		上颌窦恶性肿瘤		
C31.100		筛窦恶性肿瘤		
C31.200		额窦恶性肿瘤		
C31.300		蝶窦恶性肿瘤		
C31.800		鼻旁窦交搭跨越恶性肿瘤的损害		
C31.801		筛窦蝶窦恶性肿瘤		
C31.900		鼻旁窦恶性肿瘤		
C32.000		声门恶性肿瘤		
C32.001		声带恶性肿瘤		
C32.100		声门上恶性肿瘤		
C32.101		会厌恶性肿瘤		
C32.102		喉外部恶性肿瘤		

主要编码	附加编码	疾 病 名 称	别 名	备 注
C32.103		假声带恶性肿瘤		
C32.104		喉室带恶性肿瘤		
C32.200		声门下恶性肿瘤		
C32.300		喉软骨恶性肿瘤		
C32.800		喉交搭跨越恶性肿瘤的损害		
C32.900		喉恶性肿瘤		
C33.x00		气管恶性肿瘤		
C34.000		主支气管恶性肿瘤		
C34.001		肺门恶性肿瘤		
C34.100		上叶，支气管或肺的恶性肿瘤		
C34.101		肺上叶恶性肿瘤		
C34.102		肺上沟恶性肿瘤		
C34.200		中叶，支气管或肺的恶性肿瘤		
C34.201		肺中叶恶性肿瘤		
C34.300		下叶，支气管或肺的恶性肿瘤		
C34.301		肺下叶恶性肿瘤		
C34.800		支气管和肺交搭跨越恶性肿瘤的损害		
C34.801		肺中上叶恶性肿瘤		
C34.802		肺中下叶恶性肿瘤		
C34.803		肺上下叶恶性肿瘤		
C34.900		支气管或肺恶性肿瘤		
C34.901		支气管恶性肿瘤		
C34.902		细支气管恶性肿瘤		
C37.x00		胸腺恶性肿瘤		
C38.000		心脏恶性肿瘤		
C38.001		心包恶性肿瘤		
C38.002		心房恶性肿瘤		
C38.100		前纵隔恶性肿瘤		
C38.200		后纵隔恶性肿瘤		
C38.300		纵隔恶性肿瘤		
C38.400		胸膜恶性肿瘤		
C38.401		胸膜壁层恶性肿瘤		
C38.800		心脏、纵隔和胸膜交搭跨越恶性肿瘤的损害		
C39.000		上呼吸道的恶性肿瘤		
C39.800		呼吸和胸腔内器官交搭跨越恶性肿瘤的损害		

主要编码	附加编码	疾　病　名　称	别　　名	备　注
C39.801		鼻腔，鼻窦恶性肿瘤		
C39.900		呼吸系统不明确部位的恶性肿瘤		
C40.000		上肢长骨和肩胛骨恶性肿瘤		
C40.001		肩胛骨恶性肿瘤		
C40.002		肱骨恶性肿瘤		
C40.003		尺骨恶性肿瘤		
C40.004		桡骨恶性肿瘤		
C40.005		肘关节恶性肿瘤		
C40.100		上肢短骨恶性肿瘤		
C40.101		腕骨恶性肿瘤		
C40.102		指骨恶性肿瘤		
C40.103		掌骨恶性肿瘤		
C40.200		下肢长骨恶性肿瘤		
C40.201		股骨恶性肿瘤		
C40.202		胫骨恶性肿瘤		
C40.203		腓骨恶性肿瘤		
C40.300		下肢短骨恶性肿瘤		
C40.301		髌骨恶性肿瘤		
C40.302		跗骨恶性肿瘤		
C40.303		趾骨恶性肿瘤		
C40.304		跖骨恶性肿瘤		
C40.800		四肢骨和关节软骨交搭跨越恶性肿瘤的损害		
C40.900		四肢骨和关节软骨恶性肿瘤		
C40.901		四肢关节软骨恶性肿瘤		
C41.000		颅骨和面骨恶性肿瘤		
C41.001		面骨恶性肿瘤		
C41.002		额骨恶性肿瘤		
C41.003		顶骨恶性肿瘤		
C41.004		枕骨恶性肿瘤		
C41.005		蝶骨恶性肿瘤		
C41.006		筛骨恶性肿瘤		
C41.007		颞骨恶性肿瘤		
C41.008		眶骨恶性肿瘤		
C41.009		鼻骨恶性肿瘤		
C41.010		颧骨恶性肿瘤		

主要编码	附加编码	疾 病 名 称	别 名	备 注
C41.011		上颌骨恶性肿瘤		
C41.012		眉弓恶性肿瘤		
C41.100		下颌骨恶性肿瘤		下颌骨非齿源性恶性肿瘤编码为 C03.1
C41.200		脊柱恶性肿瘤		
C41.201		颈椎恶性肿瘤		
C41.202		胸椎恶性肿瘤		
C41.203		腰椎恶性肿瘤		
C41.300		肋骨、胸骨和锁骨恶性肿瘤		
C41.301		胸骨恶性肿瘤		
C41.302		肋骨恶性肿瘤		
C41.400		盆骨、骶骨和尾骨恶性肿瘤		
C41.401		盆骨恶性肿瘤		
C41.402		髋骨恶性肿瘤		
C41.403		骶骨恶性肿瘤		
C41.404		耻骨恶性肿瘤		
C41.405		尾骨恶性肿瘤		
C41.406		髂骨恶性肿瘤		
C41.800		骨和关节软骨交搭跨越恶性肿瘤的损害		
C41.900		骨和关节软骨恶性肿瘤		
C41.901		关节软骨恶性肿瘤		
C43.000		唇恶性黑色素瘤		
C43.100		眼睑（包括眦）恶性黑色素瘤		
C43.101		眦恶性黑色素瘤		
C43.200		耳和外耳道恶性黑色素瘤		
C43.201		外耳道恶性黑色素瘤		
C43.300		面部恶性黑色素瘤		
C43.302		鼻恶性黑色素瘤		
C43.400		头皮和颈部恶性黑色素瘤		
C43.401		颈部恶性黑色素瘤		
C43.500		躯干恶性黑色素瘤		
C43.501		乳房恶性黑色素瘤		
C43.502		胸壁恶性黑色素瘤		
C43.503		腹壁恶性黑色素瘤		
C43.504		腹股沟恶性黑色素瘤		
C43.505		背部恶性黑色素瘤		

主要编码	附加编码	疾 病 名 称	别 名	备 注
C43.506		臀部恶性黑色素瘤		
C43.507		肛门恶性黑色素瘤		
C43.508		肛周恶性黑色素瘤		
C43.600		上肢（包括肩）恶性黑色素瘤		
C43.601		肩部恶性黑色素瘤		
C43.602		上臂恶性黑色素瘤		
C43.603		前臂恶性黑色素瘤		
C43.604		肘部恶性黑色素瘤		
C43.605		腕部恶性黑色素瘤		
C43.606		手恶性黑色素瘤		
C43.700		下肢（包括髋）恶性黑色素瘤		
C43.701		髋恶性黑色素瘤		
C43.702		大腿恶性黑色素瘤		
C43.703		小腿恶性黑色素瘤		
C43.704		膝部恶性黑色素瘤		
C43.705		腘部恶性黑色素瘤		
C43.706		踝部恶性黑色素瘤		
C43.707		足部恶性黑色素瘤		
C43.800		皮肤交搭跨越的恶性黑色素瘤		
C43.900		皮肤恶性黑色素瘤		
C44.000		唇皮肤恶性肿瘤		
C44.100		眼睑（包括眦）皮肤恶性肿瘤		
C44.101		眦恶性肿瘤		
C44.102		睑板腺恶性肿瘤		查不到睑板腺，按眼睑分类
C44.200		耳和外耳道皮肤恶性肿瘤		
C44.201		外耳道皮肤恶性肿瘤		
C44.300		面部皮肤恶性肿瘤		
C44.302		额部皮肤恶性肿瘤		
C44.304		鼻部皮肤恶性肿瘤		
C44.305		颌下皮肤恶性肿瘤		颌下皮肤查不到，按颈部分类
C44.306		鼻唇沟恶性肿瘤		
C44.307		颊部恶性肿瘤		
C44.400		头皮和颈部皮肤恶性肿瘤		
C44.401		颈部皮肤恶性肿瘤		

主要编码	附加编码	疾 病 名 称	别 名	备 注
C44.500		躯干皮肤恶性肿瘤		
C44.501		乳房皮肤恶性肿瘤		
C44.502		胸部皮肤恶性肿瘤		
C44.503		腹部皮肤恶性肿瘤		
C44.504		背部皮肤恶性肿瘤		
C44.505		肩胛区皮肤恶性肿瘤		
C44.506		臀部皮肤恶性肿瘤		臀部皮肤恶性肿瘤放在躯干，而臀部结缔组织恶性肿瘤归类到骨盆
C44.507		肛门皮肤恶性肿瘤		
C44.508		肛周皮肤恶性肿瘤		
C44.509		腹股沟皮肤恶性肿瘤		
C44.600		上肢（包括肩）皮肤恶性肿瘤		
C44.601		肩部皮肤恶性肿瘤		
C44.602		上臂皮肤恶性肿瘤		
C44.603		前臂皮肤恶性肿瘤		
C44.604		肘部皮肤恶性肿瘤		
C44.605		腕部皮肤恶性肿瘤		
C44.606		手皮肤恶性肿瘤		
C44.700		下肢（包括髋）皮肤恶性肿瘤		
C44.701		髋部皮肤恶性肿瘤		
C44.702		大腿皮肤恶性肿瘤		
C44.703		小腿皮肤恶性肿瘤		
C44.704		膝部皮肤恶性肿瘤		
C44.705		腘窝皮肤恶性肿瘤		
C44.706		踝部皮肤恶性肿瘤		
C44.707		足皮肤恶性肿瘤		
C44.800		皮肤交搭跨越恶性肿瘤的损害		
C44.900		皮肤恶性肿瘤		
C44.901		汗腺恶性肿瘤		
C45.000		胸膜间皮瘤		
C45.100		腹膜间皮瘤		
C45.101		肠系膜间皮瘤		
C45.102		结肠系膜间皮瘤		
C45.103		网膜间皮瘤		
C45.200		心包间皮瘤		

主要编码	附加编码	疾 病 名 称	别 名	备 注
C45.700		间皮瘤，其他部位的		
C45.701		肺间皮瘤		
C45.702		纵隔间皮瘤		
C45.703		胃间皮瘤		
C45.704		肝间皮瘤		
C45.705		结肠间皮瘤		
C45.706		盆腔间皮瘤		
C45.900		间皮瘤		
C46.000		皮肤卡波西肉瘤		
C46.100		软组织卡波西肉瘤		
C46.200		腭卡波西肉瘤		
C46.300		淋巴结卡波西肉瘤		
C46.700		卡波西肉瘤，其他部位的		
C46.701		肺卡波西肉瘤		
C46.800		多器官的卡波西肉瘤		
C46.900		卡波西肉瘤		
C47.000		头、面和颈部周围神经恶性肿瘤		
C47.100		上肢（包括肩）周围神经恶性肿瘤		
C47.101		肩部神经恶性肿瘤		
C47.102		手神经恶性肿瘤		
C47.200		下肢（包括髋）周围神经恶性肿瘤		
C47.201		髋神经恶性肿瘤		
C47.202		足神经恶性肿瘤		
C47.300		胸部周围神经恶性肿瘤		
C47.400		腹部周围神经恶性肿瘤		
C47.500		盆腔周围神经恶性肿瘤		
C47.501		腹股沟神经恶性肿瘤		
C47.600		躯干周围神经恶性肿瘤		
C47.800		周围神经和自主神经系统交搭跨越恶性肿瘤的损害		
C47.900		周围神经和自主神经系统恶性肿瘤		
C48.000		腹膜后腔恶性肿瘤		
C48.001		肾周恶性肿瘤		
C48.100		腹膜特指部位的恶性肿瘤		

主要编码	附加编码	疾　病　名　称	别　名	备　注
C48.101		肠系膜恶性肿瘤		
C48.102		结肠系膜恶性肿瘤		
C48.103		盆腔腹膜恶性肿瘤		
C48.104		网膜恶性肿瘤		
C48.105		腹膜壁层恶性肿瘤		
C48.200		腹膜恶性肿瘤		
C48.201		腹膜腔恶性肿瘤		盆腔腹膜 C48.1。腹膜后腔 C48.0，腹膜腔 C48.2，腹盆腔 C76.8，腹内 C76
C48.800		腹膜后腔和腹膜交搭跨越恶性肿瘤的损害		
C49.000		头、面和颈部结缔组织和软组织恶性肿瘤		
C49.001		面部结缔组织和软组织恶性肿瘤		
C49.002		颈部结缔组织和软组织恶性肿瘤		
C49.003		睑结缔组织恶性肿瘤		
C49.004		耳部结缔组织恶性肿瘤		
C49.005		翼腭窝结缔组织恶性肿瘤		
C49.100		上肢（包括肩）结缔组织和软组织恶性肿瘤		
C49.101		肩结缔组织恶和软组织性肿瘤		
C49.102		肘结缔组织恶性肿瘤		
C49.103		手结缔组织恶性肿瘤		
C49.200		下肢（包括髋）结缔组织和软组织恶性肿瘤		
C49.201		髋结缔组织和软组织恶性肿瘤		
C49.202		足结缔组织恶性肿瘤		
C49.300		胸部结缔组织和软组织恶性肿瘤		除乳房、心脏、纵隔、胸腺外
C49.301		腋下结缔组织恶性肿瘤		
C49.302		膈结缔组织恶性肿瘤		
C49.400		腹部结缔组织和软组织恶性肿瘤		
C49.401		季肋部结缔组织恶性肿瘤		
C49.402		下腔静脉恶性肿瘤		
C49.500		盆腔结缔组织和软组织恶性肿瘤		
C49.501		臀部结缔组织恶性肿瘤		

主要编码	附加编码	疾　病　名　称	别　　名	备　注
C49.502		腹股沟结缔组织恶性肿瘤		
C49.503		会阴结缔组织恶性肿瘤		
C49.504		骶结缔组织恶性肿瘤		
C49.505		直肠阴道隔结缔组织恶性肿瘤		
C49.600		躯干结缔组织和软组织的恶性肿瘤		
C49.601		背部结缔组织恶性肿瘤		
C49.800		结缔组织和软组织交搭跨越恶性肿瘤的损害		
C49.900		结缔组织和软组织恶性肿瘤		
C49.901		淋巴管恶性肿瘤		
C50.000		乳头和乳晕恶性肿瘤		
C50.001		乳晕恶性肿瘤		
C50.100		乳房中央部恶性肿瘤		
C50.200		乳房上内象限恶性肿瘤		
C50.300		乳房下内象限恶性肿瘤		
C50.400		乳房上外象限恶性肿瘤		
C50.500		乳房下外象限恶性肿瘤		
C50.600		乳房腋尾部恶性肿瘤		
C50.800		乳房交搭跨越恶性肿瘤的损害		
C50.801		乳腺恶性肿瘤，上部		
C50.802		乳腺恶性肿瘤，下部		
C50.803		乳腺恶性肿瘤，内侧		
C50.804		乳腺恶性肿瘤，外侧		
C50.900		乳房恶性肿瘤		
C50.901		男性乳腺恶性肿瘤		
C50.902		副乳腺恶性肿瘤		
C51.000		大阴唇恶性肿瘤		
C51.001		前庭大腺恶性肿瘤		
C51.100		小阴唇恶性肿瘤		
C51.200		阴蒂恶性肿瘤		
C51.800		外阴交搭跨越恶性肿瘤的损害		
C51.900		外阴恶性肿瘤		
C52.x00		阴道恶性肿瘤		
C53.000		宫颈内膜恶性肿瘤		
C53.100		外宫颈恶性肿瘤		
C53.800		宫颈交搭跨越恶性肿瘤的损害		

主要编码	附加编码	疾 病 名 称	别 名	备 注
C53.801		宫颈残端恶性肿瘤		
C53.900		宫颈恶性肿瘤		
C54.000		子宫峡部恶性肿瘤		
C54.001		子宫下段恶性肿瘤		
C54.100		子宫内膜恶性肿瘤		
C54.200		子宫肌层恶性肿瘤		
C54.300		子宫底部恶性肿瘤		
C54.800		子宫体交搭跨越恶性肿瘤的损害		
C54.900		子宫体恶性肿瘤		
C55.x00		子宫恶性肿瘤		
C56.x00		卵巢恶性肿瘤		
C57.000		输卵管恶性肿瘤		
C57.100		阔韧带恶性肿瘤		
C57.101		卵巢冠恶性肿瘤		
C57.200		圆韧带恶性肿瘤		
C57.300		子宫旁组织恶性肿瘤		
C57.301		子宫韧带恶性肿瘤		
C57.400		子宫附件恶性肿瘤		
C57.700		女性生殖器官，其他特指的恶性肿瘤		
C57.701		沃尔夫体恶性肿瘤		
C57.702		沃尔夫管恶性肿瘤		
C57.800		女性生殖器官交搭跨越恶性肿瘤的损害		
C57.801		输卵管卵巢恶性肿瘤		
C57.802		子宫卵巢恶性肿瘤		
C57.803		阴道外阴恶性肿瘤		
C57.900		女性生殖器官恶性肿瘤		
C58.x00		胎盘恶性肿瘤		
C60.000		包皮恶性肿瘤		
C60.100		阴茎头恶性肿瘤		
C60.200		阴茎体恶性肿瘤		
C60.201		海绵体恶性肿瘤		
C60.800		阴茎交搭跨越恶性肿瘤的损害		
C60.900		阴茎恶性肿瘤		
C60.901		阴茎皮肤恶性肿瘤		

主要编码	附加编码	疾 病 名 称	别 名	备 注
C61. x00		前列腺恶性肿瘤		
C62. 000		睾丸未降部的恶性肿瘤		
C62. 001		异位睾丸恶性肿瘤		
C62. 100		睾丸下降部的恶性肿瘤		
C62. 900		睾丸恶性肿瘤		
C62. 901		男性绒毛膜癌		
C63. 000		附睾恶性肿瘤		
C63. 100		精索恶性肿瘤		
C63. 200		阴囊恶性肿瘤		
C63. 201		阴囊皮肤恶性肿瘤		
C63. 700		男性生殖器官，其他特指的恶性肿瘤		
C63. 701		精囊恶性肿瘤		
C63. 702		鞘膜恶性肿瘤		
C63. 800		男性生殖器官交搭跨越恶性肿瘤的损害		
C63. 801		阴茎阴囊恶性肿瘤		
C63. 900		男性生殖器官恶性肿瘤		
C64. x00		肾（除外肾盂）恶性肿瘤		
C65. x00		肾盂恶性肿瘤		
C65. x01		肾盂输尿管连接处恶性肿瘤		
C65. x02		肾盏恶性肿瘤		
C66. x00		输尿管恶性肿瘤		
C67. 000		膀胱三角区恶性肿瘤		
C67. 100		膀胱顶恶性肿瘤		
C67. 200		膀胱侧壁恶性肿瘤		
C67. 300		膀胱前壁恶性肿瘤		
C67. 400		膀胱后壁恶性肿瘤		
C67. 500		膀胱颈恶性肿瘤		
C67. 501		尿道内口恶性肿瘤		
C67. 600		输尿管口恶性肿瘤		
C67. 700		脐尿管恶性肿瘤		
C67. 800		膀胱交搭跨越恶性肿瘤的损害		
C67. 900		膀胱恶性肿瘤		
C68. 000		尿道恶性肿瘤		
C68. 100		尿道旁腺恶性肿瘤		
C68. 800		泌尿器官交搭跨越恶性肿瘤的损害		

主要编码	附加编码	疾 病 名 称	别 名	备 注
C68.801		肾输尿管恶性肿瘤		
C68.802		肾盂膀胱恶性肿瘤		
C68.803		膀胱尿道恶性肿瘤		
C68.804		输尿管膀胱恶性肿瘤		
C68.805		肾盂输尿管恶性肿瘤		
C68.900		泌尿器官恶性肿瘤		
C69.000		结合膜恶性肿瘤		
C69.100		角膜恶性肿瘤		
C69.200		视网膜恶性肿瘤		
C69.300		脉络膜恶性肿瘤		
C69.400		睫状体恶性肿瘤		
C69.401		葡萄膜恶性肿瘤		
C69.402		眼球恶性肿瘤		
C69.500		泪腺和泪管恶性肿瘤		
C69.501		泪腺恶性肿瘤		
C69.502		泪囊恶性肿瘤		
C69.503		鼻泪管恶性肿瘤		
C69.600		眶恶性肿瘤		
C69.601		眶结缔组织恶性肿瘤		
C69.602		眶周神经恶性肿瘤		
C69.603		眼外肌恶性肿瘤		
C69.604		眼球后组织恶性肿瘤		
C69.800		眼和附器交搭跨越恶性肿瘤的损害		
C69.900		眼恶性肿瘤		
C70.000		脑膜恶性肿瘤		
C70.100		脊（髓）膜恶性肿瘤		
C70.900		脑脊膜恶性肿瘤		
C70.901		硬膜下恶性肿瘤		
C71.000		大脑（除外脑叶和脑室）恶性肿瘤		
C71.001		幕上恶性肿瘤		
C71.002		丘脑恶性肿瘤		
C71.003		胼胝体恶性肿瘤		
C71.100		额叶恶性肿瘤		
C71.200		颞叶恶性肿瘤		
C71.300		顶叶恶性肿瘤		

主要编码	附加编码	疾 病 名 称	别 名	备 注
C71.400		枕叶恶性肿瘤		
C71.500		脑室恶性肿瘤		
C71.501		脉络丛恶性肿瘤		
C71.600		小脑恶性肿瘤		
C71.601		小脑蚓部恶性肿瘤		
C71.602		小脑扁桃体恶性肿瘤		
C71.700		脑干恶性肿瘤		
C71.701		脑桥恶性肿瘤		
C71.702		延髓恶性肿瘤		
C71.703		第四脑室恶性肿瘤		
C71.704		幕下恶性肿瘤		
C71.705		中脑恶性肿瘤		
C71.800		脑交搭跨越恶性肿瘤的损害		
C71.801		额顶叶恶性肿瘤		
C71.802		额颞顶叶恶性肿瘤		
C71.803		顶枕叶恶性肿瘤		
C71.804		顶颞叶恶性肿瘤		
C71.805		颞顶枕叶恶性肿瘤		
C71.806		额颞叶恶性肿瘤		
C71.807		颞叶脑岛恶性肿瘤		
C71.808		颞枕叶恶性肿瘤		
C71.809		脑桥小脑角恶性肿瘤		
C71.900		脑恶性肿瘤		
C71.901		鞍上区恶性肿瘤		
C71.902		蝶鞍区恶性肿瘤		
C72.000		脊髓恶性肿瘤		
C72.001		脊髓颈段恶性肿瘤		
C72.002		脊髓圆锥恶性肿瘤		
C72.003		脊髓胸段恶性肿瘤		
C72.004		脊髓腰段恶性肿瘤		
C72.100		马尾恶性肿瘤		
C72.200		嗅神经恶性肿瘤		
C72.201		嗅球恶性肿瘤		
C72.300		视神经恶性肿瘤		
C72.400		听神经恶性肿瘤		
C72.500		脑神经恶性肿瘤		

主要编码	附加编码	疾　病　名　称	别　名	备　注
C72.501		动眼神经恶性肿瘤		
C72.502		滑车神经恶性肿瘤		
C72.503		三叉神经恶性肿瘤		
C72.504		展神经恶性肿瘤		
C72.505		面神经恶性肿瘤		
C72.506		前庭蜗神经恶性肿瘤		
C72.507		舌咽神经恶性肿瘤		
C72.508		迷走神经恶性肿瘤		
C72.509		副神经恶性肿瘤		
C72.510		舌下神经恶性肿瘤		
C72.511		脑其他神经恶性肿瘤		
C72.800		脑和中枢神经系统其他部位交搭跨越恶性肿瘤的损害		
C72.900		中枢神经系统恶性肿瘤		
C72.901		硬膜外恶性肿瘤		
C73.x00		甲状腺恶性肿瘤		
C74.000		肾上腺皮质恶性肿瘤		
C74.100		肾上腺髓质恶性肿瘤		
C74.900		肾上腺恶性肿瘤		
C75.000		甲状旁腺恶性肿瘤		
C75.100		垂体恶性肿瘤		
C75.200		颅咽管恶性肿瘤		
C75.300		松果体恶性肿瘤		
C75.400		颈动脉体恶性肿瘤		
C75.500		主动脉体和其他节旁体恶性肿瘤		
C75.501		节旁体恶性肿瘤		
C75.800		累及多个腺体的恶性肿瘤		
C75.900		内分泌腺恶性肿瘤		
C76.000		头、面和颈部恶性肿瘤		
C76.001		面部恶性肿瘤		
C76.002		颈部恶性肿瘤		
C76.003		颊恶性肿瘤		
C76.004		鼻恶性肿瘤		
C76.005		颌下恶性肿瘤		因为颌下有软组织、腺体或管，他们的编码不同。这里假定分类到头面颈不明确的部位
C76.006		颏下恶性肿瘤		

主要编码	附加编码	疾 病 名 称	别 名	备 注
C76.100		胸部恶性肿瘤		
C76.101		腋恶性肿瘤		
C76.200		腹部恶性肿瘤		
C76.300		盆腔恶性肿瘤		
C76.301		膀胱直肠隔恶性肿瘤		
C76.302		骶恶性肿瘤		
C76.303		会阴部恶性肿瘤		
C76.304		腹股沟恶性肿瘤		
C76.305		骶尾部恶性肿瘤		
C76.306		臀部恶性肿瘤		
C76.307		直肠阴道隔恶性肿瘤		
C76.400		上肢恶性肿瘤		
C76.401		肩恶性肿瘤		
C76.402		手部恶性肿瘤		
C76.500		下肢恶性肿瘤		
C76.501		髋恶性肿瘤		
C76.502		腘窝恶性肿瘤		
C76.503		足恶性肿瘤		
C76.700		恶性肿瘤，其他不明确部位的		
C76.701		躯干部恶性肿瘤		
C76.702		背部恶性肿瘤		
C76.800		交搭跨越恶性肿瘤的损害，其他和不明确部位的		
C76.801		不明确部位交搭跨越恶性肿瘤		
C77.000		头、面和颈部淋巴结继发性的恶性肿瘤		
C77.001		面部淋巴结继发恶性肿瘤		
C77.002		颈部淋巴结继发恶性肿瘤		
C77.003		颏下淋巴结继发恶性肿瘤		
C77.004		颌下淋巴结继发恶性肿瘤		
C77.005		腮腺淋巴结继发恶性肿瘤		
C77.006		耳淋巴结继发性肿瘤		
C77.007		锁骨上淋巴结继发恶性肿瘤		
C77.008		气管食管沟淋巴结继发恶性肿瘤		
C77.100		胸腔内淋巴结继发性的恶性肿瘤		
C77.101		胸骨旁淋巴结继发恶性肿瘤		

主要编码	附加编码	疾 病 名 称	别 名	备 注
C77.102		肺门淋巴结继发恶性肿瘤		
C77.103		纵隔淋巴结继发恶性肿瘤		
C77.104		气管淋巴结继发恶性肿瘤		
C77.105		气管支气管淋巴结继发恶性肿瘤		
C77.106		食管淋巴结继发恶性肿瘤		
C77.107		膈淋巴结继发恶性肿瘤		
C77.200		腹腔内淋巴结继发性的恶性肿瘤		
C77.201		胃淋巴结继发恶性肿瘤		
C77.202		脾淋巴结继发恶性肿瘤		
C77.203		肝淋巴结继发恶性肿瘤		
C77.204		胰淋巴结继发恶性肿瘤		
C77.205		腹膜后淋巴结继发恶性肿瘤		
C77.206		主动脉旁淋巴结继发恶性肿瘤		
C77.207		肠系膜淋巴结继发恶性肿瘤		
C77.208		肠周淋巴结继发恶性肿瘤		
C77.300		腋下和上肢淋巴结继发性的恶性肿瘤		
C77.301		腋下淋巴结继发恶性肿瘤		
C77.302		锁骨下淋巴结继发恶性肿瘤		
C77.303		胸壁淋巴结继发恶性肿瘤		
C77.400		腹股沟和下肢淋巴结继发性的恶性肿瘤		
C77.401		下肢淋巴结继发恶性肿瘤		
C77.500		盆腔内淋巴结继发性的恶性肿瘤		
C77.501		髂淋巴结继发恶性肿瘤		
C77.502		骶骨淋巴结继发恶性肿瘤		
C77.503		耻骨联合前淋巴结继发恶性肿瘤		
C77.800		多个部位淋巴结继发性的恶性肿瘤		
C77.900		淋巴结恶性肿瘤		
C78.000		肺部继发性恶性肿瘤		
C78.001		支气管继发恶性肿瘤		
C78.002		主支气管继发恶性肿瘤		
C78.003		气管支气管继发性肿瘤		

主要编码	附加编码	疾 病 名 称	别 名	备 注
C78.100		纵隔继发性恶性肿瘤		
C78.200		胸膜继发性恶性肿瘤		
C78.201		恶性胸腔积液		
C78.300		呼吸器官继发性恶性肿瘤，其他的		
C78.301		鼻窦继发恶性肿瘤		
C78.302		鼻腔继发恶性肿瘤		
C78.303		中耳继发恶性肿瘤		中耳和内耳的继发肿瘤放在呼吸系统
C78.304		气管继发恶性肿瘤		
C78.305		喉继发恶性肿瘤		
C78.306		呼吸器官继发恶性肿瘤		
C78.400		小肠继发性恶性肿瘤		
C78.401		十二指肠继发性肿瘤		
C78.402		空肠继发恶性肿瘤		
C78.403		回肠继发恶性肿瘤		
C78.500		大肠和直肠继发性恶性肿瘤		
C78.501		直肠继发恶性肿瘤		
C78.502		盲肠继发恶性肿瘤		
C78.503		阑尾继发恶性肿瘤		
C78.504		结肠继发恶性肿瘤		
C78.505		肛管继发恶性肿瘤		
C78.600		腹膜后和腹膜继发性恶性肿瘤		
C78.601		腹膜后继发恶性肿瘤		
C78.602		大网膜继发恶性肿瘤		
C78.603		肠系膜继发恶性肿瘤		
C78.604		恶性腹水		
C78.605		道格拉斯陷凹继发恶性肿瘤		
C78.700		肝部继发性恶性肿瘤		
C78.800		消化器官继发性恶性肿瘤，其他和未特指的		
C78.801		食管继发恶性肿瘤		
C78.802		胃继发恶性肿瘤		
C78.803		贲门继发恶性肿瘤		
C78.804		壶腹继发恶性肿瘤		
C78.805		脾继发恶性肿瘤		
C78.806		胰腺继发恶性肿瘤		
C78.807		胆囊继发恶性肿瘤		

主要编码	附加编码	疾 病 名 称	别 名	备 注
C78.808		胆管继发恶性肿瘤		
C78.809		消化器官继发性恶性肿瘤		
C79.000		肾和肾盂继发性恶性肿瘤		
C79.001		肾盂继发恶性肿瘤		
C79.100		膀胱和其他及泌尿器官继发性恶性肿瘤		
C79.101		膀胱继发恶性肿瘤		
C79.102		输尿管继发恶性肿瘤		
C79.103		尿道继发恶性肿瘤		
C79.200		皮肤继发性恶性肿瘤		
C79.201		头部皮肤继发恶性肿瘤		
C79.202		面部皮肤继发恶性肿瘤		
C79.203		颈部皮肤继发恶性肿瘤		
C79.204		躯干皮肤继发恶性肿瘤		
C79.205		四肢皮肤继发恶性肿瘤		
C79.300		脑和脑膜继发性恶性肿瘤		
C79.301		脑膜继发恶性肿瘤		
C79.302		大脑继发恶性肿瘤		
C79.303		额叶继发恶性肿瘤		
C79.304		顶叶继发恶性肿瘤		
C79.305		枕叶继发恶性肿瘤		
C79.306		颞叶继发恶性肿瘤		
C79.307		脑岛继发恶性肿瘤		
C79.308		海马回继发恶性肿瘤		
C79.309		小脑继发恶性肿瘤		
C79.310		脑干继发恶性肿瘤		
C79.311		丘脑继发恶性肿瘤		
C79.400		神经系统继发性恶性肿瘤，其他和未特指部位的		
C79.401		中枢神经系统继发恶性肿瘤		
C79.402		脑神经继发恶性肿瘤		
C79.403		脊髓继发恶性肿瘤		
C79.404		脊膜继发恶性肿瘤		
C79.405		眼继发恶性肿瘤		
C79.406		眶内继发恶性肿瘤		
C79.407		眼球继发恶性肿瘤		
C79.408		眼外肌继发恶性肿瘤		

主要编码	附加编码	疾 病 名 称	别 名	备 注
C79.409		脉络膜继发恶性肿瘤		
C79.500		骨和骨髓继发性恶性肿瘤		
C79.501		骨髓继发恶性肿瘤		
C79.502		颅骨继发恶性肿瘤		
C79.503		面骨继发恶性肿瘤		
C79.504		颌骨继发恶性肿瘤		
C79.505		下颌骨继发恶性肿瘤		
C79.506		躯干骨继发恶性肿瘤		
C79.507		上肢骨继发恶性肿瘤		
C79.508		下肢骨继发恶性肿瘤		
C79.509		脊柱继发恶性肿瘤		
C79.600		卵巢继发性恶性肿瘤		
C79.700		肾上腺继发性恶性肿瘤		
C79.800		继发性恶性肿瘤，其他特指部位的		
C79.801		口腔继发恶性肿瘤		
C79.802		舌继发恶性肿瘤		
C79.803		咽继发恶性肿瘤		
C79.804		扁桃体继发恶性肿瘤		
C79.805		甲状腺继发恶性肿瘤		
C79.806		乳腺继发恶性肿瘤		
C79.807		胸腔继发恶性肿瘤		
C79.808		心脏继发恶性肿瘤		
C79.809		腹腔继发恶性肿瘤		
C79.810		膈继发恶性肿瘤		
C79.811		盆腔继发恶性肿瘤		
C79.812		子宫继发恶性肿瘤		
C79.813		附件继发恶性肿瘤		
C79.814		阴道继发恶性肿瘤		
C79.815		输精管继发恶性肿瘤		
C79.816		精囊继发恶性肿瘤		
C79.817		睾丸继发恶性肿瘤		
C79.818		前列腺继发恶性肿瘤		
C79.819		阴囊继发恶性肿瘤		
C79.820		阴茎继发恶性肿瘤		
C79.821		会阴继发恶性肿瘤		
C79.822		外阴继发恶性肿瘤		

主要编码	附加编码	疾 病 名 称	别 名	备 注
C79.823		前庭大腺继发恶性肿瘤		
C79.824		直肠阴道隔继发恶性肿瘤		
C79.825		垂体继发恶性肿瘤		
C79.826		淋巴管继发恶性肿瘤		
C79.827		结缔组织继发恶性肿瘤		
C79.828		神经节继发恶性肿瘤		
C79.829		骶尾部继发恶性肿瘤		
C79.830		颌下腺继发恶性肿瘤		
C79.831		腮腺继发恶性肿瘤		
C79.832		拉特克囊继发恶性肿瘤		
C79.833		纳博特腺继发恶性肿瘤		
C79.834		颈部继发性恶性肿瘤		
C79.835		舌下腺继发恶性肿瘤		
C80.x00		恶性肿瘤		
C80.x01		恶性恶病质		
C80.x02†	G63.1*	恶性肿瘤性周围神经病		
C80.x03		全身性广泛继发恶性肿瘤		
C81.000		淋巴细胞为主型霍奇金病		
C81.001	M96590/3	结节性淋巴细胞为主型霍奇金病		
C81.100		结节性硬化型霍奇金病		
C81.200		混合细胞型霍奇金病		
C81.300		淋巴细胞减少型霍奇金病		
C81.700		霍奇金病，其他类型的		
C81.701		霍奇金副肉芽肿		
C81.702		霍奇金肉芽肿		
C81.703		霍奇金肉瘤		
C81.900		霍奇金病	霍奇金淋巴瘤（Hodgkin disease），淋巴网状细胞肉瘤，霍奇金氏病，何杰金病，何杰金氏病	霍奇金病是一种慢性进行性、无痛的淋巴组织肿瘤，其原发瘤多呈离心性分布，起源于一个或一组淋巴结，以原发于颈淋巴结者较多见，逐渐蔓延至邻近的淋巴结，然后侵犯脾、肝、骨髓和肺等组织
C82.000		小核裂细胞滤泡性非霍奇金淋巴瘤		
C82.001		滤泡性淋巴瘤，Ⅰ级		
C82.100		小核裂细胞和大细胞混合型滤泡性非霍奇金淋巴瘤		
C82.101		滤泡性淋巴瘤，Ⅱ级		

主要编码	附加编码	疾 病 名 称	别 名	备 注
C82.200		大细胞滤泡性非霍奇金淋巴瘤		
C82.201		滤泡性淋巴瘤，Ⅲ级		
C82.700		滤泡性非霍奇金淋巴瘤，其他类型的		
C82.701		恶性淋巴瘤，淋巴细胞性，高分化，结节性		
C82.702		恶性淋巴瘤，淋巴细胞性，中分化，结节性		
C82.703		恶性淋巴瘤，淋巴细胞性，低分化，结节性		
C82.704		恶性淋巴瘤，中心母细胞性，滤泡性		
C82.900		滤泡性非霍奇金淋巴瘤		
C82.901		恶性淋巴瘤，滤泡中心性		
C82.902		滤泡性淋巴瘤		
C83.000		小细胞（弥漫性）非霍奇金淋巴瘤		
C83.001		小淋巴细胞性淋巴瘤	恶性淋巴瘤、小B淋巴细胞性	
C83.002		弥漫性小细胞无核裂淋巴瘤		
C83.100		小核裂细胞（弥漫性）非霍奇金淋巴瘤		
C83.200		小细胞和大细胞混合型（弥漫性）非霍奇金淋巴瘤		
C83.300		大细胞（弥漫性）非霍奇金淋巴瘤		
C83.301		网状细胞肉瘤		
C83.302		恶性淋巴瘤，大细胞，核裂（弥漫性）		
C83.303		恶性淋巴瘤，大细胞，无核裂（弥漫性）		
C83.304		富于T细胞的B细胞淋巴瘤		
C83.305		间变性大B细胞淋巴瘤		
C83.306		弥漫大B细胞淋巴瘤		
C83.307		纵隔大B细胞淋巴瘤		
C83.308		血管内大B细胞淋巴瘤		
C83.309		胸腺大B细胞淋巴瘤		
C83.310		T细胞组织细胞丰富型大B细胞淋巴瘤	富T细胞/富组织细胞大B细胞淋巴瘤	

主要编码	附加编码	疾 病 名 称	别 名	备 注
C83.311		恶性淋巴瘤，大 B 细胞，弥漫性，免疫母细胞性		
C83.400		免疫母细胞（弥漫性）非霍奇金淋巴瘤		
C83.401		免疫母细胞肉瘤		
C83.402		浆母细胞淋巴瘤		
C83.500		原淋巴细胞（弥漫性）非霍奇金淋巴瘤		
C83.600		未分化（弥漫性）非霍奇金淋巴瘤		
C83.700		伯基特瘤		
C83.701		伯基特淋巴瘤		
C83.800		弥漫性非霍奇金淋巴瘤，其他类型的		
C83.801		恶性淋巴瘤，淋巴浆细胞性	淋巴浆细胞性淋巴瘤	
C83.803		恶性淋巴瘤，中心细胞性		
C83.804		恶性淋巴瘤性息肉病		
C83.805		原发渗出性淋巴瘤		
C83.806		恶性淋巴瘤，中心母细胞-中心细胞性，弥漫性		
C83.809		恶性淋巴瘤，中心母细胞性，弥漫性		
C83.810		脾缘区 B 细胞淋巴瘤		
C83.811		恶性淋巴瘤，淋巴细胞性，中分化，弥漫性		
C83.812	M96730/3	外套细胞性淋巴瘤	套细胞淋巴瘤	
C83.900		弥漫性非霍奇金淋巴瘤		
C84.000	M97000/3	蕈样真菌病		
C84.100		塞扎里病		
C84.200		T-区性淋巴瘤		
C84.300		淋巴上皮样淋巴瘤		
C84.301		伦纳特淋巴瘤		
C84.400		周围 T 细胞淋巴瘤	外周 T 细胞淋巴瘤	
C84.401		血管免疫母细胞性 T-细胞淋巴瘤		
C84.402		外周 T-细胞淋巴瘤，多形性小细胞		
C84.403		外周 T-细胞淋巴瘤，多形性中等细胞和大细胞		

主要编码	附加编码	疾 病 名 称	别 名	备 注
C84.404		间变大细胞 T-细胞淋巴瘤，ALK 阴性		
C84.405		外周 T-细胞淋巴瘤，AILD		
C84.500		T-细胞淋巴瘤，其他和未特指的		
C84.501		皮下脂膜炎样 T-细胞淋巴瘤		
C84.502		皮肤淋巴瘤		
C84.503		肉芽肿性皮肤松弛症		
C84.504		皮肤 T-细胞淋巴瘤		
C84.505		肠病相关的 T-细胞淋巴瘤		
C84.506		T-细胞淋巴瘤		
C85.000		淋巴肉瘤		
C85.100		B-细胞淋巴瘤		
C85.700		非霍奇金淋巴瘤的其他特指类型		
C85.701		单核细胞样 B 细胞淋巴瘤		
C85.702		中线恶性网状细胞增多症		
C85.703		恶性网状细胞增多症		
C85.704		血管中心性 T-细胞淋巴瘤		
C85.705		大细胞（ki-1+）淋巴瘤		
C85.706		小神经胶质细胞瘤		
C85.707	M97190/3	NK/T-细胞淋巴瘤		
C85.709		间变大细胞淋巴瘤		
C85.710	M97160/3	肝脾 T 细胞淋巴瘤	肝脾 γ-δ 细胞淋巴瘤	
C85.713		边缘区 B 细胞淋巴瘤		
C85.715		血管内皮瘤病	血管内皮大 B 细胞淋巴瘤	
C85.716		结内边缘带 B 细胞淋巴瘤		
C85.717		结外边缘带 B 细胞淋巴瘤		
C85.718		与黏膜有关的淋巴样组织淋巴瘤		
C85.719		与支气管有关的淋巴样组织淋巴瘤		
C85.720		与皮肤有关的淋巴样组织淋巴瘤		
C85.721		间变性大细胞淋巴瘤，ALK 阳性		
C85.722		原发皮肤CD30$^+$T 细胞淋巴瘤		

主要编码	附加编码	疾 病 名 称	别 名	备 注
C85.723		肠 T 细胞淋巴瘤		
C85.724		自然杀伤/T 细胞淋巴瘤		
C85.900		非霍奇金淋巴瘤		非霍奇金淋巴瘤是恶性淋巴瘤的一大类型，在我国恶性淋巴瘤中非霍奇金淋巴瘤所占的比例远高于霍奇金病（HD）。近年来很多国家 NHL 的发病率有一定增高趋向。可能的原因大致归纳为：①免疫功能异常，如艾滋病、器官移植、类风湿关节炎和遗传性免疫缺陷等；②病毒，如成人 T 细胞淋巴瘤病毒（HTLV）、人类免疫缺陷病毒（HIV）、EB 病毒（EBV）等；③化学物质，如农药和染发剂；④其他，如放射性暴露和 HD 治疗等
C85.901		复合性霍奇金和非霍奇金淋巴瘤		
C85.902		原发皮肤间变性大细胞淋巴瘤		
C88.000		瓦尔登斯特伦巨球蛋白血症		巨球蛋白血症（macroglobulinemia，WM），是一种血液系统疾病，是一种侵犯正常情况下合成和分泌 IgM 的 B 淋巴浆细胞恶性增生性疾病，以恶性细胞合成并分泌大量单克隆免疫球蛋白致血中 IgM 水平增高为特征的一种病症。它的许多症状是由于血浆中运行的大量高分子巨球蛋白而产生的
C88.100	M97620/3	α 重链病		
C88.200	M97630/3	γ 重链病		
C88.201		富兰克林病		
C88.300		免疫增生性小肠病		
C88.301		地中海淋巴瘤		
C88.700		恶性免疫增生性疾病，其他的		
C88.701		血管中心性免疫增生性病变，恶性		
C88.900		恶性免疫增生性疾病		
C90.000		多发性骨髓瘤		
C90.001		骨髓瘤病		
C90.002		浆细胞性骨髓瘤		
C90.003		骨的孤立性浆细胞瘤		
C90.100		浆细胞白血病		
C90.101	M98310/1	T-细胞大颗粒淋巴细胞白血病		
C90.200		髓外浆细胞瘤		
C90.201		浆细胞瘤		

主要编码	附加编码	疾 病 名 称	别 名	备 注
C90.202		孤立性骨髓瘤		
C90.203		浆细胞肉瘤		
C90.204		单发性浆细胞骨髓瘤		
C90.205		ALK 阳性大 B 细胞淋巴瘤		
C90.206		起源于 HHV8 相关多中心性 Castleman 病 的 大 B 细胞淋巴瘤		
C91.000		急性淋巴细胞白血病		根据细胞形态学和临床预后的不同，将急性淋巴细胞白血病（ALL）分为 L_1、L_2、L_3 三个亚型
C91.001		急性淋巴细胞性白血病，L_1 型		
C91.002		急性淋巴细胞性白血病，L_2 型		
C91.003		急性淋巴细胞性白血病，L_3 型		
C91.004		慢性粒细胞性白血病，急淋变		
C91.005		伯基特细胞白血病		
C91.006		急性淋巴细胞白血病，完全缓解		
C91.100		慢性淋巴细胞白血病		
C91.101		慢性淋巴细胞性白血病，急性变		这个诊断的转变已不是粒细胞性的，而有质的变化，因此要编码为急性
C91.200		亚急性淋巴细胞白血病		
C91.300		幼淋巴细胞白血病		
C91.301		幼淋巴细胞白血病，B 细胞型		
C91.302		幼淋巴细胞白血病，T 细胞型		
C91.303		前体细胞淋巴细胞白血病		
C91.304		前体 B 细胞淋巴细胞白血病		
C91.305		前体 T 细胞淋巴细胞白血病		
C91.306	M98341/3	前 T 淋巴细胞白血病		
C91.400		多毛细胞白血病		
C91.401		白血病性网状内皮细胞增多症		
C91.500		成人 T-细胞白血病		
C91.700		淋巴样白血病，其他的		
C91.701		非白血性淋巴细胞性白血病		
C91.702		T-细胞大颗粒淋巴细胞白血病		
C91.703		侵袭性 NK 细胞白血病		

主要编码	附加编码	疾 病 名 称	别　名	备　注
C91.900		淋巴样白血病		
C91.901		淋巴细胞白血病		
C92.000		急性髓样白血病		
C92.001		急性髓系白血病，伴有异常的骨髓嗜酸性粒细胞		
C92.002		急性髓系白血病，最低分化		
C92.003		急性髓系白血病，不伴有成熟		
C92.004		急性髓系白血病，伴有成熟		
C92.005		急性髓系白血病，完全缓解		
C92.006		急性髓系白血病，t（6；9）（p23；q34）；DEK-NUP214		
C92.100		慢性髓样白血病		
C92.101		慢性髓系白血病，急性发作		
C92.102		慢性中幼粒细胞性白血病		
C92.103		慢性髓系白血病，BCR／ABL阳性		
C92.104		非典型性慢性髓系白血病，BCR／ABL阴性		
C92.105		慢性中性粒细胞白血病		
C92.200		亚急性髓样白血病		
C92.201		亚急性粒细胞性白血病		
C92.300		髓样肉瘤		
C92.400		急性早幼粒细胞白血病		
C92.401		急性早幼粒细胞性白血病，完全缓解		
C92.500		急性粒-单核细胞白血病		
C92.700		髓样白血病，其他的		
C92.701		非白血性髓系白血病		
C92.702		慢性粒单核细胞白血病		
C92.703		嗜碱细胞白血病		
C92.704		幼年粒单核细胞白血病		
C92.706		嗜酸细胞白血病		
C92.900		髓样白血病		
C92.901		粒细胞白血病		
C93.000		急性单核细胞白血病		
C93.100		慢性单核细胞白血病		
C93.101		慢性单核细胞白血病，急性加重		

主要编码	附加编码	疾 病 名 称	别 名	备 注
C93. 200		亚急性单核细胞白血病		
C93. 700		单核细胞白血病，其他的		
C93. 701		非白血性单核细胞白血病		
C93. 900		单核细胞白血病		
C93. 901		组织细胞白血病		
C94. 000		急性红细胞增多症和红白血病		
C94. 001		红白血病		
C94. 002		红细胞增多性骨髓组织增生		
C94. 003		红细胞增多		
C94. 100		慢性红细胞增多症		
C94. 101		海尔迈尔-舍纳病		
C94. 200		急性原巨核细胞白血病		
C94. 201		急性巨核细胞性白血病		
C94. 300		肥大细胞白血病		
C94. 400		急性全骨髓增殖症		
C94. 500		急性骨髓纤维化		
C94. 700		白血病，其他特指的		
C94. 701		淋巴肉瘤细胞白血病		
C95. 000		急性白血病		急非淋白血病分型：M_1=急粒、M_2=急粒、M_3=早幼粒、M_4=急粒单、M_5=急单、M_6=红白血病、M_7=原巨核白血病
C95. 001		母细胞性白血病		
C95. 002		干细胞白血病		
C95. 003		未分化细胞白血病		
C95. 100		慢性白血病		
C95. 200		亚急性白血病		
C95. 700		白血病，其他的		
C95. 900		白血病		
C95. 901		混合细胞性白血病		按未特指的白血病编码。不能放在 C94.7
C96. 000		莱特雷尔-西韦病		
C96. 001		非类脂组织细胞增多病		
C96. 002		急性分化性进行性组织细胞增多症		
C96. 003		急性婴儿期网状内皮细胞增多症		
C96. 100		恶性组织细胞增多症		
C96. 101		朗格汉斯细胞肉瘤		

主要编码	附加编码	疾 病 名 称	别 名	备 注
C96. 200		恶性肥大细胞瘤		
C96. 201		恶性肥大细胞增多症		
C96. 202		肥大细胞肉瘤		
C96. 300		真性组织细胞淋巴瘤		
C96. 700		淋巴、造血和有关组织其他特指的恶性肿瘤		
C96. 701	M97271/3	母细胞性浆细胞样树状突细胞肿瘤		
C96. 702		前体 B 细胞淋巴母细胞性淋巴瘤		
C96. 703		前体 T 细胞淋巴母细胞性淋巴瘤		
C96. 704		原发皮肤 γδ-T 细胞淋巴瘤		
C96. 705		种痘样水疱病样淋巴瘤		
C96. 706		肥大细胞白血病		
C96. 707		前体细胞淋巴母细胞型淋巴瘤		
C96. 900		淋巴、造血和有关组织的恶性肿瘤		
C97. x00		独立（原发）多个部位的恶性肿瘤		
C97. x01		复合癌		
D00. 000		唇、口腔和咽原位癌		
D00. 001		扁桃体原位癌		
D00. 002		唇原位癌		
D00. 003		口腔原位癌		
D00. 004		舌原位癌		
D00. 005		杓状会厌褶原位癌		
D00. 006		口底原位癌		
D00. 007		咽原位癌		
D00. 008		下咽原位癌		
D00. 009		舌下腺原位癌		
D00. 010		颌下腺原位癌		
D00. 011		颊黏膜原位癌		
D00. 012		臼齿后区原位癌		
D00. 013		硬腭原位癌		
D00. 100		食管原位癌		
D00. 200		胃原位癌		
D01. 000		结肠原位癌		

主要编码	附加编码	疾　病　名　称	别　　名	备　　注
D01.100		直肠乙状结肠连接处原位癌		
D01.200		直肠原位癌		
D01.300		肛门和肛管原位癌		
D01.301		肛管原位癌		
D01.400		肠其他和未特指部位的原位癌		
D01.401		肠原位癌		
D01.402		小肠原位癌		
D01.403		空肠原位癌		
D01.404		回肠原位癌		
D01.405		十二指肠原位癌		
D01.500		肝、胆囊和胆道原位癌		
D01.501		胆囊原位癌		
D01.502		胆道原位癌		
D01.503		壶腹原位癌		
D01.700		消化器官其他特指的原位癌		
D01.701		胰腺原位癌		
D01.900		消化器官原位癌		
D02.000		喉原位癌		
D02.001		会厌原位癌		
D02.002		声带原位癌		
D02.100		气管原位癌		
D02.200		支气管和肺原位癌		
D02.201		支气管原位癌		
D02.300		呼吸系统其他部位的原位癌		
D02.301		鼻腔原位癌		
D02.302		鼻旁窦原位癌		
D02.303		中耳原位癌		
D02.400		呼吸系统的原位癌		
D03.000		唇原位黑色素瘤		
D03.100		眼睑（包括眦）原位黑色素瘤		
D03.200		耳和外耳道原位黑色素瘤		
D03.201		外耳道原位黑色素瘤		
D03.300		面部其他和未特指部位的原位黑色素瘤		
D03.301		面部原位黑色素瘤		
D03.400		头皮和颈部原位黑色素瘤		

主要编码	附加编码	疾 病 名 称	别 名	备 注
D03.401		颈部原位黑色素瘤		
D03.500		躯干原位黑色素瘤		
D03.501		乳房原位黑色素瘤		
D03.502		肛门边缘原位黑色素瘤		
D03.503		肛门皮肤原位黑色素瘤		
D03.504		肛周原位黑色素瘤		
D03.600		上肢（包括肩）原位黑色素瘤		
D03.601		肩原位黑色素瘤		
D03.602		手原位黑色素瘤		
D03.700		下肢（包括髋）原位黑色素瘤		
D03.701		髋原位黑色素瘤		
D03.800		原位黑色素瘤，其他部位的		
D03.900		原位黑色素瘤		
D04.000		唇皮肤原位癌		
D04.100		眼睑（包括眦）皮肤原位癌		
D04.101		眦原位癌		
D04.200		耳和外耳道皮肤原位癌		
D04.201		外耳道皮肤原位癌		
D04.300		面部其他和未特指部位皮肤的原位癌		
D04.400		头皮和颈部皮肤原位癌		
D04.401		颈部皮肤原位癌		
D04.500		躯干皮肤原位癌		
D04.501		乳房皮肤原位癌		
D04.502		肛门边缘皮肤原位癌		
D04.503		肛门皮肤原位癌		
D04.504		肛周皮肤原位癌		
D04.600		上肢（包括肩）皮肤原位癌		
D04.601		肩皮肤原位癌		
D04.700		下肢（包括髋）皮肤原位癌		
D04.701		髋皮肤原位癌		
D04.800		皮肤其他部位的原位癌		
D04.900		皮肤的原位癌		
D05.000		乳房小叶原位癌		
D05.100		乳房导管原位癌		

主要编码	附加编码	疾 病 名 称	别 名	备 注
D05.700		乳房其他部位的原位癌		
D05.900		乳房的原位癌		
D06.000		宫颈内膜原位癌		
D06.100		宫颈外膜原位癌		
D06.700		宫颈其他部位的原位癌		
D06.900		宫颈的原位癌		
D07.000		子宫内膜原位癌		
D07.100		外阴原位癌		
D07.200		阴道原位癌		
D07.300		女性生殖器官其他和未特指的原位癌		
D07.301		卵巢原位癌		
D07.302		输卵管原位癌		
D07.303		子宫体原位癌		
D07.304		女性生殖器官原位癌		
D07.400		阴茎原位癌		
D07.401		凯拉增殖性红斑		通常发生于阴茎，此码假定为阴茎。如果发生于其他部位，按该部位的皮肤编码
D07.402		包皮原位癌		
D07.500		前列腺原位癌		
D07.600		男性生殖器官其他和未特指的原位癌		
D07.601		阴囊原位癌		
D07.602		睾丸原位癌		
D07.603		男性生殖器官原位癌		
D09.000		膀胱原位癌		
D09.100		泌尿器官其他和未特指的原位癌		
D09.101		肾原位癌		
D09.102		肾盂原位癌		
D09.103		输尿管原位癌		
D09.104		泌尿器官原位癌		
D09.200		眼原位癌		
D09.201		眼球原位癌		
D09.202		角膜原位癌		
D09.300		甲状腺和其他和未特指内分泌腺原位癌		
D09.301		甲状腺原位癌		

主要编码	附加编码	疾 病 名 称	别 名	备 注
D09.302		垂体原位癌		
D09.303		肾上腺原位癌		
D09.304		甲状旁腺原位癌		
D09.700		原位癌，其他特指部位的		
D09.701		颊原位癌		
D09.900		原位癌		
D10.000		唇良性肿瘤		
D10.100		舌良性肿瘤		
D10.101		舌扁桃体良性肿瘤		
D10.200		口底良性肿瘤		
D10.300		口良性肿瘤，其他和未特指部位的		
D10.301		口腔黏膜黑色素痣		
D10.302		颊黏膜良性肿瘤		
D10.303		腭良性肿瘤		
D10.304		腭垂良性肿瘤		
D10.305		牙槽良性肿瘤		
D10.306		齿龈良性肿瘤		
D10.307		磨牙后区良性肿瘤		
D10.308		小涎腺良性肿瘤		
D10.309		口良性肿瘤		
D10.400		扁桃体良性肿瘤		
D10.401		咽门扁桃体良性肿瘤		
D10.402		腭扁桃体良性肿瘤		
D10.500		口咽良性肿瘤，其他部位的		
D10.501		扁桃体窝良性肿瘤		
D10.502		扁桃体柱良性肿瘤		
D10.503		会咽谷良性肿瘤		
D10.504		鳃裂良性肿瘤		
D10.600		鼻咽良性肿瘤		
D10.601		鼻中隔后缘良性肿瘤		
D10.602		鼻后孔良性肿瘤		
D10.603		咽扁桃体良性肿瘤		
D10.700		咽下部良性肿瘤		
D10.701		咽下梨状窝良性肿瘤		
D10.900		咽良性肿瘤		
D11.000		腮腺良性肿瘤		

主要编码	附加编码	疾 病 名 称	别　　名	备　　注
D11.700		大涎腺的良性肿瘤，其他的		
D11.701		颌下腺良性肿瘤		
D11.702		舌下腺良性肿瘤		
D11.900		大涎腺良性肿瘤		
D12.000		盲肠良性肿瘤		
D12.001		回盲部良性肿瘤		
D12.100		阑尾良性肿瘤		
D12.200		升结肠良性肿瘤		
D12.300		横结肠良性肿瘤		
D12.301		结肠肝曲良性肿瘤		
D12.302		结肠脾曲良性肿瘤		
D12.400		降结肠良性肿瘤		
D12.500		乙状结肠良性肿瘤		
D12.600		结肠良性肿瘤		
D12.601		家族性息肉病		
D12.602		结肠腺瘤样息肉病		
D12.603		大肠良性肿瘤		
D12.700		直肠乙状结肠连接处良性肿瘤		
D12.800		直肠良性肿瘤		
D12.900		肛门和肛管良性肿瘤		
D12.901		肛管良性肿瘤		
D13.000		食管良性肿瘤		
D13.100		胃良性肿瘤		
D13.101		贲门良性肿瘤		
D13.200		十二指肠良性肿瘤		
D13.300		小肠良性肿瘤，其他和未特指部位的		
D13.301		小肠良性肿瘤		
D13.302		空肠良性肿瘤		
D13.303		回肠良性肿瘤		
D13.304		麦克尔憩室良性肿瘤		
D13.400		肝良性肿瘤		
D13.401		肝内胆管良性肿瘤		
D13.500		肝外胆管良性肿瘤		
D13.600		胰良性肿瘤		
D13.700		胰腺内分泌的良性肿瘤		
D13.701		胰岛细胞瘤		

主要编码	附加编码	疾 病 名 称	别　名	备　注
D13.900		消化系统内不明确部位的良性肿瘤		
D13.901		脾良性肿瘤		
D13.902		肠良性肿瘤		
D14.000		中耳、鼻腔和鼻旁窦良性肿瘤		
D14.001		鼻旁窦良性肿瘤		
D14.002		中耳良性肿瘤		
D14.003		鼻前庭良性肿瘤		
D14.004		鼻中隔良性肿瘤		
D14.005		鼻软骨良性肿瘤		
D14.006		鼻孔良性肿瘤		
D14.007		鼻黏膜良性肿瘤		
D14.008		内耳良性肿瘤		
D14.100		喉良性肿瘤		
D14.101		会厌良性肿瘤		
D14.102		声带良性肿瘤		
D14.103		声门良性肿瘤		
D14.200		气管良性肿瘤		
D14.300		支气管和肺良性肿瘤		
D14.301		支气管良性肿瘤		
D14.302		主支气管良性肿瘤		
D14.400		呼吸系统良性肿瘤		
D15.000		胸腺良性肿瘤		
D15.100		心脏良性肿瘤		
D15.101		心房良性肿瘤		
D15.102		心室良性肿瘤		
D15.103		心包良性肿瘤		
D15.104		心肌良性肿瘤		
D15.105		心内膜良性肿瘤		
D15.106		心外膜良性肿瘤		
D15.200		纵隔良性肿瘤		
D15.700		胸腔内器官良性肿瘤，其他特指的		
D15.701		胸膜良性肿瘤		
D15.900		胸腔内器官良性肿瘤		
D16.000		肩胛骨和上肢长骨良性肿瘤		
D16.001		上肢长骨良性肿瘤		

主要编码	附加编码	疾 病 名 称	别 名	备 注
D16.002		肱骨良性肿瘤		
D16.003		桡骨良性肿瘤		
D16.004		尺骨良性肿瘤		
D16.100		上肢短骨良性肿瘤		
D16.101		腕骨良性肿瘤		
D16.102		掌骨良性肿瘤		
D16.103		指骨良性肿瘤		
D16.200		下肢长骨良性肿瘤		
D16.201		股骨良性肿瘤		
D16.202		胫骨良性肿瘤		
D16.203		腓骨良性肿瘤		
D16.300		下肢短骨良性肿瘤		
D16.301		髌骨良性肿瘤		
D16.302		跗骨良性肿瘤		
D16.303		跖骨良性肿瘤		
D16.304		趾骨良性肿瘤		
D16.400		颅骨和面骨良性肿瘤		
D16.401		面骨良性肿瘤		
D16.402		蝶骨良性肿瘤		
D16.403		筛骨良性肿瘤		
D16.404		颞骨良性肿瘤		
D16.405		顶骨良性肿瘤		
D16.406		额骨良性肿瘤		
D16.407		枕骨良性肿瘤		
D16.408		眶骨良性肿瘤		
D16.409		鼻骨良性肿瘤		
D16.410		颧骨良性肿瘤		
D16.411		上颌骨良性肿瘤		
D16.500		下颌骨良性肿瘤		
D16.600		脊柱良性肿瘤		
D16.700		肋骨、胸骨和锁骨良性肿瘤		
D16.701		胸骨良性肿瘤		
D16.702		肋骨良性肿瘤		
D16.800		骨盆骨、骶骨和尾骨良性肿瘤		
D16.801		盆骨良性肿瘤		
D16.802		骶骨良性肿瘤		

主要编码	附加编码	疾　病　名　称	别　　名	备　　注
D16.803		坐骨良性肿瘤		
D16.804		尾骨良性肿瘤		
D16.900		骨和关节软骨良性肿瘤		
D17.000		头、面和颈部皮肤和皮下组织良性脂肪瘤样肿瘤		
D17.001		面部脂肪瘤		
D17.002		颈部脂肪瘤		
D17.100		躯干皮肤和皮下组织良性脂肪瘤样肿瘤		
D17.101		会阴脂肪瘤		
D17.200		四肢皮肤和皮下组织良性脂肪瘤样肿瘤		
D17.300		皮肤和皮下组织良性脂肪瘤样肿瘤，其他部位的		
D17.301		皮肤和皮下组织良性脂肪瘤样肿瘤		
D17.400		胸腔内器官良性脂肪瘤样肿瘤		
D17.500		腹腔内器官良性脂肪瘤样肿瘤		
D17.600		精索良性脂肪瘤样肿瘤		
D17.700		良性脂肪瘤样肿瘤，其他部位的		
D17.701		腹膜脂肪瘤		
D17.702		腹膜后脂肪瘤		
D17.900		良性脂肪瘤样肿瘤		
D18.000		血管瘤，任何部位		
D18.001		头部血管瘤		
D18.002		脑血管瘤		
D18.003		面部血管瘤		
D18.004		颈部血管瘤		
D18.005		躯干部血管瘤		
D18.006		肢体血管瘤		
D18.007		皮肤血管瘤		
D18.008		生殖器官血管瘤		
D18.009		肌内血管瘤		
D18.010		动静脉血管瘤		
D18.011		胸腔血管瘤		
D18.012		腹腔血管瘤		
D18.013		肝血管瘤		通常是海绵状血管瘤，这里还是按血管瘤编码，没有进行假定分类。如果明确是海绵状血管瘤，其形态学位 M9121/0

主要编码	附加编码	疾 病 名 称	别 名	备 注
D18.014		骨血管瘤		
D18.100		淋巴管瘤，任何部位		
D18.101		面部淋巴管瘤		
D18.102		颈部淋巴管瘤		
D18.103		躯干淋巴管瘤		
D18.104		肢体淋巴管瘤		
D18.105		胸腔淋巴管瘤		
D18.106		腹腔淋巴管瘤		
D18.107		盆腔淋巴管瘤		
D18.108		生殖器官淋巴管瘤		
D18.109		血管淋巴管瘤		
D19.000		胸膜间皮组织良性肿瘤		
D19.100		腹膜间皮组织良性肿瘤		
D19.700		间皮组织良性肿瘤，其他部位的		
D19.900		间皮组织良性肿瘤		
D20.000		腹膜后腔良性肿瘤		
D20.100		腹膜良性肿瘤		
D20.101		网膜良性肿瘤		
D20.102		肠系膜良性肿瘤		
D20.103		直肠子宫陷凹良性肿瘤		
D21.000		头、面和颈部结缔组织和其他软组织的良性肿瘤		
D21.001		面部结缔组织良性肿瘤		
D21.002		颈结缔组织良性肿瘤		
D21.003		眼睑结缔组织良性肿瘤		
D21.004		耳部结缔组织良性肿瘤		
D21.005		颞下凹结缔组织良性肿瘤		
D21.006		翼腭窝结缔组织良性肿瘤		
D21.007		咽旁间隙结缔组织良性肿瘤		
D21.100		上肢结缔组织和其他软组织良性肿瘤，包括肩		
D21.101		肩结缔组织良性肿瘤		
D21.102		手结缔组织良性肿瘤		
D21.200		下肢结缔组织和其他软组织良性肿瘤，包括髋		
D21.201		髋结缔组织良性肿瘤		
D21.202		足结缔组织良性肿瘤		

主要编码	附加编码	疾 病 名 称	别　名	备　注
D21.300		胸部结缔组织和其他软组织良性肿瘤		
D21.301		腋结缔组织良性肿瘤		
D21.302		膈结缔组织良性肿瘤		
D21.303		肩胛区结缔组织良性肿瘤		
D21.400		腹部结缔组织和其他软组织良性肿瘤		
D21.401		腰部结缔组织良性肿瘤		
D21.402		腹壁结缔组织良性肿瘤		
D21.403		腹腔结缔组织良性肿瘤		
D21.500		盆腔结缔组织和其他软组织良性肿瘤		
D21.501		臀部结缔组织良性肿瘤		
D21.502		腹股沟结缔组织良性肿瘤		
D21.503		骶尾结缔组织良性肿瘤		
D21.504		坐骨直肠窝结缔组织良性肿瘤		
D21.505		尿道旁结缔组织良性肿瘤		
D21.506		膀胱直肠结缔组织良性肿瘤		
D21.507		阴道旁结缔组织良性肿瘤		
D21.508		直肠阴道壁结缔组织良性肿瘤		
D21.509		直肠旁结缔组织良性肿瘤		
D21.600		躯干结缔组织和其他软组织的良性肿瘤		
D21.601		背部结缔组织良性肿瘤		
D21.602		胁腹结缔组织良性肿瘤		
D21.900		结缔组织和其他软组织良性肿瘤		
D22.000		唇黑素细胞痣		
D22.100		眼睑（包括眦）黑素细胞痣		
D22.200		耳和外耳道黑素细胞痣		
D22.201		外耳道黑素细胞痣		
D22.300		面部黑素细胞痣，其他和未特指部位的		
D22.301		面部黑素细胞痣		
D22.302		鼻黑素细胞痣		
D22.400		头皮和颈部黑素细胞痣		
D22.401		颈黑素细胞痣		
D22.500		躯干黑素细胞痣		
D22.501		胸壁黑素细胞痣		

主要编码	附加编码	疾 病 名 称	别 名	备 注
D22.502		背黑素细胞痣		
D22.503		乳房黑素细胞痣		
D22.504		耻骨黑素细胞痣		
D22.505		会阴黑素细胞痣		
D22.506		肛门边缘黑素细胞痣		
D22.507		肛门皮肤黑素细胞痣		
D22.508		肛周黑素细胞痣		
D22.509		肩胛间区黑素细胞痣		
D22.510		腹股沟黑素细胞痣		
D22.511		臀黑素细胞痣		
D22.600		上肢（包括肩）黑素细胞痣		
D22.601		肩黑素细胞痣		
D22.602		手黑素细胞痣		
D22.700		下肢（包括髋）黑素细胞痣		
D22.701		足黑素细胞痣		
D22.702		髋黑素细胞痣		
D22.900		黑素细胞痣		
D22.901		神经皮肤黑变病	兽皮痣	神经皮肤黑变病是一种罕见的神经皮肤综合征，是由于胚胎神经外胚层成黑色素细胞发育异常而致的遗传性疾病。以巨大的或多发的黑色素细胞痣和中枢神经系统大量的黑色素细胞增殖为特征。皮肤损害多在出生时即有，表现为多处大片轻度浸润的，并常有少量毛发的黑色素痣，甚至遮盖整个躯干，或似帽子、肩垫、衣袖或长袜状。查：黑变病［黑色素沉着病］L81.4。根据国际罕见病网，将其归类于黑素细胞痣中，其编码可扩展为D22.900 M87200/0。国标码有误分类至Q82.813
D23.000		唇皮肤良性肿瘤		
D23.100		眼睑（包括眦）皮肤良性肿瘤		
D23.101		眦皮肤良性肿瘤		
D23.200		耳和外耳道皮肤良性肿瘤		
D23.201		外耳道良性肿瘤		
D23.300		面部其他和未特指部位皮肤的良性肿瘤		
D23.301		面部皮肤良性肿瘤		
D23.302		眉部良性肿瘤		
D23.303		鼻部皮肤良性肿瘤		
D23.400		头皮和颈部皮肤良性肿瘤		

主要编码	附加编码	疾病名称	别名	备注
D23.401		颈部皮肤良性肿瘤		
D23.500		躯干皮肤良性肿瘤		
D23.501		背部皮肤良性肿瘤		
D23.502		乳房皮肤良性肿瘤		
D23.503		肛周皮肤良性肿瘤		
D23.504		腹壁良性肿瘤		
D23.505		腋皮肤良性肿瘤		
D23.506		臀部皮肤良性肿瘤		
D23.600		上肢（包括肩）皮肤良性肿瘤		
D23.601		肩皮肤良性肿瘤		
D23.602		手皮肤良性肿瘤		
D23.700		下肢（包括髋）皮肤良性肿瘤		
D23.701		髋皮肤良性肿瘤		
D23.900		皮肤良性肿瘤		
D24.x00		乳房良性肿瘤		
D24.x01	M85060/0	乳头腺瘤		
D24.x02		副乳腺良性肿瘤		
D25.000		子宫黏膜下平滑肌瘤		
D25.100		子宫壁内平滑肌瘤		
D25.200		子宫浆膜下层平滑肌瘤		
D25.900		子宫平滑肌瘤		
D25.901		宫颈平滑肌瘤		
D26.000		宫颈良性肿瘤		
D26.100		子宫体良性肿瘤		
D26.700		子宫良性肿瘤，其他部位的		
D26.701		胎盘良性肿瘤		
D26.702		胎膜良性肿瘤		
D26.900		子宫良性肿瘤		
D27.x00		卵巢良性肿瘤		
D27.x01		梅格斯综合征		
D28.000		外阴良性肿瘤		
D28.100		阴道良性肿瘤		
D28.200		输卵管和子宫韧带良性肿瘤		
D28.201		子宫韧带良性肿瘤		
D28.202		子宫阔韧带良性肿瘤		

主要编码	附加编码	疾　病　名　称	别　　名	备　　注
D28.203		子宫圆韧带良性肿瘤		
D28.204		子宫主韧带良性肿瘤		
D28.205		骶子宫韧带良性肿瘤		
D28.206		卵巢固有韧带良性肿瘤		
D28.700		女性生殖器官良性肿瘤，其他特指的		
D28.900		女性生殖器官良性肿瘤		
D29.000		阴茎良性肿瘤		
D29.001		龟头良性肿瘤		
D29.100		前列腺良性肿瘤		
D29.200		睾丸良性肿瘤		
D29.300		附睾良性肿瘤		
D29.400		阴囊良性肿瘤		
D29.401		阴囊皮肤良性肿瘤		
D29.700		男性生殖器官良性肿瘤，其他的		
D29.701		精囊良性肿瘤		
D29.702		精索良性肿瘤		
D29.703		鞘膜良性肿瘤		
D29.900		男性生殖器官良性肿瘤		
D30.000		肾良性肿瘤		
D30.100		肾盂良性肿瘤		
D30.200		输尿管良性肿瘤		
D30.300		膀胱良性肿瘤		
D30.301		膀胱尿道口良性肿瘤		
D30.302		膀胱输尿管口良性肿瘤		
D30.400		尿道良性肿瘤		
D30.700		泌尿器官良性肿瘤，其他的		
D30.701		尿道旁腺良性肿瘤		
D30.900		泌尿器官良性肿瘤		
D31.000		结合膜良性肿瘤		
D31.100		角膜良性肿瘤		
D31.200		视网膜良性肿瘤		
D31.300		脉络膜良性肿瘤		
D31.400		睫状体良性肿瘤		
D31.401		眼球良性肿瘤		
D31.402		虹膜良性肿瘤		

主要编码	附加编码	疾 病 名 称	别 名	备 注
D31.500		泪腺和泪管良性肿瘤		
D31.501		泪腺良性肿瘤		
D31.502		泪囊良性肿瘤		
D31.600		眶良性肿瘤		
D31.601		眶结缔组织良性肿瘤		
D31.602		眼外肌良性肿瘤		
D31.603		眶周围神经良性肿瘤		
D31.604		球后良性肿瘤		
D31.605		眼后组织良性肿瘤		
D31.900		眼良性肿瘤		
D32.000		脑膜良性肿瘤		
D32.001		蝶骨嵴脑膜瘤		
D32.002		颅中窝脑膜瘤		
D32.003		前床突脑膜瘤		
D32.004		额叶脑膜瘤		
D32.005		顶叶脑膜瘤		
D32.006		大脑镰旁脑膜瘤		
D32.007		矢状窦旁脑膜瘤		
D32.008		嗅沟脑膜瘤		
D32.009		中央区脑膜瘤		
D32.010		脑室内脑膜瘤		
D32.011		颞叶脑膜瘤		
D32.012		颅后窝脑膜瘤		
D32.013		颅前窝脑膜瘤		
D32.014		鞍区脑膜瘤		
D32.015		鞍结节脑膜瘤		
D32.016		鞍背脑膜瘤		
D32.017		枕部脑膜瘤		
D32.018		小脑幕脑膜瘤		
D32.019		小脑脑桥角脑膜瘤		
D32.020		斜坡脑膜瘤		
D32.021		颈静脉孔区脑膜瘤		
D32.022		枕骨大孔区脑膜瘤		
D32.100		脊（髓）膜良性肿瘤		
D32.101		颅颈交界区脊膜瘤		
D32.102		颈段脊膜瘤		

主要编码	附加编码	疾 病 名 称	别　名	备　注
D32.103		胸段脊膜瘤		
D32.104		腰段脊膜瘤		
D32.105		骶段脊膜瘤		
D32.106		硬脊膜下良性肿瘤		
D32.900		脑脊膜良性肿瘤		
D33.000		脑幕上的良性肿瘤		
D33.001		侧脑室良性肿瘤		
D33.002		第三脑室良性肿瘤		
D33.003		大脑良性肿瘤		
D33.004		额叶良性肿瘤		
D33.005		枕叶良性肿瘤		
D33.006		顶叶良性肿瘤		
D33.007		颞叶良性肿瘤		
D33.008		岛叶良性肿瘤		
D33.009		海马回良性肿瘤		
D33.010		丘脑良性肿瘤		
D33.011		脉络丛良性肿瘤		
D33.012		基底节良性肿瘤		
D33.100		脑幕下的良性肿瘤		
D33.101		小脑良性肿瘤		
D33.102		小脑蚓部良性肿瘤		
D33.103		脑干良性肿瘤		
D33.104		脑桥良性肿瘤		
D33.105		第四脑室良性肿瘤		
D33.200		脑的良性肿瘤		
D33.201		胼胝体良性肿瘤		
D33.202		颅底良性肿瘤		
D33.300		脑神经良性肿瘤		
D33.301		嗅神经良性肿瘤		
D33.302		视神经良性肿瘤		
D33.303		动眼神经良性肿瘤		
D33.304		滑车神经良性肿瘤		
D33.305		三叉神经良性肿瘤		
D33.306		展神经良性肿瘤		
D33.307		面神经良性肿瘤		
D33.308		听神经良性肿瘤		

主要编码	附加编码	疾 病 名 称	别　名	备　注
D33.309		舌咽神经良性肿瘤		
D33.310		迷走神经良性肿瘤		
D33.311		副神经良性肿瘤		
D33.312		舌下神经良性肿瘤		
D33.400		脊髓良性肿瘤		
D33.401		脊髓颈段良性肿瘤		
D33.402		脊髓胸段良性肿瘤		
D33.403		脊髓腰段良性肿瘤		
D33.404		脊髓骶段良性肿瘤		
D33.405		脊髓圆锥良性肿瘤		
D33.406		马尾良性肿瘤		
D33.700		中枢神经系统良性肿瘤，其他特指部位的		
D33.900		中枢神经系统良性肿瘤		
D33.901		硬膜外良性肿瘤		
D33.902		椎管内良性肿瘤		
D34.x00		甲状腺良性肿瘤		
D34.x01		甲状舌管良性肿瘤		
D35.000		肾上腺良性肿瘤		
D35.001		肾上腺无功能腺瘤		
D35.100		甲状旁腺良性肿瘤		
D35.200		垂体良性肿瘤		
D35.201		鞍区良性肿瘤		
D35.300		颅咽管良性肿瘤		
D35.400		松果体良性肿瘤		
D35.500		颈动脉体良性肿瘤		
D35.600		主动脉体和其他节旁体良性肿瘤		
D35.601		节旁体良性肿瘤		
D35.700		内分泌腺良性肿瘤，其他特指的		
D35.800		累及多个腺体的良性肿瘤		
D35.900		内分泌腺良性肿瘤		
D36.000		淋巴结良性肿瘤		
D36.100		周围神经和自主神经系统良性肿瘤		
D36.101		面部周围神经和自主神经良性肿瘤		

主要编码	附加编码	疾 病 名 称	别 名	备 注
D36.102		颈周围神经和自主神经良性肿瘤		
D36.103		躯干周围神经和自主神经良性肿瘤		
D36.104		肩胛区周围神经和自主神经良性肿瘤		
D36.105		腹腔周围神经和自主神经良性肿瘤		
D36.106		腹膜后神经良性肿瘤		
D36.107		盆腔周围神经和自主神经良性肿瘤		
D36.108		直肠周围神经和自主神经良性肿瘤		
D36.109		脊神经良性肿瘤		
D36.110		骶尾周围神经和自主神经良性肿瘤		
D36.111		上肢周围神经和自主神经良性肿瘤		
D36.112		下肢周围神经和自主神经良性肿瘤		
D36.113		臂丛神经良性肿瘤		
D36.114		桡神经良性肿瘤		
D36.115		尺神经良性肿瘤		
D36.116		正中神经良性肿瘤		
D36.700		良性肿瘤，其他特指部位的		
D36.701		头部良性肿瘤		
D36.702		面部良性肿瘤		
D36.703		颈部良性肿瘤		
D36.704		躯干部良性肿瘤		
D36.705		背部良性肿瘤		
D36.706		胸腔良性肿瘤		
D36.707		腹腔良性肿瘤		
D36.708		腹股沟良性肿瘤		
D36.709		会阴部良性肿瘤		
D36.710		盆腔良性肿瘤		
D36.711		臀部良性肿瘤		
D36.712		骶良性肿瘤		
D36.713		髋良性肿瘤		
D36.714		上肢良性肿瘤		

主要编码	附加编码	疾 病 名 称	别 名	备 注
D36.715		下肢良性肿瘤		这是未特指部位的编码。皮肤和结缔组织有不同编码
D36.716		腋部良性肿瘤		
D36.717		胸壁良性肿瘤		
D36.718		足良性肿瘤		
D36.900		良性肿瘤		
D36.901		多发性腺瘤样息肉		
D37.000		唇、口腔和咽动态未定或动态未知的肿瘤		
D37.001		唇肿瘤		
D37.002		口腔动态未定肿瘤		
D37.003		口腔肿瘤		
D37.004		咽动态未定肿瘤		
D37.005		咽肿瘤		
D37.006		腭动态未定肿瘤		
D37.007		腭肿瘤		
D37.008		舌根动态未定肿瘤		
D37.009		舌根肿瘤		
D37.010		腮腺动态未定肿瘤		
D37.011		腮腺肿瘤		
D37.012		扁桃体动态未定肿瘤		
D37.013		扁桃体肿瘤		
D37.014		大涎腺动态未定肿瘤		
D37.015		大涎腺肿瘤		
D37.016		小涎腺动态未定肿瘤		
D37.017		小涎腺肿瘤		
D37.018		杓状会厌褶动态未定肿瘤		
D37.019		杓状会厌褶肿瘤		
D37.100		胃动态未定或动态未知的肿瘤		
D37.101		胃肿瘤		
D37.102		贲门动态未定肿瘤		
D37.103		贲门肿瘤		
D37.200		小肠动态未定或动态未知的肿瘤		
D37.201		小肠肿瘤		
D37.202		十二指肠动态未定肿瘤		
D37.203		十二指肠肿瘤		

主要编码	附加编码	疾 病 名 称	别 名	备 注
D37.204		空肠动态未定肿瘤		
D37.205		空肠肿瘤		
D37.206		回肠动态未定肿瘤		
D37.207		回肠肿瘤		
D37.300		阑尾动态未定或动态未知的肿瘤		
D37.301		阑尾肿瘤		
D37.400		结肠动态未定或动态未知的肿瘤		
D37.401		结肠肿瘤		
D37.402		升结肠动态未定肿瘤		
D37.403		升结肠肿瘤		
D37.404		横结肠动态未定肿瘤		
D37.405		横结肠肿瘤		
D37.406		降结肠动态未定肿瘤		
D37.407		降结肠肿瘤		
D37.408		乙状结肠动态未定肿瘤		
D37.409		乙状结肠肿瘤		
D37.410		盲肠动态未定肿瘤		
D37.411		盲肠肿瘤		
D37.500		直肠动态未定或动态未知的肿瘤		
D37.501		直肠肿瘤		
D37.502		直肠乙状结肠交界处动态未定肿瘤		
D37.503		直肠乙状结肠交界处肿瘤		
D37.600		肝、胆囊和胆管动态未定或动态未知的肿瘤		
D37.601		肝肿瘤		
D37.602		胆囊动态未定肿瘤		
D37.603		胆囊肿瘤		
D37.604		胆管动态未定肿瘤		
D37.605		胆管肿瘤		
D37.606		壶腹部动态未定肿瘤		
D37.607		壶腹部肿瘤		
D37.700		消化器官，其他的动态未定或动态未知的肿瘤		
D37.701		食管动态未定肿瘤		

主要编码	附加编码	疾　病　名　称	别　名	备　注
D37.702		食管肿瘤		
D37.703		脾动态未定肿瘤		
D37.704		脾肿瘤		
D37.705		胰腺动态未定肿瘤		
D37.706		胰腺肿瘤		
D37.707		肠动态未定肿瘤		
D37.708		肠肿瘤		
D37.709		肛门动态未定肿瘤		
D37.710		肛门肿瘤		
D37.900		消化器官动态未定或动态未知的肿瘤		
D37.901		消化器官肿瘤		
D38.000		喉动态未定或动态未知的肿瘤		
D38.001		喉肿瘤		
D38.002		会厌动态未定肿瘤		
D38.003		会厌肿瘤		
D38.100		气管、支气管和肺动态未定或动态未知的肿瘤		
D38.101		肺肿瘤		
D38.102		气管动态未定肿瘤		
D38.103		气管肿瘤		
D38.104		支气管动态未定肿瘤		
D38.105		支气管肿瘤		
D38.200		胸膜动态未定或动态未知的肿瘤		
D38.201		胸膜肿瘤		
D38.300		纵隔动态未定或动态未知的肿瘤		
D38.301		纵隔肿瘤		
D38.400		胸腺动态未定或动态未知的肿瘤		
D38.401		胸腺肿瘤		
D38.500		呼吸器官动态未定或动态未知的肿瘤，其他的		
D38.501		鼻腔动态未定肿瘤		
D38.502		鼻腔肿瘤		
D38.503		鼻旁窦动态未定肿瘤		
D38.504		鼻旁窦肿瘤		

主要编码	附加编码	疾 病 名 称	别 名	备 注
D38.505		鼻软骨动态未定肿瘤		
D38.506		鼻软骨肿瘤		
D38.507		中耳动态未定肿瘤		
D38.508		中耳肿瘤		
D38.600		呼吸器官的动态未定或动态未知的肿瘤		
D38.601		呼吸器官肿瘤		
D39.000		子宫动态未定或动态未知的肿瘤		
D39.001		子宫肿瘤		
D39.002		子宫体动态未定肿瘤		
D39.003		子宫体肿瘤		
D39.004		子宫颈动态未定肿瘤		
D39.005		子宫颈肿瘤		
D39.100		卵巢动态未定或动态未知的肿瘤		
D39.101		卵巢肿瘤		
D39.200		胎盘动态未定或动态未知的肿瘤		
D39.201		胎盘肿瘤		
D39.202		恶性葡萄胎		
D39.203		侵袭性葡萄胎		
D39.204		破坏性绒毛膜腺瘤		
D39.700		女性生殖器官动态未定或动态未知的肿瘤，其他的		
D39.701		外阴动态未定肿瘤		
D39.702		外阴肿瘤		
D39.703		子宫韧带动态未定肿瘤		
D39.704		子宫韧带肿瘤		
D39.705		输卵管动态未定肿瘤		
D39.706		输卵管肿瘤		
D39.707		阴道动态未定肿瘤		
D39.708		阴道肿瘤		
D39.709		女性生殖器官皮肤动态未定肿瘤		
D39.710		女性生殖器官皮肤肿瘤		
D39.900		女性生殖器官的动态未定或动态未知的肿瘤		

主要编码	附加编码	疾 病 名 称	别 名	备 注
D39.901		女性生殖器官肿瘤		
D39.902		尿道阴道隔动态未定肿瘤		
D39.903		尿道阴道隔肿瘤		
D40.000		前列腺动态未定或动态未知的肿瘤		
D40.001		前列腺肿瘤		
D40.100		睾丸动态未定或动态未知的肿瘤		
D40.101		睾丸肿瘤		
D40.700		男性生殖器官动态未定或动态未知的肿瘤，其他的		
D40.701		阴茎动态未定肿瘤		
D40.702		阴茎肿瘤		
D40.703		男性生殖器官皮肤动态未定肿瘤		
D40.704		男性生殖器官皮肤肿瘤		
D40.900		男性生殖器官的动态未定或动态未知的肿瘤		
D40.901		男性生殖器官肿瘤		
D41.000		肾动态未定或动态未知的肿瘤		
D41.001		肾肿瘤		
D41.100		肾盂动态未定或动态未知的肿瘤		
D41.101		肾盂肿瘤		
D41.200		输尿管动态未定或动态未知的肿瘤		
D41.201		输尿管肿瘤		
D41.300		尿道动态未定或动态未知的肿瘤		
D41.301		尿道肿瘤		
D41.400		膀胱动态未定或动态未知的肿瘤		
D41.401		膀胱肿瘤		
D41.700		泌尿器官动态未定或动态未知的肿瘤，其他的		
D41.900		泌尿器官的动态未定或动态未知的肿瘤		
D41.901		泌尿系统肿瘤		
D42.000		脑膜动态未定或动态未知的肿瘤		

主要编码	附加编码	疾 病 名 称	别　　名	备　　注
D42.001		脑膜肿瘤		
D42.002		硬脑膜下动态未定肿瘤		
D42.003		硬脑膜下肿瘤		
D42.100		脊（髓）膜动态未定或动态未知的肿瘤		
D42.101		脊膜肿瘤		
D42.900		脑脊膜的动态未定或动态未知的肿瘤		
D42.901		脑脊膜肿瘤		
D43.000		脑幕上动态未定或动态未知的肿瘤		
D43.001		脑幕上肿瘤		
D43.002		脑室动态未定肿瘤		
D43.003		脑室肿瘤		
D43.004		大脑动态未定肿瘤		
D43.005		大脑肿瘤		
D43.006		额叶动态未定肿瘤		
D43.007		额叶肿瘤		
D43.008		枕叶动态未定肿瘤		
D43.009		枕叶肿瘤		
D43.010		顶叶动态未定肿瘤		
D43.011		顶叶肿瘤		
D43.012		颞叶动态未定肿瘤		
D43.013		颞叶肿瘤		
D43.100		脑幕下动态未定或动态未知的肿瘤		
D43.101		脑幕下肿瘤		
D43.102		脑干动态未定肿瘤		
D43.103		脑干肿瘤		
D43.104		小脑动态未定肿瘤		
D43.105		小脑肿瘤		
D43.106		延髓动态未定肿瘤		延髓属于脑干
D43.107		延髓肿瘤		
D43.200		脑的动态未定或动态未知的肿瘤		
D43.201		脑肿瘤		
D43.300		脑神经动态未定或动态未知的肿瘤		

主要编码	附加编码	疾 病 名 称	别 名	备 注
D43.301		脑神经肿瘤		
D43.400		脊髓动态未定或动态未知的肿瘤		
D43.401		脊髓肿瘤		
D43.402		马尾动态未定肿瘤		
D43.403		马尾肿瘤		
D43.700		中枢神经系统其他部位动态未定或动态未知的肿瘤		
D43.900		中枢神经系统的动态未定或动态未知的肿瘤		
D43.901		中枢神经系统肿瘤		不包括周围神经系统和自主神经系统
D43.902		硬脑膜外动态未定肿瘤		
D43.903		硬脑膜外肿瘤		
D44.000		甲状腺动态未定或动态未知的肿瘤		
D44.001		甲状腺肿瘤		
D44.100		肾上腺动态未定或动态未知的肿瘤		
D44.101		肾上腺肿瘤		
D44.200		甲状旁腺动态未定或动态未知的肿瘤		
D44.201		甲状旁腺肿瘤		
D44.300		垂体动态未定或动态未知的肿瘤		
D44.301		垂体肿瘤		
D44.400		颅咽管动态未定或动态未知的肿瘤		
D44.401		颅咽管肿瘤		
D44.500		松果体动态未定或动态未知的肿瘤		
D44.501		松果体肿瘤		
D44.600		颈动脉体动态未定或动态未知的肿瘤		
D44.601		颈动脉体肿瘤		
D44.700		主动脉体和其他节旁体动态未定或动态未知的肿瘤		
D44.701		主动脉体肿瘤		
D44.702		颈静脉球动态未定肿瘤		
D44.703		颈静脉球肿瘤		

主要编码	附加编码	疾 病 名 称	别 名	备 注
D44.800		累及多个腺体动态未定或动态未知的肿瘤		
D44.801		累及多个腺体肿瘤		
D44.802		多发性内分泌腺瘤病		单个特指部位的内分泌腺瘤的部位编码在肿瘤部位表中查
D44.900		内分泌腺的动态未定或动态未知的肿瘤		
D44.901		内分泌腺肿瘤		
D45.x00		真性红细胞增多症		
D46.000		顽固性贫血不伴有铁粒幼细胞，如此述及的		
D46.001		难治性贫血伴单系病态造血		
D46.100		顽固性贫血伴有铁粒幼细胞		
D46.101		难治性贫血伴环形铁粒幼细胞		
D46.200		顽固性贫血伴有胚细胞过多		
D46.201		骨髓增生异常综合征-难治性贫血伴原始细胞过多（MDS-RAEB）		
D46.202		难治性贫血伴多系病态造血		
D46.300		顽固性贫血伴有转化中的胚细胞过多		
D46.301		难治性贫血伴原始细胞增多		
D46.400		顽固性贫血		
D46.700		骨髓增生异常综合征，其他的		
D46.701		骨髓增生异常综合征，伴有5q缺失综合征		
D46.900		骨髓增生异常综合征		特指的骨髓增生异常综合征的部位编码是 .7
D46.901		白血病前期综合征		
D46.902		儿童骨髓增生异常综合征		
D47.000		动态未定和动态未知的组织细胞和肥大细胞瘤		
D47.100		慢性骨髓增生性疾病		
D47.101		骨髓纤维化伴髓样化生		
D47.102		骨髓硬化伴髓样化生		
D47.103		巨核细胞性骨髓硬化		
D47.200	M97650/1	单克隆丙种球蛋白病		
D47.300		特发性（出血性）血小板增多症		

主要编码	附加编码	疾 病 名 称	别 名	备 注
D47.700		淋巴、造血和有关组织其他特指的动态未定或动态未知的肿瘤		
D47.701		血管中心性免疫增生性损害		
D47.702		血管免疫母细胞淋巴结病		
D47.703		T-γ 淋巴组织增生性疾病		
D47.900		淋巴、造血和有关组织的动态未定或动态未知的肿瘤		
D48.000		骨和关节软骨动态未定或动态未知的肿瘤		
D48.001		骨肿瘤		
D48.002		颅骨动态未定肿瘤		
D48.003		颅骨肿瘤		
D48.004		面骨动态未定肿瘤		
D48.005		面骨肿瘤		
D48.006		锁骨动态未定肿瘤		
D48.007		锁骨肿瘤		
D48.008		胸骨动态未定肿瘤		
D48.009		胸骨肿瘤		
D48.010		肋骨动态未定肿瘤		
D48.011		肋骨肿瘤		
D48.012		脊柱动态未定肿瘤		
D48.013		脊柱肿瘤		
D48.014		盆骨动态未定肿瘤		
D48.015		盆骨肿瘤		
D48.016		骶骨动态未定肿瘤		
D48.017		骶骨肿瘤		
D48.018		上肢骨动态未定肿瘤		
D48.019		上肢骨肿瘤		
D48.020		下肢骨动态未定肿瘤		
D48.021		下肢骨肿瘤		
D48.022		关节动态未定肿瘤		
D48.023		关节肿瘤		
D48.100		结缔组织和其他软组织动态未定或动态未知的肿瘤		
D48.101		头部结缔组织动态未定肿瘤		
D48.102		头部结缔组织肿瘤		
D48.103		面结缔组织动态未定肿瘤		

主要编码	附加编码	疾 病 名 称	别 名	备 注
D48.104		面结缔组织肿瘤		
D48.105		耳结缔组织动态未定肿瘤		
D48.106		耳结缔组织肿瘤		
D48.107		颈部结缔组织动态未定肿瘤		
D48.108		颈部结缔组织肿瘤		
D48.109		躯干结缔组织动态未定肿瘤		
D48.110		躯干结缔组织肿瘤		
D48.111		腋下结缔组织动态未定肿瘤		
D48.112		腋下结缔组织肿瘤		
D48.113		肩结缔组织动态未定肿瘤		
D48.114		肩结缔组织肿瘤		
D48.115		胸壁结缔组织动态未定肿瘤		
D48.116		胸壁结缔组织肿瘤		
D48.117		腹壁结缔组织动态未定肿瘤		
D48.118		腹壁结缔组织肿瘤		
D48.119		腰结缔组织动态未定肿瘤		
D48.120		腰结缔组织肿瘤		
D48.121		腹股沟结缔组织动态未定肿瘤		
D48.122		腹股沟结缔组织肿瘤		
D48.123		骶结缔组织动态未定肿瘤		
D48.124		骶结缔组织肿瘤		
D48.125		臀结缔组织动态未定肿瘤		
D48.126		臀结缔组织肿瘤		
D48.127		会阴结缔组织动态未定肿瘤		
D48.128		会阴结缔组织肿瘤		
D48.129		直肠阴道隔结缔组织动态未定肿瘤		
D48.130		直肠阴道隔结缔组织肿瘤		
D48.131		上肢结缔组织动态未定肿瘤		
D48.132		上肢结缔组织肿瘤		
D48.133		下肢结缔组织动态未定肿瘤		
D48.134		下肢结缔组织肿瘤		
D48.200		周围神经和自主神经系统动态未定或动态未知的肿瘤		
D48.201		周围神经肿瘤		
D48.202		自主神经肿瘤		
D48.203		头颈部周围神经动态未定肿瘤		

主要编码	附加编码	疾 病 名 称	别 名	备 注
D48.204		头颈部周围神经肿瘤		
D48.205		头颈部自主神经动态未定肿瘤		
D48.206		头颈部自主神经肿瘤		
D48.207		躯干周围神经动态未定肿瘤		
D48.208		躯干周围神经肿瘤		
D48.209		躯干自主神经动态未定肿瘤		
D48.210		躯干自主神经肿瘤		
D48.211		上肢周围神经动态未定肿瘤		
D48.212		上肢周围神经肿瘤		
D48.213		上肢自主神经动态未定肿瘤		
D48.214		上肢自主神经肿瘤		
D48.215		下肢周围神经动态未定肿瘤		
D48.216		下肢周围神经肿瘤		
D48.217		下肢自主神经动态未定肿瘤		
D48.218		下肢自主神经肿瘤		
D48.300		腹膜后腔动态未定或动态未知的肿瘤		
D48.301		腹膜后肿瘤		
D48.400		腹膜动态未定或动态未知的肿瘤		
D48.401		腹膜肿瘤		
D48.402		肠系膜动态未定肿瘤		
D48.403		肠系膜肿瘤		
D48.500		皮肤动态未定或动态未知的肿瘤		
D48.501		皮肤肿瘤		
D48.502		头颈部皮肤动态未定肿瘤		
D48.503		头颈部皮肤肿瘤		
D48.504		躯干皮肤动态未定肿瘤		
D48.505		躯干皮肤肿瘤		
D48.506		乳房皮肤动态未定肿瘤		
D48.507		乳房皮肤肿瘤		
D48.508		肛门边缘动态未定肿瘤		
D48.509		肛门边缘肿瘤		
D48.510		肛门皮肤动态未定肿瘤		
D48.511		肛门皮肤肿瘤		
D48.512		肛周皮肤动态未定肿瘤		

主要编码	附加编码	疾 病 名 称	别 名	备 注
D48.513		肛周皮肤肿瘤		
D48.514		上肢皮肤动态未定肿瘤		
D48.515		上肢皮肤肿瘤		
D48.516		下肢皮肤动态未定肿瘤		
D48.517		下肢皮肤肿瘤		
D48.518		鼻皮肤动态未定肿瘤		
D48.519		耳皮肤动态未定肿瘤		
D48.600		乳房动态未定或动态未知的肿瘤		
D48.601		乳腺肿瘤		
D48.700		动态未定或动态未知的肿瘤，其他特指部位的		
D48.701		头颈部动态未定肿瘤		
D48.702		头颈部肿瘤		
D48.703		眼动态未定肿瘤		
D48.704		眼肿瘤		
D48.705		眶周围神经动态未定肿瘤		
D48.706		眶周围神经肿瘤		
D48.707		躯干动态未定肿瘤		
D48.708		躯干肿瘤		
D48.709		胸腔动态未定肿瘤		
D48.710		胸腔肿瘤		
D48.711		心脏动态未定肿瘤		
D48.712		心脏肿瘤		
D48.713		腹腔动态未定肿瘤		
D48.714		腹腔肿瘤		
D48.715		盆腔动态未定肿瘤		
D48.716		盆腔肿瘤		
D48.717		上肢动态未定肿瘤		
D48.718		上肢肿瘤		
D48.719		下肢动态未定肿瘤		
D48.720		下肢肿瘤		
D48.721		骶动态未定或动态未知恶性肿瘤		
D48.722		背动态未定肿瘤		
D48.723		臀动态未定肿瘤		
D48.724		手动态未定肿瘤		

主要编码	附加编码	疾 病 名 称	别　名	备　注
D48.725		腋动态未定肿瘤		
D48.900		动态未定或动态未知的肿瘤		
D48.901		瘤		
D48.902		新生物		
D48.903†	M90.7*	肿瘤性病理性骨折		
D48.904†	M36.0*	肿瘤相关性皮肌炎		
D48.905†	G13.1*	副肿瘤性小脑共济失调		
D48.906†	D63.0*	肿瘤性贫血		
D50.000		继发于（慢性）失血的缺铁性贫血		
D50.001		慢性失血性贫血		
D50.100		缺铁性吞咽困难		
D50.800		缺铁性贫血，其他的		
D50.801		小细胞低色素性贫血		
D50.900		缺铁性贫血		
D50.901		低色素性贫血		
D51.000		内在因子缺乏引起的维生素 B_{12} 缺乏性贫血		
D51.001		恶性贫血		
D51.002		亨特舌炎		
D51.003†	G32.0*	内在因子缺乏引起维生素 B_{12} 缺乏性贫血性脊髓后侧索硬化		查：变性-混合（脊髓）（亚急性）--伴有贫血（恶性）D51.0† G32.0*
D51.100		选择性维生素 B_{12} 吸收不良伴有蛋白尿引起的维生素 B_{12} 缺乏性贫血		
D51.101		巨幼细胞遗传性贫血		
D51.102		伊梅斯隆德综合征		
D51.200		转钴胺素 II 缺乏		
D51.300		饮食性维生素 B_{12} 缺乏性贫血，其他的		
D51.301		绝对素食者贫血		
D51.302†	G32.0*	饮食性维生素 B_{12} 缺乏性贫血性脊髓后侧索硬化		查：变性-混合（脊髓）（亚急性）--伴有贫血---由于饮食性维生素 B_{12} 缺乏 D51.3† G32.0*
D51.800		维生素 B_{12} 缺乏性贫血，其他的		
D51.900		维生素 B_{12} 缺乏性贫血		
D51.901†	G32.0*	维生素 B_{12} 缺乏性贫血性脊髓后侧索硬化		查：变性-混合（脊髓）（亚急性）--由于---维生素 B_{12} 缺乏----贫血 D51.9† G32.0*

主要编码	附加编码	疾 病 名 称	别 名	备 注
D52.000		饮食性叶酸盐缺乏性贫血		
D52.001		营养性巨幼细胞性贫血		
D52.100		药物性叶酸盐缺乏性贫血		
D52.800		叶酸缺乏性贫血，其他的		
D52.900		叶酸盐缺乏性贫血		
D53.000		蛋白缺乏性贫血		
D53.001		乳清酸尿性贫血		
D53.002		氨基酸缺乏性贫血		
D53.100		巨幼细胞性贫血，其他的，不可归类在他处者		
D53.200		维生素 C 缺乏性贫血		
D53.800		营养性贫血，其他特指的		
D53.801		缺铜性贫血		
D53.802		缺锌性贫血		
D53.803		缺钼性贫血		
D53.804		维生素 D 缺乏性贫血		
D53.900		营养性贫血		
D53.901		慢性单纯性贫血		
D55.000		葡萄糖 6 - 磷酸脱氢酶［G6PD］缺乏性贫血		
D55.001		蚕豆病		
D55.100		谷胱甘肽代谢紊乱性贫血，其他的		
D55.101		遗传性非球形细胞性溶血性贫血 I 型		
D55.200		糖酵解酶代谢紊乱性贫血		
D55.201		遗传性非球形细胞性溶血性贫血 II 型		
D55.202		己糖激酶缺乏性贫血		
D55.203		磷酸丙糖异构酶缺乏性贫血		
D55.204		丙酮酸激酶缺乏性贫血		
D55.300		核苷酸代谢紊乱性贫血		
D55.800		酶代谢紊乱性贫血，其他的		
D55.900		酶代谢紊乱性贫血		
D56.000		α 型地中海贫血		
D56.100		β 型地中海贫血		
D56.101		中间型地中海贫血		
D56.102		重型地中海贫血	库利贫血	
D56.200		δ-β 型地中海贫血		

主要编码	附加编码	疾　病　名　称	别　　名	备　　注
D56.300		地中海贫血特性		
D56.400		遗传性胎儿血红蛋白持续增多症〔HPFH〕		
D56.800		地中海贫血，其他的		
D56.900		地中海贫血		
D56.901		混合型地中海贫血		
D56.902		轻型地中海贫血		
D57.000		镰状细胞性贫血伴有危象		
D57.001		血红蛋白-SS 病伴危象		血红蛋白 S 病根据血红蛋白 S 病基因型的不同，可分为三种临床类型：①纯合子状态：镰状细胞贫血或 SS 病；②杂合子状态：镰状细胞特征；③混合杂合子状态：血红蛋白 S 与其他异常血红蛋白的双杂合子状态，包括血红蛋白 S-β 珠蛋白生成障碍性贫血、血红蛋白 C 病、血红蛋白 D 病等。查：镰状细胞性贫血-伴有危象　D57.0
D57.100		镰状细胞性贫血不伴有危象		
D57.200		双杂合镰状细胞形成疾患		
D57.201		血红蛋白-SC 病		
D57.202		血红蛋白-SD 病		
D57.203		血红蛋白-SE 病		
D57.300		镰状细胞特性		
D57.301		杂合血红蛋白 S 病		
D57.800		镰状细胞疾患，其他的		
D58.000		遗传性球形红细胞增多症		
D58.001		先天性溶血性贫血	先天性溶血性黄疸	
D58.002		明科夫斯基-消法尔综合征		
D58.003		无胆色素尿性黄疸		
D58.100		遗传性椭圆形红细胞增多症		
D58.101		先天性卵形红细胞症		
D58.200		血红蛋白病，其他的		
D58.201		血红蛋白-C 病		
D58.202		血红蛋白-D 病		
D58.203		血红蛋白-E 病		
D58.204		先天性海因茨小体性贫血		
D58.205		血红蛋白增高		查：异常的-血红蛋白（病）　D58.2
D58.206		不稳定血红蛋白病		
D58.800		遗传性溶血性贫血，其他特指的		
D58.801		遗传性口形红细胞增多		

主要编码	附加编码	疾 病 名 称	别　名	备　注
D58.900		遗传性溶血性贫血		
D58.901		溶血性贫血		
D59.000		药物性自身免疫性溶血性贫血		
D59.100		自身免疫性溶血性贫血，其他的		
D59.101		自身免疫性溶血性贫血		自身免疫性溶血性贫血（AIHA）是一组B淋巴细胞功能异常亢进，产生抗自身红细胞抗体，使红细胞破坏增加而引起的贫血。分为原发性 AIHA 和继发性 AIHA，AIHA 依据自身红细胞抗体的特性分为 3 大类，即温抗体型，冷抗体型和温冷双抗体型，其每类中又分有不同的亚型 贫血-溶血性--自身免疫性　D59.1
D59.102		冷抗体型自身免疫性溶血性贫血		查：病，疾病-溶血性（胎儿）（新生儿)--自身免疫性（冷型）（温型）　D59.1
D59.103		温抗体型自身免疫性溶血性贫血		查：病，疾病-溶血性（胎儿）（新生儿)--自身免疫性（冷型）（温型）　D59.1
D59.104		继发性冷性溶血性贫血		贫血-溶血性--冷型（继发性）（症状性）　D59.1
D59.105		冷凝集素病		查：病，疾病-冷--凝集素或血红蛋白尿　D59.1
D59.200		药物性非自身免疫性溶血性贫血		
D59.201		药物性酶缺乏性贫血		
D59.300		溶血-尿毒症综合征		
D59.400		非自身免疫性溶血性贫血，其他的		
D59.401		继发性溶血性贫血		
D59.402		传染性溶血性贫血		
D59.403		微血管病性溶血性贫血		微血管病性溶血性贫血是微小血管病变引起红细胞破碎而发生的溶血性贫血综合征。查：贫血-溶血性--微血管病性　D59.4
D59.404		机械性溶血性贫血		红细胞在血管内循环时可因受到过多的机械性损伤而损坏。这种直接的过强的损坏使红细胞丧失部分细胞膜，可以立刻引起溶血。这类溶血称为"机械性溶血性贫血"。查：贫血-溶血性--机械性　D59.4
D59.500		阵发性夜间血红蛋白尿［马尔基亚法瓦-米凯利］		
D59.501		阵发性夜间性血红蛋白尿伴再生障碍性贫血		阵发性夜间血红蛋白尿指由于红细胞的后天获得性缺陷，对激活补体异常敏感的一种血管内慢性溶血，临床上表现与睡眠有关的、间歇发作的血红蛋白尿为特征，可伴有全血细胞减少或反复血栓形成。查：血红蛋白尿-夜间（阵发性）　D59.5

主要编码	附加编码	疾　病　名　称	别　　名	备　　注
D59.600		血红蛋白尿，其他外因性溶血症引起的		
D59.601		劳力性血红蛋白尿		
D59.602		行军性血红蛋白尿		行军性血红蛋白尿是由于手心、足底或身体其他部位与坚硬物体反复剧烈撞击，造成红细胞机械性损伤，从而导致一过性血管内溶血和血红蛋白尿的一种病症。查：血红蛋白尿-行军性　D59.6
D59.603		阵发性冷性血红蛋白尿		阵发性冷性血红蛋白尿（paroxysmal cold hemoglobinuria，PCH）是全身或局部受寒后突然发生的以血红蛋白尿为特征的一种罕见疾病。查：血红蛋白尿-阵发性（冷性）　D59.6
D59.604		血红蛋白尿伴溶血性贫血		
D59.800		后天性溶血性贫血，其他的		
D59.900		后天性溶血性贫血		
D59.901		急性溶血性贫血		
D59.902		溶血性黄疸		溶血性黄疸是红细胞本身的内在缺陷或红细胞受外源性因素损伤，使红细胞遭到大量破坏，释放出大量的血红蛋白，致使血浆中非脂型胆红素含量增多，超过肝细胞的处理能力而出现黄疸。查：黄疸-溶血性（后天性）　D59.9
D59.903		慢性特发性溶血性贫血		
D60.000		慢性后天性纯红细胞再生障碍		
D60.100		短暂后天性纯红细胞再生障碍		
D60.800		后天性纯红细胞再生障碍，其他的		
D60.900		后天性纯红细胞再生障碍		
D61.000		体质性再生障碍性贫血		
D61.001		先天性纯红细胞再生障碍性贫血	布拉克凡-戴蒙德综合征	
D61.002		婴儿纯红细胞再生障碍性贫血		
D61.003		原发性纯红细胞再生障碍性贫血		
D61.004		布拉克凡-戴蒙德综合征		
D61.005		家族性再生不良性贫血		
D61.006		先天性再生障碍性贫血		
D61.007		范科尼贫血		
D61.100		药物性再生障碍性贫血		

主要编码	附加编码	疾 病 名 称	别　名	备　注
D61.101		化疗后骨髓抑制		骨髓抑制是指骨髓中的血细胞前体的活性下降。血里的红细胞和白细胞都源于骨髓中的干细胞。血细胞寿命短，常常需要不断补充。为了达到及时补充的目的，作为血细胞前体的干细胞必须快速分裂。化学治疗和放射治疗，以及许多其他抗肿瘤治疗方法，都是针对快速分裂的细胞，因而常常导致正常骨髓细胞受抑，骨髓抑制是多数化疗药的常见不良反应。查：骨髓-抑制 D61.9。核对卷一，修正编码：D61.1
D61.102		药物性骨髓抑制		查：骨髓-抑制 D61.9。核对卷一，修正编码：D61.1
D61.200		再生障碍性贫血，其他外因引起的		
D61.201		中毒性贫血		
D61.300		特发性再生障碍性贫血		
D61.800		再生障碍性贫血，其他特指的		
D61.801		肝炎后再生障碍性贫血		
D61.802		继发性再生障碍性贫血		
D61.900		再生障碍性贫血		
D61.901		骨髓抑制性贫血		
D61.902		慢性再生障碍性贫血		再生障碍性贫血通常对特异性抗贫血疗法无效，其骨髓组织不能制造血中足够数量的有效成分。分类不以急、慢性为轴心，而以致病原因为轴心
D61.903		全血细胞减少		
D61.904		增生低下性贫血		
D61.905		重度再生障碍性贫血		
D61.906		急性骨髓造血功能抑制		
D61.907		全骨髓病		
D61.908		髓性再生不良		查：发育不全（症）-骨髓（髓样）　D61.9
D61.909		急性再生障碍性贫血		
D62.x00		急性出血后贫血		
D64.000		遗传性铁粒幼细胞贫血		
D64.001		性连锁遗传低色素铁粒幼细胞贫血		
D64.100		由疾病引起的继发性铁粒幼细胞贫血		
D64.200		由药物和中毒引起的继发性铁粒幼细胞贫血		

主要编码	附加编码	疾 病 名 称	别 名	备 注
D64.300		铁粒幼细胞贫血，其他的		
D64.400		先天性红细胞生成不良性贫血		
D64.401		造血不良性贫血		
D64.800		贫血，其他特指的		
D64.801		婴儿假白血病性贫血	雅克什综合征 （Jaksch syndrome）	
D64.802		混合性贫血		
D64.803		幼白红细胞贫血		
D64.900		贫血		
D64.901		轻度贫血		
D64.902		中度贫血		
D64.903		重度贫血		
D64.904		继发性贫血		
D65.x00		播散性血管内凝血［去纤维蛋白综合征］		
D65.x01		后天性纤维蛋白原缺乏血症		查：缺乏-纤维蛋白原（先天性）（遗传性）--后天性　D65
D65.x02		后天性纤维蛋白溶解性出血		
D65.x03		纤维蛋白溶解性紫癜		
D65.x04		暴发性紫癜		
D66.x00		遗传性因子Ⅷ缺乏		
D66.x01		血友病 A 型	AGH 缺乏症	血友病 A（血友病甲），即因子Ⅷ促凝成分（Ⅷ：C）缺乏症，是一种性联隐性遗传疾病，女性传递，男性发病。查：血友病（家族性）（遗传性）-A　D66
D66.x02		血友病		血友病（hemophilia）是一组由于血液中某些凝血因子缺乏而导致患者产生严重凝血障碍的遗传性出血性疾病。分为：①血友病 A（血友病甲），即因子Ⅷ促凝成分（Ⅷ：C）缺乏症；②血友病 B（血友病乙），即因子Ⅸ缺乏症；③血友病 C（血友病丙），即因子ⅩⅠ（FⅪ）缺乏症。查：血友病（家族性）（遗传性）　D66
D66.x03†	M36.2*	血友病性关节炎		
D67.x00		遗传性因子Ⅸ缺乏		
D67.x01		血友病 B 型	PTC 缺乏症、凝血活酶成分缺乏症	血友病 B（血友病乙），即因子Ⅸ缺乏症，为性联隐性遗传，其发病数量较血友病 A 少。但本型中有出血症状的女性传递者比血友病 A 多见。查：血友病（家族性）（遗传性）-B　D67
D68.000		冯·维勒布兰德病		

主要编码	附加编码	疾 病 名 称	别 名	备 注
D68.001		获得性血管性血友病		
D68.100		遗传性因子XI缺乏		
D68.101		血友病C型		
D68.200		凝血因子的遗传性缺乏，其他的		
D68.201		纤维蛋白原缺乏血症		
D68.202		凝血因子I缺乏症		
D68.203		凝血因子II缺乏症		
D68.204		凝血因子V缺乏症		
D68.205		凝血因子VII缺乏症		
D68.206		凝血因子X缺乏症		
D68.207		凝血因子XII缺乏症		
D68.208		凝血因子VIII缺乏症		
D68.300		循环抗凝物引起的出血性疾患		
D68.301		高肝素血症		
D68.302		抗凝血酶增多导致的出血症		
D68.400		后天性凝血因子缺乏		
D68.401		维生素K依赖因子缺乏症		
D68.402		自身免疫性凝血酶原减少		查：低凝血酶原血症（先天性）（遗传性）（特发性）-后天性　D68.4
D68.500		原发性血栓形成倾向		
D68.501		抗活化蛋白C症		查：抵抗-激活的蛋白C［凝血因子V莱顿突变］　D68.5
D68.502		抗凝血酶原III缺乏症		
D68.503		遗传性蛋白C缺陷症		
D68.504		遗传性蛋白S缺陷症		
D68.600		血栓形成倾向，其他的		
D68.601		抗心磷脂抗体综合征		
D68.602		易栓症		易栓症是指由于抗凝蛋白凝血因子纤溶蛋白等的遗传性或获得性缺陷或存在获得性危险因素而容易发生血栓栓塞的疾病或状态。易栓症的主要临床表现为血栓形成，血栓类型以静脉血栓为主
D68.800		凝血缺陷，其他特指的		
D68.801		凝血因子缺乏		
D68.900		凝血缺陷		
D68.901		出血倾向		
D68.902		凝血障碍		

主要编码	附加编码	疾 病 名 称	别 名	备 注
D68.903		凝血时间延长		
D69.000		变应性［过敏性］紫癜	Henoch-Schonlein 紫癜	
D69.001		皮肤型过敏性紫癜		
D69.002		关节型过敏性紫癜		
D69.003		风湿性紫癜		
D69.004		过敏性紫癜		
D69.005†	N08.2*	肾型过敏性紫癜	过敏性紫癜肾、过敏紫癜性肾炎，紫癜性肾炎	肾型过敏性紫癜系指过敏性紫癜以坏死性小血管炎为主要病理改变的全身性疾病引起的肾损害。肾型过敏性紫癜临床表现除有皮肤紫癜、关节肿痛、腹痛、便血外，肾脏受累主要表现为血尿和蛋白尿，部分重症患者可引起肾功能受损。查：疾患-肾小球（见于）--亨诺克（-舍恩莱茵）紫癜　D69.0†　N08.2*
D69.006		混合型过敏性紫癜		
D69.007		血管性紫癜		
D69.008		变应性血管炎		
D69.009		腹型过敏性紫癜		
D69.010		亨诺克紫癜		
D69.100		血小板质量缺陷		
D69.101		血小板功能不全		
D69.102		巨大血小板综合征		
D69.103		灰色血小板综合征		
D69.200		非血小板减少性紫癜、其他的		
D69.201		单纯性紫癜		
D69.202		老年性紫癜		
D69.203		紫癜		
D69.300		特发性血小板减少性紫癜	免疫性血小板减少性紫癜，自身免疫性血小板减少性紫癜	
D69.301		出血性紫癜		
D69.302		埃文斯综合征		
D69.400		血小板减少，其他原发性的		
D69.401		先天性血小板减少症		
D69.403		原发性血小板减少症		
D69.405		无巨核细胞性血小板减少性紫癜		查：发育不全（症）-巨核细胞　D69.4
D69.406		血小板减少性紫癜		

主要编码	附加编码	疾 病 名 称	别 名	备 注
D69.500		继发性血小板减少		
D69.501		继发性血小板减少性紫癜		
D69.502		药物性血小板减少症		
D69.503		药物性血小板减少性紫癜		
D69.504		获得性巨细胞性血小板减少症	获得性单纯无巨核细胞性血小板减少性紫癜	获得性纯巨核细胞再障血小板减少症（AATP）在临床上是一种比较少见的出血性疾病，其特征为骨髓中巨核细胞数明显减少或完全缺如所致血小板显著减少，而其他细胞系均正常。查：血小板减少性-由于--血小板异型免疫 D69.5
D69.600		血小板减少		
D69.800		出血性情况，其他特指的		
D69.801		卡-梅综合征	血小板减少性紫癜-血管瘤综合征、血小板减少伴血管瘤综合征、血管瘤-血小板减少综合征、毛细血管瘤-血小板减少综合征	卡-梅综合征（Kasabaeh-Merritt syndrome）主要特征有全身紫癜，血小板明显减少，凝血时间延长，被认为是消耗性凝血障碍。目前认为，本征是弥散性血管内凝血（DIC）的一个类型，属于 DIC 的慢性型之一。发病缓慢，多见于婴儿。查：出血-病--特指类型 NEC D69.8
D69.802		毛细血管脆弱		
D69.900		出血性情况		
D70.x00		粒细胞缺乏		
D70.x01		急性粒细胞缺乏症		
D70.x02		药物性粒细胞减少		
D70.x03		科斯特曼病	婴儿遗传性粒细胞缺乏症	
D70.x04		白细胞减少		
D70.x05		中性粒细胞减少症		
D71.x00		多形核中性粒细胞的功能紊乱		
D71.x01		慢性肉芽肿病		
D72.000		白细胞遗传性异常		
D72.001		佩尔格-许特综合征	遗传性 Pelger-Huet 白细胞异常	
D72.100		嗜酸性粒细胞增多		
D72.101		反应性嗜酸性粒细胞增多症	变应性嗜酸性粒细胞增多症	嗜酸性粒细胞是白细胞的组成部分，正常人外周血中嗜酸性粒细胞占白细胞的 0.5% ~ 5%，绝对值（0.05 ~ 0.5）×10^9/L。若嗜酸性粒细胞数>0.5×10^9/L，称为嗜酸性粒细胞增多症。嗜酸性粒细胞增多根据病因可分为四类：①反应性增多；②继发性增多；③克隆性嗜酸性粒细胞增多；④特发性增多。查：嗜酸性粒细胞增多（变应性）（遗传性） D72.1

主要编码	附加编码	疾病名称	别名	备注
D72.102		特发性嗜酸性粒细胞增多症		
D72.104		遗传性嗜酸性粒细胞增多症		
D72.105		继发性嗜酸性粒细胞增多		
D72.800		白细胞的其他特指疾患		
D72.801		浆细胞增多症		
D72.802		白细胞增多症		
D72.803		淋巴细胞减少症		
D72.804		淋巴细胞增多症		
D72.805		淋巴细胞性白血病样反应		
D72.806		类白血病反应	白血病样反应	
D72.807		单核细胞增多症		
D72.808		症状性淋巴细胞增多		
D72.809		单核细胞性类白血病反应		
D72.900		白细胞疾患		
D73.000		脾功能减退症		
D73.001		脾萎缩		
D73.002		后天性脾缺失		不同器官的分类方法不同，这里分类到系统，而胃分类到症状、体征一章中
D73.100		脾功能亢进		
D73.200		慢性充血性脾大		
D73.300		脾脓肿		
D73.400		脾囊肿		
D73.500		脾梗死		
D73.501		非创伤性脾破裂		
D73.502		脾出血		
D73.503		脾坏死		
D73.504		脾静脉血栓形成		
D73.505		脾扭转		
D73.800		脾的其他疾病		
D73.801		脾浆细胞性肉芽肿		浆细胞性肉芽肿是良性、炎症肉芽肿型病变。查：炎，炎症-脾（被膜）　D73.8
D73.802		脾假性囊肿		脾囊肿是脾组织的瘤样囊性病变，临床上可分为寄生虫性囊肿和非寄生虫性囊肿，其中非寄生虫性囊肿包括真性囊肿和假性囊肿。真性囊肿包括表皮样囊肿、皮样囊肿、血管和淋巴管囊肿等，其与假性囊肿的区别在于囊内壁被覆扁平、立方或柱状上皮。假性囊肿囊壁无内皮细胞被覆。查：损害（非创伤性）-脾　D73.8
D73.803		脾周围炎		

主要编码	附加编码	疾 病 名 称	别 名	备 注
D73.804		游走脾		脾脏脱离正常解剖位置而位于腹腔的其他部位者，称为脾脱垂或异位脾；脾脏既有脱垂又能复位，呈活动或游走状者，称为游走脾。查：游走，游走性-脾 D73.8
D73.805		脾炎性假瘤		炎性假瘤为一种特发的非特异性慢性增殖性炎症，临床表现类似肿瘤，但实质上是炎症，故名炎性假瘤。查：炎，炎症-脾（被膜） D73.8
D73.807		脾纤维化		
D73.808		脾疝		
D73.900		脾疾病		
D73.901		脾肿物		
D74.000		先天性高铁血红蛋白血症		
D74.800		高铁血红蛋白血症，其他的		
D74.801		中毒性高铁血红蛋白血症		
D74.900		高铁血红蛋白血症		
D75.000		家族性红细胞增多症		
D75.100		继发性红细胞增多症		
D75.101		一过性红细胞增多症		
D75.102		后天性红细胞增多症		
D75.103		高原性红细胞增多症		
D75.104		应激性红细胞增多症		
D75.105		相对性红细胞增多症		
D75.200		特发性血小板增多症		
D75.201		血小板增多		
D75.800		血液和造血器官其他特指的疾病		
D75.801		骨髓硬化		
D75.802		骨髓坏死		
D75.803		继发性骨髓纤维化		继发性骨髓纤维化是指由于各种不同病因引起的一组骨髓造血组织纤维化而影响了造血功能的疾病。查：骨硬化（家族性）（脆性）-骨髓纤维化 D75.8
D75.804		骨髓增生		骨髓增生是指骨髓内和骨髓外骨髓组成成分的增殖，包括成红细胞、粒细胞、巨核细胞以及成纤维细胞。骨髓组织增生性疾病包括一类肿瘤性疾病
D75.805		继发性血小板增多症		特发性出血性血小板增多症的编码为D47.3属于肿瘤。特发性血小板增多症为D75.2。查不到继发性，所以放在血液其他特指疾病中

主要编码	附加编码	疾　病　名　称	别　　名	备　　注
D75.806		嗜碱粒细胞增多症		
D75.807		红细胞生成障碍		
D75.809		急性造血功能抑制	急性造血功能停滞 急性再生障碍危象	由于感染或其他原因引起骨髓造血功能的急性衰竭。查：骨髓-功能低下　D75.8
D75.900		血液和造血器官的疾病		
D75.901		造血功能停滞		
D75.902		骨髓增生减低		
D76.000		朗格汉斯细胞的组织细胞增多症，不可归类在他处者		
D76.001		朗格汉斯细胞组织细胞增生症，单病灶		
D76.002		朗格汉斯细胞组织细胞增生症，多病灶		
D76.003		朗格汉斯细胞组织细胞增生症，播散性		
D76.005		慢性特发性组织细胞增生症		
D76.006		嗜酸细胞性肉芽肿		
D76.007		骨嗜酸细胞性肉芽肿		
D76.008		肺嗜酸细胞性肉芽肿		
D76.100		噬红细胞性淋巴细胞与组织细胞增多症		
D76.101		噬血细胞综合征		
D76.102		家族性噬红细胞性网状细胞增多		
D76.200		噬红细胞综合征，与感染有关的		
D76.300		组织细胞增多综合征，其他的		
D76.301		黄色肉芽肿		
D76.302		网状组织细胞瘤		
D76.303		窦性组织细胞增生伴巨大淋巴结病		
D80.000		遗传性低丙球蛋白血症		
D80.001		常染色体隐性无丙种球蛋白血症		
D80.002		X-连锁无丙球蛋白血症		
D80.100		非家族性低丙球蛋白血症		
D80.101		低丙种球蛋白血症		
D80.102		普通易变型无丙球蛋白血症		
D80.200		免疫球蛋白 A［IgA］的选择性缺乏	IgA 缺乏	

主要编码	附加编码	疾 病 名 称	别　名	备　注
D80.300		免疫球蛋白 G［IgG］亚类的选择性缺乏	IgG 缺乏	
D80.400		免疫球蛋白 M［IgM］的选择性缺乏	IgM 缺乏	
D80.500		伴有免疫球蛋白 M［IgM］增多的免疫缺陷		
D80.600		伴有接近正常的免疫球蛋白或伴有高免疫球蛋白血症的抗体缺陷		
D80.601		免疫缺陷伴高免疫球蛋白血症		
D80.700		婴儿期短暂性低丙球蛋白血症		
D80.800		抗体缺陷为主的其他免疫缺陷		
D80.900		抗体缺陷为主的免疫缺陷		
D80.901		免疫球蛋白缺乏		
D81.000		重症联合免疫缺陷［SCID］伴有网状组织发育不全		
D81.100		重症联合免疫缺陷［SCID］伴有低数量的 T 和 B 细胞		
D81.200		重症联合免疫缺陷［SCID］伴有低或正常数量的 B 细胞		
D81.300		腺苷脱氨酶［ADA］缺乏		
D81.400		奈泽洛夫综合征		
D81.500		嘌呤核苷磷酸化酶［PNP］缺乏		
D81.600		主要组织相容性复合体一级缺乏		
D81.601		淋巴细胞稀少综合征		
D81.700		主要组织相容性复合体二级缺乏		
D81.800		联合免疫缺陷，其他的		
D81.801		生物素依赖羧化酶缺乏		
D81.900		联合免疫缺陷		
D81.901		获得性联合免疫缺陷		
D82.000		威斯科特-奥尔德里奇综合征		
D82.100		迪格奥尔格综合征		
D82.200		免疫缺陷伴有短肢身材		
D82.300		EB 病毒遗传缺陷反应后的免疫缺陷		
D82.301		X-连锁淋巴增生性疾病		
D82.400		高免疫球蛋白 E［IgE］综合征		

主要编码	附加编码	疾 病 名 称	别 名	备 注
D82.800		与其他特指的严重缺陷有关的免疫缺陷		
D82.900		与严重缺陷有关的免疫缺陷		
D83.000		常见变异型免疫缺陷伴有显著的B细胞数量和功能异常		
D83.100		常见变异型免疫缺陷伴有显著的免疫调节的T细胞疾患		
D83.200		常见变异型免疫缺陷伴有对B或T细胞的自身抗体		
D83.800		常见变异型免疫缺陷，其他的		
D83.900		常见变异型免疫缺陷		
D84.000		淋巴细胞功能抗原-1［LFA-1］缺陷		
D84.100		补体系统中的缺陷		
D84.101		补体成分缺乏		
D84.102		补体1酯酶抑制剂［C1-INH］缺乏		
D84.103		遗传性血管水肿		
D84.800		免疫缺陷，其他特指的		
D84.900		免疫缺陷		
D86.000		肺结节病		
D86.100		淋巴结结节病		
D86.101		良性淋巴肉芽肿		
D86.200		肺结节病伴有淋巴结结节病		
D86.300		皮肤结节病		
D86.800		结节病，其他和联合部位的		
D86.801		眼眶结节病		结节病是一种病因未明，多器官受累的肉芽肿性疾病。任何器官均可受累，但以肺脏和胸内淋巴结受累最常见，累及眶较少见。查：结节病-特指类型NEC D86.8
D86.802		眼色素层腮腺炎		
D86.900		结节病		
D86.901		伯克结节病		
D89.000		多克隆高丙球蛋白血症		
D89.001		高球蛋白血症性紫癜		
D89.002		多克隆免疫球蛋白增多症		
D89.100		冷球蛋白血症		
D89.101†	N08.2*	冷球蛋白血症性肾小球肾炎		
D89.200		高丙球蛋白血症		
D89.800		涉及免疫机制其他特指的疾患，不可归类在他处者		

主要编码	附加编码	疾 病 名 称	别 名	备 注
D89.801		POEMS 综合征	克罗-深濑综合征、Crow-Fukase 综合征	国标误将 POEMS 综合征写成 POMSE 综合征。它是一种与浆细胞病有关的系统性病变，主要表现为：多发性神经病（polynelJropath，P）、脏器肿大（organ-megaly，O）、内分泌病（erldocfinopathy，E）、M-蛋白（M-protein，P）增高和皮肤病变（skin-change，S）和皮肤色素沉着，并可出现全身凹陷性水肿、胸腹水、杵状指和心力衰竭等症状。1980 年 Bardwic 将该综合征临床特征的英语字头缩写而成。查：疾患-免疫机制--特指类型 NEC　D89.8
D89.802		木村病	嗜酸性粒细胞增生性淋巴肉芽肿、Kimura 病、血管淋巴样增生伴嗜酸性粒细胞增多	木村病是一种血管丰富、内皮细胞增生和大量淋巴细胞、嗜酸性粒细胞浸润的炎性病变。查：疾患-免疫机制--特指类型 NEC　D89.8
D89.900		涉及免疫机制的疾患		
E00.000		先天性碘缺乏综合征，神经病型		
E00.100		先天性碘缺乏综合征，黏液水肿型		
E00.200		先天性碘缺乏综合征，混合型		
E00.900		先天性碘缺乏综合征		
E00.901		呆小病	克汀病	呆小病是机体发育障碍病，因甲状腺功能低下而引起。患者智力低下，精神发育缓慢，皮肤有面团状水肿，即黏液性水肿，由于骨化过程延缓，身体异常矮小。查：克汀病，呆小病（先天性）（地方性）（非甲状腺肿）（散发性）　E00.9
E01.000		碘缺乏相关性弥漫性（地方性）甲状腺肿		
E01.100		碘缺乏相关性多结节性（地方性）甲状腺肿		
E01.200		碘缺乏相关性（地方性）甲状腺肿		
E01.201		地方性甲状腺肿		
E01.800		碘缺乏相关性甲状腺疾患和有关情况，其他的		
E01.801		碘性甲状腺功能减退		
E02.x00		临床症状不明显［亚临床］的碘缺乏性甲状腺功能减退症		
E03.000		先天性甲状腺功能减退症伴有弥漫性甲状腺肿		

主要编码	附加编码	疾 病 名 称	别 名	备 注
E03.001		先天性甲状腺肿		
E03.100		先天性甲状腺功能减退症不伴有甲状腺肿		
E03.101		甲状腺发育不良		
E03.200		药物和其他外源性物质引起的甲状腺功能减退症		
E03.201		药物性甲状腺功能减退症		
E03.202		医源性甲状腺功能减退症		
E03.300		感染后甲状腺功能减退症		
E03.400		甲状腺萎缩（后天性）		
E03.500		黏液性水肿昏迷		
E03.800		甲状腺功能减退症，其他特指的		
E03.801		继发性甲状腺功能减退症		
E03.802		原发性甲状腺功能减退症		
E03.900		甲状腺功能减退症		
E03.901		黏液性水肿		黏液性水肿（myxedema），可分为全身黏液性水肿（generalized myxedema）也称真性黏液性水肿（true myxedema）、胫前黏液性水肿（pretibial myxedema），也称为甲状腺毒性黏蛋白沉积症。查：黏液性水肿（婴儿）　E03.9
E03.902†	G73.5*	甲状腺功能减退性肌病	霍夫曼综合征	
E04.000		非毒性弥漫性甲状腺肿		
E04.001		单纯性甲状腺肿		
E04.100		非毒性单个甲状腺结节		
E04.101		甲状腺结节		
E04.102		甲状腺囊肿		
E04.103		胸骨后甲状腺囊肿		
E04.104		胶性结节甲状腺肿		
E04.200		非毒性多结节性甲状腺肿		
E04.201		甲状腺肿伴囊性变		
E04.800		非毒性甲状腺肿，其他特指的		
E04.801		青春期甲状腺肿		
E04.900		非毒性甲状腺肿		
E04.901		胸骨后甲状腺肿		
E04.902		结节性甲状腺肿		结节性甲状腺肿指肿大的甲状腺肿含有局限性结节。甲状腺肿结节：囊性结节
E04.903		胸骨后结节性甲状腺肿		

主要编码	附加编码	疾 病 名 称	别　名	备　注
E04.904		锁骨下甲状腺肿		
E05.000		甲状腺毒症伴有弥漫性甲状腺肿		
E05.001		弥漫性甲状腺肿伴甲状腺功能亢进症	Graves 病	
E05.002†	H06.2*	甲状腺功能障碍性突眼		
E05.003		毒性弥漫性甲状腺肿	格雷夫斯病、Graves病、毒性弥漫性甲状腺肿	
E05.100		甲状腺毒症伴有毒性单个甲状腺结节		
E05.200		甲状腺毒症伴有毒性多结节性甲状腺肿		
E05.201		毒性结节性甲状腺肿		
E05.202		结节性甲状腺肿伴甲状腺功能亢进症		
E05.203		自主性高功能性甲状腺腺瘤伴甲状腺功能亢进症		
E05.300		来自异位甲状腺组织的甲状腺毒症		
E05.301		异位甲状腺肿		异位甲状腺（ectopicthyroidgland）是一种胚胎发育畸形，甲状腺不在颈部正常位置而出现在甲状腺下降途中的其他部位，如咽部、舌内、舌骨上、舌骨下、喉前、胸骨上、气管内、食管内、胸骨后及胸腔内等处，其中以胸骨后甲状腺肿及甲状腺舌管囊肿较为常见。查：甲状腺毒症（复发性)-由于--异位甲状腺结节或组织　E05.3
E05.302		纵隔甲状腺肿		
E05.400		人为甲状腺毒症		
E05.500		甲状腺危象		
E05.800		甲状腺毒症，其他的		
E05.801		促甲状腺激素分泌过度		
E05.802		碘原性甲状腺功能亢进症		
E05.804		药物性甲状腺功能亢进症		
E05.805		原发性甲状腺功能亢进症		
E05.806		促甲状腺激素不适当分泌综合征		
E05.900		甲状腺毒症		
E05.903†	I43.8*	甲状腺功能亢进性心脏病		
E05.904†	G73.5*	甲状腺功能亢进性肌病		

主要编码	附加编码	疾 病 名 称	别 名	备 注
E05.905		亚临床甲状腺功能亢进症		
E05.906		甲亢性皮肤病		
E06.000		急性甲状腺炎		
E06.001		急性化脓性甲状腺炎		急性化脓性甲状腺炎是由金黄色葡萄球菌等引起的甲状腺化脓性炎症，多继发于口腔、颈部等部位的细菌感染。查：甲状腺炎-化脓性　E06.0
E06.002		甲状腺脓肿		甲状腺脓肿由化脓性细菌引起，临床表现为甲状腺局部红、肿、热、痛，常伴有全身中毒症状。查：脓肿-甲状腺　E06.0
E06.100		亚急性甲状腺炎		
E06.200		慢性甲状腺炎伴有短暂性甲状腺毒症		
E06.300		自身免疫性甲状腺炎		
E06.301		淋巴细胞性甲状腺肿		
E06.302†	G94.8*	桥本脑病		
E06.303		淋巴瘤性甲状腺瘤		
E06.304		桥本甲状腺炎		
E06.400		药物性甲状腺炎		
E06.500		慢性甲状腺炎，其他的		
E06.501		里德尔甲状腺炎		
E06.502		慢性甲状腺炎		
E06.900		甲状腺炎		
E07.000		降钙素分泌过多		
E07.001		甲状腺 C 细胞增生		
E07.100		激素生成障碍性甲状腺肿		
E07.800		甲状腺疾患，其他特指的		
E07.801		甲状腺激素抵抗综合征	甲状腺激素不应症，甲状腺激素不敏感综合征	本病以家族性发病为多见，也有少数为散发病例，约占 1/3。大多在儿童和青少年发病，年龄最小的为新生儿，男女性别均可患病。临床表现血清游离 T_4（FT_4）和游离 T_3（FT_3）持续升高，同时促甲状腺激素（TSH）正常，病人没有药物、非甲状腺疾病和甲状腺激素转运异常的影响。查：病-甲状（腺）--特指的 NEC　E07.8
E07.802		甲状腺钙化		甲状腺钙化是指结节内由于多种原因引起的钙质沉积，反射界面声阻抗较大时，在 B 超图像上表现为各种不同形态的强回声，后方伴或不伴声影。查：病-甲状（腺）--特指的 NEC　E07.8

主要编码	附加编码	疾 病 名 称	别 名	备 注
E07.803		甲状腺囊肿出血		
E07.804		低 T3 综合征	正常甲状腺性病态综合征（euthyroid sick syndrome，ESS），非甲状腺疾病综合征	低 T_3 综合征是血清三碘甲状腺原氨酸（T_3）浓度降低，少数可伴有血清甲状腺素（T_4）浓度降低，是临床上无甲状腺功能低下表现的非甲状腺疾病，存在于各种重症疾病中。血清 T_3 和 T_4 水平与疾病的发展和预后关系密切。查：综合征-病态甲状腺功能正常　E07.8
E07.805		手术后甲状腺瘘		
E07.900		甲状腺疾患		
E07.901		甲状腺肿物		
E10.000		1 型糖尿病伴有昏迷	胰岛素依赖型糖尿病伴有昏迷	
E10.001		1 型糖尿病性高渗性昏迷		
E10.002		1 型糖尿病性低血糖昏迷		
E10.003		1 型糖尿病性酮症酸中毒昏迷		
E10.100		1 型糖尿病伴有酮症酸中毒		
E10.101		1 型糖尿病性酮症酸中毒		
E10.102		1 型糖尿病性乳酸酸中毒		
E10.103		1 型糖尿病酮症		
E10.200		1 型糖尿病伴有肾的并发症		
E10.201[†]	N08.3[*]	1 型糖尿病性肾病		
E10.300		1 型糖尿病伴有眼的并发症		
E10.301[†]	H36.0[*]	1 型糖尿病性视网膜病变		
E10.302[†]	H28.0[*]	1 型糖尿病性白内障		
E10.303[†]	H22.1[*]	1 型糖尿病性虹膜炎		
E10.400		1 型糖尿病伴有神经的并发症		
E10.401[†]	G63.2[*]	1 型糖尿病性周围神经病		
E10.402[†]	G99.0[*]	1 型糖尿病性自主神经病变		
E10.403[†]	G63.2[*]	1 型糖尿病性神经炎		
E10.404[†]	G99.0[*]	1 型糖尿病性神经源性膀胱		
E10.405[†]	G73.0[*]	1 型糖尿病性肌萎缩		
E10.500		1 型糖尿病伴有周围循环并发症		
E10.501[†]	I79.2[*]	1 型糖尿病性周围血管病变		
E10.502[†]	I79.2[*]	1 型糖尿病性心肌病		
E10.503		1 型糖尿病性足病		
E10.504		1 型糖尿病性溃疡		

主要编码	附加编码	疾 病 名 称	别 名	备 注
E10.505		1型糖尿病性坏疽		
E10.600		1型糖尿病伴有其他特指的并发症		
E10.601†	M14.2*	1型糖尿病性关节病		
E10.602†	M14.6*	1型糖尿病神经病性关节病		
E10.603†	L99.8*	1型糖尿病性皮肤病		
E10.700		1型糖尿病伴有多个并发症		
E10.800		1型糖尿病伴有并发症		
E10.900		1型糖尿病		
E10.901		成人隐匿性自身免疫性糖尿病		成人隐匿性自身免疫性糖尿病（latent autoimmune diabetes in adults，LADA）是一种自身免疫性疾病，LADA与1型糖尿病的自身免疫发病机制相同，不同之处在于其胰岛B细胞所受免疫损害呈缓慢性进展，在诊断后平均27（13~45）个月不需要胰岛素治疗。糖尿病分型中，LADA属于1型糖尿病的亚型。查：糖尿病（性），多尿症（已控制的）（家族性）（严重的）-1型　E10.-。核对一卷，确定亚目（.9），修正编码：E10.9
E11.000		2型糖尿病伴有昏迷	非胰岛素依赖型糖尿病伴有昏迷	
E11.001		2型糖尿病性高渗性昏迷		
E11.002		2型糖尿病性低血糖性昏迷		
E11.003		2型糖尿病性酮症酸中毒昏迷		
E11.100		2型糖尿病伴有酮症酸中毒	非胰岛素依赖型糖尿病伴有酮症酸中毒	
E11.101		2型糖尿病性酮症酸中毒		
E11.102		2型糖尿病性乳酸酸中毒		
E11.103		2型糖尿病性酮症		
E11.200		2型糖尿病伴有肾的并发症	非胰岛素依赖型糖尿病伴有肾的并发症	
E11.201†	N08.3*	2型糖尿病性肾病		
E11.300		2型糖尿病伴有眼的并发症	非胰岛素依赖型糖尿病伴有眼的并发症	
E11.301†	H36.0*	2型糖尿病性视网膜病变		
E11.302†	H28.0*	2型糖尿病性白内障		
E11.303†	H22.1*	2型糖尿病性虹膜炎		

主要编码	附加编码	疾 病 名 称	别 名	备 注
E11.400		2型糖尿病伴有神经的并发症	非胰岛素依赖型糖尿病伴有神经的并发症	
E11.401†	G63.2*	2型糖尿病性周围神经病		
E11.402†	G99.0*	2型糖尿病性自主神经病变		
E11.403†	G63.2*	2型糖尿病性神经炎		
E11.404†	G99.0*	2型糖尿病性神经源性膀胱		
E11.405†	G73.0*	2型糖尿病性肌萎缩		
E11.406†	G99.0*	2型糖尿病性胃轻瘫		
E11.500		2型糖尿病伴有周围循环并发症	非胰岛素依赖型糖尿病伴有周围循环并发症	
E11.501†	I79.2*	2型糖尿病性周围血管病变		
E11.502†	I79.2*	2型糖尿病性心肌病		
E11.503		2型糖尿病足病		
E11.504		2型糖尿病性溃疡		
E11.505		2型糖尿病性坏疽		
E11.600		2型糖尿病伴有其他特指的并发症	非胰岛素依赖型糖尿病伴有其他特指的并发症	
E11.601†	M14.2*	2型糖尿病性关节病		
E11.602†	M14.6*	2型糖尿病神经病性关节病		
E11.603†	L99.8*	2型糖尿病性皮肤病		
E11.700		2型糖尿病伴有多个并发症	非胰岛素依赖型糖尿病伴有多个并发症	
E11.800		2型糖尿病伴有并发症	非胰岛素依赖型糖尿病伴有并发症	
E11.900		2型糖尿病	非胰岛素依赖型糖尿病不伴有并发症	
E12.000		营养不良相关性糖尿病伴有昏迷		
E12.100		营养不良相关性糖尿病伴有酮症酸中毒		
E12.200		营养不良相关性糖尿病伴有肾的并发症		
E12.300		营养不良相关性糖尿病伴有眼的并发症		
E12.400		营养不良相关性糖尿病伴有神经的并发症		

主要编码	附加编码	疾　病　名　称	别　名	备　注
E12.500		营养不良相关性糖尿病伴有周围循环并发症		
E12.600		营养不良相关性糖尿病伴有其他特指的并发症		
E12.700		营养不良相关性糖尿病伴有多个并发症		
E12.800		营养不良相关性糖尿病伴有并发症		
E12.900		营养不良相关性糖尿病不伴有并发症		
E13.000		糖尿病伴有昏迷，其他特指的		
E13.100		糖尿病伴有酮症酸中毒，其他特指的		
E13.101		继发性糖尿病性酮症酸中毒		
E13.102		继发性糖尿病性酮症		
E13.200		糖尿病伴有肾的并发症，其他特指的		
E13.201†	N08.3*	脂肪萎缩性糖尿病性肾病		
E13.300		糖尿病伴有眼的并发症，其他特指的		
E13.400		糖尿病伴有神经的并发症，其他特指的		
E13.500		糖尿病伴有周围循环并发症，其他特指的		
E13.600		糖尿病伴有其他特指的并发症，其他特指的		
E13.700		糖尿病伴有多个并发症，其他特指的		
E13.800		糖尿病伴并发症，其他特指的		
E13.900		糖尿病不伴有并发症，其他特指的		
E13.901		肝性糖尿病		
E13.902		线粒体糖尿病		
E13.903		类固醇性糖尿病		
E13.904		脂肪萎缩性糖尿病		
E13.905		医源性糖尿病		
E13.906		应激性高血糖状态		
E13.907		继发性糖尿病		
E14.000		糖尿病伴有昏迷		所有糖尿病性的并发症需要指出糖尿病类型才能准确分类，如果不细分种类，会导致糖尿病分类过粗

主要编码	附加编码	疾 病 名 称	别 名	备 注
E14.100		糖尿病伴有酮症酸中毒		
E14.200		糖尿病伴有肾的并发症		
E14.300		糖尿病伴有眼的并发症		
E14.400		糖尿病伴有神经的并发症		
E14.500		糖尿病伴有周围循环并发症		
E14.600		糖尿病伴有其他特指的并发症		
E14.700		糖尿病伴有多个并发症		
E14.800		糖尿病伴有并发症		
E14.900		糖尿病不伴有并发症		
E15.x00		非糖尿病低血糖性昏迷		
E16.000		药物性低血糖不伴有昏迷		
E16.100		低血糖，其他的		
E16.101		反应性低血糖症		
E16.102		自身免疫性低血糖症		自身免疫性低血糖症是由于自身免疫、自身抗体作用引起的空腹或反应性低血糖。查：低血糖（症）（自发性）-反应性（非药物性）　E16.1
E16.103		功能性高胰岛素血症		
E16.104		功能性非胰岛素性低血糖		
E16.105		胰岛素自身免疫综合征		胰岛素自身免疫综合征是由血中非外源性胰岛素诱导的胰岛素自身抗体及高浓度免疫活性胰岛素所致的自发性低血糖症
E16.106		婴儿低血糖症		
E16.107[†]	G94.8[*]	低血糖昏迷性脑病		
E16.108[†]	G94.8[*]	低血糖性脑病		
E16.109		酒精性低血糖症		
E16.200		低血糖		
E16.300		高血糖素分泌增多		
E16.301		胰高血糖素血症		
E16.400		胃泌素分泌异常		
E16.401		高胃泌素血症		
E16.402		佐林格-埃利森综合征	卓-艾综合征，胃泌素瘤	该病是以难治性或非寻常性消化性溃疡、高胃酸分泌、非 B 胰岛细胞瘤为特征的临床综合征
E16.800		胰腺内分泌其他特指的疾患		
E16.801		胰岛素抵抗		胰岛素抵抗（insulin resistance，IR）是指胰岛素作用的靶器官对胰岛素作用的敏感性下降，即正常剂量的胰岛素产生低于正常生物学效应的一种状态。查：疾患-胰腺内分泌--特指的 NEC　E16.8
E16.802		胰腺生长抑素增加		

主要编码	附加编码	疾 病 名 称	别 名	备 注
E16.803		代谢综合征		代谢综合征（metabolic syndrome，MS）是多种代谢成分异常聚集的病理状态，是一组复杂的代谢紊乱症候群，是导致糖尿病（DM）心脑血管疾病（CVD）的危险因素。查：疾患－胰腺内分泌－－特指的NEC　E16.8
E16.900		胰腺内分泌的疾患		
E16.901		胰岛细胞增生症		
E20.000		特发性甲状旁腺功能减退症		
E20.100		假性甲状旁腺功能减退症		
E20.800		甲状旁腺功能减退症，其他的		
E20.801		继发性甲状旁腺功能减退症		
E20.802		先天性甲状旁腺功能减退症		
E20.900		甲状旁腺功能减退症		
E20.901		甲状旁腺性手足搐搦		
E20.902†	H28.1*	甲状旁腺功能减退症性白内障		
E21.000		原发性甲状旁腺功能亢进症		
E21.001		甲状旁腺增生		
E21.002		全身囊性纤维性骨炎		纤维性骨炎是由于慢性肾衰竭继发性甲状旁腺功能亢进，引起的高转运型骨病。主要病因是继发性甲状旁腺功能亢进，使甲状旁腺增生、功能亢进，导致患者低血钙、高血磷，特别是二羟胆骨化醇的缺乏，晚期骨骼病变，皮肤瘙痒，自发性肌腱断裂，软组织钙化等。查：骨炎－纤维性－－囊性（全身）　E21.0
E21.003		下颌骨囊性纤维性骨炎		
E21.004		脊柱囊性纤维性骨炎		
E21.005		上肢骨囊性纤维性骨炎		
E21.006		下肢骨囊性纤维性骨炎		
E21.100		继发性甲状旁腺功能亢进症，不可归类在他处者		
E21.200		甲状旁腺功能亢进症，其他的		
E21.201		三发性甲状旁腺功能亢进症		甲状旁腺功能亢进症可分为原发性、继发性、三发性三种。原发性甲状旁腺功能亢进症是由于甲状旁腺本身病变（肿瘤或增生）引起的甲状旁腺素（PTH）分泌过多，通过对骨和肾的作用，导致高钙血症和低磷血症。继发性甲状旁腺功能亢进症由于甲状腺以外的各种其他原因导致的低血钙，继发引起甲状旁腺增生，分泌过多PTH。三发性甲状旁腺功能亢进症在继发性甲状旁腺功能亢进症的基础上，由于甲状旁腺受到持久性刺激，过度甲状旁腺增生转变成能自主分泌PTH的腺瘤。查：甲状旁腺功能亢进－特指的NEC　E21.2

主要编码	附加编码	疾 病 名 称	别 名	备 注
E21.300		甲状旁腺功能亢进症		
E21.301		甲状旁腺功能亢进危象		
E21.400		甲状旁腺其他特指的疾患		
E21.401		甲状旁腺囊肿		
E21.402		甲状旁腺囊肿出血		
E21.500		甲状旁腺的疾患		
E22.000		肢端肥大症和垂体性巨人症		
E22.001		肢端肥大症		
E22.002		生长激素过度分泌综合征	垂体性巨人症/巨人症	
E22.100		高催乳素血症		
E22.200		抗利尿激素分泌不足综合征		
E22.800		垂体功能亢进，其他的		
E22.801		垂体多分泌功能瘤		
E22.802		中枢性性早熟		
E22.900		垂体功能亢进		
E23.000		垂体功能减退症		
E23.001		卡尔曼综合征	嗅觉缺失-性发育不全综合征，Kallmann综合征	
E23.002		垂体前叶功能减退危象		
E23.003		全垂体功能减退症		
E23.004		席恩综合征	产后腺垂体功能减退症	希恩病或希恩综合征［产后全垂体功能减退综合征］ E23.0
E23.005		垂体性矮小症		
E23.006		低促性腺激素性腺功能减退症		
E23.007		单一性促性腺激素缺乏症		
E23.008		胰岛素样生长因子1缺乏		
E23.009		生长激素缺乏症		
E23.100		药物性垂体功能减退症		
E23.200		尿崩症		尿量超过3L/d称尿崩。引起尿崩的常见疾病称尿崩症，可以概括为因下丘脑垂体抗利尿激素不足或缺如而引起的下丘脑垂体性尿崩症（又称中枢性尿崩症），以及因肾远曲小管、肾集合管对抗利尿激素不敏感所致的肾性尿崩症
E23.201		脑外伤后尿崩症		
E23.202		部分性垂体性尿崩症		
E23.203		完全性垂体性尿崩症		

主要编码	附加编码	疾 病 名 称	别 名	备 注
E23.204		继发性尿崩症		
E23.300		下丘脑功能不良，不可归类在他处者		
E23.301		垂体功能紊乱		
E23.302		下丘脑综合征		下丘脑综合征（hypothalamus syndrome）系由多种病因累及下丘脑所致的疾病，可以因先天遗传或后天性、器质性（如颅咽管瘤）或功能性（如各种原因导致严重精神创伤）等多种原因引发。主要临床表现有内分泌代谢功能失调，自主神经功能紊乱，以及睡眠、体温调节和性功能障碍，尿崩症，多食肥胖或厌食消瘦，精神失常，癫痫等症群。查：功能不良-下丘脑 NEC　E23.3
E23.600		垂体疾患，其他的		
E23.601		垂体脓肿		
E23.602		垂体卒中		垂体突发出血、缺血、梗死、坏死，并引起突发性鞍旁压迫和颅内高压症或脑膜刺激为特征的急性综合征。查：出血-垂体（腺）　E23.6
E23.603		空泡蝶鞍综合征		空泡蝶鞍综合征（empty sella syndrome）系因鞍隔缺损或垂体萎缩，蛛网膜下隙在脑脊液压力冲击下突入鞍内，致蝶鞍扩大，垂体受压而产生的一系列临床表现。可分两类：发生在鞍内或鞍旁手术或放射治疗。后者为"继发性空泡蝶鞍综合征"；非手术或放射治疗引起而无明显病因可寻者为"原发性空泡蝶鞍综合征"。查：疾患-垂体--特指的 NEC　E23.6
E23.604		垂体瘢痕		
E23.605		垂体性肥胖		
E23.606		垂体增生		垂体增生的含义为垂体可逆性增大，是一种或多种激素分泌细胞增生。分为生理性和病理性两种。生理性增生常为垂体对生理刺激的正常反应，如幼儿期、青春发育期、妊娠和哺乳期等；病理性增生常源于垂体腺靶腺长期功能低下的患者，其靶腺功能低下反馈性刺激垂体腺而发生代偿性增生，如甲状腺功能减退、肾上腺功能减退、性腺功能低下、性早熟及长期大量使用外源性雌激素、下丘脑肿瘤和异位分泌下丘脑释放激素的非垂体肿瘤等。查：疾患-垂体--特指的 NEC　E23.6
E23.607		垂体囊肿		
E23.608		拉特克囊肿		

主要编码	附加编码	疾 病 名 称	别 名	备 注
E23.609		肥胖性生殖无能症		
E23.610		垂体钙化		
E23.611		垂体出血		
E23.612		垂体假腺瘤		
E23.613		淋巴细胞性垂体炎		
E23.614		垂体萎缩		
E23.615		肉芽肿性垂体炎		
E23.616		垂体柄阻断综合征		垂体柄阻断综合征是垂体柄缺如合并垂体后叶异位，使下丘脑分泌的激素不能输送至正常垂体后叶而出现多个垂体激素的缺乏，临床表现为生长和性发育迟缓等一系列临床症候群。查：梗死，梗塞－垂体（前叶［腺垂体］）（腺）　E23.6
E23.617		垂体危象		
E23.700		垂体疾患		
E23.701		垂体肿物		
E24.000		垂体依赖性库欣病		
E24.001		垂体性嗜碱性粒细胞增多症		
E24.100		纳尔逊综合征		
E24.200		药物性皮质醇增多症		
E24.201		医源性库欣综合征		
E24.202		类库欣综合征		
E24.300		异位促肾上腺皮质激素综合征		异位促肾上腺皮质激素综合征是库欣综合征的病因之一，是指非垂体和肾上腺性的库欣综合征
E24.400		醇诱发的假库欣综合征		
E24.800		库欣综合征，其他的		
E24.801		糖皮质激素过度敏感综合征		
E24.900		库欣综合征		
E24.901		亚临床库欣综合征		亚临床库欣综合征，由于实验室和影像学发展，已能在 CS 的极早期得到诊断，故提出亚临床 CS 的概念。查：库欣－综合征［皮质依赖性］或病　E24.9
E24.902		肾上腺皮质功能亢进症		
E25.000		先天性肾上腺性征疾患伴有酶缺乏		
E25.001		11β-羟化酶缺陷症		
E25.002		17α-羟化酶缺陷症		先天性肾上腺皮质增生（CAH）系指肾上腺皮质激素合成途径中所必需的一些酶遗传性缺陷导致的一组疾病，其中17α-羟化酶缺陷症是 CAH 的一种相对少见类型，属常染色体隐性遗传性疾病，由

主要编码	附加编码	疾 病 名 称	别　　名	备　　注
				编码该酶的 CYP17 基因突变而引起。CYP17 在肾上腺和性腺中均参与皮质激素的生物合成。临床主要表现为高血压、低血钾、碱中毒及性发育缺陷。查：综合征-肾上腺性征--先天性，与酶缺乏有关　E25.0
E25.003		21-羟化酶缺陷症		
E25.004		先天性肾上腺皮质增生症		
E25.800		肾上腺性征疾患，其他的		
E25.801		假性性早熟		假性性早熟是指第二性征发育与性腺发育步调不一致，而睾丸或卵巢本身并未发育，但部分第二性征却提前出现的疾病。它的原因比较明确，如下丘脑、松果体、卵巢、肾上腺皮质、绒毛膜上皮等部位发生肿瘤或病毒性脑膜炎后遗症导致性激素大量分泌。此外，由于外源性激素如误服避孕药、服用含激素的补品以及使用含激素的化妆品而导致儿童假性性早熟。查：假青春期，早熟-男性同性 E25.8，-女性异性　E25.8。
E25.802		女性肾上腺性假两性畸形		
E25.900		肾上腺性征疾患		
E25.901		肾上腺增生伴女性男性化		
E25.902		肾上腺性征综合征		
E25.903		男性肾上腺增生性性早熟		肾上腺性征异常症-女性男性化（泌尿外科），肾上腺皮质网状带病变，分泌过多性激素引起性征发迹者。肾上腺性征异常症是女性假两性畸形和男性早熟最常见的原因。查：性早熟（女性）（男性）（体质性）（原因不明的）（特发性）NEC-伴有肾上腺增生　E25.9
E26.000		原发性醛固酮过多症		
E26.001		特发性醛固酮增多症		原发性醛固酮增多症（原醛症）是由于肾上腺皮质发生病变从而分泌过多的醛固酮，导致水钠潴留，血容量增多，肾素-血管紧张素系统的活性受抑制，临床表现为高血压、低血钾为主要特征的综合征。根据病因病理变化和生化特征，原醛症有五种类型：　　　　固酮腺瘤；②特发性醛固酮增多　　皮质激素可抑制性醛固酮增多症；　　　　在肾上腺皮质增生；⑤醛固酮生成腺癌。查：醛固酮过多症-原发性由于（双侧）肾上腺增生　E26.0
E26.100		继发性醛固酮过多症		

主要编码	附加编码	疾 病 名 称	别 名	备 注
E26.800		醛固酮过多症，其他的		
E26.801		家族性醛固酮增多症		
E26.802		巴特综合征		巴特综合征即 Bartter 综合征，以低血钾性碱中毒，血肾素、醛固酮水平增高但血压正常，肾小球旁器增生和肥大为特征。早期表现为多尿、烦渴、便秘、厌食和呕吐，多见于5岁以下小儿，已认为是由离子通道基因突变引起的临床综合征。查：巴特综合征［先天性醛固酮过多症］ E26.8
E26.803		吉特尔曼综合征	Gitelman 综合征	
E26.900		醛固酮过多症		
E27.000		肾上腺皮质活动过度，其他的		
E27.001		肾上腺皮质功能亢进，与库欣综合征无关		
E27.100		原发性肾上腺皮质功能减退症		
E27.101		艾迪生病		艾迪生－曾译名阿狄森，－病（青铜色）或综合征 E27.1
E27.200		艾迪生病危象		
E27.202		肾上腺皮质功能减退危象		
E27.300		药物性肾上腺皮质功能减退症		
E27.400		肾上腺皮质功能减退症，其他和未特指的		
E27.401		肾上腺出血		
E27.402		肾上腺坏死		
E27.403		继发性肾上腺皮质功能减退症		
E27.404		三发性肾上腺皮质功能减退症		
E27.405		醛固酮缺乏症		
E27.406		肾上腺钙化		
E27.407		肾上腺皮质功能减退症		
E27.500		肾上腺髓质功能亢进		
E27.501		肾上腺髓质增生		
E27.800		肾上腺其他特指的疾患		
E27.801		肾上腺囊肿		
E27.802		肾上腺脓肿		
E27.803		肾上腺皮质增生		
E27.804		肾上腺炎		
E27.805		肾上腺皮质结节样增生		
E27.806		皮质醇结合球蛋白异常		
E27.807		大结节性肾上腺皮质增生		

主要编码	附加编码	疾 病 名 称	别　名	备　注
E27.808		原发性色素性结节性肾上腺皮质增生		
E27.809		肾上腺囊肿伴囊内出血		
E27.810		肾上腺假性囊肿		
E27.900		肾上腺的疾患		
E27.901		肾上腺肿物		
E28.000		雌激素过多		
E28.100		雄激素过多		
E28.200		多囊卵巢综合征		
E28.300		原发性卵巢功能衰竭		
E28.301		卵巢早衰		
E28.302		雌激素减少		
E28.303		卵巢功能衰竭		
E28.800		卵巢功能障碍，其他的		
E28.900		卵巢功能障碍		
E29.000		睾丸功能亢进		
E29.001		睾丸激素分泌过多		
E29.002		雄激素分泌过多		
E29.100		睾丸功能减退症		
E29.101		原发性睾丸功能减退症		
E29.102		继发性睾丸功能减退症		
E29.103		幼稚型睾丸		
E29.104		高促性腺激素性性腺功能减退症		高促性腺激素性性腺功能减退症因睾丸本身发育不良或受到各种损伤，导致睾丸分泌睾酮和产生精子能力下降。伴有垂体FSH 和 LH 水平升高。查：性腺功能减退症-睾丸（原发性）　E29.1
E29.105		5α-还原酶缺陷症		
E29.106		雄激素部分缺乏综合征		
E29.800		睾丸功能障碍，其他的		
E29.900		睾丸功能障碍		
E30.000		青春期延迟		
E30.001		第二性征发育不全		第二性征是后天性发育的问题，还是分类到青春期延迟　E30.0
E30.002		幼稚型子宫		
E30.100		性早熟		
E30.101		周围性性早熟		
E30.102		早发月经		
E30.103		青春期发育过早		
E30.800		青春期疾患，其他的		

主要编码	附加编码	疾 病 名 称	别 名	备 注
E30.801		乳腺过早发育		
E30.900		青春期疾患		
E31.000		自身免疫性多腺体衰竭		
E31.001		施密特综合征		
E31.002		自身免疫性多内分泌腺病综合征		
E31.100		多腺体功能亢进		
E31.800		多腺体功能障碍，其他的		
E31.900		多腺体功能障碍		
E31.901		多发性内分泌腺病		
E32.000		持续性胸腺增生		
E32.001		胸腺增生		
E32.002		先天性胸腺肥大		
E32.100		胸腺脓肿		
E32.800		胸腺病，其他的		
E32.801		胸腺囊肿		
E32.802		胸腺萎缩		
E32.900		胸腺病		
E34.000		类癌瘤综合征		
E34.100		肠激素分泌过多，其他的		
E34.200		异位激素分泌，不可归类在他处者		
E34.300		身材矮小症，不可归类在他处者		
E34.301		矮小症		
E34.302		家族性身材矮小症		
E34.303		原基性矮小症		原基性侏儒症一般认为身高低于同年龄、同性别小儿正常标准的30%以上（即少2个标准差或在第3个百分位数以下）称为矮小症。如果更加厉害的，就可称为侏儒症。原基性侏儒症就是其中的一个类型，又称胎儿期生长障碍。查：侏儒-先天性　E34.3
E34.304		生长激素不反应性侏儒症	Laron综合征；原发性生长激素（GH）不敏感综合征；垂体性侏儒症	生长激素不反应性侏儒症是指自儿童期起病的腺垂体生长激素缺乏而导致生长发育障碍。其病因可为特发性或继发性；可由于垂体本身疾病所致（垂体性），也可由于下丘脑功能障碍导致垂体生长激素缺乏（下丘脑性）；可为单一性生长激素缺乏，也可伴有腺垂体其他激素缺乏。查：侏儒症-垂体性　E23.0

主要编码	附加编码	疾 病 名 称	别 名	备 注
E34.400		体质性高身材		
E34.500		雄激素抵抗综合征		
E34.501		赖芬斯坦综合征		
E34.800		内分泌疾患，其他特指的		
E34.801		松果体囊肿		
E34.802		松果体功能障碍		
E34.803		早老症		
E34.804		多诺霍综合征		
E34.805		松果体区肿物		
E34.900		内分泌疾患		
E34.901†	G73.5*	内分泌病性肌病		
E34.902†	M82.1*	内分泌病性骨质疏松		
E34.903		内分泌功能障碍		
E40.x00		夸希奥科病［恶性营养不良病］		
E41.x00		营养性消瘦		
E41.x01		重度营养不良伴消瘦		
E42.x00		消瘦性夸希奥科病		
E43.x00		重度蛋白质-能量营养不良		
E44.000		中度蛋白质-能量营养不良		
E44.100		轻度蛋白质-能量营养不良		
E45.x00		继后于蛋白质-能量营养不良的发育迟缓		
E46.x00		蛋白质-能量营养不良		
E46.x01		蛋白缺乏		
E50.000		维生素 A 缺乏病伴有结膜干燥症		
E50.100		维生素 A 缺乏病伴有比托斑点及结膜干燥症		
E50.200		维生素 A 缺乏病伴有角膜干燥症		
E50.300		维生素 A 缺乏病伴有角膜溃疡和干燥症		
E50.400		维生素 A 缺乏病伴有角膜软化症		
E50.500		维生素 A 缺乏病伴有夜盲症		
E50.600		维生素 A 缺乏病伴有角膜干眼性瘢痕		

主要编码	附加编码	疾 病 名 称	别 名	备 注
E50.700		维生素 A 缺乏病的其他眼部表现		
E50.701†	H19.8*	维生素 A 缺乏干眼症		
E50.800		维生素 A 缺乏病的其他表现		
E50.801†	L86*	维生素 A 缺乏合并皮肤干燥病		
E50.900		维生素 A 缺乏病		
E51.100		脚气病		
E51.200		韦尼克脑病		
E51.800		硫胺素缺乏的其他表现		
E51.900		硫胺素缺乏		
E52.x00		烟酸缺乏〔糙皮病〕		
E53.000		核黄素缺乏		
E53.100		吡哆醇缺乏		
E53.800		B 族维生素缺乏病，其他特指的		
E53.801†	G32.0*	脊髓亚急性联合变性		
E53.802		叶酸缺乏症		
E53.803†	G63.4*	维生素 B_{12} 缺乏性周围神经病		查神经病-周围的。要转查多神经病
E53.804		维生素 B_{12} 缺乏症		
E53.900		维生素 B 缺乏病		
E53.901		复合性维生素 B 缺乏症		
E54.x00		抗坏血酸缺乏		
E55.000		佝偻病，活动性		
E55.001		佝偻病		
E55.002		维生素 D 缺乏性手足搐搦症		临床表现手足搐搦症，没有查到，按病因分类到维生素 D 缺乏
E55.900		维生素 D 缺乏病		
E56.000		维生素 E 缺乏病		
E56.100		维生素 K 缺乏病		
E56.800		维生素缺乏病，其他的		
E56.900		维生素缺乏病		
E56.901†	G63.4*	维生素缺乏性多神经炎		
E58.x00		饮食性钙缺乏		
E59.x00		饮食性硒缺乏		
E59.x01		克山病	地方性心肌病	
E60.x00		饮食性锌缺乏		

主要编码	附加编码	疾 病 名 称	别　名	备　注
E61.000		铜缺乏		
E61.100		铁缺乏		
E61.200		镁缺乏		
E61.300		锰缺乏		
E61.400		铬缺乏		
E61.500		钼缺乏		
E61.600		钒缺乏		
E61.700		多种营养元素缺乏		
E61.800		营养元素缺乏，其他特指的		
E61.900		营养元素缺乏		
E63.000		必需脂肪酸［EFA］缺乏		
E63.100		摄入食物结构失衡		
E63.800		营养缺乏，其他特指的		
E63.900		营养缺乏		
E63.901†	I43.2*	营养性心肌病		
E63.902†	G63.4*	营养性周围神经病		
E64.000		蛋白质-能量营养不良后遗症		
E64.100		维生素A缺乏后遗症		
E64.200		维生素C缺乏后遗症		
E64.300		佝偻病后遗症		
E64.800		营养缺乏后遗症，其他的		
E64.900		营养缺乏后遗症		
E65.x00		局部多脂症		
E65.x01		腰部脂肪堆积		
E65.x02		背部脂肪堆积		
E65.x03		上肢脂肪堆积		
E65.x04		脂肪垫		
E65.x05		下颌脂肪袋		
E65.x07		颈部脂肪堆积		
E65.x08		面颊脂肪堆积		
E65.x09		大腿脂肪堆积		
E65.x10		腹部脂肪堆积		
E65.x11		臀部脂肪堆积		
E65.x12		盆腔脂肪增多症		
E65.x13		硬膜外脂肪过多症		
E66.000		过度热能引起的肥胖症		

主要编码	附加编码	疾 病 名 称	别 名	备 注
E66.100		药物性肥胖症		
E66.200		极度肥胖症伴有小泡性肺换气不足		
E66.201		极度肥胖伴低通气综合征		
E66.800		肥胖症，其他的		
E66.801		病态性肥胖		
E66.900		肥胖症		
E66.901		重度肥胖		
E66.902†	N08.4*	肥胖相关性肾病		
E67.000		维生素 A 过多症		
E67.100		高胡萝卜素血症		
E67.200		大剂量维生素 B_6 综合征		
E67.300		维生素 D 过多症		
E67.800		营养过度，其他特指的		
E68.x00		营养过度后遗症		
E70.000		典型的苯丙酮酸尿		
E70.100		高苯丙酮酸尿，其他的		
E70.101		高苯丙氨酸血症		
E70.200		酪氨酸代谢紊乱		
E70.201		高酪氨酸血症		
E70.202		黑尿酸症		
E70.203		褐黄病		
E70.204		酪氨酸尿症		
E70.300		白化病		
E70.301		瓦登伯格综合征	Waardenburg 综合征；内眦皱裂耳聋综合；耳聋白发眼病综合征	瓦登伯格症候群（Waardenburg syndrome，瓦氏症候群），是一种临床罕见的常染色体显性遗传性疾病，主要表现为皮肤、毛发和眼睛的色素异常、感觉神经性耳聋及其他临床表现。查：局部白化病　E70.3
E70.302		眼白化病		
E70.800		芳香氨基酸代谢紊乱，其他的		
E70.900		芳香氨基酸代谢紊乱		
E71.000		槭糖尿病		
E71.100		支链氨基酸代谢紊乱，其他的		
E71.101		丙酸血症		
E71.102		甲基丙二酸血症		
E71.200		支链氨基酸代谢紊乱		
E71.300		脂肪酸代谢紊乱		

主要编码	附加编码	疾 病 名 称	别 名	备 注
E71.301		肾上腺脑白质营养不良		
E71.302		原发性肉碱缺乏症		
E71.303		肾上腺脊髓周围神经病		肾上腺脑白质营养不良（adrenoleukodys-trophy，ALD）是 X 连锁隐性遗传病，是一种最常见的过氧化物酶体病，主要累及肾上腺和脑白质，半数以上的患者于儿童或青少年期起病，主要表现为进行性的精神运动障碍，视力及听力下降和（或）肾上腺皮质功能低下等。根据 ALD 的发病年龄及临床表现分为 7 型：儿童脑型、青少年脑型、成人脑型、肾上腺脊髓神经病型（adrenomyeloneuropathy，AMN）、Addison 型、无症状型和杂合子型。查：肾上腺脑白质营养不良　E71.3
E71.304		肉毒碱棕榈酰转移酶缺乏症		
E72.000		氨基酸转移紊乱		
E72.001		甘氨酸尿症		
E72.002		范科尼综合征		
E72.003		胱氨酸尿症		
E72.004		哈特纳普病		
E72.005		洛氏综合征	眼-脑-肾综合征	眼脑肾综合征（oculo-cerebro-renal syndrome or Lowe）是一种罕见的性连锁隐性遗传病。临床上以先天性白内障、智能低下以及肾小管酸中毒为特点，男性多见，出生时缺陷即存在，但症状多出现在婴儿期或更晚。查：眼脑肾综合征（伴有范科尼综合征）　E72.0
E72.100		载硫氨基酸代谢紊乱		
E72.101		高同型半胱氨酸血症		
E72.200		尿素循环代谢紊乱		
E72.201		高氨血症		
E72.202		瓜氨酸血症		
E72.203		精氨基琥珀酸尿症		
E72.300		赖氨酸和羟赖氨酸代谢紊乱		
E72.301		羟赖氨酸代谢紊乱		
E72.302		戊二酸血症		
E72.303		戊二酸尿症		
E72.400		鸟氨酸代谢紊乱		
E72.500		甘油酸代谢紊乱		
E72.800		氨基酸代谢紊乱，其他特指的		
E72.900		氨基酸代谢紊乱		

主要编码	附加编码	疾 病 名 称	别　名	备　注
E72.901		低氨基酸血症		
E72.902		高氨基酸尿症		
E73.000		先天性乳糖缺乏		
E73.100		继发性乳糖缺乏		
E73.800		乳糖不耐受，其他的		
E73.900		乳糖不耐受		
E74.000		糖原贮积病		糖原贮积症（glycogen storage，GSD）为常染色体隐性遗传疾病，主要病因为先天性糖代谢酶缺陷所造成的糖原代谢障碍，其特征是组织糖原浓度异常和（或）糖原分子结构异常，分为肝型糖原生成病和肌型糖尿累积病两类。根据临床表现和生化特征，共分为13型，其中以Ⅰ型GSD最为多见
E74.001		Ⅰ型糖原贮积症		
E74.002		葡萄糖-6-磷酸酶缺乏		
E74.003		Ⅱ型糖原贮积症		
E74.004		Ⅲ型糖原贮积症		
E74.005		Ⅴ型糖原贮积症		
E74.006†	K77.8*	肝糖原贮积症		
E74.007†	G73.6*	糖原贮积症肌病		
E74.008†	I43.1*	心脏糖原贮积症		
E74.100		果糖代谢紊乱		
E74.101		遗传性果糖不耐受症		
E74.200		半乳糖代谢紊乱		
E74.201		半乳糖血症		
E74.300		肠碳水化合物吸收障碍，其他的		
E74.400		丙酮酸盐代谢和糖异生紊乱		
E74.401		丙酮酸羧化酶缺乏		
E74.402		磷酸烯醇丙酮酸羧激酶缺乏		
E74.403		丙酮酸脱氢酶缺乏		
E74.800		碳水化合物代谢紊乱，其他特指的		
E74.801		肾性糖尿		
E74.802		原发性戊糖尿		
E74.803		草酸盐沉着症		
E74.804		草酸尿		
E74.900		碳水化合物代谢紊乱		

主要编码	附加编码	疾　病　名　称	别　　名	备　　注
E74.901		糖代谢紊乱		
E75.000		GM2 神经节苷脂贮积症		
E75.100		神经节苷脂贮积症，其他的		
E75.101		GM3 神经节苷脂沉积症		
E75.200		神经鞘脂贮积症，其他的		
E75.201		戈谢病		
E75.202		脑白质营养不良		
E75.203		尼曼-皮克病		
E75.204		异染性脑白质营养不良		
E75.205		法布里病		
E75.206		硫酸酯酶缺乏		
E75.300		神经鞘脂贮积症		
E75.400		神经元蜡样脂褐质贮积症		
E75.500		脂贮积疾患，其他的		
E75.501		黄色瘤		
E75.502		幼年性黄色瘤		
E75.503		原发性家族性黄瘤病		
E75.504		脑腱胆固醇沉着病	范博盖尔特-谢勒-爱泼斯坦	
E75.505		沃尔曼病		
E75.600		脂贮积疾患		
E75.601†	G73.6*	脂质沉积性肌病		
E76.000		黏多糖贮积症，Ⅰ型		
E76.100		黏多糖贮积症，Ⅱ型		
E76.200		黏多糖贮积症，其他的		
E76.201		黏多糖贮积症，Ⅳ型		
E76.300		黏多糖贮积症		
E76.800		糖胺聚糖代谢紊乱，其他的		
E76.900		糖胺聚糖代谢紊乱		
E77.000		溶酶体酶翻译后修饰缺陷		
E77.100		糖蛋白递降分解缺陷		
E77.800		糖蛋白代谢紊乱，其他的		
E77.801		低蛋白血症		
E77.900		糖蛋白代谢紊乱		
E78.000		纯高胆固醇血症		
E78.001		家族性高胆固醇血症		
E78.002		高低密度脂蛋白胆固醇血症		

主要编码	附加编码	疾 病 名 称	别　名	备　注
E78.100		纯高甘油酯血症		
E78.200		混合性高脂血症		
E78.201		结节性黄色瘤		
E78.202		扁平黄色瘤		睑黄色瘤 H02.6，是眼睑的其他疾病。而黄瘤是分类到 E75.5，为其他贮积障碍
E78.203		高脂异常综合征		
E78.204		悬浮 β 脂蛋白血症		
E78.205		高 β 脂蛋白血症伴高前 β 脂蛋白血症		
E78.206		播散性黄色瘤		
E78.207		疹性黄色瘤		
E78.208		高脂血症 C 族		
E78.209		Ⅱb 型弗雷德里克森高脂蛋白血症		
E78.210		结节疹性黄色瘤		
E78.300		高乳糜微粒血症		
E78.400		高脂血症，其他的		
E78.401		家族性混合性高脂血症		
E78.500		高脂血症		
E78.600		脂蛋白缺乏		
E78.601		载脂蛋白 B 缺乏		查：血 β-脂蛋白缺乏症　E78.6
E78.602		无 β 脂蛋白血症		查：血 β-脂蛋白缺乏症　E78.6
E78.800		脂蛋白代谢紊乱，其他的		
E78.801		脂肪肉芽肿病		
E78.900		脂蛋白代谢紊乱		
E78.901		骨软骨营养不良		
E79.000		高尿酸血症不伴有感染性关节炎体征和砂砾性病		
E79.001		高尿酸血症		
E79.100		莱施-尼汉综合征		
E79.800		嘌呤和嘧啶代谢紊乱，其他的		
E79.900		嘌呤和嘧啶代谢紊乱		
E80.000		遗传性红细胞生成性卟啉症		
E80.001		先天性红细胞生成性卟啉病		
E80.002		红细胞生成性卟啉病		
E80.003		肝性红细胞生成性卟啉病		
E80.100		迟发性皮肤卟啉症		
E80.200		卟啉症，其他的		

主要编码	附加编码	疾 病 名 称	别 名	备 注
E80.201		三羧基卟啉病		
E80.202		混合型卟啉病		
E80.203		遗传性粪卟啉病		
E80.300		过氧化氢酶和过氧化物酶缺陷		
E80.301		过氧化物酶缺乏		查：缺陷-过氧化氢酶，过氧化物酶　E80.3
E80.302		δ-氨基酮戊酸脱水酶缺陷型卟啉病		查：缺陷-酶--过氧化氢酶，过氧化物酶　E80.3
E80.400		吉尔伯特综合征		
E80.500		克里格勒-纳贾综合征		
E80.501		葡萄糖醛酸转移酶缺乏		
E80.600		胆红素代谢紊乱，其他的		
E80.601		迪宾-约翰逊综合征		查：杜宾-约翰逊病或杜宾-约翰逊综合征 [黄疸-肝脏色素沉着综合征]　E80.6
E80.602		先天性高胆红素血症		
E80.603		罗托综合征		
E80.604		高胆红素血症		如果是新生儿的，编码是 P59.-
E80.700		胆红素代谢紊乱		
E83.000		铜代谢紊乱		
E83.001		肝豆状核变性		
E83.002		门克斯综合征		遗传性铜吸收障碍（毛发扭结）（坚硬发）
E83.100		铁代谢紊乱		
E83.101		血色病		查：血色素沉着病 [血色病]（糖尿病性）（遗传性）（肝）（心肌）（原发性原因不明性）（继发性）　E83.1
E83.102		肝含铁血黄素沉积症		
E83.103		血色病性心肌病		
E83.104†	J99.8*	肺含铁血黄素沉积症		
E83.200		锌代谢紊乱		
E83.201		肠病性肢端皮炎		
E83.300		磷和磷酸酶代谢紊乱		
E83.301		高磷尿症		
E83.302		酸性磷酸酶缺乏		
E83.303		磷代谢紊乱		
E83.304		低磷血症		
E83.305		磷酸酶过少症		
E83.306		低碱性磷酸酶血症		
E83.307†	M90.8*	低磷性骨软化症		

主要编码	附加编码	疾 病 名 称	别 名	备 注
E83.308†	M90.8*	低磷性佝偻病		
E83.309		高磷酸盐血症		
E83.400		镁代谢紊乱		
E83.401		低镁血症		
E83.402		高镁血症		
E83.500		钙代谢紊乱		
E83.501		高钙危象		
E83.502		高钙血症		
E83.503		低钙血症		
E83.504		高钙尿症		
E83.800		矿物质代谢紊乱，其他的		
E83.900		矿物质代谢紊乱		
E84.000		囊性纤维化病伴有肺表现		
E84.100		囊性纤维化病伴有肠表现		
E84.101†	P75*	胎粪性肠梗阻		
E84.800		囊性纤维化病伴有其他表现		
E84.801		囊性纤维化伴混合表现		
E84.900		囊性纤维化病		
E84.901		胰腺囊性纤维变性		
E85.000		非神经病性家族遗传性淀粉样变		
E85.001		家族性地中海热		
E85.002		遗传性淀粉样肾病		
E85.100		神经病性家族遗传性淀粉样变		
E85.101†	G63.3*	淀粉样变性周围神经病	周围神经淀粉样变性、家族性淀粉样变性多周围神经病、淀粉样变性外周神经病、淀粉样变性周围神经病变	查：多神经病（周围）-见于（由于）－－淀粉样变，家族性（葡萄牙型）E85.1+ G63.3*
E85.200		家族遗传性淀粉样变		
E85.300		继发性全身性淀粉样变		
E85.400		限定于器官的淀粉样变		
E85.401		淀粉样变声带损害		
E85.402		淀粉样变鼻咽损害		
E85.403		淀粉样变膀胱损害		
E85.404		淀粉样变支气管损害		
E85.405		淀粉样变齿龈损害		

主要编码	附加编码	疾 病 名 称	别 名	备 注
E85.406		淀粉样变甲状腺损害		
E85.407		淀粉样变气管损害		
E85.408		淀粉样变血管损害		
E85.409		淀粉样变喉损害	喉淀粉样瘤	
E85.410		淀粉样变胸膜损害		
E85.411[†]	N29.8[*]	淀粉样变肾损害		
E85.412[†]	J99.8[*]	淀粉样变肺损害		
E85.413[†]	L99.0[*]	淀粉样变皮肤损害		
E85.414[†]	I68.0[*]	淀粉样变脑血管损害		
E85.415[†]	K77.8[*]	淀粉样变肝损害	肝脏淀粉样变；肝脏淀粉样物质沉积症	
E85.416[†]	I43.1[*]	淀粉样变心脏损害		
E85.417[†]	K93.8[*]	淀粉样变肠道损害		
E85.418		眼睑淀粉样变性		淀粉样变（amyloidosis），亦作类淀粉沉积症，在医学的范畴，是指各种使淀粉样蛋白在身体器官或组织内异常沉积的条件，是一群罕见疾病的总称。淀粉样蛋白是一种由于其二级结构出现变化，使其变成一种与β-折叠类似的不溶解聚合形式。类淀粉沉积症的病征视乎淀粉样蛋白沉积的所在地而有所不同，而这些病的成因皆可能是后天的，亦可能是遗传的。查：淀粉样变（全身性）（原发性）-局部性　E85.4
E85.800		淀粉样变，其他的		
E85.900		淀粉样变		
E85.901		原发性淀粉样变性	鲁-皮二氏病、原发性全身性淀粉样变性	
E86.x00		血容量缺失		
E86.x01		脱水		
E87.000		高渗透性和高钠血症		
E87.001		高钠血症		
E87.100		低渗透性和低钠血症		
E87.101		脑耗盐综合征		脑性耗盐综合征（cerebral salt-wasting syndrome）是一种较罕见的以低钠血症和脱水为主要特征的综合征，多由神经系统损伤或肿瘤引起。现认为脑性耗盐综合征的低钠血症是由下丘脑内分泌功能紊乱所导致的肾脏排钠过多引起，最早于1950年由Peters、Welt等阐述。查：低钠血症　E87.1
E87.102		低钠血症		
E87.200		酸中毒		

主要编码	附加编码	疾 病 名 称	别 名	备 注
E87.201		代谢性酸中毒		
E87.202		混合性酸中毒		
E87.203		呼吸性酸中毒		
E87.204		乳酸性酸中毒		
E87.205		有机酸血症		有机酸血症（organic acidemia/aciduria, OA），也称为有机酸尿症，主要是由于氨基酸、脂肪酸和糖代谢异常导致中间代谢产物--有机酸增加，从而引起一系列病理生理改变和临床症状的一组疾病。患者尿中含有大量有机酸，多数为常染色体隐性遗传病。有机酸血症四种主要类型：甲基丙二酸血症、丙酸血症、异戊酸血症和枫糖尿症。查：酸血症 E87.2
E87.206		先天性高乳酸血症	先天性乳酸中毒	先天性高乳酸血症是一类代谢缺陷的总称，包括了丙酮酸脱氢酶复合酶、丙酮酸氧化或糖原异生系统中的酶活性缺乏。查：酸中毒（乳酸性）（呼吸性）-代谢性 NEC E87.2
E87.300		碱中毒		
E87.301		代谢性碱中毒		
E87.302		低钾性碱中毒		伴随着血清减低的一种代谢性碱中毒
E87.303		呼吸性碱中毒		
E87.400		混合性酸碱平衡失调		
E87.500		高钾血症		
E87.501		假性低醛固酮血症		假性低醛固酮血症是指一组有高钾血症及其症状、血醛固酮水平正常或升高的病症。主要包括：①先天性"失盐"综合征，多见于男婴，有生长发育障碍、低血钠及高血钾。血浆醛固酮和肾素活性升高。多在生后1年内夭折。已查明此症为先天性肾脏、结肠、汗腺和涎腺对盐皮质激素无反应。②盐皮质激素抵抗性高钾血症，其临床特征为既有高血压，又有高血钾，血浆肾素活性和醛固酮水平减低，肾功能正常。现在认为此症的原发病因是肾远曲小管对氯的重吸收增加（"氯分流"），引起细胞外液流量增加，引起高血压、低肾素、低醛固酮和高血钾。查：综合征-高血钾 E87.5
E87.600		低钾血症		
E87.700		体液过多		
E87.701		水中毒		
E87.800		电解质和液体平衡的其他紊乱，不可归类在他处者		
E87.801		电解质代谢紊乱		

主要编码	附加编码	疾 病 名 称	别　名	备　注
E87.802		高氯血症		
E87.803		低氯血症		
E88.000		血浆蛋白代谢紊乱，不可归类在他处者		
E88.001		高蛋白血症		高蛋白血症和高球蛋白血症均为血浆蛋白，但前者分类到代谢 E88.0，后者分类到症状 R77.1，差异极大
E88.100		脂肪营养不良，不可归类在他处者		
E88.101		全身性脂肪营养不良	Seip-Laurence 综合征	进行性脂肪营养不良是一种罕见的以脂肪组织代谢障碍为特征的自主神经系统疾病。临床及组织学特点为缓慢进行性双侧分布、基本对称的、边界清楚的皮下脂肪组织萎缩或消失，有时可合并局限的脂肪组织增生、肥大。由于脂肪萎缩的范围不同，可分为局限性脂肪营养不良（Simons症或头胸部脂肪营养不良）和全身性脂肪营养不良（Seip-Laurence 综合征）。一种进行性遗传病
E88.200		脂肪过多症，不可归类在他处者		
E88.202		疼痛性脂肪过多症		
E88.203		脂肪堆积		
E88.800		代谢紊乱，其他特指的		
E88.801		霍法病	髌下脂肪垫挤夹综合征	
E88.802		酮症		当胰岛素依赖型糖尿病患者胰岛素治疗中断或剂量不足，非胰岛素依赖型糖尿病人遭受各种应激时，糖尿病代谢紊乱加重，脂肪分解加快，酮体生成增多超过利用而积聚时，血中酮体堆积，称为酮血症，其临床表现称为酮症。查：酮病　E88.8
E88.803		饥饿性酮症		较长时间的饥饿致使能量摄入严重不足，人体动员体内脂肪、蛋白质水解提供能量，使代谢产物中丙酮类物质增加，出现类似糖尿病酮症的相关症候群查：酮病　E88.8
E88.804		良性对称性脂肪瘤病	Madelung 病、Launois-Bensaude病、多发对称性脂肪瘤病	良性对称性脂肪瘤病（benign symmetric lipomatosis, BSL）是颌面、头颈部一种少见的疾病，又称 Madelung 病。常发于中老年男性，以对称性地、缓慢地在肢体头侧堆积脂肪为其主要临床特点，从而影响患者的头颈部运动和美观，部分甚至产生呼吸、吞咽困难等压迫呼吸、消化道的症状。查：马德隆-病--对称性脂肪瘤，颈　E88.8

主要编码	附加编码	疾 病 名 称	别 名	备 注
E88.805		肿瘤溶解综合征		肿瘤溶解综合征可发生于任何肿瘤细胞增殖速度快及治疗后肿瘤细胞大量死亡的患者，一般常见于急性白血病、高度恶性淋巴瘤，较少见于实体瘤患者，如小细胞肺癌、生殖细胞恶性肿瘤等。肿瘤溶解综合征具有以下特征：高尿酸血症、高钾血症、高磷血症而导致的低钙血症等代谢异常。少数严重者还可发生急性肾衰竭、严重的心律失常如室速和室颤。查：紊乱-代谢--特指的 NEC　E88.8
E88.806		线粒体 DNA 缺失		线粒体 DNA 缺失细胞（RHO0、ρ0）是指一类线粒体内 DNA 缺失、无线粒体功能、依靠糖酵解存活的细胞系。关于线粒体基因表达的调控和核基因的作用目前了解得很少，特别是线粒体基因组及其功能对线粒体核基因表达的影响这些基因的缺失，使线粒体呼吸链上主要的酶不能转录和表达，引起呼吸复合物在分子装配上的损害，使细胞内能量的产生减少。查：紊乱-代谢--特指的　E88.8
E88.900		代谢紊乱		
E88.901		代谢障碍		
E88.902†	M90.803*	代谢性骨病		
E88.903		遗传性代谢病		
E88.904†	G99.2*	代谢性脊髓病		E88.9 是其他特指的代谢紊乱；G99.2* 分类于他处的疾病引起的脊髓病
E88.905†	G99.0*	代谢性周围神经病		
E88.906†	H28.1*	代谢性白内障		
E88.907†	I43.1*	代谢性心肌病		
E88.908†	G73.6*	代谢性肌病		
E89.000		操作后甲状腺功能减退症		
E89.001		手术后甲状腺功能减退		
E89.002		放射后甲状腺功能减退		
E89.100		操作后血内胰岛素不足		
E89.101		手术后低血糖昏迷		
E89.102		手术后低胰岛素血症		
E89.200		操作后甲状旁腺功能减退症		
E89.201		手术后甲状旁腺功能减退		
E89.300		操作后垂体功能减退症		
E89.301		手术后垂体功能减退		
E89.302		后天性垂体缺失		
E89.303		手术后尿崩症		

主要编码	附加编码	疾 病 名 称	别　名	备　注
E89.400		操作后卵巢功能衰竭		
E89.401		医源性卵巢功能衰竭		医源性的编码和操作后的相同
E89.500		操作后睾丸功能减退		
E89.501		手术后睾丸功能减退		
E89.600		操作后肾上腺皮质（髓质）功能减退		
E89.601		手术后肾上腺皮质功能减退		
E89.800		操作后内分泌和代谢紊乱，其他的		
E89.801		血透失衡综合征	失衡综合征	失衡综合征（disequilibrium syndrome, DS）是透析过程中或透析结束后不久出现的以神经系统症状为主要表现的综合征。查：并发症-外科操作--代谢性---特指的NEC　E89.8
E89.802		后天性胸腺缺失		
E89.900		内分泌和代谢紊乱，操作后的		
F01.000		急性发作的血管性痴呆		
F01.100		多发脑梗死性痴呆		查：痴呆-多发脑梗死性 I63.9+F03*。核对卷一编码不同。根据编码规则，索引的结果要根据类目表为准进行编码的修正。F03是未特指的痴呆，而多发脑梗死性疾病明确是血管性痴呆，修正后正确编码是F01.1
F01.200		皮层下血管性痴呆		
F01.300		混合型皮层和皮层下血管性痴呆		
F01.800		血管性痴呆，其他的		
F01.900		血管性痴呆		
F01.901		动脉硬化性痴呆		
F01.902		脑动脉硬化性精神病		
F03.x00		痴呆		
F03.x01		老年性痴呆		
F04.x00		器质性遗忘综合征，非由酒精和其他精神活性物质所致		
F05.000		谵妄，描述为并非附加于痴呆的		
F05.001		老年性谵妄		
F05.100		谵妄，附加于痴呆的		
F05.800		谵妄，其他的		
F05.801		癫痫性意识障碍		

主要编码	附加编码	疾 病 名 称	别 名	备 注
F05.900		谵妄		谵妄的临床特征中以注意的缺陷、意识水平低下、知觉紊乱以及睡眠-觉醒周期的紊乱为主要症状
F05.901		感染性精神病		
F05.902		急性脑病综合征		急性脑病综合征是一组表现为广泛的认知障碍，尤以意识障碍为主要特征的综合征。常因脑部弥漫、暂时的中毒感染或代谢紊乱等所引起
F06.000		器质性幻觉症		
F06.100		器质性紧张性障碍		
F06.200		器质性妄想性［精神分裂症样］障碍		
F06.300		器质性心境［情感］障碍		
F06.301		癫痫性情感障碍		
F06.302		颅脑外伤性情感障碍		
F06.400		器质性焦虑障碍		
F06.500		器质性分离性障碍		
F06.600		器质性情绪不稳定［衰弱］障碍		
F06.700		轻度认知障碍		
F06.800		脑损害和功能障碍及躯体疾病引起的其他特指的精神障碍		
F06.801		癫痫性精神病		
F06.802		颅脑外伤性精神病		
F06.803		颅内感染所致精神障碍		
F06.804		病毒性脑炎所致精神障碍		
F06.805		脑瘤所致精神障碍		
F06.806		肝豆核变性症所致精神障碍		
F06.807		多发性硬化症所致精神障碍		
F06.808		躯体疾病所致精神障碍		躯体疾病所致精神障碍是指由于中枢神经系统以外的各种躯体疾病造成中枢神经系统功能紊乱所导致的精神障碍的总称。查：障碍-精神--由于---全身性医疗情况　F06.9
F06.809		脑血管病所致精神障碍		
F06.810		卒中后精神病态		
F06.811		脑炎后精神障碍		
F06.900		脑损害和功能障碍及躯体疾病引起的精神障碍		
F07.000		器质性人格障碍		

主要编码	附加编码	疾 病 名 称	别 名	备 注
F07.001		额叶综合征		
F07.100		脑炎后综合征		
F07.200		脑震荡后综合征		
F07.201		脑外伤后综合征		
F07.800		脑部疾病、损害和功能障碍引起的其他器质性人格和行为障碍		
F07.900		脑部疾病、损害和功能障碍引起的器质性人格和行为障碍		
F07.901		癫痫性人格改变		
F09.x00		器质性或症状性精神障碍		
F09.x01		症状性精神障碍		
F09.x02		一氧化碳所致精神障碍		一氧化碳中毒所致精神障碍是一种由一氧化碳经呼吸道吸入引起的，以中毒后意识障碍、智能减退为主要表现的症状性精神病
F09.x03		器质性精神障碍		
F10.000		急性酒精中毒引起的精神和行为障碍		
F10.001		急性酒精中毒		
F10.002		病理性醉酒	特发性酒中毒	
F10.003		复杂性醉酒		
F10.100		有害性使用酒精引起的精神和行为障碍		
F10.200		使用酒精引起的依赖综合征		
F10.201		慢性酒精中毒		
F10.300		使用酒精引起的戒断状态		
F10.400		使用酒精引起的戒断状态伴有谵妄		
F10.401		酒精性谵妄		
F10.500		使用酒精引起的精神性障碍		
F10.501		慢性酒精中毒性分裂样精神病		
F10.502		慢性酒精中毒性妄想症		
F10.503		慢性酒精中毒性幻觉症		
F10.504		酒精中毒性抑郁状态		
F10.505		酒精中毒性躁狂状态		
F10.600		使用酒精引起的遗忘综合征		
F10.601		慢性酒精性谵妄		

主要编码	附加编码	疾 病 名 称	别 名	备 注
F10.700		使用酒精引起的残留性和迟发性精神病性障碍		
F10.701		酒精中毒性痴呆		
F10.800		使用酒精引起的其他精神和行为障碍		
F10.900		使用酒精引起的精神和行为障碍		
F11.000		急性阿片类物质中毒引起的精神和行为障碍		
F11.100		有害性使用阿片类物质引起的精神和行为障碍		
F11.200		使用阿片类物质引起的依赖综合征		
F11.201		吗啡型药物瘾		
F11.202		哌替啶药物瘾		
F11.203		咖啡型药物瘾		
F11.204		海洛因药物瘾		
F11.300		使用阿片类物质引起的戒断状态		
F11.400		使用阿片类物质引起的戒断状态伴有谵妄		
F11.500		使用阿片类物质引起的精神性障碍		
F11.600		使用阿片类物质引起的遗忘综合征		
F11.700		使用阿片类物质引起的残留性和迟发性精神病性障碍		
F11.800		使用阿片类物质引起的其他精神和行为障碍		
F11.900		使用阿片类物质引起的精神和行为障碍		
F12.000		急性大麻类物质中毒引起的精神和行为障碍		
F12.100		有害性使用大麻类物质引起的精神和行为障碍		
F12.200		使用大麻类物质引起的依赖综合征		
F12.300		使用大麻类物质引起的戒断状态		
F12.400		使用大麻类物质引起的戒断状态伴有谵妄		

主要编码	附加编码	疾 病 名 称	别 名	备 注
F12.500		使用大麻类物质引起的精神性障碍		
F12.600		使用大麻类物质引起的遗忘综合征		
F12.700		使用大麻类物质引起的残留性和迟发性精神病性障碍		
F12.800		使用大麻类物质引起的其他精神和行为障碍		
F12.900		使用大麻类物质引起的精神和行为障碍		
F13.000		急性镇静剂或催眠剂中毒引起的精神和行为障碍		
F13.100		有害性使用镇静剂或催眠剂引起的精神和行为障碍		
F13.200		使用镇静剂或催眠剂引起的依赖综合征		
F13.201		安眠药物瘾		
F13.300		使用镇静剂或催眠剂引起的戒断状态		
F13.400		使用镇静剂或催眠剂引起的戒断状态伴有谵妄		
F13.500		使用镇静剂或催眠剂引起的精神性障碍		
F13.600		使用镇静剂或催眠剂引起的遗忘综合征		
F13.700		使用镇静剂或催眠剂引起的残留性和迟发性精神病性障碍		
F13.800		使用镇静剂或催眠剂质引起的其他精神和行为障碍		
F13.900		使用镇静剂或催眠剂引起的精神和行为障碍		
F14.000		急性可卡因中毒引起的精神和行为障碍		
F14.100		有害性使用可卡因引起的精神和行为障碍		
F14.200		使用可卡因引起的依赖综合征		
F14.300		使用可卡因引起的戒断状态		
F14.400		使用可卡因引起的戒断状态伴有谵妄		
F14.500		使用可卡因引起的精神性障碍		
F14.600		使用可卡因引起的遗忘综合征		

主要编码	附加编码	疾 病 名 称	别　　名	备　　注
F14. 700		使用可卡因引起的残留性和迟发性精神病性障碍		
F14. 800		使用可卡因质引起的其他精神和行为障碍		
F14. 900		使用可卡因引起的精神和行为障碍		
F15. 000		使用其他兴奋剂（包括咖啡因）急性中毒引起的精神和行为障碍		
F15. 100		有害性使用其他兴奋剂（包括咖啡因）引起的精神和行为障碍		
F15. 200		使用其他兴奋剂（包括咖啡因）引起的依赖综合征		
F15. 300		使用其他兴奋剂（包括咖啡因）引起的戒断状态		
F15. 400		使用其他兴奋剂（包括咖啡因）引起的戒断状态伴有谵妄		
F15. 500		使用其他兴奋剂（包括咖啡因）引起的精神性障碍		
F15. 501		苯丙胺类中毒性精神病		丙胺性精神病是由滥用苯丙胺类兴奋剂引起的中毒性精神障碍。查：精神病-药物性　F15.5
F15. 600		使用其他兴奋剂（包括咖啡因）引起的遗忘综合征		
F15. 700		使用其他兴奋剂（包括咖啡因）引起的残留性和迟发性精神病性障碍		
F15. 800		使用其他兴奋剂（包括咖啡因）引起的其他精神和行为障碍		
F15. 900		使用其他兴奋剂（包括咖啡因）引起的精神和行为障碍		
F16. 000		使用致幻剂急性中毒引起的精神和行为障碍		
F16. 100		有害性使用致幻剂引起的精神和行为障碍		
F16. 200		使用致幻剂引起的依赖综合征		
F16. 300		使用致幻剂引起的戒断状态		
F16. 400		使用致幻剂引起的戒断状态伴有谵妄		
F16. 500		使用致幻剂引起的精神性障碍		

主要编码	附加编码	疾　病　名　称	别　名	备　注
F16.600		使用致幻剂引起的遗忘综合征		
F16.700		使用致幻剂引起的残留性和迟发性精神病性障碍		
F16.800		使用致幻剂质引起的其他精神和行为障碍		
F16.900		使用致幻剂引起的精神和行为障碍		
F17.000		使用烟草急性中毒引起的精神和行为障碍		
F17.100		有害性使用烟草引起的精神和行为障碍		
F17.200		使用烟草引起的依赖综合征		
F17.300		使用烟草引起的戒断状态		
F17.400		使用烟草引起的戒断状态伴有谵妄		
F17.500		使用烟草引起的精神性障碍		
F17.600		使用烟草引起的遗忘综合征		
F17.700		使用烟草引起的残留性和迟发性精神病性障碍		
F17.800		使用烟草质引起的其他精神和行为障碍		
F17.900		使用烟草引起的精神和行为障碍		
F18.000		使用挥发性溶剂急性中毒引起的精神和行为障碍		
F18.100		有害性使用挥发性溶剂引起的精神和行为障碍		
F18.200		使用挥发性溶剂引起的依赖综合征		
F18.300		使用挥发性溶剂引起的戒断状态		
F18.400		使用挥发性溶剂引起的戒断状态伴有谵妄		
F18.500		使用挥发性溶剂引起的精神性障碍		
F18.600		使用挥发性溶剂引起的遗忘综合征		
F18.700		使用挥发性溶剂引起的残留性和迟发性精神病性障碍		
F18.800		使用挥发性溶剂引起的其他精神和行为障碍		
F18.900		使用挥发性溶剂引起的精神和行为障碍		

主要编码	附加编码	疾 病 名 称	别 名	备 注
F19.000		使用多种药物和其他精神活性物质急性中毒引起的精神和行为障碍		
F19.100		有害性使用多种药物和其他精神活性物质引起的精神和行为障碍		
F19.200		使用多种药物和其他精神活性物质引起的依赖综合征		
F19.201		镇痛药物瘾		镇痛药是选择性地作用于中枢神经系统的某些部位，以减轻或解除疼痛的药物。常用的镇痛药有以下三类：①片类：吗啡、阿片全碱等；②苯基哌啶类：哌替啶（度冷丁）、安依度（安那度）等；③他合成镇痛药：美沙痛（非那酮）、喷他佐辛（镇痛新）、布桂嗪（强痛定）等。查：依赖-由于--特指的药物 NEC　F19.2
F19.300		使用多种药物和其他精神活性物质引起的戒断状态		
F19.400		使用多种药物和其他精神活性物质引起的戒断状态伴有谵妄		
F19.500		使用多种药物和其他精神活性物质引起的精神性障碍		
F19.600		使用多种药物和其他精神活性物质引起的遗忘综合征		
F19.700		使用多种药物和其他精神活性物质引起的残留性和迟发性精神病性障碍		
F19.800		使用多种药物和其他精神活性物质引起的其他精神和行为障碍		
F19.900		使用多种药物和其他精神活性物质引起的精神和行为障碍		
F20.000		偏执型精神分裂症		
F20.100		青春型精神分裂症		
F20.200		紧张型精神分裂症		
F20.201		紧张症综合征		紧张症（catatonia）是一组精神运动和意志的质的紊乱，包括刻板、作态、自动服从症、僵硬、模仿动作、缄默症、违拗症、自动症和冲动行为等。这些现象可在运动过多、过少或运动不能的背景下出现。本症并不限于分裂症，也可见于器质性脑病（如脑炎）、其他躯体疾病和情感障碍
F20.300		未分化型精神分裂症		

主要编码	附加编码	疾 病 名 称	别 名	备 注
F20.301		非典型精神分裂症		
F20.400		精神分裂症后抑郁		
F20.500		残留型精神分裂症		
F20.501		慢性精神分裂症		
F20.600		单纯型精神分裂症		
F20.800		精神分裂症，其他的		
F20.801		体感异常性精神分裂症		
F20.802		晚发性精神分裂症		晚发性与非晚发性精神分裂症两组在诱因、家族史、治疗至痊愈时间以及治疗效果等方面并无显著差异。从精神病理学的角度来说，支持精神分裂症是一个独立的疾病单元
F20.803		强迫型精神分裂症		
F20.900		精神分裂症		
F21.x00		分裂型障碍		
F22.000		妄想性障碍		
F22.001		偏执性精神病		
F22.002		妄想狂		
F22.003		偏执状态	妄想狂样状态	
F22.800		持久的妄想性障碍，其他的		
F22.900		持久妄想性障碍		
F23.000		不伴有精神分裂症症状的急性多形性精神病性障碍		
F23.001		妄想阵发，急性妄想发作		
F23.002		周期性精神病		按月呈周期性发作的精神病。查：精神病-循环性 F23.0
F23.100		伴有精神分裂症症状的急性多形性精神病性障碍		
F23.200		急性精神分裂症样精神病性障碍		
F23.300		急性精神病性障碍，其他以妄想为主的		
F23.301		急性偏执性反应状态	心因性妄想障碍	
F23.800		急性而短暂的精神病性障碍，其他的		
F23.900		急性而短暂的精神病性障碍		
F23.901		反应性精神病		
F23.902		旅途精神病	旅行性精神障碍	

主要编码	附加编码	疾 病 名 称	别 名	备 注
F23.903		急性反应性木僵状态		反应性木僵是急性反应性精神病的一种特有表现。患者对外界刺激不能引起相应的反应，情感鲁钝，表情呆滞，僵住、缄默、违拗或任人摆布。对周围事物感知不清。这类患者病情较短，一般在几小时或数日内即可恢复
F24.x00		感应性妄想性障碍		
F25.000		分裂情感性障碍，躁狂型		
F25.100		分裂情感性障碍，抑郁型		
F25.200		分裂情感性障碍，混合型		
F25.800		分裂情感性障碍，其他的		
F25.900		分裂情感性障碍		
F28.x00		其他非器质性精神病性障碍		
F28.x01		幻觉症		以在无明显的意识障碍的情况下出现大量持久的幻觉为其主要特点。幻听和幻视较多见，但也可伴有其他幻觉，主要是言语性幻听。言语性幻觉常伴发与其关联的妄想以及恐惧或焦虑的情绪反应
F28.x02		幻觉妄想状态	幻觉妄想综合征	以幻觉为主，多为幻听、幻嗅等。在幻觉的基础上产生妄想，如被害妄想、影响妄想等。妄想一般无系统化倾向。主要特征在于幻觉和妄想密切结合，相互依从、互相影响
F29.x00		非器质性精神病		
F30.000		轻躁狂		
F30.100		不伴有精神病性症状的躁狂		
F30.200		伴有精神病性症状的躁狂		
F30.201		谵妄性躁狂症		面色红润，双目有神，且心率加快，瞳孔轻度扩大和便秘等交感神经功能兴奋症状。发作极为严重时，呈重度兴奋状态，表现为活动紊乱而毫无目的或指向性，常伴攻击行为，也可出现意识障碍，错觉和幻觉及思维不连贯等症状。查：躁狂症-伴有精神症状　F30.2
F30.800		躁狂发作，其他的		
F30.900		躁狂发作		
F30.901		兴奋躁动状态		
F31.000		双相情感障碍，目前为轻躁狂发作		
F31.100		双相情感障碍，目前为不伴有精神病性症状的躁狂发作		
F31.200		双相情感障碍，目前为伴有精神病性症状的躁狂发作		

主要编码	附加编码	疾 病 名 称	别 名	备 注
F31.300		双相情感障碍，目前为轻度或中度抑郁发作		
F31.301		双相情感障碍，目前为中度抑郁发作		
F31.400		双相情感障碍，目前为不伴有精神病性症状的重度抑郁发作		
F31.500		双相情感障碍，目前为伴有精神病性症状的重度抑郁发作		
F31.600		双相情感障碍，目前为混合性发作		
F31.700		双相情感障碍，目前为缓解状态		
F31.800		双相情感障碍，其他的		
F31.801		慢性躁狂症		
F31.802		双相情感障碍，快速循环型		
F31.803		非典型双相情感障碍	双相情感障碍Ⅱ型	查：障碍-双相--2 型　F31.8
F31.900		双相情感障碍，未特指		
F31.901		双相情感障碍Ⅰ型		
F32.000		轻度抑郁发作		
F32.100		中度抑郁发作		
F32.200		不伴有精神病性症状的重度抑郁发作		
F32.300		伴有精神病性症状的重度抑郁发作		
F32.301		抑郁性精神病		
F32.800		抑郁发作，其他的		
F32.801		更年期抑郁症		更年期抑郁症是一种发生在更年期的常见精神障碍。更年期抑郁症患者常有某些躯体或精神因素作为诱因，最更、意义事件及躯体疾病等；患者常常发生生理和心理方面的改变。生理功能方面的变化多以消化系统、心血管系统和自主神经系统的临床症状为主要表现：食欲减退、上腹部不适、口干、便秘、腹泻、心悸、血压改变、脉搏增快或减慢、胸闷、四肢麻木、发冷、发热、性欲减退、月经变化以及睡眠障碍、眩晕、乏力等
F32.802		非典型抑郁症		非典型抑郁症是属于慢性忧郁症（轻郁症）与抑郁症的亚型，其情绪反应的特征-能体验正面事物带来的心情改善。相较于抑郁型忧郁的患者，纵使有好事发生时，也不能感受到正面的情绪。此外，

主要编码	附加编码	疾 病 名 称	别 名	备 注
				非典型抑郁症会有反植物性症状的特征，也就是说会暴饮暴食与睡眠过度。尽管它称为「非典型」，事实上它是最常见的抑郁症亚型-高达40%的抑郁人口数都可归类于患有非典型抑郁症
F32.900		抑郁发作		与神经症性抑郁不同，后者分类于F34.1
F32.901		抑郁状态		
F32.902		反应性抑郁症	心因性抑郁症	
F33.000		复发性抑郁障碍，目前为轻度发作		
F33.100		复发性抑郁障碍，目前为中度发作		
F33.200		复发性抑郁障碍，目前为不伴有精神病性症状的重度发作		
F33.300		复发性抑郁障碍，目前为伴有精神病性症状的重度发作		
F33.400		复发性抑郁障碍，目前为缓解状态		
F33.800		复发性抑郁障碍，其他的		
F33.900		复发性抑郁障碍		
F34.000		环性气质		
F34.001		环性心境人格		心境持续不稳包括众多的抑郁和轻躁狂期，但均未达到足以做出双相情感障碍或反复发作抑郁的诊断。查：人格（障碍）-环性，环性心境 F34.0
F34.002		情感性人格障碍		
F34.100		恶劣心境		
F34.101		神经官能性抑郁症	神经症性抑郁	
F34.102		抑郁性人格障碍		
F34.800		持久的心境［情感］障碍，其他的		
F34.900		心境［情感］障碍，持久的		
F38.000		单次发作的心境［情感］障碍，其他的		
F38.001		混合性情感发作		
F38.100		复发性心境［情感］障碍，其他的		
F38.800		心境［情感］障碍，其他特指的		
F39.x00		心境［情感］障碍	情感性精神障碍	
F40.000		广场恐怖		

主要编码	附加编码	疾 病 名 称	别 名	备 注
F40.100		社交恐怖		
F40.200		特定的（孤立的）恐怖		
F40.800		恐怖性焦虑障碍，其他的		
F40.900		恐怖性焦虑障碍		
F40.901		恐怖状态		
F41.000		惊恐障碍［间歇发作性焦虑］		
F41.001		惊恐发作		
F41.100		广泛性焦虑障碍		
F41.101		焦虑状态		
F41.102		焦虑性神经症		
F41.200		混合性焦虑和抑郁障碍		
F41.201		焦虑性抑郁症		
F41.300		混合性焦虑障碍，其他的		
F41.800		焦虑障碍，其他特指的		
F41.900		焦虑障碍		
F42.000		以强迫思维或穷思竭虑为主		
F42.001		强迫性思维	强迫观念	
F42.003		强迫状态		
F42.100		以强迫动作［强迫仪式］为主		
F42.101		强迫性动作		
F42.200		混合性强迫思维和动作		
F42.800		强迫性障碍，其他的		
F42.900		强迫性障碍	强迫症，强迫综合征	强迫性障碍（obsessive-compulsive disorder，强迫症），以反复出现强迫观念（obsession）为基本特征的一类神经症性障碍。强迫观念是以刻板形式反复进入患者意识领域的思想、表象或意向。这些思想、表象或意向对患者来说，是没有现实意义的，不必要的或多余的；患者意识到这些都是他自己的思想，很想摆脱，但又无能为力，因而感到十分苦恼。强迫动作是反复出现的刻板行为或仪式动作，是患者屈从于强迫观念力求减轻内心焦虑的结果。强迫综合征也称为强迫症，强迫性障碍与强迫综合征都是一类强迫性神经症性障碍
F42.901		强迫性神经症		
F43.000		急性应激反应	急性应激障碍	
F43.001		过度惊吓反应症		

主要编码	附加编码	疾 病 名 称	别 名	备 注
F43.002		震吓性痴呆		
F43.100		创伤后应激障碍		
F43.101		脑外伤神经症性反应		
F43.200		适应障碍		
F43.800		应激反应，其他严重的		
F43.801		与文化相关的精神障碍		与文化相关的精神障碍指一组与特定文化相关的综合征，其特点：①被特定文化或亚文化范畴所理解接受；②病因代表着和象征着这一文化的核心含义及行为模式；③诊断依赖于特定的文化知识和概念；④治疗的成功与否也取决于本文化的参与者。查：反应-应激--特指 F43.8
F43.802		气功所致精神障碍		气功所致精神障碍系指由于气功操练不当（如每日练习过多），处于气功态时间过长而不能收功的现象，表现为思维、情感及行为障碍，并失去自我控制能力，俗称"走火入魔"。查：反应-应激--特指 F43.8
F43.803		与迷信巫术相关的精神障碍		与迷信巫术相关的精神障碍是一组与文化因素密切相关的精神障碍。查：反应-应激--特指 F43.8
F43.804		恐缩症	缩阳症	恐缩症是一种与文化相关的害怕生殖器、乳房或身体某一部分缩入体内导致死亡的恐惧，焦虑发作。查：反应-应激--特指 F43.8
F43.900		严重应激反应		
F44.000		分离性遗忘		
F44.100		分离性神游		
F44.200		分离性木僵		
F44.300		昼游和附体障碍		
F44.301		附体综合征		附体综合征是一种与迷信巫术相关的精神障碍，由于其病因为迷信观念，故亦为一种独立的精神疾患。附体综合征缘于相信迷信所导致的恶性心理暗示，这种经常不断的带有迷信色彩的暗示，可使痴迷的信徒慢慢地将头脑中正确思想置换出来，把正常的精神、思维、情绪、意识一点点排斥掉，忘记了自己所担当的社会、家庭角色，自认为自己就是佛、就是仙或其他什么，出现认知障碍，产生幻觉。患者此时的行为常常是十分危险的，有时会为"达到一个新境界"而出现难以置信的不轨行为。查：障碍-昼游和附体 F44.3
F44.400		分离性运动障碍		
F44.401		癔病性震颤		

主要编码	附加编码	疾 病 名 称	别　名	备　注
F44.402		心因性运动障碍		
F44.403		癔病性失音	功能性失音	
F44.404		癔病性瘫痪		
F44.405		癔病性痉挛发作		
F44.406		癔症性缄默症		
F44.407		功能性截瘫		
F44.500		分离性抽搐		
F44.501		癔病性抽搐		
F44.600		分离性感觉麻木和感觉丧失		
F44.601		癔病性耳聋		
F44.602		癔症性失明		
F44.603		癔症性视觉模糊		
F44.700		混合性分离［转换］性障碍		
F44.800		分离［转换］性障碍，其他的		
F44.801		心因性精神错乱		此码是神经症、应激相关的障碍，它不同于 F29 的精神错乱，F29 指精神分裂。查：状态-精神错乱（心因性） F44.8
F44.802		心因性意识障碍		
F44.803		甘塞综合征	心因性假性痴呆	童样痴呆比较多见，继精神创伤之后突然表现为儿童样的幼稚语言、表情和动作。患者以幼儿自居，其表情、行为、言语等精神活动都回到童年，稚气十足，且表现过分，看得出其做作色彩，装出二三岁无知孩子的样子。把周围人称呼为"叔叔""阿姨"。有人认为这一情况与甘瑟综合征一样，同属癔症性假性痴呆中的特殊类别。查：甘瑟综合征（癔症性） F44.8
F44.804		癔症性情感暴发		癔症性情感暴发是癔症患者的一种临床表现，癔症临床表现有：①意识朦胧，可有神游症状；②情感暴发；③遗忘；④神鬼附体，多重人格。查：癔症，癔症性 F44.9 核对卷一 F44.8
F44.805		分离型癔症		分离型癔症是癔症类型中的一种
F44.900		分离［转换］性障碍		
F44.901		癔症性精神病		
F44.902		转换型癔症		
F44.903		癔症		
F45.000		躯体化障碍		
F45.100		未分化的躯体形式障碍		
F45.200		疑病障碍		
F45.201		疑病症	疑病性神经症	
F45.202		癌病恐怖		

主要编码	附加编码	疾 病 名 称	别　名	备　注
F45.300		躯体形式的自主神经功能紊乱		
F45.301		心因性多尿症		
F45.302		换气过度综合征		
F45.303		功能性咳嗽		
F45.304		心血管性神经官能症		
F45.305		心因性吞气症		
F45.306		心脏神经官能症	功能性心脏不适	
F45.307		心因性呃逆		
F45.308		胃肠神经官能症		
F45.309		肠神经官能症	激惹综合征	
F45.310		胃神经官能症		
F45.400		持久的躯体形式的疼痛障碍		
F45.401		精神性疼痛		
F45.402		情绪性头痛		
F45.403		功能性腹痛综合征		功能性腹痛综合征（FAPS）是指持续的或经常复发的腹部疼痛。该病症与肠道功能无关，而与内源性疼痛调节系统的改变密切相关，采用当前的诊断方法，不能发现可以解释该病症的结构或代谢异常的一类的综合征。查：痛-心因性（任何部位）（持续）　F45.4
F45.800		躯体形式障碍，其他的		
F45.801		心因性瘙痒症		
F45.802		精神源性风湿病		
F45.803		功能性吞咽困难		
F45.804		功能性肌无力		此诊断查不到功能性修饰词，不能放在M62.8因为亚目是肌肉的疾患，也不能放在G79.9因为亚目是神经性的疾患，F45.8亚目是其他躯体形式障碍，是一个任何其他非躯体障碍引起的感觉、功能和行为障碍的任何表现，强调的是在时间上与应激事件或问题紧密相关。查：疾患-肌肉--心因性　F45.8
F45.805		精神性多饮		R63.1烦渴［多饮］中没有指出精神性多饮的编码，而且类目、亚目下也没有不包括的说明，只说明进食问题不包括 F45.8亚目指出任何非由于躯体障碍引起的感觉、功能和行为障碍，它们不能通过自主系统的调节，局限于身体的特定系统和部位，并且在时间上与应激事件或问题紧密相关。查：障碍-心因性 NEC--躯体 NEC　F45.8

主要编码	附加编码	疾 病 名 称	别 名	备 注
F45.806		婴儿阴部摩擦症		习惯性阴部摩擦症，也称"情感交叉擦腿综合征"，是小儿行为障碍的一种表现，少数患者症状顽固，可达青春期。F45.8亚目指出任何非由于躯体障碍引起的感觉、功能和行为障碍，它们不能通过自主系统的调节，局限于身体的特定系统和部位，并且在时间上与应激事件或问题紧密相关。查：障碍-心因性NEC--躯体NEC　F45.8
F45.807		精神源性痛经		
F45.900		躯体形式障碍		
F45.901		心因性幻觉症		
F48.000		神经衰弱		
F48.001		疲劳综合征		
F48.100		人格解体-现实解体综合征		
F48.800		神经症性障碍，其他特指的		
F48.801		精神衰弱		
F48.802		混合型神经症		
F48.900		神经症性障碍		
F48.901		神经官能症	神经症	
F50.000		神经性厌食		
F50.100		非典型神经性厌食		
F50.200		神经性贪食		
F50.300		非典型神经性贪食		
F50.400		与其他心理紊乱有关的暴食		
F50.401		心因性暴食		
F50.500		与其他心理紊乱有关的呕吐		
F50.501		心因性呕吐		
F50.502		神经性呕吐		
F50.800		进食障碍，其他的		
F50.801		心因性无食欲		
F50.900		进食障碍		
F51.000		非器质性失眠症		
F51.100		非器质性睡眠过度		
F51.200		非器质性睡眠-觉醒节律障碍		
F51.300		睡行症［夜游症］		
F51.400		睡惊症［夜惊症］		
F51.500		梦魇		
F51.800		非器质性睡眠障碍，其他的		

主要编码	附加编码	疾 病 名 称	别 名	备 注
F51.900		非器质性睡眠障碍		
F52.000		性欲减退或缺失		
F52.001		性欲缺失	性欲抑制	
F52.100		性厌恶和性乐缺乏		
F52.200		生殖器反应丧失		
F52.201		心因性阳痿		
F52.202		男性勃起障碍		神经源性的和器质性的编码不同，器质性为 N48.4
F52.300		性高潮功能障碍		
F52.400		早泄		
F52.500		非器质性阴道痉挛		
F52.600		非器质性性交疼痛		
F52.700		性欲亢进		
F52.800		性功能障碍，非由器质性障碍或疾病引起，其他的		
F52.900		性功能障碍，非由器质性障碍或疾病引起的		
F53.000		与产褥期有关的轻度精神和行为障碍，不可归类在他处者		
F53.001		产褥期抑郁		
F53.002		产后抑郁症		
F53.100		与产褥期有关的重度精神和行为障碍，不可归类在他处者		
F53.101		产褥期精神病		
F53.800		精神和行为障碍，其他与产褥期有关的不可归类在他处者		
F53.900		产褥期精神障碍		
F54.x00		与归类在他处的障碍或疾病有关的心理和行为因素		
F55.x00		非致依赖性物质滥用		
F59.x00		与生理紊乱和躯体因素有关的行为综合征		
F60.000		偏执型人格障碍		
F60.100		分裂样人格障碍		
F60.200		社交紊乱型人格障碍		
F60.201		反社会型人格障碍	无情型人格障碍	
F60.300		情绪不稳型人格障碍		
F60.301		冲动型人格障碍	爆发型人格障碍	
F60.302		边缘型人格障碍		

主要编码	附加编码	疾 病 名 称	别 名	备 注
F60.400		表演型人格障碍	注意型人格障碍	
F60.500		强迫型人格障碍		
F60.600		焦虑［回避］型人格障碍		
F60.700		依赖型人格障碍		
F60.800		人格障碍，其他特指的		
F60.801		妄想狂样人格障碍		
F60.802		自恋型人格障碍		
F60.900		人格障碍		
F61.x00		混合型和其他人格障碍		
F62.000		灾难性经历后的持久性人格改变		
F62.100		精神科疾病后持久性人格改变		
F62.800		持久性人格改变，其他的		
F62.900		人格改变，持久性的		
F63.000		病理性赌博		
F63.100		病理性纵火［纵火狂］		
F63.200		病理性偷窃［偷窃狂］		
F63.300		拔毛狂		
F63.800		习惯和冲动障碍，其他的		
F63.801		青少年网络成瘾		
F63.900		习惯和冲动障碍		
F64.000		易性症		
F64.100		双重异装症		
F64.200		童年期性身份障碍		
F64.800		性身份障碍，其他的		
F64.900		性身份障碍		
F65.000		恋物症		
F65.100		恋物性异装症		
F65.200		露阴症		
F65.300		窥淫症		
F65.400		恋童症		
F65.500		施虐受虐症		
F65.600		性偏好多相障碍		
F65.800		性偏好障碍，其他的		
F65.900		性偏好障碍		
F66.000		性成熟障碍		
F66.100		自我不和谐的性取向		

主要编码	附加编码	疾 病 名 称	别 名	备 注
F66. 200		性关系障碍		
F66. 800		性心理发育障碍，其他的		
F66. 900		性心理发育障碍		
F68. 000		由于心理原因渲染的躯体症状		
F68. 100		有意制造或伪装的躯体或心理性的症状或残疾［做作性障碍］		
F68. 800		成人人格和行为障碍，其他特指的		
F69. x00		成人人格和行为障碍		
F70. 000		轻度精神发育迟缓，无或轻微行为缺陷的		
F70. 100		轻度精神发育迟缓，需要加以关注或治疗的显著行为缺陷		
F70. 800		轻度精神发育迟缓，其他行为缺陷		
F70. 900		轻度精神发育迟缓，未提及行为缺陷的		
F71. 000		中度精神发育迟缓，无或轻微行为缺陷的		
F71. 100		中度精神发育迟缓，需要加以关注或治疗的显著行为缺陷		
F71. 800		中度精神发育迟缓，其他的行为缺陷		
F71. 900		中度精神发育迟缓，未提及行为缺陷的		
F72. 000		重度精神发育迟缓，无或轻微行为缺陷的		
F72. 100		重度精神发育迟缓，需要加以关注或治疗的显著行为缺陷		
F72. 800		重度精神发育迟缓，其他行为缺陷		
F72. 900		重度精神发育迟缓，未提及行为缺陷的		
F73. 000		极重度精神发育迟缓，无或轻微行为缺陷的		
F73. 100		极重度精神发育迟缓，需要加以关注或治疗的显著行为缺陷		
F73. 800		极重度精神发育迟缓，其他行为缺陷		
F73. 900		极重度精神发育迟缓，未提及行为缺陷的		

主要编码	附加编码	疾 病 名 称	别 名	备 注
F78.000		其他的精神发育迟缓，无或轻微行为缺陷的		
F78.100		其他精神发育迟缓，需要加以关注或治疗的显著行为缺陷		
F78.800		其他精神发育迟缓，其他行为缺陷的		
F78.900		精神发育迟缓其他的，未提及行为缺陷		
F79.000		精神发育迟缓，无或轻微行为缺陷的		
F79.100		精神发育迟缓，需要加以关注或治疗的显著行为缺陷		
F79.800		精神发育迟缓引起的，其他的		
F79.900		精神发育迟缓，未提及行为缺陷		
F79.901		智力低下	智力障碍	
F80.000		特定性言语构音障碍		
F80.100		表达性语言障碍		
F80.200		感受性语言障碍		
F80.201		感觉性失语		
F80.202		韦尼克失语		
F80.300		伴有癫痫的后天性失语［兰道-克勒夫纳综合征］		
F80.800		言语和语言发育障碍，其他的		
F80.900		言语和语言发育障碍		
F81.000		特定性阅读障碍		
F81.100		特定性拼写障碍		
F81.200		特定性计算技能障碍		
F81.201		格斯特曼综合征	格-斯二氏综合征，传染性痴呆病、格斯特曼-施特劳斯纳综合征	格斯特曼综合征（Gerstmann syndrome，GSS）系 Gerstmann，Straussler 和 Scheinker 于 1936 年首先发现和描述，故以他们的名字命名。1981 年，Masters 接种动物证实了该病的可传染性。格斯特曼综合征特征是小脑共济失调伴有痴呆和脑内淀粉样蛋白沉积，多为家族性。早期患者自诉小腿麻木、疼痛、感觉异常和步态不稳。检查可见小脑共济失调伴有下肢肌肉萎缩无力、远端感觉减退、腱反射减低等外周神经病表现。查：格斯特曼综合征（发育性）　F81.2
F81.300		混合性学习技能障碍		
F81.800		发育障碍，其他学习技能		

主要编码	附加编码	疾 病 名 称	别　名	备　注
F81.900		学习技能发育障碍		
F82.x00		特定性运动功能发育障碍		
F83.x00		混合性特定性发育障碍		
F84.000		童年孤独症		
F84.001		婴儿孤独症		
F84.002		儿童期精神症		
F84.100		不典型孤独症		
F84.200		雷特综合征	Rett 综合征，脑萎缩血氨过高综合征	病因未明，病理有脑萎缩。此病见于女性，婴儿期已出现神经和精神的症状。血氨增高，气脑和 CT 检查显示脑萎缩，无特殊疗法
F84.300		童年瓦解性障碍，其他的		
F84.301		婴儿痴呆	Heller 综合征	
F84.400		与精神发育迟缓和刻板动作有关的多动障碍		
F84.500		阿斯珀格综合征		
F84.800		弥漫性［综合性］发育障碍，其他的		
F84.900		弥漫性［综合性］发育障碍		
F88.x00		其他心理发育障碍		
F88.x01		发育性失认症		
F89.x00		心理发育障碍		
F90.000		活动与注意失调		
F90.100		多动性品行障碍		
F90.800		多动性障碍，其他的		
F90.900		多动性障碍	多动症	
F91.000		局限于家庭的品行障碍		
F91.100		非社会化的品行障碍		
F91.200		社会化的品行障碍		
F91.300		对立违抗性障碍		
F91.800		品行障碍，其他的		
F91.900		品行障碍		
F92.000		抑郁性品行障碍		
F92.800		品行和情绪混合性障碍，其他的		
F92.900		品行和情绪混合性障碍		
F93.000		童年离别焦虑障碍		
F93.100		童年恐怖性焦虑障碍		

主要编码	附加编码	疾 病 名 称	别 名	备 注
F93.200		童年社交性焦虑障碍		
F93.300		同胞竞争障碍		
F93.800		童年情绪障碍，其他特指的		
F93.900		童年情绪障碍		
F94.000		选择性缄默症		
F94.100		童年反应性依恋障碍		
F94.200		童年脱抑制性依恋障碍		
F94.800		童年其他社会功能障碍		
F94.900		童年社会功能障碍		
F95.000		一过性抽动障碍		
F95.100		慢性运动或发声抽动障碍		
F95.101		慢性运动抽动障碍		
F95.200		发声和多种运动联合抽动障碍［德拉图雷特综合征］		
F95.201		抽动秽语综合征	多动秽语综合征	
F95.800		抽动障碍，其他的		
F95.801		眨眼症		查：抽动（障碍）-眼睑
F95.900		抽动障碍		
F98.000		非器质性遗尿症		
F98.001		功能性遗尿		
F98.100		非器质性遗粪症		
F98.101		功能性遗粪症	非器质性遗粪症	
F98.200		婴儿和儿童期的喂养障碍		
F98.300		婴幼儿和童年异食癖		
F98.400		刻板性运动障碍		
F98.500		口吃［结巴］		
F98.600		言语急促杂乱		
F98.800		通常在童年和青少年期发病的其他特指的行为和情绪障碍		
F98.801		吸吮拇指		
F98.802		咬指甲	咬指甲癖	
F98.803		挖鼻孔		
F98.900		通常在童年和青少年期发病的行为和情绪障碍		
F99.x00		精神障碍		
G00.000		嗜血杆菌脑膜炎		
G00.100		肺炎球菌性脑膜炎		

主要编码	附加编码	疾 病 名 称	别 名	备 注
G00.200		链球菌性脑膜炎	肺炎球菌性脑膜炎	
G00.300		葡萄球菌性脑膜炎		
G00.800		细菌性脑膜炎，其他的		
G00.801		变形杆菌性脑膜炎		
G00.802		大肠杆菌性脑膜炎		
G00.803		克雷伯杆菌性脑膜炎		
G00.900		细菌性脑膜炎		
G00.901		化脓性脑膜炎		
G00.902		新生儿化脓性脑膜炎		
G00.903		耳源性脑膜炎	硬脑膜下脓肿弥漫性脑膜炎	耳源性脑膜炎系指急性或慢性化脓性中耳乳突炎所引起的软脑膜、蛛网膜的急性化脓性炎症
G00.904		手术后化脓性脑膜炎		
G03.000		非化脓性脑膜炎		
G03.001		无菌性脑膜炎	Mollaret 脑膜炎	
G03.002		局限性脑膜炎		
G03.100		慢性脑膜炎		
G03.200		良性复发性脑膜炎［莫拉利特］		
G03.800		脑膜炎，其他特指原因引起的		
G03.801		化学性脑膜炎		
G03.802		反应性脑膜炎		反应性脑膜炎继发于全身感染中毒以及耳鼻等感染等原因引起的
G03.900		脑膜炎		
G03.901		颅底蛛网膜炎		
G03.902		脊髓蛛网膜炎	粘连性脊蛛网膜炎	
G03.903		硬脑膜炎		
G03.904		蛛网膜炎		
G03.905		原发性肥厚性硬脑膜炎		
G03.906		非特异性脑脊膜炎		
G03.907		急性脑膜炎		
G04.000		急性播散性脑炎		
G04.001		急性播散性脑脊髓炎		
G04.002		疫苗接种后脑炎		
G04.100		热带痉挛性截瘫	嗜 T-淋巴细胞性病毒相关性脊髓病	
G04.200		细菌性脑膜脑炎和脊髓脊膜炎，不可归类在他处者		

主要编码	附加编码	疾 病 名 称	别　名	备　注
G04.201		绿脓杆菌性脑膜脑炎		
G04.800		脑炎、脊髓炎和脑脊髓炎，其他的		
G04.801		自体免疫性脑炎		
G04.802		感染后脑炎		
G04.803		感染后脑脊髓炎	急性播散性脑脊髓炎、预防接种后脑脊髓炎	
G04.804		变态反应性脑炎		
G04.805		化脓性脑炎		
G04.807		化脓性脑膜脑炎		
G04.808		化脓性脑室炎		
G04.900		脑炎、脊髓炎和脑脊髓炎		
G04.902		急性上行性脊髓炎		
G04.903		脑室炎		
G04.904		中枢神经系统感染		中枢神经系统是神经系统的主要部分。其位置常在人体的中轴，由明显的脑神经节、神经索或脑和脊髓以及它们之间的连接成分组成。查：感染（性）（机会性）-脑 G04.9 或感染（性）（机会性）--脊髓 NEC　G04.9
G04.905		急性神经根脊髓炎		
G04.906		室管膜炎		
G04.907		局灶性脑炎		
G04.908		脊髓炎	横贯性脊髓炎	
G04.909		急性脊髓炎	急性横贯性脊髓炎	
G04.910		上行性脊髓炎		
G04.911		脑脊髓炎		
G04.912		神经根脊髓炎		脊神经根炎为各种原因所致脊神经根的炎性或变性病变的总称。查：脊髓神经根炎 G04.9 或神经根脊髓炎 G04.9
G04.913		脑炎		
G04.914		脑膜脑炎		
G04.915		脑炎性假瘤		炎性假瘤为一种特发的非特异性慢性增殖性炎症，临床表现类似肿瘤，但实质上是炎症，故名炎性假瘤。查：脑炎　G04.9
G04.916		脑炎性肿物		
G04.917		脑炎性病变		
G04.918		椎管内炎性肿物		
G04.919		小脑炎		

主要编码	附加编码	疾 病 名 称	别 名	备 注
G04.920		复发性多灶性炎性脑病		
G04.921		脑干炎		
G04.922		脑性发热		
G06.000		颅内脓肿和肉芽肿		
G06.001		脑脓肿		
G06.002		脑肉芽肿		
G06.003		海绵窦脓肿		
G06.004		颅内脓肿		
G06.005		颅内炎性肉芽肿		
G06.006		颅内感染		
G06.008		硬脑膜下脓肿		
G06.009		硬脑膜外脓肿		
G06.100		椎管内脓肿和肉芽肿		
G06.101		椎管内肉芽肿		
G06.102		硬脊膜下脓肿		
G06.103		硬脊膜外脓肿		
G06.200		硬膜外和硬膜下脓肿		
G06.201		硬膜下脓肿		脑与脊髓的部位未特指，编码不同，一般可以从病案中获得信息，从而归类到相应编码
G06.202		硬膜下肉芽肿		
G06.203		硬膜外脓肿		
G08.x00		颅内和椎管内的静脉炎和血栓性静脉炎		
G08.x01		颅内静脉窦化脓性血栓形成		
G08.x02		耳源性乙状窦血栓性静脉炎		
G09.x00		中枢神经系统炎性疾病的后遗症		
G09.x01		感染中毒性脑病后遗症		
G10.x00		亨廷顿病	大舞蹈病、亨廷顿舞蹈症	亨廷顿病（Huntington disease, HD）是一种常染色体显性遗传性神经退行性疾病
G10.x01†	F02.2*	亨廷顿病性痴呆		
G11.000		先天性非进行性共济失调		
G11.100		早期发病的小脑性共济失调		
G11.101		X-连锁隐性遗传脊髓小脑性共济失调		
G11.102		弗里德赖希共济失调		该病是一组以慢性进行性小脑性共济失调为特征的遗传变性病，遗传史、共济失调表现及小脑损害为主的病理改变是三大特征

主要编码	附加编码	疾 病 名 称	别 名	备 注
G11.200		晚期发病的小脑性共济失调		
G11.201		玛丽共济失调		
G11.300		小脑共济失调伴有脱氧核糖核酸［DNA］修复缺陷		
G11.301		路易斯-巴尔综合征	共济失调毛细血管扩张症、Boder-Sedgwick综合征	
G11.400		遗传性痉挛性截瘫	家族性痉挛性截瘫	
G11.800		遗传性共济失调，其他的		
G11.801		共济失调-手笨拙综合征	橄榄-脑桥-小脑、脑桥-橄榄-小脑综合征	病因未明。病理上见小脑皮质、橄榄核、弓状核和桥臂的萎缩。中年起病，四肢和躯干进行性运动失调、构音障碍、头和身体摆动、精神衰退，有的括约肌障碍、僵直，锥体外体征，眼球震颤，深反射亢进。共济失调可分为四种类型：①深感觉障碍性共济失调；②小脑性共济失调；③前庭迷路性共济失调；④大脑型共济失调。而一般称呼的"共济失调"，多特指小脑性共济失调。查：共济失调，协调不能-脑（遗传性）　G11.9
G11.900		遗传性共济失调	脊髓小脑共济失调	
G11.901		小脑共济失调		
G11.902		原发性小脑变性		
G12.000		婴儿脊髓性肌萎缩，Ⅰ型［韦德尼希-霍夫曼］	Werdnig-Hoffmann病、韦德尼希-霍夫曼病，脊髓性肌萎缩症Ⅰ型（spinal muscular atrophy Ⅰ，SMA-1）、急性型脊髓性肌萎缩症、恶性脊髓性肌萎缩症	脊髓性肌萎缩（spinal muscular atrophy，SMA）系指一类由于以脊髓前角细胞为主的变性导致肌无力和肌萎缩的疾病。根据起病年龄和病变程度可将本病分为4型：Ⅰ~Ⅲ型称为婴儿型SMA，属于常染色体隐性遗传病，其群体发病率为1/10000~1/6000，是婴儿期最常见的致死性遗传病。Ⅰ型约1/3病例在宫内发病，其母亲可注意到胎动变弱。半数在出生1个月内起病，几乎所有病例均在5个月内发病。男女发病相等。多于出生后不久即表现肌张力低下，肌无力以四肢近端肌群受累为主，躯干肌亦无力。患儿吸吮及吞咽力弱、哭声低微，呼吸浅、可出现胸廓反常活动；翻身及抬头困难；腱反射消失；触诊可发现四肢肌萎缩，但常被皮下脂肪掩盖；眼球运动正常，括约肌功能正常；可见舌肌萎缩和束颤；10%病例可有关节畸形或挛缩。本型预后差。约95%死于出生后18个月
G12.100		肌萎缩，其他遗传性脊髓性的		
G12.101		肩腓型脊髓性肌萎缩		发病年龄30~40岁。表现肩胛带肌及下肢远端肌（尤其是腓肠肌）明显无力和萎缩。弓形足也较常见

主要编码	附加编码	疾　病　名　称	别　　名	备　　注
G12.102		婴儿型脊髓性肌萎缩，Ⅲ型	Kugelberg-Welander病、脊髓性肌萎缩Ⅲ型	Ⅲ型 多数于 5 岁前起病。起病隐袭，表现为进行性肢体近端肌无力和萎缩。早期股及髋部肌无力较显著，以致病孩行走呈鸭步，登梯困难，逐渐累及肩胛带及上肢肌群。脑神经支配的肌群通常未受累及，但可出现面肌、软腭肌无力。眼外肌正常。约 1/4 病例伴发腓肠肌假性肥大，几乎均见于男性患者。半数患者早期可见肌束颤动。弓形足亦可见到。腱反射减弱或消失，感觉正常。本型预后良好，尤其是女性患者。生存期通常能达到成年，许多患者能有正常寿命。表现较严重病例往往为男性患者。本型血清 CPK 可有不同程度增高。EMG 除呈神经源性改变外，尚可与肌源性损害混杂存在，因此须注意与肌营养不良症鉴别
G12.103		婴儿型脊髓性肌萎缩，Ⅱ型	脊髓性肌萎缩，Ⅱ型	Ⅱ型通常于 1 岁内起病，极少于 1~2 岁起病。发病率与 SMA Ⅰ型相似。婴儿早期生长正常，但 6 个月以后运动发育迟缓，虽然能坐，但独站及行走均未达到正常水平。1/3 以上患儿不能行走。20%~40%患儿 10 岁以前仍具行走能力。多数病例表现严重肢体近端肌无力，下肢重于上肢，而呼吸肌、吞咽肌一般不受累。有 1/3 病例面肌受累。50%以上病例可见舌肌及其他肌肉纤颤。腱反射减弱或消失。本型具有相对良性的病程，多数可活到儿童期，个别活到成年
G12.104		成人型进行性脊髓性肌萎缩		
G12.200		运动神经元病		
G12.201		肌萎缩侧索硬化症（ALS）		我国通常将肌萎缩侧索硬化和运动神经元病混用。肌萎缩侧索硬化症是上运动神经元和下运动神经元损伤之后，导致包括球部（延髓支配的肌肉）、四肢、躯干、胸部腹部的肌肉逐渐无力和萎缩
G12.202		锥体束变性		锥体束是下行运动传导束，包括皮质脊髓束和皮质脑干束两种。因其神经纤维主要起源于大脑皮质的锥体细胞，故称为锥体束。锥体束在离开大脑皮质后，经内囊和大脑脚至延髓（大部分神经纤维在延髓下段交叉到对侧，而进入脊髓侧柱），终于脊髓前角运动细胞。病损时常出现上运动神经元麻痹（亦称中枢性麻痹或强直性麻痹）及锥体束征等。查：肌萎缩-进行性脊髓性　G12.2
G12.203		球麻痹	真性球麻痹	球麻痹即延髓麻痹。因为延髓又叫延髓球，所以，把延髓麻痹称为球麻痹。查：麻痹-延髓性（进行性）　G12.2

主要编码	附加编码	疾 病 名 称	别 名	备 注
G12.204		进行性球麻痹		
G12.205		原发性侧索硬化症		
G12.206		进行性脊髓性肌萎缩		
G12.207		家族性运动神经元病		
G12.208		假性球麻痹		假性球麻痹是由双侧上运动神经元病损（主要是运动皮质及其发出的皮质脑干束）使延髓运动性脑神经核--疑核以及脑桥三叉神经运动核失去了上运动神经元的支配发生中枢性瘫痪所致，临床表现为舌、软腭、咽喉、颜面和咀嚼肌的中枢性瘫痪，其症候同球麻痹十分相似，但又不是由延髓本身病变引起的，故而命名为假性球麻痹。查：麻痹-延髓性--核上性---假性 G12.2
G12.800		脊髓性肌萎缩和有关的综合征，其他的		
G12.801		肯尼迪病	脊髓延髓肌萎缩症	肯尼迪病是一种遗传性神经系统变性疾病，下运动神经元、感觉神经和内分泌系统均可受累。临床表现为缓慢进展的肌无力，球部、面部及肢体肌萎缩，可伴有男性乳房发育和生殖功能降低等雄激素不敏感表现。此病国外报道较多，国内以前报道很少，近几年逐渐增多。查：萎缩-肌肉--脊髓性---特指的 NEC G12.8
G12.802		平山病	青年上肢远端肌萎缩	平山病系日本学者平山惠造于1959年首先报道的一种良性自限性运动神经元疾病。在临床上与运动神经元病肌萎缩侧索硬化及脊髓进行性肌萎缩表现相似而预后截然不同。查：萎缩-肌肉--脊髓性---特指的 NEC G12.8
G12.803		克吕韦耶病		克吕韦耶萎缩或病 G12.8
G12.900		脊髓性肌萎缩		
G20.x00		帕金森病	原发性震颤麻痹、震颤麻痹	
G20.x01		帕金森叠加综合征	症状性帕金森综合征	按帕金森综合征编码
G20.x02†	F02.3*	帕金森病性痴呆		
G20.x03		帕金森综合征		
G21.000		恶性抗精神病药综合征		
G21.001		恶性综合征		恶性综合征是法国医生Delay于1968年首先提出，认为恶性综合征是抗精神病药物引起的最严重不良反应，临床上较少见。查：帕金森综合征-继发性--由于---药物----抗精神病药 G21.0

主要编码	附加编码	疾 病 名 称	别 名	备 注
G21.100		帕金森综合征，其他药物性继发性的		
G21.101		中毒性帕金森综合征		
G21.102		药源性静坐不能		
G21.200		继发性帕金森综合征，其他外部因素引起的		
G21.201		外伤性帕金森综合征		
G21.300		脑炎后帕金森综合征		
G21.400		血管性帕金森综合征		
G21.401		动脉硬化性帕金森综合征		
G21.800		继发性帕金森综合征，其他的		
G21.801		感染后帕金森综合征		
G21.900		继发性帕金森综合征		
G23.000		哈勒沃登－施帕茨病	苍白球黑质红核变性、苍白球黑质红核色素变性、苍白球黑质色素变性	
G23.100		进行性核上性眼肌麻痹［斯蒂尔－里查森－奥尔谢夫斯基］		
G23.200		纹状体黑质变性		
G23.800		基底核变性疾病，其他特指的		
G23.801		橄榄体脑桥小脑萎缩		橄榄体脑桥小脑萎缩是一种以小脑性共济失调和脑干损害为主要临床表现的中枢神经系统慢性变性疾病。查：萎缩－橄榄体脑桥小脑 G23.8
G23.802		原发性基底节钙化	特发性基底节钙化	
G23.803		皮质基底节变性		
G23.900		基底核变性疾病		
G24.000		药物性张力失常		
G24.100		特发性家族性张力失常		
G24.101		扭转痉挛	特发性扭转痉挛（ITS）、扭转性肌张力障碍、原发性肌张力障碍、变形性肌张力障碍	扭转痉挛又称变形性肌张力障碍，是一组以躯干和（或）四肢发作性肌张力扭转性增高为表现的锥体外系疾病。病理改变主要为基底节、丘脑、大脑皮质神经细胞变性和尾状核、壳核小神经细胞变性。本病多见于学龄儿童和青少年。临床以肌张力障碍和围绕躯干缓慢而剧烈的旋转性不自主扭转为特点。原发性扭转痉挛的病因不明，部分病例有家族遗传史。继发性扭转痉挛常由于某些神经系统疾病如脑炎、一氧化碳中毒及某些药物的不良反应所引起。查：痉挛－扭转（进行性） G24.1

主要编码	附加编码	疾病名称	别名	备注
G24.102		特发性肌张力异常		
G24.103		多巴胺反应性肌张力障碍	Segawa 病	多巴胺反应性肌张力障碍是一种较为少见的遗传性运动障碍。此病多于儿童期发病，女性多见，常见的首发症状为足部的肌张力障碍，有明显的晨轻暮重现象，小剂量左旋多巴可使症状迅速缓解。此病的致病基因明确，按遗传方式不同，DRD可分为：①常染色体显性遗传（AD），此型多见；②常染色体隐性遗传（AR）。查：张力失常-特发性--家族性　G24.1
G24.104		特发性扭转性肌张力障碍		
G24.105		原发性肌张力障碍		
G24.200		特发性非家族性张力失常		
G24.201		继发性肌张力障碍		
G24.202		症状性肌张力障碍		
G24.300		痉挛性斜颈		
G24.400		特发性口面运动障碍		
G24.500		睑痉挛		
G24.501		眼睑痉挛-口下颌肌张力障碍	Meige 综合征、Brueghel 综合征	
G24.800		张力失常，其他的		
G24.801		发作性肌张力障碍		
G24.804		局灶型肌张力障碍		
G24.805		节段型肌张力障碍		
G24.806		多灶型肌张力障碍		
G24.807		全身型肌张力障碍	变形性肌张力障碍、进行性综合征	
G24.808		偏身型肌张力障碍		
G24.900		张力失常		
G24.901		迟发性运动障碍	迟发性多动症	
G24.902		运动障碍		
G25.000		特发性震颤		
G25.100		药物性震颤		
G25.200		震颤，其他特指型的		
G25.201		意向性震颤		
G25.202		动作性震颤	意向性震颤	动作性震颤是指出现于随意运动时的震颤。特点是在随意运动中或将要接近目标时震颤最为明显，主要见于小脑及其传出通路病变时。意向性震颤也可以不伴肌张力的减低，只是在肢体运动时才出现。查：震颤-意向性　G25.2

主要编码	附加编码	疾 病 名 称	别 名	备 注
G25.300		肌阵挛		
G25.400		药物性舞蹈症		
G25.500		舞蹈症，其他的		
G25.501		偏身舞蹈症		
G25.600		药物性抽搐和其他器质性原因的抽搐		
G25.601		面肌抽搐		
G25.800		锥体束外和运动疾患，其他特指的		
G25.801		不安腿综合征	不安肢综合征、Ekbom综合征、感觉异常脚无力综合征	
G25.802		僵人综合征	全身肌肉僵硬综合征、Moersch-Wollman综合征	
G25.900		锥体束外和运动疾患		
G25.901		锥体外系综合征		
G25.902		基底神经节综合征		
G25.903		基底节病变		
G30.000		阿尔茨海默病伴有早期发病		
G30.100		阿尔茨海默病伴有晚期发病		
G30.800		阿尔茨海默病，其他的		
G30.801†	F00.2*	混合型阿尔茨海默病性痴呆伴幻觉妄想状态		
G30.802†	F00.2*	混合型阿尔茨海默病性痴呆伴抑郁状态		
G30.900		阿尔茨海默病	早老性痴呆、老年性痴呆、老年前期痴呆	
G30.901†	F00.9*	阿尔茨海默病性痴呆		
G31.000		局限性脑萎缩		
G31.001		皮克病		皮克病（Pick disease）的病理改变主要是脑皮质的萎缩或额叶、颞叶局限性改变，也可属皮质下痴呆。主要表现为进行性智能障碍，呈慢性病程。但脑内神经原纤维缠结和老年斑并不超出正常老年化程度。查：病-脑--皮克　G31.0 痴呆-见于--皮克病　G31.0+ F02.0*
G31.002†	F02.0*	皮克病性痴呆		
G31.100		老年性脑变性，不可归类在他处者		
G31.101		老年性脑萎缩		
G31.200		酒精性神经系统变性		
G31.201		酒精中毒性小脑共济失调		

主要编码	附加编码	疾 病 名 称	别 名	备 注
G31.202		酒精性小脑变性		
G31.203		酒精中毒性脑病		
G31.800		神经系统其他特指的变性疾病		
G31.801		额颞痴呆		
G31.802		脊髓变性	亚急性联合变性	
G31.803		亚急性坏死性脑病	Leigh 脑病、Leigh 综合征	亚急性坏死性脑脊髓病是一种少见病，由 Leigh 于 1951 年首先报道，故称 Leigh 病或 Leigh 综合征。属线粒体脑肌病的一种类型，最常见于婴儿和儿童，青少年和成年型患者偶见。该病是由于线粒体代谢过程中某些酶或酶系的缺陷，使 ATP 产生不足，影响体内正常能量代谢，临床上表现为多系统、多器官受累，脑部能量代谢旺盛，受累机会较多。查：脑病－坏死性，亚急性（利氏病）　G31.8
G31.804		皮质纹状体脊髓变性		
G31.805		路易体痴呆		
G31.806		婴儿进行性脑灰质营养不良综合征		本病的病因尚未明确，可能按常染色体隐性遗传。近来有人主张本病属于线粒体脑病的一种。另有人认为可能发生在脑缺氧或低血糖所继发的脑灰质病。主要见到大脑和小脑萎缩，重量显著减轻，以大脑皮质为最明显。镜下检查见神经细胞大量脱失，纤维型星形细胞和小胶质细胞增生。白质内有广泛性轴索和髓鞘脱失及胶质增生。有些还伴有空泡形成，类似海绵样变性。多出现于婴儿期，发生全身多处广泛的肌阵挛性抽搐，甚至有明显的惊厥发作。同时视力逐渐减退，视神经萎缩，肌张力增高或强痉挛，共济运动不良
G31.807		亚速尔病		亚速尔病为中枢神经系统的一种进行性变性疾病，为常染色体显性遗传病。有四种类型：Ⅰ型为椎体和椎体外系缺损；Ⅱ型为小脑、椎体和椎体外系缺损；Ⅲ型为小脑缺损和远端感觉运动神经病；Ⅳ型为帕金森综合征和远端感觉神经病。查：变性－神经系统
G31.900		神经系统的变性性疾病		
G31.901		大脑变性		
G31.902		脑萎缩		
G31.903		小脑萎缩		
G31.904		小脑变性		
G35.x00		多发性硬化		
G35.x01		多发性硬化，复发缓解型		
G35.x02		多发性硬化，原发进展型		

主要编码	附加编码	疾 病 名 称	别 名	备 注
G35. x03		多发性硬化，继发进展型		
G35. x04		多发性硬化，进展复发型		
G35. x05		多发性硬化，同心圆型		
G35. x06†	F02. 8*	多发性硬化性痴呆		
G36. 000		视神经脊髓炎［德维克］	Devic 病、Devic 综合征	
G36. 100		急性和亚急性出血性白质脑炎［赫斯特］	Hurst 病	
G36. 101		急性出血性白质脑炎	急性坏死出血性脑脊髓炎	
G36. 800		急性播散性脱髓鞘，其他特指的		
G36. 801		急性播散性脱髓鞘脑炎		
G36. 900		急性播散性脱髓鞘		
G36. 901		急性脱髓鞘性脊髓病		
G37. 000		弥漫性硬化	弥漫性轴周性脑炎、Schilder 病	
G37. 100		胼胝体中枢性脱髓鞘		
G37. 200		中枢性脑桥髓鞘破坏	脑桥中央髓鞘溶解症	脑桥中央髓鞘溶解症（central pontine my-elinolysis）是一种渗透失常导致脑桥基底部对称性脱髓鞘为病理特征的疾病。主要表现为四肢瘫、假性球麻痹和特殊的意识状态
G37. 300		中枢神经系统脱髓鞘病的急性横贯性脊髓炎		
G37. 301		急性横贯性脊髓炎	急性脊髓炎	
G37. 400		亚急性坏死性脊髓炎	Foix-Alajouanine 综合征	
G37. 500		同心性硬化［鲍洛］		
G37. 800		中枢神经系统其他特指的脱髓鞘疾病		
G37. 801		炎性脱髓鞘性假瘤综合征		
G37. 802		脱髓鞘性白质脑病		
G37. 803		脱髓鞘性脑病		
G37. 804		脱髓鞘性脊髓病		
G37. 805		临床孤立综合征		临床孤立综合征（clinically isolated syn-drome，CIS）系指首次发作的孤立的中枢神经系统脱髓鞘性疾病，主要包括视神经炎、孤立的脑干损害或脊髓部分损害综合征、该病症有可能最终发展为多发性硬化症。查：脱髓鞘-中枢神经系统--特指的 G37. 8

主要编码	附加编码	疾 病 名 称	别 名	备 注
G37.900		中枢神经系统脱髓鞘病		
G37.901		脱髓鞘病		
G40.000		局部相关性（局灶性）（部分）特发性癫痫和伴有局限性发作的癫痫综合征		
G40.001		儿童良性癫痫伴中央颞区棘波		
G40.002		常染色体显性遗传夜间额叶癫痫		常染色体显性遗传夜间额叶癫痫是新近得到公认的特发性部位相关的癫痫综合征，查：癫痫-局部相关性--特发性　G40.0
G40.003		偏侧抽搐偏瘫综合征		偏侧抽动偏瘫综合征（hemiconvulsion-hemiplegia syndrome，HHS）指因为颅内感染、颅脑外伤、脑缺血病变或脑静脉血栓形成、围生期病变导致脑病等。本综合征常见于6个月~2岁的婴幼儿，出现局灶性抽搐，通常从面部或手开始，可向邻近区域扩散，躯干肌受累罕见，最初发作频率和强度不定，发作可较频繁，也可表现癫痫持续状态。查：癫痫-综合征--伴有---局限性发作　G40.0
G40.004		早发性良性儿童枕叶癫痫		癫痫（性）-儿童期（良性）（伴有）--枕部发作的脑电图　G40.0
G40.005		迟发性儿童枕叶癫痫		枕部放电的儿童良性癫痫（BCEOP）由Panayiotopoulos根据症状学特点分为早发型（Panayiotopoulos syndrome）和晚发型（Gastaut syndrome）儿童良性枕叶癫痫。查：癫痫-儿童期（良性）--枕部发作的脑电图　G40.0
G40.100		局部相关性（局灶性）（部分）症状性癫痫和伴有简单部分发作的癫痫综合征		
G40.101		家族性局灶性癫痫		
G40.102		新皮质癫痫		
G40.103		症状性局灶性癫痫		
G40.200		局部相关性（局灶性）（部分）症状性癫痫和伴有复杂部分发作的癫痫综合征		
G40.201		边缘叶癫痫		
G40.202		伴海马硬化颞叶内侧癫痫		
G40.203		颞叶内侧癫痫		
G40.204		边缘性癫痫持续状态		
G40.300		全身性特发性癫痫和癫痫综合征		

主要编码	附加编码	疾 病 名 称	别　名	备　注
G40.301		青少年肌阵挛癫痫		青少年肌阵挛性癫痫（juvenile myoclonic epilepsy，JME）是一种特发性全身性癫痫综合征。发病主要在儿童和青春期，以肌阵挛发作为突出表现，一般无意识障碍。其遗传方式多样。查：癫痫－肌阵挛－－幼年　G40.3
G40.302		良性婴儿肌阵挛性癫痫		
G40.303		特发性全面性癫痫		
G40.304		儿童失神癫痫		
G40.305		良性家族性新生儿惊厥		
G40.306		青少年失神癫痫		
G40.307		肌阵挛失神癫痫		
G40.308		全面惊厥性癫痫持续状态		
G40.309		良性新生儿惊厥	第五天惊厥、第五天痉挛	
G40.310		进行性肌阵挛性癫痫		
G40.311		良性非家族性婴儿惊厥		
G40.400		全身性癫痫和癫痫综合征，其他的		
G40.401		儿童期弥漫性慢棘－慢波（小发作变异型）癫痫性脑病		
G40.402		婴儿早期肌阵挛性脑病		
G40.403		肌阵挛站立不能发作性癫痫		
G40.404		婴儿严重肌阵挛性癫痫	Dravet 综合征	
G40.405		韦斯特综合征		
G40.406		大田原综合征	早期婴儿型癫痫性脑病	本病是由日本学者大田原（Ohtahara）于1976 年首次报道，故称为大田原综合征（Ohtahara syndrome，OS）。为早期婴儿型癫痫性脑病，是一种恶性癫痫发作表现 3 个月内起病，强直和（或）强直阵挛发作，每天可发作 2～40 次不等，每次发作短暂，短则 10 秒，长则只有 5 分钟。可以成串发作，部分患儿以后转为婴儿痉挛症。查：癫痫－综合征－－全身性 G40.4。国标库误编码为 G40.501
G40.500		特指的癫痫综合征		
G40.502		特发性光敏性枕叶癫痫	光敏性癫痫	癫痫的临床类型及表现复杂多样。看电视诱发癫痫是反射性癫痫一种特殊类型，属于视觉反射性癫痫范畴。电视或电脑屏幕的闪烁类似脑电图检查中的闪光刺激试验，可引起癫痫患者某一部位神经元兴奋，从而引起癫痫发作称为光敏性癫痫，是最常见的反射性癫痫之一。查：癫痫－与下列原因有关－－应激　G40.5

主要编码	附加编码	疾 病 名 称	别 名	备 注
G40.503		拉斯穆森综合征	Rasmussen 综合征	
G40.504		儿童期慢性进行性部分连续性癫痫	Kojevnikow 综合征	
G40.505		药源性癫痫发作		
G40.600		癫痫大发作（伴有或不伴有小发作）		
G40.601		癫痫大发作伴小发作		
G40.700		癫痫小发作，不伴有大发作		
G40.800		癫痫，其他的		
G40.801		反射性癫痫	诱发性癫痫	
G40.802		视觉敏感性癫痫		
G40.803		原发性阅读性癫痫		
G40.804		婴儿游走性部分性发作		
G40.805		难治性癫痫	顽固性癫痫	我国有学者提出了难治性癫痫的危险因素：①复杂部分性癫痫；②有多种癫痫类型同时存在；③癫痫持续状态；④有跌倒发作者；⑤丛集性癫痫发作；⑥经常引起外伤的癫痫发作；⑦精神发育迟滞；⑧脑电图背景异常；⑨有家族史者；⑩婴儿期发病的某些癫痫类型。国标库误编码为 G40.902
G40.900		癫痫		
G40.903†	F02.8*	癫痫性痴呆	继发性癫痫	
G41.000		癫痫大发作持续状态		癫痫大发作和大发作持续状态编码不同
G41.001		全面性强直阵挛性癫痫持续状态		
G41.100		癫痫小发作持续状态		
G41.101		失神性癫痫持续状态		
G41.200		复杂部分性癫痫持续状态		
G41.800		癫痫持续状态，其他的		
G41.801		慢波睡眠中持续棘慢复合波癫痫	睡眠期电持续状态癫痫	
G41.802		全面性癫痫持续状态		
G41.806		局灶性癫痫持续状态		
G41.807		局灶性癫痫持续性先兆		
G41.900		癫痫持续状态		
G43.000		偏头痛不伴有先兆［普通偏头痛］	无先兆偏头痛	
G43.100		偏头痛伴有先兆［典型偏头痛］	先兆偏头痛	
G43.102		基底动脉型偏头痛		
G43.103		典型先兆伴非偏头痛性头痛		

主要编码	附加编码	疾 病 名 称	别 名	备 注
G43.105		家族性偏瘫性偏头痛		
G43.106		散发性偏瘫性偏头痛		
G43.200		偏头痛状态		
G43.300		复杂性偏头痛		
G43.800		偏头痛，其他的		
G43.801		持续性先兆不伴脑梗死		
G43.802		腹型偏头痛		
G43.803		视网膜性偏头痛		
G43.804		儿童周期性综合征		儿童周期性综合征多为偏头痛前驱表现，是偏头痛的一个亚型，包括周期性呕吐、腹型偏头痛、儿童良性发作性眩晕。查：综合征-偏头痛 G43.9，核对卷一分类为 G43.8
G43.900		偏头痛		
G44.000		丛集性头痛综合征		
G44.001		慢性偏头痛		
G44.002		复发性丛集性头痛		
G44.003		慢性丛集性头痛		
G44.100		血管性头痛，不可归类在他处者		
G44.200		紧张型头痛	肌收缩性头痛	
G44.201		少发复发性紧张型头痛		
G44.202		少发复发性紧张型头痛伴颅骨膜压痛		
G44.204		频发复发性紧张型头痛		
G44.205		频发复发性紧张型头痛伴颅骨膜压痛		
G44.207		慢性紧张型头痛		
G44.208		慢性紧张型头痛伴颅骨膜压痛		
G44.300		慢性创伤后头痛		
G44.400		药物性头痛，不可归类在他处者		
G44.800		头痛综合征，其他特指的		
G45.000		椎基底动脉综合征		
G45.001		基底动脉尖综合征		基底动脉尖综合征（TOBS）首先由 Caplan 于 1980 年提出，约占脑梗死的 7.6%。Caplan 根据其临床表现分为两组，即中脑和丘脑受损的脑干首端梗死和颞叶内侧面、枕叶受损的大脑后动脉区梗死。随着影像学的发展，特别是 MRI 的临床应用，确诊的 TOBS 越来越多。查：综合征-椎基底动脉 G45.0

主要编码	附加编码	疾 病 名 称	别　名	备　注
G45.002		椎-基底动脉供血不足		
G45.003		椎-基底动脉盗血综合征		
G45.004		后循环缺血		后循环（posterior cerebral circulation）又称椎基底动脉系统，由椎动脉、基底动脉和大脑后动脉组成，主要供血给脑干、小脑、丘脑、海马、枕叶、部分颞叶及脊髓。后循环缺血（posterior circulation ischemia，PCI）是常见的缺血性脑血管病，约占缺血性脑卒中的20%。查：供血不足-动脉--基底　G45.0
G45.100		颈动脉综合征（大脑半球的）		
G45.101		颈内动脉供血不足	颈内动脉缺血	颈内动脉栓塞编码为 I65.2。颈内动脉缺血的病因是梗死还是未梗死的编码不同，应尽量指明病因
G45.102		颈动脉闭塞综合征		
G45.200		多发性和双侧入脑前动脉综合征		
G45.300		一过性黑矇		
G45.400		短暂性完全性遗忘		
G45.800		短暂性大脑缺血性发作和相关的综合征，其他的		
G45.801		锁骨下动脉盗血综合征		
G45.802		脑血管供血不足伴短暂性局灶性神经症状		
G45.900		短暂性大脑缺血性发作		
G45.901		脑动脉痉挛		
G47.000		初发性或维持性睡眠障碍[失眠症]		
G47.100		过度嗜眠障碍[睡眠过度]		
G47.200		睡眠-觉醒节律障碍		
G47.300		睡眠呼吸暂停		
G47.301		阻塞性睡眠呼吸暂停综合征		
G47.302		中枢性睡眠呼吸暂停综合征		
G47.303		混合性睡眠呼吸暂停综合征		
G47.400		发作性睡病和猝倒症		
G47.401		猝倒发作		猝倒症指肌张力突然下降，可能为局部的（涉及有限的肌群，如颌肌和头肌）或全身的（突然跌倒，不能移动或讲话），意识清晰。发作常因情感亢奋诱发，是发作性睡病的诊断要点之一。查：猝倒症（特发性）　G47.4
G47.800		睡眠障碍，其他的		

主要编码	附加编码	疾 病 名 称	别 名	备 注
G47.801		发作性嗜睡强食综合征	Kleine-Leine 综合征、周期性嗜睡–病理性饥饿症候群、周期性嗜睡–贪食综合征	发作性嗜睡强食综合征是一种罕见的综合征。患者多在 10～20 岁起病，以男性居多，常伴肥胖，内分泌功能无紊乱。发病时，除了吃饭和排尿、便时清醒外，其他时间都始终处于睡眠状态。患者在睡眠时，也能被唤醒，也可以自己起来排尿、便，但是醒来以后，马上就得吃饭，而且吃饭时，食量大得惊人，一天一个人少则吃 2～3 斤（1000～1500g），多则五六斤（2500~3000g）食物，问到为什么要吃这么多时，患者会不假思索地回答："饿得难受。"如不给食物吃，就大吵大闹，甚至大骂不止。这些患者具有特殊的病理性饥饿，所以此病又称周期性嗜睡–病理性饥饿症候群、周期性嗜睡–贪食综合征。查：综合征–睡眠过度––食欲过盛　G47.8
G47.900		睡眠障碍		
G50.000		三叉神经痛		
G50.001		眶上神经痛		
G50.002		筛前神经痛		筛前神经为三叉神经的上支，起于眼神经的鼻睫状神经的延续
G50.003		原发性三叉神经痛		
G50.004		继发性三叉神经痛	症状性三叉神经痛	
G50.100		非典型性面部痛		
G50.800		三叉神经的其他疾患		
G50.801		味觉性出汗综合征	耳颞神经综合征、Frey 综合征	
G50.802		三叉神经麻痹		
G50.900		三叉神经疾患		
G51.000		贝尔面瘫	特发性面瘫、面神经麻痹	贝尔面神经麻痹是以颜面表情肌群的运动功能障碍为主要特征的一种临床常见病，临床又称为面瘫。根据面神经麻痹引起的损害所发生的部位不同，可分为中枢性面神经麻痹和周围性面神经麻痹两种。国标库原 G51.001 面神经麻痹合并于此条目中
G51.002		中枢性面神经麻痹		
G51.003		周围性面神经麻痹		
G51.100		膝状神经节炎	Hunt 综合征、Ramsay Hunt 综合征	膝状神经节炎是一种常见的周围性面瘫，发病率仅次于贝尔面瘫。1907 年 Ramsay Hunt 首先报道因面神经膝状节疱疹性引起的一组特殊症状的病例，后被称为 Hunt 综合征。主要表现为一侧耳部剧痛、耳部疱疹，同侧周围性面瘫，可伴有听力和平衡障碍。本病由潜伏在面神经膝状神经节内的水痘带状疱疹病毒，于机体免疫功能降低时再活化引起，除侵犯膝状神经节外，还可累及邻近的前庭蜗（听）神经

主要编码	附加编码	疾　病　名　称	别　名	备　注
G51.200		梅尔克松综合征		
G51.201		梅尔克松-罗森塔尔综合征		
G51.300		阵挛性半面痉挛		
G51.301		面肌痉挛	面肌抽搐、偏侧面肌痉挛症	查：痉挛-面部　G51.3
G51.400		面肌纤维抽搐		
G51.800		面神经的其他疾患		
G51.801		面肌萎缩		查：偏侧萎缩-面部，进行性
G51.802		半侧颜面萎缩症	Romberg 病	
G51.900		面神经疾患		
G52.000		嗅神经疾患		
G52.100		舌咽神经疾患		
G52.101		舌咽神经痛		
G52.102		舌咽神经麻痹		
G52.200		迷走神经疾患		
G52.201		喉返神经麻痹		
G52.202		喉返神经疾患		
G52.203		迷走神经麻痹		
G52.204		喉返神经炎		
G52.205		迷走神经功能亢进		
G52.300		舌下神经疾患		
G52.301		舌下神经痛		
G52.302		舌下神经麻痹		
G52.700		多发脑神经疾患		
G52.701		多发性脑神经麻痹		
G52.702		多发性脑神经炎		
G52.703		多发性脑神经损害		
G52.704		颈静脉孔综合征		
G52.705		眶尖综合征		眶尖综合征是由多种病因引起的一组复杂疾病，临床上定义为由于某种病变侵犯眶尖，从而引起一系列眶尖组织功能损伤的临床表现的总称，包括动眼神经（Ⅲ）、滑车神经（Ⅳ）、展神经（Ⅵ）、三叉神经第一支（V1）的损伤同时伴视功能的障碍。查：疾患-神经--颅---多发性　G52.7
G52.800		脑神经疾患，其他特指的		
G52.801		副神经疾患		
G52.802		斜方肌麻痹		
G52.900		脑神经疾患		
G52.901		脑神经炎		多发性脑神经疾患为 G52.7。查：疾患-神经--颅

主要编码	附加编码	疾 病 名 称	别 名	备 注
G52.902		脑神经麻痹		
G54.000		臂丛疾患		
G54.001		肋锁综合征		
G54.002		胸廓出口综合征		胸廓出口综合征是锁骨下动、静脉和臂丛神经在胸廓上口受压迫而产生的一系列症状，如手臂冰凉、容易疲劳或肩手臂或手有钝性疼痛，做上肢超过头部的活动时困难等
G54.003		臂丛神经麻痹		
G54.004		前斜角肌综合征		
G54.100		腰骶丛疾患		
G54.200		颈神经根疾患，不可归类在他处者		
G54.300		胸神经根疾患，不可归类在他处者		
G54.400		腰骶神经根疾患，不可归类在他处者		
G54.500		神经痛性肌萎缩	麻痹性臂丛神经炎	
G54.600		幻肢综合征伴有疼痛		
G54.700		幻肢综合征不伴有疼痛		
G54.800		神经根和神经丛疾患，其他的		
G54.801		骶神经根囊肿		
G54.900		神经根和神经丛疾患		
G54.901		神经根压迫症		
G56.000		腕管综合征		
G56.100		正中神经的其他损害		
G56.101		正中神经麻痹		
G56.200		尺神经损害		
G56.201		尺神经麻痹		
G56.202		肘管综合征		
G56.203		尺神经炎		查：疾患-神经--尺
G56.300		桡神经损害		
G56.301		桡神经麻痹		
G56.400		灼性神经痛		
G56.401		灼口综合征	舌痛症、舌感觉异常，口腔黏膜感觉异常	灼口综合征是指发生在口腔黏膜，以烧灼样疼痛感觉为主要表现的一组症状，常不伴有明显的临床损害体征，也无特征性的组织学改变。以舌部为主要发病部位。该病临床并不少见，在更年期或绝经期妇女中发病率高，女性患者约为男性患者的7倍。查：综合征-灼性神经痛　G56.4
G56.800		上肢其他单神经病		

主要编码	附加编码	疾 病 名 称	别　　名	备　　注
G56.900		上肢单神经病		
G57.000		坐骨神经损害		
G57.001		梨状肌综合征		
G57.002		臀上皮神经卡压综合征	臀上皮神经损伤、臀上皮神经痛、臀上皮神经炎、臀上皮神经病	臀上皮神经为感觉神经，由L_{1-3}脊神经后支的外侧支所发出的一组皮肤分支，分布于臀上外侧以至股骨大转子区皮肤，司该区皮肤的感觉。臀上皮神经炎以臀上神经走行疼痛为主要临床表现。因臀上皮神经受损而产生的腰、腿、臀疼痛综合征。查：损害－神经－－臀 G57.0。国标库 G57.102 臀上皮神经炎合并于此条目中
G57.100		感觉异样性股痛	股外侧皮神经炎、Roth 综合征	单神经炎–外侧－－股皮肤神经 G57.1。国标库 G57.101 股外侧皮神经炎合并于此条目中
G57.200		股神经损害		
G57.201		股神经麻痹		
G57.300		外腘神经损害		
G57.301		腓神经麻痹		
G57.302		腓神经损害		
G57.303		腓总神经麻痹		
G57.304		腓浅神经卡压		
G57.400		中腘神经损害		
G57.401		胫神经麻痹		
G57.500		跗管综合征		
G57.600		跖神经损害		
G57.601		跖趾神经炎		
G57.602		莫顿跖痛症		
G57.603		足底内侧神经卡压征		
G57.604		足底外侧神经卡压征		
G57.800		下肢其他单神经病		
G57.900		下肢单神经病		
G58.000		肋间神经病		
G58.001		肋间神经痛		
G58.700		多发性单神经炎		
G58.800		单神经病，其他特指的		
G58.801		枕大神经痛		
G58.900		单神经病	局部性神经病	
G60.000		遗传性运动和感觉神经病		
G60.001		脱髓鞘型腓骨肌萎缩		

主要编码	附加编码	疾 病 名 称	别 名	备 注
G60.002		轴索型腓骨肌萎缩		
G60.003		腓骨肌萎缩	遗传性运动感觉神经病	腓骨肌萎缩症（Charcot-Marie-Tooth，CMT）具有明显的遗传异质性，临床主要特征是四肢远端进行性肌无力和萎缩伴感觉障碍。CMT是最常见的遗传性周围神经病之一（发病率约为1/2500）。根据临床和电生理特征，CMT分为两型：①CMT1型（脱髓鞘型），神经传导速度（NCV）减慢（正中神经传导速度s）；②CMT2型（轴突型），神经传导速度正常或轻度减慢（正中神经传导速度>38m/s）。多数呈常染色体显性遗传，也可呈常染色体隐性或X-连锁遗传
G60.100		植烷酸贮积症	Refsum病、遗传性共济失调性多发性神经炎样病	
G60.200		与遗传性共济失调有关的神经病		
G60.300		特发性进行性神经病		
G60.800		遗传性和特发性神经病，其他的		
G60.801		先天性无痛无汗症	遗传性感觉和自主神经障碍（HSAN）Ⅳ型	
G60.802		感觉性周围神经病		
G60.803		遗传性压力易感性周围神经病	腊肠体样周围神经病、家族性复发性多神经病	
G60.900		遗传性和特发性神经病		
G61.000		吉兰-巴雷［格林-巴利］综合征	急性炎症性脱髓鞘性多发性神经病	
G61.001		费舍综合征	费舍尔综合征、急性特发性眼科神经病	
G61.002		吉兰-巴雷综合征轴索型		
G61.003		吉兰-巴雷综合征脱髓鞘型		
G61.100		血清性神经病变		
G61.800		炎性多神经病，其他的		
G61.801		慢性炎症性脱髓鞘性多发性神经病		
G61.900		炎性多神经病		
G62.000		药物性多神经病		
G62.001		药物性周围神经病		

主要编码	附加编码	疾 病 名 称	别 名	备 注
G62.100		酒精性多神经病		
G62.101		酒精中毒性周围神经病		
G62.200		毒性物质引起的多神经病，其他的		
G62.201		有机磷中毒迟发性神经病		
G62.800		多神经病，其他特指的		
G62.803		放射性多神经病		
G62.804		运动性周围神经病		
G62.805		混合性周围神经病		
G62.806		感染性周围神经病		
G62.807		免疫相关性周围神经病		
G62.808		缺血性周围神经病		
G62.809		创伤性周围神经病		
G62.810		后天获得性周围神经病		
G62.900		多神经病		
G62.901		周围神经病		
G62.908		多灶性感觉运动神经病		
G62.909		多灶性运动神经病	多灶性脱髓鞘性运动神经病	
G64.x00		周围神经系统的其他疾患		
G70.000		重症肌无力		
G70.001		重症肌无力，肌萎缩型		
G70.002		重症肌无力，眼肌型		
G70.003		重症肌无力，轻度全身型		
G70.004		重症肌无力，中度全身型		
G70.005		重症肌无力，急性重症型		
G70.006		重症肌无力，迟发重症型		
G70.007		肌无力危象		肌无力-重症　G70.0
G70.008		儿童型重症肌无力		儿童型重症肌无力主要是免疫机制在发病机制中起作用。病程进展慢，有明显起伏。是重症肌无力最常见的临床类型。多数于10岁左右起病。儿童型重症肌无力约占我国重症肌无力患者的10%。绝大多数仅限于眼外肌麻痹、上睑下垂等单纯眼肌麻痹，约有1/4的病例可自行缓解，仅少数患者累及全身骨骼肌。查：肌无力-重症　G70.0
G70.100		中毒性肌神经疾患		
G70.200		先天性和发育性肌无力		

主要编码	附加编码	疾 病 名 称	别 名	备 注
G70.201		先天性重症肌无力		
G70.800		肌神经疾患，其他特指的		
G70.900		肌神经疾患		
G70.901		肌无力综合征		肌无力综合征类似重症肌无力，它也是一种能引起肌无力的自身免疫性疾病，但肌无力综合征是由于乙酰胆碱释放不足，而不是由于乙酰胆碱受体的抗体异常所致。肌无力综合征能单个出现，但通常作为某种癌症，尤其是肺癌的伴随症状而出现。查：综合征-肌无力（于）G70.9 当伴有肿瘤时，应是星剑号编码。查：综合征－肌无力（于）－－肿瘤　D48.9＋G73.2*
G70.902		肌无力		
G71.000		肌营养不良		
G71.001		进行性肌营养不良		
G71.002		眼咽型肌营养不良症		
G71.003		假肥大型肌营养不良症		假肥大型肌营养不良症是由遗传因素所致的以进行性骨骼肌无力为特征的一组原发性骨骼肌坏死性疾病，临床上主要表现为不同程度和分布的进行性加重的骨骼肌萎缩和无力。可累及心肌。肌营养不良病因是遗传异常
G71.004		远端型肌营养不良症		
G71.005		迪谢纳型肌营养不良症		
G71.006		面肩肱型肌营养不良症		
G71.007		肢带型肌营养不良症		
G71.100		肌强直性疾患		
G71.101		神经性肌强直	Isaacs 综合征、连续性肌纤维活动、伴肌肉松弛障碍的肌颤搐	
G71.102		萎缩性肌强直		
G71.103		营养不良性肌强直		
G71.104		先天性肌强直	Thomsen 病	
G71.105		先天性副肌强直		
G71.200		先天性肌病		
G71.300		线粒体肌病，不可归类在他处者		
G71.301		线粒体脑肌病		
G71.800		肌肉的其他原发性疾患		

主要编码	附加编码	疾　病　名　称	别　　名	备　　注
G71.801		肌萎缩		肌萎缩 M62.5 应与 G71.8 区分。前者为非疾病性的，后者为肌肉的原发性疾病所致，一般不用 M62.5
G71.900		肌肉的原发性疾患		
G72.000		药物性肌病		
G72.100		酒精性肌病		
G72.200		毒性物质引起的肌病，其他的		
G72.300		周期性瘫痪	周期性麻痹	
G72.301		低钾型周期性麻痹		
G72.302		高钾性周期性麻痹		
G72.303		甲亢性周期性麻痹		
G72.304		正常钾型周期性麻痹		
G72.400		炎性肌病，不可归类在他处者		
G72.401		包涵体肌炎		
G72.402		遗传性包涵体肌病		
G72.403		散发性包涵体肌炎		
G72.404		症状性炎性肌病		
G72.800		肌病，其他特指的		
G72.900		肌病		
G80.000		痉挛性四肢麻痹性脑瘫		
G80.100		痉挛性双侧脑瘫		
G80.101		痉挛型脑性瘫痪		
G80.200		痉挛性偏侧脑瘫		
G80.300		运动障碍性脑瘫		
G80.301		双侧手足徐动症		
G80.302		手足徐动型脑性瘫痪		
G80.303		肌张力低下型脑性瘫痪		
G80.305		发作性舞蹈-手足徐动症	运动诱发性癫痫、阵发性肌张力不全性舞蹈手足徐动症、家族性阵发性多动症、局灶性运动源性阵发性舞蹈手足徐动症、继发性阵发性多动症、阵发性运动源性舞蹈手足徐动症	发作性舞蹈手足徐动症即不自主的运动综合征、发作性舞蹈指划样动作，该病是一种常染色体显性遗传病。为发作性疾病，在婴儿期起病，一般在 5 岁以前，其变异型可在成人起病，多为家族性。查：手足徐动症-先天性（双侧）G80.3。国标库 G80.304 阵发性运动源性舞蹈手足徐动症合并些此条目中
G80.306		手足徐动症	指划运动易变性痉挛	根据临床表现分为三型：①双侧手足徐动症；②舞蹈手足徐动症；③单侧及假性手足徐动症
G80.400		共济失调性脑瘫		
G80.800		大脑性瘫痪［脑瘫］，其他的		

主要编码	附加编码	疾 病 名 称	别　　名	备　　注
G80.801		震颤型脑性瘫痪		
G80.802		混合型脑性瘫痪		
G80.900		大脑性瘫痪［脑瘫］		
G81.000		松弛性偏瘫		
G81.100		痉挛性偏瘫		
G81.900		偏瘫	半身不遂	
G82.000		松弛性截瘫		
G82.100		痉挛性截瘫		
G82.101		急性痉挛性截瘫		
G82.200		截瘫		
G82.201		不完全截瘫		
G82.202		急性截瘫		
G82.203		急性不完全性截瘫		
G82.300		松弛性四肢瘫痪		
G82.301		急性弛缓性四肢瘫		
G82.400		痉挛性四肢瘫痪		
G82.401		慢性痉挛性四肢瘫		
G82.500		四肢瘫痪		
G82.501		急性四肢瘫		
G82.502		慢性四肢瘫		
G82.503		急性不完全性四肢瘫		
G82.504		慢性不完全性四肢瘫		
G83.000		双上肢瘫		
G83.100		下肢单瘫		
G83.200		上肢单瘫		
G83.300		单瘫		
G83.400		马尾综合征		
G83.800		麻痹［瘫痪］综合征，其他特指的		
G83.801		布朗-塞卡尔综合征		
G83.802		脊髓完全性瘫痪		
G83.803		托德瘫痪	托德氏麻痹	托德麻痹是一种发生在癫痫患者身上的神经系统的异常，即是在癫痫发生出现的短暂瘫痪。托德瘫痪可以是局部的也可以是全身的，但通常只发生在身体的一侧。它最常见于全身强直阵挛发作（大发作）以后，并在癫痫的发作后，可能会持续几个小时或偶尔持续几天
G83.900		麻痹［瘫痪］综合征		

主要编码	附加编码	疾病名称	别名	备注
G83.901		轻度瘫痪		
G90.000		特发性周围自主神经病		
G90.001		颈动脉窦性晕厥	颈动脉窦综合征、颈动脉窦过敏综合征、Weiss-Baker 综合征、Charcot-Weiss-Baker 综合征	颈动脉窦性晕厥是一组自发地突发性头昏、乏力、耳鸣以至晕厥的临床综合征。于 1930 年由 Roskam 等首先报道，随后 Weiss 和 Baker 对 15 例病例进行了详细描述，并提出颈动脉窦的超敏反应是发生晕厥的原因，本病发生持续时间短暂，一般仅 1~4 分钟，有时有神志丧失，可长达 20 分钟左右，很少发生惊厥。查：晕厥-颈动脉窦性　G90.0
G90.100		家族性自主神经功能异常[赖利-戴]		
G90.200		霍纳综合征	小儿颈交感神经麻痹综合征、Bernard-Horner 综合征、Claude-Bernard-Horner 综合征	
G90.300		多系统变性		
G90.301		多系统萎缩		
G90.302		夏伊-德雷格尔综合征	进行性自主神经功能衰竭、特发性直立性低血压、神经源性直立性低血压	夏伊-德雷格尔综合征（SDS）是以自主神经功能症状为突出表现的多系统受累的变性病，临床上突出表现为直立性低血压及其他自主神经功能紊乱，并伴小脑、基底核或脊髓运动神经元变性所引起的神经异常。临床表现除直立性低血压外，尚有发汗障碍、阳痿等其他自主神经功能障碍及锥体系、锥体外系、小脑性共济失调等
G90.400		自主性高反射		
G90.800		自主神经系统的其他疾患		
G90.801		交感神经链综合征		交感神经链综合征为用局麻药阻滞支配疼痛区域的交感神经所能缓解的疼痛。而对阻滞交感神经无反应的疼痛称为非交感神经依赖性疼痛（SIP）。本病为多病因导致长期隐性存在的临床综合征。当神经节损害严重及代偿能力削弱时出现典型症状，常延误诊治，主要临床症状如疼痛感觉障碍、血管功能障碍等。本病可发生于任何年龄，两性均可发生，临床上并不少见
G90.900		自主神经系统疾患		
G91.000		交通性脑积水		
G91.100		梗阻性脑积水		
G91.200		正常压力脑积水		

主要编码	附加编码	疾 病 名 称	别 名	备 注
G91.300		创伤后脑积水		
G91.301		创伤后硬脑膜下积液		
G91.800		脑积水，其他的		
G91.801		耳源性脑积水		
G91.802		硬脑膜下积液		
G91.803		手术后脑积水		
G91.900		脑积水		
G92.x00		中毒性脑病		
G92.x01		一氧化碳中毒性脑病		中毒性脑病是有毒物质引起的中枢神经系统器质性病变，可出现多种临床表现。脑病理变化有弥漫性充血、点状出血，水肿，神经细胞变性、坏死，神经纤维脱髓鞘等 急性中毒性脑病由铅、铊、二硫化碳、甲烷、汞、苯、汽油、有机磷、有机氯农药等亲神经性毒物及一氧化碳、氰化物、硫化氢等窒息性毒物急性中毒引起。编码中毒性脑病时，需要使用附加外因编码标明毒性物质。查：脑病-中毒性　G92
G92.x02		一氧化碳中毒迟发性脑病		
G93.000		大脑囊肿		
G93.001		蛛网膜囊肿		
G93.002		透明隔囊肿		
G93.003		后天性脑穿通畸形	脑穿通性囊肿	脑穿通畸形（porencephaly），是一种特殊类型的脑积水。临床上分为先天性和后天性两类，临床表现主要取决于病变部位、囊肿大小及脑脊液循环是否通畅等。最有效的治疗方法是手术治疗。查：囊肿-脑穿通性--后天性　G93.0
G93.004		第四脑室囊肿		第四脑室位于延髓、脑桥和小脑之间，形似底为菱形的四棱锥体，下续脊髓中央管，上连中脑水管，内容脑脊液
G93.005		硬膜下囊肿		查：囊肿-硬膜下 G93.0。查阅卷一：G93.0　大脑囊肿。索引已经明确分类，国标码误将其编码于 G96.102 为不可归类于他处的脑脊膜
G93.100		缺氧性脑损害，不可归类在他处者		
G93.101		肺性脑病	肺心脑综合征	肺性脑病（pulmonary encephalopathy，PE）是各种慢性肺胸疾病伴有呼吸衰竭，导致低氧血症和高碳酸血症而出现的神经精神症状的一种临床综合征。查：损害-脑--缺氧性　G93.1

主要编码	附加编码	疾 病 名 称	别 名	备 注
G93.102		缺氧缺血性脑病		
G93.200		良性颅内高压		
G93.201		良性颅内压增高综合征	假脑瘤综合征	良性颅内压增高综合征是一种发病原因不同，但以颅内压增高为特征的 ICP 增高综合征，其病情发展缓慢，一般能自行缓解。患者除颅内压增高外无其他阳性神经系统体征，脑脊液检查正常。头痛是良性颅内压增高综合征最主要和最常见的症状。查：压力-增加--颅内（良性）　G93.2
G93.300		病毒感染后疲劳综合征		
G93.400		脑病		
G93.401		低颅压综合征		低颅压综合征是由各种原因引起的侧卧位腰部蛛网膜下隙的脑脊液压力在 0.59kPa（60mmH$_2$O）以下，以体位性头痛为特征的临床综合征。低颅压综合征一般是由于脑体积的减少、脑脊液的减少或脑血管床的体积减少。临床上常分为症状性低颅压和原发性低颅压。查：病-脑--特指的 G93.8。核对卷一，可归类于 G93.4
G93.402		脑白质病		
G93.403		代谢性脑病		代谢性疾病即因代谢问题引起的疾病，包括代谢障碍和代谢旺盛等原因。代谢性脑病是系统性疾病在脑的表现，由于血脑脊液屏障发生障碍，脑组织发生代谢变化，导致脑功能障碍
G93.404		器质性脑病		
G93.500		脑受压		
G93.501		脑疝		
G93.502		枕骨大孔疝		
G93.503		小脑幕裂孔疝	小脑幕切迹疝、颞叶钩回疝	小脑幕裂孔疝常由幕上病变引起，是病灶侧的颞叶钩回部分的脑组织被挤入小脑幕裂孔内，挤压中脑脑池，从而使脑脊液循环通路受阻，进一步加重颅内压增高，形成恶性循环。与枕骨大孔疝同属常见脑疝，是颅内压增高的严重后果。查：疝形成-脑　G93.5
G93.504		后天性脑膜膨出		
G93.600		脑水肿		
G93.700		赖氏综合征		赖氏综合征是一种童年罕见的急性，有时为致死性的疾病。常发生于水痘或病毒性上呼吸道感染之后
G93.800		脑其他特指的疾患		
G93.801		室管膜病		

主要编码	附加编码	疾 病 名 称	别 名	备 注
G93.802		放射性脑病		
G93.803		去脑强直		去脑强直（decerebrate rigidity）姿位肌张力障碍的一种表现。是因病变损害，使大脑与中脑和脑桥间的联系中断，影响了上部脑干的功能所致。其主要表现为四肢强直性伸展，上臂内收并内旋，前臂伸直并过分旋前，髋内收、内转，膝伸直，颈后仰呈角弓反张。患者常呈深昏迷状态，伴有呼吸不规律及全身肌肉抽搐。查病–脑––特指的 G93.8
G93.804		大脑功能障碍		
G93.805		脑钙化		
G93.806		脑软化		
G93.807		脑胶质细胞增生		
G93.808		脑室扩张		
G93.809		颅内静脉窦狭窄		
G93.810		丘脑综合征		丘脑综合征（Dejerine-Roussy syndrome）包括：①病变对侧肢体轻瘫；②病变对侧半身感觉障碍（以深感觉为主）；③病变对侧半身自发性疼痛；④对侧肢体共济运动失调；⑤病变对侧不自主运动、意向性震颤如手足徐动、舞蹈样运动等。下丘脑综合征影响内分泌功能，编码于E23.3
G93.811		视丘反应综合征		
G93.812		中枢性呼吸衰竭		
G93.813		颅腔积气		
G93.814		颅内胆脂瘤		
G93.815		去皮层状态	植物人	去皮层状态是指双侧大脑皮层广泛性损害，引起皮层功能丧失，而皮层下功能保存的一种特殊的意识状态。常见于大脑半球出血、大面积脑梗死、弥漫性脑水肿和急性脑缺氧以及脑外伤、脑炎昏迷后期的遗留症状。主要表现为患者无任何意识活动，不言，不语，不动，无表情，尿便失禁，对呼唤、触压均无反应，无任何自主动作，靠人工进食。对光反射存在，角膜反射存在，咳嗽反射存在。但患者常睁眼凝视，知觉大多丧失，对周围和自身事物毫无所知。可有无意识的哭闹和防御反应，四肢肌张力增高，双上肢屈曲内收双下肢伸直内旋，呈去皮层强直状态。有明显的睡眠–觉醒周期，而不同于昏迷或可称为"去皮层性睁眼昏迷"
G93.900		脑疾患		

主要编码	附加编码	疾病名称	别名	备注
G93.901		间脑病变		
G93.902		脑肿物		颅内肿瘤即各种脑肿瘤，也称颅内占位性病变，是神经系统中常见的疾病之一。一般分为原发和继发两大类。原发性脑内肿瘤可发生于脑组织、脑膜、脑神经、垂体、血管残余胚胎组织等；继发性肿瘤指身体其他部位的恶性肿瘤转移或侵入颅内形成的转移瘤。查：损害-颅内，占位性 R90.0。核对卷一，颅内占位性病变 R90.0。而这个编码表达的是影像学检查的异常所见，是一个症状诊断。如果临床确诊有肿物，还是应当按脑病编码更合适
G93.903		鞍区肿物		
G93.904		顶叶综合征		顶叶位于额叶之后，枕叶之前。分为中央后回、缘上回、角回和顶上小叶。顶叶症状群主要为感觉障碍的症状表现，同时尚有体像障碍、失结构症、运动障碍等症状。疾病的机制如下：①外伤：颅脑外伤尤其是顶部骨折，常引起急性顶叶损害，出现意识障碍。据统计，颅顶部凹陷性骨折占颅骨凹陷骨折的66%；②肿瘤：顶叶肿瘤可出现结构性运用不能。肿瘤刺激前庭可出现眼球震颤；③血管病变：大脑中动脉病变时可出现顶叶症状群、失写、失读和格斯特曼综合征。由于不明确脑损害的性质，因此查：损害-脑 G93.9。国标库 R48.802 编码有误，修正为 G93.904
G95.000		脊髓空洞症和延髓空洞症		
G95.001		延髓空洞症		
G95.002†	M49.4*	脊髓空洞性夏科关节病		
G95.003		脊髓空洞症		
G95.100		血管性脊髓病		
G95.101		脊髓出血		
G95.102		急性脊髓梗死		
G95.103		脊髓缺血		
G95.104		脊髓坏死		
G95.105		脊髓动脉血栓形成		查：血栓形成-脊髓（动脉）
G95.106		脊髓水肿		
G95.107		脊髓后动脉综合征		
G95.108		脊髓栓塞		
G95.109		脊髓前动脉闭塞综合征	脊髓前动脉综合征、Beck综合征、Davison综合征	脊髓前动脉综合征指脊髓前动脉发生闭塞，其供应的脊髓腹侧2/3~3/4区域缺血，引起脊髓前动脉分布区域受累，引起肢体瘫痪、痛觉、温觉障碍、直肠膀胱括约肌障碍。查：综合征-前--脊髓动脉 G95.1

主要编码	附加编码	疾 病 名 称	别 名	备 注
G95.200		脊髓受压		
G95.800		脊髓其他特指的疾病		
G95.801		中毒性脊髓病		
G95.802		脊髓硬化症		
G95.803		放射性脊髓病		
G95.804		脊髓萎缩		
G95.805		脊髓病性膀胱		
G95.806		椎管内纤维组织增生		
G95.807		肝性脊髓病	门-腔分流性脊髓病	肝性脊髓病（hepatic myelopathy）是肝病并发的一种特殊类型的神经系统并发症，以缓慢进行性痉挛性截瘫为特征，脊髓侧索和后索脱髓鞘病理改变为主。多见于手术或自然形成门-腔循环分流，大多数病例与肝性脑病并存，多发生于肝硬化失代偿期，肝功能减退和门静脉高压症表现突出。查：病-脊（髓）--特指的 NEC　G95.8
G95.808		脊髓囊肿		
G95.900		脊髓病		
G95.901		椎管内肿物		
G96.000		脑脊液漏		
G96.001		脑脊液鼻漏		
G96.002		脑脊液耳漏		
G96.003		手术后脑脊液漏		
G96.100		脑脊膜疾患，不可归类在他处者		
G96.101		脊膜粘连		
G96.103		脑室粘连		脑室粘连归类到脑膜粘连
G96.104		硬膜外囊肿		
G96.800		中枢神经系统其他特指的疾患		
G96.801		闭锁综合征	闭锁症候群	闭锁综合征是指患者虽然意识清楚，但却不能说话、不能活动的一种特殊表现。多因脑桥基底部血栓所致。和大脑皮层功能损害、皮质下功能保留的植物人不同，闭锁综合征患者的病变部位一般位于脑干的特定部位，大脑半球没有损害
G96.900		中枢神经系统疾患		
G96.901		脑脊髓病		
G96.902		中枢性疼痛		
G97.000		腰椎穿刺引起的脑脊液漏		
G97.100		对腰椎穿刺的其他反应		

主要编码	附加编码	疾 病 名 称	别　　名	备　　注
G97.101		腰椎穿刺术后头痛		
G97.200		脑室分流后颅内低压		
G97.800		神经系统的其他操作后疾患		
G97.801		操作后缺氧性脑损害		
G97.802		脑血管造影后脑血管痉挛		
G97.900		神经系统的操作后疾患		
G98.x00		神经系统的其他疾患，不可归类在他处者		
H00.000		睑腺炎和眼睑的其他深部炎症		
H00.001		睑腺炎		
H00.002		眼睑脓肿		
H00.003		眼睑蜂窝织炎		
H00.100		睑板腺囊肿		
H01.000		睑缘炎		
H01.100		眼睑的非感染性皮肤病		
H01.101		眼睑皮炎		
H01.800		眼睑其他特指的炎症		
H01.801		眼睑瘘		
H01.802		眼睑肉芽肿		
H01.900		眼睑炎症		
H01.901		眼睑炎性假瘤		炎性假瘤为一种特发的非特异性慢性增殖性炎症，目前多认为是一种免疫反应性疾病。临床表现类似肿瘤，但实质上是炎症，故名炎性假瘤。眼睑炎性假瘤为常见的眼科疾病。查：炎，炎症-眼睑　H01.9
H02.000		睑内翻和倒睫		
H02.001		先天性倒睫		
H02.002		瘢痕性倒睫		
H02.003		睑内翻		
H02.004		倒睫		
H02.100		睑外翻		
H02.101		麻痹性睑外翻		
H02.102		瘢痕性睑外翻		
H02.103		老年性睑外翻		
H02.200		兔眼	眼睑闭合不全、睑裂闭合不全	眼睑闭合不全是指上下眼睑不能完全闭合致使眼球暴露，俗称"兔眼"。兔眼可见于先天性上、下眼睑过短或缺损，各种原因所引起的睑外翻或角膜葡萄、牛眼、眶占位性病变、甲状腺功能亢进及眼眶蜂窝织炎等所致的眼球突出患者，也可发生于全身麻醉或重度昏迷时

主要编码	附加编码	疾 病 名 称	别　名	备　注
H02.300		眼睑皮肤松弛症		
H02.301		眼睑皮赘		以"皮赘""赘生物""皱褶"作为主导词，均无法查到编码。查：皮肤松垂-眼睑　H02.3
H02.400		上睑下垂		
H02.500		影响眼睑功能的其他疾患		
H02.501		睑裂狭小		
H02.502		睑缘粘连		
H02.503		眼睑退缩		查：回缩［退缩］-眼睑　H02.5
H02.504		眼睑粘连性瘢痕		
H02.506		眼睑闭锁		睑球广泛粘连是酸、碱和熔化金属等烧伤单个眼睑（或部分上、下眼睑）球结膜、角膜、巩膜等组织和复发性翼状胬肉多次手术失败的后遗症，而眼睑闭锁则是上述致伤物烧伤全部上下眼睑及眼球的后遗症。眼睑闭锁是由于广泛粘连引起的，故以"粘连"作为主导词查找编码。查：粘连-眼睑　H02.5
H02.600		睑黄斑瘤		
H02.700		眼睑和眼周区域的其他变性性疾患		
H02.702		眼睑萎缩		
H02.703		眼睑坏死		
H02.704		眼睑黄褐斑		
H02.705		眼睑睫毛脱落		
H02.800		眼睑其他特指的疾患		
H02.801		眼睑多毛症		
H02.802		乱睫		乱睫或睫毛乱生：睫毛源于睑板腺囊，睫毛的生长方向杂乱，该病多发生于长时间的瘢痕性结膜炎。以"乱睫""睫"作为主导词，无法查找到相应编码。查：畸形-睫，后天性　H02.8
H02.803		眼睑角化病		
H02.804		后天性眼睑畸形		
H02.805		眼睑结石		眼结石是在睑结膜上的多发性坚硬的黄点，这是上皮细胞堆积和黏液浓缩压入的变性产物，从不钙化，实为结膜凝集物。眼睛的睑结膜上也常会长出"石头"，医学上叫结膜结石。结膜结石是结膜上皮陷注或深部管状隐窝等处堆积的脱落上皮细胞和退行性细胞等的凝固物，没有或极少钙质沉着，并非真正的结石。眼睑结石不能以"结石"作为主导词。查：凝结物-结膜　H11.1。原国标码有误

主要编码	附加编码	疾 病 名 称	别 名	备 注
H02.806		眼睑水肿		
H02.807		后天性眼内眦畸形		
H02.808		陈旧性眼睑异物		
H02.809		后天性眼外眦畸形		
H02.810		眼睑出血		
H02.811		眼睑黑变病		黑变病归入眼的具体部位，H02.8 是眼睑的其他特指疾病，可归类在此处
H02.812		眼睑囊肿		
H02.813		眼睑新生物		
H02.900		眼睑疾患		
H02.901		眼睑肿物		
H04.000		泪腺炎		
H04.001		急性泪腺炎		
H04.002		慢性泪腺炎		
H04.003		泪腺炎性假瘤		炎性假瘤为一种特发的非特异性慢性增殖性炎症，目前多认为是一种免疫反应性疾病。临床表现类似肿瘤，但实质上是炎症，故名炎性假瘤。泪腺炎性假瘤为常见的眼科疾病。查：泪腺炎（急性）（慢性） H04.0
H04.100		泪腺的其他疾患		
H04.101		泪液分泌过少		
H04.102		泪腺脱垂		
H04.103		干眼综合征		研究认为，眼表面的改变、基于免疫的炎症反应、细胞凋亡、性激素水平的改变等是干眼症发生发展的相关因素，而各因素之间的关系尚未明了。病因可分为以下四类 ①水液层泪腺泪液分泌不足：是最常见的干眼角度原因；先天性无泪腺、老年性泪腺功能降低或是一些自身免疫性疾病造成泪腺发炎、外伤、感染、自律神经失调，长期点某些眼药水或服用某些药物都会造成泪液分泌不足；长期戴隐形眼镜者 ②油脂层分泌不足：由于眼睑疾病造成睑板腺功能不良 ③黏蛋白层分泌不足：缺乏维生素 A_1 者、慢性结膜炎、化学性灼伤等 ④泪液过度蒸发、泪膜分布不均匀：眼睑疾病造成眼睑闭合不良、眨眼次数减少、长时间停留在冷气房或户外强风燥热的环境中。查：综合征-干眼 H04.1
H04.104		泪腺萎缩		

主要编码	附加编码	疾 病 名 称	别 名	备 注
H04.105		泪腺囊肿		
H04.200		溢泪		溢泪是一种异常的眼泪沿面颊溢流，主要由于泪道狭窄，不能分类于泪道狭窄 H04.5。而泪眼又称泪管积液，由于泪管积液而膨胀，编码为 H04.1
H04.300		泪道急性炎症		
H04.302		急性泪囊炎		
H04.303		泪囊脓肿		
H04.304		急性泪囊周围炎		
H04.305		急性泪小管炎		
H04.400		泪道慢性炎症		
H04.401		慢性泪囊炎		
H04.402		慢性泪小管炎		
H04.500		泪道狭窄和关闭不全		
H04.501		泪道关闭不全		泪器（lacrimal apparatus）由泪腺和泪道组成。泪道包括泪点、泪小管、泪囊和鼻泪管四部分。查：阻塞（性）-另见梗阻--泪（管）（道） H04.5
H04.502		泪点外翻		
H04.503		鼻泪管阻塞		
H04.504		鼻泪管闭锁		
H04.505		泪小管阻塞		
H04.506		泪点狭窄		
H04.507		泪石		
H04.508		鼻泪管狭窄		
H04.509		泪道阻塞		
H04.600		泪道的其他改变		
H04.601		泪囊囊肿		
H04.602		泪囊瘘		
H04.603		泪小管瘘		
H04.604		泪管肉芽肿		
H04.800		泪器系的其他疾患		
H04.801		泪小管断裂		
H04.900		泪器系疾患		
H04.901		泪囊肿物		
H05.000		眼眶急性炎症		
H05.001		眶蜂窝织炎		
H05.002		眼球筋膜炎		眼球周围有筋膜囊包绕，发生于此囊膜的炎症称为眼球筋膜炎，比较少见，临床分为浆性和化脓性，是眼眶急性炎症的一种。查：眼球囊炎-眼（囊） H05.0

主要编码	附加编码	疾病名称	别名	备注
H05.003		眼眶骨髓炎		
H05.004		眼眶内脓肿		
H05.005		眼眶骨膜炎		
H05.100		眼眶慢性炎性疾患		
H05.101		眼眶内肉芽肿		
H05.102		眶内炎		
H05.103		眼眶炎性假瘤		
H05.104		眶肌炎		
H05.200		突眼性情况		
H05.201		眼球突出		
H05.202		眼球移位		
H05.203		眼眶出血		
H05.204		眶内血肿		
H05.205		眼眶水肿		
H05.300		眼眶畸形		
H05.301		眼眶萎缩		
H05.400		眼球内陷		
H05.500		眼眶贯通伤后残留（陈旧性）异物		
H05.800		眼眶的其他疾患		
H05.801		眼眶囊肿		
H05.802		眶脂肪脱垂		
H05.900		眼眶疾患		
H05.901		眼眶肿物		
H10.000		黏液脓性结膜炎		
H10.100		急性变应性结膜炎		
H10.101		变应性结膜炎		
H10.102		春季卡他性结膜炎		春季卡他性结膜炎是季节性强的双眼奇痒、睑结膜出现大而扁平的乳头、角膜缘附近结膜胶样增生及分泌物有大量嗜酸性粒细胞的变态反应性疾病，常侵犯双眼。每当春暖花开时发病，到秋末天寒时症状消失。查：卡他-春季（眼）（春天的）H10.1
H10.103		泡性结膜炎		泡性结膜炎是机体对内源性微生物蛋白质及毒素引起的表现在结膜上皮细胞的一种迟发性变应性反应。春夏季多见，多发生于女性儿童和青少年，特别是偏食和腺病体质者。其特点是在结膜反复出现结节状病变，周围结膜局限性充血。查：结膜炎-变应性（急性）H10.1

主要编码	附加编码	疾 病 名 称	别 名	备 注
H10.200		急性结膜炎，其他的		
H10.300		急性结膜炎		
H10.400		慢性结膜炎		
H10.401		结膜肉芽肿		
H10.500		睑缘结膜炎		
H10.800		结膜炎，其他的		
H10.801		结膜溃疡		
H10.900		结膜炎		
H11.000		翼状胬肉		
H11.100		结膜变性和沉着物		
H11.101		结膜沉着物		
H11.102		睑裂斑		睑裂斑为睑裂部球结膜长期暴露受外界刺激或老年变性所致。睑裂部接近角膜缘处的球结膜出现三角形隆起的斑块，三角形基底朝向角膜，偶尔伴有局部炎症。查：变性-结膜 H11.1
H11.103		结膜铁质沉着症		
H11.104		结膜干燥		
H11.105		结膜结石		
H11.106		结膜角化		
H11.107		结膜银质沉着病		
H11.108		结膜色素沉着病		
H11.200		结膜瘢痕		
H11.201		睑球粘连		
H11.300		结膜出血		
H11.400		结膜血管疾患和囊肿，其他的		
H11.401		结膜囊肿		
H11.402		结膜水肿		
H11.403		结膜充血		
H11.404		结膜动脉瘤		
H11.800		结膜其他特指的疾患		
H11.801		结膜淋巴管扩张		
H11.802		假性翼状胬肉		
H11.803		角结膜增生		
H11.804		结膜囊畸形		由结膜形成的囊状间隙称为结膜囊，通俗地说就是眼皮和眼球之间的间隙
H11.805		结膜松弛		
H11.806		结膜息肉		

主要编码	附加编码	疾病名称	别名	备注
H11.807		结膜脱垂		
H11.808		结膜溶解		
H11.900		结膜疾患		
H11.901		结膜肿物		
H15.000		巩膜炎		
H15.001		巩膜溃疡		
H15.100		巩膜外层炎		
H15.800		巩膜的其他疾患		
H15.801		巩膜囊肿		
H15.802		巩膜黑变病		
H15.803		巩膜葡萄肿		
H15.804		巩膜肉芽肿		
H15.805		巩膜粘连		
H15.806		巩膜坏死		
H15.900		巩膜疾患		
H16.000		角膜溃疡		
H16.001		角膜溃疡性穿孔		
H16.002		中心性角膜溃疡		
H16.003		蚕蚀性角膜溃疡	莫伦角膜溃疡、Mooren 角膜溃疡	蚕蚀性角膜溃疡是指一种病因不清，病情顽固，迄今仍被视为严重的致盲性眼病。本病病因不明。临床表现为剧烈眼痛、畏光、流泪及视力下降。查：莫伦溃疡（角膜）　H16.0
H16.004		边缘性角膜溃疡		
H16.005		前房积脓性角膜溃疡	匍行性角膜溃疡	匍行性角膜溃疡是一种常见的急性化脓性角膜溃疡，因病变呈中央匍行扩展而得名。前房常有积脓，临床表现可有异物感、刺痛感甚或烧灼感。球结膜混合性充血，严重时伴有水肿。查：溃疡-角膜（环状）（卡他性）（中心性）（感染性）（边缘性）（匍行性）（伴有穿孔）　H16.0
H16.006		细菌性角膜溃疡		
H16.007		角膜穿孔		
H16.100		浅层角膜炎，其他不伴有结膜炎的		
H16.101		电光性眼炎		
H16.102		浅层点状角膜炎		
H16.103		丝状角膜炎		
H16.200		角膜结膜炎		

主要编码	附加编码	疾 病 名 称	别 名	备 注
H16.201		小泡性角膜结膜炎		
H16.202		干眼症	角结膜干燥症	干眼症系泪囊疾患，本病编码应是 H04.103。国标 H16.202 有误
H16.203		神经营养性角膜结膜炎		
H16.204		浅层角膜结膜炎		
H16.205		暴露性角膜炎	暴露性角膜结膜炎	暴露性角膜炎是由于眼睑闭合不全，角膜暴露在空气中，引起干燥、上皮脱落继发感染的角膜炎症。查：角质-暴露性　H16.2
H16.300		基质层和深层角膜炎		
H16.301		深层角膜炎		
H16.302		角膜脓肿		
H16.303		科根综合征	Cogan 综合征、科干综合征、间质角膜炎-眩晕-神经性耳聋综合征	科根综合征是一种累及眼、听觉-前庭系统的综合征。主要表现为基质性角膜炎、前庭功能障碍、突发听力下降以及系统性血管炎等
H16.400		角膜新血管形成		
H16.401		角膜血管翳		
H16.402		角膜血管影		
H16.800		角膜炎，其他的		
H16.801		药物性角膜结膜炎		
H16.802		大泡性角膜炎		
H16.803		细菌性角膜炎		
H16.804		化脓性角膜炎		
H16.805		神经麻痹性角膜炎		神经麻痹性角膜炎为三叉神经遭受外伤、手术、炎症或肿瘤等破坏时，失去神经支配的角膜敏感性下降以及营养障碍，对外界有害因素的防御能力减弱，因而角膜上皮出现干燥，易受机械性损伤。查：角膜炎-特指的 NEC　H16.8
H16.900		角膜炎		
H17.000		粘连性白斑		
H17.100		角膜混浊，其他中心性		
H17.800		角膜瘢痕和混浊，其他的		
H17.801		角膜白斑		
H17.802		角膜云翳		
H17.803		角膜斑翳		
H17.900		角膜瘢痕和混浊		
H17.901		角膜瘢痕		
H17.902		角膜混浊		

主要编码	附加编码	疾病名称	别名	备注
H18.000		角膜色素沉着和沉着物		
H18.001		角膜沉着物		
H18.002		角膜黑变病		
H18.003		角膜血染	角膜血染症、角膜铁染	角膜血染，长期充满前房的积血同时伴有眼压升高时，由于高眼压和前房红细胞碎片的刺激，可引起或加重角膜内皮暂时性代偿功能失调，红细胞破碎产物通过角膜内皮进入实质层，而成血红蛋白，使角膜呈巧克力色盘状浑浊。多见于眼球挫伤或穿孔伤引起前房积血之后，亦可见于出血性青光眼。查：角膜积血　H18.0
H18.100		大泡性角膜病变		
H18.200		角膜水肿，其他的		
H18.300		角膜层改变		
H18.400		角膜变性		
H18.401		角膜老年环		角膜老年环是角膜周边部基质内的类脂质沉着，是角膜变性的一种。查：老年环（角膜）　H18.4
H18.402		带状角膜病变		
H18.403		Salzmann 结节状角膜变性		Salzmann 结节状角膜变性是角膜变性的一种类型，在以往角膜瘢痕附近，可见纤维结节，由于陈旧瘢痕附近的上皮基底膜增殖所致，一般无需治疗。查：变性-角膜　H18.4
H18.404		边缘性角膜变性	Terrien 边缘变性	边缘性角膜变性病因未明，可能与免疫性炎症有关。电子显微镜研究发现，病变组织中，组织细胞对角膜胶原的吞噬作用可能与发病有关。查：变性-角膜　H18.4
H18.405		滴状角膜	Fuchs 角膜内皮营养不良	滴状角膜（cornea guttata）是一种常见现象，随年龄其发生率显著增加。许多滴状角膜患者，角膜其他方面表现正常且不影响视力。查：角膜-滴状　H18.4
H18.500		遗传性角膜营养不良		
H18.501		上皮性角膜营养不良		
H18.502		角膜营养不良		
H18.504		格子状角膜营养不良		
H18.506		Fuchs 角膜内皮营养不良		
H18.600		圆锥角膜		
H18.700		角膜畸形，其他的		
H18.701		角膜葡萄肿		
H18.702		角膜后弹性层膨出		

主要编码	附加编码	疾 病 名 称	别 名	备 注
H18.800		角膜其他特指的疾患		
H18.801		角膜溶解		
H18.802		角膜囊肿		
H18.803		角膜干燥症		
H18.804		复发性角膜糜烂		
H18.805		角膜皮赘		
H18.806		角膜上皮脱落		角膜上皮脱落是角膜上皮变性的一种类型，是指一定面积全层细胞剥落，而基底膜、前弹力层、基底层正常者。查：病，疾病-角膜--特指的 H18.8
H18.807		角膜结膜化		
H18.808		角膜内皮失代偿		
H18.900		角膜疾患		
H18.901		角膜肿物		
H20.000		急性和亚急性虹膜睫状体炎		
H20.001		亚急性虹膜睫状体炎		
H20.002		复发性虹膜睫状体炎		
H20.003		变态反应性虹膜睫状体炎		
H20.004		前房积脓性虹膜睫状体炎		
H20.100		慢性虹膜睫状体炎		
H20.101		慢性眼色素膜炎		
H20.102		肉芽肿性葡萄膜炎		
H20.200		晶体诱发性虹膜睫状体炎		
H20.800		虹膜睫状体炎，其他的		
H20.801		眼色素层脑膜炎	伏格特-小柳综合征、色素膜-脑膜脑炎、弥漫性色素膜炎综合征	眼色素层脑膜炎，是一种有特异性全身症状的急性弥漫性葡萄膜炎。其特征为：①突发性葡萄膜炎；②眉毛及毛发变白、秃发及白癜风等皮肤损害；③头痛、头晕、恶心等神经系统表现；④耳鸣、耳聋及眩晕等内耳症状。查：伏格特-小柳综合征［眼色素层脑膜炎］ H20.8
H20.802		创伤性虹膜睫状体炎		
H20.803		虹膜异色性睫状体炎	Fuchs 综合征	虹膜异色性睫状体炎（HI）是一种主要累及单眼的慢性非肉芽肿性虹膜睫状体炎。此病发病隐匿，炎症轻微，常出现角膜后弥漫分布或瞳孔区分布的星形沉积物、虹膜脱色素等改变，易发生并发性白内障和继发性青光眼
H20.804		虹膜脓肿		
H20.900		虹膜睫状体炎		

主要编码	附加编码	疾　病　名　称	别　　名	备　　注
H20.901		角膜葡萄膜炎	眼色素层角膜炎	
H21.000		前房积血		
H21.002		虹膜出血		
H21.003		睫状体出血		
H21.100		虹膜和睫状体的其他血管疾患		
H21.101		虹膜新生血管		
H21.102		虹膜红变		
H21.103		睫状体新生血管		
H21.104		前房角新生血管		
H21.200		虹膜和睫状体变性		
H21.201		虹膜萎缩		
H21.202		虹膜变性		
H21.203		虹膜劈裂症		虹膜劈裂症（iridoschisis）是一种表现为自发性虹膜基质层组织劈裂与分离的罕见眼病。查：虹膜劈裂症［虹膜缺损］ H21.2
H21.204		睫状体变性		
H21.300		虹膜睫状体和前房囊肿		
H21.301		虹膜囊肿		
H21.302		睫状体囊肿		
H21.303		前房囊肿		
H21.400		瞳孔膜		
H21.401		瞳孔闭锁		
H21.402		瞳孔闭合		
H21.403		虹膜膨隆		
H21.500		虹膜和睫状体的其他粘连和破裂		
H21.501		虹膜离断		
H21.502		虹膜粘连		
H21.503		睫状体离断		
H21.504		瞳孔后粘连		
H21.505		瞳孔移位		
H21.506		前房角后退		
H21.507		前房角粘连		
H21.508		前房角破裂		
H21.510		陈旧性虹膜睫状体炎		
H21.800		虹膜和睫状体其他特指的疾患		
H21.801		虹膜前增殖膜		

主要编码	附加编码	疾 病 名 称	别　名	备　注
H21.802		虹膜脱出		
H21.803		虹膜角膜内皮综合征		虹膜角膜内皮综合征是由角膜内皮异常所引起的一组疾病，其病变包括角膜水肿、角膜内皮膜增生、房角粘连、虹膜萎缩性改变和继发青光眼。异名：虹膜角膜变性综合征、原发性增殖性内皮变性综合征
H21.900		虹膜和睫状体疾患		
H21.901		虹膜肿物		
H25.000		老年性初期白内障		
H25.001		后囊下型老年性白内障		老年性白内障分皮质性、核性、囊下性三类。较为常见的皮质性老年白内障又分为初发期、膨胀期、成熟期、过熟期。查：白内障-老年性--囊下（前）（后）极　H25.0
H25.002		老年性成熟期白内障		
H25.003		皮质型老年性白内障		
H25.004		老年性未熟期白内障		
H25.100		老年核性白内障		核性白内障分为：①胎核性内障 Q12.0；②老年性核硬化性内障　H25.1
H25.200		老年性白内障，莫尔加尼型		
H25.800		老年性白内障，其他的		
H25.900		老年性白内障		
H26.000		婴儿、幼年和老年前期白内障		
H26.001		婴儿期白内障		
H26.002		幼年性白内障		
H26.003		老年前期白内障		
H26.100		外伤性白内障		
H26.200		并发性白内障		
H26.201		虹膜异色性白内障		
H26.202		青光眼性白内障		
H26.300		药物性白内障		
H26.301		中毒性白内障		
H26.400		后发性白内障		
H26.401		泽默林环		
H26.800		白内障，其他特指的		
H26.801		混合性白内障		
H26.802		放射性白内障		
H26.900		白内障		
H26.901		晶体混浊		
H27.000		无晶状体		
H27.100		晶状体脱位		

主要编码	附加编码	疾　病　名　称	别　　名	备　　注
H27.101		晶状体不全脱位		
H27.102		晶状体完全脱位		
H27.800		晶状体其他特指的疾患		
H27.900		晶状体疾患		
H30.000		局灶性脉络膜视网膜炎		
H30.001		近乳头性脉络膜视网膜炎		
H30.100		播散性脉络膜视网膜炎		
H30.200		后睫状体炎		
H30.800		脉络膜视网膜炎，其他的		
H30.801		原田病	原田综合征	原田病为双侧弥漫性渗出性脉络膜炎及视网膜剥离，合并头痛、呕吐、脑脊液淋巴细胞增多及暂时性或永久性耳聋。脱发、白斑及白发可能是暂时性的
H30.900		脉络膜视网膜炎		
H30.901		视神经视网膜炎		
H30.902		脉络膜炎		
H30.903		视网膜炎		
H31.000		脉络膜视网膜瘢痕		
H31.100		脉络膜变性		
H31.101		脉络膜萎缩		
H31.102		脉络膜硬化		脉络膜硬化是一种在脉络膜发生的弥漫性或局限性变性改变，并伴有视网膜变性和色素性改变，有家族史和不同的遗传形式，多见于老年人，但不常伴有全身性动脉硬化。查：硬化-脉络膜　H31.1
H31.200		遗传性脉络膜营养障碍		
H31.300		脉络膜出血和破裂		
H31.301		脉络膜破裂		
H31.302		脉络膜出血		
H31.400		脉络膜脱离		
H31.401		出血性脉络膜脱离		
H31.402		手术后脉络膜脱离		
H31.403		创伤性脉络膜脱离		
H31.404		渗出性脉络膜脱离		
H31.800		脉络膜其他特指的疾患		
H31.801		葡萄膜渗漏综合征		葡萄膜渗漏综合征（uveal effusion syndrome，UES）是由于涡静脉回流障碍和（或）脉络膜血管通透性增加引起睫状体脉络膜脱离、液性视网膜脱离等一系列眼底改变为主的综合征。可发生在真性小眼球和"正常眼"患者

主要编码	附加编码	疾 病 名 称	别 名	备 注
H31.900		脉络膜疾患		
H31.901		脉络膜肿物		
H33.000		视网膜脱离伴视网膜断裂		
H33.001		孔源性视网膜脱离		
H33.002		锯齿缘离断		
H33.100		视网膜劈裂症及视网膜囊肿		
H33.101		视网膜囊肿		
H33.102		视网膜劈裂症		
H33.200		浆液性视网膜脱离		
H33.300		视网膜断裂不伴有脱离		
H33.301		视网膜缺损		
H33.302		创伤性视网膜裂孔		
H33.303		视网膜破裂		
H33.304		视网膜裂孔		
H33.400		牵引性视网膜脱离		
H33.401		增生性玻璃体视网膜病伴视网膜脱离		增殖性玻璃体视网膜病变（PVR）为视网膜表面发生无血管的纤维细胞性膜的增殖，是引起视网膜脱离的主要原因，影响玻璃体切割手术及视网膜脱离手术后视力的恢复。PVR为玻璃体视网膜的增殖性反应，外伤和炎症性因素通过视网膜色素上皮细胞、胶质细胞和一些炎性细胞或其因子在视网膜和玻璃体内增殖产生，继而形成牵引性视网膜脱离（TRD）。TRD与PVR互为因果，形成恶性循环常导致严重的视力损害。查：脱离-视网膜--牵引H33.4
H33.500		视网膜脱离，其他的		
H33.501		继发性视网膜脱离		
H33.502		陈旧性视网膜脱离		
H33.503		创伤性视网膜脱离		
H33.504		复发性视网膜脱离		
H33.505		渗出性视网膜脱离		
H33.506		原发性视网膜脱离		
H34.000		短暂性视网膜动脉阻塞		
H34.100		视网膜中央动脉阻塞		
H34.200		视网膜动脉阻塞，其他的		
H34.201		视网膜部分性动脉阻塞		
H34.202		视网膜分支动脉阻塞		
H34.203		视网膜动脉供血不足		

主要编码	附加编码	疾病名称	别名	备注
H34.204		视网膜动脉栓塞		
H34.800		视网膜血管阻塞，其他的		
H34.801		视网膜分支静脉阻塞		
H34.802		视网膜静脉阻塞		
H34.803		视网膜中心性静脉阻塞		
H34.804		视网膜部分性静脉阻塞		
H34.900		视网膜血管阻塞		
H35.000		背景性视网膜病变和视网膜血管改变		
H35.001		视网膜血管病变		视网膜血管病变是由眼部或全身性血管疾病引起的视网膜出血、渗出、水肿、缺血或梗死。血管性视网膜病变包括高血压性视网膜病变、糖尿病性视网膜病变、视网膜中央动脉阻塞和视网膜中央静脉阻塞
H35.002		视网膜静脉周围炎	青年复发性视网膜玻璃体积血、Eales 病	
H35.003		脉络膜新生血管		
H35.004		高血压性视网膜病变		
H35.005		科茨病	外层渗出性视网膜病变	科茨（Coat）病，早期病变在周边时不影响视力，直到病变发展视力明显下降、瞳孔出现黄白色反光、眼球外斜时才发现，主要表现为视力障碍
H35.006		环状视网膜病		
H35.007		视网膜血管曲张		
H35.008		视网膜血管炎		
H35.009		视网膜微动脉瘤		
H35.010		家族性渗出性玻璃体视网膜病变		家族性渗出性玻璃体视网膜病变是遗传性玻璃体视网膜病的一种。临床特点：视网膜存在无血管区和增殖病变，新生儿期可看到牵拉性渗出性视网膜脱离
H35.011		视网膜大动脉瘤		
H35.012		视网膜新生血管		
H35.013		视网膜动脉炎		
H35.014		视网膜静脉炎		
H35.015		背景性视网膜病变		
H35.100		早产儿视网膜病		
H35.200		增生性视网膜病变，其他的		
H35.201		增生性玻璃体视网膜病变		增生性玻璃体视网膜病变是孔源性视网膜脱离的并发症。主要是视网膜色素上皮细胞和神经胶质细胞移行到脱离的视网膜表面和下方，以及认为膜的收缩导致视网膜皱缩及视网膜脱离。查：视网膜病–增生性　H35.2

主要编码	附加编码	疾 病 名 称	别 名	备 注
H35.300		黄斑和后极变性		
H35.301		黄斑玻璃样疣		
H35.302		黄斑皱褶		
H35.303		黄斑裂孔		黄斑裂孔是指黄斑部视网膜神经上皮层的全层组织缺损。黄斑部中央凹部位易发生裂孔。常见病因有眼外伤、高度近视、严重的眼内炎等。查：缺损-黄斑　H35.3
H35.304		黄斑囊肿		
H35.305		老年性黄斑变性		
H35.306		黄斑前膜	黄斑部视网膜前纤维增生症	黄斑前膜是位于视网膜与玻璃体之间，以细胞增生形成的纤维膜为主要病变的疾病。视网膜前膜是眼底病中的常见病，是一类造成视网膜表面无血管性纤维膜形成的病变，可分为原发和继发，原发性是临床最常见的黄斑区视网膜前膜。查：黄斑-变性（萎缩性）（渗出性）（老年性）　H35.3
H35.307		视网膜黄斑变性		
H35.400		周围性视网膜变性		
H35.500		遗传性视网膜变性		
H35.501		视网膜色素变性		
H35.502		视网膜营养障碍		
H35.503		施塔加特病		
H35.600		视网膜出血		
H35.601		黄斑出血		黄斑出血是黄斑变性的表现，是一种随年龄增加而发病率上升并导致视力明显下降的疾病，常一只眼先发病，最终双眼受累。老年黄斑变性的确切发病机制尚不清楚，但大多数人认为与视网膜色素上皮的代谢功能衰退有很大关系。查：出血-眼底　H35.6
H35.602		眼底出血		眼底出血指玻璃体、视网膜、脉络膜、视神经疾病。查：出血-眼--眼底
H35.700		视网膜层分离		
H35.701		中心性浆液性脉络膜视网膜病变		
H35.702		视网膜色素上皮脱离		
H35.703		创伤性脉络膜视网膜病		
H35.800		视网膜其他特指的疾患		
H35.801		继发性视网膜病变		
H35.802		眼缺血综合征		眼缺血综合征是由于颈动脉阻塞或狭窄导致脑和眼供血不足，而产生的一系列脑和眼的症状。分为眼前节缺血综合征和后节缺血。临床表现为：①一过性黑蒙；②低灌注性视网膜病变；③眼前节缺血综合征。查：病-视网膜--特指的 NEC　H35.8

主要编码	附加编码	疾 病 名 称	别 名	备 注
H35.803		远达性视网膜病		远达性视网膜病变是因头部、胸腹部的急性挤压伤引起的单眼或双眼的视网膜病变、视力下降。眼部主要改变是：视网膜及乳头周围常见的棉絮斑、出血、水肿及乳头水肿或玻璃体积血。查：病-视网膜--特指的 NEC　H35.8
H35.804		黄斑水肿		黄斑水肿是黄斑盘状变性，分三期：盘状前期、盘状期（黄斑水肿）和瘢痕期。黄斑水肿应是变性的特征，但没有分类于变性 H35.3，而是分类于 .8
H35.805		视网膜萎缩		
H35.806		视网膜黑变病	视网膜痣样色素沉着	视网膜黑变病（melanretinae）为罕见病，系先天性色素异常，为视网膜色素上皮的色素细胞增殖所致。查：病-视网膜--特指的　H35.8
H35.807		视网膜前机化膜		
H35.808		视网膜坏死		
H35.809		急性坏死性视网膜炎		
H35.900		视网膜疾患		
H40.000		可疑青光眼		
H40.001		高眼压症		
H40.002		前房角狭窄		在角膜与虹膜之间的夹角叫房角，即前房角，它由前后壁和两壁所夹的隐窝组成。前房角有非常重要的功能，它是房水流出的通路，若房角闭塞，就会使房水流出受阻，眼内压力因房水的积聚而升高，最终导致青光眼的发生。查：变窄-前房角　H40.0
H40.100		原发性开角型青光眼		又称慢性单纯性青光眼
H40.101		色素性青光眼		
H40.102		假性囊膜剥脱综合征		假性囊膜剥脱综合征是一种广泛的基底膜疾病。灰白色脱屑物广泛沉积于晶状体表面、虹膜、睫状突上皮和小梁网，可合并眼压升高，引起青光眼。查：青光眼-囊膜性（伴有晶状体假性剥脱）　H40.1
H40.103		正常眼压性青光眼	低眼压性青光眼	目前正常眼压性青光眼是指具有与其他青光眼相似的视盘损害，视网膜神经纤维层缺损及相应的视野损害，未用任何降眼压药物的情况下，24 小时眼压均不超过 21mmHg，房角结构正常并完全开放，且无其他可能引起上述病变的眼部及全身疾患的青光眼。查：青光眼-低张力　H40.1
H40.200		原发性闭角型青光眼		
H40.201		恶性青光眼		

主要编码	附加编码	疾 病 名 称	别 名	备 注
H40.202		慢性闭角型青光眼		
H40.203		原发性急性闭角型青光眼		
H40.204		间歇性闭角型青光眼		
H40.300		继发于眼外伤的青光眼		
H40.301		创伤性青光眼		
H40.400		继发于眼部炎症的青光眼		
H40.401		虹膜睫状体炎性青光眼		
H40.403		青光眼睫状体炎综合征		青光眼睫状体炎综合征是前部葡萄膜炎伴青光眼的一种特殊形式，主要见于 20~50 岁青壮年，以非肉芽肿性睫状体炎伴明显眼压升高为特征，可有发作性视物模糊、虹视、雾视等症状。查：危象-青光眼睫状体 H40.4
H40.500		继发于其他眼部疾患的青光眼	继发性青光眼	
H40.501		新生血管性青光眼	出血性青光眼	新生血管性青光眼是指虹膜和小梁表面有新生的纤维血管膜，导致周边虹膜前粘连，阻碍房水排出引起的青光眼。由于新生血管容易破裂，反复发生前房积血。查：青光眼-继发性--眼疾患 H40.5
H40.502		无晶状体性青光眼		由于各种导致无晶状体的青光眼，属难治性青光眼之一。查：青光眼-见于--晶状体疾患 H40.5
H40.503		晶状体性青光眼		晶状体性青光眼分三类：①晶状体溶解性青光眼；②晶状体残留皮质性青光眼；③晶状体过敏性青光眼。查：青光眼-见于--晶状体疾患 H40.5
H40.504		晶状体脱位性青光眼		
H40.505		晶状体溶解性青光眼		
H40.506		Schwartz 综合征	Schwartz-Matsuo 综合征	Schwartz 综合征是属于继发性青光眼的一种，眼压呈阵发性升高，早期可无明显症状，逐渐出现视力减退、虹视等眼压升高的表现。查：青光眼-继发性 H40.5
H40.600		药物性青光眼		
H40.800		青光眼，其他的		
H40.801		混合型青光眼		混合型青光眼指凡具备一种以上的原发性或继发性青光眼，以及原发和继发青光眼合并存在。常见：①开角型青光眼合并房角关闭；②闭角型青光眼伴有小梁损害；③原发性青光眼术后合并继发性青光眼；④原发性青光眼炎症后合并继发性青光眼。查：青光眼-特指的 NEC H40.8
H40.900		青光眼		
H43.000		玻璃体脱出		

主要编码	附加编码	疾 病 名 称	别 名	备 注
H43.001		玻璃体疝		
H43.100		玻璃体积血		
H43.200		玻璃体内结晶沉积		
H43.201		闪辉性玻璃体液化	玻璃体胆固醇沉着变性	闪辉性玻璃体液化表现为无数黄白色、金色或多色的胆固醇结晶位于玻璃体或前房，见于反复严重外伤或手术后伴大量眼内出血的眼。常有玻璃体后脱离，结晶渐沉积于下方。眼底检查时，玻璃体内闪光的结晶随眼球飘动。查：沉积，沉着-结晶，玻璃（体）（液）　H43.2
H43.300		玻璃体混浊，其他的		
H43.800		玻璃体的其他疾患		
H43.801		玻璃体囊肿		
H43.802		玻璃体黄斑牵拉综合征		玻璃体黄斑牵引综合征是玻璃体不完全后脱离并持续牵引黄斑引起的综合征。常伴有黄斑部的视网膜神经上皮层的囊样改变，引起视力下降，视物变形、变小等。查：脱离-玻璃体　H43.8
H43.803		玻璃体变性		
H43.804		玻璃体机化		
H43.805		增殖性玻璃体病变		
H43.806		玻璃体增生		
H43.900		玻璃体疾患		
H44.000		化脓性眼内炎		
H44.001		玻璃体脓肿		
H44.002		全眼球炎		
H44.003		眼脓肿		
H44.100		眼内炎，其他的		
H44.101		全色素膜炎		
H44.102		眼炎性假瘤		
H44.103		交感性眼炎		
H44.104		寄生虫性眼内炎		
H44.200		变性近视		
H44.300		眼球的其他变性性疾患		
H44.301		眼铁质沉着病		
H44.302		眼铜屑沉着病		
H44.400		低眼压症		
H44.401		角膜瘘		
H44.402		巩膜瘘		

主要编码	附加编码	疾 病 名 称	别 名	备 注
H44.500		眼球的变性性情况		
H44.501		绝对期青光眼		
H44.502		眼球萎缩		
H44.503		眼球痨		眼球痨是眼球破坏最后阶段的临床命名，是一种收缩性、瘢痕化萎缩的眼球。由于严重的眼外伤、眼内炎、多次视网膜脱离手术失败或广泛眼内出血累及睫状体等，破坏了眼内重要结构，导致眼球退行性变，眼球通常是正常眼球的1/3到一半大小，而且眼球密度弥漫性增高，轮廓不规则，球内可以有弥漫性钙化，经常伴有视神经萎缩。即使采取侵入性的球内抗生素注射，也可能会出现失明和眼球收缩。查：痨病−眼球（感染性） H44.5
H44.600		眼内残留（陈旧性）磁性异物		
H44.700		眼内残留（陈旧性）非磁性异物		
H44.800		眼球的其他疾患		
H44.801		眼内出血		
H44.802		眼球脱位		
H44.803		眼球粘连		
H44.900		眼球疾患		
H44.901		眼球肿物		
H46.x00		视神经炎		
H46.x01		球后视神经炎		视神经炎或视神经乳头炎是指视神经任何部位发炎的总称，临床上根据发病的部位不同。视神经炎分为球内和球后两种，前者指视盘炎，后者系球后视神经炎。查：神经炎−球后 H46
H46.x02		视盘炎	视神经乳头炎	视神经炎或视神经乳头炎是指视神经任何部位发炎的总称，临床上根据发病的部位不同。视神经炎分为球内和球后两种，前者指视盘炎，后者系球后视神经炎。查：神经盘炎−视 H46
H47.000		视神经疾患，不可归类在他处者		
H47.001		视神经麻痹		
H47.002		视神经鞘膜内出血		
H47.003		视神经受压		
H47.004		缺血性视神经病变		
H47.005		中毒性视神经损害		
H47.100		视神经盘水肿		

主要编码	附加编码	疾 病 名 称	别 名	备 注
H47.101		视盘水肿		
H47.200		视神经萎缩		
H47.202		视神经盘颞侧苍白		
H47.203		家族遗传性视神经萎缩	Leber 病	家族遗传性视神经萎缩于 1872 年由 Leber 首次报道，为视神经退行性变的母系遗传性疾病。男性患者居多，常于 15~35 岁发病，临床主要表现为双眼同时或先后急性或亚急性无痛性视力减退，同时可伴有中心视野缺失及色觉障碍。查：莱伯-视萎缩（遗传性）　H47.2
H47.300		视神经盘的其他疾患		
H47.301		视神经盘玻璃疣		
H47.302		视盘前膜		视盘前膜：大多是原始上皮乳头的神经胶质组织未被完全吸收而残留的薄膜，视盘表面有半透明的白色膜状物，像薄纱样隐约遮蔽着视盘，或者有时像蜘蛛网样覆盖在视盘前面，多数在视盘的生理凹陷处。它是由胚胎期间伴随着血管进入眼内的结缔组织组成。查：疾患-视（觉）--乳头［视神经盘］　H47.3
H47.303		假性视盘水肿		
H47.304		视盘肿物		
H47.400		视交叉疾患		
H47.401		视交叉综合征		视交叉综合征很少是由其本身疾病引起，大多数是由于附近组织疾病的侵犯所致，其中以肿瘤压迫为多见，因受损部位不同，所发生的视野改变也常有变化，表现为双颞侧偏盲。一般而言，多为第三脑室病变，下面损害为垂体瘤所致，后下面则考虑颅咽管瘤，前下面还应排除脑膜炎、蛛网膜炎等，前面损害可能是脑膜瘤引起，上面损害大多由于 Willio 血管环或大脑前动脉发生的血管瘤。查：疾患-视（觉）--交叉　H47.4
H47.500		视路疾患，其他的		
H47.600		视皮层疾患		
H47.601		皮质盲		皮质盲是大脑枕叶皮质受到毒素影响或血管痉挛缺血而引起的一种中枢性视功能障碍，以血管痉挛性损害最为常见，临床表现为双眼视觉完全丧失，瞳孔光反射正常，眼底正常，可有偏瘫等。查：疾患-视（觉）--皮层　H47.6
H47.700		视路疾患		
H49.000		第三［动眼］神经麻痹		
H49.001		动眼神经炎		
H49.100		第四［滑车］神经麻痹		

主要编码	附加编码	疾 病 名 称	别　　名	备　　注
H49.200		第六［展］神经麻痹		
H49.201		展神经炎		
H49.300		全部（外部）眼肌麻痹		
H49.400		进行性眼外肌麻痹		
H49.800		麻痹性斜视，其他的		
H49.801		卡恩斯-塞尔综合征	慢性进行性眼外肌麻痹	卡恩斯-赛尔综合征（Kearns-Sayre syndrome，KSS）是一种线粒体疾病，多数为偶发案例，因线粒体 mtDNA 基因发生缺陷所导致的一种线粒体疾病。临床特征如面部、咽部、躯干和四肢的肌力弱，耳聋，身材矮小，脑电图改变和脑脊液蛋白量的显著增加等。查：卡恩斯-塞尔综合征　H49.8
H49.803		眶上裂综合征		眶上裂综合征是一组以动眼神经、滑车神经、展神经及三叉神经眼支受损症状为特征的临床症状群。眶上裂位于眼眶视神经的外侧，在眶上壁与眶外壁的交界处，由蝶骨大小翼组成。由此使中颅窝与眼眶相沟通。眶上裂的后端与眶下裂相汇合。第Ⅲ、Ⅳ、Ⅵ脑神经及第 V 脑神经的眼支、眼上静脉、脑膜中动脉的眶支和交感神经等穿过此裂。眶内有病变累及此眶上裂便可出现眶上裂综合征。临床表现：①患者主诉眼眶受累区域疼痛，随即出现复视及不同程度的上睑下垂。眼球转动时感觉球后疼痛、眼球轻度突出。有时全身乏力或有低热。②检查发现第Ⅲ、Ⅳ、Ⅵ脑神经及第 V 脑神经的眼支等麻痹，在临床上表现为眼外肌和眼内肌部分或完全麻痹，上睑部分或完全下垂，角膜知觉消失，上睑及前额皮肤知觉减退或消失。③眼底检查视神经盘正常或充血，视网膜静脉充血
H49.804		眼内直肌麻痹		眼外肌包括：上睑提肌，上、下、内、外直肌，以及上斜肌和下斜肌。查：眼肌麻痹-外 NEC　H49.8
H49.805		眼上斜肌麻痹		
H49.806		眼上直肌麻痹		
H49.807		痛性眼肌麻痹	Tolosa-Hunt 综合征，托洛萨-亨特综合征	痛性眼肌麻痹综合征是发生在海绵窦、眶上裂的非特异性炎症，为大量淋巴细胞、浆细胞和成纤维细胞为主组成的肉芽肿样病变，引起某些脑神经（动眼神经、滑车神经、展神经、三叉神经第 1、2 支）受压和颈内动脉狭窄。以头痛及眼肌麻痹为主要表现，可以缓解和复发，易与海绵窦附近病变混淆。考虑是病毒感染性眶上裂炎症所致，疼痛是因为累及三叉神经。查：眼肌麻痹-外 NEC　H49.8

主要编码	附加编码	疾　病　名　称	别　　名	备　　注
H49.808		眼外直肌麻痹		
H49.809		眼下斜肌麻痹		
H49.810		眼下直肌麻痹		
H49.900		麻痹性斜视		
H49.901		先天性麻痹性斜视		
H50.000		会聚性共同性斜视		
H50.001		调节性内斜视		
H50.002		交替性内斜视		
H50.003		失用性内斜视		
H50.004		连续性内斜视		
H50.005		先天性内斜视		
H50.006		继发性内斜视		
H50.007		知觉性内斜视		
H50.008		运动性内斜视		
H50.100		散开性共同性斜视		
H50.101		交替性外斜视		
H50.102		失用性外斜视		
H50.103		连续性外斜视		
H50.104		先天性外斜视		
H50.105		继发性外斜视		
H50.106		知觉性外斜视		
H50.107		运动性外斜视		
H50.200		垂直斜视		
H50.201		上斜视		
H50.202		下斜视		
H50.300		间歇性斜视		
H50.301		间歇性外斜视		
H50.302		间歇性内斜视		
H50.400		斜视，其他和未特指的		
H50.401		旋转斜视		
H50.402		分离性垂直斜视		分离性垂直斜视（dissociated vertical deviation，DVD）是一种以处于非注视状态的眼睛缓慢的上转、外转和外旋为特征的斜视。这种斜视与眼球运动的神经支配法则（Hering 氏法则）相矛盾。本病病因不明，常合并其他类型的斜视、眼球震颤及弱视，因其外观上无明显异常而易被漏诊。目前治疗仍以手术为主。查：斜视（交替性）（先天性）（非麻痹性）-共同性［共转性］NEC　H50.4

主要编码	附加编码	疾 病 名 称	别 名	备 注
H50.403		微斜视		
H50.404		单眼固定综合征	微小度数斜视	单眼固定综合征是斜视角<5°、常合并有不同程度的弱视，旁中心注视和异常视网膜对应的斜视。临床表现为眼球不能随意动，眼皮下垂和复视。查：综合征-单眼固定　H50.4
H50.405		共同性斜视		
H50.500		隐斜		
H50.600		机械性斜视		
H50.601		布郎鞘综合征		
H50.602		粘连性斜视		
H50.603		眼肌纤维化		
H50.800		斜视，其他特指的		
H50.801		外斜 V 征	V 型外斜视、外斜 V 现象、V-外斜、分开性斜视 V 综合征	外斜 V 征（exotropia V sign），即向正上方看时外斜度数增大，而向正下方看时外斜度数减少，甚至消失，外斜度看远大于看近（分开过强），常有下斜肌功能过强，患者可有下颌上抬现象。查：斜视（交替性）（先天性）（非麻痹性）-特指的 NEC　H50.8
H50.802		眼球后退综合征		眼球后退综合征是一种水平直肌运动障碍性疾病，以眼球内转时伴有眼球后退，同时向内上或内下偏斜睑裂偏小为特征并伴有眼部或全身其他先天发育异常的病征。确切病因不明，临床体征为患眼外转障碍、内转时眼球后退并睑裂缩小。亦有眼球后退同时有内转障碍者，亦有轻度外转障碍者，亦有内转时垂直偏斜者。主要临床表现为眼球偏斜、眼球运动障碍和并发症等几个方面其视功能障碍。查：综合征-眼球后缩　H50.8
H50.803		外斜 A 征	A 型外斜视、外斜 A 现象、A-外斜、分开性斜视 A 综合征	外斜 A 征（exotropia A sign），即向正上方看时外斜度数变小，甚至消失，而向正下方看时外斜度数增大。看远看近外斜度数无变化，常有上斜肌功能过强，内收眼位时眼球内陷。患者可有下颌内收表现、双眼固视野小，常有恐怖状。查：斜视（交替性）（先天性）（非麻痹性）-特指的 NEC　H50.8
H50.804		Helveston 综合征		Helveston 综合征为外斜 A 征、上斜肌功能亢进和交替性上斜视（DVD）共同组成的一组眼肌运动的三联征，临床上比较少见。Helveston 在 1969 年首次描述了该病的临床特征。本病治疗以手术为主，手术目的是使两眼在各个注视眼位达到运动协调，保持双眼视轴平行，为双眼单视功能的发育提供机会。查：斜视（交替性）（先天性）（非麻痹性）-特指的 NEC　H50.8

主要编码	附加编码	疾 病 名 称	别 名	备 注
H50.805		失用性斜视		
H50.900		斜视		
H51.000		同向性注视麻痹		
H51.100		集合不全和过度		
H51.200		核间性眼肌瘫痪		
H51.800		双眼运动疾患，其他特指的		
H51.801		眼球运动障碍		
H51.900		双眼运动疾患		
H52.000		远视		
H52.100		近视		
H52.200		散光		
H52.300		屈光参差和影像不等		
H52.301		影像不等		影像不等是指双眼影像不等影像不等源于希腊文，意为不相等的像，从视力的角度来讲，一眼感受到像的大小与另一眼不相等时，将产生融合困难。影像不等由屈光参差引起。查：屈光参差（先天性）　H52.3
H52.400		老视		
H52.500		调节疾患		
H52.501		瞳孔括约肌麻痹		
H52.600		屈光的其他疾患		
H52.700		屈光疾患		
H52.701		屈光不正		
H53.000		失用性弱视		
H53.001		弱视		
H53.002		屈光参差性弱视		
H53.100		主观视觉障碍		
H53.101		畏光		
H53.102		突然视力丧失		
H53.103		视觉性晕		
H53.104		视物变形		
H53.105		昼盲		
H53.200		复视		
H53.300		双眼视力的其他疾患		
H53.400		视野缺损		
H53.401		扩大盲点		
H53.402		偏盲		

主要编码	附加编码	疾 病 名 称	别　名	备　注
H53.500		色觉缺陷		
H53.501		色盲		
H53.600		夜盲		
H53.800		视觉障碍，其他的		
H53.801		视物模糊		
H53.802		中毒性弱视		
H53.803		烟草性弱视		
H53.900		视觉障碍		
H54.000		盲，双眼		
H54.001		黑矇		
H54.100		重度视力缺损，双眼		
H54.200		中度视力缺损，双眼		
H54.300		轻度或无视力缺损，双眼		
H54.400		盲，单眼		
H54.500		重度视力缺损，单眼		
H54.600		中度视力缺损，单眼		
H54.601		单眼视力低下		
H54.900		视力缺损，双眼		
H55.x00		眼震和其他不规则眼运动		眼球震颤（nystagmus，眼震）是一种不自主的、有节律性的、往返摆动的眼球运动，常由视觉系统、眼外肌、内耳迷路及中枢神经系统的疾病引起。方向分为水平型、垂直型、旋转型等，以水平型为常见，通常以快相方向表示眼球震颤方向，快相为代偿性恢复注视位的运动。眼球震颤不是一个独立的疾病，而是某些疾病的临床表现。查：眼震（先天性）（剥夺性）（分离性）（隐性）　H55
H55.x01		不规则眼运动		
H57.000		瞳孔功能异常		
H57.001		瞳孔缩小		
H57.002		瞳孔散大		
H57.003		埃迪瞳孔	艾迪综合征、霍-艾（Holmes-Adie）综合征、马库斯（Markus）综合征、韦-雷（Weill-Reys-Holmes）Ⅳ型综合征、强直性瞳孔综合征	埃迪瞳孔系一病因未明的一组症候群。瞳孔对光反应消失，辐辏运动时瞳孔收缩迟缓，伴有腱反射消失。通常单侧眼受累，常无不良后果。查：埃迪（-霍姆斯）瞳孔或综合征［病理性瞳孔反应症候群］　H57.0
H57.100		眼痛		

主要编码	附加编码	疾 病 名 称	别 名	备 注
H57.800		眼和附器其他特指的疾患		
H57.900		眼和附器疾患		
H59.000		白内障术后（大泡性无晶状体的）角膜病变		H59 这一类目为"操作后疾患"，第一，强调了操作后而不是在操作中；第二，强调了疾患，而不是损伤、机械性并发症和一些笼统的并发情况
H59.001		白内障术后玻璃体综合征		
H59.800		眼和附器的其他操作后疾患		
H59.801		青光眼术后无前房		
H59.802		毒性眼前节综合征		毒性眼前节综合征（toxic anterior segment syn-drome，TASS）是一种发生于眼前节手术后的急性无菌性炎症，多见于白内障摘除联合人工晶状体植入术后。主要特征为白内障摘除联合人工晶状体植入术后 24~48 小时的局限于眼前节的无菌性炎症反应，突然出现晶状体表面色素性混浊和无菌性前房积脓，角膜水肿，瞳孔不规则，对光反射消失，若病情迁延将导致对前房周边各个结构的毒性损害，以致发生角膜失代偿、青光眼及后发性白内障。查：并发症-眼--手术后---特指 NEC H59.8
H59.803		手术后结膜瘘		
H59.804		手术后视网膜瘢痕		
H59.805		手术后脉络膜视网膜瘢痕		
H59.806		手术后虹膜嵌顿		
H59.807		手术后虹膜脱垂		手术后产生的并发症，如果索引中有指示，按索引情况归类于身体系统。对于索引没有指出的并发症，应归类于章节后操作后疾患的编码
H59.808		青光眼术后浅前房		
H59.809		青光眼术后滤过泡漏		
H59.810		手术后巩膜坏死		
H59.900		眼和附器的操作后疾患		
H60.000		外耳脓肿		
H60.001		外耳疖		
H60.002		外耳痈		
H60.100		外耳蜂窝织炎		
H60.200		恶性外耳炎		
H60.300		感染性外耳炎，其他的		
H60.301		出血性外耳炎		

主要编码	附加编码	疾 病 名 称	别 名	备 注
H60.302		弥漫性外耳炎		
H60.303		游泳者耳病		游泳性耳病常常由于游泳或淋浴所致的耳内过度潮湿而引起。潮湿引起耳道内皮肤剥脱称为湿疹，由于搔抓湿疹造成的持续瘙痒所引起的皮肤破损可使细菌或真菌侵入耳，引起感染。查：游泳者-耳 H60.3
H60.400		外耳胆脂瘤		
H60.401		外耳肉芽肿		
H60.402		外耳阻塞性角化病		
H60.403		外耳道肉芽肿		查：肉芽肿-耳
H60.500		急性外耳炎，非感染性		
H60.501		外耳湿疹		
H60.502		急性光化性外耳炎		
H60.503		急性化学性外耳炎		
H60.800		外耳炎，其他特指的		
H60.801		慢性外耳炎		
H60.900		外耳炎		
H60.901		外耳道炎		
H61.000		外耳软骨膜炎		
H61.001		慢性结节性耳轮软骨皮炎		耳轮或对耳轮慢性结节性软骨皮炎是耳轮上的非肿瘤性溃疡结节，常累及其下软骨。其病因是血管的硬皮病样改变导致软骨周小动脉阻塞，这是引起软骨坏死的原发病变。急性炎症及表皮溃疡继发于坏死软骨附近。病变发生于耳轮，其次为对耳轮。临床特点是耳郭，通常是耳轮上方，有一小的伴有剧烈疼痛的溃疡性结节形成。查：耳轮或对耳轮慢性结节性软骨皮炎 H61.0
H61.002		耳郭瘢痕		
H61.100		耳郭非感染性疾患		
H61.101		后天性外耳畸形		
H61.102		耳郭瘘		
H61.103		耳郭假性囊肿		耳郭假性囊肿又称耳郭浆液性软骨膜炎，是原因未明的耳郭腹侧面局限性囊肿，因其囊壁无上皮层，故称假性囊肿。患者以男性居多，发病年龄一般在 30~40 岁，多发生于一侧耳郭。查：病-耳郭（非感染性） H61.1
H61.104		耳后血肿骨化		
H61.105		耳郭肿物		

主要编码	附加编码	疾 病 名 称	别 名	备 注
H61.200		耵聍栓塞		
H61.300		后天性外耳道狭窄		
H61.800		外耳其他特指的疾患		
H61.801		颞下颌关节外耳道疝		颞下颌关节内容物疝入外耳道称为颞下颌关节外耳道疝，临床罕见。病因颞下颌关节的内容物，如关节囊、关节盘等通过未闭合的鼓骨裂孔疝人外耳道而形成颞下颌关节外耳道疝
H61.802		外耳道外生骨疣		
H61.803		外耳瘘		
H61.804		外耳道角化症		角化症是一种严重的皮肤病，可以引起严重的皮肤粗糙。查：病－耳道 H61.9。核对卷一：H61.9 外耳未特指的疾患，修正编码为：H61.8 外耳其他特指的疾患
H61.805		外耳道坏死		
H61.806		外耳道囊肿		
H61.900		外耳疾患		
H61.901		外耳道肿物		
H61.902		后天性外耳道闭锁		
H65.000		急性浆液性中耳炎		
H65.100		急性非化脓性中耳炎，其他的		
H65.101		蓝鼓膜综合征	黑鼓膜	正常鼓膜为椭圆形半透明薄膜，如果鼓室内充满空气，鼓膜就显示为珠白色，一旦鼓室内积有血性内容物时，透过鼓膜就可呈现深蓝色或蓝黑色。所以，蓝鼓膜仅仅是鼓室或鼓室周围病变，反映鼓膜颜色的改变。蓝鼓膜本身不是病，只是多种疾病在鼓膜上的表现，当初它们各自还具有特殊的临床症状。为此，诊断还有赖于中耳乳突的 CT 检查、鼓膜穿刺等，视穿刺液所见及涂片检查再作出正确的诊断
H65.102		急性变应性中耳炎		
H65.200		慢性浆液性中耳炎		
H65.300		慢性黏液样中耳炎		
H65.400		慢性非化脓性中耳炎，其他的		
H65.900		非化脓性中耳炎		
H65.901		浆液性中耳炎	分泌性中耳炎	浆液性中耳炎是由于急性中耳炎未彻底痊愈或咽鼓管阻塞的结果导致中耳内积有渗出液。查：耳炎－中－－浆液性 H65.9
H66.000		急性化脓性中耳炎		

主要编码	附加编码	疾 病 名 称	别 名	备 注
H66.001		岩尖综合征	Gradenigo 综合征、Gradenigo 三联征	岩尖综合征是颞部岩骨尖端病变损害展神经及三叉神经眼支而出现的一组症候群，通常由于中耳炎、慢性乳突炎的炎性反应向颅内发展，破坏颞骨岩部尖端或由于岩尖部肿瘤或外伤所致。临床表现为眼球内斜视和复视，同侧眼支区域及颜面部疼痛或麻木，并有感觉减退，可有脑膜炎症状、体征。查：综合征-颞岩尖　H66.0
H66.100		慢性咽鼓管及鼓室化脓性中耳炎		
H66.101		慢性鼓室化脓性中耳炎		
H66.102		良性慢性化脓性中耳炎		
H66.200		慢性鼓窦隐窝化脓性中耳炎		
H66.300		慢性化脓性中耳炎，其他的		
H66.301		慢性化脓性中耳炎		
H66.400		化脓性中耳炎		
H66.900		中耳炎		
H68.000		咽鼓管炎		
H68.100		咽鼓管阻塞		
H68.101		咽鼓管狭窄		
H69.000		咽鼓管开放症		
H69.800		咽鼓管其他特指的疾患		
H69.900		咽鼓管疾患		
H70.000		急性乳突炎		
H70.001		耳后脓肿		耳后脓肿是慢性化脓性中耳乳突炎急性发作时，乳突腔蓄积的脓液可穿破乳突外侧骨皮质溃破区流入耳后骨膜下而形成。查：积脓-乳（突）（急性）　H70.0
H70.002		急性化脓性乳突炎		
H70.003		颈部贝佐尔德脓肿		
H70.004		乳突囊肿		
H70.100		慢性乳突炎		
H70.101		耳后瘘管		
H70.102		乳突骨疽		
H70.103		乳突瘘		
H70.200		岩锥炎		
H70.201		岩锥脓肿		岩锥炎是外耳道、中耳或乳突根治腔积脓的一种炎症。当岩尖部症状严重时，影像诊断提示有岩部脓肿形成，应行岩部脓肿引流术。查：脓肿-骨（骨膜下）--岩锥　H70.2

主要编码	附加编码	疾 病 名 称	别 名	备 注
H70.800		乳突炎和有关情况，其他的		
H70.900		乳突炎		
H71.x00		中耳胆脂瘤		
H71.x01		慢性化脓性中耳炎胆脂瘤型		
H71.x02		中耳肉芽肿		
H71.x03		鼓室胆脂瘤		
H71.x04		乳突胆脂瘤		
H71.x05		颞骨胆脂瘤		颞骨位于颅骨两侧，由鳞部、鼓部、岩乳突部、茎突组成。外耳道的骨部、中耳、内耳和内耳道均深在其中。颞骨胆脂瘤分为先天性胆脂瘤和后天性胆脂瘤。查：胆脂瘤（中）（耳）（乳突）（伴有反应） H71
H72.000		鼓膜中心穿孔		
H72.001		鼓膜紧张部穿孔		
H72.100		鼓膜鼓室上隐窝穿孔		
H72.101		鼓膜松弛部穿孔		
H72.200		鼓膜其他边缘性穿孔		
H72.800		鼓膜的其他穿孔		
H72.900		鼓膜穿孔		
H73.000		急性鼓膜炎		
H73.001		大疱性鼓膜炎		
H73.100		慢性鼓膜炎		
H73.101		慢性鼓室炎		
H73.102		慢性肉芽性鼓膜炎		
H73.800		鼓膜其他特指的疾患		
H73.801		鼓室粘连		
H73.802		鼓膜炎		
H73.803		鼓室炎		
H73.804		鼓膜萎缩		回缩［退缩］-鼓膜 H73.8
H73.900		鼓膜疾患		
H74.000		鼓室硬化		
H74.100		粘连性中耳疾病		
H74.101		粘连性中耳炎		
H74.200		听骨不连续性和脱位		
H74.201		听骨链中断		查：不连续性，听骨 H74.2
H74.300		听骨其他后天性异常		
H74.400		中耳息肉		

主要编码	附加编码	疾 病 名 称	别 名	备 注
H74.800		中耳和乳突其他特指的疾患		
H74.801		中耳瘘		
H74.802		慢性化脓性中耳炎骨疡型		慢性化脓性中耳炎分为三型：①单纯型；②胆脂瘤型；③骨疡型。查找这些编码时，不是都能以"耳炎"来作为主导词，"胆脂瘤"和"骨疽"是后两者的主导词
H74.900		中耳和乳突疾患		
H80.000		耳硬化累及前庭窗，非闭塞性		
H80.100		耳硬化累及前庭窗，闭塞性		
H80.200		耳蜗性耳硬化症		
H80.800		耳硬化，其他的		
H80.900		耳硬化		
H81.000		梅尼埃〔美尼尔〕病		
H81.100		良性阵发性眩晕		
H81.101		儿童良性阵发性眩晕		
H81.200		前庭神经元炎		
H81.300		周围性眩晕，其他的		
H81.301		莱穆瓦耶综合征		
H81.302		耳源性眩晕		
H81.303		前庭周围性眩晕		
H81.400		中枢性眩晕		
H81.800		前庭功能的其他疾患		
H81.900		前庭功能疾患		
H81.901		眩晕综合征		
H81.902		前庭系统病变		
H83.000		迷路炎		
H83.100		迷路瘘管		
H83.101		半规管瘘		
H83.200		迷路功能障碍		
H83.300		噪声对内耳的影响		
H83.301		声创伤		声创伤是噪声诱发的听力损失。查：创伤（另见，损伤）-声 H83.3
H83.302		噪音性耳聋		查：听力丧失，噪声性
H83.800		内耳其他特指的疾病		
H83.801		迷路出血		
H83.900		内耳疾病		
H90.000		双侧传导性听觉丧失		
H90.100		单侧传导性听觉丧失，对侧听觉不受限制		

主要编码	附加编码	疾 病 名 称	别 名	备 注
H90.200		传导性听觉丧失		
H90.300		双侧感音神经性听觉丧失		
H90.400		单侧感音神经性听觉丧失，对侧听觉不受限制		
H90.500		感音神经性听觉丧失		
H90.501		先天性耳聋		
H90.600		双侧混合性传导性和感音神经性听觉丧失		
H90.700		单侧混合性传导性和感音神经性听觉丧失，对侧听觉不受限制		
H90.800		混合性传导性和感音神经性听觉丧失		
H90.801		混合性耳聋		
H91.000		耳毒性听觉丧失		
H91.001		药物性耳聋		
H91.100		老年聋		
H91.200		突发特发性听觉丧失		
H91.300		聋哑，不可归类在他处者		
H91.800		听觉丧失，其他特指的		
H91.801		创伤性耳聋		
H91.900		听觉丧失		
H91.901		高频率耳聋		
H92.000		耳痛		
H92.100		耳漏		
H92.200		耳出血		
H93.000		耳的变性性和血管性疾患		
H93.001		短暂缺血性聋		
H93.100		耳鸣		
H93.101		血管性耳鸣	搏动性耳鸣	血管性耳鸣，病人能听到自己动脉中流动的血液搏动声音，与心跳频率同步。大多数情况是单侧的，并且按压同侧颈动脉时耳鸣消失或显著减轻。侧卧时也能减轻耳鸣（侧卧于哪一侧因人而异）。严重患者还能听到眼球转动的声音。其病因可能有10多种，例如高血压，低血压，中耳炎，血管瘤等，甚至智齿手术也可引起耳鸣。有些病因引起的耳鸣能自行消失，而有些则要伴随终生。血管性耳鸣不影响听力。查：耳鸣（听得见的）（主观的）　H93.1

主要编码	附加编码	疾 病 名 称	别 名	备 注
H93.102		神经性耳鸣	感音神经性耳鸣	神经性耳鸣强调的是患者的主观感受，指人们在没有任何外界刺激条件下所产生的异常声音感觉，如感觉耳内有蝉鸣声、嗡嗡声、嘶嘶声等单调或混杂的响声。如果是持续性耳鸣，尤其是伴有耳聋、眩晕、头痛等其他症状。可分为感音性（源于耳蜗）、周围神经性（源于听神经）及中枢神经性耳鸣。查：耳鸣（听得见的）（主观的） H93.1
H93.103		噪声性耳鸣		
H93.200		听觉异常，其他特指的		
H93.201		复听		
H93.300		听神经疾患		
H93.301		听神经炎		
H93.800		耳其他特指的疾患		
H93.900		耳疾患		
H93.901		耳后肿物		病-耳--特指的 NEC H93.0。核对卷一：H93.8 耳其他特指的疾患，修正编码为：H93.9 耳未特指的疾患
H95.000		乳突切除术后空腔的复发性胆脂瘤		
H95.100		乳突切除术后的其他疾患		
H95.101		乳突切除术后空腔肉芽形成		
H95.102		乳突切除术后空腔感染		
H95.800		耳和乳突的其他操作后疾患		
H95.900		耳和乳突的操作后疾患		
I00.x00		风湿热，未提及心脏受累		
I00.x01		风湿性关节炎		风湿性关节炎（rheumatoid arthritis）是一种常见的急性或慢性结缔组织炎症，可反复发作并累及心脏，属变态反应性疾病。风湿性关节炎是风湿热的主要表现之一，其典型表现是轻度或中度发热，游走性多关节炎，受累关节多为膝踝、肩、肘腕等大关节，常见由一个关节转移至另一个关节，病变局部呈现红肿、灼热、剧痛，部分患者也有几个关节同时发病，不典型的患者仅有关节疼痛而无其他炎症表现，急性炎症一般于 2~4 周消退不留后遗症，但常反复发作。查：热，发热-风湿热（活动）（急性）（慢性）（亚急性） I00
I01.000		急性风湿性心包炎		
I01.100		急性风湿性心内膜炎		
I01.200		急性风湿性心肌炎		

主要编码	附加编码	疾　病　名　称	别　名	备　注
I01. 800		急性风湿性心脏病，其他的		
I01. 900		急性风湿性心脏病		
I02. 000		风湿性舞蹈症伴有心脏受累		
I02. 900		风湿性舞蹈症不伴有心脏受累		
I05. 000		二尖瓣狭窄		
I05. 100		风湿性二尖瓣关闭不全		
I05. 200		二尖瓣狭窄伴有关闭不全		
I05. 800		二尖瓣疾病，其他的		
I05. 801		二尖瓣钙化		如果查钙化-心脏--瓣膜，指示见心内膜炎
I05. 900		二尖瓣疾病		
I06. 000		风湿性主动脉瓣狭窄		
I06. 100		风湿性主动脉瓣关闭不全		
I06. 200		风湿性主动脉瓣狭窄伴有关闭不全		
I06. 800		风湿性主动脉瓣疾病，其他的		
I06. 900		风湿性主动脉瓣疾病		
I07. 000		三尖瓣狭窄		
I07. 100		三尖瓣关闭不全		
I07. 200		三尖瓣狭窄伴有关闭不全		
I07. 800		三尖瓣疾病，其他的		
I07. 900		三尖瓣疾病		
I08. 000		二尖瓣和主动脉瓣的疾患		
I08. 001		二尖瓣狭窄伴主动脉瓣关闭不全		
I08. 002		二尖瓣关闭不全伴主动脉瓣狭窄		
I08. 003		二尖瓣关闭不全伴主动脉瓣狭窄关闭不全		
I08. 004		二尖瓣狭窄伴主动脉瓣狭窄关闭不全		
I08. 005		二尖瓣狭窄关闭不全伴主动脉瓣关闭不全		
I08. 006		二尖瓣及主动脉瓣关闭不全		
I08. 007		二尖瓣及主动脉瓣狭窄伴关闭不全		
I08. 008		二尖瓣及主动脉瓣狭窄		
I08. 009		二尖瓣狭窄关闭不全伴主动脉瓣狭窄		

主要编码	附加编码	疾 病 名 称	别 名	备 注
I08.100		二尖瓣和三尖瓣的疾患		
I08.101		二尖瓣狭窄伴三尖瓣关闭不全		
I08.102		二尖瓣狭窄关闭不全伴三尖瓣关闭不全		
I08.103		二尖瓣及三尖瓣关闭不全		
I08.104		二尖瓣及三尖瓣狭窄		
I08.200		主动脉瓣和三尖瓣的疾患		
I08.201		主动脉瓣及三尖瓣关闭不全		
I08.300		二尖瓣、主动脉瓣和三尖瓣的合并疾患		
I08.301		二尖瓣狭窄关闭不全伴主动脉瓣及三尖瓣关闭不全		
I08.302		二尖瓣狭窄及主动脉瓣三尖瓣关闭不全		
I08.303		二尖瓣主动脉瓣及三尖瓣关闭不全		
I08.304		二尖瓣主动脉瓣及三尖瓣狭窄关闭不全		
I08.305		二尖瓣狭窄关闭不全伴主动脉瓣三尖瓣狭窄		
I08.306		二尖瓣主动脉瓣狭窄关闭不全伴三尖瓣关闭不全		
I08.800		多个心瓣膜疾病，其他的		
I08.801		二尖瓣狭窄及关闭不全肺动脉瓣关闭不全		
I08.900		多个心瓣膜疾病		
I08.901		风湿性联合瓣膜病		
I09.000		风湿性心肌炎		
I09.100		瓣膜风湿性心内膜疾病		
I09.200		慢性风湿性心包炎		
I09.800		风湿性心脏病，其他特指的		
I09.801		风湿性肺动脉瓣狭窄		
I09.802		风湿性肺动脉瓣关闭不全		
I09.900		风湿性心脏病		
I10.x00		特发性（原发性）高血压		
I10.x01		正常高值血压	临界性高血压	
I10.x02		恶性高血压		恶性高血压也称急进型高血压，较少见，多见于青壮年。可由缓进型高血压恶化而来，或起病即为急进型高血压。临床上起病急，进展快，血压升高明显，常超过

主要编码	附加编码	疾　病　名　称	别　　名	备　　注
				230/130mmHg。恶性高血压特征性病变表现为细动脉纤维素样坏死和坏死性细动脉炎。现多将恶性高血压称为高血压急症，缓进型高血压称为高血压亚急症。查：高血压（急进型）（良性）（原发性）（特发性）（恶性）（全身性）　I10
I10. x03		高血压 1 级		
I10. x04		高血压 2 级		
I10. x05		高血压 3 级		
I10. x06		高血压危象		高血压危象是指发生在高血压过程中的一种特殊临床现象，也可见于症状性高血压。它是在高血压的基础上，周围小动脉发生暂时性强烈收缩，导致血压急剧升高的结果。可发生在缓进型高血压的各期（尤其是第一、二期），亦可见于急进型高血压。查：高血压（急进型）（良性）（原发性）（特发性）（恶性）（全身性）　I10
I10. x08		单纯收缩期高血压	老年收缩期高血压	
I10. x09		原发性高血压		
I10. x10		高血压急症		
I10. x11		单纯收缩期高血压	老年收缩期高血压	
I10. x12		难治性高血压		难治性高血压（RH）是指高血压患者虽经三种或三种以上抗高血压药物联合治疗，在剂量和疗程足够的情况下，但血压还不能降至正常。是临床常见的高血压类型，虽然继发性高血压中 RH 的比例很高，但其仅占 RH 人群的 10% 左右，绝大多数 RH 仍是原发性高血压。查：高血压（急进型）（良性）（原发性）（特发性）（恶性）（全身性）　I10
I10. x13		低肾素性高血压		低肾素性高血压指血浆肾素活性低值且肾素刺激反应迟钝、水电解质代谢的调节也不充分的患者，常见于老年人、黑人、女性及有高血压遗传家族中。查：高血压（急进型）（良性）（原发性）（特发性）（恶性）（全身性）　I10
I10. x14		高血压亚急症		
I11. 000		高血压心脏病伴有（充血性）心力衰竭		
I11. 001		高血压性心力衰竭		
I11. 002		高血压心脏病伴心力衰竭		
I11. 900		高血压心脏病不伴有（充血性）心力衰竭		

主要编码	附加编码	疾 病 名 称	别 名	备 注
I11.901		高血压性心脏病		
I12.000		高血压肾脏病伴有肾衰竭		
I12.900		高血压肾脏病不伴有肾衰竭		
I12.902		肾动脉硬化		
I12.904		肾小动脉硬化症		
I13.000		高血压心脏和肾脏病伴有（充血性）心力衰竭		
I13.100		高血压心脏和肾脏病伴有肾衰竭		
I13.200		高血压心脏和肾脏病同时伴有（充血性）心力衰竭和肾衰竭		
I13.900		高血压心脏和肾脏病		
I15.000		肾血管性高血压		
I15.100		继发于其他肾疾患的高血压		
I15.101		利德尔综合征	Liddle 综合征、假性醛固酮增多症	利德尔综合征（Liddle syndrome），临床表现为高血压、低血钾、代谢性碱中毒，临床症状像原发性醛固酮增多症，但其血浆醛固酮水平很低，且盐皮质激素受体阻滞药螺内酯对其无效。本病呈常染色体显性遗传，研究发现本病的病变部位在集合管，对钠重吸收增加，排钾泌氢增多，属全身性遗传性钠转运异常性疾病。查：高血压（急进型）（良性）（原发性）（特发性）（恶性）（全身性）-继发性NEC--由于---肾脏疾患 NEC I15.1
I15.102		肾性高血压		肾性高血压主要是由于肾脏实质性病变和肾动脉病变引起的血压升高，在症状性高血压中称为肾性高血压。其发病机制与病理特点：一是肾实质病的病理特点表现为肾小球玻璃样变性、间质组织和结缔组织增生、肾小管萎缩、肾细小动脉狭窄，造成了肾脏既有实质性损害，也有血液供应不足；二是肾动脉壁的中层黏液性肌纤维增生，形成多数小动脉瘤，使肾小动脉内壁呈串珠样突出，造成肾动脉呈节段性狭窄；三是非特异性大动脉炎，引起肾脏血流灌注不足。查：高血压（急进型）（良性）（原发性）（特发性）（恶性）（全身性）-继发性 NEC--由于---肾脏疾患 NEC I15.1
I15.103		肾萎缩伴有高血压		
I15.200		继发于内分泌疾患的高血压		
I15.800		继发性高血压，其他的		

主要编码	附加编码	疾 病 名 称	别 名	备 注
I15.900		继发性高血压		
I20.000		不稳定型心绞痛		不稳定型心绞痛，是介于劳累性稳定型心绞痛与急性心肌梗死和猝死之间的临床表现。主要包括初发心绞痛、恶化劳力性心绞痛、静息心绞痛伴心电图缺血改变和心肌梗死后早期心绞痛。其特征是心绞痛症状进行性增加，新发作的休息或夜间性心绞痛或出现心绞痛持续时间延长。由于其具有独特的病理生理机制及临床预后，如果不能恰当及时的治疗，可能发展为急性心肌梗死
I20.001		增强型心绞痛		
I20.002		初发型劳力性心绞痛		
I20.003		恶化劳力性心绞痛		
I20.004		卧位型心绞痛		
I20.005		心肌梗死后心绞痛		
I20.006		心肌梗死前综合征		心肌梗死前综合征是指在有明显心肌梗死发生之前的临床表现。这是一种严重的不稳定状态，从临床角度看，这些患者必须进行积极的治疗。当冠状动脉发生阻塞的速度超过其侧支循环的形成，心肌缺血严重时，临床上即有持续时间超过 15 分钟的心绞痛，发作次数增加，尤其在近 4 周内明显者，但心电图上尚无心肌梗死图形和血清酶方面的改变，统称为心肌梗死前综合征。查：综合征-心肌梗死前　I20.0
I20.100		心绞痛伴有确证的痉挛		
I20.101		变异型心绞痛		
I20.102		冠状动脉痉挛		
I20.800		心绞痛，其他类型的		
I20.801		稳定型心绞痛		
I20.802		X 综合征	微血管性心绞痛	X 综合征又称微血管性心绞痛，是指具有劳力性心绞痛或心绞痛样不适的症状，活动平板心电图运动试验有 ST 段压低等心肌缺血的证据，而冠状动脉造影示冠状动脉正常或无阻塞性病变的一组临床综合征。查：心绞痛（发作）（心）（胸）（综合征）（血管运动性）-特指的 NEC I20.8
I20.803		劳力性心绞痛		
I20.806		慢性稳定型心绞痛		
I20.807		稳定劳力性心绞痛		
I20.900		心绞痛		

主要编码	附加编码	疾 病 名 称	别 名	备 注
I21.000		前壁急性透壁性心肌梗死		透壁性心肌梗死发生在前壁相关部位编码于 .0，发生在下壁相关部位编码于 .1，发生在其他多个部位编码于 .2，未特指部位编码于 .3，非透壁性编码于 .4
I21.001		急性前壁心肌梗死		
I21.002		急性前侧壁心肌梗死		
I21.003		急性前间壁心肌梗死		
I21.004		急性广泛前壁心肌梗死		
I21.100		下壁急性透壁性心肌梗死		
I21.103		急性下壁心肌梗死		
I21.104		急性下间壁心肌梗死	急性 ST 段抬高型下间壁心肌梗死	
I21.105		急性下侧壁心肌梗死	急性 ST 段抬高型下侧壁心肌梗死	
I21.106		急性下后壁心肌梗死		
I21.200		急性透壁心肌梗死，其他部位的		
I21.204		急性高侧壁心肌梗死	急性 ST 段抬高型高侧壁心肌梗死	
I21.205		急性正后壁心肌梗死		
I21.206		急性右室心肌梗死		
I21.207		急性下壁右心室心肌梗死		
I21.208		急性下壁正后壁心肌梗死		
I21.210		急性侧壁心肌梗死		
I21.211		急性前壁下壁心肌梗死		
I21.212		急性下壁侧壁正后壁心肌梗死		
I21.213		急性多壁心肌梗死		
I21.300		急性透壁性心肌梗死	急性 ST 段抬高型心肌梗死	
I21.302		冠状动脉旁路术后心肌梗死		
I21.303		冠状动脉介入治疗术后心肌梗死		
I21.400		急性心内膜下心肌梗死		
I21.401		急性非 ST 段抬高型心肌梗死		
I21.900		急性心肌梗死		
I21.901		冠状动脉破裂		
I22.000		前壁的随后性心肌梗死		
I22.100		下壁的随后性心肌梗死		
I22.800		随后性心肌梗死，其他部位的		

主要编码	附加编码	疾 病 名 称	别 名	备 注
I22.900		随后性心肌梗死		
I23.000		心包积血作为急性心肌梗死后的近期并发症		
I23.100		房间隔缺损作为急性心肌梗死后的近期并发症		
I23.200		室间隔缺损作为急性心肌梗死后的近期并发症		
I23.300		心壁破裂不伴有心包积血作为急性心肌梗死后的近期并发症		
I23.400		腱索断裂作为急性心肌梗死后的近期并发症		
I23.500		乳头肌断裂作为急性心肌梗死后的近期并发症		
I23.600		心房、心耳和心室的血栓形成作为急性心肌梗死后的近期并发症		
I23.601		急性心肌梗死后心室附壁血栓形成		
I23.800		急性心肌梗死后的其他近期并发症		
I24.000		冠状动脉血栓形成，未造成心肌梗死		
I24.001		冠状动脉支架内血栓形成		T82.8编码为心脏和血管假体装置、植入物和移植物的其他并发症，包括由于其而引起的栓塞、血栓形成、狭窄等。因此，本条目的编码有误，应修正为T82.815
I24.002		冠状动脉闭塞		
I24.003		冠状动脉栓塞		
I24.100		德雷斯勒综合征		
I24.800		急性缺血性心脏病，其他类型的		
I24.801		急性冠状动脉供血不足		
I24.900		急性缺血性心脏病		
I24.901		急性冠脉综合征		急性冠状动脉综合征（ACS）是以冠状动脉粥样硬化斑块破裂或侵袭，继发完全或不完全闭塞性血栓形成为病理基础的一组临床综合征，包括急性ST段抬高性心肌梗死、急性非ST段抬高性心肌梗死和不稳定型心绞痛（UA）。查：综合征-冠状动脉--急性NEC　I24.9
I25.000		被描述为动脉硬化性心血管病		

主要编码	附加编码	疾 病 名 称	别　名	备　注
I25.100		动脉硬化性心脏病		
I25.101		冠状动脉狭窄		
I25.102		冠状动脉粥样硬化		
I25.103		冠状动脉粥样硬化性心脏病		
I25.104		冠心病心律失常型		心律失常可见于多种心血管疾病。冠心病是最常见的病因，冠心病心律失常型是指某些冠心病以心律失常为主要临床表现。查：动脉硬化-冠状　I25.1
I25.200		陈旧性心肌梗死		
I25.201		陈旧性高侧壁心肌梗死		
I25.202		陈旧性后壁心肌梗死		
I25.203		陈旧性前壁心肌梗死		
I25.204		陈旧性前间壁心肌梗死		
I25.205		陈旧性下壁后壁心肌梗死		
I25.206		陈旧性下壁前壁心肌梗死		
I25.207		陈旧性下壁心肌梗死		
I25.208		陈旧性下壁正后壁心肌梗死		
I25.300		心脏动脉瘤		
I25.301		心室壁瘤		
I25.302		心房壁瘤		
I25.400		冠状动脉动脉瘤		
I25.401		后天性冠状动脉动静脉瘘		
I25.402		冠状动脉扩张		
I25.500		缺血性心肌病		
I25.600		无症状心肌缺血		
I25.800		慢性缺血性心脏病，其他类型的		
I25.802		冠状动脉炎		
I25.900		慢性缺血性心脏病		
I25.901		冠状动脉性心脏病		
I25.902		冠状动脉缺血		
I26.000		肺栓塞提及急性肺源性心脏病		
I26.001		急性肺源性心脏病		
I26.900		肺栓塞未提及急性肺源性心脏病		
I26.901		肺血栓形成		
I26.902		慢性肺血栓栓塞症		
I27.000		原发性肺动脉高压		

主要编码	附加编码	疾 病 名 称	别 名	备 注
I27.002		肺动脉高压中度		
I27.003		肺动脉高压重度		
I27.100		脊柱后侧凸性心脏病		
I27.200		继发性肺动脉高压，其他的		
I27.201		继发性肺动脉高压		
I27.202		慢性血栓栓塞性肺动脉高压症		
I27.800		肺源性心脏病，其他特指的		
I27.801		艾森门格综合征	肺动脉高压性右向左分流综合征	艾森门格综合征系指向右分流的先天性心血管畸形，有继发性或原发性肺动脉高压而出现右向左分流或双向流，产生中心性发绀的临床综合征。常见有室间隔缺损、动脉导管未闭、主肺动脉间隔缺损、房间隔缺损等并发肺动脉高压所致。Q21.8明确的注明不包括艾森门格综合征 I27.8。国标编码有误编码于 Q21.801
I27.900		肺源性心脏病		
I28.000		肺血管动静脉瘘		
I28.100		肺动脉的动脉瘤		
I28.800		肺血管其他特指的疾病		
I28.801		肺动脉扩张		
I28.802		肺静脉狭窄		
I28.803		后天性肺动脉狭窄		
I28.804		肺静脉闭塞症		
I28.900		肺血管未特指的病		
I30.000		急性非特异性特发性心包炎		
I30.100		感染性心包炎		
I30.101		化脓性心包炎		
I30.102		细菌性心包炎		
I30.103		病毒性心包炎		
I30.800		急性心包炎，其他类型的		
I30.801		纤维蛋白性心包炎		
I30.900		急性心包炎		
I31.000		慢性粘连性心包炎		
I31.001		心包粘连		
I31.100		慢性缩窄性心包炎		
I31.101		心包钙化		
I31.200		心包积血，不可归类在他处者		
I31.300		心包积液（非炎性）		
I31.301		乳糜性心包积液	乳糜心包 I31.3	
I31.302		包裹性心包积液		心包积液通常是作为其他疾病的一种并发症而存在。它的病因很多，故心包积液是以病因为分类轴心的。查：渗出，渗出物-心包（非炎性） I31.3

主要编码	附加编码	疾 病 名 称	别 名	备 注
I31.800		心包其他特指的疾病		
I31.900		心包疾病		
I31.901		心脏压塞		
I31.902		心包炎		
I31.903		非特异性心包炎		
I31.904		慢性心包炎		
I33.000		急性和亚急性感染性心内膜炎		
I33.001		急性感染性心内膜炎		
I33.002		亚急性感染性心内膜炎		
I33.003		链球菌性心内膜炎		
I33.004		真菌性心内膜炎		
I33.005		细菌性心内膜炎		
I33.006		感染性心内膜炎性赘生物		
I33.007		亚急性细菌性心内膜炎		
I33.008		二尖瓣赘生物		应是炎性赘生物
I33.009		主动脉瓣赘生物		
I33.010		三尖瓣赘生物		
I33.011		肺动脉瓣赘生物		
I33.012		奥斯勒结节		奥斯勒结节（Osler Nodes）指由于免疫反应引起小动脉内膜增生、阻塞及小血管周围炎。表现为皮肤及黏膜的瘀点，豌豆大小、粉红色或是蓝色的疼痛性结节，中心可能压下去会有苍白的变化，可能长在指端肉垫处、手掌面、脚掌面。发生在亚急性心内膜炎的病患身上。查：奥斯勒结节［指尖部位痛性小结］　I33.0
I33.900		急性心内膜炎		
I34.000		二尖瓣关闭不全		
I34.001		二尖瓣反流		
I34.100		二尖瓣脱垂		
I34.101		二尖瓣脱垂综合征		二尖瓣脱垂是指二尖瓣叶（前叶、后叶或两叶）在心室收缩期脱入左心房（向左房侧膨出），伴或不伴有二尖瓣关闭不全。肉眼见受损瓣膜透明、呈胶冻状。整个二尖瓣呈松弛状，可隆起呈蓬顶状或圆拱状。此种改变亦可见于多种结缔组织疾病，如马方综合征、成骨不全及冠心病。二尖瓣脱垂最常累及后瓣叶。心室收缩时，过长的瓣叶使瓣膜进一步向上进入左心房。瓣膜活动的突然停止产生喀喇音，瓣叶闭合不全导致收缩中、晚期的反流性杂音。查：脱垂，脱出－二尖（瓣） I34.1

主要编码	附加编码	疾 病 名 称	别 名	备 注
I34.102		二尖瓣后叶脱垂		
I34.200		非风湿性二尖瓣狭窄		
I34.201		二尖瓣术后狭窄		
I34.202		老年钙化性二尖瓣狭窄		
I34.800		非风湿性二尖瓣疾患，其他的		
I34.801		非风湿性二尖瓣狭窄伴关闭不全		
I34.802		二尖瓣腱索断裂		
I34.803		二尖瓣退行性变		
I34.900		非风湿性二尖瓣疾患		
I35.000		主动脉瓣狭窄		
I35.100		主动脉瓣关闭不全		
I35.101		心内膜炎伴主动脉瓣关闭不全		疾病具有伴随情况按以下处理原则：①具有合并编码者，采用合并编码。②没有合并编码且无特殊说明者，编码时可选用两个疾病编码中较小的，因为通常它更具有特异性
I35.200		主动脉瓣狭窄伴有关闭不全		
I35.800		主动脉瓣疾患，其他的		
I35.801		主动脉瓣硬化		
I35.802		主动脉瓣松软综合征		
I35.803		心内膜炎伴主动脉瓣穿孔		
I35.804		退行性主动脉瓣疾患		
I35.805		主动脉瓣增厚		
I35.806		主动脉瓣钙化		主动脉瓣钙化（aortic valve calcification，AVC）是一种随年龄而增加的以主动脉瓣膜增厚和钙质沉积为特征的心脏瓣膜病变。查：心内膜炎－主动脉瓣（心脏）（非风湿性）（瓣膜）　I35.8
I35.807		主动脉瓣周脓肿		
I35.808		主动脉瓣脱垂		
I35.900		主动脉瓣疾患		
I36.000		非风湿性三尖瓣狭窄		
I36.100		非风湿性三尖瓣关闭不全		
I36.200		非风湿性三尖瓣狭窄伴有关闭不全		
I36.800		非风湿性三尖瓣疾患，其他的		
I36.801		非风湿性三尖瓣脱垂		
I36.900		非风湿性三尖瓣疾患		

主要编码	附加编码	疾 病 名 称	别 名	备 注
I37.000		肺动脉瓣狭窄		
I37.100		肺动脉瓣关闭不全		
I37.200		肺动脉瓣狭窄伴有关闭不全		
I37.800		肺动脉瓣疾患，其他的		
I37.900		肺动脉瓣疾患		
I38.x00		瓣膜心内膜炎		
I38.x01		心脏瓣膜病		
I38.x02		心脏瓣膜穿孔		
I38.x03		心脏瓣膜钙化		
I40.000		感染性心肌炎		
I40.001		病毒性心肌炎		
I40.002		急性细菌性心肌炎		
I40.100		孤立性心肌炎		
I40.800		急性心肌炎，其他的		
I40.900		急性心肌炎		
I42.000		扩张型心肌病		
I42.100		梗阻性肥厚型心肌病		
I42.101		肥厚型梗阻性心肌病		
I42.200		肥厚型心肌病，其他的		
I42.201		心尖肥厚型心肌病		
I42.300		心内膜心肌（嗜酸性）病		
I42.301		心内膜心肌纤维化		
I42.400		心内膜弹力纤维增生症		
I42.401		先天性心肌病		
I42.500		限制型心肌病，其他的		
I42.501		缩窄性心肌病		
I42.600		酒精性心肌病		
I42.700		药物和其他外部因素引起的心肌病		
I42.701		药物性心肌病		
I42.800		心肌病，其他的		
I42.801		心尖球囊样综合征		心尖球囊样综合征（apical ballooning syndrome，ABS）是一组以可逆性心尖球囊样室壁运动异常，伴随胸痛、类似急性心肌梗死的心电图 ST 段改变、心肌酶学增高、无冠状动脉阻塞等为特点的综合征
I42.802		心动过速性心肌病		心动过速性心肌病是由持续或频繁发作的心动过速引起心肌重构导致心脏扩大、心功能异常

主要编码	附加编码	疾　病　名　称	别　　名	备　　注
I42.803		右室心肌病	心律失常性右室发育不良	右室心肌病（right ventricular cardiomyopathy）是一种右室心肌被纤维脂肪组织进行性替代的心肌病，30%患者呈家族性发病，多为常染色体显性遗传。查：发育不良-心律失常性右室 I42.8。国标库误分类于 I42.903
I42.900		心肌病		原发性心肌病分为扩张型、肥厚型和限制型，如果有具体分型编码于相应位置
I42.901		继发性心肌病		
I42.902		家族性心肌病		
I42.904		特异性心肌病		
I44.000		Ⅰ度房室传导阻滞		
I44.100		Ⅱ度房室传导阻滞		
I44.101		Ⅱ度一型房室传导阻滞		
I44.102		Ⅱ度二型房室传导阻滞		
I44.200		Ⅲ度房室传导阻滞	完全性房室传导阻滞	
I44.201		高度房室传导阻滞		高度房室传导阻滞是指房室传导比例超过 2:1 的房室传导阻滞，表现为 3:1、4:1、5:1 等。高度房室传导阻滞往往是三度房室传导阻滞的先兆，其严重性和临床意义与三度房室传导阻滞相似。查：阻滞（传导）-房室（不完全）（部分）--完全 I44.2
I44.300		房室传导阻滞，其他和未特指的		
I44.301		室内传导阻滞	室内阻滞	室内传导阻滞（intraventricular block）是指希氏束分叉以下部位的传导阻滞。室内传导系统由三个部分组成：右束支、左前分支和左后分支，室内传导系统的病变可波及单支、双支或三支。右束支传导阻滞较为常见。查：阻滞（传导）-房室（不完全）（部分）--特指的 NEC I44.3
I44.302		部分房室传导阻滞		
I44.303		房室传导阻滞		
I44.400		左前分支传导阻滞		
I44.500		左后分支传导阻滞		
I44.600		分支传导阻滞，其他和未特指的		
I44.601		不完全性左束支传导阻滞		
I44.602		完全性左束支传导阻滞		
I44.700		左束支传导阻滞		

主要编码	附加编码	疾 病 名 称	别 名	备 注
I45.000		右分支传导阻滞		
I45.100		右束支传导阻滞，其他和未特指的		
I45.101		不完全性右束支传导阻滞		
I45.102		完全性右束支传导阻滞		
I45.103		右束支传导阻滞		
I45.200		双分支传导阻滞		
I45.300		三分支传导阻滞		
I45.400		非特异性室内传导阻滞		
I45.401		束支传导阻滞		
I45.500		心脏传导阻滞，其他特指的		
I45.501		窦房传导阻滞		
I45.502		窦性停搏	窦性静止、窦性间歇、窦性暂停	窦性停搏是指窦房结在一个或多个心动周期中不产生冲动，以致不能激动心房或整个心脏。查：停止，暂停-窦房结 I45.5
I45.600		预激综合征		预激是一种房室传导的异常现象，冲动经附加通道下传，提早兴奋心室的一部分或全部，引起部分心室肌提前激动。有预激现象者称为预激综合征，常合并室上性阵发性心动过速发作。预激是一种较少见的心律失常，诊断主要靠心电图。查：预激房室传导 I45.6
I45.601		劳恩-加农-莱文综合征		劳恩-加农-莱文（LGL）综合征可能是窦房激动经 Jame 束绕过房室结而直接进入房室结下部或希氏束内，也可因激动经房室结内旁道下传所致。心电图表现为：P-R 间期短于 0.12 秒；QRS 波型正常。可发生房室折返性心动过速。查：劳恩-加农-莱文综合征 I45.6
I45.602		隐性预激综合征		
I45.800		传导疾患，其他特指的		
I45.801		短 QT 综合征		短 QT 综合征（short QT interval syndrome, SQTS）是一种单基因突变引起心肌离子通道功能异常而导致恶性心律失常的遗传疾病。临床上，该综合征以 QT 间期和心室或心房有效不应期明显缩短、胸前导联 T 波对称性高尖、阵发性心房颤动、室性心动过速或心室颤动、晕厥的反复发作和心脏性猝死、心脏结构无明显异常为特征。查：延迟-传导（心脏）（心室） I45.8
I45.802		房室结双径路		房室结双径路指房室结内传导功能性纵行分离为两种传导速度快慢不同的通道。其中传导速度快的称快通道，慢的称慢通道。查：分离-房室（任何程度） I45.8

主要编码	附加编码	疾 病 名 称	别 名	备 注
I45.803		长 QT 综合征		长 QT 综合征（QT prolongation syndrome）指具有心电图上 QT 间期延长、室性心律失常、晕厥和猝死的一组综合征，可能伴有先天性耳聋。本症不少具有家族性，其伴有耳聋者由贾（Jervell）和兰-尼（Lange-Nielsen）首先描述，故又称贾兰综合征；不伴耳聋者又称瓦-罗（Ward-Romano）综合征。长 QT 综合征属于心脏传导性疾患，通常是先天性传导性心律失常。查：延迟-传导（心脏）（心室）　I45.8
I45.804		先天性 QT 间期延长		
I45.805		继发性 QT 间期延长		继发性 QT 延长属于心脏传导性疾患，通常是短暂的、一过性的传导性心律失常。临床常见由于低血钾或药物引起本病。查：延迟-传导（心脏）（心室）　I45.8
I45.900		传导疾患		
I45.901		阿-斯综合征	心源性脑缺血综合征	阿-斯综合征（Adams-Stokes syndrome）即心源性脑缺血综合征，是指突然发作的严重的、致命性的缓慢性和快速性心律失常，引起心排血量在短时间内锐减，产生严重脑缺血、神志丧失和晕厥等症状，是一组由心率突然变化而引起急性脑缺血发作的临床综合征。查：阿-斯综合征或病［斯托克斯-亚当斯］　I45.9
I46.000		心脏停搏复苏成功		
I46.100		被描述为心脏性猝死		
I46.900		心脏停搏		
I46.901		呼吸心跳骤停		
I47.000		折返性室性心律失常		
I47.100		室上性心动过速		
I47.101		房性心动过速		
I47.102		阵发性室上性心动过速		
I47.103		阵发性交界性心动过速		
I47.104		阵发性房室折返性心动过速		
I47.105		交界性心动过速		
I47.106		阵发性房室结内折返性心动过速		
I47.107		非阵发性交界性心动过速		非阵发性房室交界区性心动过速（nonparoxysmal atrioventricular junctional tachycardia）的发生机制与房室交界区组织自律性增高或触发活动有关。最常见的病因为洋地黄中毒，其他为下壁心肌梗死、心肌炎、急性风湿热或心瓣膜手术后，亦偶见于正常人。查：心动过速-室上性　I47.1

主要编码	附加编码	疾 病 名 称	别 名	备 注
I47. 108		阵发性房性心动过速		
I47. 109		阵发性房室性心动过速		
I47. 110		房内折返性心动过速		
I47. 111		局灶性房性心动过速		
I47. 200		室性心动过速		
I47. 201		阵发性室性心动过速		
I47. 202		非阵发性室性心动过速		
I47. 203		持续性室性心动过速		
I47. 900		阵发性心动过速		
I48. x00		心房颤动和扑动		
I48. x01		心房颤动		
I48. x02		阵发性心房颤动		
I48. x03		心房扑动		
I48. x04		阵发性心房扑动		
I48. x05		特发性心房颤动		
I48. x06		不纯性心房扑动		在心房扑动中，如以节律绝对规则的 F 波为主，偶而夹杂有少数不规则的 f 波者，称为不纯性心房扑动。不纯性心房扑动的频率在 350~450 次/分，是一种介于心房扑动和心房颤动之间的过渡型快速房性异位心律。查：扑动-心房 I48
I49. 000		心室颤动和扑动		
I49. 001		心室颤动		
I49. 002		心室扑动		
I49. 003		Brugada 综合征		1992 年 Brugada 描述了一组无器质性心脏病诊断依据而反复发生心室颤动（室颤）的患者，其窦性心律心电图表现为右束支阻滞伴胸前导联 ST 段抬高，目前称之为 Brugada 综合征。Brugada 综合征可能为特发性室颤的特殊亚型，其室颤多发生于夜间或睡眠状态下，而心电图正常的特发性室颤多发生于白天或清醒状态下。查：纤颤-心室 I49.0
I49. 100		心房过早除极		
I49. 101		频发性房性期外收缩		
I49. 200		交界性过早除极		
I49. 300		心室过早除极		
I49. 301		频发性室性期外收缩		
I49. 302		室性自搏		
I49. 303		阵发性室性期外收缩		
I49. 400		过早除极，其他的		
I49. 401		频发性期外收缩		
I49. 402		偶发房室性期外收缩		

主要编码	附加编码	疾 病 名 称	别 名	备 注
I49.403		结性逸搏		
I49.404		过早除极		
I49.500		病态窦房结综合征		
I49.501		快慢综合征	心搏过速-心动过缓综合征	部分预激综合征患者合并的快速性心律失常发作停止时，可能出现极缓慢的心律失常，是其发生晕厥、阿-斯综合征甚至猝死的另一个原因，这一临床病况称为快慢综合征。查：心脏搏动快慢交替　I49.5
I49.800		心律失常，其他特指的		
I49.801		窦性心律失常		窦性激动的产生和传出异常称为窦性心律失常，包括窦性心动过速、窦性心动过缓、窦性心律不齐、窦性期前收缩、窦性停搏、窦房结内游走性心律、窦性折返性心动过速、窦房传导阻滞等。查：窦性-心律不齐　I49.8
I49.802		室性心律失常		
I49.900		心律失常		
I50.000		充血性心力衰竭		
I50.001		右心衰竭		
I50.002		全心衰竭		全心衰竭兼有左、右心衰竭的临床表现，但可以一侧为主。由于右室壁的较左室壁薄，易于扩张，故全心衰竭时右心衰竭的表现常比左心衰竭明显。即使由左心衰竭发展而来的全心衰竭，也常由于右心衰竭的右心排血量减低而肺瘀血相应减轻，左心衰竭症状反而改善，仍以右心衰竭为主要表现
I50.100		左心室衰竭		
I50.101		急性左心衰竭		
I50.102		左心房衰竭		左心房衰竭指主要发生于左心房的心力衰竭。常见病因有严重二尖瓣狭窄，偶见于左心房黏液瘤或球形血栓嵌塞于二尖瓣口。在心脏舒张期，由于左心房流入左心室的血液严重受阻，使左心房残留血量增多，左心房扩大，压力显著升高，肺静脉和肺毛细血管压力随之升高，肺循环血量增加和肺充血。必须指出，左心房衰竭的病理过程一般不伴左心室衰竭，但其临床表现与左心室衰竭基本相同，且极易发生急性肺水肿，反复发病也易继发右心衰竭
I50.103		左心衰竭合并急性肺水肿		
I50.104		心源性哮喘		
I50.105		慢性左心功能不全		
I50.900		心力衰竭		
I50.902		心功能 I 级		
I50.903		心功能 II 级		

主要编码	附加编码	疾 病 名 称	别 名	备 注
I50.904		心功能Ⅲ级		
I50.905		心功能Ⅳ级		
I50.906		心肌损害		
I50.907		急性心力衰竭		
I50.908		慢性心力衰竭		
I51.000		心间隔缺损，后天性		
I51.001		后天性房间隔缺损		
I51.100		腱索断裂，不可归类在他处者		
I51.200		乳头肌断裂，不可归类在他处者		
I51.300		心内血栓形成，不可归类在他处者		
I51.301		心室血栓		
I51.302		心房血栓		
I51.303		心耳血栓		
I51.304		心尖部血栓		
I51.400		心肌炎		
I51.401		老年性心肌炎		
I51.402		老年性心脏病		查：病-心脏--老年性可以得到的编码，这里归类到心肌炎
I51.403		心肌炎后遗症		查：心肌炎（陈旧性）
I51.404		间质性心肌炎		
I51.500		心肌变性		
I51.501		老年性心肌变性		
I51.502		心肌脂肪变性		
I51.600		心血管疾病		
I51.700		心脏肥大		
I51.701		左室肥大		
I51.702		右室肥大		
I51.703		左房扩大		
I51.704		右房扩大		
I51.705		运动员心脏综合征		运动员心脏（athlet heart）是指由长时间训练引起的，以心脏增大、心功能增强为主要表现的心脏适应现象。运动员心脏除增大、心泵血功能提高外，还伴有窦性心运过缓、心脏内分泌功能改变等，最终可表现为心泵功能贮备的增加。心脏容量和质块（mass）的增加为耐力训练的特征，而骨骼肌和心肌肥厚则见于等张运动训练。在耐力训练的运动员，所有心脏四腔均扩大和左室壁厚度增加使心脏泵功能增加。耐力训练停止后心脏增大和心动过缓两项特征性表现都会消退。查：运动员-心脏（肥大）I51.7

主要编码	附加编码	疾 病 名 称	别 名	备 注
151.706		室间隔肥大		
151.707		心房肥大		
151.708		心肌肥厚		
151.709		心室肥大		
151.800		心脏病，其他不明确的		
151.801		心室假腱索		
151.802		全心炎		
151.803		乳头肌功能不全		乳头肌功能不全指房室瓣腱索所附着的乳头肌由于缺血、坏死、纤维化或其他原因，收缩功能障碍或乳头肌方位改变，导致二尖瓣关闭不全，产生二尖瓣反流。查：功能不良-乳头肌 I51.8。国标库误分类为 I34.002
I51.900		心脏病		
I51.901		心脏肿物		
I51.902		心房肿物		
I51.903		贫血性心脏病		轻度贫血对心脏的影响较小，中度以上的贫血（血红蛋白<60g/L）多可引起心脏的代偿性改变，特别是贫血的持续时间如果达1年以上，则会出现病理性心脏扩大
I51.904		病毒性心肌炎后遗症		
I60.000		颈动脉弯管和权的蛛网膜下出血		
I60.001		颈动脉动脉瘤破裂伴蛛网膜下隙出血		
I60.100		大脑中动脉的蛛网膜下出血		
I60.101		大脑中动脉瘤破裂伴蛛网膜下隙出血		
I60.200		前交通动脉的蛛网膜下出血		
I60.201		前交通动脉瘤破裂伴蛛网膜下隙出血		
I60.300		后交通动脉的蛛网膜下出血		
I60.301		后交通动脉瘤破裂伴蛛网膜下隙出血		
I60.400		基底动脉的蛛网膜下出血		
I60.401		基底动脉瘤破裂伴蛛网膜下隙出血		
I60.500		椎动脉的蛛网膜下出血		
I60.600		颅内动脉的蛛网膜下出血，其他的		

主要编码	附加编码	疾 病 名 称	别 名	备 注
I60.601		小脑后下动脉动脉瘤破裂伴蛛网膜下隙出血		
I60.700		颅内动脉的蛛网膜下出血		
I60.701		颅内动脉瘤破裂伴蛛网膜下隙出血		
I60.800		蛛网膜下出血，其他的		
I60.801		脑动静脉畸形破裂伴蛛网膜下隙出血		
I60.802		脑膜出血		
I60.900		蛛网膜下出血		
I60.901		脑动脉瘤破裂		
I60.902†	H45.0*	眼-脑综合征	Terson 综合征	颅内出血可以是玻璃体积血的原因，并且认为这种眼-脑综合征是蛛网膜下隙出血的征象，也有少部分玻璃体积血继发于硬脑膜下的出血，但这种情况少见。根据眼内出血量的多少，患者可有不同程度的视力障碍。查：出血（性）（另见流血）-蛛网膜下（非创伤性） I60.9
I61.000		大脑半球的脑内出血，皮质下		
I61.001		豆状核出血		基底节是位于大脑半球岛叶皮质深面包埋在髓质中的灰质块，包括杏仁核、纹状体和屏状核。纹状体又分为：尾状核和豆状核；豆状核又可分为：壳核和苍白球。壳核和尾状核合称为新纹状体，苍白球为旧纹状体。查：出血-豆状核纹状体动脉 I61.0
I61.002		大脑皮质下出血		
I61.003		大脑后动脉出血		
I61.004		基底节出血		基底节又称基底神经节，是位于大脑半球岛叶皮质深面包埋在髓质中的灰质。查：出血-基底（神经节） I61.0
I61.005		内囊出血		
I61.006		外囊出血		外囊是位于屏状核与壳之间的白质，白质在大脑皮质的深面。查：出血-脑内（非创伤性）--深部 I61.0
I61.100		大脑半球的脑内出血，皮质的		
I61.101		脑叶出血		
I61.200		大脑半球的脑内出血		
I61.300		脑干的脑内出血		
I61.301		脑桥出血		
I61.400		小脑的脑内出血		

主要编码	附加编码	疾 病 名 称	别 名	备 注
I61.500		脑内出血，脑室内		
I61.600		脑内出血，多处局限性		
I61.800		脑内出血，其他的		
I61.801		间脑出血		
I61.802		丘脑出血		
I61.803		丘脑下部出血		
I61.900		脑内出血		
I61.901		大脑中动脉出血		
I61.902		高血压脑出血		
I61.903		脑血肿		
I61.904		出血性脑软化		
I61.905		脑血管破裂		
I62.000		硬膜下出血（急性）（非创伤性）		
I62.001		硬膜下血肿		
I62.002		急性硬膜下出血		
I62.003		慢性硬膜下血肿		慢性的修饰词没有，括号内都是急性的，只能放在这里
I62.100		非创伤性硬膜外出血		
I62.101		硬膜外血肿		
I62.900		颅内出血（非创伤性）		
I63.000		入脑前动脉血栓形成引起的脑梗死		
I63.001		基底动脉血栓形成脑梗死		
I63.002		颈动脉血栓形成脑梗死		
I63.003		椎动脉血栓形成脑梗死		
I63.100		入脑前动脉栓塞引起的脑梗死		
I63.101		基底动脉栓塞脑梗死		
I63.102		颈动脉栓塞脑梗死		
I63.103		椎动脉栓塞脑梗死		
I63.200		入脑前动脉的闭塞或狭窄引起的脑梗死		
I63.201		颈内动脉狭窄脑梗死		
I63.202		颈总动脉狭窄脑梗死		
I63.203		颈动脉狭窄脑梗死		
I63.204		颈动脉闭塞脑梗死		
I63.205		基底动脉闭塞脑梗死		
I63.206		基底动脉狭窄脑梗死		

主要编码	附加编码	疾 病 名 称	别 名	备 注
I63.207		椎动脉闭塞脑梗死		
I63.208		椎动脉狭窄脑梗死		
I63.300		大脑动脉血栓形成引起的脑梗死		
I63.301		血栓形成性脑软化		
I63.302		血栓性偏瘫		查：偏瘫-血栓形成
I63.400		大脑动脉栓塞引起的脑梗死		
I63.401		栓塞性偏瘫		血栓性是指血栓形成，栓塞性是指栓子性，两者编码有区别
I63.402		脑栓塞		
I63.500		大脑动脉的闭塞或狭窄引起的脑梗死		
I63.501		大脑动脉狭窄脑梗死		
I63.502		大脑动脉闭塞脑梗死		
I63.600		大脑静脉血栓形成引起的脑梗死，非生脓性		
I63.800		脑梗死，其他的		
I63.801		腔隙性脑梗死		腔隙性脑梗死是脑梗死的一种，在长期高血压、动脉硬化的基础上，脑深部的小动脉发生闭塞，引起小范围脑组织缺血坏死。查：梗死，梗死-大脑（出血性）--特指的 NEC　I63.8
I63.802		动脉硬化性脑软化		
I63.900		脑梗死		
I63.901		脑干梗死		
I63.902		大面积脑梗死		
I63.903		出血性脑梗死		
I63.904		小脑梗死		
I63.905		多发性脑梗死		
I63.906		基底节脑梗死		
I63.907		丘脑梗死		
I63.908		创伤性脑梗死		
I64.x00		脑卒中		
I64.x01		脑血管意外		不等于急性脑血管病　I67.8
I65.000		椎动脉闭塞和狭窄		
I65.001		椎动脉狭窄		
I65.002		椎动脉闭塞		
I65.003		椎动脉血栓形成		
I65.100		基底动脉闭塞和狭窄		

主要编码	附加编码	疾　病　名　称	别　名	备　注
I65.101		基底动脉闭塞		
I65.102		基底动脉狭窄		
I65.103		基底动脉血栓形成		
I65.200		颈动脉闭塞和狭窄		
I65.201		颈内动脉狭窄		
I65.202		颈总动脉狭窄		
I65.203		颈内动脉闭塞		
I65.204		颈外动脉狭窄		
I65.205		颈外动脉闭塞		
I65.206		颈内动脉血栓形成		
I65.207		颈总动脉闭塞		
I65.208		颈内动脉栓塞		
I65.300		多个和双侧入脑前动脉的闭塞和狭窄		
I65.800		入脑前动脉的闭塞和狭窄，其他的		
I65.900		入脑前动脉的闭塞和狭窄		
I66.000		大脑中动脉闭塞和狭窄		
I66.001		大脑中动脉狭窄		
I66.002		大脑中动脉闭塞		
I66.003		大脑中动脉血栓形成		
I66.004†	G46.0*	大脑中动脉综合征		
I66.100		大脑前动脉闭塞和狭窄		
I66.101		大脑前动脉狭窄		
I66.102		大脑前动脉闭塞		
I66.103†	G46.1*	大脑前动脉综合征		
I66.200		大脑后动脉闭塞和狭窄		
I66.201		大脑后动脉闭塞		
I66.202		大脑后动脉狭窄		
I66.203		红核丘脑综合征		红核丘脑综合征的病因为丘脑穿动脉阻塞损及丘脑腹外侧核，表现为病侧小脑性共济失调、意向性肢体震颤、短暂的舞蹈样动作
I66.204		大脑后动脉血栓形成		
I66.205†	G46.2*	大脑后动脉综合征		
I66.300		小脑动脉闭塞和狭窄		
I66.301		小脑动脉狭窄		
I66.302		小脑动脉闭塞		

主要编码	附加编码	疾 病 名 称	别 名	备 注
I66.303		小脑后下动脉血栓形成		
I66.304†	G46.3*	瓦伦贝格综合征		
I66.400		多个和双侧大脑动脉闭塞和狭窄		
I66.401		多发性大脑动脉闭塞		
I66.800		大脑动脉闭塞和狭窄，其他的		
I66.900		大脑动脉的闭塞和狭窄		
I66.901		脑动脉狭窄		
I66.902		脑动脉闭塞		
I66.903		脑血栓形成		
I67.000		大脑动脉夹层形成，未破裂		
I67.100		脑动脉瘤，未破裂		
I67.101		脑动静脉瘘，后天性		
I67.103		后交通动脉瘤		
I67.104		椎动脉假性动脉瘤		
I67.105		基底动脉瘤		
I67.106		颈内动脉海绵窦瘘		
I67.107		前交通动脉瘤		
I67.108		大脑中动脉瘤		
I67.109		脑假性动脉瘤		
I67.110		颅内动脉瘤		
I67.111		小脑动脉瘤		
I67.200		大脑动脉粥样硬化		
I67.201		动脉硬化性脑病		
I67.202		颈内动脉粥样硬化		
I67.203		椎动脉粥样硬化		
I67.300		进行性血管性脑白质病		
I67.301		宾斯旺格病		
I67.400		高血压脑病		
I67.500		烟雾病		
I67.600		颅内静脉系统的非脓性血栓形成		
I67.601		颅内静脉窦非脓性血栓形成		
I67.602		横窦非脓性血栓形成		
I67.603		海绵窦非脓性血栓形成		
I67.604		上矢状窦非脓性血栓形成		
I67.605		乙状窦非脓性血栓形成		

主要编码	附加编码	疾　病　名　称	别　　名	备　　注
I67.606		大脑静脉非脓性血栓形成		
I67.700		大脑动脉炎，不可归类在他处者		
I67.800		脑血管疾病，其他特指的		
I67.801		复发性脑血管病		
I67.802		急性脑血管病		
I67.803		脑动脉供血不足		
I67.804		脑坏死		
I67.805		慢性缺血性脑血管病		
I67.806		可逆性缺血性神经功能缺损		
I67.900		脑血管病		
I67.901†	G46.3*	中脑红核综合征	贝内迪克特综合征、红核综合征、中脑被盖麻痹综合征	中脑红核综合征，为一组临床征候群，包括同侧动眼神经麻痹、对侧运动功能亢进、对侧腿和前臂震颤与轻瘫、同侧共济失调。查：贝内迪克特麻痹或综合征 I67.9+G46.3
I67.902†	G46.3*	韦伯-莱登综合征		
I69.000		蛛网膜下出血后遗症		
I69.100		脑内出血后遗症		
I69.200		非创伤性颅内出血后遗症，其他的		
I69.300		脑梗死后遗症		
I69.400		脑卒中后遗症		
I69.800		脑血管病后遗症，其他和未特指的		
I69.801		脑血栓后遗症		
I69.802		脑血管病后遗症		
I70.000		主动脉的动脉粥样硬化		
I70.001		主动脉钙化		
I70.002		腹主动脉粥样硬化		
I70.003		升主动脉狭窄		
I70.004		髂总动脉粥样硬化		
I70.100		肾动脉的动脉粥样硬化		
I70.101		肾动脉狭窄		
I70.102		移植肾动脉狭窄		
I70.200		四肢动脉的动脉粥样硬化		
I70.201		上肢动脉粥样硬化		
I70.202		上肢动脉粥样硬化性坏疽		

主要编码	附加编码	疾 病 名 称	别 名	备 注
I70. 203		下肢动脉粥样硬化		
I70. 204		下肢动脉硬化闭塞症		
I70. 205		下肢动脉粥样硬化性坏疽		
I70. 206		蒙克贝格硬化		
I70. 207		趾动脉粥样硬化性坏疽		
I70. 208		闭塞性周围动脉粥样硬化		
I70. 209		肢体动脉硬化性闭塞症		
I70. 800		动脉的动脉粥样硬化，其他的		
I70. 801		视网膜动脉粥样硬化		
I70. 802		髂动脉闭塞性粥样硬化		
I70. 804		锁骨下动脉粥样硬化		
I70. 805		乳内动脉粥样硬化		
I70. 806		颈动脉硬化		
I70. 900		全身性的动脉粥样硬化		
I70. 901		闭塞性动脉炎		
I70. 902		周身性动脉硬化		
I71. 000		主动脉夹层［任何部分］		
I71. 001		主动脉夹层动脉瘤破裂		
I71. 002		降主动脉夹层		
I71. 003		升主动脉夹层		
I71. 004		腹主动脉夹层		
I71. 005		主动脉夹层壁间血肿		
I71. 006		腹主动脉壁间出血		
I71. 007		胸主动脉夹层		
I71. 100		胸主动脉瘤破裂		
I71. 101		主动脉弓破裂		
I71. 200		胸主动脉瘤，未提及破裂		
I71. 201		升主动脉瘤		
I71. 202		胸主动脉假性动脉瘤		
I71. 203		升主动脉扩张		
I71. 204		主动脉弓动脉瘤		
I71. 205		主动脉弓假性动脉瘤		
I71. 206		升主动脉假性动脉瘤		
I71. 300		腹主动脉瘤破裂		
I71. 400		腹主动脉瘤，未提及破裂		
I71. 401		腹主动脉假性动脉瘤		

主要编码	附加编码	疾 病 名 称	别　名	备　注
I71.402		腹主动脉扩张		
I71.500		胸腹主动脉瘤破裂		
I71.600		胸腹主动脉瘤，未提及破裂		
I71.800		主动脉瘤破裂		
I71.801		主动脉破裂		
I71.900		主动脉瘤，未提及破裂		
I71.901		主动脉扩张		
I71.902		降主动脉瘤		
I71.903		降主动脉假性动脉瘤		
I72.000		颈动脉瘤		
I72.001		颈动脉假性动脉瘤		
I72.002		颈内动脉瘤		
I72.003		颈动脉扩张		
I72.100		上肢动脉瘤		
I72.101		上肢假性动脉瘤		
I72.103		上肢假性动脉瘤破裂		
I72.200		肾动脉瘤		
I72.201		肾假性动脉瘤		
I72.300		髂动脉瘤		
I72.301		髂总动脉瘤		
I72.302		髂动脉假性动脉瘤破裂		
I72.303		髂动脉假性动脉瘤		
I72.304		髂动脉瘤破裂		
I72.305		髂动脉扩张		
I72.400		下肢动脉瘤		
I72.401		下肢假性动脉瘤		
I72.402		下肢假性动脉瘤破裂		
I72.403		股动脉假性动脉瘤破裂		
I72.404		股动脉假性动脉瘤		
I72.405		腘动脉瘤		
I72.800		动脉的动脉瘤，其他特指的		
I72.801		肠系膜上动脉夹层动脉瘤		
I72.802		肠系膜上动脉动脉瘤		
I72.803		眶内动脉瘤		
I72.804		锁骨下动脉瘤		
I72.805		锁骨下动脉假性动脉瘤		

主要编码	附加编码	疾 病 名 称	别　　名	备　　注
I72.806		无名动脉瘤		
I72.807		胃十二指肠动脉假性动脉瘤		
I72.808		胰十二指肠动脉假性动脉瘤		
I72.809		肝动脉瘤		
I72.811		脾动脉瘤		
I72.812		脾动脉假性动脉瘤		
I72.813		腹腔动脉瘤		
I72.814		腹腔干动脉假性动脉瘤		
I72.815		腹腔动脉瘤破裂		
I72.816		腹腔动脉夹层动脉瘤		
I72.817		椎动脉动脉瘤		
I72.900		动脉瘤		
I72.901		假性动脉瘤		
I73.000		雷诺综合征		
I73.001		雷诺现象		
I73.100		血栓闭塞性血管炎［伯格］		
I73.800		周围血管疾病，其他特指的		
I73.802		上肢缺血		
I73.803		下肢缺血		
I73.804		红斑性肢痛症		
I73.805		肢端绀红皮病		
I73.900		周围血管疾病		
I73.901		间歇性跛行		
I73.902		血管痉挛		
I73.903		动脉痉挛		
I74.000		腹主动脉栓塞和血栓形成		
I74.001		腹主动脉栓塞		
I74.002		腹主动脉血栓形成		
I74.003		主动脉分叉综合征		
I74.004		平肾腹主动脉闭塞		
I74.005		肾下腹主动脉闭塞		
I74.006		腹主动脉闭塞		
I74.100		主动脉的栓塞和血栓形成，其他部位		
I74.101		主动脉栓塞		
I74.102		主动脉血栓形成		
I74.103		主动脉栓塞（血栓形成）		

主要编码	附加编码	疾 病 名 称	别 名	备 注
I74.200		上肢动脉栓塞和血栓形成		
I74.201		上肢动脉栓塞		
I74.202		上肢动脉血栓形成		
I74.300		下肢动脉栓塞和血栓形成		
I74.301		下肢动脉栓塞		
I74.302		下肢动脉血栓形成		
I74.303		创伤性股动脉血栓形成		血栓形成应是创伤后一段时间才发生，当时血管损伤情况已编码，因此不分类到损伤
I74.304		股动脉栓塞		
I74.305		股动脉闭塞		
I74.306		股动脉支架闭塞		T82.8编码为心脏和血管假体装置、植入物和移植物的其他并发症，包括由于其引起的栓塞、血栓形成、狭窄等。因此，本条目的编码有误，应修正为 T82.816
I74.307		股动脉血栓形成		
I74.308		腘动脉闭塞		
I74.309		腘动脉支架闭塞		T82.8编码为心脏和血管假体装置、植入物和移植物的其他并发症，包括由于其引起的栓塞、血栓形成、狭窄等。因此，本条目的编码有误，应修正为 T82.817
I74.310		蓝趾综合征		蓝指/趾综合征是指肢体的微小血管闭塞引起手指或足趾出现蓝黑色、锯齿状、指压不褪色的斑点，伴剧痛等症状的综合征，病因多为粥样硬化性栓子。1976年，Karmody首次命名。其实质是肢体末梢动脉的微小栓塞，应属于动脉栓塞范畴。查：栓塞-动脉--肢---下　I74.3
I74.400		四肢动脉栓塞和血栓形成		
I74.401		四肢动脉栓塞		
I74.402		四肢动脉血栓形成		
I74.500		髂动脉栓塞和血栓形成		
I74.501		髂总动脉栓塞		
I74.502		髂总动脉血栓形成		
I74.503		髂内动脉闭塞		
I74.504		髂外动脉闭塞		
I74.505		髂动脉支架闭塞		T82.8编码为心脏和血管假体装置、植入物和移植物的其他并发症，包括由于其引起的栓塞、血栓形成、狭窄等。因此，本条目的编码有误，应修正为 T82.818
I74.800		动脉的栓塞和血栓形成，其他的		

主要编码	附加编码	疾 病 名 称	别 名	备 注
I74.801		锁骨下动脉闭塞		
I74.802		锁骨下动脉血栓形成		
I74.803		肝动脉栓塞		
I74.804		肝动脉血栓形成		
I74.805		脾动脉栓塞		
I74.806		腹腔动脉栓塞		
I74.807		腹腔动脉血栓形成		
I74.900		动脉的栓塞和血栓形成		
I74.901		多发性动脉栓塞		
I74.902		动脉栓塞		
I77.000		后天性动静脉瘘		
I77.001		头面部动静脉瘘		
I77.002		硬脊膜动静脉瘘		
I77.003		耳郭动静脉瘘		
I77.004		眶动静脉瘘		
I77.005		锁骨下动静脉瘘		
I77.006		支气管动静脉瘘		
I77.007		腹主动脉下腔静脉瘘		
I77.008		脾动静脉瘘		
I77.009		子宫动静脉瘘		
I77.010		肾动静脉瘘		
I77.011		盆腔动静脉瘘		
I77.012		股动静脉瘘		
I77.013		下肢动静脉瘘		
I77.014		多发性动静脉瘘		
I77.100		动脉狭窄		
I77.101		颈动脉迂曲		
I77.102		锁骨下动脉狭窄		
I77.103		无名动脉迂曲		
I77.104		无名动脉狭窄		
I77.105		肱动脉狭窄		
I77.106		肱动脉迂曲		
I77.107		腋动脉狭窄		
I77.108		上肢动脉狭窄		
I77.109		主动脉迂曲		
I77.110		后天性主动脉狭窄		

主要编码	附加编码	疾 病 名 称	别 名	备 注
I77.111		胸主动脉狭窄		
I77.112		腹主动脉狭窄		
I77.113		主动脉弓狭窄		
I77.114		腹腔干动脉狭窄		
I77.115		股动脉狭窄		
I77.116		股动脉支架内再狭窄		T82.8 编码为心脏和血管假体装置、植入物和移植物的其他并发症，包括由于其引起的栓塞、血栓形成、狭窄等。因此，本条目的编码有误，应修正为 T82.819
I77.117		腘动脉狭窄		
I77.118		腘动脉挤压综合征		腘动脉挤压综合征为青年人小腿疼痛不适引起间歇性跛行的重要原因。查：压迫-动脉　I77.1
I77.119		腘动脉支架内再狭窄		T82.8 编码为心脏和血管假体装置、植入物和移植物的其他并发症，包括由于其引起的栓塞、血栓形成、狭窄等。因此，本条目的编码有误，应修正为 T82.820
I77.120		胫前动脉狭窄		
I77.121		胫后动脉狭窄		
I77.122		胫动脉支架内再狭窄		T82.8 编码为心脏和血管假体装置、植入物和移植物的其他并发症，包括由于其引起的栓塞、血栓形成、狭窄等。因此，本条目的编码有误，应修正为 T82.821
I77.123		腓动脉狭窄		
I77.124		腓动脉支架内再狭窄		T82.8 编码为心脏和血管假体装置、植入物和移植物的其他并发症，包括由于其引起的栓塞、血栓形成、狭窄等。因此，本条目的编码有误，应修正为 T82.822
I77.125		髂总动脉狭窄		
I77.126		髂外动脉狭窄		
I77.127		髂内动脉狭窄		
I77.128		髂动脉支架内再狭窄		T82.8 编码为心脏和血管假体装置、植入物和移植物的其他并发症，包括由于其引起的栓塞、血栓形成、狭窄等。因此，本条目的编码有误，应修正为 T82.823
I77.129		下肢动脉狭窄		
I77.130		腘血管陷迫综合征		腘血管陷迫综合征（PVES）是腘窝的异常肌肉、纤维索带等压迫腘动脉或腘静脉，而引起的相应病理改变和临床表现，有时也可累及神经，但以腘动脉受累最为常见。本病的特点是患者多为年轻人，于跑步或剧烈运动后发病，并有进行性加重的间歇性跛行。查：压迫-动脉　I77.1

主要编码	附加编码	疾 病 名 称	别 名	备 注
I77.131		移植肝动脉狭窄		
I77.200		动脉破裂		
I77.201		动脉瘘		
I77.202		支气管动脉-肺动脉瘘		
I77.203		肺动脉瘘		
I77.204		腹主动脉-空肠瘘		
I77.300		动脉纤维肌肉发育异常		
I77.301		肾动脉纤维肌肉发育不良		
I77.302		脑血管纤维性肌发育不良		
I77.400		腹腔动脉压迫综合征		
I77.500		动脉坏死		
I77.600		动脉炎		
I77.601		主动脉炎		
I77.602		动脉内膜炎		
I77.603		血管炎		
I77.604		上肢动脉炎		直接按动脉炎编码 I77.6
I77.605		下肢动脉炎		
I77.800		动脉和小动脉其他特指的疾患		
I77.801		动脉溃疡		
I77.802		腹主动脉溃疡		
I77.803		主动脉溃疡		
I77.804		德戈病	恶性萎缩性丘疹病、Dego 病、Kohlmeier-Degos 综合征、克耳米埃尔综合征	本病是皮肤-肠道或其他器官的细小动脉内膜炎而后血栓形成的疾病
I77.805		后天性腹主动脉畸形		
I77.806		主动脉脓肿		
I77.900		动脉和小动脉的疾患		
I78.000		遗传性出血性毛细血管扩张		
I78.100		非瘤性痣		
I78.101		老年痣		
I78.102		蜘蛛痣	蜘蛛状毛细血管扩张症、动脉性蜘蛛痣	蜘蛛痣，形态似蜘蛛，痣体旁有放射状排列的毛细血管扩张。本病的发生可能与雌激素水平增高有关。好发于躯干以上部位，尤以面、颈和手部多见
I78.800		毛细血管疾病，其他的		
I78.801		毛细血管渗漏综合征		毛细血管渗漏综合征（capillary leakage syndrome，CLS）是一种突发的、可逆性毛细血管高渗透性，血管通透性增加而引起血浆渗漏到组织间隙。查：渗透性过高，毛细血管 I78.8

主要编码	附加编码	疾 病 名 称	别 名	备 注
I78.802		胃肠道毛细血管扩张症		
I78.803		毛细血管扩张症		
I78.900		毛细血管疾病		
I80.000		下肢浅表脉管的静脉炎和血栓性静脉炎		
I80.001		下肢浅表静脉炎		
I80.002		下肢化脓性浅表血栓静脉炎		
I80.100		股静脉的静脉炎和血栓性静脉炎		
I80.101		股静脉炎		
I80.102		股静脉血栓性静脉炎		
I80.103		髂股静脉血栓形成		两个部位都有编码，按编码较小的为主
I80.104		股静脉血栓形成		
I80.200		下肢其他深部脉管的静脉炎和血栓性静脉炎		
I80.201		下肢深静脉血栓性静脉炎		
I80.202		下肢深静脉炎		
I80.203		髂内静脉血栓形成		髂静脉栓塞的编码为 I82.8
I80.204		髂外静脉血栓形成		
I80.205		髂静脉瘤栓		
I80.206		髂静脉血栓形成		
I80.207		下肢深静脉血栓形成		
I80.208		下肢深静脉栓塞		
I80.209		手术后下肢深静脉血栓形成		
I80.300		下肢静脉炎和血栓性静脉炎		
I80.301		下肢静脉炎		
I80.302		下肢血栓性静脉炎		
I80.303		下肢静脉血栓形成		
I80.800		静脉炎和血栓性静脉炎，其他部位的		
I80.801		眶内血栓性静脉炎		
I80.802		乳腺血栓性静脉炎		
I80.803		上肢静脉炎		
I80.804		上肢血栓性静脉炎		
I80.900		静脉炎和血栓性静脉炎		
I80.901		静脉炎		
I80.902		血栓性静脉炎		
I81.x00		门静脉血栓形成		

主要编码	附加编码	疾 病 名 称	别 名	备 注
I82.000		巴德-基亚里综合征		
I82.001		肝静脉血栓形成		
I82.100		移动性血栓静脉炎		
I82.200		腔静脉栓塞和血栓形成		
I82.201		腔静脉瘤栓		
I82.202		上腔静脉血栓形成		
I82.203		下腔静脉血栓形成		
I82.204		下腔静脉栓塞		
I82.300		肾静脉栓塞和血栓形成		
I82.301		肾静脉血栓形成		
I82.302		肾静脉瘤栓		
I82.800		静脉栓塞和血栓形成，其他特指的		
I82.801		颈内静脉血栓形成		
I82.802		颈静脉血栓形成		
I82.803		锁骨下静脉血栓形成		
I82.804		腋静脉血栓形成		
I82.805		上肢深静脉血栓形成		
I82.806		上肢静脉血栓形成		
I82.900		静脉栓塞和血栓形成		
I83.000		下肢静脉曲张伴有溃疡		
I83.001		大隐静脉曲张伴有溃疡		
I83.100		下肢静脉曲张伴有炎症		
I83.101		下肢静脉曲张伴静脉炎		
I83.102		淤积性皮炎	静脉曲张性湿疹、重力性湿疹、低张力性皮炎	淤积性皮炎是一种下肢慢性潮红、鳞屑、瘙痒和肿胀（炎症）的皮肤病，常有深褐色皮肤色素沉着。易发生于静脉曲张和水肿患者。查：皮炎-静脉曲张性　I83.1
I83.200		下肢静脉曲张伴有溃疡和炎症		
I83.900		下肢静脉曲张不伴有溃疡或炎症		
I83.901		下肢静脉瘤		
I83.902		静脉曲张破裂		
I83.903		大隐静脉曲张		
I83.904		大隐静脉瘤		
I83.905		小隐静脉曲张		
I83.906		静脉曲张		
I84.000		血栓性内痔		

主要编码	附加编码	疾 病 名 称	别 名	备 注
I84.100		内痔伴有其他并发症		
I84.101		出血性内痔		
I84.102		脱垂性内痔		
I84.103		绞窄性内痔		
I84.104		直肠静脉曲张破裂		
I84.200		内痔不伴有并发症		
I84.201		混合痔		混合痔的症状具有内、外痔两者的特征。一般情况下先有内痔，而后因静脉曲张，又伴发外痔。临床上突出强调的是内痔。查：痔-内 I84.2
I84.300		血栓性外痔		
I84.400		外痔伴有其他并发症		
I84.401		出血性外痔		
I84.500		外痔不伴有并发症		
I84.600		残留的痔皮赘		
I84.601		直肠皮赘		
I84.602		肛门皮赘		
I84.603		肛管赘生物		
I84.700		血栓性痔		
I84.800		痔伴有其他并发症		
I84.801		出血性痔		
I84.900		痔不伴有并发症		
I85.000		食管静脉曲张伴有出血		
I85.900		食管静脉曲张不伴有出血		
I85.901		食管静脉瘤		
I86.000		舌下静脉曲张		
I86.100		阴囊静脉曲张		
I86.101		精索静脉曲张		
I86.200		盆腔静脉曲张		
I86.201		膀胱静脉曲张		
I86.300		外阴静脉曲张		
I86.400		胃静脉曲张		
I86.401		胃底静脉曲张伴出血		
I86.800		静脉曲张，其他特指部位的		
I86.801		颞静脉曲张		
I86.802		颞静脉瘤		颞静脉分为颞中静脉、颞浅静脉和颞深静脉
I86.803		眼眶静脉曲张		

主要编码	附加编码	疾 病 名 称	别 名	备 注
I86.804		颈总静脉瘤		
I86.805		颈外静脉瘤		
I86.806		颈静脉曲张		
I86.807		冠状静脉窦扩张		
I86.808		肝静脉瘤		
I86.809		肝静脉曲张		
I86.810		脾静脉曲张		
I86.811		肾静脉瘤		
I86.812		十二指肠静脉曲张伴出血		
I86.813		腹壁静脉曲张		
I86.814		躯干静脉瘤		
I86.815		颈静脉扩张		
I86.816		颈内静脉扩张		
I87.000		静脉炎后综合征		
I87.100		静脉受压		
I87.101		上肢静脉阻塞		
I87.102		上肢静脉狭窄		
I87.103		无名静脉狭窄	头臂静脉狭窄	无名静脉又称头臂静脉，国标库 I87.105 头臂静脉狭窄与些条目重复，合并于此条目
I87.104		无名静脉阻塞	头臂静脉阻塞	
I87.106		上腔静脉综合征	上腔静脉阻塞综合征	上腔静脉综合征又称上腔静脉阻塞综合征，国标库 I87.107 上腔静脉阻塞综合征与此条目重复，合并于此条目中
I87.108		脾静脉狭窄		
I87.109		门静脉狭窄		
I87.110		肝静脉-下腔静脉阻塞		
I87.111		下腔静脉综合征		
I87.112		下腔静脉狭窄		
I87.113		下腔静脉阻塞		
I87.114		上下腔静脉回流障碍综合征		
I87.115		髂总静脉狭窄		
I87.116		髂静脉压迫综合征		髂静脉受压和（或）存在腔内异常粘连结构所引起的下肢和盆腔静脉回流障碍性疾病。髂静脉压迫不仅造成静脉回流障碍和下肢静脉高压，也是下肢静脉瓣膜功能不全和浅静脉曲张的原因之一，同时是继发髂-股静脉血栓的重要潜在因素
I87.117		胡桃夹综合征	左肾静脉受压，左肾静脉压迫综合征、胡桃夹现象	左肾静脉压迫综合征又称胡桃夹现象（NCP），是指左肾静脉（LRV）在腹主动脉（AO）和肠系膜上动脉（SMA）间机械挤压后肾静脉血流回流受阻引起的左肾静脉高压现象。查：压迫-静脉 I87.1

主要编码	附加编码	疾 病 名 称	别 名	备 注
I87.118		下肢静脉狭窄		
I87.119		下肢静脉阻塞		
I87.120		精索静脉压迫综合征		
I87.121		肝小静脉闭塞病		肝小静脉闭塞病（hepatic veno-occlusive disease，HVOD）是指由多种原因导致的肝小静脉非血栓栓塞性狭窄闭塞，出现黄疸、肝肿大、腹水等主要临床表现的疾病。查：狭窄-静脉　I87.1
I87.200		静脉功能不全（慢性）（周围性）		
I87.201		下肢静脉功能不全		
I87.202		下肢深静脉瓣膜功能不全		
I87.800		静脉其他特指的疾患		
I87.801		静脉硬化		
I87.802		静脉石		
I87.803		门静脉海绵样变		门静脉海绵样变是门静脉或门静脉属支血管被屈曲的小血管形成的海绵状血管瘤样团块所代替。常见于青年人及儿童的肝前型静脉阻塞。可由于新生儿期脐炎，或出生后脐静脉生理闭锁过程的延伸影响门静脉所致。手术时可见门静脉闭塞，肝门处有蛛网状毛细血管网，为门静脉闭塞后再通现象
I87.804		阴茎静脉纤维化		
I87.805		下肢静脉回流障碍		
I87.900		静脉疾患		
I88.000		非特异性肠系膜淋巴结炎		
I88.001		急性肠系膜淋巴结炎		
I88.100		慢性淋巴结炎，除外肠系膜		
I88.101		慢性颈淋巴结炎		
I88.102		慢性颌下淋巴结炎		
I88.103		慢性颏下淋巴结炎		
I88.104		慢性腮腺淋巴结炎		
I88.105		慢性食管旁淋巴结炎		
I88.106		慢性肺门淋巴结炎		
I88.107		慢性纵隔淋巴结炎		
I88.108		慢性腹股沟淋巴结炎		
I88.800		非特异性淋巴结炎，其他的		
I88.900		非特异性淋巴结炎		
I88.901		反应性淋巴结炎		

主要编码	附加编码	疾 病 名 称	别 名	备 注
I89.000		淋巴水肿，不可归类在他处者		
I89.001		原发性淋巴水肿		
I89.002		淋巴管闭塞		
I89.003		胸导管梗阻		
I89.004		上肢淋巴水肿		
I89.005		肠淋巴管扩张		
I89.006		小肠淋巴管扩张		
I89.007		盆腔淋巴管阻塞		
I89.008		阴囊淋巴水肿		
I89.009		非丝虫性象皮肿		
I89.010		淋巴回流障碍		
I89.100		淋巴管炎		
I89.800		淋巴管和淋巴结其他特指的非感染性疾患		
I89.801		肠系膜乳糜囊肿		
I89.802		淋巴管瘘		
I89.803		非丝虫性乳糜性腹水		
I89.804		胸导管断裂		
I89.806		淋巴结钙化		
I89.807		乳糜胸		
I89.808		卡斯尔门病	巨大淋巴结增生症	巨大淋巴结增生症即 Castleman 病（Castleman disease），是一种良性淋巴结增生，最早由 Castleman 等报道，临床比较少见，好发于中青年人
I89.900		淋巴管和淋巴结非感染性疾患		
I95.000		特发性低血压		
I95.100		直立性低血压		
I95.101		体位性低血压		
I95.200		药物性低血压		
I95.800		低血压，其他的		
I95.900		低血压		
I97.000		心脏切开术后综合征		
I97.001		心脏手术后低心排综合征		低心排综合征（low cardiac output）是指心脏手术后心排血量明显减少，患者出现低血压，脉压减小，少尿，四肢厥冷，青紫等表现。查：综合征－心切开术后 I97.0
I97.100		心脏外科手术后的其他功能性障碍		

主要编码	附加编码	疾病名称	别名	备注
I97.101		瓣膜置换术后心脏功能衰竭		
I97.102		心脏手术后心力衰竭		
I97.200		乳房切除术后淋巴水肿综合征		
I97.800		循环系统的其他操作后疾患，不可归类在他处者		
I97.801		手术后淋巴水肿		通常是下肢深静脉术后梗阻，下肢呈淋巴性水肿
I97.802		手术后会阴部静脉回流障碍		
I97.803		手术后心力衰竭		
I97.804		人工动静脉瘘瘤形成		
I97.805		人工动静脉瘘血栓形成		
I97.806		人工动静脉瘘闭塞		
I97.807		人工动静脉瘘狭窄		
I97.900		循环系统的操作后疾患		
I99.x00		循环系统其他疾患		
I99.x01		循环系统疾患		
J00.x00		急性鼻咽炎［感冒］		
J01.000		急性上颌窦炎		
J01.001		急性化脓性上颌窦炎		
J01.100		急性额窦炎		
J01.200		急性筛窦炎		
J01.300		急性蝶窦炎		
J01.400		急性全鼻窦炎		
J01.800		急性鼻窦炎，其他的		
J01.900		急性鼻窦炎		
J01.901		急性化脓性鼻窦炎		
J02.000		链球菌性咽炎		
J02.800		急性咽炎，其他特指病原体引起的		
J02.801		病毒性咽炎		
J02.802		病毒性咽喉痛		
J02.900		急性咽炎		
J02.901		急性化脓性咽炎		
J02.902		急性咽峡炎		
J02.903		溃疡性咽炎		
J02.905		咽喉痛		
J03.000		链球菌性扁桃体炎		

主要编码	附加编码	疾 病 名 称	别 名	备 注
J03.800		急性扁桃体炎，其他特指病原体引起的		
J03.900		急性扁桃体炎		
J03.901		急性化脓性扁桃体炎		
J03.902		急性腺样体炎		
J04.000		急性喉炎		
J04.001		急性化脓性喉炎		
J04.002		急性水肿性喉炎		
J04.003		急性痉挛性喉炎		
J04.004		链球菌性喉炎		
J04.005		溃疡性喉炎		
J04.100		急性气管炎		
J04.200		急性喉气管炎		
J05.000		急性梗阻性喉炎［哮吼］		
J05.100		急性会厌炎		
J06.000		急性咽喉炎		
J06.800		多个部位的其他急性上呼吸道感染		
J06.900		急性上呼吸道感染		
J09.x00		被标明的禽流感病毒引起的流行性感冒		
J09.x01		人感染 H5N1 禽流感		
J09.x02		人感染 H7N9 禽流感		
J10.000		流行性感冒伴有肺炎，其他流感病毒被标明		
J10.001		甲型 H1N1 流行性感冒性肺炎		
J10.100		流行性感冒伴有其他呼吸道表现，其他流感病毒被标明		
J10.101		甲型 H1N1 流行性感冒		
J10.800		流行性感冒伴有其他表现，其他流感病毒被标明		
J10.801[†]	G94.8[*]	甲型 H1N1 型流行性感冒性脑病		
J10.802[†]	I41.1[*]	甲型 H1N1 型流行性感冒性心肌炎		
J11.000		流行性感冒伴有肺炎，病毒未标明		
J11.100		流行性感冒伴有其他呼吸道表现，病毒未标明		

主要编码	附加编码	疾 病 名 称	别 名	备 注
J11.101		流行性感冒		
J11.102		流行性感冒伴胸膜渗漏		
J11.800		流行性感冒伴有其他表现，病毒未标明		
J12.000		腺病毒肺炎		
J12.100		呼吸道合胞体病毒肺炎		
J12.200		副流感病毒肺炎		
J12.800		病毒性肺炎，其他的		
J12.900		病毒性肺炎		
J13.x00		链球菌性肺炎		肺炎链球菌引起的支气管肺炎
J14.x00		流感嗜血杆菌性肺炎		
J15.000		肺炎杆菌性肺炎	克雷伯杆菌性肺炎	国标库 J15.001 克雷伯杆菌性肺炎与此条目重复，合并于此条目
J15.100		假单胞菌性肺炎		
J15.101		铜绿假单胞菌性肺炎	绿脓杆菌性肺炎	绿脓杆菌（p. aeruginosa）或称铜绿色假单胞菌，能引起化脓性病变。感染后因脓汁和渗出液等病料呈绿色，故名绿脓杆菌（p. aeruginosa）属假单胞菌属
J15.200		葡萄球菌性肺炎		
J15.300		B 族链球菌性肺炎		
J15.400		链球菌性肺炎，其他的		除 B 族链球菌外其他链球菌引起的肺炎
J15.402		肠球菌属性肺炎		肠球菌（enterococcus）原属于链球菌科链球菌属，又称 D 群链球菌或粪链球菌，为革兰阳性菌
J15.500		大肠杆菌性肺炎		
J15.600		需氧的革兰氏阳性细菌性肺炎，其他的		
J15.601		变形杆菌性肺炎		
J15.602		阴沟杆菌性肺炎		阴沟肠杆菌（enterobacter cloacae）是肠杆菌科肠杆菌属的成员之一。该菌为革兰阴性粗短杆菌，广泛存在于自然界中，在人和动物的粪便水、泥土、植物中均可检出是肠道正常菌种之一，但可作为条件致病菌随着头孢菌素的广泛使用，阴沟肠杆菌已成为医院感染越来越重要的病原菌
J15.700		肺炎支原体性肺炎		
J15.800		细菌性肺炎，其他的		
J15.900		细菌性肺炎		
J15.901		细菌性支气管肺炎		
J15.902		社区获得性肺炎，非重症		

主要编码	附加编码	疾　病　名　称	别　名	备　注
J15.903		社区获得性肺炎，重症		
J16.000		衣原体肺炎		
J16.800		传染性病原体引起的肺炎，其他特指的		
J18.000		支气管肺炎		
J18.001		弥漫性肺炎		
J18.002		支气管肺炎，非重症		
J18.100		大叶性肺炎		
J18.200		坠积性肺炎		
J18.800		肺炎，其他的，病原体未特指的		
J18.801		肺泡性肺炎		
J18.900		肺炎		
J18.901		非典型性肺炎		
J18.902		迁延性肺炎		
J18.903		重症肺炎		
J20.000		肺炎支原体急性支气管炎		
J20.100		流感嗜血杆菌急性支气管炎		
J20.200		链球菌急性支气管炎		
J20.300		柯萨奇病毒急性支气管炎		
J20.400		副流感病毒急性支气管炎		
J20.500		呼吸道合胞体病毒急性支气管炎		
J20.600		鼻病毒急性支气管炎		
J20.700		艾柯病毒急性支气管炎		
J20.800		急性支气管炎，其他特指病原体引起的		
J20.900		急性支气管炎		
J20.901		急性化脓性支气管炎		
J20.902		急性气管支气管炎		
J21.000		呼吸道合胞体病毒急性细支气管炎		
J21.800		急性细支气管炎，其他特指病原体引起的		
J21.801		急性肺炎支原体性细支气管炎		
J21.900		急性细支气管炎		
J21.901		急性喘息性支气管炎		
J22.x00		急性下呼吸道感染		

主要编码	附加编码	疾 病 名 称	别 名	备 注
J30.000		血管运动性鼻炎		
J30.100		花粉引起的变应性鼻炎		
J30.101		花粉症	枯草热	
J30.200		季节性变应性鼻炎，其他的		
J30.300		变应性鼻炎，其他的		
J30.400		变应性鼻炎		
J31.000		慢性鼻炎		
J31.001		肥大性鼻炎		
J31.002		溃疡性鼻炎		
J31.003		肉芽肿性鼻炎		
J31.004		萎缩性鼻炎		
J31.005		干燥性鼻炎		干燥性鼻炎是一种特殊类型的慢性鼻炎，发病与气候和职业因素有密切关系。查：鼻炎-慢性　J31.0
J31.100		慢性鼻咽炎		
J31.200		慢性咽炎		
J31.201		慢性咽喉痛		
J31.202		慢性咽峡炎		
J31.203		肥大性咽炎		
J31.204		萎缩性咽炎		
J32.000		慢性上颌窦炎		
J32.001		慢性化脓性上颌窦炎		
J32.002		坏死性上颌窦炎		按慢性上颌窦炎编码
J32.003		上颌窦瘘		
J32.004		上颌窦脓肿		
J32.005		口腔上颌窦瘘		
J32.100		慢性额窦炎		
J32.101		慢性化脓性额窦炎		
J32.102		额窦脓肿		
J32.200		慢性筛窦炎		
J32.201		慢性化脓性筛窦炎		
J32.300		慢性蝶窦炎		
J32.301		慢性化脓性蝶窦炎		
J32.302		蝶窦肉芽肿		
J32.400		慢性全鼻窦炎		
J32.800		慢性鼻窦炎，其他的		涉及一个以上鼻窦的鼻窦炎，但不是全鼻窦炎
J32.801		上颌窦筛窦炎		

主要编码	附加编码	疾 病 名 称	别 名	备 注
J32.802		额筛窦脓肿		当编码于同一类目的不同亚目时，有时就是取前面的编码，但亚目.8明确指出涉及一个以上鼻窦的鼻窦炎（非全鼻窦炎）放在.8处
J32.803		慢性多鼻窦炎		
J32.900		慢性鼻窦炎	慢性副鼻窦炎	
J32.901		慢性化脓性鼻窦炎		
J32.902		慢性牙源性鼻窦炎		
J32.903		鼻窦瘘		
J32.904		鼻窦肉芽肿		
J32.905		鼻窦脓肿		
J32.906		鼻窦肿物		
J33.000		鼻腔息肉		
J33.001		鼻咽息肉		
J33.002		鼻中隔息肉		
J33.003		鼻后孔息肉		
J33.100		鼻窦息肉样退行性变		
J33.800		鼻窦息肉，其他的		
J33.801		鼻窦息肉		
J33.802		鼻甲息肉		
J33.803		蝶窦息肉		
J33.804		筛窦息肉		
J33.805		上颌窦息肉		
J33.900		鼻息肉		
J34.000		鼻的脓肿、疖和痈		
J34.001		鼻部脓肿		
J34.002		鼻疖		
J34.003		鼻溃疡		
J34.004		鼻痈		
J34.005		鼻中隔坏死		
J34.006		鼻中隔溃疡		
J34.007		鼻中隔脓肿		
J34.008		鼻蜂窝织炎		
J34.100		鼻和鼻窦的囊肿和黏液囊肿		
J34.101		蝶窦囊肿		
J34.102		额窦囊肿		
J34.103		筛窦囊肿		

主要编码	附加编码	疾 病 名 称	别 名	备 注
J34.104		上颌窦囊肿		
J34.105		鼻囊肿		
J34.106		鼻窦囊肿		
J34.107		鼻甲囊肿		
J34.200		鼻中隔偏曲		
J34.300		鼻甲肥大		
J34.800		鼻和鼻窦其他特指的疾患		
J34.801		鼻中隔-鼻甲粘连		
J34.802		后天性鼻腔闭锁		
J34.803		鼻漏		
J34.804		鼻石		
J34.805		鼻孔狭窄		
J34.806		鼻前庭炎		
J34.807		鼻甲粘连		
J34.809		鼻腔粘连		
J34.810		鼻腔肿物		
J34.811		鼻腔狭窄		
J34.812		鼻翼肥大		
J34.813		鼻中隔穿孔		
J35.000		慢性扁桃体炎		
J35.100		扁桃体肥大		
J35.200		腺样体肥大		
J35.300		扁桃体肥大伴有腺样体肥大		
J35.800		扁桃体和腺样体的其他慢性疾病		
J35.801		扁桃体残体		
J35.802		扁桃体溃疡		
J35.803		扁桃体囊肿		
J35.804		扁桃体结石		
J35.805		扁桃体息肉		
J35.806		扁桃体角化病		
J35.807		扁桃体腺样体瘢痕		
J35.808		腺样体残体		
J35.809		腺样体赘生物		
J35.900		扁桃体和腺样体慢性疾病		
J35.901		扁桃体肿物		
J36.x00		扁桃体周脓肿		

主要编码	附加编码	疾 病 名 称	别 名	备 注
J36. x01		扁桃体周围蜂窝组炎		
J37.000		慢性喉炎		慢性喉炎是指喉部黏膜的慢性非特异性炎症，病程超过 3 个月，可波及黏膜下层及喉内肌。慢性喉炎是造成声嘶的常见原因。根据患者的声音嘶哑、喉部分泌物增加、喉部不适感 3 个月以上的病史，结合间接喉镜、直接喉镜、纤维喉镜或者电子喉镜下见声带慢性充血肿胀、黏膜增厚或黏膜萎缩附有痂皮，可初步诊断为慢性喉炎
J37.001		慢性喉咽炎		慢性咽喉炎一般指慢性单纯性咽炎，慢性单纯性咽炎又称慢性咽炎，较多见。病变主要在黏膜层，表现为咽部黏膜慢性充血，其血管周围有较多淋巴细胞浸润，也可见白细胞及浆细胞浸润。黏膜及黏膜下结缔组织增生。黏液腺可肥大，分泌功能亢进，黏液分泌增多。多见成年人，病程长，易复发
J37.002		慢性会厌炎		
J37.003		肥厚性喉炎		
J37.004		会厌炎性假瘤		炎性假瘤为一种特发的非特异性慢性增殖性炎症，临床表现类似肿瘤，但实质上是炎症，故名炎性假瘤。查：会厌炎（急性）-慢性 J37.0
J37.005		干燥性喉炎		
J37.100		慢性喉气管炎		
J38.000		声带和喉麻痹		
J38.001		喉麻痹		
J38.002		声带麻痹		
J38.100		声带和喉的息肉		
J38.101		喉息肉		
J38.102		声带息肉		
J38.200		声带结节		
J38.201		声带炎		
J38.300		声带的其他疾病		
J38.301		声带白斑		
J38.302		声带出血		
J38.303		声带固定		
J38.304		声带囊肿		
J38.305		声带脓肿		
J38.307		声带松弛		

主要编码	附加编码	疾病名称	别名	备注
J38.308		声带肿物		这里的肿物没有分类到.8或.9，而是归类到.3
J38.309		声带角化症		
J38.310		声带瘢痕粘连		
J38.311		声带不典型性增生		
J38.312		声带肉芽肿		
J38.313		声带肥厚		
J38.400		喉水肿		
J38.401		声带任克氏间隙水肿		
J38.402		声带水肿		
J38.500		喉痉挛		
J38.600		喉狭窄		
J38.601		喉梗阻		
J38.700		喉的其他疾病		
J38.701		后天性喉瘘		
J38.702		创伤性喉蹼		
J38.703		喉瘢痕		
J38.704		喉溃疡		
J38.705		喉囊肿		
J38.706		喉白斑		
J38.707		喉脓肿		
J38.708		喉肿物		
J38.709		喉皮肥厚		
J38.710		喉肉芽肿		
J38.711		喉硬结病		
J38.712		喉角化症		喉角化症是喉黏膜上皮病变，表现为上皮的过度增生和角化。其根本病因不清楚，可能与慢性炎症刺激或吸烟、吸入刺激性物质等有关。查：病，疾病-喉　J38.7
J38.713		喉角化不全症		喉角化症是喉黏膜上皮病变，表现为上皮的过度增生和角化。其根本病因不清楚，可能与慢性炎症刺激或吸烟、吸入刺激性物质等有关。查：病，疾病-喉　J38.7
J38.714		会厌溃疡		会厌按喉的疾病分类
J38.715		会厌囊肿		
J38.716		会厌脓肿		
J38.717		会厌肉芽肿		
J38.718		会厌增生		

主要编码	附加编码	疾 病 名 称	别 名	备 注
J38.719		声门狭窄		
J38.720		环杓关节强硬		
J38.721		舌骨大角综合征		舌骨大角综合征是指由舌骨及其周围病变引起的以舌骨大角区域疼痛为主要特征的症候群，常伴有咽、面、耳等多个部位疼痛，临床上易与颈动脉鞘膜炎、喉上神经炎、茎突过长、颈椎病、慢性咽炎及咽异感症相混淆。查：病，疾病-另见综合征-喉 J38.7
J39.000		咽后和咽旁脓肿		
J39.001		咽后脓肿		
J39.002		咽周脓肿		
J39.003		咽旁脓肿		
J39.100		咽的其他脓肿		
J39.101		咽蜂窝织炎		
J39.200		咽的其他疾病		
J39.201		瘢痕性咽狭窄		
J39.202		鼻咽瘘		
J39.203		鼻咽囊肿		
J39.204		鼻咽狭窄		
J39.205		鼻咽粘连		
J39.206		鼻咽黏膜溃疡		
J39.207		腭咽增生		
J39.208		梨状窝囊肿		
J39.209		梨状窝息肉		
J39.210		咽瘘		
J39.212		咽水肿		
J39.213		咽狭窄		
J39.214		咽角化症		
J39.215		咽部囊肿		
J39.216		咽喉溃疡		
J39.217		咽喉粘连		
J39.218		咽肌痉挛		
J39.219		咽部肿物		
J39.220		咽旁间隙感染		咽旁间隙感染指咽旁间隙的急性化脓性感染，主要临床表现为咽侧壁红肿、腭扁桃体肿大。咽旁间隙与翼颌、颞下、舌下、颌下及咽后诸间隙相通；血管神经束上通颅内，下连纵隔，可成为感染蔓延的途径

主要编码	附加编码	疾病名称	别名	备注
J39.221		咽旁间隙囊肿		
J39.222		环咽肌痉挛		
J39.223		手术后咽瘘		
J39.224		鼻咽部病变		
J39.225		鼻咽淋巴组织增生		
J39.300		上呼吸道过敏反应		
J39.800		上呼吸道疾病，其他特指的		
J39.801		喉气管狭窄		
J39.802		气管瘢痕		
J39.803		气管周围脓肿		
J39.804		气管囊肿		
J39.805		气管狭窄		
J39.806		气管肉芽肿		
J39.807		气管受压		
J39.808		气管软化症		
J39.809		气管坏死		
J39.810		气管息肉		
J39.900		上呼吸道疾病		
J40.x00		支气管炎		
J40.x01		气管支气管炎		
J41.000		单纯性慢性支气管炎		
J41.100		黏液脓性慢性支气管炎		
J41.800		混合的单纯性和黏液脓性慢性支气管炎		
J42.x00		慢性支气管炎		
J42.x01		弥漫性泛细支气管炎		弥漫性泛细支气管炎（diffuse bronchiolitis）是指弥漫性、存在于两肺呼吸性细支气管区域的慢性炎症为特点的疾病。查：支气管炎-慢性　J42
J43.000		麦克劳德综合征		
J43.001		单侧肺气肿		
J43.100		全叶肺气肿		
J43.101		全腺泡性肺气肿		
J43.200		小叶中心性肺气肿		
J43.800		肺气肿，其他的		
J43.900		肺气肿		
J43.901		肺大疱		
J43.902		肺大疱破裂		

主要编码	附加编码	疾 病 名 称	别 名	备 注
J43.903		老年性肺气肿		
J43.904		阻塞性肺气肿		
J44.000		慢性阻塞性肺病伴有急性下呼吸道感染		
J44.100		慢性阻塞性肺病伴有急性加重		
J44.800		慢性阻塞性肺病，其他特指的		
J44.801		慢性支气管炎伴肺气肿		
J44.802		慢性喘息性支气管炎		
J44.803		慢性气肿性支气管炎		
J44.805		慢性细支气管炎		
J44.806		慢性阻塞性支气管炎		
J44.807		哮喘-慢阻肺重叠综合征		
J44.900		慢性阻塞性肺病		
J45.000		主要为变应性哮喘		
J45.001		阿司匹林三联征		阿司匹林三联征是一种正确使用治疗量的引起的过敏不良反应。主要临床表现为支气管哮喘 J45.0，附加外因编码 Y45.1
J45.002		阿司匹林哮喘		
J45.003		变态反应性支气管哮喘		
J45.004		过敏性鼻炎伴哮喘		
J45.005		咳嗽变异性哮喘		
J45.006		儿童期哮喘		
J45.007		外源性支气管哮喘		
J45.100		非变应性哮喘		
J45.800		混合性哮喘		
J45.900		哮喘		
J45.901		哮喘性支气管炎		
J45.902		迟发型哮喘		
J45.903		支气管哮喘，非危重		
J46.x00		哮喘持续状态		
J46.x01		支气管哮喘，重度		
J46.x02		支气管哮喘，危重		
J47.x00		支气管扩张（症）		
J47.x01		支气管扩张伴咯血		
J47.x02		细支气管扩张		
J47.x03		支气管扩张伴感染		
J60.x00		煤炭工肺尘埃沉着病		

主要编码	附加编码	疾 病 名 称	别 名	备 注
J60. x01		煤矽肺		
J61. x00		石棉和其他矿物纤维引起的肺尘埃沉着病		
J61. x01		石棉肺		
J62. 000		滑石粉引起的肺尘埃沉着病		
J62. 001		滑石粉尘肺		
J62. 800		含硅［矽］粉尘引起的肺尘埃沉着病，其他的		
J62. 801		陶工尘肺		
J62. 802		硅沉着病		
J62. 803		矽肺	硅肺	
J62. 804		石匠哮喘		
J63. 000		矾土肺（肺的）		
J63. 001		铝尘肺		
J63. 100		铁矾土纤维化（肺的）		
J63. 200		铍中毒		
J63. 201		铍肺		
J63. 300		石墨纤维化（肺的）		
J63. 301		石墨尘肺		
J63. 400		肺铁末沉着病		
J63. 500		锡沉着病		
J63. 800		无机粉尘引起的肺尘埃沉着病，其他特指的		
J63. 801		磨工尘肺		
J63. 802		水泥尘肺		
J63. 803		炭黑尘肺		
J64. x00		肺尘埃沉着病	尘肺	
J65. x00		与结核有关的肺尘埃沉着病		
J66. 000		棉屑沉着病		
J66. 100		亚麻清铲工病		
J66. 200		大麻沉着病		
J66. 800		有机粉尘引起的气道疾病，其他特指的		
J67. 000		农民肺		
J67. 100		蔗尘肺		
J67. 200		好鸟者肺		
J67. 300		软木沉着病		
J67. 400		麦芽工人肺		

主要编码	附加编码	疾 病 名 称	别 名	备 注
J67.500		蘑菇工人肺		
J67.600		剥枫树皮者肺		
J67.700		空调器和加湿器肺		
J67.800		过敏性肺炎，其他有机粉尘引起的		
J67.900		有机粉尘引起的过敏性肺炎		
J68.000		化学制剂、气体、烟雾和蒸气引起的支气管炎和肺炎		
J68.001		化学性肺炎		
J68.002		化学性支气管炎		
J68.100		化学制剂、气体、烟雾和蒸气引起的肺水肿		
J68.101		化学性肺水肿		
J68.200		化学制剂、气体、烟雾和蒸气引起的上呼吸道炎症，不可归类在他处者		
J68.201		化学性上呼吸道炎症		
J68.300		化学制剂、气体、烟雾和蒸气引起的其他急性和亚急性呼吸性情况		
J68.301		反应性气道功能障碍综合征		
J68.400		化学制剂、气体、烟雾和蒸气引起的慢性呼吸性情况		
J68.800		化学制剂、气体、烟雾和蒸气引起的其他呼吸性情况		
J68.900		化学制剂、气体、烟雾和蒸气引起的呼吸性情况		
J69.000		食物和呕吐物引起的肺炎		
J69.001		吸入性肺炎		
J69.100		油和植物精质引起的肺炎		
J69.101		脂质性肺炎		
J69.800		固体和液体引起的肺炎，其他的		
J70.000		辐射引起的急性肺部临床表现		
J70.001		放射性肺炎		
J70.100		辐射引起的慢性和其他肺部临床表现		
J70.101		放射性肺纤维化		
J70.200		急性药物性间质性肺疾患		
J70.300		慢性药物性间质性肺疾患		

主要编码	附加编码	疾 病 名 称	别 名	备 注
J70.400		药物性间质性肺疾患		
J70.800		外部物质引起的呼吸性情况，其他特指的		
J70.900		外部物质引起的呼吸性情况		
J80.x00		成人型呼吸窘迫综合征	成人肺透明膜病，急性呼吸窘迫综合征	肺透明膜病的狭义定义指因先天性肺组织及肺循环发育异常，使患肺能较正常肺组织透过更多 X 线的肺部疾病。主要包括肺动脉发育不良、先天性肺气肿及特异性肺气肿等。也有人将阻塞性或代偿性肺气肿、肺大疱、气性肺囊肿等称为透明肺，此可以理解为广义的范畴。仅介绍肺透明膜病常见的先天性肺气肿和特异性肺气肿。国标库 J80.x01 成人肺透明膜病与此条目重复，合并与此条目
J81.x00		肺水肿		
J82.x00		肺嗜酸性粒细胞增多，不可归类在他处者		
J82.x01		嗜酸细胞性肺炎		
J84.000		肺泡和壁层肺泡的情况		
J84.001		肺泡蛋白沉积症		
J84.002		肺泡微结石症		小结石病，肺泡，肺　J84.0
J84.100		间质性肺病伴有纤维化，其他的		
J84.101		肺间质纤维化		
J84.102		肺肉芽肿		
J84.103		哈曼-里奇综合征		
J84.104		特发性肺间质纤维化		
J84.105		间质性纤维化性肺泡炎		
J84.108		机化性肺炎		机化是指组织被纤维组织替代，如血块的机化。这里应查纤维化
J84.109		炎症后肺纤维化		
J84.110		肺硬化		
J84.800		间质性肺病，其他特指的		
J84.801		脱屑性间质性肺炎		
J84.802		胆固醇肺炎		
J84.803		肺弥漫性间质病变		
J84.804		淋巴细胞性间质性肺炎		
J84.805		内源性脂质性肺炎		
J84.900		间质性肺病		
J85.000		肺坏疽和坏死		

主要编码	附加编码	疾 病 名 称	别 名	备 注
J85.001		肺坏死		
J85.002		坏疽性肺炎		
J85.100		肺脓肿伴有肺炎		
J85.200		肺脓肿不伴有肺炎		
J85.300		纵隔脓肿		
J86.000		脓胸伴有瘘		
J86.001		肝胸膜瘘		
J86.002		结肠胸腔瘘		
J86.003		气管食管瘘		
J86.004		食管纵隔瘘		
J86.005		食管胸腔瘘		
J86.006		食管胸膜皮肤瘘		
J86.007		食管支气管瘘		
J86.008		食管胃支气管瘘		
J86.009		手术后支气管胸膜瘘		
J86.010		胸腹瘘		
J86.011		胸胃瘘		
J86.012		胸壁瘘		
J86.013		胸壁窦道		
J86.014		支气管肝脓肿瘘		
J86.015		支气管胃结肠瘘		
J86.016		支气管瘘		
J86.017		支气管胸膜瘘		
J86.018		支气管内脏瘘		
J86.019		纵隔瘘		
J86.020		纵隔支气管瘘		
J86.900		脓胸不伴有瘘		
J86.901		化脓性胸膜炎		
J86.902		包裹性脓胸		
J86.903		脓气胸		
J90.x00		胸腔积液，不可归类在他处者		
J90.x01		包裹性胸膜炎		
J90.x02		急性渗出性胸膜炎		
J92.000		胸膜斑伴有石棉沉着		
J92.900		胸膜斑不伴有石棉沉着		
J92.901		胸膜肥厚		

主要编码	附加编码	疾 病 名 称	别 名	备 注
J93.000		自发性张力性气胸		
J93.001		自发性气胸		
J93.002		包裹性气胸		
J93.003		张力性气胸		
J93.100		自发性气胸，其他的		
J93.800		气胸，其他的		
J93.900		气胸		
J94.000		乳糜性渗出		
J94.100		纤维胸		
J94.101		胸膜纤维化		
J94.200		血胸		
J94.201		血气胸		
J94.800		胸膜情况，其他特指的		
J94.801		液气胸		
J94.802		包裹性胸腔积液		
J94.804		胸腔积液		
J94.805		胸膜粘连		
J94.806		胸膜钙化		
J94.807		胸膜纤维样增生		
J94.900		胸膜情况		
J94.901		胸膜肿物		
J95.000		气管造口术功能不全		
J95.001		气管造口术后气管皮肤瘘		
J95.002		气管造口感染		
J95.003		气管造口术后狭窄		
J95.004		气管造口术后气管食管瘘		如果手术后的瘘管没有指明部位，则编码于瘘-手术后，持续性　T81.8
J95.005		气管造口术后气道阻塞		
J95.100		胸腔手术后的急性肺功能不全		
J95.200		非胸腔手术后的急性肺功能不全		
J95.300		手术后慢性肺功能不全		
J95.400		门德尔松综合征		
J95.500		操作后的声门下狭窄		
J95.501		手术后喉狭窄		
J95.800		操作后的呼吸性疾患，其他的		
J95.801		手术后胸腔积液		

主要编码	附加编码	疾 病 名 称	别 名	备 注
J95.802		呼吸机相关性肺炎		
J95.803		空鼻综合征		空鼻综合征（empty nose syndrome，ENS）是指由于下鼻甲和（或）中鼻甲过分切除而出现的一系列病理生理改变。患者有鼻腔烧灼感、疼痛、通气不畅，鼻腔反复感染、干痂多，甚至患有抑郁症。X线片上鼻腔显示为空洞状，故名空鼻综合征。空鼻综合征发生的主要原因是鼻腔通气过度，直接原因是鼻甲组织切除过多。查：并发症（由于）-外科操作--呼吸---特指的 NEC　J95.8
J95.804		手术后气胸		
J95.805		手术后喉水肿		
J95.806		手术后声带麻痹		
J95.807		手术后声带粘连		
J95.808		手术后气管狭窄		
J95.809		手术后喉粘连		
J95.810		手术后支气管吻合口狭窄		
J95.811		手术后肺水肿		
J95.900		呼吸性疾患，操作后的		
J96.000		急性呼吸衰竭		
J96.100		慢性呼吸衰竭		
J96.900		呼吸衰竭		
J98.000		支气管疾病，不可归类在他处者		
J98.001		支气管黏膜纤维组织增生		
J98.002		支气管憩室		
J98.003		支气管结石		
J98.004		支气管息肉		
J98.005		支气管狭窄		
J98.006		支气管肉芽肿		
J98.007		支气管溃疡		
J98.008		支气管钙化		
J98.009		支气管阻塞		
J98.010		支气管骨化		
J98.011		支气管囊肿		
J98.100		肺萎陷		
J98.101		肺不张		
J98.102		肺中叶综合征		

主要编码	附加编码	疾　病　名　称	别　名	备　注
J98.200		间质性肺气肿		
J98.201		纵隔气肿		
J98.300		代偿性肺气肿		
J98.400		肺的其他疾患		
J98.401		多囊肺		
J98.402		肺不典型增生		
J98.403		肺功能不全		
J98.404		肺假性淋巴瘤	结节性淋巴组织样增生	肺假性淋巴瘤（PL）是起源于在组织学上与真正的肺内淋巴结有明显差别的支气管相关性淋巴样组织。一般认为是一种炎症性淋巴细胞增生的良性病变。病变通常呈单个结节，且限于单个肺叶内。查：病，疾病-肺（急性）（慢性）（终末期）J98.4
J98.405		肺炎性假瘤	肺炎性肿块	
J98.407		肺假性囊肿		
J98.408		肺膨出		
J98.409		肺囊肿		
J98.410		肺空洞		
J98.411		肺钙化		
J98.412		肺损伤		
J98.413		肺石病		
J98.414		肺部感染		
J98.415		蜂窝肺		
J98.416		毁损肺		毁损肺指肺功能因不可逆病理改变大部或全部丧失，简单地说就是"无功能肺"。常见于严重的肺结核病、矽肺等，肺的正常组织被广泛纤维化，钙化，空洞，肺大疱形成等病理改变所替代，丧失气体交换功能。查：功能不全-肺　J98.4
J98.417		支气管源性囊肿		
J98.418		后天性肺疝		
J98.500		纵隔疾病，不可归类在他处者		
J98.501		急性纵隔炎		
J98.502		纵隔感染		
J98.503		纵隔炎		
J98.504		纵隔疝		
J98.505		纵隔囊肿		
J98.506		纵隔纤维化		

主要编码	附加编码	疾 病 名 称	别 名	备 注
J98.507		纵隔肿物		
J98.508		纵隔炎性假瘤		
J98.600		膈疾患		
J98.601		膈肌麻痹		
J98.602		膈肌囊肿		
J98.800		呼吸性疾患，其他特指的		
J98.801		呼吸道梗阻		
J98.802		胸腔感染		
J98.900		呼吸性疾患		
J98.901		胸腔肿物		
K00.000		无牙症	先天性牙缺失	
K00.001		牙齿发育不全		
K00.002		牙齿缺少	少牙畸形	
K00.100		额外牙［多生牙］		
K00.101		第四臼齿		
K00.200		牙齿大小和形状异常		
K00.201		双生牙		
K00.202		结合齿		
K00.203		套叠齿		
K00.204		融合齿		
K00.205		圆锥齿		
K00.206		齿前突		
K00.207		齿中突		
K00.300		斑釉牙		
K00.301		氟牙症		
K00.400		牙形成障碍		
K00.401		区域性牙齿发育异常		
K00.402		釉质发育不全（新生儿）（生后）（生前）		
K00.500		遗传性牙结构紊乱，不可归类在他处者		
K00.501		牙本质发育不全		
K00.502		牙生长不全		
K00.503		釉质生长不全		
K00.600		牙萌出障碍		
K00.601		个别乳磨牙早失		
K00.602		新生儿牙		

主要编码	附加编码	疾 病 名 称	别 名	备 注
K00.603		牙齿萌出过早		
K00.604		牙齿萌出过晚		
K00.605		乳齿过早脱落		
K00.608		乳牙滞留		
K00.700		出牙综合征		
K00.800		牙发育的其他疾患		
K00.801		牙齿形成期间颜色改变		
K00.900		牙发育疾患		
K01.000		埋伏牙		
K01.100		阻生牙		
K02.000		牙釉质龋		
K02.001		牙齿白斑点损害	初始龋（牙）	
K02.100		牙本质龋		
K02.101		乳牙中龋		
K02.200		牙骨质龋		
K02.300		静止龋		
K02.400		牙折裂		
K02.800		龋（牙），其他的		
K02.900		龋（牙）		
K02.901		蔓延性龋	猛性龋	
K03.000		牙过度磨耗		
K03.001		邻面磨损		
K03.100		牙磨损		
K03.101		牙齿楔状缺损		
K03.102		净齿剂牙磨损		
K03.103		习惯性牙磨损		
K03.104		职业性牙磨损		
K03.105		宗教仪式性牙磨损		
K03.106		传统性牙磨损		
K03.200		牙腐蚀		
K03.201		特发性牙腐蚀		
K03.202		药物性牙腐蚀		
K03.203		职业性牙腐蚀		
K03.204		持续性呕吐致牙腐蚀		
K03.300		牙病理性吸收		
K03.400		牙骨质增生		

主要编码	附加编码	疾 病 名 称	别 名	备 注
K03.401		齿槽骨质增生		
K03.500		牙骨粘连		
K03.600		牙齿沉积物［增积物］		
K03.601		牙石		
K03.602		龈下牙石（龈下垢）		
K03.603		龈上牙石（龈上垢）		
K03.604		牙上沉积物		
K03.700		牙硬组织萌出后颜色改变		
K03.800		牙硬组织疾病，其他特指的		
K03.801		牙根纵裂		
K03.900		牙硬组织疾病		
K04.000		牙髓炎		
K04.001		急性牙髓炎		
K04.002		慢性牙髓炎		
K04.003		牙髓脓肿		
K04.004		化脓性牙髓炎		
K04.005		牙髓息肉		
K04.100		牙髓坏死		
K04.101		牙髓坏疽		
K04.200		牙髓变性		
K04.201		牙髓石		
K04.300		牙髓异常硬组织形成		
K04.400		急性牙髓源性根尖牙周炎		
K04.401		急性根尖周炎		
K04.500		慢性根尖牙周炎		
K04.501		根尖肉芽肿		
K04.600		根尖周脓肿伴有窦道		
K04.700		根尖周脓肿不伴有窦道		
K04.701		根尖脓肿		
K04.702		牙槽脓肿		
K04.703		剩余牙根脓肿		
K04.800		牙根囊肿		
K04.801		根尖囊肿		
K04.802		根尖周囊肿		
K04.803		残余牙根囊肿		
K04.900		牙髓和根尖周组织其他和未特指的疾病		

主要编码	附加编码	疾 病 名 称	别 名	备 注
K04.901		牙髓和根尖周组织疾病		
K04.902		牙周牙髓综合征		
K05.000		急性龈炎		
K05.100		慢性龈炎		
K05.101		化脓性牙龈炎		
K05.102		增生性牙龈炎		
K05.103		溃疡性龈炎		
K05.104		边缘性龈炎		
K05.105		肥大性龈炎		
K05.106		脱屑性龈炎		
K05.200		急性牙周炎		
K05.201		牙周脓肿		
K05.202		牙冠周脓肿		
K05.203		牙龈脓肿		
K05.204		急性冠周炎		
K05.300		慢性牙周炎		
K05.301		单纯性牙周炎		
K05.400		牙周变性		
K05.500		牙周疾病，其他的		
K05.600		牙周病		
K06.000		牙龈退缩		
K06.100		牙龈增厚		
K06.200		与创伤有关的牙龈和无牙牙槽嵴损害		
K06.800		牙龈和无牙牙槽嵴其他特指的疾患		
K06.801		牙龈化脓性肉芽肿		
K06.802		巨细胞性牙龈瘤		
K06.803		牙龈瘤		
K06.804		牙龈出血		
K06.805		牙龈瘘管		
K06.806		牙龈溃疡		
K06.807		牙龈息肉		
K06.808		牙槽嵴松弛		
K06.809		纤维性牙龈瘤		
K06.810		龈沟赘生物		
K06.900		牙龈和无牙牙槽嵴疾患		

主要编码	附加编码	疾 病 名 称	别 名	备 注
K06.901		牙龈肿物		
K07.000		颌大小的主要畸形		
K07.002		巨颌症	家族性骨纤维异常增殖症、家族性颌骨多囊性病	巨颌症是一种良性、具有自限性的疾病。本病较为少见。常有家族倾向，目前认为是一种常染色体显性遗传性疾病。仅发生于儿童，且仅侵犯颌骨。国标库 K07.001 巨颌与此条目重复，合并与此条目
K07.003		颌骨发育不全		
K07.004		上颌骨骨质增生		
K07.005		上颌骨发育不全		
K07.006		下颌骨骨质增生		
K07.007		下颌发育不全		
K07.008		下颌角肥大		
K07.009		下颌角肥大伴咬肌肥大		包括咬肌、颞肌、翼内肌、翼外肌等。所以咬肌肥大的发生一般又认为与人咀嚼习惯和饮食习惯有关。如饮食中经常吃硬的食物或有吃零食、吃口香糖习惯有关。也有人认为咬肌肥大与遗传因素有关，事实上从临床上看确有家族性咬肌肥大的现象。咬肌肥大多伴有下颌角肥大、下颌角外翻等情况发生，所以临床上又将咬肌肥大称为下颌角肥大或咬肌良性肥大，临床上单纯去除肥大咬肌的情况比较少，如咬肌确实肥大一般手术多在去除下颌角的同时去除部分咬肌。查：增生-下颌骨，下颌 K07.0
K07.010		小颌畸形		
K07.011		小颏畸形		
K07.012		唇腭裂术后颌骨发育不全		
K07.100		颌-颅底关系异常		
K07.101		偏颌畸形		
K07.102		双突颌畸形	双颌前突	
K07.103		上颌后缩		
K07.104		上颌前突		
K07.105		上下颌前突畸形		
K07.106		下颌后缩		
K07.107		下颌偏斜		
K07.108		下颌前突		
K07.109		颌后缩		
K07.110		颌骨不对称		
K07.200		牙弓关系异常		

主要编码	附加编码	疾　病　名　称	别　　名	备　　注
K07.201		覆咬合		
K07.202		前牙开合		
K07.203		牙弓中线偏离		
K07.204		咬合异常		
K07.205		反牙合		
K07.300		牙位置异常		
K07.301		牙错位		
K07.302		牙列不齐		
K07.303		牙体缺损		牙体缺损（tooth defect）是指由于各种原因引起的牙体硬组织不同程度的外形和结构的破坏和异常，表现为牙体失去了正常的生理解剖外形，造成正常牙体形态、咬合及邻接关系的破坏。查：缺失-牙（先天性）K00.0--后天性 K08.1---伴有错牙合　K07.3
K07.304		牙拥挤		
K07.305		异位牙		
K07.400		未特指的错（牙合）	咬合不正	咬合不正的种类也就是牙颌矫正的治疗内容，包括牙列拥挤、空隙牙列、犬齿外突、先天缺齿或多生牙、牙齿倾斜等。查：错牙合 K07.4。国标库把咬合不正独立分类，现合并于此编码中
K07.500		牙面功能异常		
K07.600		颞下颌关节疾患		
K07.601		陈旧性颞下颌关节脱位		
K07.602		颞颌关节综合征	颞下颌功能紊乱综合征	
K07.603		颞颌关节骨关节病		
K07.604		颞颌关节炎		
K07.800		牙面畸形，其他的		
K07.900		牙面畸形		
K07.901		下颌畸形		
K07.902		颌骨畸形		
K07.903		颌骨先天畸形		查：畸形-颌（先天性）（后天性）
K08.000		全身性疾病引起的牙脱落		
K08.100		意外事故、拔除或局部牙周病引起的牙缺失		
K08.101		单颌牙列缺失		
K08.102		外伤性牙齿缺失		
K08.103		后天性牙齿缺失		

主要编码	附加编码	疾 病 名 称	别 名	备 注
K08.104		牙列部分缺失		
K08.200		无牙牙槽嵴萎缩		
K08.201		无牙牙槽突萎缩		
K08.202		牙槽骨萎缩		
K08.203		牙槽嵴萎缩		
K08.204		牙槽突萎缩		
K08.300		牙根滞留		
K08.302		残冠		残冠、残根：牙齿由于龋坏等原因而致使牙冠的大部分缺损，称为残冠，而牙冠基本缺失，仅剩余牙根，称为残根。查：残留牙根 K08.3
K08.800		牙及支持结构疾患，其他特指的		
K08.801		牙痛		
K08.802		牙槽嵴裂		
K08.803		牙槽突不齐		
K08.804		牙槽嵴黏膜角化过度		
K08.805		牙槽突裂		
K08.806		牙槽出血		
K08.807		牙槽隐性裂		
K08.808		牙槽嵴增大		
K08.809		牙槽骨缺损		
K08.900		牙及支持结构疾患		
K09.000		发育性牙源性囊肿		
K09.001		颌骨角化囊肿		
K09.002		颌骨牙源性囊肿		
K09.003		牙龈囊肿		
K09.004		颌骨含牙囊肿		
K09.005		颌骨始基囊肿		始基囊肿又叫角囊肿。查：角化囊肿（牙源性） K09.0
K09.100		口区发育性（非牙源性）囊肿		
K09.101		腭正中囊肿		
K09.102		腭部皮脂腺囊肿		
K09.103		鼻腭囊肿		
K09.104		球上颌囊肿		
K09.105		切牙管囊肿		
K09.106		腭垂囊肿		腭的解剖：前2/3为硬腭，后1/3为软腭。软腭的后缘游离，中央有一乳头状突起，称腭垂。查：肥大，肥厚性-腭垂 K13.7

主要编码	附加编码	疾 病 名 称	别 名	备 注
K09.107		硬腭囊肿		
K09.200		颌的其他囊肿		
K09.201		颌出血性囊肿		
K09.202		颌动脉瘤性囊肿		
K09.203		髁状突囊肿		
K09.204		上颌骨囊肿		
K09.205		下颌骨囊肿		
K09.800		口区囊肿，其他的，不可归类在他处者		
K09.801		腮腺淋巴上皮囊肿		
K09.802		鼻唇囊肿		
K09.803		鼻唇沟囊肿		
K09.804		颏部皮样囊肿		
K09.805		颊囊肿		
K09.806		口腔表皮样囊肿		
K09.807		口腔皮样囊肿		
K09.808		口腔黏液腺囊肿		
K09.809		口腔淋巴上皮囊肿		
K09.900		口区囊肿		
K10.000		颌的发育性疾患		
K10.001		下颌隆凸		
K10.002		腭裂手术后畸形		
K10.100		中心性巨细胞肉芽肿		
K10.101		颌骨巨细胞修复性肉芽肿		
K10.102		颌骨巨细胞肉芽肿		
K10.103		颌肉芽肿		
K10.200		颌的炎性情况		
K10.201		放射性颌骨坏死		
K10.202		颌骨骨髓炎		
K10.203		颌骨放射性骨髓炎		
K10.204		颌骨炎性增生		
K10.205		颌骨骨炎		
K10.206		颌骨死骨		
K10.207		化脓性颌骨髓炎		
K10.208		髁状突炎		
K10.209		慢性下颌骨边缘性骨髓炎		
K10.210		慢性下颌骨中央性骨髓炎		

主要编码	附加编码	疾 病 名 称	别 名	备 注
K10.211		慢性颌骨炎		
K10.212		下颌炎性窦道		
K10.213		下颌骨局限坏死		
K10.214		翼腭窝炎		
K10.300		颌的牙槽炎		
K10.301		牙槽骨骨炎		
K10.302		干槽症		
K10.800		颌的疾病，其他特指的		
K10.801		单侧髁状突肥大		
K10.802		髁状突骨疣		
K10.803		后天性腭畸形		
K10.804		颌骨纤维结构发育不良		
K10.805		颌外生性骨疣		
K10.808		上腭穿孔		
K10.809		颌部瘤样纤维组织增生		
K10.900		颌的疾病		
K10.901		颌骨肿物		
K11.000		涎腺萎缩		
K11.100		涎腺增生		
K11.101		腮腺肥大		
K11.102		颌下腺肥大		
K11.200		涎腺炎		
K11.201		急性腮腺炎		
K11.202		急性颌下腺炎		
K11.203		急性舌下腺炎		
K11.204		慢性腮腺炎		
K11.205		慢性颌下腺炎		
K11.206		慢性舌下腺炎		
K11.207		腮腺炎性假瘤		
K11.208		硬化性涎腺炎		
K11.209		阻塞性颌下腺炎		
K11.210		阻塞性腮腺炎		
K11.211		化脓性腮腺炎		
K11.300		涎腺脓肿		
K11.301		腮腺脓肿		
K11.302		颌下腺脓肿		

主要编码	附加编码	疾病名称	别名	备注
K11.400		涎腺瘘		
K11.401		腮腺瘘		
K11.402		腮腺导管瘘		
K11.404		颌下腺瘘		
K11.500		涎石病		
K11.501		腮腺导管结石		
K11.503		颌下腺导管结石		
K11.600		涎腺黏液囊肿		
K11.601		腮腺囊肿		
K11.602		腮腺涎液潴留		
K11.603		舌下腺囊肿		
K11.604		舌下囊肿		
K11.605		颌下腺囊肿		
K11.606		颌下腺黏液囊肿		
K11.700		唾液分泌障碍		
K11.701		口干燥症		
K11.800		涎腺的其他疾病		
K11.801		涎腺管狭窄		
K11.802		米库利奇病		
K11.803		腮腺管扩张		
K11.804		腮腺肉芽肿		
K11.805		涎腺良性淋巴上皮损害		
K11.806		涎腺管扩张		
K11.807		涎腺导管阻塞		
K11.900		涎腺疾病		
K11.901		腮腺区肿物		
K11.902		涎腺肿物		
K11.903		颌下腺肿物		
K12.000		复发性口腔阿弗他溃疡		
K12.001		复发性坏死性黏膜腺周炎	腺周口疮、复发性瘢痕性阿弗他口炎、口腔神经性溃疡	复发性坏死性黏膜腺周炎（PMNR），本病是复发性口腔溃疡的严重型。其特征为溃疡深大并有瘢痕形成的倾向。本病可能与自身免疫相关。查：溃疡（性）-阿弗他（口腔）（复发性）　K12.0
K12.002		口腔阿弗他溃疡		
K12.003		疱疹样口炎		
K12.100		口炎，其他形式的		
K12.101		创伤性口腔黏膜溃疡		

主要编码	附加编码	疾 病 名 称	别 名	备 注
K12. 102		腭部溃疡		
K12. 103		腭溃疡穿孔		
K12. 104		腭黏膜炎		
K12. 105		腭部炎性假瘤		
K12. 106		变应性口炎		变应性口炎是口腔黏膜变态反应性炎症，指过敏性体质的机体通过不同途径（如接触、口服或注射等）接触变应原所致。查：口炎（义齿性）（溃疡性）K12. 1
K12. 107		溃疡性口炎		
K12. 108		义齿性口炎		
K12. 109		口腔黏膜溃疡		
K12. 110		口底炎性假瘤		
K12. 111		口腔感染		
K12. 112		口腔炎		
K12. 114		小疱性口炎		
K12. 115		颊溃疡		
K12. 116		口腔炎性肿块		
K12. 117		上腭炎性肿物		
K12. 200		口蜂窝织炎和脓肿		
K12. 201		口腔脓肿		
K12. 202		颌下间隙感染		颌下间隙感染是指颌下间隙急性化脓性感染，主要临床表现有颌下区丰满，淋巴结肿大、压痛。查：蜂窝织炎－口（底）K12. 2
K12. 203		颊部脓肿		
K12. 204		颊间隙感染		颊为口腔的一部分，索引中查不到感染，可按脓肿分类
K12. 205		颊瘘		
K12. 206		腭瘘		腭瘘是指腭裂修复术后仍遗留在硬软腭部的瘘孔，为腭裂术后最常见的并发症。早期多数国外学者报道腭瘘的平均发生率在23.0%～25.2%，瘘孔修复术后复发率为25.0%～60.0%。查：瘘－口腔（皮肤）K12. 2
K12. 207		颌下瘘管		
K12. 208		口腔瘘管		
K12. 209		口腔皮肤瘘		
K12. 210		眶下间隙感染		
K12. 211		颞下间隙感染		
K12. 212		舌下间隙感染		

主要编码	附加编码	疾 病 名 称	别 名	备 注
K12.213		咬肌间隙感染		
K12.214		口蜂窝织炎		
K12.215		翼下颌间隙感染		
K12.216		牙源性面部皮肤瘘		
K12.217		颌面间隙感染		
K12.218		颊黏膜脓肿		
K13.000		唇疾病		
K13.001		唇瘘		
K13.002		唇瘢痕		
K13.003		唇肥厚		
K13.004		唇畸形		
K13.005		唇溃疡		
K13.006		唇囊肿		
K13.007		唇息肉		
K13.008		唇外翻		
K13.009		唇肉芽肿		
K13.010		唇部肿物		
K13.011		唇蜂窝织炎		
K13.012		唇鳞状上皮增生		本病是唇炎的一种。查：炎，炎症-唇 K13.0
K13.013		唇炎		
K13.014		口角炎		
K13.015		唇皲裂		
K13.016		唇疼		
K13.100		颊和唇咬伤		
K13.101		颊咬伤		
K13.200		口腔上皮（包括舌）白斑和其他障碍		
K13.201		腭黏膜角化不良		
K13.202		腭白斑		
K13.203		口腔白斑		
K13.204		口腔黏膜过度角化		过度角化也称角化亢进，是指黏膜或皮肤的角化层过度增厚。在口腔黏膜指正常情况下有角化的区域角化层增厚或正常时无角化的区域出现角化。临床上为乳白色或灰白色。过度角化在组织学上可分为过度正角化和过度不全角化（hyperparakeratosis）两种。过度正角化是角化层增厚，细胞界限不清，细胞核消失，

主要编码	附加编码	疾 病 名 称	别 名	备 注
				形成均匀嗜伊红染色的角化物，伴有粒层增厚且透明角质颗粒异常明显；过度不全角化为增厚的角化层中尚见残留的细胞核，粒层不明显。查：疾患-角质化--口腔（黏膜）（软组织）　K13.2
K13.205		舌白斑		
K13.206		舌白色水肿		白色水肿（leukoedema），少自觉症状，故极少因此而就诊，然而却很容易在口腔科临床上发现。白色水肿可能是正常黏膜变异，也可能与烟、酒、烫食刺激有关，双侧颊黏膜呈半透明苍白色，状似手指在水中浸泡过度后的皮肤。颊黏膜间线区往往是水肿最隆起的部位，水肿区域表面光滑，界限模糊，有时可扩散至口角区与上下唇；但有时由于水肿明显而出现若干纵型或不规则皱褶。触诊柔软也无压痛。白色水肿一般不需治疗。查：白色水肿，口腔上皮　K13.2
K13.207		舌良性过度角化症		
K13.208		牙龈白斑		口腔黏膜白斑（LK）是一种临床表现为口腔黏膜出现白色增生斑块、病理学表现以上皮过角化为特点的疾病。世界卫生组织已经将其列为癌前病变，是需进行高度监控的口腔疾病。临床上多见于中老年人群，而且患者因症状不明显很容易忽视早期检查和治疗，为此有必要对该病的病程、相关因素等做追踪观察和回顾性分析，为有效预防提供参考依据。发生部位，临床白斑以颊部最多见，唇部次之，再次之为腭部、舌部，而牙龈和牙槽嵴处则少见。查：白斑-口腔上皮，包括舌（黏膜）　K13.2
K13.209		颊白斑		
K13.210		舌鳞状上皮增生		
K13.300		毛状白斑		
K13.400		口腔黏膜肉芽肿和类肉芽肿损害		
K13.401		口腔黏膜肉芽肿		
K13.402		口腔黏膜嗜酸性肉芽肿		
K13.403		口腔黏膜疣状黄瘤		
K13.500		口腔黏膜下纤维化		
K13.600		口腔黏膜刺激性增生		
K13.601		口腔黏膜增生		
K13.602		腭增生症		

主要编码	附加编码	疾 病 名 称	别 名	备 注
K13.603		腭黏膜息肉		
K13.700		口腔黏膜其他的损害		
K13.702		口腔肿物		
K13.703		口腔瘢痕		
K13.704		口腔黏蛋白沉积症		
K13.705		口腔出血		
K13.706		后天性小口畸形		
K13.707		颊部炎性假瘤		
K13.709		腭咽闭合不全		腭咽闭合不全是由软腭或咽壁病变使腭咽不能正常闭合而出现的发音和吞咽障碍。病因：软腭病变如软腭麻痹使软腭不能向上向后运动与咽后壁相接触；腭裂修补术后20%~40%的患者遗有闭合不全；软腭缺损及瘢痕挛缩，肿瘤破坏或手术切除一部分软腭，外伤、结核、溃疡、非特异性炎症等使软腭疤痕挛缩而发生本病。咽后壁病变如咽缩肌瘫痪、增殖体手术后、咽壁肿瘤、炎性病变使咽壁破坏，不能向前收缩缩小咽腔导致本病。查：麻痹-腭（软）　K13.7
K13.710		悬雍垂（腭垂）肥大		
K13.711		悬雍垂（腭垂）息肉		
K13.714		软腭肿瘤放疗后畸形		
K13.715		下颌前庭沟过浅		前庭沟过浅多见于下颌，一般是由于严重牙周病引起的牙槽骨吸收变平（低）所致，也可见于老年性牙槽骨萎缩患者。表现为黏膜软组织正常，但牙槽骨高度变低。偶尔见于外伤和炎症引起前庭沟过浅，但局部往往有软组织缺损和广泛的瘢痕挛缩。查：萎缩-牙槽或牙槽嵴（无牙）　K08.2
K14.000		舌炎		
K14.001		舌脓肿		
K14.002		舌炎性肿块		
K14.003		舌溃疡		
K14.004		舌乳突炎		
K14.100		地图样舌		
K14.102		移行性舌炎		
K14.200		正中菱形舌炎		
K14.300		舌乳头肥大		
K14.301		舌叶乳头增生		

主要编码	附加编码	疾 病 名 称	别 名	备 注
K14.302		黑毛舌		
K14.400		舌乳头萎缩		
K14.401		萎缩性舌炎		
K14.500		裂沟舌		
K14.600		舌痛		
K14.800		舌其他的疾病		
K14.801		舌肉芽肿		
K14.802		舌出血		
K14.803		舌肥大		
K14.804		舌萎缩		
K14.805		舌囊肿		
K14.807		舌肌阵挛		
K14.808		舌瘢痕		
K14.809		舌尖瘘管		
K14.900		舌的疾病		
K14.901		舌肿物		
K20.x00		食管炎		
K20.x01		化学性食管炎		
K20.x02		放射性食管炎		
K20.x03		手术后食管炎		
K21.000		胃-食管反流性疾病伴有食管炎		
K21.001		反流性食管炎		
K21.900		胃-食管反流性疾病不伴有食管炎		
K21.901		食管反流		
K21.902		贲门松弛		
K21.903		喉咽反流		咽喉反流病（LPRD）是由于胃内容包括胃酸或胃蛋白酶反流至咽喉部和呼吸道引起的一系列症状和体征。查：反流-食管 K21.9
K22.000		贲门弛缓不能		
K22.100		食管溃疡		
K22.101		贲门糜烂		贲门归到食管
K22.102		贲门溃疡		
K22.103		食管糜烂		
K22.200		食管梗阻		
K22.201		贲门梗阻		

主要编码	附加编码	疾 病 名 称	别　名	备　注
K22.202		贲门狭窄		
K22.203		食管受压		
K22.204		食管挛缩		
K22.205		食管狭窄		
K22.206		胡桃夹食管	高压性食管蠕动、超挤压食管、高振幅蠕动食管	胡桃夹食管是一种以食管动力异常-症状性高动力性食管蠕动（高幅蠕动收缩并伴有收缩时限的延长）为主要特点的独立性疾病，为原发性食管运动障碍性疾病之一，可发生于任何年龄，40 岁以后多见，女性多于男性。1977 年 Brand 等首先报道了在非心源性胸痛患者中，41% 有高振幅食管蠕动收缩。1979 年 Benjami 等首次使用"胡桃夹食管"一词来描述食管收缩压超过 400mmHg 的非心源性胸痛病人。查：压迫-食管　K22.2
K22.207		创伤性食管狭窄		
K22.208		手术后食管狭窄		
K22.300		食管穿孔		
K22.301		食管破裂		
K22.400		食管运动障碍		
K22.401		食管痉挛		
K22.500		后天性食管憩室		
K22.600		胃-食管撕裂-出血综合征		
K22.601		食管贲门黏膜撕裂综合征	马洛里-韦斯氏综合征	
K22.700		巴雷特食管		
K22.800		食管其他特指的疾病		
K22.801		食管隆起性病变		
K22.802		创伤后食管瘘		
K22.803		食管白斑		
K22.804		食管出血		
K22.805		食管囊肿		
K22.806		食管扩张		
K22.807		食管息肉		
K22.808		食管肠上皮化生		
K22.809		食管黏膜剥脱症		
K22.811		食管瘘		
K22.812		食管黏膜不典型增生		
K22.813		手术后食管瘘		

主要编码	附加编码	疾　病　名　称	别　名	备　注
K22.900		食管疾病		
K22.901		食管肿物		
K25.000		急性胃溃疡伴有出血		
K25.001		迪厄拉富瓦溃疡		
K25.100		急性胃溃疡伴有穿孔		
K25.200		急性胃溃疡伴有出血和穿孔		
K25.300		急性胃溃疡不伴有出血和穿孔		
K25.400		慢性胃溃疡伴有出血		
K25.401		幽门溃疡伴出血		
K25.500		慢性胃溃疡伴有穿孔		
K25.501		幽门穿孔		
K25.600		慢性胃溃疡伴有出血和穿孔		
K25.700		慢性胃溃疡不伴有出血或穿孔		
K25.900		急性或慢性胃溃疡不伴有出血		
K25.901		残胃溃疡		
K25.902		胃小弯溃疡		
K25.903		幽门管溃疡		
K26.000		急性十二指肠溃疡伴有出血		
K26.001		急性十二指肠球部溃疡并出血		
K26.100		急性十二指肠溃疡伴有穿孔		
K26.200		急性十二指肠溃疡伴有出血和穿孔		
K26.300		急性十二指肠溃疡不伴有出血和穿孔		
K26.400		慢性十二指肠溃疡伴有出血		
K26.401		十二指肠球部溃疡伴出血		
K26.500		慢性十二指肠溃疡伴有穿孔		
K26.501		十二指肠球部溃疡伴穿孔		
K26.600		慢性十二指肠溃疡伴有出血和穿孔		
K26.700		慢性十二指肠溃疡不伴有出血或穿孔		
K26.701		慢性十二指肠溃疡		
K26.900		急性或慢性的十二指肠溃疡不伴有出血		
K27.000		急性消化性溃疡伴有出血		
K27.100		急性消化性溃疡伴有穿孔		

主要编码	附加编码	疾 病 名 称	别 名	备 注
K27.200		急性消化性溃疡伴有出血和穿孔		
K27.300		急性消化性溃疡不伴有出血和穿孔		
K27.400		慢性消化性溃疡伴有出血		
K27.401		应激性溃疡伴出血		
K27.500		慢性消化性溃疡伴有穿孔		
K27.501		消化性溃疡伴穿孔		
K27.502		应激性溃疡伴穿孔		
K27.503		上消化道穿孔		
K27.504		消化道穿孔		
K27.600		慢性消化性溃疡伴有出血和穿孔		
K27.700		慢性消化性溃疡不伴有出血或穿孔		
K27.900		消化性溃疡不伴有出血		
K27.901		消化性溃疡		
K27.902		应激性溃疡		
K27.904		应激性胃溃疡		
K28.000		急性胃空肠溃疡伴有出血		
K28.100		急性胃空肠溃疡伴有穿孔		
K28.200		急性胃空肠溃疡伴有出血和穿孔		
K28.300		急性胃空肠溃疡不伴有出血和穿孔		
K28.400		慢性胃空肠溃疡伴有出血		
K28.401		空肠溃疡伴出血		
K28.500		慢性胃空肠溃疡伴有穿孔		
K28.600		慢性胃空肠溃疡伴有出血和穿孔		
K28.700		慢性胃空肠溃疡不伴有出血或穿孔		
K28.900		急性或慢性胃空肠溃疡不伴有出血或穿孔		
K28.901		空肠溃疡		
K29.000		急性出血性胃炎		
K29.001		急性糜烂出血性胃炎		
K29.100		急性胃炎，其他的		
K29.101		急性糜烂性胃炎		

主要编码	附加编码	疾 病 名 称	别 名	备 注
K29.200		酒精性胃炎		
K29.300		慢性浅表性胃炎		
K29.400		慢性萎缩性胃炎		
K29.500		慢性胃炎		
K29.501		慢性胃窦炎		
K29.600		胃炎，其他的		
K29.601		变应性胃炎		
K29.602		肥厚性胃炎		
K29.603		糜烂性胃炎		
K29.604		梅内特里耶病		
K29.605		肉芽肿性胃炎		
K29.606		胃黏膜肥厚		
K29.607		疣状胃炎		
K29.608		药物性胃炎		
K29.700		胃炎		
K29.701		残胃炎		
K29.800		十二指肠炎		
K29.801		十二指肠球炎		
K29.802		十二指肠乳头炎		
K29.900		胃十二指肠炎		
K30.x00		消化不良		
K31.000		急性胃扩张		
K31.100		成人肥厚性幽门狭窄		
K31.101		瘢痕性幽门梗阻		
K31.102		幽门不全梗阻		
K31.103		幽门肥大		
K31.104		幽门狭窄		
K31.200		胃沙漏状狭窄及缩窄		
K31.300		幽门痉挛		
K31.400		胃憩室		
K31.500		十二指肠梗阻		
K31.501		十二指肠狭窄		
K31.502		十二指肠淤积	十二指肠壅积症	十二指肠淤积症（duodenal stasis）是指各种原因引起的十二指肠阻塞，以致十二指肠阻塞部位的近端扩张、食糜壅积而产生的临床综合征。查：停滞-十二指肠 K31.5
K31.600		胃和十二指肠瘘		

主要编码	附加编码	疾 病 名 称	别 名	备 注
K31.601		胃空肠结肠瘘		
K31.602		胃结肠瘘		
K31.603		胃腹壁瘘		
K31.604		十二指肠瘘		
K31.605		手术后食管胃瘘		
K31.606		手术后胃瘘		
K31.607		手术后胃小肠瘘		
K31.608		手术后胃大肠瘘		
K31.609		手术后十二指肠瘘		
K31.700		胃和十二指肠息肉		
K31.701		十二指肠息肉		
K31.702		十二指肠球部息肉		
K31.703		胃息肉		
K31.800		胃和十二指肠其他特指的疾病		
K31.801		胃黏膜肠上皮化生		
K31.802		高张力胃		
K31.803		沙漏状胃痉挛		
K31.804		胃酸过多		
K31.805		胃酸缺乏		
K31.806		胃狭窄		
K31.807		胃痉挛		
K31.808		胃结石		
K31.809		胃麻痹		
K31.810		胃囊肿		
K31.811		胃下垂		
K31.812		胃扭转		
K31.813		胃破裂		
K31.814		胃穿孔		
K31.815		胃黄色斑		
K31.816		胃黏膜脱垂		
K31.818		十二指肠球变形		
K31.819		胃潴留		
K31.820		胃-心综合征		
K31.900		胃和十二指肠疾病		
K31.901		胃排空障碍		按幽门梗阻分类
K31.902		胃肿物		

主要编码	附加编码	疾　病　名　称	别　　名	备　　注
K31.903		十二指肠肿物		
K31.904		急性胃黏膜病变		急性胃黏膜病变（acute gastric mucosal lesions，AGML）是以胃黏膜发生不同程度糜烂、浅溃疡和出血为特征的病变，以急性黏膜糜烂病变为主者称急性糜烂性胃炎；以黏膜出血改变为主可称为急性出血性胃炎，发生于应激状态，以多发性溃疡为主者可称为应激性溃疡。查：病－胃 K31.9
K31.905		胃黏膜病变		
K35.000		急性阑尾炎伴有弥漫性腹膜炎		
K35.001		急性阑尾炎穿孔伴局限性腹膜炎		
K35.002		急性阑尾炎伴穿孔		
K35.003		急性化脓性阑尾炎伴穿孔		
K35.004		急性坏疽性阑尾炎伴穿孔		
K35.100		急性阑尾炎伴有腹膜脓肿		
K35.101		阑尾脓肿		
K35.102		回盲部脓肿		
K35.103		阑尾周围脓肿		
K35.104		急性化脓性阑尾炎伴周围脓肿		
K35.900		急性阑尾炎		
K35.901		急性化脓性阑尾炎		
K35.902		急性阑尾炎伴腹膜炎		
K35.903		急性坏疽性阑尾炎		
K35.904		急性阑尾炎伴局限性腹膜炎		
K35.905		急性化脓性阑尾炎伴阑尾周围炎		
K35.906		急性坏疽性阑尾炎伴阑尾周围炎		
K35.907		慢性阑尾炎急性发作		
K36.x00		阑尾炎，其他的		
K36.x01		复发性阑尾炎		
K36.x02		慢性阑尾炎		
K37.x00		阑尾炎		
K38.000		阑尾增生		
K38.100		阑尾结石		
K38.200		阑尾憩室		
K38.300		阑尾瘘		

主要编码	附加编码	疾 病 名 称	别 名	备 注
K38.800		阑尾其他特指的疾病		
K38.801		阑尾黏液囊肿		
K38.802		阑尾囊肿		
K38.900		阑尾疾病		
K40.000		双侧腹股沟疝，伴有梗阻，不伴有坏疽		
K40.001		双侧腹股沟斜疝伴梗阻		
K40.002		双侧腹股沟直疝伴梗阻		
K40.100		双侧腹股沟疝，伴有坏疽		
K40.101		双侧腹股沟斜疝伴坏死		
K40.102		双侧腹股沟直疝伴坏死		
K40.200		双侧腹股沟疝，不伴有梗阻或坏疽		
K40.201		双侧腹股沟斜疝		
K40.202		双侧腹股沟直疝		
K40.203		双侧滑动性腹股沟斜疝		
K40.204		双侧腹股沟疝（一侧直疝、一侧斜疝）		
K40.300		单侧或未特指的腹股沟疝，伴有梗阻，不伴有坏疽		
K40.301		单侧绞窄性腹股沟斜疝		
K40.302		单侧绞窄性腹股沟直疝		
K40.303		单侧难复性腹股沟直疝		
K40.304		单侧难复性腹股沟斜疝		
K40.305		单侧嵌顿性腹股沟直疝		
K40.306		单侧嵌顿性腹股沟斜疝		
K40.307		单侧嵌顿性腹股沟疝伴梗阻		
K40.308		单侧滑动性腹股沟疝伴梗阻		
K40.309		腹股沟嵌顿性滑疝		
K40.310		绞窄性腹股沟疝		
K40.311		难复性腹股沟疝		
K40.312		嵌顿性腹股沟疝		
K40.313		嵌顿性腹股沟疝伴梗阻		
K40.314		嵌顿性腹股沟斜疝		
K40.315		腹股沟直疝嵌顿		
K40.400		单侧腹股沟疝，伴有坏疽		
K40.401		单侧腹股沟斜疝伴坏疽		
K40.402		单侧腹股沟直疝伴坏疽		

主要编码	附加编码	疾 病 名 称	别 名	备 注
K40.900		单侧或未特指的腹股沟疝，不伴有梗阻或坏疽		
K40.901		腹股沟斜疝		
K40.902		腹股沟直疝		
K40.903		腹股沟滑动疝		
K40.904		复发性腹股沟斜疝		
K40.905		复发性腹股沟直疝		
K40.906		复发性腹股沟疝		
K40.907		阴囊疝		
K41.000		双侧股疝，伴有梗阻，不伴有坏疽		
K41.100		双侧股疝，伴有坏疽		
K41.200		双侧股疝，不伴有梗阻或坏疽		
K41.300		单侧或未特指的股疝，伴有梗阻，不伴有坏疽		
K41.301		绞窄性股疝		
K41.302		嵌顿性股疝		
K41.400		单侧股疝，伴有坏疽		
K41.900		单侧或未特指的股疝，不伴有梗阻或坏疽		
K42.000		脐疝，伴有梗阻，不伴有坏疽		
K42.001		嵌顿性脐疝		
K42.100		脐疝，伴有坏疽		
K42.900		脐疝，不伴有梗阻或坏疽		
K42.901		脐旁疝		
K42.902		复发性脐疝		
K43.000		腹疝，伴有梗阻，不伴有坏疽（上腹的）		
K43.001		腹壁嵌顿疝		
K43.002		嵌顿性切口疝		
K43.003		切口疝伴肠梗阻		
K43.100		腹疝，伴有坏疽（上腹的）		
K43.900		腹疝，不伴有梗阻或坏疽		
K43.901		腹壁切口疝		
K43.902		腹壁疝		
K43.903		复发性切口疝		
K44.000		膈疝，伴有梗阻，不伴有坏疽		
K44.100		膈疝，伴有坏疽		

主要编码	附加编码	疾 病 名 称	别 名	备 注
K44.900		膈疝，不伴有梗阻或坏疽		
K44.901		食管裂孔疝		
K45.000		腹疝，伴有梗阻，不伴有坏疽，其他特指的		
K45.001		绞窄性造口疝		
K45.002		嵌顿性闭孔疝		
K45.003		绞窄性腹疝伴肠梗阻		
K45.100		腹疝，伴有坏疽，其他特指的		
K45.800		腹疝，不伴有梗阻或坏疽，其他特指的		
K45.801		坐骨大孔疝		
K45.802		闭孔疝		
K45.803		肠造口旁疝		
K45.804		绞窄性闭孔疝		
K45.805		库珀疝		
K45.806		人工肛门处疝		
K45.807		腰疝		
K45.808		特赖茨窝上疝		
K46.000		腹疝，伴有梗阻，不伴有坏疽		
K46.001		绞窄性小肠疝		
K46.002		嵌顿性小肠疝		
K46.100		腹疝，伴有坏疽		
K46.101		坏疽性小肠疝		
K46.900		腹疝，不伴有梗阻或坏疽		
K46.901		肠系膜裂孔疝		
K46.902		肠系膜内疝		
K46.903		阑尾疝		
K46.905		小肠疝		
K50.000		小肠克罗恩病		
K50.001		空肠克罗恩病		
K50.002		回肠克罗恩病		
K50.100		大肠克罗恩病		
K50.101		肉芽肿性结肠炎		
K50.102		结肠克罗恩病		
K50.103		直肠克罗恩病		
K50.104		肉芽肿性盲肠炎		
K50.800		克罗恩病，其他的		

主要编码	附加编码	疾 病 名 称	别 名	备 注
K50.801		食管克罗恩病		食管克罗恩病（Crohn disease）是一种胃肠道的慢性、非特异性的全壁层肉芽肿性炎症，口腔、咽部可见溃疡，会阴部亦可出现溃疡。少数食管克罗恩病患者无症状，往往经内镜或 X 线检查才发现和进一步进行检查确诊。累及到食管是疾病的较晚期的病程
K50.900		克罗恩病		
K50.902†	M07.4*	克罗恩病性关节病		
K51.000		溃疡性（慢性）全结肠炎		
K51.001		溃疡性全结肠炎，轻度		
K51.002		溃疡性全结肠炎，中度		
K51.003		溃疡性全结肠炎，重度		
K51.004		溃疡性小肠结肠炎		
K51.005		溃疡性回肠结肠炎		
K51.200		慢性溃疡性直肠炎		
K51.201		溃疡性直肠炎，轻度		
K51.202		溃疡性直肠炎，中度		
K51.203		溃疡性直肠炎，重度		
K51.300		慢性溃疡性直肠乙状结肠炎		
K51.301		溃疡性直肠乙状结肠炎，轻度		
K51.302		溃疡性直肠乙状结肠炎，中度		
K51.303		溃疡性直肠乙状结肠炎，重度		
K51.400		炎性息肉		
K51.401		结肠炎性息肉		
K51.500		左侧结肠炎		
K51.800		溃疡性结肠炎，其他的		
K51.900		溃疡性结肠炎		
K51.901		溃疡性结肠炎，轻度		
K51.902		溃疡性结肠炎，中度		
K51.903		溃疡性结肠炎，重度		
K51.904†	M07.5*	溃疡性结肠炎性关节病		
K52.000		放射性胃肠炎和结肠炎		
K52.001		放射性结肠炎		
K52.100		中毒性胃肠炎和结肠炎		
K52.101		中毒性胃肠炎		
K52.102		中毒性肠炎		
K52.103		中毒性腹泻		

主要编码	附加编码	疾 病 名 称	别 名	备 注
K52.200		变应性及饮食性胃肠炎和结肠炎		
K52.201		过敏性腹泻		
K52.202		过敏性结肠炎		
K52.203		过敏性肠炎		
K52.204		饮食性腹泻		
K52.300		未定型结肠炎		
K52.800		非感染性胃肠炎和结肠炎,其他特指的		
K52.801		胶原性结肠炎		胶原性结肠炎（collagenous colitis）是以慢性水样腹泻、结肠黏膜结肠镜下正常,而病理学检查可见上皮下胶原带增厚和固有层非特异性炎性细胞浸润为特征的一组临床病理综合征,为显微镜结肠炎的亚型之一。查:结肠炎-慢性（非传染性）K52.9核对一卷K52.8
K52.802		淋巴细胞性结肠炎		淋巴细胞性结肠炎（1ymphocytic colitis,LC）,由Lazenby 1989年首次描述,病因不清,感染、药物、食物抗原皆可能为促发因素。症状表现为慢性水样泻,肠镜下黏膜显示正常,而活检组织学显示上皮下淋巴细胞数目增多以及固有层淋巴细胞、浆细胞、嗜酸性粒细胞浸润,和胶原性结肠炎一起属于显微镜下肠炎（microscopic colitis,MC）查:结肠炎-慢性（非传染性）K52.9核对一卷K52.8
K52.803		嗜酸性粒细胞性胃炎		
K52.804		嗜酸粒细胞性胃肠炎		
K52.900		非感染性胃肠炎和结肠炎		
K52.901		非感染性胃肠炎		
K52.902		非感染性腹泻		
K52.903		回盲部炎症		
K52.904		非感染性急性肠炎		
K52.905		急性胃肠炎		
K52.906		急性结肠炎		
K52.907		慢性肠炎		
K52.908		慢性腹泻		
K52.909		慢性胃肠炎		
K52.910		慢性结肠炎		
K52.911		盲肠炎		
K52.912		乙状结肠炎		

主要编码	附加编码	疾 病 名 称	别 名	备 注
K52.913†	M07.6*	肠病性关节炎		溃疡性结肠炎和克罗恩病一起统称为炎性肠病。肠病性关节炎与免疫有关，常侵犯四肢及脊柱关节，而且受累关节以下肢大关节为主，并有单侧、非对称性的特点，血中类风湿因子阴性，所以和强直性脊柱炎、赖特综合征、银屑病关节炎、反应性关节炎等一起被列入血清阴性脊柱关节病。查：关节病-见于--肠病性 NEC K52.9+M07.6*
K52.914		肠炎性包块		
K52.915		肠炎		
K52.916		腹泻		
K52.917		小儿肠炎		
K52.918		婴儿肠炎		
K52.919		幼儿腹泻		
K55.000		肠急性血管疾患		
K55.001		急性肠血管梗死		
K55.002		急性缺血性肠坏死		
K55.003		出血性肠梗死		
K55.004		肠坏死		
K55.005		肠系膜坏疽		
K55.006		肠系膜动脉栓塞		
K55.007		肠系膜静脉血栓形成伴肠坏死		
K55.008		肠系膜动脉血栓形成		
K55.009		肠系膜动脉栓塞伴肠坏死		
K55.010		肠系膜静脉血栓形成		
K55.011		肠系膜静脉栓塞		
K55.012		肠系膜梗死		
K55.013		大网膜坏死		
K55.100		肠慢性血管疾患		
K55.101		肠系膜动脉狭窄		
K55.102		肠系膜上动脉狭窄		
K55.103		肠系膜动脉硬化		
K55.104		肠系膜动脉供血不足		
K55.105		肠系膜上动脉压迫综合征	Wilkie 病、压迫性肠梗阻、Wilkie 综合征	肠系膜上动脉压迫综合征指由于肠系膜上动脉压迫十二指肠的水平部所引起的十二指肠部分或完全梗阻而出现的一系列症状。查：综合征-肠系膜--动脉（上） K55.1
K55.106		慢性缺血性小肠炎		

主要编码	附加编码	疾病名称	别名	备注
K55.200		结肠血管发育不良		
K55.201		结肠血管扩张症	结肠血管发育不良、结肠血管扩张、结肠动静脉畸形	结肠血管扩张症是一组结肠血管畸形病变的总称，是由良性非肿瘤性扩张的血管丛构成，1960年Margulis首次通过肠系膜动静脉造影证实了结肠血管扩张症的存在，以后有关报道逐渐增多。近年发现该病是引起下消化道出血的主要原因之一，尤其是老年病人，大约占所有下消化道出血原因的4%左右。随着纤维结肠镜的广泛应用，有关肝硬化，门脉高压症患者结肠血管扩张症的报道也愈来愈多。查：发育不良（结肠） K55.2
K55.800		肠血管疾患，其他的		
K55.801		肠系膜动脉炎		
K55.802		小肠毛细血管扩张		如果查毛细血管扩张，就会分类到I78.1中，但肠血管疾患在K55，所以放在此处
K55.900		肠血管疾患		
K55.901		缺血性小肠炎		
K55.902		缺血性肠病		
K56.000		麻痹性肠梗阻		
K56.001		神经源性肠梗阻		
K56.100		肠套叠		
K56.101		结肠套叠		
K56.102		直肠套叠		
K56.200		肠扭转		
K56.201		绞窄性肠梗阻		
K56.202		肠绞窄		
K56.203		结肠扭转		
K56.300		胆石性肠梗阻		
K56.400		肠的其他嵌塞		
K56.401		肠结石		
K56.500		肠粘连［带］伴有梗阻		
K56.501		腹膜粘连伴肠梗阻		
K56.502		肠梗阻伴粘连		
K56.503		肠粘连性狭窄		
K56.600		肠梗阻，其他和未特指的		
K56.601		肠狭窄		
K56.602		乙状结肠狭窄		
K56.603		肠梗阻伴坏死		

主要编码	附加编码	疾 病 名 称	别　名	备　注
K56.604		机械性肠梗阻		
K56.700		肠梗阻		查肠梗阻，不能查梗阻-肠
K56.701		不完全性肠梗阻		
K56.702		结肠梗阻		
K57.000		小肠憩室病伴有穿孔和脓肿		
K57.001		小肠憩室伴脓肿		
K57.002		小肠憩室病伴腹膜炎		
K57.003		十二指肠憩室伴穿孔		
K57.100		小肠憩室病不伴有穿孔或脓肿		
K57.101		十二指肠憩室梗阻性黄疸综合征		十二指肠憩室梗阻性黄疸综合征（lemmel syndrome）是指患十二指肠憩室并压迫胆总管，影响胆汁和胰液的排泄而发生梗阻性黄疸或胰腺炎病征。查：憩室-十二指肠　K57.1
K57.102		回盲部憩室		回盲部：回肠的末端突入盲肠，一般位于右髂窝内。查：憩室-回肠　K57.1
K57.103		空肠憩室		
K57.104		十二指肠憩室		
K57.105		回肠憩室		
K57.106		小肠憩室炎		
K57.107		空肠憩室炎		
K57.108		十二指肠憩室炎		
K57.200		大肠憩室病伴有穿孔和脓肿		
K57.201		大肠憩室病伴有脓肿		
K57.202		结肠憩室伴腹膜炎		
K57.300		大肠憩室病不伴有穿孔或脓肿		
K57.301		盲肠憩室		
K57.302		直肠憩室		
K57.303		结肠憩室		
K57.304		结肠憩室炎		
K57.305		盲肠憩室炎		
K57.400		小肠和大肠憩室病伴有穿孔和脓肿		
K57.401		小肠和大肠憩室病伴腹膜炎		
K57.500		小肠和大肠憩室病不伴有穿孔或脓肿		
K57.800		肠憩室病，伴有穿孔和脓肿		
K57.801		肠憩室病伴腹膜炎		

主要编码	附加编码	疾 病 名 称	别 名	备 注
K57.900		肠憩室病，不伴有穿孔或脓肿		
K58.000		肠易激综合征伴有腹泻		
K58.900		肠易激综合征不伴有腹泻		
K58.901		肠痉挛		
K58.902		过敏性结肠		
K59.000		便秘		
K59.002		粪便潴留		
K59.100		功能性腹泻		
K59.101		肠道菌群失调		肠道正常菌群作为宿主的生物屏障防御病原体的侵犯，还参与蛋白、糖、脂肪的消化吸收、合成维生素等，对宿主有营养作用，对亚硝胺等致癌物质有降解的功能而起抗癌作用。由于某种原因破坏了正常菌群内各种微生物之间的相互制约关系，使其在质和量方面失去平衡，称为菌群失调。菌群失调临床表现主要是腹泻，其中肠道菌群失调所致的腹泻是指抗生素特别是广谱抗生素抑制肠道内的正常菌群，使其数量急剧减少，甚至形成所谓"无菌状态"，因而影响肠道功能而致腹泻
K59.200		神经源性肠		
K59.300		巨结肠		
K59.301		结肠扩张		
K59.302		后天性巨结肠		
K59.303		中毒性巨结肠		
K59.400		肛门痉挛		
K59.401		盆底肌痉挛综合征		正常人在静息状态下，盆底肌呈轻度的张力收缩状态，以维持会阴正常位置和肛门自制。在排粪时，耻骨直肠肌和外括约肌均迅速抑制，以使肛管直肠角变大、肛管松弛，便于粪块通过。若排粪时上述肌肉不能松弛，甚至反而收缩，就会阻塞肠道出口，引起排粪困难，称为盆底肌痉挛综合征。查：痉挛-直肠（括约肌）K59.4
K59.800		功能性肠疾患，其他特指的		
K59.801		脾曲综合征		
K59.900		功能性肠疾患		
K60.000		急性肛裂		
K60.100		慢性肛裂		
K60.200		肛裂		
K60.300		肛瘘		

主要编码	附加编码	疾 病 名 称	别 名	备 注
K60.301		高位肛瘘		
K60.302		低位肛瘘		低位单纯性肛瘘只有一个外口，外口距肛缘的距离多在 5cm 以下，用手触摸多能摸到有条索状物通向肛内。查：瘘-肛门 K60.3
K60.303		复杂性肛瘘		一般单纯性肛瘘只有一个内口和一个外口，这种最多见。高位复杂性肛瘘是指有一个内口和多个外口，外口距肛缘的距离多在 5cm 以上，用手触摸一般不能摸到有条索状物。临床上分为低位和高位两类，前者是瘘管位于肛管直肠环以下，后者是瘘管在肛管直肠环以上。查：瘘-肛门 K60.3
K60.400		直肠瘘		
K60.401		直肠会阴瘘		
K60.402		直肠皮肤瘘		
K60.403		直肠阴囊皮肤瘘		
K60.500		肛门直肠瘘		
K61.000		肛门脓肿		
K61.001		肛周脓肿		
K61.002		肛门蜂窝织炎		
K61.100		直肠脓肿		
K61.101		直肠周围脓肿		
K61.200		肛门直肠脓肿		
K61.300		坐骨直肠窝脓肿		
K61.400		括约肌内脓肿		
K62.000		肛门息肉		
K62.001		肛管息肉		
K62.100		直肠息肉		
K62.200		脱肛		
K62.201		肛管脱垂		
K62.202		肛门括约肌脱垂		
K62.300		直肠脱垂		
K62.301		直肠黏膜脱垂		
K62.400		肛门和直肠狭窄		
K62.401		肛门狭窄		
K62.402		直肠梗阻		
K62.500		肛门和直肠出血		
K62.501		肛门出血		

主要编码	附加编码	疾 病 名 称	别 名	备 注
K62.600		肛门和直肠溃疡		
K62.601		肛管溃疡		
K62.602		肛门周围溃疡		
K62.700		放射性直肠炎		
K62.800		肛门和直肠其他特指的疾病		
K62.801		肛窦炎		
K62.802		肛管炎		
K62.803		巨直肠		
K62.804		直肠吻合口瘢痕		
K62.805		直肠不典型增生		
K62.806		直肠纤维钙化		
K62.807		直肠吻合口炎		
K62.808		直肠肉芽肿		
K62.809		直肠瘢痕		
K62.810		直肠囊肿		
K62.811		直肠炎		
K62.812		直肠痛		
K62.813		肛门括约肌松弛		
K62.814		肛管炎性肿物		
K62.815		肛周炎		肛管和直肠下端周围组织间隙的急性感染称为肛周急性感染。查：感染-直肠周 K62.8
K62.816		肛乳头肥大		
K62.817		肛门白斑		
K62.818		肛管囊肿		
K62.819		肛门囊肿		
K62.820		肛门痛		
K62.821		肛门炎		
K62.822		慢性肛管直肠炎		
K62.900		肛门和直肠的疾病		
K62.901		肛旁肿物		
K62.902		肛管肿物		
K62.903		直肠肿物		
K63.000		肠脓肿		
K63.001		小肠脓肿		小肠：上起幽门，下接盲肠，在成人全长5~7m，分十二指肠，空肠与回肠三部。查：脓肿-肠 NEC　K63.0
K63.100		肠穿孔（非创伤性）		

主要编码	附加编码	疾　病　名　称	别　　名	备　　注
K63.101		空肠穿孔		
K63.102		回肠穿孔		
K63.103		结肠穿孔		
K63.104		回盲部溃疡伴穿孔		
K63.105		乙状结肠穿孔		
K63.106		直肠穿孔		
K63.107		肠破裂		
K63.108		小肠穿孔		
K63.200		肠瘘		
K63.201		腹壁肠瘘		
K63.202		腹壁盲肠瘘		
K63.203		腹壁窦道		
K63.204		结肠瘘		
K63.205		手术后结肠瘘		手术后的持续性瘘管要根据索引分类到具体部位
K63.206		手术后盲肠瘘		
K63.207		手术后空肠瘘		
K63.208		手术后回肠瘘		
K63.209		手术后肠腹壁瘘		
K63.210		手术后肠吻合口瘘		
K63.211		手术后小肠结肠瘘		
K63.212		手术后结肠直肠瘘		
K63.213		手术后肠瘘		
K63.214		腹壁瘘		
K63.215		手术后大肠瘘		
K63.216		手术后小肠瘘		
K63.300		肠溃疡		
K63.301		回肠溃疡		
K63.302		小肠溃疡		
K63.303		小肠黏膜糜烂		
K63.304		原发性小肠溃疡		
K63.305		结肠溃疡		
K63.306		盲肠溃疡		
K63.307		直肠乙状结肠溃疡		
K63.308		肠糜烂		
K63.400		肠下垂		
K63.401		结肠下垂		

主要编码	附加编码	疾 病 名 称	别 名	备 注
K63.402		回肠黏膜脱垂		
K63.403		内脏下垂		
K63.500		结肠息肉		
K63.501		升结肠息肉		
K63.502		降结肠息肉		
K63.503		乙状结肠息肉		
K63.504		多发性结肠息肉		
K63.800		肠其他特指的疾病		
K63.801		肠脂肪垂		
K63.802		小肠囊肿		
K63.803		小肠息肉		
K63.804		小肠肿物		
K63.805		小肠肉芽肿		
K63.806		小肠不典型增生		
K63.807		十二指肠囊肿		
K63.809		结肠积气		
K63.810		结肠囊肿		
K63.811		结肠肿物		
K63.812		结肠黑变病		
K63.813		回盲部息肉		
K63.814		回盲部肉芽肿		
K63.815		回盲部黏液性囊肿		
K63.816		盲肠息肉		
K63.817		直肠乙状结肠炎		
K63.818		大肠不典型增生		
K63.819		肠肉芽肿		
K63.900		肠的疾病		
K63.901		回盲部肿物		
K63.902		功能性肠病		
K65.000		急性腹膜炎		
K65.001		急性化脓性弥漫性腹膜炎		
K65.002		急性化脓性腹膜炎		
K65.003		急性弥漫性腹膜炎		
K65.004		腹膜脓肿		
K65.005		腹腔脓肿		
K65.006		腹膜后脓肿		

主要编码	附加编码	疾 病 名 称	别 名	备 注
K65.007		肝下脓肿		
K65.008		肝周脓肿		
K65.009		膈下脓肿		
K65.010		网膜脓肿		
K65.011		盲肠后脓肿		
K65.012		肠系膜脓肿		
K65.013		男性盆腔脓肿		
K65.014		男性盆腔炎		
K65.015		男性盆腔炎性包块		
K65.016		细菌性腹膜炎		
K65.017		继发性腹膜炎		
K65.800		腹膜炎，其他的		
K65.801		肠系膜脂肪坏死		
K65.802		慢性腹膜炎		
K65.803		胆汁性腹膜炎		
K65.804		硬化性腹膜炎		慢性硬化性腹膜炎是一种少见类型的肠功能障碍，治疗困难，病死率高。原因不明，可能与以下一些高危因素有关，如腹膜透析液的生物相容性差、腹腔化疗及急性腹膜炎等。临床表现为上腹痛、呕吐、体重减轻，并可有其他病变，如牛皮癣样皮疹、干性角膜结膜炎、胸膜炎等。体检可触及肠袢粘连形成的肿块。查：腹膜炎-增生性，慢性　K65.8
K65.805		多浆膜炎		
K65.806		多浆膜腔积液		多浆膜腔积液是一种常见的临床现象，患者在发病过程中，同时或相继出现胸腔积液、腹水、心包积液。多浆膜腔积液最常见病因为恶性肿瘤，其次为结缔组织疾病、结核、肝硬化、心功能不全等
K65.807		嗜酸性粒细胞性腹膜炎		嗜酸粒细胞性腹膜炎的病变主要在黏膜层及黏膜下层。但有的浆膜下也可以发生同样病变，形成腹膜炎，并可出现腹水。病理表现为浆膜增厚、水肿及嗜酸性粒细胞、淋巴细胞和浆细胞浸润。临床表现除腹水外，症状和体征不明显。腹水中有大量嗜酸粒细胞（50%），本病为自限性疾病，用肾上腺皮质激素治疗效果显著。查：腹膜炎-增生性，慢性　K65.8
K65.900		腹膜炎		
K65.901		局限性腹膜炎		
K65.902		自发性腹膜炎		

主要编码	附加编码	疾 病 名 称	别 名	备 注
K65.903		腹腔感染		
K65.904		腹膜后感染		
K65.905		大网膜炎		
K65.906		原发性腹膜炎		
K66.000		腹膜粘连		
K66.001		回盲部粘连		
K66.002		肠粘连		
K66.003		胃粘连		
K66.004		肠系膜粘连		
K66.005		膈肌粘连		
K66.006		大网膜粘连		
K66.007		腹腔粘连		
K66.008		十二指肠粘连		
K66.100		腹腔积血		
K66.101		腹膜出血		
K66.102		腹膜后血肿		
K66.103		肠系膜出血		
K66.800		腹膜其他特指的疾患		
K66.801		网膜囊肿		
K66.802		肠系膜囊肿		
K66.803		肠系膜钙化		
K66.804		腹茧症		腹茧症是一种临床罕见的腹膜病变，其特征为腹腔内部分或全部脏器被一层致密的灰白色膜样纤维结缔组织包裹，形似蚕茧，原发性腹茧症很少见，继发性又称为硬化包裹性腹膜炎。查：疾患-腹膜--特指的　K66.8
K66.805		腹膜后囊肿		
K66.806		腹壁肉芽肿		
K66.807		腹腔囊肿		
K66.808		腹膜囊肿		
K66.809		腹膜肉芽肿		
K66.810		腹膜后肉芽肿		
K66.811		膈下囊肿		
K66.812		骶前囊肿		
K66.900		腹膜的疾患		
K66.901		腹膜后肿物		
K70.000		酒精性脂肪肝		

主要编码	附加编码	疾 病 名 称	别 名	备 注
K70.001		齐夫综合征		病因病理：摄入酒精，伴有肝脏和胰腺特殊损伤。轻微到中度肝硬化和脂肪浸润细胞型和阻塞型胰腺炎。诊断：多见于中年男性患者，最近有饮酒史，起病隐袭、虚弱、疲乏、厌食、恶心、呕吐和不同程度的上腹痛（钝痛、痉挛），疼痛部位可改变，右侧比左侧常见，急性疼痛持续几分钟到几小时
K70.100		酒精性肝炎		
K70.200		酒精性肝纤维化和肝硬化		
K70.201		酒精性肝纤维化		
K70.300		酒精性肝硬化		
K70.301†	I98.2*	酒精性肝硬化伴食管静脉曲张		
K70.302†	I98.3*	酒精性肝硬化伴食管静脉曲张破裂出血		
K70.400		酒精性肝衰竭		
K70.401		急性酒精性肝衰竭		
K70.402		慢性酒精性肝衰竭		
K70.403		酒精性肝衰竭伴肝昏迷		
K70.900		酒精性肝病		
K70.901		酒精性肝损害		
K71.000		中毒性肝病伴有胆汁淤积		
K71.001		药物性肝炎伴胆汁淤积		
K71.100		中毒性肝病伴有肝坏死		
K71.101		药物性肝炎伴肝衰竭		
K71.102		急性药物性肝衰竭		
K71.103		中毒性肝衰竭		
K71.104		亚急性药物性肝衰竭		
K71.200		中毒性肝病伴有急性肝炎		
K71.300		中毒性肝病伴有慢性迁延性肝炎		
K71.400		中毒性肝病伴有慢性小叶性肝炎		
K71.500		中毒性肝病伴有慢性活动性肝炎		
K71.600		中毒性肝病伴有肝炎		
K71.601		药物性肝炎		
K71.700		中毒性肝病伴有肝纤维化和肝硬化		
K71.701		药物性肝硬化		查：病，肝，中毒，伴有纤维化或硬化

主要编码	附加编码	疾 病 名 称	别 名	备 注
K71.702		中毒性肝硬化		
K71.800		中毒性肝病伴有肝的其他疾患		
K71.900		中毒性肝病		
K71.901		药物性肝损害		
K72.000		急性和亚急性肝衰竭		
K72.001		亚急性肝衰竭		
K72.002		急性黄色肝萎缩		
K72.003		急性肝衰竭		急性肝衰竭应该是一个总名称，其下包括国内外认为的 FHF 或 FLF（暴发性肝衰竭）、HAHF 或 HALF（超急性肝衰竭）、SFHF（亚急性肝衰竭）、FH（A）（剧症肝炎急性型）、FH（S）（剧症肝炎亚急性型）、ASH（急性重型肝炎）、SSH（亚急性重型肝炎）和 LOHF（迟发性肝衰竭）
K72.100		慢性肝衰竭		
K72.900		肝衰竭		
K72.902		肝萎缩		
K72.903		肝性脑病	肝性昏迷	肝性脑病是严重肝病引起的以代谢紊乱为基础的神经、精神综合征，主要临床表现为意识障碍，行为失常和昏迷。查：脑病-肝性　K72.9
K72.904		肝坏死		
K72.905		肝功能不全		
K73.000		慢性迁延性肝炎，不可归类在他处者		指非病毒性肝炎。如果是病毒性，则编码于 B16.9
K73.100		慢性小叶性肝炎，不可归类在他处者		
K73.200		慢性活动性肝炎，不可归类在他处者		
K73.800		慢性肝炎，其他的不可归类在他处者		
K73.801		慢性间质性肝炎		
K73.900		慢性肝炎		
K73.901		慢性重型肝炎		
K74.000		肝纤维化		
K74.100		肝硬化		
K74.200		肝纤维化伴有肝硬化		
K74.300		原发性胆汁型肝硬化		
K74.301†	I98.2*	原发性胆汁性肝硬化伴食管静脉曲张		

主要编码	附加编码	疾 病 名 称	别 名	备 注
K74.302†	I98.3*	原发性胆汁性肝硬化伴食管静脉曲张破裂出血		
K74.400		继发性胆汁型肝硬化		
K74.500		胆汁型肝硬化		
K74.600		肝硬变		
K74.601		特指肝硬化		
K74.602		乙型肝炎后肝硬化失代偿期		
K74.603		丙型肝炎后肝硬化失代偿期		
K74.604		自身免疫性肝炎后肝硬化失代偿期		自身免疫性肝硬化主要是自身免疫性肝病造成，其中自身免疫性肝炎（AIH）最多。自身免疫性肝炎是由自身免疫反应介导的慢性进行性肝脏炎症性疾病，其临床特征为不同程度的血清转氨酶升高、高γ-球蛋白血症、自身抗体阳性，组织学特征是以淋巴细胞、浆细胞浸润为主的界面性肝炎，严重病例可快速进展为肝硬化和肝衰竭。查：硬化（肝）-肝炎后的 K74.6
K74.605		肝炎后肝硬化失代偿期		
K74.606		混合型肝硬化失代偿期		
K74.607		肝硬化失代偿期		
K74.608		肝炎后肝硬化		病毒性肝炎分类到B15-B19，如果发生了肝硬化，编码则忽略病毒的情况
K74.610		结节性肝硬化		
K74.611		门脉性肝硬化		
K74.612		混合型肝硬化		
K74.613		隐源性肝硬化		
K74.614		自身免疫性肝硬化		
K74.615†	I98.3*	肝硬化伴食管静脉曲张破裂出血		
K74.616†	I98.2*	肝硬化伴食管静脉曲张		
K74.617†	I98.3*	肝硬化伴食管胃底静脉曲张破裂出血		
K74.618†	I98.3*	肝硬化伴胃底静脉曲张破裂出血		肝硬化伴胃底静脉曲张为食管静脉曲张沿胃小弯延伸，治疗方法与食管静脉曲张相同。查：静脉曲张-食管--见于（由于）---肝硬化----伴有出血　K74._+ I98.3*。核对卷一后编码为 K74.6 + I98.3*
K74.619†	I98.2*	肝硬化伴食管胃底静脉曲张		
K74.620†	I98.2*	肝硬化伴胃底静脉曲张		

主要编码	附加编码	疾　病　名　称	别　名	备　注
K74.622		血吸虫性肝硬化		血吸虫性肝硬化是晚期血吸虫病引起的慢性肝病。实质上是非硬化性肝纤维化，而非真正的肝硬化。长期称为血吸虫病性肝硬化的原因是肝脏因纤维化而致质地变硬，临床表现与一般肝硬化相似，因而血吸虫病性肝硬化的名称沿用至今。但从病理学的角度看，称为血吸虫性肝纤维化较为确切。查：硬化-肝（慢性）（肝脾的）（肥大性）（结节性）（脾大性）　K74.6
K75.000		肝脓肿		
K75.001		胆源性肝脓肿		
K75.002		血源性肝脓肿		
K75.003		细菌性肝脓肿		
K75.100		门静脉炎		
K75.200		非特异反应性肝炎		
K75.300		肉芽肿性肝炎		
K75.400		自身免疫性肝炎		
K75.800		炎性肝脏疾病，其他特指的		
K75.801		肝旁炎性肿物		
K75.803		营养性肝炎		
K75.804		胆汁淤积性肝炎		
K75.805		肝胆管炎		
K75.810		肝炎性假瘤		肝炎性假瘤是一种以肝脏局部非肝实质性细胞成分炎性增生形成瘤样结节为主要病理特征的良性增生性病变，其细胞成分在不同病例各不相同。Someren 根据其细胞成分将 IPT 分为 3 种组织类型：①以弥漫致密的纤维增生为主的称为硬化性假瘤；②以组织细胞占优势者称黄色肉芽肿；③以浆细胞为主的称为浆细胞肉芽肿。目前尚不明确这些组织类型与临床过程有何密切的相关性。查：病-肝--炎性---特指的　K75.8
K75.900		炎性肝脏疾病		
K75.901		肝炎		
K76.000		脂肪肝		
K76.100		肝慢性阻性充血		
K76.101		心源性肝硬化		
K76.102		慢性淤血性肝损害		
K76.200		肝中心性出血性坏死		
K76.300		肝梗死		

主要编码	附加编码	疾 病 名 称	别　　名	备　　注
K76.400		紫癜样肝病		
K76.401		肝血管瘤病		
K76.500		肝静脉梗阻症		
K76.600		门静脉高压		
K76.601		胰源性门脉高压		
K76.602		特发性门脉高压		
K76.603		班蒂综合征		
K76.700		肝肾综合征		
K76.800		肝病，其他特指的		
K76.801		自发性肝破裂出血		
K76.803		肝出血		
K76.804		肝结节		
K76.805		肝肺综合征		肝肺综合征（hepatopulmonary syndrome，HPS）是在慢性肝病和（或）门脉高压的基础上出现肺内血管异常扩张，气体交换障碍，动脉血氧合作用异常导致的低氧血症及一系列病理生理变化和临床表现
K76.806		多发性肝囊肿		
K76.807		肝囊肿		
K76.808		肝结节性局灶性增生		
K76.809		肝下垂		
K76.810		缺血性肝病	缺氧性肝－－休克肝，急性肝梗死	缺血性肝病，常继发于低血压或急性心力衰竭。组织学特征为程度不等的肝小叶中央区细胞坏死。临床特点表现为肝酶学在缺血缺氧开始一天内迅速而显著上升，且随着缺血缺氧的纠正又可迅速恢复
K76.811		肝血肿		
K76.813		肝内钙化点		肝内有钙化点可能是肝内胆管壁部分钙化。原因多由于炎症、结核等引起，也可能是肝内钙化灶及肝组织局部坏死后的纤维化瘢痕
K76.814		肝癌破裂出血		
K76.815		肝管息肉		
K76.816		肝细胞性黄疸		黄疸症根据血红素代谢过程分为三类：溶血性黄疸，梗阻性（阻塞性）黄疸、肝细胞性黄疸。肝细胞性黄疸是指因肝细胞受损，对胆红素的摄取、结合以致排泄发生障碍，胆红素在血中蓄积所致的黄疸。肝细胞性黄疸的发生机制可兼具未结合胆红素的滞留和结合胆红素的反流在病毒性肝炎、钩端螺旋体病、败血症、肝脓肿或磷中毒等情况下，发生的黄疸都是肝细胞性黄疸

主要编码	附加编码	疾 病 名 称	别 名	备 注
K76.900		肝病		
K76.901		肝肿物		
K80.000		胆囊结石伴有急性胆囊炎		
K80.001		胆囊结石伴坏疽性胆囊炎		
K80.002		胆囊结石伴急性化脓性胆囊炎		
K80.100		胆囊结石伴有其他胆囊炎		
K80.101		胆囊结石伴慢性胆囊炎		
K80.200		胆囊结石不伴有胆囊炎		
K80.201		胆囊管结石		
K80.202		胆囊绞痛		
K80.203		胆囊结石嵌顿		
K80.300		胆管结石伴有胆管炎		
K80.301		胆总管结石伴急性化脓性胆管炎		
K80.302		胆总管结石伴胆管炎		
K80.303		肝胆管结石伴胆管炎		
K80.304		胆总管结石伴急性胆管炎		
K80.305		肝内胆管结石伴胆管炎		
K80.306		肝外胆管结石伴胆管炎		
K80.400		胆管结石伴有胆囊炎		
K80.401		胆管结石伴急性胆囊炎		
K80.402		胆总管结石伴急性胆囊炎		
K80.403		胆管结石伴慢性胆囊炎		
K80.404		胆总管结石伴慢性胆囊炎		
K80.405		肝胆管结石伴胆囊炎		
K80.406		肝管结石伴慢性胆囊炎		
K80.500		胆管结石不伴有胆管炎或胆囊炎		
K80.501		胆总管结石		
K80.502		胆绞痛		
K80.503		肝内胆管结石		
K80.504		肝胆管结石		
K80.505		胆总管残余结石		
K80.506		胆肠吻合口结石		
K80.507		肝管结石		
K80.800		胆石症，其他的		
K80.801		米里齐综合征	Mirizzi 综合征	

主要编码	附加编码	疾 病 名 称	别　　名	备　　注
K81.000		急性胆囊炎		
K81.001		胆囊脓肿		
K81.002		急性化脓性胆囊炎		
K81.003		急性坏疽性胆囊炎		
K81.004		胆囊周围脓肿		"……周疾病"如果查不到，就按部位（去"周"）分类
K81.005		胆囊坏死		
K81.006		慢性胆囊炎急性发作		
K81.007		急性梗阻性化脓性胆囊炎		
K81.008		胆囊坏疽		
K81.100		慢性胆囊炎		
K81.101		慢性残余胆囊炎		
K81.800		胆囊炎，其他的		
K81.801		胆囊周炎		
K81.900		胆囊炎		
K82.000		胆囊梗阻		
K82.001		胆囊管梗阻		
K82.100		胆囊积水		
K82.101		胆囊黏液囊肿		
K82.200		胆囊穿孔		
K82.300		胆囊瘘		
K82.301		胆囊肠瘘		
K82.302		胆囊胃瘘		
K82.303		胆囊十二指肠瘘		
K82.304		胆囊结肠瘘		
K82.305		手术后胆囊瘘		
K82.306		胆囊腹壁瘘		
K82.400		胆囊胆固醇沉着症		
K82.800		胆囊其他特指的疾病		
K82.801		胆囊肿大		
K82.802		胆囊息肉		
K82.803		胆囊腺肌症	胆囊腺肌瘤病	胆囊腺肌症是一种以腺体和肌层增生为主的良性胆囊疾病，为胆囊增生性疾病的一种，以慢性增生为主，兼有退行性改变，发病原因尚不明确，学说颇多。病理表现：胆囊黏膜及肌层过度增生，胆囊壁增厚，增生的黏膜上皮伸入肌层，形成多数小囊状突出，称为罗－阿窦（Rokitansky-Aschoff sinus）。查：罗－阿窦［罗基坦斯基-阿绍夫窦］（胆囊） K82.8

主要编码	附加编码	疾病名称	别名	备注
K82.804		胆囊管扩张		
K82.805		胆囊肥大		
K82.806		胆囊钙化		
K82.807		胆囊萎缩		
K82.808		胆囊扭转		
K82.900		胆囊的疾病		
K83.000		胆管炎		
K83.001		急性胆管炎		
K83.003		急性化脓性梗阻性胆管炎		
K83.004		胆总管炎		
K83.005		急性梗阻性胆管炎		
K83.006		慢性胆管炎		
K83.007		复发性胆管炎		
K83.008		梗阻性胆管炎		
K83.009		淤积性胆管炎		
K83.010		反流性胆管炎		
K83.011		化脓性胆管炎		
K83.012		硬化性胆管炎		
K83.013		原发性胆管炎		
K83.014		胆管周围炎		
K83.015		继发性胆管炎		
K83.016		急性化脓性肝胆管炎		
K83.017		狭窄性胆管炎		
K83.018		缺血性胆管炎		缺血性胆管炎是指所有由缺血引起的胆管损伤。查：胆管炎 K83.0
K83.019		胆道感染		
K83.100		胆管梗阻		
K83.101		胆囊内胆汁淤积		
K83.102		胆汁淤积症		不包括单纯胆汁淤积症 K71.0
K83.103		肝管梗阻		
K83.104		肝胆管狭窄		
K83.105		胆管狭窄		
K83.106		胆管闭塞		
K83.107		胆总管狭窄		
K83.108		胆总管梗阻		
K83.109		梗阻性黄疸		
K83.200		胆管穿孔		
K83.300		胆管瘘		

主要编码	附加编码	疾 病 名 称	别 名	备 注
K83.301		胆总管十二指肠瘘		
K83.302		胆管十二指肠瘘		
K83.303		胆总管胃瘘		
K83.304		手术后胆总管肠瘘		
K83.305		手术后胆总管小肠瘘		
K83.306		手术后肝总管肠瘘		
K83.307		手术后肝总管小肠瘘		
K83.400		奥迪括约肌痉挛		
K83.401		法特壶腹痉挛		
K83.500		胆囊肿		
K83.501		胆管囊肿		
K83.502		胆总管囊肿		
K83.800		胆道其他特指的疾病		
K83.802		奥迪括约肌狭窄		Oddi 括约肌狭窄是指胆总管末端法特壶腹部括约肌纤维性狭窄，可致胆总管和主胰管末段部分性或完全性梗阻，常因合并胆道结石、化脓性胆管炎、慢性复发性胰腺炎、胆道寄生虫病等而引起 Oddi 括约肌狭窄。人类胆总管走行至十二指肠降部后侧壁，在壁内与胰管汇合成一略膨大的共同管道称为胆胰壶腹，开口于十二指肠乳头，此处的括约肌由三部分组成：胆总管括约肌、胰管括约肌、壶腹部括约肌，三者共同构成 Oddis 括约肌。查：病-胆总管--特指的 K83.8
K83.803		法特壶腹部不典型增生	法特壶腹部异型增生	胆总管下端在十二指肠壁内斜行部分扩大成为法特壶腹非典型增生（atypical hyperplasia）主要指上皮细胞异常增生，表现为细胞大小不等，形态多样，排列紊乱，极向丧失。核大深染，核质比例增大，核形不规则，核分裂象增多（一般不见病理性核分裂象）。细胞具有一定程度异型性，但还不足以诊断为癌。根据病变程度，可分为轻度、中度和重度三级。查：病-胆总管（肝总管）--特指的 NEC K83.8
K83.804		缩窄性十二指肠乳头炎		缩窄性十二指肠乳头炎是 Oddi 括约肌狭窄和法特乳头炎的总称，其病因多样化，与胆石症、胆道寄生虫、胆管炎、胰腺炎等有关。查：病-胆总管--特指的 NEC K83.8
K83.805		肝胆管扩张		
K83.807		胆管扩张		
K83.808		胆管溃疡		

主要编码	附加编码	疾 病 名 称	别 名	备 注
K83.809		胆管出血		
K83.810		胆管肥大		
K83.811		胆管粘连		
K83.813		胆管萎缩		
K83.814		胆管瘢痕		
K83.815		胆管消失综合征		胆管消失综合征（VBDS）主要指多种因素包括先天性畸形、感染性、恶性病变、缺血性、免疫性、药物、特发性、中毒性引起的病理过程使肝内胆管树结构破坏而致肝胆管局灶或弥漫性消失，临床上出现胆汁淤积综合征。查：病-胆总管（肝总管）--特指的 NEC　K83.8
K83.816		胆总管痉挛		
K83.817		胆总管扩张		
K83.818		胆总管不典型增生	胆总管异型增生	
K83.819		肝内胆管缺失综合征		肝内胆管缺失综合征主要病理变化是胆管上皮萎缩、变性和坏死，引起肝内胆管破坏、胆汁淤积。临床症状主要为瘙痒和黄疸，可导致原发性胆汁性肝硬化（PBC）。查：病-胆总管（肝总管）--特指的 NEC　K83.8
K83.820		胆-心综合征		
K83.900		胆道的疾病		
K83.901		胆管肿物		
K83.902		胆总管肿物		
K85.000		特发性急性胰腺炎		
K85.001		急性特发性胰腺炎，轻症		急性胰腺炎患者中有 80%以上的患者病情较轻，即急性水肿性胰腺炎，也就是轻症急性胰腺炎。一旦出现坏死，则属于重型。因此，国标库原 K85.805 急性坏死性胰腺炎，轻症的诊断不成立，归属于重症
K85.002		急性特发性胰腺炎，重症		重症急性胰腺炎是指急性胰腺炎伴有脏器功能障碍，或出现坏死、脓肿或假性囊肿等局部并发症者，或两者兼有。常见腹部体征有上腹部明显的压痛、反跳痛、肌紧张、腹胀、肠鸣音减弱或消失等。可以有腹部包块，偶见腰肋部皮下瘀斑征（Grey-Tumer 征）和脐周皮下瘀斑征（Cullen 征）。可以并发一个或多个脏器功能障碍，也可伴有严重的代谢功能紊乱，包括低钙血症（血钙<1.87mmol/L）。增强 CT 为诊断胰腺坏死的最有效方法，B 超及腹腔穿刺对诊断有一定帮助。APACHE Ⅱ评分≥8 分，Balthazar CT 分级系统≥Ⅱ级

主要编码	附加编码	疾 病 名 称	别 名	备 注
K85.100		胆汁型急性胰腺炎		
K85.101		急性胆源型胰腺炎，轻症		
K85.102		急性胆源型胰腺炎，重症		
K85.200		酒精性急性胰腺炎		
K85.201		急性酒精性胰腺炎，轻症		
K85.202		急性酒精性胰腺炎，重症		
K85.300		药物性急性胰腺炎		
K85.301		急性药物性胰腺炎，轻症		
K85.302		急性药物性胰腺炎，重症		
K85.800		急性胰腺炎，其他的		
K85.801		急性操作后胰腺炎，轻症		
K85.802		急性创伤性胰腺炎，轻症		
K85.803		急性复发性胰腺炎，轻症		
K85.807		急性水肿性胰腺炎，轻症	急性间质性胰腺炎，轻症	国标库 K85.806 急性间质性胰腺炎，轻症与本条重复。并入此条目
K85.808		急性手术后胰腺炎，轻症		
K85.809		急性自身免疫性胰腺炎，轻症		
K85.813		急性操作后胰腺炎，重症		
K85.814		急性出血性胰腺炎，重症		
K85.815		急性创伤性胰腺炎，重症		
K85.816		急性复发性胰腺炎，重症		
K85.817		急性化脓性胰腺炎，重症		根据重症胰腺炎的定义，化脓性应分类到重症。国标库把化脓分为轻症和重症，现将 K85.804 急性化脓性胰腺炎，轻症，K85.824 胰腺脓肿，重症和 K85.825 胰腺脓肿，轻症合并到此条目
K85.818		急性坏死性胰腺炎，重症		国标库把水肿性胰腺炎分为轻症和重症，根据重症的定义，单纯水肿属于轻症的。而重症是出现坏死、出血、化脓等并发症，因此将国标库中 K85.819 急性间质性胰腺炎，重症和 K85.820 急性水肿性胰腺炎，重症合并到此条目中
K85.821		急性手术后胰腺炎，重症		
K85.822		急性自身免疫性胰腺炎，重症		
K85.900		急性胰腺炎		
K85.901		亚急性胰腺炎		
K85.902		急性重症胰腺炎		
K86.000		酒精性慢性胰腺炎		
K86.100		慢性胰腺炎，其他的		

主要编码	附加编码	疾　病　名　称	别　　名	备　　注
K86.101		慢性复发性胰腺炎		
K86.102		慢性创伤性胰腺炎		
K86.103		慢性自身免疫性胰腺炎		
K86.104		慢性胆石性胰腺炎		
K86.105		慢性间质性胰腺炎		
K86.106		慢性囊性胰腺炎		
K86.107		慢性纤维性胰腺炎		
K86.200		胰腺囊肿		
K86.300		胰腺假囊肿		
K86.800		胰腺其他特指的疾病		
K86.801		胰腺坏死		
K86.802		胰腺纤维化		
K86.803		胰岛组织硬化		
K86.804		胰管狭窄		
K86.805		胰腺组织增生		
K86.806		胰腺钙化		
K86.807		胰管痉挛		
K86.808		胰管扩张		
K86.809		胰管结石		
K86.810		胰瘘		
K86.811		胰管梗阻		
K86.812		胰腺脂肪浸润		胰腺脂肪浸润常发生在老年人和肥胖患者，总是伴有胰腺整体体积减小。当其与肥胖有关时，脂肪浸润可以逆转。胰腺脂肪浸润还可能与糖尿病、酒精中毒、囊性纤维化、慢性胰腺炎、慢性类固醇摄入及儿童 Schwachman 综合征有关。脂肪浸润时，残留的正常胰腺组织在 CT 上表现为稍高密度肿块样结构，其与肿瘤鉴别困难。这种情况多发生在胰头，为排除肿瘤，施行内镜逆行性胰胆管造影
K86.813		胰腺肉芽肿		
K86.814		胰腺功能不全		
K86.815		手术后胰腺瘘		
K86.816		胰腺积液		
K86.817		胰腺萎缩		
K86.818		胰-心综合征		
K86.900		胰腺的疾病		
K86.901		胰腺肿物		
K90.000		乳糜泻［腹腔病］		

主要编码	附加编码	疾 病 名 称	别 名	备 注
K90.001		谷胶肠病	麸胶敏感性肠病、麦胶肠病	谷胶肠病是因为患者对麦胶（这是小麦中的一种蛋白质）过敏，从而导致空肠黏膜的绒毛发生萎缩而影响其吸收功能的一种疾病。简而言之，它是一种因麦胶诱发的小肠黏膜损伤综合征，多见于婴幼儿。这是一种先天性代谢性疾患，或因小肠对麦胶蛋白过敏所致的疾病。由于患者缺乏水解麦麸毒性成分的酶，食入麦胶后，麦胶在小肠分解出麦醇溶蛋白，破坏肠黏膜从而引起吸收不良和乳糜泻。查：肠病-麸胶敏感性　K90.0
K90.002		特发性脂肪痢		脂肪痢发生在幼儿者称小儿脂痢病，发生在成人则称为特发性脂痢。患者消瘦、营养不良、腹泻、呈脂肪便。本病病因可能与遗传有关的代谢异常及免疫因素有关。本病是麸质过敏性肠病，过敏原是麦胶蛋白。患者空肠黏膜上皮的绒毛及微绒毛呈明显萎缩，黏膜表面扁平。黏膜固有层显慢性炎性改变，有淋巴细胞、浆细胞，有时有嗜酸性粒细胞浸润。如患者饮食不含麸质类食物，则上述肠黏膜病变可以恢复。查：脂肪泻-特发性　K90.0
K90.100		热带口炎性腹泻		
K90.200		盲袢综合征		
K90.300		胰性脂肪痢		
K90.400		不耐受引起的吸收不良		
K90.401		脂肪痢		
K90.402		蛋白丢失性胃肠病		蛋白丢失性胃肠病（protein-losing gastroenteropathy）是指各种原因所致的血浆蛋白质从胃肠道丢失而致低蛋白血症的一组疾病。临床表现因原发病的症状和体征而各不相同。查：肠病-蛋白质丢失性　K90.4
K90.403		碳水化合物吸收不良		
K90.404		蛋白吸收不良		
K90.405		淀粉吸收不良		
K90.406		脂肪吸收不良		
K90.800		肠吸收不良，其他的		
K90.801		原发性小肠吸收不良综合征		
K90.802†	M14.8*	惠普尔病	肠源性脂肪代谢障碍、Whipple病	惠普尔病是一种少见的系统性疾病。其临床特征为小肠吸收不良、发热、皮肤色素沉着、贫血、淋巴结肿大、关节炎、关节痛、胸膜炎、瓣膜性心内膜炎和中枢神经系统症状。1907年惠普尔（Whipple）首次报道本病，并描述了其临床特征及小肠、淋巴结的病理改变

主要编码	附加编码	疾　病　名　称	别　名	备　注
K90.900		肠吸收不良		
K90.901		小肠吸收不良综合征（非手术性）		小肠吸收不良综合征系各种原因引起的小肠消化，吸收功能减损，以致营养物质不能正常吸收，而从粪便中排泄，引起营养缺乏的临床综合征，亦称消化吸收不良综合征。查：综合征-吸收不良　K90.9
K91.000		胃肠手术后呕吐		
K91.100		胃手术后综合征		
K91.101		倾倒综合征		倾倒（dumping）综合征系指胃切除术后，因胃排空过速，餐后出现胃肠道和血管舒缩障碍的一组症候群。也可由于胰岛受刺激而致高胰岛素血症，导致低血糖症候群。本征以 Billroth Ⅱ 式胃大部切除术后最常见。胃手术后 10~14 天发病，症状出现在餐后 30 分钟内者，称为早发型倾倒综合征，发病时多伴高血糖，故又称餐后早期高血糖综合征。餐后 1~2 小时发病，伴有低血糖者称为迟发型倾倒综合征，又称餐后低血糖综合征。查：综合征-倾倒（胃切除术后）　K91.1
K91.102		残窦综合征		残窦综合征（residue sinus syndrome）是指 Billroch Ⅱ 式手术时，胃窦切除不全，残留胃窦所致的吻合口溃疡症候群。残留胃窦复发性溃疡的发病率为 40%。查：综合征-胃部手术后　K91.1
K91.103		迷走神经切断后综合征		迷走神经切断术的并发症：吞咽困难、食管穿孔、胃小弯缺血坏死、脾脏损伤、出血等。查：综合征-迷走神经切断术后　K91.1
K91.200		手术后吸收不良，不可归类在他处者		
K91.201		短肠综合征		短肠综合征（short bowel syndrome，SBS）是由各种原因导致的小肠消化吸收面积大量减少而引起的一系列临床症候群。大多数 SBS 是因为各种腹部疾病手术治疗过程中广泛切除小肠所致，也可由小肠短路手术造成，极少数是由于大段肠管功能丧失引起。由于残余肠管过短，营养物质吸收消化障碍，可表现为腹泻、脂肪泻、体重下降，严重者甚至会危及生命。查：综合征-吸收不良--手术后　K91.2
K91.202		手术后盲袢综合征		盲袢综合征（blind loop syndrome）是指小肠内容物在肠腔内停滞和细菌过度繁殖引起的腹泻、贫血、吸收不良和体重减轻的综合征。主要见于胃切除、胃肠吻合术后导致盲袢或盲袋（即肠袢）的形成并发生淤滞而引起。查：综合征-盲袢--手术后　K91.2

主要编码	附加编码	疾 病 名 称	别 名	备 注
K91.300		手术后肠梗阻		
K91.301		回肠肛管吻合口狭窄		
K91.302		手术后小肠储袋梗阻		
K91.303		手术后肠肠吻合口狭窄		
K91.305		直肠吻合口狭窄		
K91.400		结肠造口术和小肠造口术后功能障碍		
K91.401		小肠造口术后功能障碍		
K91.402		肠造口术后功能障碍		
K91.404		结肠造口术后狭窄	手术后结肠造瘘口狭窄	国标库误将"手术后结肠造瘘口狭窄"分出独立条目，编码于 K91.407。现合并于此条目
K91.405		结肠造口脱垂		
K91.406		人工肛门脱垂		人工肛门脱垂，轻者为黏膜脱垂，常因手术时浆肌层修剪过多所致；重者可有不同程度的瘘口脱出，与造瘘肠段未充分固定或留置过长有关。老年患者由于肠管肌层和腹壁肌层较薄弱，故比较容易发生。便秘或排便过多会加重人工肛门的脱垂，故应首先保持患者排便通畅；人工肛门口经常外敷油性软膏，可保护脱垂黏膜，防止破损和感染；脱出严重者，需手术复位。查：并发症-肠（造口） K91.4
K91.408		人工肛门狭窄		人工肛门手术或称肠造口术是外科常见的一种手术方式，是指因治疗需要，外科医生先在患者腹壁上做一个开口，随后将一段肠管拉出腹腔外并将肠管开口固定在腹壁上，用于排泄粪便，粪便可收集于贴于开口处的特制塑料袋内。根据造口肠段部位的不同可分为回肠造口术、盲肠造口术及结肠造口（横结肠、乙状结肠造口术）。查：狭窄-肠造口 K91.4
K91.500		胆囊切除术后综合征		
K91.800		消化系统的其他操作后疾患		
K91.801		胰胃吻合口狭窄		
K91.802		残胃吻合口炎		
K91.803		肠代食管吻合口狭窄		
K91.804		肠造瘘术后肠黏膜脱垂		
K91.805		胆囊空肠吻合口狭窄		
K91.806		胆总管空肠吻合口狭窄		
K91.807		胆漏		
K91.808		结肠吻合口炎		

主要编码	附加编码	疾　病　名　称	别　名	备　注
K91.809		食管胃吻合口狭窄		
K91.810		食管胃吻合口瘘		
K91.811		食管胃吻合口炎		
K91.812		食管空肠吻合口狭窄		
K91.813		食管空肠吻合口瘘		
K91.814		食管空肠吻合口炎		
K91.815		食管吻合口瘘		
K91.816		食管十二指肠吻合口瘘		
K91.817		食管结肠吻合口狭窄		
K91.818		手术后胃肠功能紊乱		
K91.819		手术后胃肠吻合口狭窄		
K91.820		手术后肠粘连		
K91.821		手术后肠吻合口炎		
K91.822		手术后胆管狭窄		
K91.823		手术后胆管十二指肠吻合口狭窄		
K91.824		手术后肛门括约肌失禁		
K91.825		手术后肝衰竭		
K91.826		手术后肝总管狭窄		
K91.827		手术后肝管-空肠吻合口狭窄		
K91.828		手术后胃排空障碍		
K91.829		手术后胃肠吻合口炎		
K91.830		手术后胃瘫综合征		术后胃瘫综合征（postsurgical gastroparesis syndrome，PGS）指腹部手术后胃肠动力紊乱所致的非机械性胃排空障碍，以胃流出道非机械性梗阻为主的一种功能性疾病。查：功能障碍-胃（造口）　K91.8
K91.831		手术后幽门梗阻		
K91.832		胃肠吻合口功能障碍		
K91.833		胃肠吻合口水肿		
K91.834		胃肠吻合口炎		
K91.835		胃肠道手术后腹泻		
K91.836		输入袢综合征		输入袢综合征（afferent loop syndrome）系指 Billroth Ⅱ式胃切除术、结肠前吻合术后，因输入袢发生梗阻引起胆汁或胰液的淤滞。有急性、慢性梗阻两种类型，前者多为完全性梗阻，后者为可复性、部分梗阻。查：综合征-输入性肠袢梗阻 NEC　K91.8
K91.837		手术后腹膜炎		

主要编码	附加编码	疾 病 名 称	别 名	备 注
K91.839		肠吻合口狭窄		
K91.840		手术后胆管闭锁		
K91.841		手术后肝管狭窄		手术后并发症，一般不归入各系统疾病内，而是归入到各系统操作后并发症类目，除非另有特指
K91.842		胃肠吻合术后输出襻梗阻		输出襻梗阻（efferent loop obstruction）见于胃大部切除、胃空肠吻合术后，患者呕吐大量胆汁，钡餐检查可见钡剂入空肠输入襻，不入空肠输出襻，输入襻空肠口通畅，而输出襻空肠口为肠黏膜所堵塞。这种排空障碍多为机械原因所致，如炎性包块等。也可能为胃酸刺激空肠引起肠痉挛所致。查：综合征-胃空肠襻梗阻　K91.8
K91.900		消化系统的操作后疾患		
K92.000		呕血		
K92.100		黑粪		
K92.200		胃肠出血		
K92.201		胃出血		
K92.202		残胃出血		
K92.203		十二指肠出血		
K92.204		肠出血		
K92.205		盲肠出血		
K92.206		结肠出血		
K92.207		急性上消化道出血		
K92.208		上消化道出血		
K92.209		下消化道出血		
K92.210		消化道出血		
K92.800		消化系统其他特指的疾病		
K92.801		门脉高压性胃肠病		
K92.900		消化系统的疾病		
K92.901		胃肠功能紊乱		
L00.x00		葡萄球菌性烫伤样皮肤综合征	新生儿剥脱样皮炎、金黄色葡萄球菌型中毒性表皮松解症、细菌性中毒性表皮坏死松解症、Ritter病	葡萄球菌皮肤烫伤样综合征（SSSS）是发生在新生儿的一种严重的急性泛发性剥脱型脓疱病，是在全身泛发红斑基底上，发生松弛性烫伤样大疱及大片表皮剥脱为特征，大多数发生于婴儿，偶见于成人
L00.x01		新生儿天疱疮		
L01.000		脓疱病［任何器官］［任何部位］		

主要编码	附加编码	疾　病　名　称	别　名	备　注
L01.001		伯克哈特脓疱病		
L01.002		大疱性脓疱病		
L01.003		单纯性脓疱病		
L01.004		溃疡性脓疱病		
L01.005		滤泡性脓疱病		
L01.006		新生儿大疱性脓疱疮	新生儿脓疱病	
L01.008		寻常性脓疱病		
L01.100		皮肤病的脓疱化，其他的		
L02.000		面部皮肤脓肿、疖和痈		
L02.100		颈部皮肤脓肿、疖和痈		
L02.200		躯干皮肤脓肿、疖和痈		
L02.201		背部脓肿		
L02.202		腹壁脓肿		
L02.203		腹股沟脓肿		
L02.205		髂窝脓肿		
L02.300		臀部皮肤脓肿、疖和痈		
L02.400		肢体皮肤脓肿、疖和痈		
L02.401		腘窝脓肿		
L02.402		下肢皮肤脓肿、疖和痈		
L02.403		上肢皮肤脓肿、疖和痈		
L02.800		皮肤脓肿、疖和痈，其他部位的		
L02.801		头皮脓肿		
L02.802		帽状腱膜下脓肿		
L02.803		头部疖		
L02.804		头部痈		
L02.900		皮肤脓肿、疖和痈		
L02.901		皮肤疖		
L02.902		皮肤脓肿		
L02.903		皮肤痈		
L03.000		指和趾的蜂窝织炎		
L03.001		趾蜂窝织炎		
L03.002		甲周炎		
L03.003		甲沟炎		
L03.004		甲床炎		
L03.100		肢体其他部位的蜂窝织炎		
L03.101		急性上肢淋巴管炎		

主要编码	附加编码	疾 病 名 称	别 名	备 注
L03. 102		急性下肢淋巴管炎		
L03. 103		上肢蜂窝织炎		
L03. 104		肩蜂窝织炎		
L03. 105		臂蜂窝织炎		
L03. 106		手蜂窝织炎		
L03. 107		下肢蜂窝织炎		
L03. 108		腿蜂窝织炎		
L03. 109		足蜂窝织炎		
L03. 200		面部蜂窝织炎		
L03. 300		躯干蜂窝织炎		
L03. 301		胸壁蜂窝织炎		
L03. 302		背部蜂窝织炎		
L03. 303		腹壁蜂窝织炎		
L03. 304		腹股沟蜂窝织炎		
L03. 305		脐部蜂窝织炎		
L03. 306		会阴蜂窝织炎		
L03. 800		蜂窝织炎，其他部位的		
L03. 801		头部蜂窝织炎		蜂窝织炎是皮下、筋膜下、肌间隙或深部蜂窝组织的一种急性弥漫性化脓性感染。常由溶血性链球菌、葡萄球菌或厌氧菌引起。病变易扩散，与正常组织无明显界限。表浅者局部红肿、压痛明显；病变深者，除局部红肿、压痛外，常伴有严重的全身中毒症状。查：蜂窝织炎-头部 NEC L03. 8
L03. 802		头皮蜂窝织炎		
L03. 900		蜂窝织炎		
L03. 901		急性淋巴管炎		
L04. 000		面、头和颈部急性淋巴结炎		
L04. 001		急性头面部淋巴结炎		淋巴结炎是一广义的概念，泛指各种原因所致的淋巴结急性或慢性炎症
L04. 002		急性颈部淋巴结炎		
L04. 003		急性颌下淋巴结炎		
L04. 100		躯干急性淋巴结炎		
L04. 200		上肢急性淋巴结炎		
L04. 201		急性肩淋巴结炎		
L04. 202		急性腋下淋巴结炎		
L04. 300		下肢急性淋巴结炎		
L04. 301		急性髋淋巴结炎		

主要编码	附加编码	疾 病 名 称	别 名	备 注
L04.800		急性淋巴结炎，其他部位的		
L04.900		急性淋巴结炎		
L04.901		急性化脓性淋巴结炎		
L05.000		藏毛囊肿伴有脓肿		
L05.900		藏毛囊肿不伴有脓肿		
L05.901		先天性背部皮肤窦道		
L08.000		脓皮病		
L08.001		化脓性皮炎		
L08.002		脓疱性皮疹		
L08.100		红癣		红癣是由棒状杆菌属的微细棒状杆菌引起的一种皮肤局限性浅表的感染，易发于皮肤摩擦部位。皮肤主要损害为境界清楚、边缘不规则的斑片。皮损颜色依据存在时间长短而不同，开始呈红色，随后变成褐色或棕红色，表面可伴有糠秕样鳞屑。常见于股根与阴囊接触的腹股沟部、腋窝、臀缝、乳房下、第四五趾间等皱褶部位的皮肤
L08.800		皮肤和皮下组织其他特指的局部感染		
L08.801		皮肤感染性窦道		皮肤窦道有三种查找结果：①查：窦道，假性先天性；②查：瘘；③查窦道，感染性，皮肤。窦道的分类要区分先天性还是后天性还是感染性，感染性居多
L08.802		增殖性脓皮病		
L08.803		瘢痕感染		
L08.804		背部感染性窦道		
L08.805		腹壁感染性窦道		
L08.900		皮肤和皮下组织的局部感染		
L08.901		头面颈部皮肤感染		
L08.902		躯干皮肤感染		
L08.903		上肢皮肤感染		
L08.904		下肢皮肤感染		
L08.905		脐炎		
L08.906		颈部软组织感染		
L08.907		腹壁软组织感染		
L08.908		会阴部软组织感染		
L08.909		会阴炎性包块		
L08.910		足皮肤感染		
L08.911		足软组织感染		

主要编码	附加编码	疾 病 名 称	别 名	备 注
L10.000		寻常型天疱疮	恶性天疱疮	天疱疮是一种自身免疫性疾病，在各型天疱疮患者血液循环中均存在抗角朊细胞间物质抗体，而且抗体效价与病情轻重平行。在表皮器官培养中加入天疱疮患者血清，48~72 小时后可在基底细胞上部出现棘刺松解现象。寻常型天疱疮，是天疱疮中比较严重的一种。查：天疱疮-寻常型 L10.0
L10.100		增生型天疱疮		
L10.200		落叶型天疱疮		卡泽纳夫病［落叶型天疱疮］ L10.2
L10.300		巴西天疱疮		
L10.301		野火型天疱疮		
L10.400		红斑性天疱疮		塞尼尔-厄舍病或综合征［红斑性天疱疮］ L10.4
L10.500		药物性天疱疮		
L10.800		天疱疮，其他特指的		
L10.801		疱疹样天疱疮		疱疹样天疱疮（herpetiform pemphigus）系指临床表现类似疱疹样皮炎，而组织病理示表皮内水疱和嗜酸性粒细胞海绵形成。直接免疫荧光检查表皮细胞间 IgG 沉积的疾病
L10.900		天疱疮		
L11.000		后天性毛囊角化病		
L11.100		短暂性棘皮松解皮肤病［格罗弗］	Grover 病、丘疹性棘层松解	短暂性棘皮松解皮肤病（transient acantholytic dermatosis）1970 年由 Grover 首先报告，是一种能自发缓解的成人的棘层松解和角化不良性疾病
L11.800		皮肤棘层松解性疾患，其他特指的		
L11.900		皮肤棘层松解性疾患		
L12.000		大疱性类天疱疮		
L12.001		老年性疱疹样皮炎		
L12.100		瘢痕性类天疱疮		
L12.101		良性黏膜类天疱疮	瘢痕性天疱疮	
L12.102†	H13.3*	结膜天疱疹		
L12.103†	H13.3*	眼天疱疹		
L12.200		儿童期慢性大疱性疾病		
L12.201		青少年疱疹样皮炎		
L12.202		线状 IgA 大疱性皮炎		
L12.300		后天性大疱性表皮松解		
L12.800		类天疱疮，其他的		

主要编码	附加编码	疾　病　名　称	别　　名	备　　注
L12. 900		类天疱疮		
L13. 000		疱疹样皮炎	［杜林（Duhring）病］	疱疹样皮炎是一种较为少见的慢性良性复发性大疱性皮肤病，病因不明。它的特点是反复发作、病程呈慢性经过、皮疹形态多样、对称分布、剧烈瘙痒、预后良好。多发生于 22～55 岁。常有无症状的谷胶过敏性肠病
L13. 100		角质层下小脓疱性皮炎		
L13. 101		斯内登-威尔金森病	Sneddon-Wilkison 病、角质层下小脓疱性皮肤病	角层下脓疱性皮肤病是一种慢性良性复发性脓疱性皮肤病，中年妇女多见，病理变化为角层下脓疱，1956 年由 Sneddon 和 Wilkinson 等首先报道。本病与祖国医学文献中记载的"登豆疮"相类似。查：斯内登-威尔金森病或综合征［角质层下小脓疱性皮炎］　L13.1
L13. 800		大疱性疾患，其他特指的		
L13. 900		大疱性疾患		
L13. 901		大疱性皮炎		
L20. 000		贝尼耶痒疹		
L20. 800		特应性皮炎，其他的		
L20. 801		泛发性神经性皮炎		
L20. 802		变应性湿疹		
L20. 803		特应性神经性皮炎		
L20. 804		婴儿湿疹		
L20. 805		弥漫性神经性皮炎		
L20. 806		新生儿皮肤湿疹		
L20. 900		特应性皮炎		
L21. 000		头皮皮脂溢		
L21. 001		乳痂		
L21. 002		头皮糠疹		
L21. 100		婴儿脂溢性皮炎		
L21. 800		脂溢性皮炎，其他的		
L21. 900		脂溢性皮炎		
L21. 901		脂溢性湿疹		
L22. x00		尿布皮炎		
L22. x01		银屑病样尿布疹		
L22. x02		尿布疹		
L23. 000		金属引起的变应性接触性皮炎		
L23. 001		铬变应性接触性皮炎		
L23. 002		镍变应性接触性皮炎		

主要编码	附加编码	疾病名称	别名	备注
L23.100		粘贴剂引起的变应性接触性皮炎		
L23.101		橡皮膏变应性接触性皮炎		
L23.200		化妆品引起的变应性接触性皮炎		
L23.300		药物接触皮肤引起的变应性接触性皮炎		
L23.400		染料引起的变应性接触性皮炎		
L23.500		化学产品引起的变应性接触性皮炎，其他的		
L23.501		水泥变应性接触性皮炎		
L23.502		塑料变应性接触性皮炎		
L23.503		橡胶变应性接触性皮炎		
L23.504		杀虫剂变应性接触性皮炎		
L23.600		食物接触皮肤引起的变应性接触性皮炎		
L23.700		植物引起的变应性接触性皮炎，除外食物		
L23.800		变应性接触性皮炎，其他物质引起的		
L23.801		毛皮变应性接触性皮炎		
L23.900		变应性接触性皮炎		
L23.901		过敏性皮炎		
L24.000		去污剂引起的刺激性接触性皮炎		
L24.100		油脂类引起的刺激性接触性皮炎		
L24.200		溶剂类引起的刺激性接触性皮炎		
L24.201		丙酮刺激性接触性皮炎		
L24.202		醇类刺激性接触性皮炎		
L24.203		二硫化碳刺激性接触性皮炎		
L24.204		甲苯刺激性接触性皮炎		
L24.205		溶剂类刺激性接触性皮炎		
L24.206		松脂刺激性接触性皮炎		
L24.300		化妆品引起的刺激性接触性皮炎		
L24.400		药物接触皮肤引起的刺激性接触性皮炎		
L24.500		化学产品引起的刺激性接触性皮炎，其他的		

主要编码	附加编码	疾　病　名　称	别　　名	备　　注
L24.501		碱刺激性接触性皮炎		
L24.502		尼龙刺激性接触性皮炎		
L24.503		砌砖工刺激性痒病		
L24.504		酸类刺激性接触性皮炎		
L24.600		食物接触皮肤引起的刺激性接触性皮炎		
L24.601		揉面刺激性痒病		
L24.700		植物引起的刺激性接触性皮炎，除外食物		
L24.800		刺激性接触性皮炎，其他物质引起的		
L24.801		松毛虫皮炎		
L24.900		刺激性接触性皮炎		
L24.901		刺激性皮炎		
L25.000		化妆品引起的接触性皮炎		
L25.100		药物接触皮肤引起的接触性皮炎		
L25.200		染料引起的接触性皮炎		
L25.201		染发性皮炎		
L25.300		化学产品引起的接触性皮炎，其他的		
L25.400		食物接触皮肤引起的接触性皮炎		
L25.500		植物引起的接触性皮炎，除外食物		
L25.800		接触性皮炎，其他物质引起的		
L25.900		接触性皮炎		
L26.x00		剥脱性皮炎		
L26.x01		黑布拉糠疹		
L27.000		药物和药剂引起的全身性皮疹		
L27.002		红皮病型药疹		
L27.003		荨麻疹型药疹		荨麻疹型药疹较常见。多由血清制品（如破伤风或狂犬疫苗）、呋喃唑酮（痢特灵）、青霉素等引起。临床症状与荨麻疹相似，但持续时间较长，同时可伴有血清病样症状，如发热、关节疼痛、淋巴结肿大、蛋白尿等。若致敏药物排泄缓慢，或生活、工作中不间断接触微量致敏原，可表现为慢性荨麻疹
L27.004		药物性红斑		

主要编码	附加编码	疾 病 名 称	别　　名	备　　注
L27.005		药物性皮炎		
L27.100		药物和药剂引起的局限性皮疹		
L27.101		固定性药疹		固定型药疹约占各型药疹总数的30%，常由解热镇痛类、磺胺类或巴比妥类等药物引起。皮疹为圆形或类圆形的水肿性暗紫红色斑疹，直径1~4cm，常为一个，偶为数个，边界清楚。轻度瘙痒，一般不伴全身症状，重者可伴喉头水肿，或转变为大疱性表皮坏死松解型药疹等重症型药疹。皮疹多见于口唇、口周、龟头等皮肤黏膜交界处，手足背及躯干也可发生。如再用该药，常于数分钟或数小时后在原药疹处发痒，继而出现同样皮疹，中央色深，边缘潮红。可如此反复发作。停药后约1周红斑可消退，遗留灰黑色色素沉着斑，不易消退。查：疹－药（全身性）（内服）--局部性　L27.1
L27.200		摄入食物引起的皮炎		
L27.201		牛奶过敏性皮炎		
L27.800		内服物质引起的皮炎，其他的		
L27.801		砷过敏性皮炎		
L27.900		内服物质引起的皮炎		
L28.000		慢性单纯性苔藓	神经性皮炎	慢性单纯性苔藓（lichensimplexchronicus）是一种常见的慢性皮肤神经功能障碍性皮肤病
L28.001		局限性神经性皮炎		
L28.002		苔藓样皮炎		
L28.003		苔藓		
L28.100		结节性痒疹		
L28.200		痒疹，其他的		
L28.201		黑布拉痒疹		
L28.202		轻症痒疹		
L28.203		丘疹性荨麻疹	荨麻疹性苔藓、婴儿苔藓	丘疹性荨麻疹是婴幼儿及儿童常见的过敏性皮肤病，但成人也可患病。往往同一家庭中几人同时发病。春秋季节发生较多。本病是一个以症状特点而命名的疾病，实际上本病为虫咬皮炎。临床特点为散在性、性质稍坚硬、顶端有小疱的丘疹。周缘有纺锤形红晕，自觉瘙痒
L29.000		肛门瘙痒（症）		
L29.100		阴囊瘙痒（症）		
L29.200		外阴瘙痒（症）		

主要编码	附加编码	疾 病 名 称	别　名	备　注
29.300		肛门生殖器瘙痒（症）		
29.800		瘙痒（症），其他的		
29.801		冬令瘙痒症		
29.802		老年瘙痒症		
29.900		瘙痒（症）		
30.000		钱币状皮炎		
30.100		汗疱疹		
30.200		皮肤自体致敏		
30.201		念珠菌疹		
30.202		皮肤癣菌疹		皮藓菌疹（现译名皮肤癣菌病）　L30.2
30.203		湿疹样疹	湿疹	湿疹由各种内外因素引起的，在急性阶段以丘疱疹为主，在慢性阶段以表皮肥厚和苔藓样变为主的瘙痒性皮肤病。当一个局限性湿疹红肿糜烂，渗液较多，倘若处理不当，或食用刺激性食物，促使病情加重，可突然在全身泛发很多类似小片，此即自身过敏性湿疹，亦可称为湿疹样疹。湿疹样疹　L30.2
L30.204		自体过敏性皮炎		
L30.300		感染性皮炎		
L30.301		传染性湿疹样皮炎	恩格曼病［传染性皮炎］［传染性湿疹］	恩格曼病［传染性湿疹样皮炎］本病多发生在有传染性分泌物的病灶周围，其脓性分泌物或渗出物引起周围皮肤出现湿疹样改变。查：皮炎－传染性湿疹样　L30.3
L30.302		小脓疱性湿疹		
L30.400		擦烂红斑		
L30.500		白色糠疹		
L30.800		皮炎，其他特指的		
L30.801		寒冷性皮炎		
L30.802		激素依赖性皮炎		
L30.803		季节性大疱性皮炎		
L30.804		嗜酸性粒细胞增多性皮病		
L30.805		胼胝性湿疹		
L30.900		皮炎		
L30.901		泛发性湿疹		
L30.902		湿疹		
L30.903		外阴湿疹		
L30.904		阴囊湿疹		

主要编码	附加编码	疾病名称	别名	备注
L30.905		湿疹样皮炎		
L40.000		寻常性银屑病		
L40.001		斑块状银屑病		
L40.002		蛎壳状银屑病		蛎壳状银屑病属于寻常性银屑病的一种
L40.003		钱币形银屑病		
L40.100		全身脓疱性银屑病		
L40.101		冯-聪布施病		
L40.102		脓疱性银屑病		
L40.103		疱疹样脓疱病		
L40.200		持续性肢端皮炎	阿洛波肢端皮炎或病、Hallopeau 连续性肢端皮炎	持续性肢端皮炎是一种慢性、复发性、无菌性脓疱性皮肤病，以指、趾末端反复出现无菌性脓疱伴甲改变为特点，病因不明。目前认为本病是脓疱型银屑病的一种罕见类型。查：阿洛波肢端皮炎或病[持续性肢端皮炎]　L40.2
L40.300		掌跖脓疱病		
L40.301		掌跖脓疱性银屑病		
L40.400		滴状银屑病		
L40.500†		关节病型银屑病		
L40.501†	M07.3*	银屑病性关节炎		
L40.502†	M09.0*	银屑病性幼年型关节炎		
L40.800		银屑病，其他的		
L40.801		反常性银屑病		
L40.802		红皮病性银屑病		
L40.900		银屑病		
L41.000		急性苔藓痘疮样糠疹		
L41.001		穆哈-黑贝曼病		
L41.100		慢性苔藓样糠疹		
L41.200		淋巴瘤样丘疹病		淋巴瘤样丘疹病是一种慢性、复发性、自愈性、丘疹坏死或丘疹结节性皮肤病。其基本损害是丘疹和小结节，临床与急性痘疮样糠疹类似，但组织学上有皮肤 T 细胞淋巴瘤的特点，10%~20% 的患者可先后或同时发生另一种淋巴瘤。最新的 WHO-EORTC 分类认为本病是一种低级别的皮肤 T 细胞淋巴瘤。在新的 WHO 造血与淋巴组织肿瘤分类中，它属于 CD30⁺T-皮肤淋巴增生性疾病谱系。M97182/3 C44.-在 ICD-10 第 2 版中还是分类于皮肤，查丘疹病，淋巴瘤样　L41.2

主要编码	附加编码	疾病名称	别名	备注
41.300		小斑块副银屑病		
41.400		大斑块副银屑病		
41.500		网状副银屑病		
41.800		副银屑病，其他的		
41.801		斑状副银屑病		
41.900		副银屑病		
42.x00		玫瑰糠疹		
43.000		肥厚性扁平苔藓		
43.100		大疱性扁平苔藓		
43.200		苔藓样药物反应		
43.300		亚急性（活动性）扁平苔藓		
43.301		热带扁平苔藓		
43.800		扁平苔藓，其他的		
43.900		扁平苔藓		
43.901		口腔扁平苔藓		
43.902		舌扁平苔藓		扁平苔藓（lichen planus）是一种皮肤黏膜慢性炎性疾病，是口腔黏膜的常见病之一。其病因目前尚无定论。可能与感染、精神、内分泌、系统性疾病、遗传及免疫等因素有关
44.000		毛发红糠疹		
44.100		光泽苔藓		
44.200		条纹状苔藓		
44.300		念珠状红苔藓		
44.400		婴儿丘疹性肢皮炎［詹诺托-克罗斯蒂］	詹诺托-克罗斯蒂	婴儿丘疹性肢皮炎是由婴儿丘疹所引起的皮炎，婴儿丘疹多数认为与节肢动物叮咬有关，也有认为与胃肠道功能紊乱有关，如吃鱼、虾等和出牙，肠寄生虫原因等有关，夏、秋季多见，好发于儿童。丘疹好发于腰、臀和四肢，1周至10天消退，遗留黑色素沉着瘢痕，反复发作一般到6周岁后才减少
44.800		丘疹鳞屑性疾患，其他特指的		
44.900		丘疹鳞屑性疾患		
50.000		变应性荨麻疹		
50.100		特发性荨麻疹		
50.200		冷和热引起的荨麻疹		
50.201		寒冷性荨麻疹		
50.202		热性荨麻疹		

主要编码	附加编码	疾 病 名 称	别 名	备 注
L50.300		皮肤划痕性荨麻疹		
L50.301		人工性荨麻疹		
L50.400		振动荨麻疹		
L50.500		胆碱能性荨麻疹		
L50.600		接触性荨麻疹		
L50.800		荨麻疹，其他的		
L50.801		急性荨麻疹		急性修饰词不能查到，很容易分类于 L50.9，单慢性可以查到，编码于 L50.8
L50.802		慢性荨麻疹		
L50.803		胃肠型荨麻疹		
L50.900		荨麻疹		
L51.000		非大疱型多形性红斑		
L51.100		大疱型多形性红斑		
L51.101		史蒂文斯-约翰逊综合征		
L51.200		中毒性表皮坏死松解症［莱尔］		中毒性表皮坏死松解症（TEN）最常发生于成人。磺胺类、巴比妥类、非甾类抗炎药、苯妥英钠、别嘌醇和青霉素最常有关，但有众多其他药物也曾较少被牵连。约有1/5的患者否认有服药史。约在1/病例中，由于同时患有严重疾病及用药治疗而病因不明。本病为皮肤科少数真正的紧急情况之一，其病死率达61%。莱尔综合征 L51.2
L51.800		多形性红斑，其他的		
L51.802		渗出性多形红斑		
L51.900		多形性红斑		
L52.x00		结节性红斑		
L52.x01		硬红斑		
L53.000		中毒性红斑		
L53.100		离心性环状红斑		
L53.101		风湿性环形红斑		
L53.200		边缘性红斑		
L53.300		慢性回状红斑，其他的		
L53.800		红斑性情况，其他特指的		
L53.801		猩红热样红斑		
L53.900		红斑性情况		
L53.901		红皮病		
L55.000		Ⅰ度晒斑［晒伤］		
L55.100		Ⅱ度晒斑［晒伤］		

主要编码	附加编码	疾 病 名 称	别 名	备 注
L55. 200		Ⅲ度晒斑［晒伤］		
L55. 800		晒斑［晒伤］，其他的		
L55. 900		晒斑［晒伤］		
L56. 000		药物光毒性反应		
L56. 100		药物光变应性反应		
L56. 200		光接触性皮炎［香料皮炎］		
L56. 300		日光性荨麻疹		
L56. 400		多形性日光疹		
L56. 401		牛痘样水疱		
L56. 800		紫外线辐射引起的其他特指的急性皮肤改变		
L56. 900		紫外线辐射引起的急性皮肤改变		
L57. 000		光线性角化病		
L57. 001		灰泥角化症		
L57. 002		老年性角化病		
L57. 003		日光性角化病		
L57. 100		光线性类网状细胞增多症		
L57. 200		颈部菱形皮		
L57. 300		西瓦特皮肤异色病		
L57. 400		老年性皮肤松垂		
L57. 401		获得性皮肤松弛症		
L57. 402		皮肤松弛		
L57. 500		光线性肉芽肿		
L57. 800		慢性暴露于非电离辐射下引起的其他皮肤改变		
L57. 801		慢性光化性皮炎		
L57. 802		日光性皮炎		
L57. 900		慢性暴露于非电离辐射下引起的皮肤改变		
L58. 000		急性放射性皮炎		
L58. 100		慢性放射性皮炎		
L58. 101		放射性皮肤溃疡		
L58. 900		放射性皮炎		
L59. 000		火激红斑［火激皮炎］		
L59. 800		与辐射有关的皮肤和皮下组织其他特指的疾患		
L59. 801		慢性光化性皮炎，与辐射相关		

主要编码	附加编码	疾　病　名　称	别　　名	备　　注
L59.900		与辐射有关的皮肤和皮下组织疾患		
L60.000		嵌甲		
L60.100		甲剥离		
L60.200		甲弯曲		
L60.201		甲肥厚		
L60.300		甲营养不良		
L60.301		脆甲症		
L60.400		博氏线		
L60.500		黄甲综合征		
L60.800		甲疾患，其他的		
L60.801		甲床角化过度		
L60.802		指甲下出血		
L60.803		趾甲下出血		
L60.900		甲疾患		
L63.000		头部全秃		
L63.100		普秃		
L63.200		匐行性脱发		
L63.800		斑秃，其他的		
L63.900		斑秃		
L64.000		药物性雄激素性脱发		
L64.800		雄激素性脱发，其他的		
L64.801		早老性脱发		
L64.900		雄激素性脱发		
L65.000		静止期脱发		
L65.100		再生期脱发		
L65.200		黏蛋白性脱发		
L65.800		非瘢痕性毛发缺失，其他特指的		
L65.801		感染后脱发		
L65.802		神经性脱发		
L65.900		非瘢痕性毛发缺失		
L65.901		眉缺损		
L65.902		脱发		
L65.903		脂溢性脱发		
L65.904		毛发稀少症		
L65.905		眉毛脱落		

主要编码	附加编码	疾 病 名 称	别 名	备 注
L66.000		假性斑秃		
L66.100		毛发扁平苔藓		
L66.200		脱发性毛囊炎		
L66.300		脓肿性头部毛囊周围炎		
L66.400		网状红斑性毛囊炎		
L66.800		瘢痕性脱发，其他的		
L66.900		瘢痕性脱发		
L67.000		结节性脆发病		
L67.100		发色变异		
L67.101		白发		
L67.102		白睫毛		
L67.103		白眉毛		
L67.104		后天性白发		
L67.105		灰发		
L67.106		局限性白发		
L67.800		毛色和毛干异常，其他的		
L67.900		毛色和毛干异常		
L68.000		男性型多毛症		
L68.100		后天性胎毛过多		
L68.200		局限性多毛症		
L68.300		多毛症（基因变异）		
L68.800		多毛症，其他的		
L68.900		多毛症		
L70.000		寻常痤疮		
L70.001		粉刺	普通痤疮	
L70.002		结节性痤疮		
L70.003		囊肿型痤疮		
L70.004		脓疱性痤疮		
L70.005		硬结性痤疮		
L70.100		聚会性痤疮		
L70.200		痘样痤疮		
L70.201		额面痤疮		
L70.202		粟粒坏死性痤疮		
L70.203		萎缩性痤疮		
L70.300		热带痤疮		
L70.400		婴儿痤疮		

主要编码	附加编码	疾 病 名 称	别 名	备 注
L70.500		表皮脱落性痤疮		
L70.800		痤疮，其他的		
L70.801		恶病质痤疮		
L70.802		人工性痤疮		
L70.803		职业性痤疮		
L70.900		痤疮		
L71.000		口周皮炎		
L71.100		肥大性酒渣鼻	鼻赘	酒渣鼻（rosacea）是一种发生在颜面中部，以皮肤潮红、丘疹、脓疱及毛细血管扩张为主要特征的慢性皮肤病。病因不清，可能与遗传、胃肠道功能紊乱、胃酸减少引起消化不良和幽门螺杆菌所致的感染、高血压、精神因素、日光、冷热刺激及毛囊蠕形螨感染等有关。分为三期：红斑期、丘疹脓疱期、鼻赘期（仅见于少数男性患者）。鼻部结缔组织增生，皮脂腺异常增大，鼻尖肥大，呈暗红色或紫红色，形成大小不等的结节状隆起称为鼻赘。查：鼻赘［肥大性酒渣鼻］　L71.1
L71.800		酒渣鼻，其他的		
L71.900		酒渣鼻	玫瑰痤疮	
L72.000		表皮囊肿		
L72.100		毛根鞘囊肿		
L72.101		面部皮脂腺囊肿		
L72.102		头颈皮脂腺囊肿		
L72.103		躯干皮脂腺囊肿		
L72.104		四肢皮脂腺囊肿		
L72.105		皮脂腺囊肿		
L72.106		会阴皮脂腺囊肿		
L72.200		多发性皮脂腺囊肿		
L72.800		皮肤和皮下组织的其他毛囊囊肿		
L72.900		皮肤和皮下组织的毛囊囊肿		
L72.901		头颈部囊肿		
L72.902		面部囊肿		
L72.903		躯干囊肿		
L72.904		腹股沟区皮肤囊肿		
L72.905		四肢囊肿		
L73.000		瘢瘤性痤疮		
L73.100		须部假性毛囊炎		

主要编码	附加编码	疾病名称	别名	备注
L73.200		化脓性汗腺炎		
L73.800		毛囊疾患，其他特指的		
L73.801		狼疮样须疮		
L73.802		毛囊闭锁三联征		毛囊闭锁三联征是聚合性痤疮、化脓性汗腺炎、头部脓肿性穿凿性毛囊周围炎等疾病在同一患者身上同时发生。查：疾患-毛囊（皮肤）--特指的 NEC　L73.8
L73.803		皮脂腺增生		
L73.804		须疮		
L73.805		寻常须疮		
L73.900		毛囊疾患		
L74.000		红痱		
L74.001		痱子		
L74.100		晶状痱		
L74.200		深部痱		
L74.300		痱		
L74.400		无汗症		
L74.401		少汗症		
L74.800		外分泌汗腺疾患，其他的		
L74.801		红鼻肉芽肿		
L74.900		外分泌汗腺疾患		
L75.000		臭汗症		
L75.100		色汗症		
L75.200		顶浆分泌腺粟疹		
L75.201		福克斯-福代斯病	顶泌汗腺粟粒疹、大汗腺性痒疹、汗腺毛囊角化病	福克斯-福代病（Fox-Fordyce disease），分布在大汗腺分布的部位，为顶泌汗腺慢性、瘙痒性丘疹性疾病，多见于 13～55 岁，青少年女性常见，通常于绝经后缓解
L75.800		顶浆分泌汗腺疾患，其他的		
L75.900		顶浆分泌汗腺疾患		
L80.x00		白癜风		
L81.000		炎症后色素沉着过度		
L81.100		黄褐斑		
L81.200		雀斑		
L81.300		咖啡牛乳色斑		
L81.400		其他黑色素沉着过度		
L81.401		黑皮病		
L81.402		黑变病		

主要编码	附加编码	疾 病 名 称	别　　名	备　　注
L81.403		焦油性黑变病		
L81.404		里尔黑变病		
L81.405		雀斑痣		
L81.407		中毒性黑变病		
L81.500		白斑病，不可归类在他处者		
L81.600		黑色素形成减少的其他疾患		
L81.601		皮肤异色病		
L81.700		着色紫癜性皮肤病		
L81.701		进行性色素性皮肤病		
L81.702		毛细血管扩张性环状紫癜		
L81.703		尚贝格色素皮肤病	进行性色素性紫癜性皮肤病	
L81.800		色素沉着其他特指的疾患		
L81.801		铁色素沉着		
L81.802		文身色素沉着		
L81.803		地方性砷中毒		
L81.900		色素沉着的疾患		
L82.x00		脂溢性角化病		
L82.x01		黑色丘疹性皮肤病		
L82.x02		莱泽-特雷拉特病		
L82.x03		脂溢性棘皮病		
L83.x00		黑棘皮病		
L83.x01		融合性网状乳头瘤病	古热罗-卡尔托病或综合征、皮肤乳头瘤病	融合性网状乳头瘤病（confluent and reticulate papillomatosis）病因不明，属于皮肤乳头瘤病。原先把它视为一种角化性皮肤病，可能与遗传有关。现在看来为真菌性皮肤病。1932 年首先由 Gougerot 和 Carteaud 描述，他们将本病分为 3 个型。斑点状乳头瘤病、融合性网状乳头瘤病和钱币状融合性网状乳头瘤病。好发于双乳房间，皮损为扁平疣状色素性角化丘疹，部分融合成网状。查：古热罗-卡尔托病或综合征［融合性网状乳头状瘤］L83
L83.x02		假黑棘皮病		青少年型黑棘皮病伴有肥胖，有时系内泌紊乱所致，称为假黑棘皮病
L84.x00		鸡眼和胼胝		
L84.x01		感染性胼胝		
L85.000		获得性鱼鳞癣		
L85.100		后天性掌跖角化病［皮肤角化病］		

主要编码	附加编码	疾 病 名 称	别 名	备 注
35.200		点状角化病（掌跖）		
35.300		皮肤干燥症		
35.800		表皮增厚，其他特指的		
35.801		角化棘皮瘤		
35.802		毛发角化病		
35.803		皮角		
35.804		砷角化病		
35.900		表皮增厚		
37.000		皮肤穿入性毛囊和毛囊周角化病〔克尔〕	克尔病	
37.001		穿入性毛囊角化过度		
37.100		反应性穿通性胶原病		
37.200		匐行穿孔性弹性组织变性		
37.800		经表皮排除疾患，其他的		
37.900		经表皮排除疾患		
38.x00		坏疽性脓皮症		
38.x01		坏疽性皮炎		
38.x02		蚀疮性脓皮症		
39.000		受压区Ⅰ期压疮		
39.100		受压区Ⅱ期压疮		
39.200		受压区Ⅲ期压疮		
39.300		受压区Ⅳ期压疮		
39.900		受压区压疮		
0.000		硬化萎缩性苔藓	硬皮病样扁平苔藓、白点病、白色苔藓、萎缩性慢性苔藓样皮炎	萎缩性硬化性苔藓（lichen sclerosus et atrophicus，LSA）是一种好发于女性外阴部的慢性疾病。典型表现为淡白色或象牙白色的萎缩性硬化性斑片，界限清楚，边缘有散在小丘疹，阴道口变窄。自觉症状主要为剧烈瘙痒，有时为烧灼样痛
0.100		施韦宁格-布齐皮肤松弛		
0.200		雅达松-佩利扎里皮肤松弛		
0.300		特发性皮肤萎缩		
0.400		慢性萎缩性肢端皮炎		
0.401		特发性弥漫性皮肤萎缩		
0.500		皮肤瘢痕情况和纤维化		
0.501		瘢痕		
0.502		瘢痕挛缩		
0.503		瘢痕粘连		

主要编码	附加编码	疾 病 名 称	别 名	备 注
L90.504		痛性瘢痕		
L90.505		手术后瘢痕		
L90.600		萎缩纹		
L90.800		皮肤的其他萎缩性疾患		
L90.801		斑疹性皮肤萎缩		
L90.803		老年性皮肤萎缩		
L90.804		神经性皮肤萎缩		
L90.900		皮肤萎缩性疾患		
L90.901		面部萎缩		
L90.902		斑状皮肤萎缩		
L91.000		瘢痕疙瘩		
L91.001		肥厚性瘢痕		
L91.002		瘤样瘢痕		
L91.800		皮肤其他的肥厚性疾患		
L91.801		皮肤赘生物		
L91.900		皮肤肥厚性疾患		
L92.000		环状肉芽肿		
L92.001		穿通性环形肉芽肿		
L92.100		脂质渐进性坏死，不可归类在他处者		
L92.200		面部肉芽肿［皮肤嗜酸细胞肉芽肿］	皮肤嗜酸细胞肉芽肿、面部嗜酸性肉芽肿	面部肉芽肿是一种少见的良性、慢性皮肤病，常见于面部。目前认为可能是过敏性血管炎的一种。查：肉芽肿-嗜酸细胞性--皮肤 L92.2
L92.300		皮肤和皮下组织异物性肉芽肿		
L92.301		皮肤硅肉芽肿		
L92.302		皮肤铍肉芽肿		
L92.800		皮肤和皮下组织其他肉芽肿性疾患		
L92.801		脐肉芽肿		
L92.900		皮肤和皮下组织的肉芽肿性疾患		
L92.901		皮下组织肉芽肿		
L92.903		皮肤肉芽肿		
L93.000		盘状红斑狼疮		
L93.001		红斑狼疮		
L93.100		亚急性皮肤红斑狼疮		
L93.200		局限性红斑狼疮，其他的		

主要编码	附加编码	疾 病 名 称	别　　名	备　　注
L93.201		狼疮性脂膜炎		
L93.202		深在性红斑狼疮		
L94.000		局限性硬皮病［硬斑病］	硬斑病	局灶性硬皮病是一种局限性皮肤肿胀，逐渐发生硬化萎缩的皮肤病。好发于头皮、前额、腰腹部和四肢。皮损初起为大小不等的淡红色，略带水肿的斑疹，单发或多发。以后逐渐硬化呈淡黄色或黄白色。表面光滑发亮如蜡样，中央微凹，皮损处毛发脱落，出汗减少，周围毛细血管扩张，呈紫红色或色素加深。晚期皮肤萎缩、色素减退。皮损形状不一，根据形态不同分斑片状、带状、点滴状、泛发性四种，其中以斑片状最常见。该病一般无自觉症状，部分可出现轻度瘙痒或刺痛感，逐渐知觉迟钝，无明显全身症状，局限性硬皮病一般不侵犯内脏
L94.100		线状硬皮病		
L94.200		皮肤钙质沉着症		
L94.300		指端硬化		
L94.301		趾端硬化		
L94.400		戈特龙丘疹		
L94.500		血管萎缩性皮肤异色病		
L94.600		阿洪病	箍趾病、指（趾）断症、自发性指（趾）脱离症	阿洪病是指热带的一种地方病。由于慢性炎症纤维化，环绕趾（指）呈线状狭窄终于形成指（趾）断离。查：阿洪病［自发性断趾病］　L94.6
L94.800		局限性结缔组织疾患，其他特指的		
L94.900		局限性结缔组织疾患		
L95.000		青斑血管炎		
L95.001		白色斑块状萎缩症		
L95.100		持久性隆起性红斑		
L95.800		局限于皮肤的其他血管炎		
L95.801		结节性血管炎		
L95.802		皮肤变应性血管炎		变应性皮肤血管炎（allergic cutaneous vasculitis）是由于各种因素（如病毒或细菌感染、异性蛋白、药物或化学药品等）在体内产生的免疫复合物引起真皮毛细血管和小血管坏死的血管炎，严重时侵及内脏血管。皮损特点：本病以皮肤症状为主。主要累及皮肤浅层、中层小血管，包括微动脉、毛细血管伴关节酸痛、踝关节肿胀、偶有发热、不适、红细胞沉降率（血沉）增高

主要编码	附加编码	疾 病 名 称	别 名	备 注
L95.900		局限于皮肤的血管炎		
L95.901		荨麻疹性血管炎	低补体血症性血管炎	荨麻疹性血管炎是一种既表现为持续时间较长的荨麻疹样皮损的白细胞破碎性血管炎，并又伴低补体血症的疾病，发病机制未明，可能系病毒、细菌、寄生虫等过敏原引起的免疫反应性疾病。常以纤维蛋白样变性及白细胞破碎性血管炎而区别于一般性荨麻疹。本病好发于 30~40 岁女性。主要表现有荨麻疹样皮肤损害及血管神经性水肿，伴发热、淋巴结肿大、关节痛及腹痛
L97.x00		下肢溃疡，不可归类在他处者		
L98.000		生脓性肉芽肿		
L98.001		毛细管扩张性肉芽肿		
L98.100		人为性皮炎		
L98.101		神经性表皮脱落		
L98.200		热性中性粒细胞皮肤病 ［斯威特］		
L98.300		嗜酸细胞性蜂窝织炎 ［韦尔斯］		
L98.400		皮肤慢性溃疡，不可归类在他处者		
L98.401		热带溃疡		
L98.500		皮肤黏蛋白沉积症		
L98.501		局部粘蛋白沉积症		
L98.502		黏液水肿性苔藓		
L98.600		皮肤和皮下组织其他的浸润性疾患		
L98.800		皮肤和皮下组织其他特指的疾患		
L98.801		面颊部痣样增生		
L98.802		皮肤窦道		
L98.803		皮肤淋巴细胞瘤		该诊断与淋巴（组织）瘤不同，为分化良好的淋巴细胞瘤。皮肤淋巴样组织增生，多发性病损临床似恶性淋巴瘤，但有自然消失的倾向，也可复发
L98.804		皮肤瘘管		
L98.900		皮肤和皮下组织的疾患		
M00.000		葡萄球菌性关节炎和多关节炎		
M00.001		葡萄球菌性肩关节炎		
M00.002		葡萄球菌性肘关节炎		
M00.003		葡萄球菌性腕关节炎		

主要编码	附加编码	疾　病　名　称	别　名	备　注
M00.004		葡萄球菌性髋关节炎		
M00.005		葡萄球菌性膝关节炎		
M00.006		葡萄球菌性踝关节炎		
M00.100		肺炎球菌性关节炎和多关节炎		
M00.200		链球菌性关节炎和多关节炎，其他的		
M00.800		关节炎和多关节炎，其他特指的细菌性病原体引起的		
M00.900		化脓性关节炎		
M00.901		感染性关节炎		
M02.000		肠旁路术后关节病		
M02.100		痢疾后关节病		
M02.200		免疫后关节病		
M02.201		血清性关节炎		
M02.300		赖特尔病	尿道-眼-关节综合征	赖特尔病临床上主要表现为尿道炎、结膜炎、关节炎和皮肤黏膜病变，四者可同时存在，也可先后发生
M02.800		反应性关节病，其他的		
M02.900		反应性关节病		
M05.000		费尔蒂综合征	类风湿性关节炎-脾大综合征、Felty综合征	费尔蒂综合征（Felty syndrome）是指除有典型的类风湿关节炎临床表现外，还伴有脾脏肿大和白细胞计数减少的一种严重型类风湿关节炎。白细胞计数减少的原因与脾功能亢进，或存在针对中性粒细胞的特异抗体，或存在骨髓抑制因子等有关。这些病人通常有高效价的类风湿因子和抗核抗体，有皮下结节和类风湿关节炎的表现
M05.100†	J99.0*	类风湿性肺病		
M05.101†	J99.0*	类风湿性关节炎伴肺泡炎		
M05.102†	J99.0*	类风湿性关节炎伴肺间质纤维化		虽然弥漫性肺间质纤维化的编码是J84.-，但所有的类风湿性所致的肺部疾病都分类于J99.0
M05.103†	J99.0*	类风湿尘肺		
M05.200		类风湿性脉管炎		
M05.300†		类风湿性关节炎，累及其他器官和系统		
M05.301†	G63.6*	类风湿性关节炎伴多神经病		
M05.302†	I43.8*	类风湿性关节炎伴心肌病		
M05.303†	G73.7*	类风湿性关节炎相关性肌病		
M05.304†	I52.8*	类风湿性关节炎伴心炎		

主要编码	附加编码	疾 病 名 称	别 名	备 注
M05.305†	I32.8*	类风湿性关节炎伴心包炎		
M05.306†	I41.8*	类风湿性关节炎伴心肌炎		
M05.307†	I39.8*	类风湿性关节炎伴心内膜炎		
M05.308		累及全身类风湿性关节炎		
M05.800		血清反应阳性的类风湿性关节炎，其他的		
M05.900		血清反应阳性的类风湿性关节炎		
M06.000		血清反应阴性的类风湿性关节炎		
M06.001		复发性血清阴性对称性滑膜炎伴凹陷性水肿		
M06.002		缓解性血清阴性对称性滑膜炎伴凹陷性水肿综合征	RS3PE 综合征	缓解性血清阴性对称性滑膜炎伴凹陷性水肿综合征是一种特殊类型的关节炎，多发于老年男性，发病率较低，特征是突然发作的手足背凹陷性水肿、腕关节滑囊炎及手指屈肌腱鞘炎，类风湿因子（RF）检查多为阴性，X 线检查未发现关节破坏
M06.003		滑膜炎-痤疮-脓疱疹-骨肥厚-骨炎综合征	SAPHO 综合征	
M06.100		成年型斯蒂尔病	［Still 病］ 变应性亚败血症	斯蒂尔病本是指系统型起病的幼年型关节炎，但相似的疾病也可发生于成年人，称为成人斯蒂尔病（AOSD）。临床特征为发热、关节痛和（或）关节炎、皮疹、肌痛、咽痛、淋巴结肿大、白细胞总数和中性粒细胞增多以及血小板增多，严重者伴系统损害。由于无特异诊断标准，常常需排除感染、肿瘤和其他结缔组织病后才考虑其诊断。本病男女患病率相近，散布世界各地，无地域差异。好发年龄在 16~35 岁，高龄发病亦可见到
M06.200		类风湿性滑囊炎		
M06.300		类风湿性结节		
M06.400		炎性多关节病		
M06.800		类风湿性关节炎，其他特指的		
M06.900		类风湿性关节炎		
M06.901		类风湿性肩关节关节炎		
M06.902		类风湿性肘关节关节炎		
M06.903		类风湿性腕关节关节炎		
M06.904		类风湿性手骨间关节关节炎		
M06.906		类风湿性膝关节关节炎		
M06.907		类风湿性踝关节关节炎		

主要编码	附加编码	疾 病 名 称	别 名	备 注
M06.908		类风湿性斜颈		
M06.909		类风湿性多部位关节炎		
M08.000		幼年型类风湿性关节炎		
M08.001		幼年型类风湿因子阴性关节炎		
M08.002		幼年型类风湿因子阳性关节炎		
M08.100		幼年型关节强硬性脊椎炎		
M08.200		幼年型关节炎伴有全身性发病		
M08.201		幼年型斯蒂尔病	系统性幼年型类风湿关节炎	幼年型类风湿性关节炎又称斯蒂尔病，是小儿时期一种常见的结缔组织病，以慢性关节炎为其主要特点，并伴有全身多系统的受累。国际风湿病学联盟儿科常委专家组将儿童时期不明原因关节肿胀持续6周以上这类关节炎统一定为幼年特发性关节炎（JIA），从而取代幼年类风湿关节炎和幼年慢性关节炎两个分类标准。查：斯蒂尔病或斯蒂尔综合征（幼年）［系统性幼年型类风湿关节炎］M08.2
M08.300		幼年型多关节炎（血清反应阴性）		
M08.301		慢性幼年型多关节炎		
M08.400		少关节性幼年型关节炎		
M08.800		幼年型关节炎，其他的		
M08.900		幼年型关节炎		
M10.000		特发性痛风		
M10.001†	N16.8*	尿酸性肾病		
M10.002		痛风性关节炎		
M10.003		痛风性滑囊炎		
M10.004†	I43.8*	心脏尿酸盐痛风石		
M10.005†	N22.8*	痛风性肾结石		
M10.100		铅性痛风		
M10.101		尿酸性关节炎		
M10.200		药物性痛风		
M10.300		肾功能损害引起的痛风		
M10.400		继发性痛风，其他的		
M10.900		痛风		
M10.901		痛风体质		
M10.902†	H62.8*	耳痛风石		

主要编码	附加编码	疾病名称	别名	备注
M10.903		痛风结节	痛风石	在痛风患者的发病过程中，会出现一种坚硬如石的结节，称为痛风石。这种尿酸钠结晶沉积于软组织，引起慢性炎症及纤维组织增生形成的结节肿。痛风石最常见于耳轮，亦多见于踇趾的第一跖趾关节、指、腕、肘及膝关节等处，少数患者可出现在鼻软骨、舌、声带、眼睑、主动脉、心瓣膜和心肌。在关节附近的骨骼中侵入骨质，形成骨骼畸形，或使骨质遭受损毁。这种痛风结节也可在关节附近的滑囊膜、腱鞘与软骨内发现。查：痛风（性）-痛风石性 NEC M10.9。国标库误将指关节痛风结节归类于 M10.006 中。现合并于此编码
M11.000		羟磷灰石沉着病		
M11.100		家族性软骨钙沉着		
M11.200		软骨钙沉着，其他的		
M11.201		软骨钙质沉着		
M11.800		结晶性关节病，其他特指的		
M11.801		焦磷酸盐结晶性关节炎（病）		
M11.802		磷酸二钙结晶性关节炎（病）		
M11.900		结晶性关节病		
M12.000		慢性风湿病后关节病［雅库综合征］	雅库综合征、Jaccoud 综合征	
M12.100		卡斯钦-贝克病［大骨节病］	Kaschin-beck 病、矮人病、	大骨节病是指一种地方性、变形性骨关节病。大骨节病在国外主要分布于西伯利亚东部和朝鲜北部，在我国分布范围大，从东北到西南的广大地区均有发病，主要发生于黑、吉、辽、陕、晋等省，多分布于山区和半山区，平原少见。各个年龄组都可发病，以儿童和青少年多发，成人很少发病，性别无明显差异
M12.200		绒毛结节性滑膜炎（色素沉着的）		
M12.300		复发性风湿病		
M12.400		间歇性关节积水		
M12.500		创伤性关节病		
M12.800		关节病，其他特指的不可归类在他处者		
M12.801		短暂性关节炎（病）		
M13.000		多关节炎		
M13.100		单关节炎		
M13.800		关节炎，其他特指的		

主要编码	附加编码	疾 病 名 称	别 名	备 注
M13.801		变应性关节炎		
M13.802		更年期关节炎		
M13.900		关节炎		
M15.000		原发性全身性（骨）关节病		
M15.100		赫伯登结节（伴有关节病）		
M15.200		布沙尔结节（伴有关节病）		
M15.300		继发性多发性关节病		
M15.301		创伤后多关节病		
M15.400		侵蚀性（骨）关节病		
M15.401		糜烂性骨关节病		
M15.800		多关节病，其他的		
M15.801		海加思结节		
M15.900		多关节病		
M15.901		萎缩性多关节炎		
M15.902		全身性骨关节炎		
M16.000		原发性双侧髋关节病		
M16.100		原发性髋关节病，其他的		
M16.101		原发性单侧髋关节病		
M16.200		发育异常导致的双侧髋关节病		
M16.300		发育异常性髋关节病，其他的		
M16.301		发育异常性单侧髋关节病		
M16.400		创伤后双侧髋关节病		
M16.500		创伤后髋关节病，其他的		
M16.501		创伤后单侧髋关节病		
M16.600		继发性双侧髋关节病，其他的		
M16.700		继发性髋关节病，其他的		
M16.701		继发性单侧髋关节病		
M16.900		髋关节病		
M16.901		老年性髋关节病		
M17.000		原发性双侧膝关节病		
M17.100		原发性膝关节病，其他的		
M17.101		原发性单侧膝关节病		
M17.200		创伤后双侧膝关节病		
M17.300		创伤后膝关节病，其他的		
M17.301		创伤后单侧膝关节病		
M17.400		继发性双侧膝关节病，其他的		

主要编码	附加编码	疾 病 名 称	别 名	备 注
M17.500		继发性膝关节病，其他的		
M17.501		继发性单侧膝关节病		
M17.900		膝关节病		
M18.000		双侧第一腕掌关节的原发性关节病		
M18.100		第一腕掌关节其他的原发性关节病		
M18.101		单侧第一腕掌关节原发性关节病		
M18.200		双侧第一腕掌关节的创伤后关节病		
M18.300		第一腕掌关节其他的创伤后关节病		
M18.301		单侧第一腕掌关节创伤后关节病		
M18.400		双侧第一腕掌关节其他的继发性关节病		
M18.500		第一腕掌关节其他的继发性关节病		
M18.501		单侧第一腕掌关节继发性关节病		
M18.900		第一腕掌关节的关节病		
M19.000		关节的原发性关节病，其他的		
M19.001		原发性关节病		
M19.100		关节的创伤后关节病，其他的		
M19.101		创伤后关节病		
M19.200		继发性关节病，其他的		
M19.201		继发性关节病		
M19.800		关节病，其他特指的		
M19.900		关节病		
M19.901		肩关节关节病		
M19.902		肘关节关节病		
M19.903		腕关节关节病		
M19.904		手骨间关节病		
M19.905		踝关节关节病		
M19.906		足关节关节病		
M19.907		肥厚性关节炎		
M19.908		老年性关节炎		
M19.909		变形性关节炎		

主要编码	附加编码	疾 病 名 称	别 名	备 注
M19.910		萎缩性关节炎		
M20.000		手指变形		
M20.002		后天性手指畸形		
M20.003		后天性手指重叠		
M20.005		手指挛缩		
M20.006		手指钮孔状变形		
M20.007		手指天鹅颈状变形		
M20.100		外翻（后天性）		
M20.101		踇囊炎		
M20.102		后天性踇外翻		
M20.200		僵		
M20.300		其他（后天性）变形		
M20.301		后天性踇内翻		
M20.302		后天性槌状踇		
M20.400		后天性锤状趾，其他的		
M20.500		趾其他（后天性）变形		
M20.501		后天性仰趾畸形		
M20.502		后天性脚趾重叠		
M20.503		后天性脚趾肥大		
M20.504		后天性爪形趾		
M20.505		鸡趾		
M20.506		脚趾挛缩		
M20.507		脚趾下垂		
M20.508		竖起趾		
M20.600		趾后天性变形		
M21.000		外翻变形，不可归类在他处者		
M21.001		后天性肘外翻		
M21.002		后天性膝外翻		
M21.003		后天性足外翻		
M21.100		内翻变形，不可归类在他处者		
M21.101		弓形腿		
M21.102		后天性肘内翻		
M21.103		髋关节内翻变形		
M21.104		后天性膝内翻		
M21.105		后天性足内翻		
M21.200		屈曲变形		

主要编码	附加编码	疾 病 名 称	别 名	备 注
M21.201		手屈曲畸形		
M21.202		膝关节屈曲畸形		
M21.300		腕或足（后天性）下垂		
M21.301		后天性腕下垂		
M21.302		后天性足下垂		
M21.400		后天性扁平足［平足］		
M21.401		足弓下陷		
M21.402		足弓松弛		
M21.500		后天性爪形手、畸形手、爪形足和畸形足		
M21.501		后天性爪形手		
M21.502		后天性手畸形		
M21.503		后天性爪形足		
M21.504		后天性足畸形		
M21.505		后天性马蹄内翻足		
M21.600		踝和足其他后天性变形		
M21.601		后天性弓形足		
M21.602		足旋前		
M21.603		足凹陷		
M21.604		后天性踝关节畸形		
M21.605		踝旋前		
M21.700		四肢（后天性）长度不等		
M21.701		后天性上臂短缩畸形		
M21.702		后天性前臂短缩畸形		
M21.703		后天性股骨短缩畸形		
M21.704		后天性大腿短缩畸形		
M21.705		后天性髋短缩畸形		
M21.706		后天性小腿短缩畸形		
M21.800		四肢其他特指的后天性变形		
M21.801		后天性锁骨畸形		
M21.802		后天性肩胛骨畸形		
M21.803		翼状肩胛		骨外科体征之一。患者站立位，两臂自然下垂。如见其一侧或两侧肩胛骨的脊柱缘和下角明显翘起，不能平伏于胸壁上，状似鸟翼，即为翼状肩胛。此畸形在两臂前推时最为显著。例如，嘱患者面向墙壁站立，两上肢平伸向前，或两手掌抵触墙壁并用力向前推时，肩胛骨呈翼状竖起更明显。本征可见于前锯肌无力或瘫痪、进行性肌营养不良和进行性肌萎缩。查：畸形－肩胛骨（后天性）　M21.8

主要编码	附加编码	疾 病 名 称	别 名	备 注
M21.804		后天性肱骨畸形		
M21.805		后天性股骨畸形		
M21.806		后天性胫骨畸形		
M21.807		后天性腓骨畸形		
M21.808		布鲁克病		
M21.900		四肢后天性变形		
M21.901		后天性上臂畸形		
M21.902		后天性尺骨畸形		
M21.903		后天性桡骨畸形		
M21.904		后天性前臂畸形		
M21.905		后天性掌骨畸形		
M21.906		后天性髋关节畸形		
M21.907		后天性膝关节畸形		
M21.908		后天性下肢畸形		
M22.000		复发性髌骨脱位		
M22.100		复发性髌骨不全脱位		
M22.200		髌骨疾患		
M22.201		髌骨关节病		
M22.300		髌骨的其他紊乱		
M22.301		髌骨滑脱		
M22.400		髌骨软骨软化		
M22.800		髌骨的其他疾患		
M22.801		髌骨外侧过度挤压综合征		
M22.802		髌骨畸形		
M22.900		髌骨疾患		
M23.000		囊性半月板		
M23.001		膝半月板囊肿		
M23.100		盘状半月板（先天性）		
M23.200		陈旧性撕裂或损伤引起的半月板紊乱		
M23.201		陈旧性前十字韧带损伤		
M23.202		陈旧性内侧半月板前角损伤		
M23.203		陈旧性后十字韧带损伤		
M23.204		陈旧性内侧半月板后角损伤		
M23.205		陈旧性膝内侧半月板损伤		
M23.206		陈旧性膝内侧副韧带损伤		
M23.207		陈旧性膝外侧副韧带损伤		

主要编码	附加编码	疾 病 名 称	别 名	备 注
M23.208		陈旧性膝外侧半月板前角损伤		
M23.209		陈旧性膝外侧半月板后角损伤		
M23.210		陈旧性膝外侧半月板损伤		
M23.211		陈旧性膝关节囊韧带损伤		
M23.212		陈旧性膝半月板断裂		
M23.213		陈旧性膝半月板损伤		
M23.214		陈旧性膝韧带损伤		
M23.215		陈旧性膝内多发性损伤		
M23.300		半月板紊乱，其他的		
M23.301		内侧半月板前角损伤		
M23.302		内侧半月板后角损伤		
M23.303		内侧半月板损伤		
M23.304		外侧半月板前角损伤		
M23.305		外侧半月板后角损伤		
M23.306		外侧半月板损伤		
M23.307		半月板变性		
M23.308		半月板损伤		
M23.309		半月板运动过度		
M23.310		遗留的半月板		
M23.311		复发性半月板紊乱		
M23.400		膝关节游离体		
M23.500		膝的慢性不稳定性疾患		
M23.501		陈旧性膝韧带破裂		
M23.600		膝韧带的其他自然破裂		
M23.601		自发性膝韧带破裂		
M23.800		膝关节内紊乱，其他的		
M23.801		前十字韧带松弛		
M23.802		后十字韧带松弛		
M23.803		内侧副韧带松弛		
M23.804		外侧副韧带松弛		
M23.805		膝关节囊韧带松弛		
M23.806		膝韧带松弛		
M23.807		弹响膝		
M23.808		膝关节滑膜嵌顿		滑膜嵌顿是指关节在活动时，滑膜被夹在组成关节的骨骼之间，而形成嵌顿，明显表现为疼痛剧烈，关节活动受限。查：紊乱-关节（内）--膝---特指的 NEC M23.8

主要编码	附加编码	疾 病 名 称	别 名	备 注
M23.809		膝韧带囊肿		
M23.810		膝关节锁定		
M23.811		膝关节粘连		
M23.812		髌韧带粘连		
M23.900		膝关节内紊乱		
M24.000		关节游离体		
M24.001		肩关节游离体		
M24.002		肘关节游离体		
M24.003		腕关节游离体		
M24.004		指关节游离体		
M24.005		髋关节游离体		
M24.006		踝关节游离体		
M24.100		关节软骨疾患，其他的		
M24.101		关节软骨变性		
M24.102		陈旧性关节软骨撕裂		
M24.200		韧带疾患		
M24.202		陈旧性踝外侧副韧带断裂		
M24.203		项韧带肥厚		
M24.204		黄韧带肥厚		
M24.205		寰枢横韧带松弛		
M24.206		韧带钙化		
M24.207		韧带后天性畸形		
M24.208		韧带挛缩		
M24.209		韧带内囊肿		
M24.210		韧带松弛		
M24.300		关节病理性脱位和不全脱位，不可归类在他处者		
M24.301		自发性寰枢椎脱位		
M24.302		自发性寰枢椎半脱位		
M24.303		髋关节病理性脱位		
M24.304		髋关节病理性不全脱位		
M24.305		膝关节病理性脱位		
M24.306		膝关节病理性不全脱位		
M24.307		踝关节病理性脱位		
M24.308		踝关节病理性不全脱位		
M24.309		足关节病理性脱位		
M24.310		足关节病理性不全脱位		

主要编码	附加编码	疾 病 名 称	别 名	备 注
M24.311		自发性关节脱位		
M24.400		关节复发性脱位和不全脱位		
M24.401		复发性肩关节脱位		
M24.402		复发性肩关节不全脱位		
M24.403		复发性肘关节脱位		
M24.404		复发性肘关节不全脱位		
M24.405		复发性腕关节脱位		
M24.406		复发性腕关节不全脱位		
M24.407		复发性手骨间关节脱位		
M24.408		复发性手骨间关节不全脱位		
M24.409		复发性髋关节脱位		
M24.410		复发性髋关节不全脱位		
M24.411		复发性膝关节脱位		
M24.412		复发性膝关节不全脱位		
M24.414		复发性踝关节脱位		
M24.415		复发性踝关节不全脱位		
M24.416		关节习惯性脱位		
M24.417		关节习惯性不全脱位		
M24.500		关节挛缩		
M24.501		髋关节挛缩		
M24.502		膝关节挛缩		
M24.503		踝关节挛缩		
M24.600		关节强硬		
M24.601		多发性关节强硬		
M24.602		肩关节强硬		
M24.603		肘关节强硬		
M24.604		腕关节强硬		
M24.605		手骨间关节强硬		
M24.606		髋关节强硬		
M24.607		膝关节强硬		
M24.608		踝关节强硬		
M24.609		关节骨性强硬		
M24.610		关节纤维变性		
M24.700		髋臼前突		
M24.701		髋关节内陷		
M24.800		关节紊乱，其他特指的不可归类在他处者		

主要编码	附加编码	疾病名称	别名	备注
M24.801		陈旧性肩关节脱位		查：脱位，陈旧性编码于 M24.8。而查后遗症–脱位––肢–––上编码于 T92.3。作为疾病编码，如果指明了临床表现，要按表现编码，陈旧性脱位还是有脱位情况存在，因此要编码到 M24.8
M24.802		肩关节粘连		
M24.803		陈旧性肘关节脱位		
M24.804		肘关节粘连		
M24.805		陈旧性腕关节脱位		
M24.806		陈旧性手骨间关节脱位		
M24.807		陈旧性髋关节脱位		
M24.808		陈旧性膝关节脱位		
M24.810		陈旧性踝关节脱位		
M24.811		关节粘连		
M24.812		尺骨撞击综合征		
M24.900		关节紊乱		
M24.901		肩关节紊乱		
M24.902		肘关节紊乱		
M24.903		腕关节紊乱		
M24.904		手骨间关节紊乱		
M24.905		髋关节紊乱		
M24.906		踝关节紊乱		
M24.907		腰椎关节滑膜嵌顿		
M24.908		腰椎小关节紊乱		
M25.000		关节积血		
M25.001		肩关节积血		
M25.002		肘关节积血		
M25.003		腕关节积血		
M25.004		手骨间关节积血		
M25.005		髋关节积血		
M25.006		膝关节积血		
M25.007		踝关节积血		
M25.100		关节瘘		
M25.200		连枷状关节		
M25.201		关节松弛		
M25.300		关节的其他不稳定性疾患		
M25.301		关节不稳定		
M25.400		关节渗出		

主要编码	附加编码	疾 病 名 称	别 名	备 注
M25.401		肩关节积液		
M25.402		肩关节肿胀		
M25.403		肘关节积液		
M25.404		肘关节肿胀		
M25.405		腕关节积液		
M25.406		腕关节肿胀		
M25.407		手骨间关节积液		
M25.408		手骨间关节肿胀		
M25.409		髋关节积液		
M25.410		髋关节肿胀		
M25.411		膝关节积液		
M25.412		膝关节肿胀		
M25.413		踝关节积液		
M25.414		踝关节肿胀		
M25.415		关节积液		
M25.416		关节肿胀		
M25.500		关节痛		
M25.501		肩关节痛		
M25.502		肘关节痛		
M25.503		腕关节痛		
M25.504		手骨间关节痛		
M25.505		髋关节痛		
M25.506		膝关节痛		
M25.507		踝关节痛		
M25.600		关节僵硬，不可归类在他处者		
M25.601		肢体僵硬		
M25.602		肩关节僵硬		
M25.603		肘关节僵硬		
M25.604		腕关节僵硬		
M25.605		指关节僵硬		
M25.606		髋关节僵硬		
M25.607		膝关节僵硬		
M25.608		踝关节僵硬		
M25.700		骨赘		
M25.800		关节疾患，其他特指的		
M25.801		多部位关节钙化		
M25.802		肩关节钙化		

主要编码	附加编码	疾病名称	别名	备注
M25.803		肩关节囊肿		
M25.804		肘关节囊肿		
M25.805		腕关节囊肿		
M25.807		髋关节囊肿		
M25.808		膝关节囊肿		
M25.809		踝关节囊肿		
M25.810		关节周围异位骨化		异位骨化是指在软组织中出现具有正常骨结构的骨组织，即成熟的板状骨结构，多发生于关节周围。查：骨化-关节周 M25.8
M25.900		关节疾患		
M25.901		关节肿物		
M30.000		结节性多动脉炎		
M30.001†	G73.7*	结节性多动脉炎性肌病		
M30.002†	G63.5*	结节性多动脉炎性多神经病		
M30.003†	G63.5*	结节性多动脉炎性周围神经病		
M30.004		多脉管炎		
M30.100		多脉炎伴有肺受累［丘格-斯特劳斯		
M30.101		变应性肉芽肿性血管炎		
M30.200		幼年型多动脉炎		
M30.300		黏膜皮肤淋巴结综合征［川崎病］	川崎病	皮肤黏膜淋巴结综合征（mucocutaneous lymphnode syndrome）是一种以变态反应性全身小血管炎为主要病理改变的结缔组织病。主要表现为急性发热、皮肤黏膜病损和淋巴结肿大。婴幼儿多见。我国近年来该病发病率明显增高。查：综合征-黏膜皮肤淋巴结（急性发热性）（MCLS）M30.3
M30.301		IVIG 无应答型川崎病		川崎综合征［黏膜皮肤淋巴结综合征］M30.3
M30.800		与结节性多动脉炎有关的其他情况		
M30.801		多脉管炎重叠综合征		
M31.000		过敏性血管炎		不同于血管炎，变应性 vasculitis, allergic D69.0
M31.001		古德帕斯丘综合征	抗基膜性肾小球肾炎、Goodpasture 综合征、肺出血肾炎综合征	古德帕斯丘综合征是由抗基膜抗体导致的肾小球和肺泡壁基膜的严重损伤，临床表现为肺出血、急进性肾小球肾炎和血清抗肾小球基膜（GBM）抗体阳性三联征。多数患者病情进展迅速，预后凶险。查：肺出血肾炎综合征［古德帕斯丘综合征］M31.0

主要编码	附加编码	疾 病 名 称	别 名	备 注
M31.002†	N08.5*	抗肾小球基底膜抗体病		
M31.003†	N08.5*	肺出血肾炎综合征相关肾小球肾炎		
M31.100		血栓性微血管病		
M31.101		血栓性血小板减少性紫癜		
M31.102†	N08.5*	血栓性血小板减少性紫癜相关肾小球肾炎		
M31.200		致命性中线肉芽肿		
M31.201		坏死性肉芽肿		恶性肉芽肿又称坏死性肉芽肿，是一少见的进行性坏死性溃疡，破坏性甚于恶性肿瘤。此病始发于面部中线器官，尤以鼻部多见，从而毁损面容，并向下累及咽、喉，但不累及舌头；亦有少数病例始发于咽、喉，而无损于外貌。查：肉芽肿-坏死性　M31.2
M31.300		韦格纳肉芽肿病	肉芽肿性血管炎	韦格纳肉芽肿（Wegener granulomatosis, WG）。是一种坏死性肉芽肿性血管炎，属自身免疫性疾病。该病病变累及小动脉、静脉及毛细血管，偶尔累及大动脉，其病理以血管壁的炎症为特征，主要侵犯上、下呼吸道和肾脏，通常以鼻黏膜和肺组织的局灶性肉芽肿性炎症为开始，继而进展为血管的弥漫性坏死性肉芽肿性炎症。临床常表现为鼻和副鼻窦炎、肺病变和进行性肾功能衰竭。还可累及关节、眼、皮肤，亦可侵及眼、心脏、神经系统及耳等。治疗可分为 3 期，即诱导缓解、维持缓解以及控制复发。目前认为未经治疗的 GPA 患者的预后较差。查：肉芽肿病-韦格纳　M31.3
M31.301		口腔黏膜韦格纳肉芽肿		
M31.302†	J99.1*	韦格纳肉芽肿病累及肺		韦格纳肉芽肿或韦格纳综合征-伴有累及肺　M31.3+J99.1*
M31.303†	N08.5*	韦格纳肉芽肿病相关肾小球肾炎		肾小球肾炎-见于--韦格纳肉芽肿病M31.3+N08.5*
M31.400		主动脉弓综合征［高安病］	高安病［Takayasu病］	主动脉弓综合征是由于主动脉弓发出的大动脉，如无名动脉、颈总动脉或左锁骨下动脉的进行性阻塞，导致动脉血压降低，颈、臂血管搏动减弱或消失，身体上部血流减少，致脑、眼以及肢体供血不足而产生的一系列症状和体征。当上肢无脉病伴有视网膜血管系统和（或）睫状血管系统损害出现一系列特有的眼部症状与体征时，为主动脉弓综合征视网膜病变。查：主动脉弓综合征［高安病］　M31.4

主要编码	附加编码	疾　病　名　称	别　　名	备　　注
M31.500		巨细胞动脉炎伴有风湿性多肌痛		
M31.600		巨细胞动脉炎，其他的	颅动脉炎、颞动脉炎、肉芽肿性动脉炎	巨细胞动脉炎（GCA），体内任何较大动脉均可受累，而以其病理特征命名。GCA病因不明，是成人最常见的系统性血管炎。本病主要累及50岁以上患者颈动脉的颅外分支。GCA最严重的并发症是不可逆的视觉丧失。查：动脉炎－巨细胞NEC　M31.6
M31.700		显微镜下多脉管炎		
M31.701†	N08.5*	ANCA相关性肾炎		
M31.702†	G63.5*	显微镜下多血管炎性周围神经病		
M31.703†	N08.5*	血管炎性肾小球肾炎		
M31.800		坏死性血管病，其他特指的		
M31.801		HCV感染相关血管炎		
M31.802		ANCA相关性血管炎	原发性小血管炎、ANCA相关性小血管炎	ANCA相关性血管炎，抗中性粒细胞胞浆抗体（ANCA）为其重要的血清学诊断依据。本病是西方国家最常见的自身免疫性疾病之一，也是近10~20年来国际国内研究的热点。本病临床特点是发热、贫血、肺和肾功能损害、红细胞沉降率（血沉）增快等。查：血管炎－坏死性--特指的NEC　M31.8
M31.803		低补体血症血管炎		
M31.804		系统性血管炎		系统性血管炎（systemic vasculitis）是一组以血管的炎症与坏死为主要病理改变的炎性疾病。临床表现因受累血管的类型、大小、部位及病理特点不同而表现各异。常累及全身多个系统，引起多系统多脏器功能障碍，但也可局限于某一脏器。系统性血管炎常累及的部位为皮肤、肾脏、肺、神经系统等。查：血管炎［脉管炎］－坏死性--特指的NEC　M31.8
M31.900		坏死性血管病		
M32.000		药物性系统性红斑狼疮		
M32.100†		系统性红斑狼疮，累及器官或系统		
M32.101†	N08.5*	狼疮性肾炎		
M32.102†	N16.4*	狼疮性肾小管间质肾炎		
M32.103†	J99.1*	狼疮性肺炎		
M32.104†	I43.8*	狼疮性心肌病		
M32.105†	I32.8*	狼疮性心包炎		

主要编码	附加编码	疾 病 名 称	别 名	备 注
M32.106†	G63.5*	狼疮性周围神经病		查：多神经病-见于--全身性---红斑狼疮
M32.107†	G99.2*	狼疮性脊髓病变		
M32.108†	K77.8*	狼疮性肝损害		
M32.109†	I39.8*	利布曼-萨克斯病		
M32.110†	G73.7*	狼疮性肌病		
M32.111†	D77*	狼疮性血液系统损害		
M32.112†	K93.8*	狼疮性胃肠道损害		
M32.113†	H36.8*	狼疮性视网膜病变		
M32.114†	G94.8*	狼疮性脑病		
M32.115†	K67.8*	狼疮性浆膜炎		浆膜炎编码于 K65.8 其他腹膜炎中，同理获得 K67.8* 编码
M32.800		系统性红斑狼疮，其他形式的		
M32.900		系统性红斑狼疮		
M32.901		隐匿性系统性红斑狼疮		
M33.000		幼年型皮肌炎		
M33.001†	J99.1*	幼年型皮肌炎累及肺		
M33.100		皮肌炎，其他的		
M33.101		皮肌炎		
M33.102	G63.5*	皮肌炎性周围神经病		
M33.103†	J99.1*	皮肌炎性肺间质纤维化		
M33.104		无肌病性皮肌炎		
M33.105		异色皮肌炎	皮肌炎	皮肤异色性皮肌炎（poikilodermatomyositis）属自身免疫性结缔组织疾病之一，是一种主要累及横纹肌，以淋巴细胞浸润为主的非化脓性炎症病变，可伴有或不伴有多种皮肤损害，也可伴发各种内脏损害。查：异色皮肌炎　M33.1
M33.200		多肌炎		
M33.201†	J99.1*	多肌炎伴肺间质纤维化		
M33.900		皮多肌炎		
M33.901†	J99.1*	皮多肌炎累及肺		
M34.000		进行性全身性硬皮病	进行性系统性硬化症	
M34.100		全身性钙质沉着综合征 [CR(E)ST]	CREST 综合征	
M34.200		药物和化学物质诱发的全身性硬皮病		

主要编码	附加编码	疾病名称	别名	备注
M34.800		全身性硬皮病，其他形式的		
M34.801†	J99.1*	硬皮病性肺间质纤维化		
M34.802		布施克硬肿病		
M34.803		蒂比耶日-魏森巴赫综合征	钙质沉着症	
M34.804†	G73.7*	全身性硬化性肌病		
M34.805		肢端硬肿病		
M34.900		全身性硬皮病		
M35.000		干燥综合征［舍格伦］	舍格伦综合征、自身免疫性外分泌腺体上皮细胞炎、自身免疫性外分泌病	干燥综合征（SS）是一个主要累及外分泌腺体的慢性炎症性自身免疫病。舍格伦综合征一般指干燥综合征，临床除有涎腺和泪腺受损功能下降而出现口干、眼干外，尚有其他外分泌腺及腺体外其他器官的受累而出现多系统损害的症状。其血清中则有多种自身抗体和高免疫球蛋白血症。本病分为原发性和继发性两类。查：病-见于--舍格伦综合征　M35.0
M35.001		继发性干燥综合征		继发性干燥综合征是指在已有肯定诊断的风湿病，如系统性红斑狼疮、类风湿关节炎、混合性结缔组织病、多发性肌炎和皮肌炎、系统性硬化病等基础上出现了干燥综合征
M35.002†	J99.1*	干燥综合征伴肺间质纤维化		
M35.003†	K77.8*	干燥综合征性肝损害		
M35.004†	G73.7*	干燥综合征性肌病		
M35.005†	H19.3*	干燥综合征性角膜结膜炎		
M35.006†	N16.4*	干燥综合征性肾小管间质肾炎		
M35.007†	N16.4*	干燥综合征性肾盂肾炎		
M35.008†	G94.8*	干燥综合征性中枢神经损害		
M35.009†	G63.5*	干燥综合征性周围神经病		
M35.100		重叠综合征，其他的		
M35.101		混合性结缔组织病		
M35.102		混合性结缔组织病肾损害		
M35.200		贝赫切特［贝切特］病	白塞病	
M35.201		贝赫切特病性关节炎		
M35.202†	N77.8*	贝赫切特病性外阴溃疡		
M35.203		神经贝赫切特病		
M35.300		风湿性多肌痛		
M35.400		弥漫性（嗜酸细胞性）筋膜炎		
M35.500		多病灶性纤维硬化病		

主要编码	附加编码	疾病名称	别名	备注
M35.600		复发性脂膜炎［韦伯-克里斯琴］	Weber-Christian 病、结节性脂膜炎、特发性小叶性脂膜炎、回归热性结节性非化脓性脂膜炎	结节性脂膜炎（nodular panniculitis，NP）指以反复发作的皮下脂肪层炎性结节或斑块，伴发热等全身症状为特征的一种疾病。结节性脂膜炎于 1882 年由 Pfeifer 首次报道，1952 年 Weber 描述了本病具复发性和非化脓性的特征，1928 年 Christian 又强调了发热性。以后发现有一部分病例并无发热，国内也有类似报道。本病临床并非罕见，因其临床表现多样化，结节性脂膜炎可发生于任何年龄，但以 30~50 岁妇女为多见，女与男之比约为 2.5∶1，不易被认识而常致误诊。查：复发性结节性非化脓性脂膜炎［韦伯-克里斯琴病］　M35.6
M35.700		过度活动综合征		
M35.701		家族性韧带松弛		
M35.800		结缔组织其他特指的系统性受累		
M35.801		嗜酸性粒细胞增多-肌痛综合征		
M35.802		近端指间关节周围胶原沉积症		
M35.900		结缔组织的系统性受累		
M35.901		结缔组织病		
M35.902		胶原病		
M35.903[†]	G63.5[*]	胶原血管性多神经病		
M35.904[†]	J99.1[*]	结缔组织病肺间质纤维化		
M35.905		抗 J0-1 综合征		抗合成酶综合征是一种因自身的肌炎特异性抗体功能紊乱，而产生的临床疾病。自从 1980 年 Nishikai 首次发现抗 Jo-1 抗体，并证实该抗体与肌炎密切相关后，人们又陆续发现抗 PL-7、PL-12、OJ 及 EJ 等抗氨酰-tRNA 合成酶抗体。它们与抗 SRP、Mi-2 及抗 Mas 抗体等同属于"肌炎特异性自身抗体"。它们在 DM 和 PM 患者血清中的阳性率为 25%~40%。这些抗体阳性的患者，抗体的种类、基本临床表现是一致的，即都具有抗合成酶综合征（抗 Jo-1 综合征）。查：综合征-结缔组织　M35.9
M35.906		IgG4 相关疾病		IgG4 相关性疾病是一种与 IgG4 淋巴细胞密切相关的慢性系统性疾病，该类疾病以血清 IgG4 水平升高以及 IgG4 阳性细胞浸润多种器官和组织为特征，常见受累器官包括泪腺、胰腺和腹膜后间隙等，累及的器官或组织由于慢性炎症及纤维化进程可导致弥漫性肿大。该类疾病对皮质激素治疗反应良好

主要编码	附加编码	疾 病 名 称	别 名	备 注
M35.907		自身免疫病		
M40.000		姿势性脊柱后凸		
M40.100		继发性脊柱后凸，其他的		
M40.101		强直性脊柱炎后凸畸形		
M40.200		脊柱后凸，其他的		
M40.201		脊柱后凸		
M40.300		直背综合征		
M40.400		脊柱前凸，其他的		
M40.401		后天性脊柱前凸		
M40.402		姿势性脊柱前凸		
M40.500		脊柱前凸		
M40.501		鞍状背		
M41.000		婴儿特发性脊柱侧弯		
M41.100		幼年型特发性脊柱侧弯		
M41.101		青少年特发性脊柱侧弯		
M41.200		特发性脊柱侧弯，其他的		
M41.300		胸源性脊柱侧弯		
M41.400		神经肌肉性脊柱侧弯		
M41.401		麻痹性脊柱侧弯		
M41.500		继发性脊柱侧弯，其他的		
M41.501		创伤性脊柱侧弯		
M41.800		脊柱侧弯，其他形式的		
M41.900		脊柱侧弯		
M41.901		脊柱后侧凸		
M42.000		幼年型脊柱骨软骨病		
M42.002		幼年椎骨骺骨软骨病	朔伊尔曼病[Scheuermann病]、青少年性驼背	少年性椎体骨软骨病是一种主要引起青少年结构性驼背的自限性疾病。是由 Holger W. Scheuermann 于 1921 年首先提出，是由椎体楔状变形引起的脊柱后凸，好发于 10~18 岁青少年，以 14~16 岁最多见，男性发病率高于女性。该病常累及多个椎体，以胸椎下段与腰椎上段最为好发，偶可累及全部胸腰椎。查：舒尔曼病或骨软骨病［幼年椎骨骺骨软骨病］ M42.0
M42.100		成年脊柱骨软骨病		
M42.900		脊柱骨软骨病		
M43.000		脊椎骨脱离		
M43.001		枕寰枢椎滑脱		
M43.002		颈椎滑脱		

主要编码	附加编码	疾 病 名 称	别 名	备 注
M43.003		颈椎胸椎滑脱		
M43.004		胸椎滑脱		
M43.005		胸椎腰椎滑脱		
M43.006		腰椎滑脱		
M43.007		腰骶部脊椎滑脱		
M43.008		骶尾部滑脱		
M43.009		腰椎峡部裂		
M43.009		腰椎峡部裂		
M43.100		脊椎前移		
M43.101		创伤性脊椎前移		
M43.102		变性性脊椎前移		
M43.200		脊柱的其他融合		
M43.201		寰枢椎关节强硬		
M43.202		骶髂关节强硬		
M43.203		后天性脊柱关节强硬		
M43.300		复发性寰枢不完全性脱位伴有脊髓病		
M43.400		复发性寰枢不完全性脱位，其他的		
M43.500		复发性脊椎不完全性脱位，其他的		
M43.501		复发性颈椎不完全性脱位		
M43.502		复发性颈椎胸椎不完全性脱位		
M43.503		复发性胸椎不完全性脱位		
M43.504		复发性胸椎腰椎不完全性脱位		
M43.505		复发性腰椎不完全性脱位		
M43.600		斜颈		落枕也是这个编码
M43.601		肌性斜颈		
M43.602		僵颈		
M43.800		变形性背部病，其他特指的		
M43.801		脊柱旋转不足		
M43.802		腰骶关节畸形		
M43.803		骶髂关节畸形		
M43.804		骶骨畸形		
M43.805		尾骨畸形		
M43.900		变形性背部病		
M43.901		后天性脊柱变形		

主要编码	附加编码	疾 病 名 称	别 名	备 注
M45. x00		强直性脊柱炎		
M45. x01		类风湿性脊椎炎		
M45. x02		萎缩性脊柱炎		
M46.000		脊柱肌腱端病		
M46.001		颈椎肌腱端炎		
M46.002		胸椎肌腱端炎		
M46.003		腰椎肌腱端炎		
M46.004		颈椎棘上韧带炎	棘突炎	棘上韧带炎主要因为扭伤或者长期伏案、弯腰等工作,不注意工作姿势而发病,多见于第3~5胸椎棘上韧带,腰段则多见于中年以后。主要表现为局部疼痛,活动受限。查:肌腱端病-脊柱 M46.0
M46.100		骶髂关节炎,不可归类在他处者		
M46.200		椎骨骨髓炎		
M46.300		椎间盘感染(脓性)		
M46.301		化脓性胸椎间盘感染		
M46.302		化脓性腰椎间盘感染		
M46.400		关节盘炎		
M46.401		颈椎椎间盘炎		
M46.402		胸椎椎间盘炎		
M46.403		腰椎椎间盘炎		
M46.500		感染性脊椎病,其他的		
M46.501		颈椎脓肿		
M46.502		胸椎脓肿		
M46.503		腰椎脓肿		
M46.504		骶尾椎脓肿		
M46.800		炎性脊椎病,其他特指的		
M46.801		化脓性脊柱炎		
M46.802		退行性脊柱炎		
M46.803		增生性脊柱炎		
M46.900		炎性脊椎病		
M47.000†	G99.2*	脊髓前动脉和椎动脉压迫综合征		
M47.001†	G99.2*	椎动脉型颈椎病		
M47.002†	G99.2*	椎动脉压迫综合征		
M47.003†	G99.2*	脊髓前动脉压迫综合征		
M47.100		脊椎关节强硬伴有脊髓病,其他的		

主要编码	附加编码	疾 病 名 称	别 名	备 注
M47.101†	G99.2*	脊髓型颈椎病		
M47.102†	G99.2*	胸椎关节强硬伴脊髓病		
M47.103†	G99.2*	腰椎关节强硬伴脊髓病		
M47.104†	G99.2*	脊椎关节强硬伴脊髓病		
M47.200		脊椎关节强硬伴有神经根病，其他的		
M47.201		神经根型颈椎病		
M47.202		交感神经型颈椎病		
M47.203		神经根型胸椎病		
M47.204		神经根型腰椎病		
M47.205		颈-心综合征		
M47.800		脊椎关节强硬，其他的		
M47.801		颈椎关节强硬	颈椎病	
M47.802		混合型颈椎病		
M47.803		胸椎关节强硬		
M47.804		腰椎关节强硬		
M47.806		腰骶关节强硬		
M47.900		脊椎关节强硬		
M47.901		肥厚性脊柱炎		
M47.902		脊柱变性		
M47.903		老年性脊柱炎		
M47.904		椎骨关节面破坏		
M48.000		椎管狭窄		
M48.001		枕寰枢椎管狭窄		
M48.002		颈椎椎管狭窄		
M48.003		胸椎椎管狭窄		
M48.004		胸腰椎椎管狭窄		
M48.005		腰椎椎管狭窄		
M48.006		颈腰综合征		颈腰综合征指颈椎和腰椎椎管同时狭窄，导致颈椎、腰椎椎管内神经受压产生颈椎病与腰椎病并存的临床表现和体征。查：狭窄-脊髓　M48.0
M48.100		强直性骨肥厚［福雷斯蒂尔］	福雷斯蒂尔［Forestier病］、弥漫性特发性骨肥厚	弥漫性特发性骨肥厚（DISH）主要累及脊柱尤其是颈椎，特征是大量表浅的不规则椎体前和侧缘骨质增生相互间融合，形成椎体前广泛肥厚骨块，又称为强直性骨肥厚或Forestier病。本病常见于中老年男性，男女比约为2:1，男女发病率均随着年龄的增长和体重的增加而增高，45岁以前极少罹患本病。查：骨病-强直性（脊柱）　M48.1

主要编码	附加编码	疾 病 名 称	别 名	备 注
M48.200		脊椎棘突吻合		
M48.300		创伤性脊椎病		
M48.301		颈椎椎间盘创伤性退变		
M48.302		胸椎椎间盘创伤性退变		
M48.303		腰椎椎间盘创伤性退变		
M48.304		创伤性腰椎病		
M48.305		屈梅尔脊柱炎		
M48.400		脊椎疲劳性骨折		
M48.401		脊椎应力性骨折		
M48.500		椎体塌陷，不可归类在他处者		
M48.501		颈椎楔形变		
M48.502		胸椎楔形变		
M48.503		腰椎楔形变		
M48.800		脊椎病，其他特指的		
M48.801		颈椎后纵韧带骨化		
M48.802		胸椎后纵韧带骨化		
M48.803		胸腰椎后纵韧带骨化		
M48.804		腰椎后纵韧带骨化		
M48.805		骶尾椎后纵韧带骨化		
M48.806		后纵韧带骨化		
M48.808		黄韧带骨化		
M48.810		棘突间韧带综合征		
M48.811		肌性脊柱炎		
M48.812		老年性脊椎萎缩		
M48.900		脊椎病		
M48.901		颈椎退行性病变		
M48.902		胸椎退行性病变		
M48.903		腰椎退行性病变		
M48.904		脊椎退行性病变		
M50.000†	G99.2*	颈椎间盘疾患伴有脊髓病		
M50.001†	G99.2*	颈椎间盘突出伴脊髓病		
M50.100		颈椎间盘疾患伴有神经根病		
M50.101†	G55.1*	颈椎间盘疾患伴有神经根病		
M50.200		颈椎间盘移位，其他的		
M50.201		颈椎间盘突出		
M50.202		颈椎胸椎椎间盘突出		

主要编码	附加编码	疾 病 名 称	别 名	备 注
M50.300		颈椎间盘变性，其他的		
M50.301		颈椎胸椎椎间盘变性		
M50.800		颈椎间盘疾患，其他的		
M50.900		颈椎间盘疾患		
M50.901		颈椎胸椎椎间盘疾患		
M51.000†	G99.2*	腰和其他椎间盘疾患伴有脊髓病		
M51.001†	G99.2*	胸椎间盘突出伴脊髓病		
M51.002†	G99.2*	胸椎腰椎椎间盘突出伴脊髓病		
M51.003†	G99.2*	腰椎间盘突出伴脊髓病		
M51.004†	G99.2*	腰骶椎间盘突出伴脊髓病		
M51.100†	G55.1*	腰和其他椎间盘疾患伴有神经根病		
M51.101†	G55.1*	腰椎间盘脱出伴坐骨神经痛		
M51.102†	G55.1*	髓核疝性神经炎		
M51.103†	G55.1*	椎间盘疾患性腰痛伴坐骨神经痛		
M51.104†	G55.1*	椎间盘破裂性神经炎		
M51.105†	G55.1*	椎间盘移位性脊髓神经根压迫		
M51.106†	G55.1*	椎间盘移位性神经炎		
M51.200		椎间盘移位，其他特指的		
M51.201		胸椎间盘突出		
M51.202		腰椎间盘突出		
M51.203		胸腰椎椎间盘突出		
M51.204		腰骶椎间盘突出		
M51.205		椎间盘移位性腰痛		
M51.300		椎间盘变性，其他特指的		
M51.301		胸椎间盘变性		
M51.302		胸腰椎间盘变性		
M51.303		腰椎间盘变性		
M51.304		腰骶椎间盘变性		
M51.305		椎间盘变性		
M51.400		施莫尔结		
M51.800		椎间盘疾患，其他特指的		
M51.801		椎间盘膨隆		
M51.802		椎间盘钙化		
M51.803		椎间盘畸形		

主要编码	附加编码	疾 病 名 称	别 名	备 注
M51.900		椎间盘疾患		
M51.901		腰椎间盘退行性病变		
M53.000		颈颅综合征		
M53.001		颈后交感神经综合征		
M53.002		颅椎综合征		
M53.100		颈臂综合征		
M53.101		颈肩综合征		颈肩综合征乃是颈部、肩部，以至臂肘的肌筋并联发生酸软、痹痛、乏力感，及功能障碍等临床表现的病症。本症多于肩周炎基础上累及演进形成，好发于中老年人，以女性的发病率较高。尚缺乏特效治疗，故病程迁延，是临床常见的难治病之一。颈肩综合征是以颈椎退行性病变为基础（椎间盘突出、骨质增生等）以及由此引起的颈肩部酸麻、胀痛症状的总称。查：综合征-颈臂（弥漫性） M53.1
M53.200		脊柱不稳定性疾患		
M53.201		多发性脊柱不稳定		
M53.202		枕寰枢椎不稳定		
M53.203		颈椎不稳定		
M53.204		颈胸椎不稳定		
M53.205		胸椎不稳定		
M53.206		胸腰椎不稳定		
M53.207		腰椎不稳定		
M53.208		腰骶关节不稳定		
M53.209		骶髂关节不稳定		
M53.210		尾骨运动过度		
M53.211		背部韧带松弛		
M53.212		病理性脊柱关节脱位		
M53.213		腰椎小关节紊乱		
M53.300		骶尾疾患，不可归类在他处者		
M53.301		尾骨痛		
M53.302		骶髂关节改变		
M53.303		骶髂关节僵硬		
M53.304		骶髂关节面破坏		
M53.305		骶尾部痛		
M53.306		非创伤性骶髂关节损害		
M53.800		背部痛，其他特指的		
M53.801		脊柱强直		

主要编码	附加编码	疾 病 名 称	别　名	备　注
M53.802		脊柱关节僵硬		
M53.900		背部病		
M54.000		影响到颈背区的脂膜炎		
M54.001		颈部脂膜炎		
M54.002		骶部脂膜炎		
M54.003		背部脂膜炎		
M54.100		神经根病		
M54.101		臂丛神经炎		
M54.102		胸神经根炎		
M54.103		腰神经根炎		
M54.104		腰骶神经根炎		
M54.105		神经根炎		
M54.106		神经根痛		
M54.107		神经根综合征		
M54.200		颈痛		
M54.300		坐骨神经痛		
M54.400		腰痛伴有坐骨神经痛		
M54.500		下背痛		
M54.501		第三腰椎横突综合征		第三腰椎横突综合征是由于第三腰椎横突的解剖特异及其生物力学特点，活动中与附近软组织发生摩擦、牵拉和压迫刺激后所形成的一系列临床症状。好发于青壮年体力劳动者。本症主要临床表现为一侧或两侧腰痛，部分患者疼痛可扩散至臀部、股后部、膝下、内收肌部或下腹部，但无间歇性跛行。第三腰椎横突处有明显局限性压痛。查：痛-腰，腰背的　M54.5
M54.502		腰痛		
M54.503		腰背痛		
M54.504		腰背肌筋膜炎		
M54.505		腰肌劳损		
M54.507		低背综合征		
M54.600		胸段背痛		
M54.800		背痛，其他的		
M54.801		脊椎源性痛综合征		
M54.900		背痛		
M60.000		感染性肌炎		
M60.001		肩区感染性肌炎		
M60.002		上臂感染性肌炎		

主要编码	附加编码	疾　病　名　称	别　名	备　注
M60.003		前臂感染性肌炎		
M60.004		手感染性肌炎		
M60.005		大腿肌间脓肿		
M60.006		膝关节肌间脓肿		
M60.007		足感染性肌炎		
M60.008		腰大肌脓肿		
M60.100		间质性肌炎		
M60.200		软组织异物肉芽肿，不可归类在他处者		
M60.201		滑石粉肉芽肿		
M60.800		肌炎，其他的		
M60.801		坏死性肌炎		
M60.802		陈旧性肌炎		
M60.803		腰大肌炎		
M60.804		增生性肌炎		
M60.805		姿势性肌炎		
M60.900		肌炎		
M60.901		嗜酸性肌筋膜炎		
M60.902		肌筋膜炎		
M60.903		巨噬细胞肌筋膜炎		
M61.000		外伤性骨化性肌炎		
M61.100		进行性骨化性肌炎		
M61.101		进行性骨化性纤维发育不良		
M61.102		弥漫性进行性骨化性多肌炎		
M61.200		肌肉麻痹性钙化和骨化		
M61.201		肌肉麻痹性骨化		
M61.300		与烧伤有关的肌肉钙化和骨化		
M61.301		烧伤后肌肉骨化		
M61.400		肌肉的其他钙化		
M61.500		肌肉的其他骨化		
M61.501		骨化性肌炎		
M61.502		骑士骨		
M61.900		肌肉钙化和骨化		
M62.000		肌肉分离		
M62.100		肌肉的其他（非创伤性）破裂		
M62.200		肌肉缺血性梗死		

主要编码	附加编码	疾 病 名 称	别 名	备 注
M62. 202		非创伤性腔隙综合征		
M62. 203		肌间隙综合征		
M62. 300		不动综合征（截瘫性）		
M62. 400		肌肉挛缩		
M62. 401		肩区肌肉挛缩		
M62. 402		上臂肌肉挛缩		
M62. 403		前臂肌肉挛缩		
M62. 404		手部肌挛缩		
M62. 405		臀肌挛缩		
M62. 406		大腿肌肉挛缩		
M62. 407		小腿肌肉挛缩		
M62. 408		踝肌肉挛缩		
M62. 409		足肌肉挛缩		
M62. 410		头颈肌挛缩		
M62. 411		躯干肌挛缩		
M62. 500		肌肉的消瘦和萎缩，不可归类在他处者		
M62. 501		上臂肌肉萎缩		
M62. 502		前臂肌肉萎缩		
M62. 503		手肌肉萎缩		
M62. 504		大腿肌萎缩		
M62. 505		小腿肌肉萎缩		
M62. 506		咀嚼肌萎缩		
M62. 507		头颈部肌萎缩		
M62. 508		单侧肢体肌萎缩		
M62. 509		弥漫性肌肉萎缩		
M62. 510		失用性肌肉萎缩	废用性肌萎缩	
M62. 511		原发性肌肉萎缩		
M62. 512		全身性肌萎缩		
M62. 600		肌肉劳损		
M62. 601		上臂肌肉劳损		
M62. 602		前臂肌肉劳损		
M62. 603		大腿肌肉劳损		
M62. 604		小腿肌肉劳损		
M62. 605		头颈部肌肉劳损		
M62. 606		胸肌劳损		
M62. 607		躯干肌肉劳损		

主要编码	附加编码	疾 病 名 称	别 名	备 注
M62.800		肌肉其他特指的疾患		
M62.802		大腿肌肥厚		
M62.803		横纹肌溶解症		
M62.804		后天性肌强直		
M62.805		后天性肌鞘疝		
M62.806		后天性肌肉畸形		
M62.807		后天性筋膜疝		
M62.808		肌肉瘢痕		
M62.809		肌肉变性		
M62.810		肌肉肥大		
M62.811		肌肉纤颤		
M62.812		肌软化		
M62.813		肌疝		
M62.814		肌纤维变性		
M62.815		肌张力缺失		
M62.817		阔筋膜挛缩症		
M62.819		膝关节肌肥大		
M62.821		足筋膜挛缩		
M62.822		疼痛性肌痉挛综合征	Satoyoshi 综合征	
M62.900		肌肉疾患		
M62.901		肌肉肿物		
M65.000		腱鞘脓肿		
M65.001		肩区腱鞘脓肿		
M65.002		上臂腱鞘脓肿		
M65.003		前臂腱鞘脓肿		
M65.004		手腱鞘脓肿		
M65.005		骨盆区腱鞘脓肿		
M65.006		大腿腱鞘脓肿		
M65.007		小腿腱鞘脓肿		
M65.008		踝腱鞘脓肿		
M65.009		足腱鞘脓肿		
M65.010		特指部位腱鞘脓肿		
M65.100		感染性（腱）滑膜炎，其他的		
M65.101		感染性滑膜炎		
M65.200		钙化性肌腱炎		
M65.300		扳机指		假定为后天性编码，先天性编码为 Q74.0

主要编码	附加编码	疾 病 名 称	别 名	备 注
M65.301		结节性腱鞘病		
M65.400		桡骨茎突腱鞘炎［德奎尔万］		
M65.800		滑膜炎和腱鞘炎，其他的		
M65.802		指肌腱粘连		
M65.803		肌腱钙化		
M65.804		粘连性肌腱炎		
M65.900		滑膜炎和腱鞘炎		
M65.901		肩关节滑膜炎		
M65.902		肘关节滑膜炎		
M65.903		腕关节滑膜炎		
M65.904		手关节滑膜炎		
M65.905		髋关节滑膜炎		
M65.906		膝关节滑膜炎		
M65.907		踝关节滑膜炎		
M65.908		跖趾关节滑膜炎		
M65.909		滑膜炎		
M65.910		腱鞘炎		
M66.000		腘囊肿破裂		
M66.100		滑膜破裂		
M66.101		多关节滑膜破裂		
M66.102		肩锁关节滑膜破裂		
M66.103		盂肱关节滑膜破裂		
M66.104		胸锁关节滑膜破裂		
M66.105		肘关节滑膜破裂		
M66.106		腕关节滑膜破裂		
M66.107		手骨间关节滑膜破裂		
M66.108		髋关节滑膜破裂		
M66.109		骶髂关节滑膜破裂		
M66.110		膝关节滑膜破裂		
M66.111		踝关节滑膜破裂		
M66.112		足关节滑膜破裂		
M66.113		滑膜囊肿破裂		
M66.200		伸肌腱自发性破裂		
M66.201		肩区伸肌腱自发性破裂		
M66.202		上臂伸肌腱自发性破裂		
M66.203		前臂伸肌腱自发性破裂		

主要编码	附加编码	疾 病 名 称	别 名	备 注
M66.204		手伸肌腱自发性破裂		
M66.205		骨盆区伸肌腱自发性破裂		
M66.206		大腿伸肌腱自发性破裂		
M66.207		小腿伸肌腱自发性破裂		
M66.208		踝伸肌腱自发性破裂		
M66.209		足伸肌腱自发性破裂		
M66.300		屈肌腱自发性破裂		
M66.301		肩区屈肌腱自发性破裂		
M66.302		上臂屈肌腱自发性破裂		
M66.303		前臂屈肌腱自发性破裂		
M66.304		手屈肌腱自发性破裂		
M66.305		骨盆区屈肌腱自发性破裂		
M66.306		大腿屈肌腱自发性破裂		
M66.307		小腿屈肌腱自发性破裂		
M66.308		踝屈肌腱自发性破裂		
M66.309		足屈肌腱自发性破裂		
M66.400		肌腱的自发性破裂，其他的		
M66.500		肌腱的自发性破裂		
M66.501		非创伤性肌腱断裂		
M66.502		非创伤性肌腱连接点断裂		
M67.000		后天性短跟腱		
M67.001		跟腱挛缩		
M67.100		腱（鞘）的其他挛缩		
M67.101		肌腱挛缩		
M67.102		腓肠肌腱膜挛缩症		
M67.103		拇指屈肌肌腱挛缩		
M67.104		足跖腱膜挛缩		
M67.200		滑膜肥大，不可归类在他处者		
M67.300		短暂性滑膜炎		
M67.301		中毒性滑膜炎		
M67.302		暂时性髋关节滑膜炎		
M67.400		腱鞘囊肿		
M67.401		肌腱腱鞘囊肿		
M67.402		关节腱鞘囊肿		
M67.800		滑膜和肌腱其他特指的疾患		
M67.803		滑膜增生		

主要编码	附加编码	疾 病 名 称	别 名	备 注
M67.804		滑膜皱襞综合征		滑膜皱襞综合征是滑膜退化的残留物，出现的部位有髌上皱襞、髌下皱襞、髌内侧皱襞。多数不产生症状，少数由于有轻度外伤、慢性刺激瘢痕化等原因而发生肥大或老增厚。查：病－滑膜－－特指的 M67.8
M67.805		肌腱疝		
M67.806		腱鞘游离体		
M67.807		韧带骨化		
M67.900		滑膜和肌腱疾患		
M67.901		肌腱疾患		
M70.000		手和腕慢性碎裂音滑膜炎		
M70.001		腕慢性碎裂音滑膜炎		
M70.002		手慢性碎裂音滑膜炎		
M70.100		手滑囊炎		
M70.101		腕滑囊炎		
M70.102		过度打击手		
M70.200		鹰嘴囊炎		
M70.201		矿工肘		
M70.202		学生肘		
M70.300		肘的其他滑囊炎		
M70.301		过度打击肘		
M70.400		髌前囊炎		
M70.402		努恩膝		
M70.403		髌前水囊瘤		
M70.500		膝的其他滑囊炎		
M70.501		鹅趾滑囊炎		鹅趾滑囊炎是膝关节内侧下方的巨大滑囊发生炎性肿胀。该滑囊在半腱肌、缝匠肌、股薄肌三肌腱之间，呈广泛腱膜状，形如鹅趾，故称为鹅趾滑囊炎。查：囊炎－膝 NEC　M70.5
M70.502		腘滑囊炎		
M70.503		过度打击膝		
M70.504		膝半膜肌肉滑囊炎		
M70.600		转子滑囊炎		
M70.700		髋的其他滑囊炎		
M70.701		坐骨滑囊炎		
M70.702		大粗隆滑囊炎		

主要编码	附加编码	疾 病 名 称	别 名	备 注
M70.800		与使用、过度使用和压迫有关的其他软组织疾患		
M70.900		与使用、过度使用和压迫有关的软组织疾患		
M70.901		体位性劳损		
M70.902		职业性滑囊炎		
M71.000		黏液囊脓肿		
M71.001		肩区黏液囊脓肿		
M71.002		上臂黏液囊脓肿		
M71.003		前臂黏液囊脓肿		
M71.004		手黏液囊脓肿		
M71.005		骨盆区黏液囊脓肿		
M71.006		大腿黏液囊脓肿		
M71.007		小腿黏液囊脓肿		
M71.008		踝黏液囊脓肿		
M71.009		足黏液囊脓肿		
M71.100		感染性滑囊炎，其他的		
M71.101		肩区感染性滑囊炎		
M71.102		上臂感染性滑囊炎		
M71.103		前臂感染性滑囊炎		
M71.104		手感染性滑囊炎		
M71.105		骨盆区感染性滑囊炎		
M71.106		大腿感染性滑囊炎		
M71.107		小腿感染性滑囊炎		
M71.108		踝感染性滑囊炎		
M71.109		足感染性滑囊炎		
M71.200		腘间隙滑膜囊肿［贝克］	腘窝囊肿	
M71.300		黏液囊囊肿，其他的		查：囊肿-滑囊，黏液囊 NEC
M71.301		肩区滑膜囊肿		
M71.302		肘窝滑膜囊肿		
M71.303		腕关节滑膜囊肿		
M71.304		手关节滑膜囊肿		
M71.305		坐骨滑膜囊肿		
M71.306		髋关节滑膜囊肿		
M71.307		膝关节滑膜囊肿		
M71.308		踝关节滑膜囊肿		
M71.309		足滑膜囊肿		

主要编码	附加编码	疾 病 名 称	别 名	备 注
M71.310		滑膜囊肿		
M71.400		黏液囊钙沉着		
M71.401		上臂滑膜钙化		
M71.402		前臂滑膜钙化		
M71.403		手部滑膜钙化		
M71.404		骨盆区滑膜钙化		
M71.405		大腿滑膜钙化		
M71.406		小腿滑膜钙化		
M71.407		踝关节滑膜钙化		
M71.408		足滑膜钙化		
M71.500		滑囊炎，其他的不可归类在他处者		
M71.501		肘关节粘连性滑囊炎		
M71.502		腕关节粘连性滑囊炎		
M71.503		手骨间关节粘连性滑囊炎		
M71.504		髋关节粘连性滑囊炎		
M71.505		骶髂关节粘连性滑囊炎		
M71.506		膝关节粘连性滑囊炎		
M71.507		踝关节粘连性滑囊炎		
M71.508		足粘连性滑囊炎		
M71.800		黏液囊病，其他特指的		
M71.801		异位滑囊		
M71.900		黏液囊病		
M71.909		滑囊炎		
M72.000		掌腱膜纤维瘤病［迪皮特朗］		
M72.001		掌筋膜挛缩症		
M72.100		指节垫		
M72.200		跖筋膜纤维瘤病		
M72.201		足底筋膜纤维瘤病		
M72.202		跖筋膜炎		
M72.400		假肉瘤性纤维瘤病		
M72.401		肩区结节性筋膜炎		
M72.402		上臂结节性筋膜炎		
M72.403		前臂结节性筋膜炎		
M72.404		手结节性筋膜炎		
M72.405		骨盆区结节性筋膜炎		
M72.406		大腿结节性筋膜炎		

主要编码	附加编码	疾 病 名 称	别 名	备 注
M72.407		小腿结节性筋膜炎		
M72.408		踝结节性筋膜炎		
M72.409		足结节性筋膜炎		
M72.410		结节性筋膜炎		
M72.600		坏死性筋膜炎		
M72.601		肩区坏死性筋膜炎		
M72.602		上臂坏死性筋膜炎		
M72.603		前臂坏死性筋膜炎		
M72.604		手坏死性筋膜炎		
M72.605		骨盆区坏死性筋膜炎		
M72.606		大腿坏死性筋膜炎		
M72.607		小腿坏死性筋膜炎		
M72.608		踝坏死性筋膜炎		
M72.609		足坏死性筋膜炎		
M72.800		成纤维细胞疾患，其他的		
M72.801		肩关节筋膜脓肿		
M72.802		肘关节筋膜脓肿		
M72.803		腕关节筋膜脓肿		
M72.804		指纤维组织瘤样增生		在损伤的刺激下，由静止状态的纤维细胞和（或）由未分化的间叶细胞转化为纤维母细胞，纤维母细胞进行分裂增生。当其停止分裂后，开始合成并分泌胶原蛋白，在细胞的周围形成胶原纤维，细胞逐渐成熟而成为纤维细胞。成纤维细胞也称纤维母细胞，是纤维结缔组织中主要的能产生纤维和基质的细胞纤维组织瘤样增生的组织在形态学上和真性肿瘤相似，有的甚至很难和真性肿瘤相鉴别，而其本质又非肿瘤，瘤样增生和真性肿瘤的本质不同，它的发生不少是和慢性刺激和慢性炎症有关。查：病－成纤维细胞－－特指的 M72.8
M72.805		筋膜脓肿		
M72.806		陈旧性筋膜炎		
M72.900		成纤维细胞疾患		
M72.901		多部位筋膜炎		查：筋膜炎 M72.5。核对卷一，无 M72.5 这个编码，应放入 M72.9 未特指的成纤维细胞疾患中，包括筋膜炎 NOS
M72.903		肩区筋膜炎		
M72.904		肩区纤维瘤病		
M72.905		上臂筋膜炎		
M72.906		上臂纤维瘤病		

主要编码	附加编码	疾 病 名 称	别 名	备 注
M72.907		前臂筋膜炎		
M72.908		前臂纤维瘤病		
M72.909		手筋膜炎		
M72.910		手纤维瘤病		
M72.911		骨盆区筋膜炎		
M72.912		骨盆区纤维瘤病		
M72.913		大腿筋膜炎		
M72.914		大腿纤维瘤病		
M72.915		小腿筋膜炎		
M72.916		小腿纤维瘤病		
M72.917		踝筋膜炎		
M72.918		踝纤维瘤病		
M72.919		足筋膜炎		
M72.920		足纤维瘤病		
M72.921		纤维瘤病		
M72.922		筋膜炎		
M75.000		粘连性肩关节囊炎		
M75.001		肩周炎		
M75.002		迪普莱关节周炎		
M75.003		肱肩胛关节周炎		
M75.004		肩黏性肌腱炎		
M75.100		旋转袖综合征		
M75.101		非创伤性冈上肌撕裂		
M75.102		冈上肌综合征	冈上肌肌腱炎、外展综合征	冈上肌综合征是指劳损和轻微外伤或受寒后逐渐引起的肌腱退行性改变，属无菌性炎症，以疼痛、功能障碍为主要临床表现的疾患。好发于中青年及以上体力劳动者、家庭主妇、运动员。单纯冈上肌肌腱炎发病缓慢，肩部外侧渐进性疼痛，上臂外展60°~120°（疼痛弧）时肩部疼痛剧烈。冈上肌腱钙化时，X线平片可见局部有钙化影。查：综合征-冈上肌 M75.1
M75.103		肩袖自发性破裂		肩袖又叫旋转袖，是包绕在肱骨头周围的一组肌腱复合体，肱骨头的前方为肩胛下肌腱，上方为冈上肌腱，后方为冈下肌腱和小圆肌腱。这些肌腱的运动导致肩关节旋内，旋外和上举活动，但更重要的是，这些肌腱将肱骨头稳定于肩胛盂上，对维持肩关节的稳定和肩关节活动起着极其重要的作用。查：破裂-回旋套（完全）（不完全）（非创伤性） M75.1

主要编码	附加编码	疾 病 名 称	别 名	备 注
M75.200		二头肌腱炎		
M75.201		肱二头肌长头肌腱炎		肱二头腱在肩关节活动时，反复在肱骨结节间沟摩擦而引起的退行性改变，腱鞘充血、水肿、粘连、纤维化，腱鞘增厚，使腱鞘的滑动功能发生障碍，以肱骨结节间沟疼痛、压痛和肩关节活动受限为主要表现的炎症性疾病
M75.300		肩钙化性肌腱炎		
M75.301		肩钙化性黏液囊		滑囊又称滑液囊、滑膜囊或黏液囊，为一结缔组织扁囊。查：钙化-滑囊--肩 M75.3
M75.302		冈上肌肌腱钙化		冈上肌钙化是引起肩部疼痛和僵直的常见原因，可发生在肩袖组织任何部位。一般认为在冈上肌腱退变的基础上，由于局部异常钙盐代谢，发生钙盐沉积，形成钙盐性肌腱炎。查：肌腱炎-钙化性--肩 M75.3
M75.400		肩撞击综合征		
M75.500		肩滑囊炎		
M75.501		肩峰下滑囊炎		
M75.502		肩胛肱骨滑囊炎		
M75.503		三角肌下滑囊炎		
M75.504		喙突下滑囊炎		
M75.800		肩损害，其他的		
M75.802		肩胛肱骨肌纤维变性		
M75.803		肩胛肱骨肌纤维鞘炎		
M75.804		肩腱鞘炎		
M75.900		肩损害		
M76.000		臀肌腱炎		
M76.100		髂肌腱炎		
M76.200		髂嵴骨刺		
M76.300		髂胫带综合征		
M76.301		涉及髂胫带弹响髋		
M76.302		涉及髂胫带弹响膝		
M76.400		胫侧滑囊炎［佩莱格里尼-施蒂达］		
M76.500		髌肌腱炎		
M76.600		跟腱炎		
M76.602		跟腱滑囊炎		
M76.603		跟腱痛		

主要编码	附加编码	疾 病 名 称	别　名	备　注
M76.700		腓肌腱炎		
M76.701		腓肠肌内外侧头肌腱炎		
M76.800		下肢（不包括足）的其他肌腱端病		
M76.801		髋部肌腱端病		
M76.802		腓骨肌腱撞击综合征		本病是跟骨骨折的并发症之一。查：肌腱端病-下肢--特指的 NEC　M76.8
M76.803		膝肌腱端病		
M76.804		胫前综合征		
M76.805		胫后综合征		
M76.806		胫后肌腱炎		
M76.807		踝滑囊炎		
M76.900		下肢肌腱端病		
M77.000		内上髁炎		
M77.001		肱骨内上髁炎	屈肌总腱损伤	肱骨内上髁炎与网球肘的发病机制类似，属前臂屈肌起点反复牵拉累积性损伤。主要表现为肱骨内上髁处疼痛和压痛。如果前臂外旋腕关节背伸时，使肘关节伸直可引起局部疼痛加剧。查：高尔夫球员肘　M77.0
M77.002		小球队员肘		
M77.100		外上髁炎		
M77.101		肱骨外上髁炎	网球肘	肱骨外上髁炎是一种前臂伸肌起点特别是桡侧屈腕短肌的慢性撕拉伤。这些肌肉反复收缩牵拉肌肉起点，造成累积性损伤，如网球、羽毛球运动中，对这些运动不习惯的人，由于频繁抽杀动作可引起该病。搅拌操作工作及家族主妇也容易发生。查：网球肘　M77.1
M77.200		腕关节周围炎		
M77.300		跟骨骨刺	跟骨骨质增生	
M77.400		跖痛症		
M77.500		足的其他肌腱端病		
M77.501		踝肌腱端病		
M77.502		跟骨滑囊炎		
M77.503		脚趾滑囊炎		
M77.800		肌腱端病，其他的不可归类在他处者		
M77.801		肘肌腱端病		
M77.804		腕肌腱端病		

主要编码	附加编码	疾 病 名 称	别 名	备 注
M77.900		肌腱端病		
M77.901		关节周围炎		
M77.902		肌腱炎		
M77.903		骨刺		
M77.905		肌腱周围炎		
M77.906		关节囊炎		关节囊炎也叫关节周围炎。查：关节周围炎 M77.9
M79.000		风湿病		
M79.002		软组织风湿		
M79.100		肌痛		
M79.101		肩区肌痛		
M79.102		上臂肌痛		
M79.103		前臂肌痛		
M79.104		手肌痛		
M79.105		骨盆区肌痛		
M79.106		大腿肌痛		
M79.107		小腿肌痛		
M79.108		踝肌痛		
M79.109		足肌痛		
M79.200		神经痛和神经炎		
M79.201		多部位神经痛		
M79.203		下肢神经痛		
M79.204		神经束膜炎		
M79.205		慢性类风湿性神经炎		
M79.206		神经肌肉痛		
M79.207		神经痛		
M79.208		神经炎		
M79.209		神经病理性疼痛		
M79.300		脂膜炎		
M79.301		组织细胞吞噬性脂膜炎		
M79.302		结节性非化脓性脂膜炎		
M79.303		嗜酸性脂膜炎		
M79.400		髌下脂肪垫肥大		
M79.401		膝脂肪垫肥大		
M79.403		髌前脂肪垫肥大		
M79.404		髌后脂肪垫肥大		
M79.500		软组织内残留异物		

主要编码	附加编码	疾 病 名 称	别　名	备　注
M79.501		肩区软组织异物残留		
M79.502		上臂软组织异物残留		
M79.503		前臂软组织异物残留		
M79.504		手软组织异物残留		
M79.505		骨盆区软组织异物残留		
M79.506		大腿软组织异物残留		
M79.507		膝关节软组织异物残留		
M79.508		踝软组织异物残留		
M79.509		足软组织异物残留		
M79.510		头颈部软组织异物残留		
M79.511		胸壁异物		
M79.600		肢痛		
M79.601		手痛		
M79.602		跗骨痛		
M79.603		脚趾痛		
M79.604		足痛		
M79.700		纤维肌痛		
M79.701		肩部纤维肌炎		
M79.702		腰纤维肌炎		
M79.703		风湿性肌纤维组织炎		
M79.704		纤维织炎		
M79.705		肌纤维鞘炎		
M79.800		软组织疾患，其他特指的		
M79.801		上肢肿胀		
M79.802		下肢肿胀		
M79.803		巨手		
M79.804		手肿胀		
M79.805		脚趾肿胀		
M79.806		足肿胀		
M79.807		筋膜腐坏		腐肉形成（多发性）（崩蚀性溃疡）（皮肤）（另见坏疽)-筋膜　M79.8
M79.808		脂肪坏死		
M79.809		普罗菲谢病		
M79.810		结缔组织炎		
M79.811		脂肪液化		
M79.812		脂肪萎缩		不能直接查到，如果查疾患，脂类E78.9，分类到代谢，但脂肪坏死都明确分类到软组织疾病，因此查：疾患-软组织--特指的

主要编码	附加编码	疾病名称	别名	备注
M79.900		软组织疾患		
M79.901		肩区软组织疾患		
M79.902		上臂软组织疾患		
M79.903		前臂软组织疾患		
M79.904		手软组织疾患		
M79.905		骨盆区软组织疾患		
M79.906		大腿软组织疾患		
M79.907		小腿软组织疾患		
M79.908		踝软组织疾患		
M79.909		足软组织疾患		
M80.000		绝经后骨质疏松伴有病理性骨折		
M80.100		卵巢切除术后骨质疏松伴有病理性骨折		
M80.200		失用性骨质疏松伴有病理性骨折		
M80.300		手术后吸收不良性骨质疏松伴有病理性骨折		
M80.400		药物性骨质疏松伴有病理性骨折		
M80.500		特发性骨质疏松伴有病理性骨折		
M80.800		骨质疏松伴有病理性骨折,其他的		
M80.801		老年性骨质疏松伴病理性骨折		
M80.900		骨质疏松伴有病理性骨折		
M81.000		绝经后骨质疏松		
M81.100		卵巢切除术后骨质疏松		
M81.200		失用性骨质疏松		
M81.300		手术后吸收不良性骨质疏松		
M81.400		药物性骨质疏松		
M81.500		特发性骨质疏松		
M81.600		局限性骨质疏松 [勒凯纳]		
M81.800		骨质疏松,其他的		
M81.801		肝性骨营养不良		
M81.900		骨质疏松		
M81.903		骨脱矿质		脱矿质,骨 M81.9
M81.904		骨脱钙		

主要编码	附加编码	疾 病 名 称	别 名	备 注
M83.000		产褥期骨软化症		
M83.100		老年性骨软化症		
M83.200		吸收不良引起的成人骨软化症		
M83.300		营养不良引起的成人骨软化症		
M83.400		铝骨病		
M83.500		成人其他药物性骨软化症		
M83.800		成人骨软化症，其他的		
M83.801		麦角甾醇缺乏（维生素 D_2）伴成人骨软化		
M83.802		全身骨内多发性吸收	米尔克曼病、米尔克曼综合征	米尔克曼病或米尔克曼综合征［全身骨内多发性吸收］ M83.8
M83.900		成人骨软化症		
M84.000		骨折连接不正		
M84.100		骨折不连接［假关节］		
M84.200		骨折延迟愈合		
M84.300		应力骨折，不可归类在他处者		
M84.301		疲劳性骨折	应力性骨折、行军骨折	疲劳性骨折多因骨骼系统长期受到非生理性应力所致，好发于胫骨、跖骨和桡骨，临床上无典型的外伤史，早期 X 线平片通常为阴性，容易漏诊或误诊。查：骨折-疲劳 M84.3
M84.400		病理性骨折，不可归类在他处者		
M84.401		自发性骨折		
M84.800		骨的其他连续性疾患		
M84.801		颅骨分离		
M84.900		骨的连续性疾患		
M85.000		骨纤维性结构不良（单骨性）		
M85.001		骨纤维异样增殖症	骨纤维结构不良	骨纤维异样增殖症是指骨的纤维组织的增生、变性，通过化生而形成的骨为幼稚的交织骨。本病在瘤样病变中占首位（38.42%）。多见于 11~30 岁青年人，男女发病之比为 1.1:1。好发部位主要在股骨和胫骨，其次在颌骨和肋骨。临床上可分为单发型、多发型和 Albright 综合征查：结构不良-纤维性--骨 NEC M85.0
M85.002		贾菲利希滕斯坦（-尤林格）综合征		
M85.003		肱骨纤维结构不良		
M85.100		氟骨症		氟骨症是指长期摄入过量氟化物引起氟中毒，并累及骨组织的一种慢性侵袭性全身性骨病

主要编码	附加编码	疾病名称	别名	备注
M85.200		颅骨肥大		
M85.201		额骨内面骨肥厚	斯图尔特-莫雷尔综合征	斯图尔特-莫雷尔综合征［额骨内面骨肥厚］ M85.2
M85.202		狮面骨		
M85.300		致密性骨炎		
M85.400		单一性骨囊肿		
M85.500		动脉瘤性骨囊肿		
M85.600		骨囊肿，其他的		
M85.602		躯干骨囊肿		
M85.603		骨囊肿		
M85.800		骨密度和结构其他特指的疾患		
M85.801		肢骨纹状肥大	骨熔烛样病、单肢型烛泪样骨质增生症、Leri 骨质硬化症蜡烛骨	肢骨纹状肥大（melorheostosis）为一种少见的形状特殊的局限性骨质增生，从 X 线片上看，犹似熔蜡沿骨干下流。本病是一种先天性发育畸形，较罕见。无遗传性及家族史。发病从儿童开始，男女相等。大都侵犯单肢，下肢多见于上肢。查：肢骨纹状肥大 M85.8
M85.802		骨密度增加		
M85.803		骨实质丧失		
M85.900		骨密度和结构的疾患		
M86.000		急性血源性骨髓炎		
M86.100		急性骨髓炎，其他的		
M86.200		亚急性骨髓炎		
M86.300		慢性多病灶性骨髓炎		
M86.400		慢性骨髓炎伴有引流窦道		
M86.500		慢性血源性骨髓炎，其他的		
M86.600		慢性骨髓炎，其他的		
M86.601		肘关节慢性化脓性骨髓炎		
M86.602		手慢性化脓性骨髓炎		
M86.603		骨盆区慢性化脓性骨髓炎		
M86.604		大腿慢性化脓性骨髓炎		
M86.605		膝关节慢性化脓性骨髓炎		
M86.606		踝慢性化脓性骨髓炎		
M86.607		足慢性化脓性骨髓炎		
M86.608		慢性骨髓炎		
M86.609		慢性化脓性骨髓炎		
M86.610		骨内死骨形成		

主要编码	附加编码	疾 病 名 称	别 名	备 注
M86.800		骨髓炎，其他的		
M86.801		股骨肉芽肿		
M86.803		骨干炎		
M86.804		水肿性波特瘤		
M86.805		骨残留异物性肉芽肿		
M86.807		骨膜骨赘形成伴骨髓炎		
M86.808		骨脓肿		
M86.809		骨肉芽肿		
M86.810		加雷骨髓炎		
M86.811		硬化性骨髓炎		
M86.812		籽骨炎		
M86.900		骨髓炎		
M86.901		锁骨骨髓炎		
M86.902		肩胛骨骨髓炎		
M86.903		肱骨骨髓炎		
M86.904		桡骨骨髓炎		
M86.905		尺骨骨髓炎		
M86.906		腕骨骨髓炎		
M86.907		手指骨髓炎		
M86.908		掌骨骨髓炎		
M86.909		骨盆骨髓炎		
M86.910		股骨骨髓炎		
M86.911		膝关节骨髓炎		
M86.912		腓骨骨髓炎		
M86.913		胫骨骨髓炎		
M86.914		足部骨髓炎		
M86.915		趾骨骨髓炎		
M86.916		跟骨骨髓炎		
M86.917		颅骨骨髓炎		脊椎骨髓炎分类到 M46.2，而颅骨的分类到未特指的骨髓炎里
M86.918		肋骨骨髓炎		
M86.919		躯干骨骨髓炎		
M86.920		胸骨骨髓炎		
M86.921		骨炎		
M86.923		骨膜炎		
M87.000		特发性无菌性骨坏死		
M87.001		肱骨头无菌性坏死		

主要编码	附加编码	疾病名称	别名	备注
M87.002		股骨头无菌性坏死		
M87.100		药物性骨坏死		
M87.101		药物性肱骨头坏死		
M87.102		药物性股骨头坏死		
M87.200		以前创伤引起的骨坏死		
M87.201		外伤后腕舟骨骨质疏松及萎缩	普赖泽尔病	普赖泽尔病［外伤后腕骨骨质疏松及萎缩］ M87.2
M87.202		创伤后指骨坏死		
M87.203		创伤后股骨头坏死		
M87.204		创伤后趾骨坏死		
M87.300		继发性骨坏死，其他的		
M87.800		骨坏死，其他的		
M87.900		骨坏死		
M87.901		股骨骨坏死		
M88.000		颅骨佩吉特病		
M88.800		骨的佩吉特病，其他的		
M88.900		指骨的佩吉特病		
M89.000		痛性神经营养不良		
M89.001		肩手综合征		肩手综合征（RSD）是指患者患手突然水肿疼痛及肩关节疼痛，并使手功能受限。因引起肩手综合征的疾病：脑卒中、心肌梗死、颈椎病、上肢外伤、截瘫、肺疾病、肩关节疾病，还有原因不明者
M89.002		创伤后骨质疏松	祖德克萎缩、祖德克病、祖德克综合征	祖德克萎缩、祖德克病或祖德克综合征［创伤后骨质疏松］ M89.0
M89.003		交感反射性营养不良		
M89.100		骨骺生长停止		
M89.101		骺横线	哈里斯线	哈里斯线［骺横线］ M89.1
M89.200		骨发育和生长的其他疾患		
M89.201		软骨内骨生长迟缓		
M89.202		多发性偏心性多中心骨化		
M89.300		骨肥大		
M89.301		跖骨肥大		
M89.302		跗骨肥大		
M89.303		面骨骨质增生		
M89.304		剑突骨质增生		
M89.305		颧骨肥大		

主要编码	附加编码	疾 病 名 称	别 名	备 注
M89.306		骨过度生长		
M89.307		骨膜肥厚		
M89.308		骨皮质肥厚		
M89.309		骨质增生		
M89.310		腕背隆突综合征		腕背隆突综合征系指第2、3掌骨基底部背侧的骨质增生，而表现为第2、3掌腕关节背侧隆突畸形及疼痛等临床症状。查：增生-骨　M89.3
M89.400		肥厚性骨关节病，其他的		
M89.401		肥大性肺性骨关节病		
M89.402		厚皮性骨膜病		厚皮性骨膜病　M89.4
M89.403		普罗蒂斯综合征	Proteus综合征、变形综合征、普罗特斯综合征	
M89.404		继发性肥大性骨关节病		
M89.500		骨质溶解		
M89.600		脊髓灰质炎后骨病		
M89.800		骨其他特指的疾患		
M89.802		肩胛擦响症		
M89.803		肩胛痛		
M89.804		肱骨破坏		
M89.808		股骨头变平		
M89.810		胫骨非骨化性纤维瘤		
M89.813		足副舟骨痛		
M89.816		肋骨滑脱		
M89.817		非骨化性纤维瘤		
M89.818		骨质破坏		
M89.819		婴儿型骨皮质肥厚		查：骨肥厚-皮质--婴儿型
M89.820		骨外露		
M89.821		创伤后骨膜下骨化		
M89.823		骨痛		
M89.824		骨膜下出血		
M89.825		骨膜骨赘形成		
M89.900		骨疾患		
M89.901		锁骨肿物		
M89.902		肩胛骨肿物		
M89.903		肱骨肿物		
M89.904		腕骨病变		
M89.905		指骨病变		
M89.906		股骨病变		

主要编码	附加编码	疾　病　名　称	别　名	备　注
M89.907		骨盆区骨肿物		
M89.908		大腿骨肿物		
M89.909		膝关节骨肿物		
M89.910		腓骨肿物		
M89.911		胫骨肿物		
M89.912		跖骨肿物		
M89.913		踝骨肿物		
M89.914		足骨肿物		
M89.915		胸骨病变		
M89.916		头颈部骨肿物		
M89.917		椎骨病变		
M89.918		肋骨肿物		
M89.919		骨肿物		
M89.920		骨病变		
M89.921		肩胛骨骨疣		
M89.922		肱骨骨疣		
M89.923		尺骨骨疣		
M89.924		桡骨骨疣		
M89.925		股骨骨疣		
M89.926		胫骨骨疣		
M89.927		趾骨骨疣		
M89.928		额骨骨疣		
M89.929		脊柱骨疣		
M91.000		幼年型骨盆骨软骨病		
M91.001		坐骨软骨结合		范奈克病或骨软骨病〔坐骨耻骨的软骨结合〕　M91.0
M91.002		耻骨软骨结合		软骨结合-坐骨耻骨　M91.0
M91.003		髂嵴软骨病	布坎南病、布坎南骨软骨症	骨软骨病-髂骨，髂嵴　M91.0
M91.004		髋臼骨软骨病		
M91.100		幼年型股骨头骨软骨病〔莱格-卡尔韦-佩尔特斯〕		
M91.101		幼年型股骨骺骨软骨病	Legg-Calvè-Perthes病、儿童股骨头缺血性坏死、Perther病、扁平髋	股骨头骨骺骨软骨病属于继发性关节骨软骨病，主要病因系某些因素引起的骨骺血管栓塞，以致骨骺内骨化中心的全部或部分坏死，并可伴有软骨内化骨紊乱。本病系股骨头血运障碍所致的股骨头骨骺不同程度的坏死，病变愈合后往往遗留股骨头扁平状畸形。查：骨软骨病-股骨骺（幼年型）　M91.1

主要编码	附加编码	疾 病 名 称	别 名	备 注
M91. 102		幼年型髋关节骨软骨病		
M91. 200		扁平髋		
M91. 201		幼年骨软骨病性髋关节畸形		
M91. 300		假性髋关节痛		
M91. 800		幼年型髋关节和骨盆骨软骨病，其他的		
M91. 900		幼年型髋关节和骨盆骨软骨病		
M92. 000		幼年型肱骨骨软骨病		
M92. 001		幼年型肱骨小头骨软骨病	潘内病	潘内病［肱骨小头骨软骨病］ M92.0
M92. 100		幼年型桡骨和尺骨的骨软骨病		
M92. 101		尺骨下段幼年型骨软骨病	伯恩病	伯恩病或伯恩软骨病 M92.1
M92. 102		桡骨头骨软骨病	布雷斯福德病	布雷斯福德病或布雷斯福德骨软骨病［桡骨头骨软骨病］ M92.1
M92. 200		幼年型手部骨软骨病		
M92. 201		幼年型腕骨骨软骨病	金伯克病	金伯克病或骨软骨病 M92.2
M92. 202		幼年型掌骨骨软骨病	莫克莱尔病	莫克莱尔病或莫克莱尔骨软骨病 M92.2
M92. 300		上肢其他的幼年型骨软骨病		
M92. 301		幼年型臂软骨病		
M92. 302		幼年型锁骨骨软骨病		
M92. 303		幼年型胸骨骨软骨病		
M92. 400		幼年型髌骨骨软骨病		
M92. 401		髌骨克勒病	髌骨初级骨化中心	克勒病-髌骨 M92.4
M92. 402		辛丁-拉森软骨病	髌骨次级骨化中心	骨软骨病-辛丁-拉森［髌骨］ M92.4
M92. 500		幼年型胫骨和腓骨的骨软骨病		
M92. 501		胫骨粗隆骨软骨病	奥斯古德-施拉特病	奥斯古德-施拉特病［胫骨粗隆骨软骨病］ M92.5
M92. 502		胫骨内翻骨软骨病		
M92. 503		胫骨幼年型骨软骨病		
M92. 504		腓骨幼年型骨软骨病		
M92. 600		幼年型跗骨骨软骨病		
M92. 601		幼年型跟骨骨软骨病		骨软骨病-塞弗［跟骨］ M92.6
M92. 602		幼年型跗舟骨骨软骨病	跗舟骨克勒病	克勒病-跗舟骨 M92.6
M92. 603		迪亚兹软骨病	幼年型距骨骨软骨病	迪亚兹病或骨软骨病（幼年）（距骨） M92.6
M92. 604		幼年型外胫骨骨软骨病	哈格隆德病	哈格隆德病或哈格隆德骨软骨病（幼年）（外胫骨） M92.6
M92. 605		幼年型内侧楔骨软骨病		
M92. 606		幼年型舟骨软骨病		

主要编码	附加编码	疾病名称	别名	备注
M92.700		幼年型距骨骨软骨病		
M92.701		幼年型第二跖骨骨软骨病	费赖伯格病	费赖伯格病（跖骨头不全骨折或骨软骨病）M92.7
M92.702		幼年型第五跖骨骨软骨病	伊赛兰病	伊塞兰病或伊塞兰骨软骨病　M92.7
M92.703		跖骨头不全骨折		费赖伯格病（跖骨头不全骨折或骨软骨病）M92.7
M92.800		幼年型骨软骨病，其他特指的		
M92.801		幼年型下肢骨软骨炎		
M92.802		幼年型足骨软骨病		
M92.803		跟骨骺炎		
M92.804		跟骨骨突炎		
M92.900		幼年型骨软骨病		
M92.901		幼年型骨骺炎		
M92.902		幼年型骨软骨炎		
M92.903		幼年型骨突炎		
M93.000		股骨上端（非创伤性）骨骺滑脱		
M93.100		成人金伯克病		
M93.200		剥脱性骨软骨炎		
M93.201		肩关节分离性骨软骨病		
M93.202		膝关节分离性骨软骨病		
M93.800		骨软骨病，其他特指的		
M93.900		骨软骨病		
M93.901		骨骺炎		
M93.902		骨软骨炎		
M93.903		骺脱离		
M93.904		骨骺滑脱		
M93.905		骨突炎		
M94.000		肋骨与肋软骨连接处综合征[蒂策]		
M94.001		肋骨软骨炎		
M94.100		复发性多软骨炎		
M94.200		软骨软化		
M94.300		软骨溶解		
M94.800		软骨其他特指的疾患		
M94.801		化脓性软骨炎		
M94.802		老年性软骨骨化		
M94.803		慢性萎缩性多软骨炎		

主要编码	附加编码	疾 病 名 称	别 名	备 注
M94.804		软骨肥大		
M94.805		软骨脓肿		
M94.806		软骨实质丧失		
M94.807		软骨萎缩		
M94.808		软骨炎		
M94.900		软骨疾患		
M95.000		鼻的后天性变形		
M95.001		鞍鼻		
M95.002		凹陷性鼻		
M95.003		鼻萎陷		
M95.005		后天性歪鼻		
M95.006		驼峰鼻		
M95.007		压扁鼻		
M95.100		菜花状耳		
M95.200		头的其他后天性变形		
M95.201		后天性头部畸形		
M95.202		后天性颅骨畸形		
M95.203		后天性额骨畸形		
M95.204		后天性前额畸形		
M95.205		后天性面部畸形		查：畸形-面部（后天性）
M95.206		后天性面骨畸形		
M95.207		茎突过长		
M95.208		后天性颊畸形		
M95.209		后天性颏畸形		
M95.210		翼钩过长		
M95.300		颈的后天性变形		
M95.301		颈部畸形		
M95.400		胸和肋的后天性变形		
M95.401		后天性胸廓畸形		
M95.402		制鞋工胸		
M95.403		后天性漏斗胸		
M95.404		桶状胸		
M95.405		胸壁畸形		
M95.406		胸壁凹陷		
M95.407		胸骨凹陷		
M95.408		后天性胸骨回缩		

主要编码	附加编码	疾 病 名 称	别 名	备 注
M95.409		后天性鸡胸		
M95.410		后天性肋骨畸形		
M95.500		骨盆的后天性变形		
M95.501		扁骨盆	称扁平骨盆	扁骨盆指骨盆入口平面狭窄，前后径缩短，状扁平，我国妇女较常见。测量骶耻外径小于18cm，骨盆入口前后径小于10.0cm，即对角径小于11.50cm。扁平骨盆分以下两种：①单纯扁平骨盆：骶岬向前下突出，使骨盆入口前后径缩短而横径正常；②佝偻病性扁平骨盆：由于童年患佝偻病，骨骼软化，使骨盆变形，骶岬被压向前而骶尾骨向前突出于出口平面，坐骨结节外翻，故除入口前后径缩短外，出口横径变宽。查：扁骨盆 M95.5
M95.502		后天性骨盆畸形		
M95.503		后天性骨盆倾斜		
M95.504		后天性骨盆狭窄		
M95.505		后天性漏斗骨盆		
M95.506		内格勒骨盆		内格勒骨盆：子宫增大，使骨盆关节松弛，致骨盆前倾。骨盆的骶髂关节和耻骨联合的稳定性都变差，耻骨联合间隙变宽。查：内格勒骨盆 M95.5
M95.507		尖骨盆		
M95.508		婴儿型骨盆		
M95.509		后天性髂骨畸形		
M95.510		后天性坐骨畸形		
M95.800		肌肉骨骼系统其他特指的后天性变形		
M95.801		后天性躯干畸形		
M95.802		后天性腹壁畸形		
M95.900		肌肉骨骼系统后天性变形		
M95.901		后天性骨畸形		
M96.000		融合或关节固定术后假关节		
M96.001		关节固定术后假关节形成		
M96.100		椎板切除术后综合征，不可归类在他处者		
M96.200		放射后脊柱后凸		
M96.300		椎板切除术后脊柱后凸		
M96.400		手术后脊柱前凸		
M96.500		放射后脊柱侧弯		

主要编码	附加编码	疾 病 名 称	别 名	备 注
M96.600		插入矫形外科的植入物、关节假体或骨板后的骨折		
M96.601		插入矫形外科关节假体后骨折		
M96.602		插入矫形外科骨板后骨折		
M96.800		操作后肌肉骨骼疾患，其他的		
M96.801		继发于关节假体取出后关节不稳定		
M96.802		手术后腰椎间盘粘连		
M96.803		腰椎间盘切除术后状态关节紊乱		
M96.900		肌肉骨骼疾患，操作后的		
M99.000		节段性和躯体性功能障碍		
M99.100		不全脱位复征（椎骨的）		
M99.200		椎管不全脱位性狭窄		
M99.300		椎管骨性狭窄		
M99.400		椎管结缔组织性狭窄		
M99.500		椎管椎间盘狭窄		
M99.600		椎间孔骨性和不全脱位性狭窄		
M99.700		椎间孔结缔组织和椎间盘狭窄		
M99.800		生物力学损害，其他的		
M99.900		生物力学损害		
N00.000		急性肾炎综合征伴有轻微的肾小球异常		
N00.100		急性肾炎综合征伴有局灶性和节段性肾小球损害		
N00.200		急性肾炎综合征伴有弥漫性膜性肾小球肾炎		
N00.300		急性肾炎综合征伴有弥漫性肾小球系膜增生性肾小球肾炎		
N00.301		急性系膜增殖性肾小球肾炎		
N00.400		急性肾炎综合征伴有弥漫性毛细血管内增生性肾小球肾炎		
N00.500		急性肾炎综合征伴有弥漫性肾小球系膜毛细血管性肾小球肾炎		
N00.600		急性肾炎综合征伴有密集沉积物病		
N00.700		急性肾炎综合征伴有弥漫性新月形肾小球肾炎		
N00.800		急性肾炎综合征，其他的		

主要编码	附加编码	疾 病 名 称	别 名	备 注
N00.801		急性肾小球肾炎，IgA肾病		
N00.802		急性增殖性肾小球肾炎		
N00.900		急性肾炎综合征		
N00.901		急性链球菌感染后肾小球肾炎		
N00.902		急性肾小球肾炎		
N01.000		急进型肾炎综合征伴有轻微的肾小球异常		
N01.100		急进型肾炎综合征伴有局灶性和节段性肾小球损害		
N01.200		急进型肾炎综合征伴有弥漫性膜性肾小球肾炎		
N01.300		急进型肾炎综合征伴有弥漫性肾小球系膜增生性肾小球肾炎		
N01.400		急进型肾炎综合征伴有弥漫性毛细血管内增生性肾小球肾炎		
N01.500		急进型肾炎综合征伴有弥漫性肾小球系膜毛细血管性肾小球肾炎		
N01.600		急进型肾炎综合征伴有密集沉积物病		
N01.700		急进型肾炎综合征伴有弥漫性新月形肾小球肾炎		
N01.800		急进型肾炎综合征，其他的		
N01.900		急进型肾炎综合征		
N02.000		复发性和持续性血尿伴有轻微的肾小球异常		
N02.001		血尿，肾小球轻微病变		
N02.002		IgA肾病，肾小球轻微病变		
N02.100		复发性和持续性血尿伴有局灶性和节段性肾小球损害		
N02.101		IgA肾病，局灶和节段性肾小球损害		
N02.102		血尿，局灶和节段性肾小球损害		
N02.200		复发性和持续性血尿伴有弥漫性膜性肾小球肾炎		
N02.201		IgA肾病，膜性肾小球损害		
N02.203		血尿，弥漫性膜性肾小球损害		
N02.300		复发性和持续性血尿伴有弥漫性肾小球系膜性增生性肾小球肾炎		

主要编码	附加编码	疾 病 名 称	别 名	备 注
N02.301		血尿，弥漫性肾小球系膜增殖性肾小球损害		
N02.302		系膜增生性 IgA 肾病		
N02.400		复发性和持续性血尿伴有弥漫性毛细血管内增生性肾小球肾炎		
N02.401		血尿，弥漫性毛细血管内增殖性肾炎		
N02.500		复发性和持续性血尿伴有弥漫性肾小球系膜毛细血管性肾小球肾炎		
N02.502		血尿，膜增殖性肾小球损害		
N02.600		复发性和持续性血尿伴有密集沉积物病		
N02.700		复发性和持续性血尿伴有弥漫性新月形肾小球肾炎		
N02.701		新月体性 IgA 肾病		
N02.702		血尿，新月体〔形〕肾小球肾炎		
N02.800		复发性和持续性血尿，其他的		
N02.801		IgA 肾病		
N02.903		薄基底膜肾病	家族性再发性血尿、良性家族性血尿、家族性血尿综合征、家族性复发性血尿综合征	薄基底膜肾病（familial recurrent hematuria syndrome），以反复血尿、肾功能正常和阳性家族史为临床特点，病理特点为肾小球基底膜变薄。本病常为家族性，可能是常染色体显性遗传病变. 其唯一的组织病理学发现是肾小球基底膜弥漫性变薄. 正常基底膜宽度为 300～400nm，而在本病仅为 150～225nm
N03.000		慢性肾炎综合征伴有轻微的肾小球异常		
N03.100		慢性肾炎综合征伴有局灶性和节段性肾小球损害		
N03.200		慢性肾炎综合征伴有弥漫性膜性肾小球肾炎		
N03.300		慢性肾炎综合征伴有弥漫性肾小球系膜增生性肾小球肾炎		
N03.400		慢性肾炎综合征伴有弥漫性毛细血管内增生性肾小球肾炎		
N03.500		慢性肾炎综合征伴有弥漫性肾小球系膜毛细血管性肾小球肾炎		
N03.501		膜增殖性肾小球肾炎 I 型		

主要编码	附加编码	疾 病 名 称	别 名	备 注
N03.502		膜增殖性肾小球肾炎Ⅲ型		
N03.503		膜性增生性肾小球肾炎		
N03.600		慢性肾炎综合征伴有密集沉积物病		
N03.601		膜增殖性肾小球肾炎Ⅱ型		
N03.700		慢性肾炎综合征伴有弥漫性新月形肾小球肾炎		
N03.800		慢性肾炎综合征，其他的		
N03.801		慢性增殖性肾小球肾炎		
N03.900		慢性肾炎综合征		
N04.000		肾病综合征伴有轻微的肾小球异常		
N04.001		肾病综合征伴微小病变性肾小球肾炎		
N04.100		肾病综合征伴有局灶性和节段性肾小球损害		
N04.101		肾病综合征伴局灶硬化性肾小球肾		
N04.102		肾病综合征伴节段硬化性肾小球肾炎		
N04.200		肾病综合征伴有弥漫性膜性肾小球肾炎		
N04.300		肾病综合征伴有弥漫性肾小球系膜性增生性肾小球肾炎		
N04.400		肾病综合征伴有弥漫性毛细血管内增生性肾小球肾炎		
N04.500		肾病综合征伴有弥漫性肾小球系膜毛细血管性肾小球肾炎		
N04.501		肾病综合征，膜增殖性肾小球肾炎Ⅰ型		
N04.502		肾病综合征，膜增殖性肾小球肾炎Ⅲ型		
N04.600		肾病综合征伴有密集沉积物病		
N04.601		肾病综合征，膜增殖性肾小球肾炎Ⅱ型		
N04.700		肾病综合征伴有弥漫性新月形肾小球肾炎		
N04.800		肾病综合征，其他的		
N04.801		肾病综合征，增殖性肾小球肾炎		
N04.900		肾病综合征		

主要编码	附加编码	疾 病 名 称	别 名	备 注
N04.901		脂性肾病		脂性肾病就是轻微病变性肾小球肾炎，特点是弥漫性上皮细胞足突消失，光镜下肾小球基本正常。但肾小管上皮细胞内有大量脂质沉积，所以又有脂性肾病之称。脂性肾病是小儿肾病综合征最常见的原因，成人患者少。查：肾变病（先天性）（爱泼斯坦）（综合征）N04.--脂样 N04.-。核对卷一，编码为 N04.9
N04.902		先天性肾病综合征		
N04.903		肾病型肾炎		
N05.000		肾炎综合征伴有轻微的肾小球异常		
N05.100		肾炎综合征伴有局灶性和节段性肾小球损害		
N05.101		局灶性肾炎		
N05.200		肾炎综合征伴有弥漫性膜性肾小球肾炎		
N05.201		膜性肾病	膜性肾小球肾炎	
N05.300		肾炎综合征伴有弥漫性肾小球系膜增生性肾小球肾炎		
N05.301		系膜增生性肾小球肾炎		
N05.400		肾炎综合征伴有弥漫性毛细血管内增生性肾小球肾炎		
N05.500		肾炎综合征伴有弥漫性肾小球系膜毛细血管性肾小球肾炎		
N05.501		膜增殖性肾小球肾炎		
N05.600		肾炎综合征伴有密集沉积物病		
N05.700		肾炎综合征伴有弥漫性新月形肾小球肾炎		
N05.701		新月体形肾小球肾炎		
N05.800		肾炎综合征，其他的		
N05.801		IgM 肾病		IgM 肾病（IgM nephropathy）以肾小球系膜区 IgM 沉积为主的原发性 MsPGN，本病以肾病综合征为主要临床表现，少数呈无症状性蛋白尿和（或）血尿，呈肾病综合征时少数有轻度高血压，大量蛋白尿为非选择性，血清清蛋白明显降低，1/3 以上 IgM 增高，IgG 降低，胆固醇增高，肾功能多在正常范围。查：肾小球肾炎-免疫复合物（循环）NEC N05.8
N05.802		增殖性肾小球肾炎		
N05.803		肾小球肾病		

主要编码	附加编码	疾　病　名　称	别　　名	备　　注
N06.000		孤立性蛋白尿伴有特指的形态学损害伴有轻微的肾小球异常		
N06.001		蛋白尿，肾小球轻微病变		
N06.100		孤立性蛋白尿伴有局灶性和节段性肾小球损害		
N06.200		孤立性蛋白尿伴有弥漫性膜性肾小球肾炎		
N06.300		孤立性蛋白尿伴有弥漫性肾小球系膜性增生性肾小球肾炎		
N06.400		孤立性蛋白尿伴有弥漫性毛细血管内增生性肾小球肾炎		
N06.500		孤立性蛋白尿伴有弥漫性肾小球系膜毛细血管性肾小球肾炎		
N06.600		孤立性蛋白尿伴有密集沉积物病		
N06.700		孤立性蛋白尿伴有弥漫性新月形肾小球肾炎		
N06.800		孤立性蛋白尿，其他的		
N07.000		遗传性肾病伴有轻微的肾小球异常，不可归类在他处者		
N07.100		遗传性肾病伴有局灶性和节段性肾小球损害，不可归类在他处者		
N07.200		遗传性肾病伴有弥漫性膜性肾小球肾炎，不可归类在他处者		
N07.300		遗传性肾病伴有弥漫性肾小球系膜增生性肾小球肾炎，不可归类在他处者		
N07.400		遗传性肾病伴有弥漫性毛细血管内增生性肾小球肾炎，不可归类在他处者		
N07.500		遗传性肾病伴有弥漫性肾小球系膜毛细血管性肾小球肾炎，不可归类在他处者		
N07.600		遗传性肾病伴有密集沉积物病，不可归类在他处者		
N07.700		遗传性肾病伴有弥漫性新月形肾小球肾炎，不可归类在他处者		
N07.800		遗传性肾病，其他的，不可归类在他处者		

主要编码	附加编码	疾 病 名 称	别 名	备 注
N07.900		遗传性肾病，不可归类在他处者		
N10.x00		急性肾小管-间质肾炎		
N10.x01		急性间质性肾炎		
N10.x02		急性肾盂肾炎		
N11.000		与反流有关的非梗阻性慢性肾盂肾炎		
N11.100		慢性梗阻性肾盂肾炎		
N11.800		慢性肾小管-间质肾炎，其他的		
N11.801		非梗阻性慢性肾盂肾炎		
N11.802		黄色肉芽肿性肾盂肾炎		黄色肉芽肿性肾盂肾炎是一种罕见的、严重的慢性肾脏炎症，可产生弥漫性肾实质破坏。临床少见，常仅有单侧肾脏受累，罕有双侧病变。查：肾盂肾炎-慢性--特指的 NEC　N11.8
N11.900		慢性肾小管-间质肾炎		
N11.901		慢性间质性肾炎		
N12.x00		肾小管-间质肾炎		
N12.x01		间质性肾炎		
N12.x02		肾盂肾炎		
N12.x03		肾小管病变		
N13.000		肾盂积水伴有输尿管肾盂连接处梗阻		
N13.100		肾盂积水伴有输尿管狭窄，不可归类在他处者		
N13.200		肾盂积水伴有肾和输尿管结石梗阻		
N13.201		肾积水伴肾结石		
N13.202		肾积水伴输尿管结石		
N13.203		肾积水伴肾输尿管结石		
N13.204		肾积水伴结石性肾盂肾炎		
N13.300		肾盂积水，其他的		
N13.301		肾盂积水		
N13.400		输尿管积水		
N13.500		输尿管扭结和狭窄不伴有肾盂积水		
N13.501		肾盂输尿管连接处狭窄		
N13.502		手术后输尿管膀胱吻合口梗阻		

主要编码	附加编码	疾 病 名 称	别 名	备 注
N13.503		输尿管梗阻		
N13.504		输尿管狭窄		
N13.505		原发性腹膜后纤维化		
N13.506		腹膜后纤维化伴输尿管狭窄		
N13.600		肾积脓		
N13.601		肾结石伴有积水和感染		
N13.602		输尿管结石伴有积水和感染		
N13.603		肾输尿管结石伴有积水和感染		
N13.604		输尿管肾盂连接处狭窄伴有感染		
N13.605		输尿管狭窄伴有感染		
N13.700		与膀胱-输尿管反流有关的尿路病		
N13.701		膀胱输尿管反流		
N13.800		梗阻性和反流性尿路病，其他的		
N13.801		梗阻性肾病		
N13.900		梗阻性和反流性尿路病		
N13.901		泌尿道梗阻		
N14.000		镇痛剂肾病		
N14.100		肾病，其他药物、药剂和生物制品诱发的		
N14.101		马兜铃酸肾病		
N14.102		造影剂肾病		
N14.200		药物、药剂和生物制品诱发的肾病		
N14.201		药物性肾病		
N14.300		重金属诱发的肾病		
N14.301		汞中毒性肾病		
N14.400		毒性肾病，不可归类在他处者		
N15.000		巴尔干肾病		
N15.100		肾和肾周脓肿		
N15.101		肾脓肿		
N15.102		肾周脓肿		
N15.800		肾小管-间质疾病，其他特指的		
N15.801		肾肉芽肿		
N15.900		肾小管-间质疾病		

主要编码	附加编码	疾 病 名 称	别 名	备 注
N15.901		肾感染		
N17.000		急性肾衰竭伴有肾小管坏死		
N17.001		急性肾小管坏死		
N17.002		缺血性肾病		
N17.100		急性肾衰竭伴有急性肾皮质坏死		
N17.101		急性肾皮质坏死		
N17.200		急性肾衰竭伴有肾髓质坏死		
N17.800		急性肾衰竭，其他的		
N17.900		急性肾衰竭		
N18.000		肾终末期疾病		
N18.001		慢性肾脏病 5 期		慢性肾脏病国际的 chronic kidney disease（CKD）分期： 1 期，GFR>90ml/（min·1.73m^2） 2 期，GFR 60~89ml/（min·1.73m^2） 3 期，GFR 30~59ml/（min·1.73m^2） 4 期，GFR 15~29ml/（min·1.73m^2） 5 期，GFR <15ml/（min·1.73m^2）（或已经透析者） （GFR：glomerular filtration rate，又称为肾小球滤过率）
N18.002[†]	D63.8*	慢性肾脏病 5 期贫血		
N18.800		慢性肾衰竭，其他的		
N18.801		慢性肾脏病 1 期		
N18.802		慢性肾脏病 2 期		
N18.803		慢性肾脏病 3 期		
N18.804		慢性肾脏病 4 期		
N18.805[†]	J99.8*	尿毒症性肺病		尿毒症性肺病是慢性肾衰竭最常见的肺部并发症，常见的为尿毒症性肺炎，又称尿毒症肺，或尿毒症肺水肿，是由尿毒症引起的肺水肿和非感染性肺炎，是以肺水肿为主要病理表现的临床综合征。典型症状为咳嗽、咳痰、痰中带血、呼吸困难，夜间尚能平卧，活动后气促
N18.806[†]	G94.8*	尿毒症性脑病		尿毒症性脑病是尿毒症并发的神经系统最常见的危害。尿毒症性脑病主要危害之一就是神经系统的危害。患者出现尿毒症性脑病时，早期表现为疲劳、乏力、头痛、头晕、理解力和记忆力减退等，进一步发展出现烦躁不安、肌肉颤动、幻觉等，严重者还会出现嗜睡、昏迷。脑电波常有异常

主要编码	附加编码	疾 病 名 称	别 名	备 注
N18.807†	G63.8*	尿毒症性神经病变		
N18.808†	I32.8*	尿毒症性心包炎		
N18.809†	I43.8*	尿毒症性心肌病		尿毒症性心肌病（uremic cardiomyopathy）是指肾衰竭时出现的心肌病变，多数由慢性肾衰竭引起，少数可由急性肾衰竭引起
N18.810†	D63.8*	慢性肾脏病贫血		
N18.900		慢性肾衰竭		
N18.901		弥漫性硬化性肾小球肾炎		
N19.x00		肾衰竭		
N19.x01		尿毒症		
N19.x02		肾无功能		
N20.000		肾结石		
N20.001		鹿角状结石		
N20.002		肾石病		
N20.100		输尿管结石		
N20.200		肾结石伴有输尿管结石		
N20.900		泌尿系结石		
N20.901		结石性肾盂肾炎		
N21.000		膀胱结石		
N21.001		膀胱憩室结石		
N21.100		尿道结石		
N21.800		下泌尿道结石，其他的		
N21.900		下泌尿道结石		
N23.x00		肾绞痛		
N25.000		肾性骨营养不良		
N25.001		肾性佝偻病		
N25.002†	M90.8*	肾性骨病		
N25.003†	M90.8*	肾性骨软化		
N25.004		肾性矮小症		
N25.100		肾性尿崩症		
N25.800		肾小管功能损害所致的其他疾患		
N25.801		继发性肾源性甲状旁腺功能亢进		
N25.802		肾小管酸中毒		
N25.803		肾小管酸中毒 I 型		
N25.804		肾小管酸中毒 II 型		
N25.805		肾小管酸中毒 III 型		
N25.806		肾小管酸中毒 IV 型		

主要编码	附加编码	疾 病 名 称	别 名	备 注
N25.900		肾小管功能损害所致的疾患		
N26.x00		肾挛缩		
N26.x01		肾小球硬化		
N26.x02		肾硬化		
N27.000		单侧小肾		
N27.100		双侧小肾		
N27.900		小肾		
N28.000		肾缺血和肾梗死		
N28.001		肾梗死		
N28.002		肾缺血		
N28.003		肾动脉闭塞		
N28.004		肾动脉栓塞		
N28.005		肾动脉血栓形成		
N28.100		后天性肾囊肿		
N28.101		单纯性肾囊肿		
N28.102		获得性肾囊肿		
N28.800		肾和输尿管其他特指的疾患		
N28.801		囊性肾盂炎		
N28.802		肾盂扩张		
N28.803		肾盂息肉		
N28.804		肾盂瘘		
N28.805		肾包膜下积液		
N28.806		肾出血		
N28.807		肾肥大		
N28.808		肾钙化		
N28.809		肾瘘		
N28.810		肾憩室		
N28.811		肾危象		
N28.812		肾下垂		
N28.813		肾炎性肿物		
N28.814		肾盏憩室		
N28.815		肾肿物		
N28.816		肾周积液		
N28.817		失盐综合征	失盐性肾炎、Thorn 综合征	失盐综合征：各年龄均可发病，以青年男性多见。本征最多见于慢性肾盂肾炎，其次为肾髓质囊性病、多囊肾、肾钙化，儿童病例也可见于双侧肾发育不全、尿路梗阻性肾病或幼年肾结核等。查：肾炎-盐丢失性或消瘦 NEC　N28.8

主要编码	附加编码	疾 病 名 称	别 名	备 注
N28.818		游走肾		
N28.819		自发性肾破裂		
N28.820		囊性肾盂输尿管炎		
N28.821		巨输尿管		
N28.822		手术后输尿管瘘		
N28.823		手术后输尿管粘连		
N28.824		输尿管腹壁瘘		
N28.825		输尿管坏死		
N28.826		输尿管扩张		
N28.827		输尿管瘘		
N28.828		输尿管囊肿		
N28.829		输尿管膨出		
N28.830		输尿管破裂		
N28.831		输尿管憩室		
N28.832		输尿管疝		
N28.833		输尿管息肉		
N28.834		输尿管炎		
N28.835		输尿管直肠瘘		
N28.836		囊性输尿管炎		
N28.837		被动性肾充血		
N28.838		输尿管周围炎		
N28.900		肾和输尿管的疾患		
N28.901		肾病		
N28.902		输尿管肿物		
N30.000		急性膀胱炎		
N30.100		间质性膀胱炎（慢性）		
N30.200		慢性膀胱炎，其他的		
N30.201		慢性膀胱炎		
N30.300		膀胱三角区炎		
N30.400		放射性膀胱炎		
N30.800		膀胱炎，其他的		
N30.801		膀胱脓肿		
N30.802		钙化性膀胱炎		
N30.803		化学性膀胱炎		
N30.804		黄色肉芽肿性膀胱炎		
N30.805		滤泡性膀胱炎		

主要编码	附加编码	疾 病 名 称	别 名	备 注
N30.806		囊性膀胱炎		
N30.807		嗜酸细胞性膀胱炎		
N30.808		息肉样膀胱炎		
N30.809		腺性膀胱炎		
N30.810		增生性膀胱炎		
N30.900		膀胱炎		
N30.901		膀胱周围炎		
N30.902		出血性膀胱炎		
N31.000		无抑制神经病性膀胱，不可归类在他处者		
N31.100		反射性神经病性膀胱，不可归类在他处者		
N31.200		迟缓性神经病性膀胱，不可归类在他处者		
N31.201		膀胱逼尿肌无力		
N31.202		膀胱松弛		
N31.203		低顺应性膀胱		
N31.800		膀胱其他的神经肌肉功能不良		
N31.900		膀胱的神经肌肉功能不良		
N31.901		神经源性膀胱		要与脊髓病性膀胱 G95.8 区分，同时马尾综合征引起的神经源性膀胱，分类到 G83.4
N32.000		膀胱颈梗阻		
N32.001		膀胱颈挛缩		
N32.002		膀胱颈狭窄		
N32.004		女性前列腺病	膀胱颈肥厚	女性前列腺病是指女性膀胱颈硬化症。因其在症状上与男性前列腺肥大有相似的症状，如排尿困难、尿频，甚至发展到尿不出来，所以，有的学者就这样命名。查狭窄–膀胱颈（后天性）　N32.0
N32.100		膀胱肠瘘		
N32.101		膀胱小肠瘘		
N32.102		膀胱结肠瘘		
N32.103		膀胱乙状结肠瘘		
N32.104		膀胱直肠瘘		
N32.200		膀胱瘘，不可归类在他处者		
N32.201		膀胱腹壁瘘		
N32.202		膀胱输尿管瘘		
N32.203		膀胱尿道瘘		

主要编码	附加编码	疾 病 名 称	别 名	备 注
N32.204		膀胱会阴瘘		
N32.300		膀胱憩室		
N32.301		膀胱憩室炎		
N32.400		非创伤性膀胱破裂		
N32.800		膀胱其他特指的疾患		
N32.801		膀胱白斑		
N32.802		膀胱瘢痕		
N32.803		膀胱出血		
N32.804		膀胱钙化		
N32.805		膀胱过度活动症		膀胱过度活动症是一种以尿急症状为特征的症候群，常伴有尿频和夜尿症状，可伴或不伴有急迫性尿失禁；尿动力学上可表现为逼尿肌过度活动，也可为其他形式的尿路-膀胱功能障碍。查：病-膀胱--特指的 NEC　N32.8
N32.806		膀胱溃疡		
N32.807		膀胱扩张		
N32.808		膀胱挛缩		
N32.809		膀胱囊肿		
N32.810		膀胱软斑病		
N32.811		膀胱纤维化		
N32.812		膀胱小梁形成		
N32.813		膀胱硬化		
N32.814		膀胱黏膜不典型增生		
N32.815		男性膀胱疝		
N32.900		膀胱疾患		
N32.901		膀胱肿物		
N34.000		尿道脓肿		
N34.001		尿道旁腺脓肿		
N34.002		尿道球腺脓肿		
N34.100		非特异性尿道炎		
N34.101		非淋球菌性尿道炎		
N34.102		非性病性尿道炎		
N34.200		尿道炎，其他的		
N34.201		绝经后尿道炎		
N34.202		尿道口炎		
N34.203		尿道球腺炎		
N34.204		急性尿道炎		

主要编码	附加编码	疾　病　名　称	别　　名	备　　注
N34.205		慢性尿道炎		
N34.300		尿道综合征		
N35.000		创伤后尿道狭窄		
N35.100		感染后尿道狭窄，不可归类在他处者		
N35.800		尿道狭窄，其他的		
N35.900		尿道狭窄		
N35.901		针孔状尿道口		
N36.000		尿道瘘		
N36.001		尿道直肠瘘		
N36.002		尿道会阴瘘		
N36.003		创伤后尿道瘘		
N36.004		手术后尿道会阴瘘		
N36.005		手术后尿道直肠瘘		
N36.100		尿道憩室		
N36.200		尿道肉阜		
N36.201		尿道息肉		
N36.300		尿道黏膜脱垂		
N36.301		男性尿道膨出		
N36.302		尿道脱垂		
N36.800		尿道其他特指的疾患		
N36.801		精阜肥大		
N36.802		尿道白斑		
N36.803		尿道瘢痕		
N36.804		尿道出血		
N36.805		尿道梗阻		
N36.806		尿道囊肿		
N36.807		尿道旁管囊肿		
N36.808		尿道旁腺囊肿		
N36.809		尿道肉芽肿		
N36.900		尿道疾患		
N36.901		尿道肿物		
N39.000		泌尿道感染		
N39.001		无症状性菌尿		
N39.100		持续性蛋白尿		
N39.200		直立性蛋白尿		
N39.300		压力性尿失禁		

主要编码	附加编码	疾 病 名 称	别 名	备 注
N39.400		尿失禁，其他特指的		
N39.401		充盈性尿失禁		
N39.402		创伤后尿失禁		
N39.403		混合性尿失禁		
N39.404		解剖性尿失禁		
N39.405		紧迫性尿失禁		
N39.800		泌尿系统其他特指的疾患		
N39.900		泌尿系统疾患		
N40.x00		前列腺增生		
N40.x01		前列腺结节		
N41.000		急性前列腺炎		
N41.100		慢性前列腺炎		
N41.101		肉芽肿性前列腺炎		
N41.200		前列腺脓肿		
N41.300		前列腺膀胱炎		
N41.800		前列腺炎性疾病，其他的		
N41.900		前列腺炎性疾病		
N42.000		前列腺结石		
N42.100		前列腺充血和出血		
N42.101		前列腺充血		
N42.102		前列腺出血		
N42.200		前列腺萎缩		
N42.800		前列腺其他特指的疾患		
N42.801		前列腺瘢痕		
N42.802		前列腺囊肿		
N42.803		前列腺上皮内瘤变		
N42.900		前列腺疾患		
N42.901		前列腺肿物		
N43.000		包绕性鞘膜积液		
N43.001		包绕性睾丸鞘膜积液		
N43.100		感染性鞘膜积液		
N43.101		感染性睾丸鞘膜积液		
N43.200		鞘膜积液，其他的		
N43.201		创伤后睾丸鞘膜积液		
N43.300		鞘膜积液		
N43.301		睾丸鞘膜积液		
N43.302		精索鞘膜积液		

主要编码	附加编码	疾 病 名 称	别 名	备 注
N43.400		精子囊肿		
N44.x00		睾丸扭转		
N44.x01		附睾扭转		
N44.x02		精索扭转		
N45.000		睾丸炎、附睾炎和附睾-睾丸炎，伴有脓肿		
N45.001		附睾脓肿		
N45.002		睾丸脓肿		
N45.900		睾丸炎、附睾炎和附睾-睾丸炎，不伴有脓肿		
N45.901		附睾精子肉芽肿		附睾精子肉芽肿是精子自睾丸曲细精管、附睾管或输精管溢出周围间质所致的炎症性肉芽肿。查：炎-附睾　N45.9
N45.902		附睾肉芽肿		
N45.903		附睾炎		
N45.904		附睾炎性包块		
N45.905		睾丸肉芽肿		肉芽肿（granuloma）是由巨噬细胞及其演化的细胞局限性浸润和增生所形成的境界清楚的结节状病灶。查：炎，炎症-睾丸　N45.9
N45.906		睾丸炎		
N45.907		急性附睾炎		
N45.908		附睾-睾丸炎		
N46.x00		男性不育症		
N46.x01		无精症		无精子症是指多次精液检查（一般3次以上）均未发现精子
N46.x02		少精症		少精子症是指精液中的精子数目低于正常具有生育能力男性的一种病症
N47.x00		包皮过长、包茎和嵌顿包茎		
N47.x01		包皮过长		
N47.x02		包皮嵌顿		包茎或包皮外口狭小的包皮过长者，如将包皮强行上翻而又不及时复位时，狭小的包皮口可勒紧在阴茎冠状沟上，阻碍包皮远端和阴茎头的血液回流，致使这些部位发生肿胀，这种情况称为包皮嵌顿。查：包茎嵌顿（先天性）（由于感染）　N47
N47.x03		包皮粘连		
N48.000		阴茎白斑		
N48.001		干燥闭塞性龟头炎		
N48.100		龟头包皮炎		

主要编码	附加编码	疾 病 名 称	别 名	备 注
N48.101		包皮溃疡		
N48.102		龟头炎		
N48.200		阴茎的其他炎性疾患		
N48.201		阴茎蜂窝织炎		
N48.202		阴茎海绵体炎		
N48.203		阴茎脓肿		
N48.204		阴茎炎		
N48.300		阴茎异常勃起		
N48.301		阴茎痛性勃起		
N48.400		器质性原因的阳痿		
N48.401		静脉性阳痿		血管性阳痿包括动脉性阳痿和静脉性阳痿。静脉性阳痿发生的原因有阴茎海绵体内存在大的伴行静脉，白膜破裂、阴茎海绵体与尿道海绵体间静脉漏形成，静脉膜关闭不全，阴茎海绵体先天性缺陷等。查：阳痿（性的）（心因性的）-器质性原因 NEC N48.4
N48.402		外伤后阳痿		
N48.403		血管瘘性阳痿		血管性阳痿包括动脉性和静脉性阳痿。阴茎静脉漏是一种因为阴茎内的海绵体有损伤裂口而导致阴茎在充血时血液往龟头或其他血管渗漏的情况。查：阳痿（性的）（心因性的）-器质性原因 NEC N48.4
N48.500		阴茎溃疡		
N48.600		阴茎海绵体硬结症		
N48.800		阴茎其他特指的疾患		
N48.801		包皮瘢痕		
N48.802		包皮囊肿		
N48.803		包皮血肿		
N48.804		非感染性阴茎海绵体坏疽		
N48.805		后天性阴茎畸形		
N48.806		后天性阴茎隐匿		
N48.807		泰森腺囊肿		
N48.808		阴茎瘢痕		
N48.809		阴茎海绵体静脉瘘		
N48.810		阴茎瘘		
N48.811		阴茎囊肿		
N48.812		阴茎萎缩		
N48.813		阴茎血栓形成		

主要编码	附加编码	疾 病 名 称	别 名	备 注
N48.900		阴茎疾患		
N48.901		阴茎肿物		
N49.000		精囊炎性疾患		
N49.001		精囊炎		
N49.002		精囊周围炎		部位周围的疾病常常被按该部分进行分类
N49.100		精索、鞘膜和输精管炎性疾患		
N49.101		精索炎		
N49.102		鞘膜脓肿		
N49.103		鞘膜炎	睾丸鞘膜炎	
N49.104		输精管炎		
N49.200		阴囊炎性疾患		
N49.201		阴囊蜂窝织炎		
N49.202		阴囊坏疽		
N49.203		阴囊疖肿		
N49.204		阴囊脓肿		
N49.205		阴囊炎		
N49.800		男性生殖器官其他特指的炎性疾患		
N49.900		男性生殖器官的炎性疾患		
N50.000		睾丸萎缩		
N50.100		男性生殖器官的血管疾患		
N50.101		睾丸血肿		
N50.102		血精		血精是性交时射出红色精液，多见于精囊炎。本病常与前列腺炎并发，其感染途径多为尿道和前列腺感染直接蔓延，其次是淋巴感染和血行感染。查：血性精液 N50.1
N50.103		阴囊血肿		
N50.800		男性生殖器官其他特指的疾患		
N50.801		膀胱输精管阴囊瘘		
N50.802		附睾管扩张		
N50.803		附睾囊肿		
N50.804		附睾阴囊瘘		
N50.805		附睾淤积症		附睾淤积症是男性输精管结扎术的并发症之一。因输精管阻断后，睾丸中曲细精管虽可连续产生精子，但呈抑制状态，产生的精子因不能及时排出，淤积在附睾内，引起附睾的阻塞症状，而形成本病。查：阻塞-射精管 N50.8

主要编码	附加编码	疾 病 名 称	别 名	备 注
N50.806		附睾肿大		
N50.807		睾丸坏死		
N50.808		睾丸结节		
N50.809		睾丸结石		
N50.810		睾丸囊肿		
N50.811		睾丸疼痛		
N50.812		睾丸纤维化		
N50.813		精阜囊肿		
N50.814		精囊瘢痕		
N50.815		精囊囊肿		
N50.816		精索囊肿		
N50.817		尿道阴囊瘘		查：瘘-阴囊（泌尿道）
N50.818		鞘膜结石		
N50.819		鞘膜囊肿		
N50.820		射精管梗阻		
N50.821		射精管囊肿		
N50.822		输精管梗阻		
N50.823		输精管囊肿		
N50.824		输精管狭窄		
N50.825		阴囊窦道		
N50.826		阴囊溃疡		
N50.827		阴囊肿大		
N50.900		男性生殖器官疾患		
N50.901		睾丸肿物		
N50.902		阴囊肿物		
N50.903		附睾肿物		
N60.000		乳房孤立囊肿		
N60.100		弥漫性囊性乳腺病		
N60.101		男性乳腺囊性增生		这不同于一般的发育性肥大，N60.1 编码不一定是指女性
N60.200		乳房纤维囊性乳腺病		本病是临床上常指的"乳腺增生"
N60.201		乳腺腺病		乳腺腺病是乳腺结构不良症的早期表现。其主要改变是乳腺的腺泡和小导管明显的局灶性增生，并有不同程度的结缔组织增生，小叶结构基本失去正常形态，甚至腺泡上皮细胞散居于纤维基质中。根据病变的发展可分 3 期：小叶增生、纤维腺病和硬化性腺病。查：乳房（硬化性）腺病 N60.2

主要编码	附加编码	疾 病 名 称	别 名	备 注
N60.202		乳腺纤维囊性增生		
N60.300		乳房纤维硬化		
N60.400		乳管扩张症		
N60.800		良性乳腺发育不良，其他的		
N60.900		良性乳腺发育不良		
N61.x00		乳房炎性疾患		
N61.x01		乳房炎性肉芽肿	肉芽肿性小叶性乳腺炎	肉芽肿性乳腺炎是一类以肉芽肿为主要病理特征乳腺慢性炎症，包括多个临床病种，其中一种较为多见，病因不明，肉芽肿性炎症以乳腺小叶为中心
N61.x02		乳腺导管瘘		
N61.x03		乳腺脓肿		
N61.x04		乳腺炎		
N61.x05		急性乳腺炎		
N61.x06		浆细胞性乳腺炎	导管扩张症	浆细胞性乳腺炎，俗称导管炎，简称浆乳。浆乳不是细菌感染所致，而是导管内的脂肪性物质堆积、外溢，引起导管周围的化学性刺激和免疫性反应，导致大量浆细胞浸润，故称浆细胞性乳腺炎。查：乳腺炎（急性）（感染性）（非产褥期的）（亚急性） N61
N61.x07		乳房炎性肿物		
N62.x00		乳房肥大		
N62.x01		青春期乳房肥大		
N62.x02		男性乳房发育		
N63.x00		乳房肿块		
N63.x01		乳房结节		
N64.000		乳头裂和乳头瘘		
N64.001		乳头皲裂		
N64.002		乳头瘘		
N64.100		乳房脂肪坏死		
N64.200		乳房萎缩		
N64.300		与分娩无关的乳溢		
N64.400		乳痛症		
N64.500		乳房的其他体征和症状		
N64.501		乳房硬结		
N64.502		乳头凹陷		
N64.503		乳头溢血		

主要编码	附加编码	疾　病　名　称	别　名	备　注
N64.504		乳头溢液		乳头溢液（nipple discharge）可分为生理性溢液及病理性溢液。病理性溢液是指非生理情况下，与妊娠哺乳无关的一侧或双侧来自一个或多个导管的自然溢液，间断性、持续性从数月到数年者乳头溢液主要是指病理性溢液。查：排出（物）（自）-乳头　N64.5
N64.800		乳房其他特指的疾患		
N64.801		乳房复旧不全		
N64.802		乳房下垂		
N64.803		乳房血肿		
N64.804		乳头变性		
N64.805		乳液囊肿		
N64.900		乳房疾患		
N70.000		急性输卵管炎和卵巢炎		
N70.001		急性输卵管炎		
N70.002		急性卵巢炎		
N70.100		慢性输卵管炎和卵巢炎		
N70.101		慢性输卵管炎		
N70.102		慢性卵巢炎		
N70.103		输卵管积水		
N70.104		卵巢积水		
N70.900		输卵管炎和卵巢炎		
N70.901		卵巢坏死		
N70.902		卵巢脓肿		
N70.903		卵巢炎		
N70.904		输卵管炎		
N70.905		输卵管卵巢脓肿		
N70.906		输卵管周围炎		
N71.000		子宫急性炎性疾病		
N71.001		急性子宫内膜炎		
N71.002		急性子宫炎		
N71.100		子宫慢性炎性疾病		
N71.101		慢性子宫内膜炎		
N71.102		慢性子宫炎		
N71.900		子宫的炎性疾病		
N71.901		子宫积脓		
N71.902		子宫内膜炎		

主要编码	附加编码	疾 病 名 称	别　名	备　注
N72. x00		宫颈炎性疾病		
N72. x01		宫颈外膜炎		
N72. x02		宫颈内膜炎		
N72. x03		宫颈积脓		
N73. 000		急性子宫旁组织炎和盆腔蜂窝织炎		
N73. 001		急性阔韧带脓肿		
N73. 002		急性女性盆腔蜂窝织炎		
N73. 003		急性女性盆腔炎		
N73. 100		慢性子宫旁组织炎和盆腔蜂窝织炎		
N73. 101		慢性女性盆腔炎		
N73. 102		慢性盆腔蜂窝织炎		
N73. 103		慢性子宫韧带脓肿		
N73. 104		慢性子宫韧带炎		
N73. 200		子宫旁组织炎和盆腔蜂窝织炎		
N73. 201		盆腔蜂窝织炎		
N73. 202		子宫韧带炎		
N73. 203		子宫周围炎		
N73. 300		女性急性盆腔腹膜炎		
N73. 400		女性慢性盆腔腹膜炎		
N73. 500		女性盆腔腹膜炎		
N73. 501		子宫直肠陷凹脓肿		
N73. 600		女性盆腔腹膜粘连		
N73. 601		卵巢粘连		
N73. 602		女性盆腔粘连		
N73. 603		输卵管粘连		
N73. 604		子宫粘连		按盆腔腹膜粘连编码
N73. 605		子宫周围粘连		
N73. 606		卵巢-输卵管粘连		
N73. 800		女性盆腔炎性疾病，其他特指的		
N73. 801		盆腔炎性肿物		
N73. 900		女性盆腔炎性疾病		
N73. 902		女性盆腔炎		
N73. 903		女性盆腔脓肿		
N75. 000		前庭大腺囊肿		

主要编码	附加编码	疾 病 名 称	别　名	备　注
N75.100		前庭大腺脓肿		
N75.800		前庭大腺的其他疾病		
N75.801		前庭大腺肥大		
N75.802		前庭大腺炎		
N75.900		前庭大腺疾病		
N76.000		急性阴道炎		
N76.001		阴道脓肿		
N76.100		亚急性和慢性阴道炎		
N76.101		慢性阴道炎		
N76.200		急性外阴炎		
N76.201		外阴蜂窝织炎		
N76.300		亚急性和慢性外阴炎		
N76.301		慢性外阴炎		
N76.400		外阴肿脓		
N76.401		外阴疖		
N76.500		阴道溃疡		
N76.600		外阴溃疡		
N76.601		复发性阿弗他女性生殖器官溃疡		
N76.800		阴道和外阴其他特指的炎症		
N76.801		外阴炎性肿块		
N76.802		阴道肉芽肿		
N80.000		子宫的子宫内膜异位症		
N80.001		子宫腺肌病	内在性子宫内膜异位症	子宫腺肌病是子宫内膜腺体和间质侵入子宫肌层形成弥漫或局限性的病变。查：子宫内膜异位-子宫　N80.0
N80.100		卵巢的子宫内膜异位症		
N80.200		输卵管的子宫内膜异位症		
N80.300		盆腔腹膜的子宫内膜异位症		
N80.301		腹膜子宫内膜异位症		
N80.302		盆腔子宫内膜异位症		
N80.303		子宫直肠凹子宫内膜异位症		
N80.400		直肠阴道隔和阴道的子宫内膜异位症		
N80.401		直肠阴道隔子宫内膜异位症		
N80.500		肠的子宫内膜异位症		
N80.501		直肠子宫内膜异位症		
N80.600		皮肤瘢痕的子宫内膜异位症		

主要编码	附加编码	疾 病 名 称	别 名	备 注
N80.601		腹壁瘢痕子宫内膜异位症		
N80.602		会阴子宫内膜异位症		
N80.603		外阴子宫内膜异位症		
N80.800		子宫内膜异位症，其他的		
N80.801		外耳道子宫内膜异位症		
N80.802		肺子宫内膜异位症		
N80.803		肝子宫内膜异位症		
N80.804		输尿管子宫内膜异位症		
N80.805		膀胱子宫内膜异位症		
N80.806		子宫韧带子宫内膜异位症		
N80.807		腹膜后子宫内膜异位症		
N80.808		骶前子宫内膜异位症		
N80.900		子宫内膜异位症		
N81.000		女性尿道膨出		
N81.100		膀胱膨出		
N81.101		阴道前壁脱垂		
N81.102		女性膀胱脱垂		
N81.200		子宫阴道不完全性脱垂		
N81.201		Ⅰ度子宫脱垂		
N81.202		Ⅱ度子宫脱垂		
N81.203		宫颈脱垂		
N81.300		完全性子宫阴道脱垂		
N81.301		Ⅲ度子宫脱垂		
N81.400		子宫阴道脱垂		
N81.500		阴道小肠膨出		
N81.600		直肠膨出		
N81.601		阴道后壁脱垂		
N81.602		阴道后壁脱垂伴直肠膨出		
N81.800		女性生殖器脱垂，其他的		
N81.801		陈旧性会阴裂伤		
N81.802		阴道前后壁脱垂		没有合并编码，必要时将其分开的具体编码作为附加编码
N81.803		阴道松弛		
N81.900		女性生殖器脱垂		
N82.000		膀胱阴道瘘		
N82.100		女性泌尿-生殖道瘘，其他的		
N82.101		尿道阴道瘘		

主要编码	附加编码	疾病名称	别名	备注
N82.102		输尿管阴道瘘		
N82.103		子宫膀胱瘘		
N82.200		阴道小肠瘘		
N82.201		手术后小肠阴道瘘		
N82.300		阴道大肠瘘		
N82.301		直肠膀胱阴道瘘		
N82.302		直肠舟状窝瘘		
N82.303		直肠阴道瘘		
N82.400		女性肠-生殖道瘘，其他的		
N82.401		子宫直肠瘘		
N82.500		女性生殖道-皮肤瘘		
N82.501		子宫腹壁瘘		
N82.502		阴道会阴瘘		
N82.800		女性生殖道瘘，其他的		
N82.801		子宫阴道瘘		
N82.900		女性生殖道瘘		
N82.901		阴道瘘		
N82.902		子宫瘘		
N83.000		卵巢滤泡囊肿		
N83.001		出血性卵巢滤泡囊肿		
N83.100		黄体囊肿		
N83.101		出血性卵巢黄体囊肿		
N83.102		卵巢黄素化囊肿		黄素化囊肿即卵泡膜黄素化囊肿。由于滋养细胞显著增生，产生大量绒毛膜促性腺激素（HCG），刺激卵巢卵泡内膜细胞，使发生黄素化而形成囊肿，称为黄素化囊肿。查：囊肿（胶样）（黏液性）（潴留）（单纯性）-粒层黄体素细胞（出血性）　N83.1
N83.200		卵巢囊肿，其他的		
N83.201		卵巢囊肿		
N83.202		卵巢白体囊肿		
N83.203		卵巢包涵囊肿		
N83.204		卵巢浆液性囊肿		
N83.205		卵巢黏液性囊肿		
N83.206		卵巢潴留囊肿		
N83.207		副卵巢囊肿		
N83.300		卵巢和输卵管后天性萎缩		

主要编码	附加编码	疾 病 名 称	别 名	备 注
N83.400		卵巢和输卵管脱垂和疝		
N83.401		输卵管脱垂		
N83.500		卵巢、卵巢蒂和输卵管的扭转		
N83.501		卵巢蒂扭转		
N83.502		卵巢扭转		
N83.503		输卵管扭转		
N83.504		莫尔加尼囊状附件扭转		
N83.600		输卵管血肿		
N83.601		输卵管出血		
N83.700		阔韧带血肿		
N83.800		卵巢、输卵管和阔韧带的其他非炎性疾患		
N83.801		阔韧带囊肿		
N83.802		阔韧带撕裂综合征		
N83.803		卵巢出血		
N83.804		卵巢钙化		
N83.805		卵巢破裂		
N83.806		卵巢增生		
N83.807		卵巢脂肪坏死		
N83.808		输卵管坏死		
N83.809		输卵管囊肿		
N83.810		输卵管旁囊肿		
N83.811		圆韧带囊肿		子宫圆韧带是子宫韧带之一，为一对长条状圆索，由平滑肌和结缔组织构成。为维持子宫前倾位的主要结构。查：囊肿（胶样）（黏液性）（潴留）（单纯性）-子宫韧带　N83.8
N83.812		子宫韧带囊肿		
N83.900		卵巢、输卵管和阔韧带的非炎性疾患		
N83.901		卵巢肿物		
N83.902		输卵管肿物		
N83.903		阔韧带肿物		
N84.000		子宫体息肉		
N84.001		子宫内膜息肉		
N84.100		宫颈息肉		
N84.200		阴道息肉		
N84.300		外阴息肉		

主要编码	附加编码	疾 病 名 称	别 名	备 注
N84.301		处女膜息肉		
N84.302		阴唇息肉		
N84.800		女性生殖道其他部位的息肉		
N84.900		女性生殖道息肉		
N85.000		子宫内膜腺性增生		
N85.001		子宫内膜单纯性增生		子宫内膜增生具有一定的癌变倾向，故被列为癌前病变。但根据长期观察，绝大多数子宫内膜增生是一种可逆性病变，或保持一种持续性良性状态。仅有少数病例在较长的时间间隔以后可能发展为癌。子宫内膜增生有单纯增生、复杂增生及不典型增生 3 种类型。查：增生（性）-子宫--子宫内膜（腺性） N85.0
N85.002		子宫内膜复杂性增生		
N85.003		子宫内膜息肉样增生		
N85.100		子宫内膜腺瘤性增生		
N85.101		子宫内膜非典型增生	子宫内膜异型增生	非典型增生（atypical hyperplasia）主要指上皮细胞异常增生，表现为细胞大小不等、形态多样、排列紊乱、极向丧失。核大深染，核质比例增大，核形不规则，核分裂像增多（一般不见病理性核分裂像）。细胞具有一定程度异型性，但还不足以诊断为癌。根据病变程度，可分为轻度、中度和重度三级。查：非典型-子宫内膜--增生（腺瘤） N85.1
N85.200		子宫肥大		
N85.300		子宫复旧不全		
N85.400		子宫错位		
N85.401		子宫侧倾		
N85.402		子宫后倾		
N85.403		子宫前倾		
N85.404		子宫移位		
N85.500		子宫内翻		
N85.600		子宫内粘连		
N85.700		子宫积血		
N85.800		子宫非炎性疾患，其他特指的		
N85.801		瘢痕子宫		
N85.802		子宫破裂		
N85.803		子宫白斑		
N85.804		子宫穿孔		

主要编码	附加编码	疾 病 名 称	别 名	备 注
N85.805		子宫钙化		
N85.806		子宫肌层囊肿		
N85.807		子宫积水		
N85.808		子宫溃疡		
N85.809		子宫糜烂		
N85.810		子宫内膜发育不全		大多数发育不全的疾病分类到 Q 编码中，少数分类到身体系统中，如此例
N85.811		子宫内膜囊肿		
N85.812		子宫内膜萎缩		
N85.813		子宫囊肿		
N85.814		子宫憩室		
N85.815		子宫萎缩		
N85.816		子宫纤维化		
N85.900		子宫非炎性疾患		
N85.901		子宫肿物		
N86.x00		宫颈糜烂和外翻		
N86.x01		宫颈外翻		
N86.x02		宫颈溃疡		
N87.000		轻度宫颈发育不良		
N87.001		宫颈上皮内肿瘤，Ⅰ级		
N87.100		中度宫颈发育不良		
N87.101		宫颈上皮内肿瘤，Ⅱ级		宫颈上皮内瘤变是一组与宫颈浸润癌密切相关的癌前病变的统称。它包括宫颈不典型增生（轻-中-重）和宫颈原位癌，反映了宫颈癌发生中连续发展的过程，即由宫颈不典型增生（轻-中-重）-原位癌-早期浸润癌-浸润癌的一系列病理变化。 CIN Ⅰ级：相当于极轻度和轻度不典型增生 CIN Ⅱ级：相当于中度不典型增生 CIN Ⅲ级：相当于重度不典型增生和原位癌 查：肿瘤（形成）-上皮内--宫颈（宫颈上皮内肿瘤）---Ⅱ级　N87.1
N87.200		重度宫颈发育不良，不可归类在他处者		
N87.900		宫颈发育不良		
N87.901		宫颈上皮内肿瘤		
N88.000		宫颈白斑		
N88.100		宫颈陈旧性裂伤		
N88.101		宫颈阴道粘连		

主要编码	附加编码	疾 病 名 称	别 名	备 注
N88.102		宫颈粘连		
N88.200		宫颈缩窄和狭窄		
N88.201		宫颈闭锁		
N88.300		宫颈功能不全		
N88.400		宫颈肥厚性延长		
N88.800		宫颈其他特指的非炎性疾患		
N88.801		宫颈残端出血		
N88.802		宫颈肥大		
N88.803		宫颈囊肿		
N88.804		宫颈水肿		
N88.805		宫颈萎缩		
N88.806		宫颈腺囊肿	纳博特囊肿，宫颈纳氏囊肿	宫颈腺囊肿是慢性宫颈炎常见的一种表现。宫颈糜烂愈合过程中，新生的鳞状上皮覆盖宫颈腺管口或伸入腺管，将腺管口阻塞；腺管周围的结缔组织增生或瘢痕形成压迫腺管，使腺管变窄甚至阻塞，腺体分泌物引流受阻，滞留形成的囊肿叫宫颈纳氏囊肿。查：囊肿（胶样）（黏液性）（潴留）（单纯性）-宫颈 NEC--纳博特 N88.8
N88.807		宫颈赘生物		
N88.808		子宫颈鳞状上皮增生		
N88.900		宫颈非炎性疾患		
N89.000		轻度阴道发育不良		
N89.001		阴道上皮内肿瘤，Ⅰ级		
N89.100		中度阴道发育不良		
N89.101		阴道上皮内肿瘤，Ⅱ级		
N89.200		重度阴道发育不良，不可归类在他处者		
N89.300		阴道发育不良		
N89.400		阴道白斑		
N89.500		阴道狭窄和闭锁		
N89.501		阴道闭锁		
N89.502		阴道狭窄		
N89.503		阴道粘连		
N89.600		处女膜环过紧		
N89.601		处女膜伞		
N89.700		阴道积血		
N89.800		阴道其他特指的非炎性疾患		
N89.801		处女膜囊肿		

主要编码	附加编码	疾 病 名 称	别 名	备 注
N89.802		非创伤性处女膜破裂		
N89.803		阴道瘢痕		
N89.804		阴道结石		
N89.805		阴道裂伤		
N89.806		阴道囊肿		
N89.807		阴道皮赘		皮赘是指一种柔软，皮色的增生物，通过一个细的蒂样组织附着在皮肤表面，其医学名称叫作软垂疣。皮赘不是皮肤癌症也不会转变成皮肤癌。查：病，疾病-阴道（非炎性）--特指的 NEC　N89.8
N89.808		阴道血肿		
N89.809		阴道赘生物		赘生物是机体或器官内、外面在病理过程中形成的各种突出物的总称。按其性质可分为非肿瘤性和肿瘤性两种。查：病，疾病-阴道（非炎性）--特指的 NEC　N89.8
N89.810		阴道子宫托溃疡		
N89.811		陈旧性阴道裂伤		
N89.900		阴道的非炎性疾患		
N89.901		阴道肿物		
N90.000		轻度外阴发育不良		
N90.001		外阴上皮内肿瘤Ⅰ级		外阴上皮内瘤变（VIN）是一组外阴病变，是外阴癌的前期病变。VIN 分为 1 级（轻度不典型增生）：上皮过度增生和异型细胞的改变，局限于上皮的下 1/3；2 级（中度不典型增生）：上皮层上述变化发生于上皮的下 2/3；3 级（重度不典型增生或原位癌）：上皮层的变化超过 2/3。原位癌的不典型增生累及整个上皮层，但未穿透基底膜。查：肿瘤（形成）-上皮内--外阴（外阴上皮内肿瘤）---Ⅰ级　N90.0
N90.100		中度外阴发育不良		
N90.101		外阴上皮内肿瘤Ⅱ级		
N90.200		重度外阴发育不良，不可归类在他处者		
N90.300		外阴发育不良		
N90.301		外阴鳞状上皮增生		鳞状上皮细胞增生是以外阴瘙痒为主要症状但病因不明的外阴疾病，以往称为增生性营养不良。此外，任何原因不明的外阴瘙痒，在长期抓和摩擦后，亦可导致鳞状上皮细胞增生，临床上又称慢性单纯性苔藓或神经性炎。查：增生（性）-外阴--上皮　N90.3

主要编码	附加编码	疾　病　名　称	别　名	备　注
N90.302		外阴上皮内肿瘤		
N90.400		外阴白斑		
N90.401		外阴干皱症		
N90.402		外阴角化症		
N90.403		外阴营养不良		外阴营养不良包括萎缩型营养障碍及增生型营养障碍。目前趋向于认为女阴部位的良性角化性病变成为白色角化病，将女阴部位的间变性病损称为女阴白斑病。查：营养不良，营养障碍-外阴　N90.4
N90.404		外阴硬化性苔藓		
N90.500		外阴萎缩		
N90.501		外阴狭窄		
N90.600		外阴肥大		
N90.601		阴唇肥大		
N90.700		外阴囊肿		
N90.701		阴蒂囊肿		
N90.800		外阴和会阴其他特指的非炎性疾患		
N90.801		会阴瘢痕		
N90.802		外阴瘢痕		
N90.803		外阴陈旧性裂伤		
N90.804		外阴假性湿疣		假性湿疣是指发生于男女性外生殖器部位易与尖锐湿疣混淆的一组皮肤黏膜的病变。这组病变主要包括阴茎珍珠状丘疹、系带旁丘疹和绒毛状小阴唇
N90.805		外阴皮赘		
N90.806		外阴水肿		
N90.807		外阴血肿		
N90.808		阴唇粘连		
N90.809		阴蒂肥大		
N90.810		外阴象皮病	慢性肥厚性外阴炎	外阴象皮病（elephantiasisofvulva）系外阴皮肤局限性或弥漫性肿大、增厚所致。查：象皮肿（非丝虫性）-外阴（非丝虫性）　N90.8
N90.811		外阴白癜风		
N90.900		外阴和会阴的非炎性疾患		
N90.901		会阴非炎性疾病		
N90.902		外阴肿物		
N91.000		原发闭经		

主要编码	附加编码	疾 病 名 称	别　名	备　注
N91.100		继发闭经		
N91.200		闭经		
N91.300		原发性月经稀少		
N91.400		继发性月经稀少		
N91.500		月经稀少		
N92.000		月经过多和频繁伴有规则周期		
N92.100		月经过多和频繁伴有不规则周期		
N92.101		子宫不规则出血		
N92.200		青春期月经过多		
N92.300		排卵期出血		
N92.400		绝经前期出血过多		
N92.401		绝经期出血		
N92.500		月经不规则，其他特指的		
N92.600		月经不规则		
N92.601		经期延长		
N93.000		性交后出血和接触性出血		
N93.800		异常的子宫和阴道出血，其他特指的		
N93.801		功能障碍性子宫出血		
N93.900		异常的子宫和阴道出血		
N93.901		异常子宫出血		
N94.000		经间痛		
N94.100		性交疼痛		
N94.200		阴道痉挛		
N94.300		经前紧张征		
N94.400		原发性痛经		
N94.500		继发性痛经		
N94.600		痛经		
N94.800		与女性生殖器官和月经周期有关的情况，其他特指的		
N94.802		女性盆腔血肿		
N94.803		女性盆腔静脉充血综合征	卵巢静脉综合征	盆腔淤血综合征是引起妇科盆腔疼痛的重要原因之一，盆腔淤血综合征的主要表现是范围广泛的慢性疼痛、极度的疲劳感和某些神经衰弱的症状。其中以慢性下腹部疼痛、低位腰痛、快感不快、极度的疲劳感、白带过多和痛经为最常见。查：综合征-盆腔充血纤维变性，女性　N94.8

主要编码	附加编码	疾　病　名　称	别　　名	备　　注
N94.804		交通性腹膜鞘突管积液		
N94.805		经血潴留		
N94.806		盆腔积液		
N94.807		盆腔囊肿		盆腔囊肿多由急性盆腔炎治疗不彻底，迁延而成。由于长期炎症刺激，造成盆腔器官周围组织增厚粘连，抗炎药物不易有效，故病情顽固，反复发作，导致患者体质日虚，恢复缓慢。查：囊肿－骨盆，女性　N94.8
N94.808		盆腔假囊肿	盆腔腹膜囊肿、腹膜包涵囊肿	盆腔假性囊肿，多发生于盆腹腔感染后或腹部术后，术前诊断率低，复发率高
N94.900		与女性生殖器官和月经周期有关的情况		
N95.000		绝经后出血		
N95.100		绝经期和女性更年期状态		
N95.101		女性更年期综合征	围绝经期综合征	围绝经期综合征又称更年期综合征（MPS），指妇女绝经前后出现性激素波动或减少所致的一系列以自主神经系统功能紊乱为主，伴有神经心理症状的一组症候群。查：综合征－更年期 NEC　N95.1。国标库误分出围绝经期综合征 N95.801，合并于此条目
N95.200		绝经后萎缩性阴道炎		
N95.201		老年性阴道炎		
N95.300		与人工绝经有关的状态		
N95.800		绝经期和围绝经期的疾患，其他特指的		
N95.900		绝经期和围绝经期的疾患		
N96.x00		习惯性流产		
N97.000		与不排卵有关的女性不孕症		
N97.100		输卵管起因的女性不孕症		
N97.101		后天性输卵管闭锁		
N97.200		子宫起因的女性不孕症		
N97.300		宫颈起因的女性不孕症		
N97.400		与男性因素有关的女性不孕症		
N97.800		女性不孕症，其他原因的		
N97.801		不育由于阴道畸形		
N97.900		女性不孕症		
N97.901		女性原发性不育		
N97.902		女性继发性不育		

主要编码	附加编码	疾 病 名 称	别 名	备 注
N98.000		与人工授精有关的感染		
N98.100		卵巢过度刺激		
N98.200		试管内授精后企图植入受精卵的并发症		
N98.300		在胚胎转移中企图植入胚胎的并发症		
N98.800		与人工授精有关的其他并发症		
N98.900		与人工授精有关的并发症		
N99.000		操作后肾衰竭		
N99.001		手术后肾衰竭		
N99.100		操作后尿道狭窄		
N99.101		手术后尿道狭窄		
N99.200		阴道手术后粘连		
N99.201		手术后阴道狭窄		
N99.300		子宫切除术后阴道穹隆脱垂		
N99.400		操作后盆腔腹膜粘连		
N99.401		手术后盆腔腹膜粘连		
N99.500		泌尿道外口功能不良		
N99.800		泌尿生殖系统的其他操作后疾患		
N99.801		残余卵巢综合征		残余卵巢综合征指在阴式或腹式子宫切除双侧卵巢后，再次出现功能性的卵巢组织，并产生盆腔疼痛或包块等症状和体征的一组症候群。经过手术后病理观察，证实本征患者在不应有卵巢组织的部位存在卵巢组织。查：综合征－残留卵巢 N99.8
N99.803		手术后尿潴留		
N99.805		输尿管膀胱吻合口狭窄		
N99.806		输尿管造口狭窄		
N99.807		阴道残端出血		
N99.808		手术后尿道综合征		
N99.900		泌尿生殖系统的操作后疾患		
O00.000		腹腔妊娠		
O00.001		大网膜妊娠		腹腔妊娠是指位于输卵管、卵巢及阔韧带以外的腹腔内妊娠，其发生率约为1∶15000次正常妊娠，腹腔妊娠分原发性和继发性两种。原发性腹腔妊娠指受精卵直接种植于腹膜、肠系膜、大网膜等处，极少见。查：妊娠（单胎）（子宫）－腹部（异位） O00.0

主要编码	附加编码	疾　病　名　称	别　名	备　注
O00.100		输卵管妊娠		
O00.101		输卵管妊娠流产		
O00.102		输卵管妊娠破裂		
O00.103		输卵管残端妊娠破裂		
O00.104		输卵管壶腹部妊娠		
O00.105		输卵管壶腹部妊娠流产		
O00.106		输卵管壶腹部妊娠破裂		
O00.107		输卵管间质部妊娠		
O00.108		输卵管间质部妊娠流产		
O00.109		输卵管间质部妊娠破裂		
O00.110		输卵管伞部妊娠		
O00.111		输卵管伞部妊娠流产		
O00.112		输卵管伞端妊娠破裂		
O00.113		输卵管峡部妊娠		
O00.114		输卵管峡部妊娠流产		
O00.115		输卵管峡部妊娠破裂		
O00.116		陈旧性输卵管妊娠		
O00.200		卵巢妊娠		
O00.201		卵巢妊娠破裂		
O00.800		异位妊娠，其他的		
O00.801		残角子宫妊娠		
O00.802		残角子宫妊娠破裂		
O00.803		宫颈妊娠		
O00.804		宫内外复合妊娠		
O00.805		阔韧带妊娠		
O00.807		子宫瘢痕处妊娠		
O00.808		子宫壁妊娠		
O00.809		子宫角妊娠		
O00.900		异位妊娠		
O00.901		持续性异位妊娠		
O00.902		陈旧性异位妊娠		
O01.000		典型葡萄胎		
O01.001		完全性葡萄胎		
O01.100		不完全和部分葡萄胎		
O01.101		部分性葡萄胎		
O01.102		不完全葡萄胎		

主要编码	附加编码	疾 病 名 称	别 名	备 注
O01.900		葡萄胎		
O01.901		妊娠滋养细胞病		
O01.902		异位葡萄胎		
O02.000		萎缩卵和非葡萄胎		
O02.001		稽留流产伴萎缩卵		
O02.002		子宫内胎块		
O02.100		稽留流产	过期流产	稽留流产，胚胎死亡而仍稽留于宫腔内者，且孕产物一般多在症状产生后 1~2 个月内排出
O02.800		受孕的其他特指的异常产物		
O02.900		受孕的异常产物		
O03.000		不完全性自然流产，并发生殖道和盆腔感染		类目 O03~O06 共用相同的第四位数亚目，表明是否是完全性或未特指，以及伴有的并发症
O03.001		不完全性自然流产并发盆腔感染		
O03.002		不完全自然流产并发生殖道感染		
O03.100		不完全性自然流产，并发延迟或过度出血		
O03.101		不完全性自然流产并发过度出血		
O03.102		不完全性自然流产并发延迟出血		
O03.200		不完全性自然流产，并发栓塞		
O03.300		不完全性自然流产，伴有其他和未特指的并发症		
O03.400		不完全性自然流产，无并发症		
O03.500		完全性或未特指的自然流产，并发生殖道和盆腔感染		
O03.501		完全性自然流产并发盆腔感染		
O03.502		完全性自然流产并发子宫内感染		
O03.503		自然流产并发盆腔感染		
O03.504		自然流产并发生殖道感染		
O03.600		完全性或未特指的自然流产，并发延迟或过度出血		
O03.601		完全性自然流产并发出血		
O03.602		完全性自然流产并发延迟出血		
O03.603		自然流产并发出血		

主要编码	附加编码	疾　病　名　称	别　名	备　注
O03.604		自然流产并发延迟出血		
O03.700		完全性或未特指的自然流产，并发栓塞		
O03.701		完全性自然流产并发栓塞		
O03.702		自然流产并发栓塞		
O03.800		完全性或未特指的自然流产，伴有其他的并发症		
O03.801		完全性自然流产，伴有并发症		
O03.802		自然流产，伴有并发症		
O03.900		完全性或未特指的自然流产，无并发症		
O03.901		难免性流产		如果在保胎的过程中阴道出血越来越多，达到或超过了平时的月经量，腹痛也越来越严重，这就表明流产已进入到不可避免的阶段了，这叫难免流产
O03.902		习惯性流产伴近期流产		
O03.903		孕晚期自然流产		
O03.904		孕早期自然流产		
O04.000		不完全性医疗性流产，并发生殖道和盆腔感染		
O04.001		不完全性医疗性流产并发盆腔感染		
O04.100		不完全性医疗性流产，并发延迟或过度出血		
O04.101		不完全性医疗性流产并发过度出血		
O04.200		不完全性医疗性流产，并发栓塞		
O04.300		不完全性医疗性流产，伴有其他并发症		
O04.400		不完全性医疗性流产，无并发症		
O04.401		不完全性药物流产		
O04.402		早期不完全性医疗性流产		
O04.500		完全性或未特指的医疗性流产，并发生殖道和盆腔感染		
O04.502		晚期医疗性流产并发盆腔感染		
O04.503		早期医疗性流产并发盆腔感染		
O04.600		完全性或未特指的医疗性流产，并发延迟或过度出血		

主要编码	附加编码	疾 病 名 称	别　　名	备　　注
O04.601		医疗性流产并发播散性血管内凝血		
O04.602		早期医疗性流产并发过度出血		
O04.700		完全性或未特指的医疗性流产，并发栓塞		
O04.701		医疗性流产并发羊水栓塞		
O04.800		完全性或未特指的医疗性流产，伴有其他并发症		
O04.801		医疗性流产并发会阴裂伤		
O04.802		医疗性流产并发阴道壁血肿		
O04.804		晚期医疗性流产并发脓毒性休克		
O04.900		完全性或未特指的医疗性流产，无并发症		
O04.901		中期人工流产		
O04.902		晚期人工流产		
O04.905		早期人工流产		
O05.000		不完全性流产，其他的，并发生殖道和盆腔感染		
O05.100		不完全性流产，其他的，并发延迟或过度出血		
O05.200		不完全性流产，其他的，并发栓塞		
O05.300		不完全性流产，其他的，伴有其他和未特指的并发症		
O05.301		不完全性流产，其他的，伴有并发症		
O05.400		不完全性流产，其他的，无并发症		
O05.500		完全性流产，其他的，并发生殖道和盆腔感染		
O05.600		完全性流产，其他的，并发延迟或过度出血		
O05.700		完全性流产，其他的，并发栓塞		
O05.800		完全性流产，其他的，伴有其他的并发症		
O05.801		完全性流产，其他的，伴有并发症		
O05.900		完全性流产，其他的，无并发症		

主要编码	附加编码	疾 病 名 称	别　名	备　注
O06.000		不完全性流产，并发生殖道和盆腔感染		流产的分类要按其目的编码，医疗性和计划生育性都是 O04 编码，其他原因的流产编码为 O05，不能说明原因的流产放在 O06。而医院中的流产都应指出原因，O06 应该不应有病案，否则说明医院的诊断不够详细
O06.100		不完全性流产，并发延迟或过度出血		
O06.200		不完全性流产，并发栓塞		
O06.300		不完全性流产，伴有其他的并发症		
O06.301		不完全性流产，伴有并发症		
O06.400		不完全性流产，无并发症		
O06.500		完全性流产，并发生殖道和盆腔感染		
O06.600		完全性流产，并发延迟或过度出血		
O06.700		完全性流产，并发栓塞		
O06.800		完全性流产，伴有其他的并发症		
O06.801		完全性流产，伴有并发症		
O06.900		完全性流产，无并发症		
O07.000		医疗性流产失败，并发生殖道和盆腔感染		
O07.100		医疗性流产失败，并发延迟或过度出血		
O07.200		医疗性流产失败，并发栓塞		
O07.300		医疗性流产失败，伴有其他的并发症		
O07.400		医疗性流产失败，无并发症		
O07.401		人工流产失败		
O07.402		药物流产失败		
O07.500		企图流产失败，其他或未特指的，并发生殖道和盆腔感染		
O07.600		企图流产失败，其他的，并发延迟或过度出血		
O07.700		企图流产失败，其他的，并发栓塞		
O07.800		企图流产失败，其他的，伴有其他的并发症		
O07.900		企图流产失败，其他的，无并发症		

主要编码	附加编码	疾 病 名 称	别 名	备 注
O08.000		流产、异位妊娠和葡萄胎妊娠后生殖道和盆腔感染		
O08.002		流产后腹膜炎		
O08.003		流产后感染性休克		
O08.004		流产后盆腔感染		
O08.005		流产后子宫内膜炎		
O08.006		异位妊娠后盆腔感染		
O08.100		流产、异位妊娠和葡萄胎妊娠后的延迟或过度出血		
O08.101		流产后播散性血管内凝血		
O08.102		流产后过度出血		
O08.103		葡萄胎妊娠后过度出血		
O08.104		异位妊娠后播散性血管内凝血		
O08.105		异位妊娠后腹腔内出血		
O08.106		异位妊娠后过度出血		
O08.200		流产、异位妊娠和葡萄胎妊娠后的栓塞		
O08.202		流产后羊水栓塞		
O08.203		流产后空气栓塞		
O08.204		流产后肺栓塞		
O08.300		流产、异位妊娠和葡萄胎妊娠后的休克		
O08.301		流产后休克		
O08.302		异位妊娠后休克		
O08.400		流产、异位妊娠和葡萄胎妊娠后的肾衰竭		
O08.401		流产后肾衰竭		
O08.500		流产、异位妊娠和葡萄胎妊娠后的代谢疾患		
O08.600		流产、异位妊娠和葡萄胎妊娠后的盆腔器官和组织损伤		
O08.601		人工流产后肠穿孔		
O08.602		人工流产后子宫穿孔		
O08.603		人工流产后子宫韧带血肿		
O08.604		人工流产并发穹隆穿孔		
O08.700		流产、异位妊娠和葡萄胎妊娠后的其他静脉并发症		
O08.800		流产、异位妊娠和葡萄胎妊娠后的其他并发症		

主要编码	附加编码	疾 病 名 称	别 名	备 注
O08.801		流产后腹痛		
O08.802		流产后宫颈粘连		
O08.803		流产后宫腔粘连		
O08.805		流产后心脏停搏		
O08.806		异位妊娠后宫颈粘连		
O08.900		流产、异位妊娠和葡萄胎妊娠后的并发症		
O10.000		原有特发性高血压并发于妊娠、分娩和产褥期		
O10.001		妊娠合并高血压病		
O10.100		原有高血压心脏病并发于妊娠、分娩和产褥期		
O10.101		妊娠合并高血压性心脏病		
O10.200		原有高血压肾脏病并发于妊娠、分娩和产褥期		
O10.201		妊娠合并高血压性肾病		
O10.300		原有高血压心脏和肾脏病并发于妊娠、分娩和产褥期		
O10.301		妊娠合并高血压性心脏病和肾病		
O10.400		原有继发性高血压并发于妊娠、分娩和产褥期		
O10.401		妊娠合并继发性高血压		
O10.900		原有高血压并发于妊娠、分娩和产褥期		
O11.x00		原有高血压性疾患，并发蛋白尿	妊娠伴原发性高血压并发蛋白尿	
O12.000		妊娠水肿		
O12.100		妊娠蛋白尿		
O12.200		妊娠水肿伴有蛋白尿		
O13.x00		妊娠 [妊娠引起的] 高血压，不伴有有意义的蛋白尿		
O13.x01		妊娠期短暂性高血压		
O13.x02		轻度子痫前期		怀孕前血压正常的孕妇在妊娠20周以后出现高血压、蛋白尿，称子痫前期，或称为先兆子痫。查：先兆子痫-轻度　O13
O14.000		中度先兆子痫		
O14.100		重度先兆子痫		

主要编码	附加编码	疾 病 名 称	别 名	备 注
O14.101		黑尔普综合征	Hellp 综合征	Hellp 综合征以溶血、肝酶升高和血小板减少为特点，是妊娠期高血压疾病的严重并发症。多数发生在产前，可分为完全性和部分性。其临床表现多样，典型的临床表现为乏力、右上腹疼痛及恶心呕吐、体重骤增、脉压增宽，但少数患者高血压、蛋白尿临床表现不典型。查：黑尔普综合征　O14.1
O14.900		先兆子痫		
O15.000		妊娠期子痫		
O15.001		产前子痫		子痫可发生于妊娠期、分娩期或产后 24 小时内，分别称为产前子痫、产时子痫和产后子痫，是产科四大死亡原因之一。查：子痫-妊娠　O15.0
O15.100		分娩期子痫		
O15.101		产时子痫		
O15.200		产褥期子痫		
O15.201		产后子痫		
O15.900		子痫		
O16.x00		孕产妇高血压		
O20.000		先兆流产		
O20.800		妊娠早期的其他出血		
O20.900		妊娠早期出血		
O21.000		轻度妊娠剧吐		妊娠呕吐要分早晚期，以 22 孕周为界限
O21.001		早期轻度妊娠剧吐		
O21.100		妊娠剧吐伴有代谢紊乱		
O21.200		妊娠晚期呕吐		
O21.800		并发于妊娠的其他呕吐		
O21.900		妊娠呕吐		
O22.000		妊娠期下肢静脉曲张		
O22.100		妊娠期生殖器静脉曲张		
O22.101		妊娠期会阴静脉曲张		
O22.102		妊娠期外阴静脉曲张		
O22.103		妊娠期阴道静脉曲张		
O22.200		妊娠期血栓性浅静脉炎		
O22.300		妊娠期深静脉血栓形成		
O22.400		妊娠期痔		
O22.500		妊娠期大脑静脉血栓形成		
O22.800		妊娠期静脉并发症，其他的		

主要编码	附加编码	疾 病 名 称	别 名	备 注
O22.801		妊娠期子宫旁静脉曲张		
O22.900		妊娠期静脉并发症		
O22.901		妊娠期静脉炎		
O22.902		妊娠期静脉血栓形成		
O23.000		妊娠期肾感染		
O23.001		妊娠期肾盂肾炎		
O23.100		妊娠期膀胱感染		
O23.101		妊娠期膀胱炎		
O23.200		妊娠期尿道感染		
O23.300		妊娠期泌尿道其他部位感染		
O23.400		妊娠期泌尿道感染		
O23.500		妊娠期生殖道感染		
O23.501		妊娠合并盆腔炎		
O23.502		妊娠合并盆腔粘连		
O23.503		妊娠合并输卵管坏死		
O23.504		妊娠期宫颈炎		
O23.505		妊娠期外阴炎		
O23.506		妊娠期阴道炎		
O23.900		妊娠期其他的泌尿生殖道感染		
O23.901		妊娠期泌尿生殖道感染		
O24.000		原有的胰岛素依赖型糖尿病	妊娠合并1型糖尿病	
O24.100		原有的非胰岛素依赖型糖尿病	妊娠合并2型糖尿病	
O24.200		原有与营养不良有关的糖尿病		
O24.300		原有的糖尿病	妊娠合并糖尿病	
O24.301		妊娠期伴糖尿病性酮症		
O24.400		妊娠期发生的糖尿病		
O24.900		妊娠期糖尿病		
O25.x00		妊娠期营养不良		
O25.x01		产褥期营养不良		
O26.000		妊娠期体重增加过度		
O26.100		妊娠期体重增加过低		
O26.200		习惯性流产者的妊娠医疗		
O26.300		具有子宫内避孕装置的妊娠		
O26.400		妊娠疱疹		
O26.500		孕产妇低血压综合征		

主要编码	附加编码	疾 病 名 称	别　名	备　注
O26.501		妊娠期并发低血压综合征		
O26.600		妊娠、分娩和产褥期的肝疾患		
O26.601		妊娠合并肝病		
O26.602		妊娠合并肝功能衰竭		
O26.603		妊娠合并肝损害		
O26.604		妊娠合并肝硬化		
O26.605		妊娠合并脂肪肝		
O26.606		妊娠期肝内胆汁淤积症		
O26.607		妊娠期急性脂肪肝	产科急性假性黄色肝萎缩	妊娠期急性脂肪肝是妊娠晚期特有的致命性少见疾病。该病起病急骤，病情变化迅速，临床表现与暴发性肝炎相似
O26.608		妊娠合并自身免疫性肝炎		
O26.609		妊娠合并肝囊肿		
O26.700		妊娠、分娩和产褥期耻骨联合的不全脱位		
O26.701		妊娠合并耻骨联合分离		
O26.800		与妊娠有关的情况，其他特指的		O26.8 为妊娠的并发症，O75.8 为产程和分娩的并发症，O90.8 为产褥期的并发症
O26.801		妊娠合并肾病综合征		
O26.802		妊娠合并肾衰竭		
O26.803		妊娠合并肾积水		
O26.804		妊娠合并肾小球肾炎		
O26.805		妊娠合并输尿管积水		
O26.806		妊娠合并周围神经炎		
O26.900		与妊娠有关的情况		
O28.000		孕产妇产前筛查的血液学异常所见		
O28.100		孕产妇产前筛查的生物化学异常所见		
O28.200		孕产妇产前筛查的细胞学异常所见		
O28.300		孕产妇产前筛查的超声波异常所见		
O28.400		孕产妇产前筛查的放射学异常所见		
O28.500		孕产妇产前筛查的染色体和遗传所见		
O28.501		产前染色体筛查异常		

主要编码	附加编码	疾　病　名　称	别　　名	备　　注
O28.502		唐氏筛查高风险		唐氏筛查是一种通过抽取孕妇血清，检测母体血清中甲型胎儿蛋白、绒毛促性腺激素和游离雌三醇的浓度，并结合孕妇的预产期、体重、年龄、体重和采血时的孕周等，计算生出先天缺陷胎儿的危险系数的检测方法。唐氏综合征又叫做 21 三体综合征、先天愚型，是指患者的第 21 对染色体比正常人多出一条（正常人为一对），是最常见的染色体非整倍体疾病。查：异常的－所见－－产前筛选，母亲－－－染色体 NEC　　O28.5
O28.800		孕产妇产前筛查的其他异常所见		
O28.900		孕产妇产前筛查异常所见		
O29.000		妊娠期间麻醉的肺部并发症		
O29.100		妊娠期间麻醉的心脏并发症		
O29.200		妊娠期间麻醉的中枢神经系统并发症		
O29.300		妊娠期间局部麻醉的中毒反应		
O29.400		妊娠期间脊髓和硬膜外麻醉诱发的头痛		
O29.500		妊娠期间脊髓和硬膜外麻醉的其他并发症		
O29.600		妊娠期间插管失败或困难		
O29.800		妊娠期间麻醉的其他并发症		
O29.900		妊娠期间麻醉并发症		
O30.000		双胎妊娠		
O30.100		三胎妊娠		
O30.200		四胎妊娠		
O30.800		多胎妊娠，其他的		
O30.801		五胎妊娠		
O30.900		多胎妊娠		
O31.000		纸样胎		
O31.100		一个或多个胎儿流产后的继续妊娠		
O31.200		一个或多个胎儿宫内死亡后的继续妊娠		
O31.201		双胎妊娠一胎宫内死亡		
O31.800		特发于多胎妊娠的其他并发症		
O32.000		为不稳定产式给予的孕产妇医疗		

主要编码	附加编码	疾 病 名 称	别　　名	备　　注
O32.100		为臀先露给予的孕产妇医疗		
O32.101		臀先露		
O32.102		足先露		
O32.200		为横产式和斜产式给予的孕产妇医疗		
O32.201		肩先露		肩先露是指胎体纵轴与母体纵轴相垂直，胎儿横卧在骨盆入口之上，先露部为肩。是对母儿最不利的胎位，除死胎及早产儿胎体折叠娩出外，足月活胎不能经阴道娩出。查：先露，胎儿－肩（对母体）O32.2
O32.202		斜位		
O32.300		为面先露、额先露和颏先露给予的孕产妇医疗		
O32.301		额先露		
O32.302		颏先露		
O32.303		面先露		
O32.400		为足月头高给予的孕产妇医疗		
O32.401		初产头浮	足月头高	
O32.500		为多胎妊娠伴有一个或多个胎儿先露异常给予的孕产妇医疗		
O32.600		为复合先露给予的孕产妇医疗		
O32.601		复合先露		
O32.800		为胎儿其他先露异常给予的孕产妇医疗		
O32.801		后不均倾		
O32.802		前不均倾		枕横位中胎头以前不均倾势入盆者简称为前不均倾位。前不均倾位不论是否伴有头盆不称，常需以剖宫产结束分娩。查：孕产妇医疗（为）（已知）（可疑的)-先露异常（胎儿)--特指的 NEC　O32.8
O32.803		枕后位		
O32.900		为胎儿先露异常给予的孕产妇医疗		
O33.000		为骨盆骨变形引起的胎盆不称给予的孕产妇医疗		
O33.001		扁平骨盆		
O33.002		畸形骨盆		
O33.100		为均小骨盆引起的胎盆不称给予的孕产妇医疗		

主要编码	附加编码	疾 病 名 称	别　名	备　注
O33.101		骨盆狭窄		骨盆径线过短或形状明显异常，使骨盆腔容积小于胎先露部能够通过的限度，阻碍先露部下降，影响产程顺利进展，致骨盆狭小胎头通过受阻碍，是造成难产的主要原因之一。查：妊娠（单胎）（子宫）-并发--均小骨盆　O33.1
O33.102		均小骨盆		
O33.200		为骨盆入口狭窄引起的胎盆不称给予的孕产妇医疗		
O33.201		骨盆入口狭窄		
O33.300		为骨盆出口狭窄引起的胎盆不称给予的孕产妇医疗		
O33.301		骨盆出口狭窄	漏斗骨盆	骨盆入口平面各径线值正常，但中骨盆和出口平面均狭窄，骨盆两侧向内倾斜似漏斗状，故称漏斗骨盆。查：妊娠（单胎）（子宫）-并发--均小骨盆---出口　O33.3
O33.400		为母体和胎儿混合性原因的胎盆不称给予的孕产妇医疗		
O33.500		为特大胎儿引起的胎盆不称给予的孕产妇医疗		
O33.501		巨大儿伴头盆不称		
O33.600		为脑积水胎儿引起的胎盆不称给予的孕产妇医疗		
O33.700		为其他胎儿变形引起的胎盆不称给予的孕产妇医疗		
O33.800		为其他原因的胎盆不称给予的孕产妇医疗		
O33.900		为胎盆不称给予的孕产妇医疗	胎盆不称，头盆不称	
O34.000		为子宫先天性畸形给予的孕产妇医疗		
O34.001		妊娠合并单角子宫		单角子宫指一侧副中肾管发育完好，形成一发育较好的单角子宫伴有一发育正常输卵管。对侧副中肾管发育完全停止。单角子宫、双角子宫都是子宫畸形。查：妊娠（单胎）（子宫）-并发--畸形---子宫（先天性）　O34.0
O34.002		妊娠合并双角子宫		双角子宫是由于副中肾管的尾端已大部融合，纵隔已退化，形成单宫颈、单阴道，子宫底部会合不全，子宫外形呈双角形，故称双角子宫或鞍状子宫。查：妊娠（单胎）（子宫）-并发--双角子宫　O34.0

主要编码	附加编码	疾 病 名 称	别 名	备 注
O34.003		妊娠合并双子宫		
O34.004		妊娠合并子宫畸形		
O34.005		妊娠合并子宫纵隔		子宫纵隔是子宫先天发育过程中，腔化不全的表现，表现为宫底有一个结缔组织为主的脊突向宫腔，双宫角深邃，宫腔容积比较小。查：妊娠（单胎）（子宫）-并发--畸形---子宫（先天性）　O34.0
O34.100		为子宫体肿瘤给予的孕产妇医疗		
O34.101		妊娠合并子宫韧带良性肿瘤		
O34.102		妊娠合并子宫体肿瘤		
O34.200		为以前的子宫手术瘢痕给予的孕产妇医疗		
O34.201		妊娠合并子宫瘢痕		
O34.300		为宫颈功能不全给予的孕产妇医疗		
O34.301		妊娠合并宫颈功能不全		
O34.400		为宫颈其他异常给予的孕产妇医疗		
O34.401		妊娠合并宫颈瘢痕		
O34.402		妊娠合并宫颈非典型性增生		
O34.403		妊娠合并宫颈糜烂		
O34.404		妊娠合并宫颈息肉		
O34.405		妊娠合并宫颈狭窄		
O34.406		妊娠合并宫颈肿瘤		
O34.500		为妊娠子宫其他异常给予的孕产妇医疗		
O34.501		妊娠合并子宫后倾		
O34.502		妊娠合并子宫脱垂		
O34.600		为阴道异常给予的孕产妇医疗		
O34.601		妊娠合并双阴道畸形		
O34.602		妊娠合并阴道横隔		
O34.603		妊娠合并阴道狭窄		
O34.604		妊娠合并阴道纵隔		
O34.700		为外阴和会阴异常给予的孕产妇医疗		
O34.701		妊娠伴外阴畸形		
O34.800		为盆腔器官其他异常给予的孕产妇医疗		
O34.801		妊娠合并膀胱膨出		
O34.802		妊娠合并卵巢囊肿		

主要编码	附加编码	疾 病 名 称	别 名	备 注
O34.803		妊娠合并盆底僵直		
O34.804		妊娠合并悬垂腹		
O34.805		妊娠合并直肠膨出		
O34.806		妊娠合并卵巢扭转		
O34.900		为盆腔器官异常给予的孕产妇医疗		
O35.000		为胎儿（可疑）中枢神经系统畸形给予的孕产妇医疗		
O35.002		胎儿侧脑室增宽		
O35.003		胎儿脊柱裂		
O35.004		胎儿脑发育异常		
O35.005		胎儿脑积水		
O35.006		胎儿脑脊膜膨出		
O35.007		胎儿脑囊肿		
O35.008		胎儿神经管缺陷		
O35.009		胎儿无脑畸形		
O35.100		为胎儿（可疑）染色体异常给予的孕产妇医疗		
O35.101		胎儿染色体异常		
O35.102		胎儿先天愚型		先天愚型是染色体的异常。O34 和 O35 两个类目的编码首先要确定疾病的性质，然后在卷一中确定其编码的亚目
O35.200		为胎儿（可疑）遗传性疾病给予的孕产妇医疗		
O35.201		胎儿 α 地中海贫血	海洋性贫血	地中海贫血是一组由于遗传性的原因，导致构成血红蛋白的珠蛋白链的合成受到部分或完全抑制而引起的溶血性疾病。地中海贫血中最常见的类型是 α 地中海贫血和 β 地中海贫血。α 地中海贫血是由于构成血红蛋白的 α 珠蛋白基因的缺失或功能缺陷而导致 α 珠蛋白链合成障碍所引起的一组溶血性贫血。查：妊娠（单胎）（子宫）-影响处理，由于--胎儿（可疑的）---遗传性疾病　O35.2
O35.202		胎儿 β 地中海贫血		
O35.203		胎儿亨廷顿舞蹈病		亨廷顿舞蹈症是一种家族显性遗传性疾病。患者由于基因突变或者第四对染色体内脱氧核糖核酸（DNA）基质之 CAG 三核甘酸重复序列过度扩张，造成脑部神经细胞持续退化，机体细胞错误地制造一种名为"亨廷顿蛋白质"的有害物质。查：妊娠（单胎）（子宫）-影响处理，由于--胎儿（可疑的）---遗传性疾病 O35.2

主要编码	附加编码	疾 病 名 称	别 名	备 注
O35.204		胎儿克拉伯病	婴儿家族性弥散性硬化、Krabbe病	克拉伯病，由丹麦儿科医师 Krabbe 于1916 年首先报道。依据其临床特点，亦称为婴儿家族性弥漫性硬化，克拉伯病为常染色体隐性遗传代谢性疾病，突变基因位于 14p。克拉伯病的基因缺陷引起半乳糖脑苷-β-半乳糖苷酶缺乏，是导致主要累及脑白质的遗传代谢性疾病。本病预后极差，婴儿型患者常于 1 岁之内病故。晚发者可生存至 10 岁左右
O35.205		胎儿血友病		
O35.206		胎儿遗传性疾病		
O35.300		为母体病毒性疾病对胎儿（可疑）损害给予的孕产妇医疗		
O35.400		为酒精所致胎儿的（可疑）损害给予的孕产妇医疗		
O35.500		为药物所致胎儿的（可疑）损害给予的孕产妇医疗		
O35.600		为辐射所致胎儿的（可疑）损害给予的孕产妇医疗		
O35.700		为其他医疗操作所致胎儿的（可疑）损害给予的孕产妇医疗		
O35.701		胎儿损害由于子宫内避孕器妊娠		
O35.800		为其他（可疑）胎儿异常和损害给予的孕产妇医疗		
O35.801		胎儿唇腭裂		
O35.802		胎儿单脐动脉		一般情况下，胎儿的脐带血管有 2 条脐动脉，1 条脐静脉。而胎儿只有 1 条脐动脉，叫作单脐动脉。一般认为，单脐动脉是胎儿异常发育的标记之一，不过，仅仅只有单脐动脉一个标记，不提示胎儿发育异常，也不提示胎儿染色体异常。查：妊娠（单胎）（子宫）-影响处理，由于-- 胎儿（可疑的）--- 异常或损害----特指的 NEC　O35.8
O35.803		胎儿耳畸形		
O35.804		胎儿肺畸形		
O35.805		胎儿腹裂		
O35.806		胎儿腹腔囊肿		
O35.807		胎儿腹水		
O35.808		胎儿肝占位		

主要编码	附加编码	疾 病 名 称	别 名	备 注
O35.809		胎儿膈疝		
O35.810		胎儿颈部囊性淋巴管瘤		
O35.811		胎儿联体双胎畸形		
O35.812		胎儿尿道下裂		
O35.813		胎儿皮下组织增厚		
O35.814		胎儿脐膨出		
O35.815		胎儿脐血流异常		
O35.816		胎儿软骨畸形		
O35.817		胎儿肾畸形		
O35.818		胎儿消化道闭锁		
O35.819		胎儿心脏畸形		
O35.820		胎儿胸腔积液		
O35.821		胎儿眼附器畸形		
O35.822		胎儿幽门梗阻		
O35.823		胎儿肢体畸形		
O35.900		为（可疑）胎儿异常和损害给予的孕产妇医疗		
O36.000		为 Rh 因子同种免疫给予的孕产妇医疗		
O36.001		Rh 血型不合		不配合-Rh（血型）（因子）--影响妊娠处理　O36.0
O36.002		Rh 阴性抗 D 抗体异常		妊娠（单胎）（子宫）-影响处理，由于--抗体（母体）---抗 D　O36.0
O36.100		为其他同种免疫给予的孕产妇医疗		
O36.101		ABO 血型不合		
O36.200		为胎儿水肿给予的孕产妇医疗		
O36.201		胎儿水肿		
O36.300		为胎儿缺氧体征给予的孕产妇医疗		
O36.301		慢性混合型胎儿宫内窘迫	慢性胎儿宫内窘迫（混合型）	
O36.302		慢性胎儿宫内窘迫		
O36.303		胎儿心律异常		
O36.304		慢性胎心型胎儿宫内窘迫	慢性胎儿宫内窘迫（胎心型）	
O36.305		慢性羊水型胎儿宫内窘迫	慢性胎儿宫内窘迫（羊水型）	
O36.400		为胎儿宫内死亡给予的孕产妇医疗		

主要编码	附加编码	疾 病 名 称	别　名	备　注
O36.401		胎死宫内		
O36.500		为胎儿生长不良给予的孕产妇医疗		
O36.501		妊娠合并低体重儿		出生体重低于 2500 克的新生儿称为低体重儿。在胎儿阶段，也就是孕后的 8~38 周里，母亲营养不良或疾病因素都可能导致胎儿发育迟缓，在出生时体重过低。查：妊娠（单胎）（子宫）-影响处理，由于--低体重儿　O36.5
O36.502		妊娠合并胎盘功能不全		
O36.503		胎儿生长发育迟缓		
O36.504		妊娠合并小样儿		
O36.600		为胎儿过度生长给予的孕产妇医疗		
O36.601		妊娠合并巨大儿		
O36.700		为腹腔妊娠中能活胎儿给予的孕产妇医疗		
O36.800		为其他特指的胎儿问题给予的孕产妇医疗		
O36.801		胎动减少		
O36.900		为胎儿问题给予的孕产妇医疗		
O40.x00		羊水过多		
O41.000		羊水过少		
O41.100		羊膜囊和胎膜的感染		
O41.101		胎膜炎		
O41.102		胎盘炎		
O41.103		蜕膜炎		
O41.104		羊膜炎		
O41.800		羊水和胎膜其他特指的疾患		
O41.801		羊膜囊肿		
O41.802		羊膜血肿		
O41.803		羊膜粘连		
O41.900		羊水和胎膜疾患		
O42.000		胎膜早破，在 24 小时之内产程开始		
O42.100		胎膜早破，在 24 小时以后产程开始		
O42.200		胎膜早破，由于治疗而使产程延迟		
O42.900		胎膜早破		

主要编码	附加编码	疾 病 名 称	别 名	备 注
O43.000		胎盘输血综合征		
O43.001		双胎输血综合征		
O43.002		胎儿母体输血综合征		胎儿母体输血综合征（fetomaternal hemor-rhage，FMH）指因某种原因胎儿血液通过胎盘时发生出血，其血液通过绒毛间隙进入母体血循环，引起胎儿贫血或母体溶血性输血反应的一组症候群
O43.100		胎盘畸形		
O43.101		帆状胎盘		帆状胎盘是指脐带附着于胎膜，血管经胎膜作扇形分布进入胎盘。帆状胎盘在双胎中的发生率比单胎高9倍，而且此胎盘对母体本身无影响，主要是对胎儿的影响比较大，容易造成胎儿的死亡率。如果脐带附着点正好在胎盘下缘近宫颈处，可受胎儿先露部的压迫，引起胎儿宫内窘迫乃至死亡。而当其血管接近宫颈口，并位于先露部的前方时则会造成血管前置，所致胎儿失血。查：妊娠-并发--胎盘---畸形 O43.1
O43.102		副胎盘		副胎盘是指在离主胎盘的周边一段距离的胎膜内，有1个或数个胎盘小叶发育，副胎盘与主胎盘之间有胎儿来源的血管相连，副胎盘由中等大小的绒毛膜血管经副叶和主胎盘间的胎膜接受胎儿的血液循环
O43.103		巨大胎盘		
O43.104		轮状胎盘		轮状胎盘的发生率不到1/6000，它是指胎盘的胎儿面中心内凹，周围环绕增厚的灰白色环，环是由双折的羊膜和绒毛膜构成，其间有退化的蜕膜及纤维。轮状胎盘可分为完全型（形成一完整的胎盘组织环）与部分型（形成不完整的胎盘组织环）两类。查：妊娠-并发--胎盘---畸形 O43.1
O43.105		球拍状胎盘		
O43.106		三叶胎盘		
O43.107		双叶胎盘		
O43.109		胎盘囊肿		
O43.110		胎盘血管瘤		
O43.111		异常胎盘		
O43.112		有缘胎盘		胎盘的胎儿面边缘部分或完整地围有一黄白色环形皱褶，环的宽度不等（一般约1cm），在皱褶内缘下为一环形壁龛，可见脐血管终止于环的内缘，即为轮廓胎盘（placenta circumvallata）。若此环紧靠胎盘边缘，平坦或略高起，则称有缘胎盘

主要编码	附加编码	疾 病 名 称	别 名	备 注
O43.800		胎盘疾患，其他的		
O43.801		胎盘梗死		
O43.802		胎盘坏死		
O43.803		胎盘功能障碍		
O43.804		胎盘纤维化		
O43.805		胎盘血肿		
O43.806		胎盘老化		
O43.807		胎盘囊肿		
O43.900		胎盘疾患		
O44.000		前置胎盘特指为不伴有出血		
O44.001		边缘性前置胎盘		
O44.002		部分性前置胎盘		
O44.003		完全性前置胎盘		
O44.100		前置胎盘伴有出血		
O44.101		边缘性前置胎盘伴出血		
O44.102		部分性前置胎盘伴出血		
O44.103		完全性前置胎盘伴出血		
O45.000		胎盘早期剥离伴有凝血缺陷		
O45.001		胎盘早剥伴播散性血管内凝血		
O45.800		胎盘早期剥离，其他的		
O45.801		子宫胎盘卒中	库弗莱尔子宫	子宫胎盘卒中（uteroplacental apoplexy），即胎盘早剥发生内出血时，血液积聚于胎盘与子宫壁之间，随着胎盘后血肿压力的增加，血液渗入子宫肌层，引起肌纤维分离，断裂甚至变性，当血液渗透至子宫浆膜层时，子宫表面呈紫蓝色瘀斑，称为子宫胎盘卒中。子宫肌层由于血液浸润，收缩力减弱，造成产后出血
O45.900		胎盘早期剥离		
O46.000		产前出血伴有凝血缺陷		
O46.001		产前播散性血管内凝血		
O46.800		产前出血，其他的		
O46.801		胎盘边缘血窦破裂		
O46.900		产前出血		
O47.000		妊娠37整周之前的假临产		假临产多发生在分娩前2~3周内，此时子宫较敏感，由于胎头下降、子宫底下降，常引起子宫不规则收缩
O47.100		妊娠37整周或以后的假临产		
O47.900		假临产		

主要编码	附加编码	疾 病 名 称	别 名	备 注
O48.x00		过期妊娠		
O60.000		早产不伴有分娩		
O60.001		先兆早产不伴分娩		
O60.100		提前自然临产伴有早产		
O60.200		提前自然临产伴有足月产		
O60.300		早产不伴有自然临产		
O61.000		医疗性引产失败		
O61.100		器械引产失败		
O61.800		引产失败，其他的		
O61.900		引产失败		
O62.000		原发性宫缩乏力		
O62.001		宫颈难产		
O62.100		继发性宫缩乏力		
O62.101		产程活跃期受阻		
O62.200		宫缩乏力，其他的		
O62.201		宫缩乏力		
O62.202		子宫松弛		
O62.300		急产		
O62.400		高张性、不协调和延长的子宫收缩		
O62.401		高张力子宫功能不良		
O62.402		宫颈痉挛		
O62.403		子宫病理性收缩环		
O62.404		子宫难产		
O62.405		子宫强直性收缩		
O62.800		产力异常，其他的		
O62.900		产力异常		
O63.000		第一期（产程）延长		第一产程是指有规则的宫缩开始到宫口开全（约为10cm）。这个阶段初产妇需11~12小时，经产妇需6~8小时，这是整个过程中时间最长的产程
	O63.001	活跃期停滞		从宫口扩张3cm开始至宫口开全称为活跃期。初产妇的话，正常时4小时，最大不超过8小时，超过了就是延长。停滞是说进入活跃期后宫口不再扩张超过2小时。查：分娩（单胎）（对母亲）-并发（被）--产程延长---第一 063.0
	O63.002	活跃期延长		

主要编码	附加编码	疾 病 名 称	别 名	备 注
O63.003		潜伏期延长		从临产规律宫缩开始至宫缩开张 3cm 为潜伏期。初产妇超过 16 小时称为潜伏期延长，经产妇 8 小时。查：分娩（单胎）（对母亲）–并发（被）--产程延长---第一 O63.0
O63.100		第二期（产程）延长		第二产程（胎儿娩出期）指从子宫口开全到胎儿娩出。初产妇需 1~2 小时，经产妇较快，但也有长达 1 小时者。第二产程不得超过 2 个小时
O63.200		多胎妊娠中的第二个及以上胎儿的延迟分娩		
O63.201		多胎延迟性分娩		
O63.900		滞产		
O63.901		产程延长		
O64.000		胎头旋转不全引起的梗阻性分娩		
O64.001		持续性枕横位难产		
O64.002		持续性枕后位难产		
O64.100		臀先露引起的梗阻性分娩		
O64.101		臀先露难产		
O64.200		面先露引起的梗阻性分娩		
O64.300		额先露引起的梗阻性分娩		
O64.301		额先露难产		
O64.400		肩先露引起的梗阻性分娩		
O64.401		肩先露难产		
O64.500		复合先露引起的梗阻性分娩		
O64.501		复合先露难产		胎先露部伴有肢体同时进入骨盆入口，称复合先露。（单胎）（对母亲）查：分娩-梗阻性--被或由于---复合性先露 O64.5
O64.800		胎位不正和先露异常引起的梗阻性分娩，其他的		
O64.801		高直后位难产		胎头高直位是指胎头以不屈不伸的姿态进入骨盆入口平面，即胎头的矢状缝落在骨盆入口平面的前后径上，大囟门及小囟门分别位于前后径两侧。查：分娩-梗阻性--被或由于---胎头不衔接 O64.8
O64.802		高直前位难产		
O64.803		高直位难产		
O64.804		膝先露难产		
O64.805		足先露难产		

主要编码	附加编码	疾 病 名 称	别 名	备 注
O64.900		胎位不正和先露异常引起的梗阻性分娩		
O65.000		变形骨盆引起的梗阻性分娩		
O65.001		变形骨盆难产		
O65.002		扁平骨盆难产		
O65.100		均小骨盆引起的梗阻性分娩		
O65.101		均小骨盆难产		
O65.200		骨盆入口狭窄引起的梗阻性分娩		
O65.201		骨盆入口狭窄难产		
O65.300		骨盆出口和中腔狭窄引起的梗阻性分娩		
O65.301		漏斗骨盆难产		
O65.400		胎盆不称引起的梗阻性分娩		
O65.401		头盆不称难产		
O65.500		母体盆腔器官异常引起的梗阻性分娩		
O65.501		宫颈水肿难产		
O65.800		母体骨盆异常引起的梗阻性分娩，其他的		
O65.801		类人猿骨盆难产		类人猿型骨盆：盆骨入口呈长椭圆形，入口前后径大于横径，盆骨两侧壁稍内聚，坐骨棘较突出，坐骨切迹较宽，耻骨弓较窄，骶骨向后倾斜，故骨盆前部较窄而后部较宽。骶骨往往有6节，类人猿型骨盆较其他类型深。查：分娩–梗阻性––被或由于–––异常的––––骨盆（骨性）–––––特指的NEC　O65.8
O65.900		母体骨盆异常引起的梗阻性分娩		
O66.000		肩难产引起的梗阻性分娩		
O66.001		肩位难产	肩难产	
O66.100		双胎交锁引起的梗阻性分娩		
O66.101		双胎交锁难产		若第一胎儿为臀先露、第二胎儿为头先露，分娩时第一胎儿头部尚未娩出，第二胎儿的头部已降入骨盆腔内，两个胎头的颈交锁在一起，称胎头交锁。查：分娩（单胎）（对母亲）–梗阻性––被或由于–––双胎交锁　O66.1
O66.200		特大胎儿引起的梗阻性分娩		
O66.201		巨大儿难产	特大胎儿难产	

主要编码	附加编码	疾病名称	别名	备注
O66.300		胎儿的其他异常引起的梗阻性分娩		
O66.400		试产失败		
O66.401		试产失败后剖宫产		
O66.500		真空吸引器和产钳应用失败		
O66.800		梗阻性分娩，其他特指的		
O66.900		梗阻性分娩		
O66.901		难产		
O67.000		产时出血伴有凝血缺陷		
O67.800		产时出血，其他的		
O67.900		产时出血		
O68.000		产程和分娩并发胎儿心率异常		
O68.001		分娩并发胎儿心动过速		
O68.002		分娩并发胎儿心率异常		
O68.003		急性胎心型胎儿宫内窘迫	急性胎儿宫内窘迫（胎心型）	
O68.100		产程和分娩并发在羊水中伴有胎粪		
O68.101		急性羊水型胎儿宫内窘迫		
O68.200		产程和分娩并发胎儿心率异常并在羊水中伴有胎粪		
O68.201		急性混合型胎儿宫内窘迫	急性胎儿宫内窘迫（混合型）	
O68.300		产程和分娩并发胎儿应激反应的生物化学证据		
O68.800		产程和分娩并发胎儿应激反应的其他证据		
O68.900		产程和分娩并发胎儿的应激反应		
O68.901		急性胎儿宫内窘迫		
O69.000		产程和分娩并发脐带脱垂		
O69.001		脐带脱垂		
O69.002		脐带先露		
O69.100		产程和分娩并发脐带绕颈并伴有受压		
O69.101		脐带绕颈		
O69.200		产程和分娩并发其他脐带缠绕		
O69.201		脐带过长		
O69.202		脐带绕臂		

主要编码	附加编码	疾 病 名 称	别 名	备 注
O69.203		脐带绕踝		
O69.204		脐带绕肩		
O69.205		脐带绕身		
O69.206		脐带绕手		
O69.207		脐带绕腿		
O69.208		脐带真结		
O69.209		双胎脐带缠绕		
O69.210		脐带假结		脐带假结是由于脐血管曲张成团所形成的结节。它有两种类型：①脐静脉较脐动脉长，导致静脉迂曲而形成假结；②脐血管较脐带长，导致血管卷曲成结。查：分娩（单胎）（对母亲）－并发（被）－－脐带－－－缠绕　O69.2
O69.300		产程和分娩并发脐带过短		
O69.301		脐带过短		
O69.400		产程和分娩并发前置血管		
O69.401		脐带血管前置		
O69.500		产程和分娩并发脐带的血管损害		
O69.501		脐带挫伤		
O69.503		脐带血肿		
O69.800		产程和分娩并发其他的脐带并发症		
O69.802		脐带囊肿		
O69.803		脐带扭转		
O69.804		脐带帆状附着		
O69.900		产程和分娩并发脐带并发症		
O70.000		分娩时Ⅰ度会阴裂伤		
O70.100		分娩时Ⅱ度会阴裂伤		
O70.200		分娩时Ⅲ度会阴裂伤		
O70.300		分娩时Ⅳ度会阴裂伤		
O70.900		分娩时会阴裂伤		
O71.000		产程开始前子宫破裂		
O71.001		分娩前子宫破裂		
O71.100		产程中子宫破裂		
O71.101		分娩中不完性子宫破裂		
O71.200		产后子宫内翻		
O71.201		产后子宫外翻		

主要编码	附加编码	疾 病 名 称	别 名	备 注
O71.202		分娩并发子宫内翻		
O71.300		宫颈的产科裂伤		
O71.301		产伤性宫颈裂伤		
O71.400		仅产科高位阴道裂伤		
O71.402		产伤性阴道后穹隆裂伤		
O71.500		伤及盆腔器官的其他产科损伤		
O71.501		产伤性膀胱损伤		
O71.502		产伤性尿道裂伤		
O71.600		伤及骨盆关节和韧带的产科损害		
O71.601		产伤性耻骨联合分离		
O71.700		盆腔的产科血肿		
O71.701		产伤性会阴血肿		
O71.702		产伤性盆腔血肿		
O71.703		产伤性外阴血肿		
O71.704		产伤性阴道血肿		
O71.800		产科创伤，其他特指的		
O71.801		产伤性腹直肌分离		
O71.802		产伤性腰骶神经根损害		
O71.900		产科创伤		
O72.000		第三产程出血		第三产程是指从胎儿娩出至胎盘娩出为止的一段时间。查：分娩-并发--出血---产后----第三产程 O72.0
O72.001		胎盘粘连伴出血		
O72.002		胎盘滞留伴出血		
O72.100		即刻产后出血，其他的		
O72.101		产后即时出血		
O72.200		延迟性和继发性产后出血		
O72.201		胎膜滞留伴出血		
O72.202		延迟性产后出血		
O72.300		产后凝血缺陷		
O72.301		产后播散性血管内凝血		
O73.000		胎盘滞留不伴有出血		
O73.100		部分胎盘和胎膜滞留不伴有出血		
O73.101		胎膜滞留不伴出血	胎膜部分残留	
O73.102		胎盘滞留不伴出血	胎盘部分残留	

主要编码	附加编码	疾病名称	别名	备注
074.000		产程和分娩期间麻醉引起的吸入性肺炎		
074.100		产程和分娩期间麻醉的其他肺部并发症		
074.200		产程和分娩期间麻醉的心脏并发症		
074.300		产程和分娩期间麻醉的中枢神经系统并发症		
074.400		产程和分娩期间局部麻醉的毒性反应		
074.500		产程和分娩期间脊髓和硬膜外麻醉诱发的头痛		
074.600		产程和分娩期间脊髓和硬膜外麻醉的其他并发症		
074.700		产程和分娩期间插管失败或困难		
074.800		产程和分娩期间麻醉的其他并发症		
074.900		产程和分娩期间麻醉并发症		
075.000		产程和分娩期间母体窘迫		
075.100		产程和分娩期间或以后休克		
075.101		产科休克		
075.200		产程期间发热，不可归类在他处者		
075.300		产程期间其他的感染		
075.400		产科手术和操作的其他并发症		
075.401		产科术后心脏停搏		
075.402		产科术中心脏停搏		
075.403		分娩伴心力衰竭		
075.500		人工破膜后分娩延迟		
075.600		自发或未特指的破膜后分娩延迟		
075.700		以前剖宫产术后的阴道分娩		
075.800		产程和分娩的其他特指并发症		
075.801		产后尿潴留		
075.900		产程和分娩并发症		
080.000		头位顺产		080类目指在最低限度或完全没有帮助的情况下的分娩，有或没有会阴切开术
080.100		臀位顺产		
080.800		单胎顺产，其他的		

主要编码	附加编码	疾 病 名 称	别 名	备 注
O80.900		单胎顺产	完全正常分娩	
O81.000		低位产钳术		
O81.100		中位产钳术		
O81.200		中位产钳术伴有旋转		
O81.300		产钳术，其他的		
O81.301		产钳助产		
O81.400		借助真空吸引器分娩		
O81.401		吸引器助产分娩		
O81.500		同时借助产钳和真空吸引器分娩		
O82.000		经选择性剖宫产术的分娩		
O82.100		经急症剖宫产术的分娩		
O82.200		经剖宫产子宫切除术的分娩		
O82.201		子宫切除分娩		
O82.800		经其他剖宫产术的单胎分娩		
O82.900		经剖宫产术分娩		
O83.000		胎臀牵引术		
O83.100		臀位助产，其他特指的		
O83.101		臀位分娩		
O83.200		手法助产的分娩，其他的		
O83.300		腹腔妊娠中能活胎儿的分娩		
O83.400		毁胎手术分娩		
O83.800		助产的单胎分娩，其他特指的		
O83.900		助产的单胎分娩		
O84.000		多胎分娩均为顺产		
O84.100		多胎分娩均借助产钳和真空吸引器		
O84.200		多胎分娩均经剖宫产术		
O84.800		多胎分娩，其他的		
O84.900		多胎分娩		
O85.x00		产褥期脓毒病		
O85.x01		产褥期腹膜炎		
O85.x03		产褥期子宫内膜炎		
O86.000		产科手术伤口的感染		
O86.001		分娩后会阴切口感染		
O86.002		剖宫产后伤口感染		
O86.100		分娩后生殖道的其他感染		

主要编码	附加编码	疾病名称	别名	备注
86.101		产褥期输卵管-卵巢炎		
86.102		产褥期阴道炎		
86.200		分娩后泌尿道感染		
86.201		产褥期泌尿系感染		
86.300		分娩后其他泌尿生殖道感染		
86.400		分娩后不明原因的发热		
86.401		产褥期发热		
86.402		产褥期感染		
86.800		产褥感染，其他特指的		
86.801		产褥期丹毒		
86.802		产褥期盆腔炎		
87.000		产褥期血栓性浅静脉炎		
87.100		产褥期深静脉血栓形成		
87.200		产褥期痔		
87.300		产褥期大脑静脉血栓形成		
87.301		产褥期大脑静脉窦血栓形成		
87.800		产褥期其他的静脉并发症		
87.801		产褥期外阴静脉曲张		
87.802		产褥期下肢静脉曲张		
87.900		产褥期的静脉并发症		
87.901		产褥期静脉炎		
88.000		产科空气栓塞		
88.100		羊水栓塞		
88.200		产科血凝块栓塞		
88.201		产科肺栓塞		
88.300		产科脓血性和脓毒性栓塞		
88.800		产科栓塞，其他的		
89.000		产褥期中麻醉的肺部并发症		
89.100		产褥期中麻醉的心脏并发症		
89.200		产褥期中麻醉的中枢神经系统并发症		
89.300		产褥期中局部麻醉的中毒反应		
89.400		产褥期中脊髓和硬膜外麻醉诱发的头痛		
89.500		产褥期中脊髓和硬膜外麻醉的其他并发症		
89.600		产褥期中插管失败或困难		

主要编码	附加编码	疾 病 名 称	别　名	备　注
O89.800		产褥期中麻醉的其他并发症		
O89.900		产褥期中麻醉并发症		
O90.000		剖宫产术的伤口破裂		
O90.100		会阴产科的伤口破裂		
O90.101		产褥期继发性会阴撕裂		
O90.102		会阴切开伤口裂开		
O90.200		产科伤口的血肿		
O90.201		产后会阴伤口血肿		
O90.202		产后阴道伤口血肿		
O90.300		产褥期心肌病		
O90.400		产后急性肾衰竭		
O90.500		产后甲状腺炎		
O90.800		产褥期的其他并发症，不可归类在他处者		
O90.900		产褥期并发症		
O91.000		与分娩有关的乳头感染		
O91.001		产褥期乳头感染		
O91.100		与分娩有关的乳房脓肿		
O91.101		产褥期乳腺脓肿		
O91.102		产褥期化脓性乳腺炎		
O91.200		与分娩有关的非化脓性乳腺炎		
O91.201		产褥期乳腺炎		
O91.202		妊娠期乳腺炎		
O92.000		与分娩有关的乳头内缩		
O92.100		与分娩有关的乳头皲裂		
O92.200		与分娩有关的乳房其他和未特指的疾患		
O92.300		无乳		
O92.400		乳汁过少		
O92.500		泌乳抑制		
O92.600		乳溢		
O92.700		哺乳的其他和未特指的疾患		
O92.701		产褥期积乳囊肿		
O94.x00		妊娠、分娩和产褥期并发症的后遗症		
O95.x00		产科死亡		
O96.x00		任何产科原因的死亡，发生于分娩后 42 天以上至一年以内		

主要编码	附加编码	疾病名称	别名	备注
O97. x00		直接产科原因后遗症的死亡		
O98.000		结核并发于妊娠、分娩和产褥期		
O98.001		妊娠合并结核病		
O98.100		梅毒并发于妊娠、分娩和产褥期		
O98.101		妊娠合并梅毒		
O98.200		淋病并发于妊娠、分娩和产褥期		
O98.201		妊娠合并淋病		
O98.300		主要为性传播模式的其他感染并发于妊娠、分娩和产褥期		
O98.301		妊娠合并滴虫性阴道炎		
O98.302		妊娠合并尖锐湿疣		
O98.400		病毒性肝炎并发于妊娠、分娩和产褥期		
O98.401		妊娠合并甲型肝炎		
O98.402		妊娠合并乙型肝炎		
O98.403		妊娠合并丙型肝炎		
O98.404		妊娠合并戊型肝炎		
O98.405		妊娠合并肝炎		
O98.406		妊娠合并重症肝炎		
O98.500		其他病毒性疾病，并发于妊娠、分娩和产褥期		
O98.501		妊娠合并病毒性脑炎		
O98.502		妊娠合并风疹		
O98.503		妊娠合并巨细胞病毒感染		
O98.504		妊娠合并疱疹		
O98.505		妊娠合并人类乳头状瘤病毒感染		
O98.506		妊娠合并水痘		
O98.600		原虫性疾病并发于妊娠、分娩和产褥期		
O98.601		妊娠合并弓形虫病		
O98.800		孕产妇其他的传染病和寄生虫病并发于妊娠、分娩和产褥期		
O98.801		妊娠合并败血症		
O98.802		妊娠合并花斑癣		

主要编码	附加编码	疾 病 名 称	别 名	备 注
O98.803		妊娠合并脊髓灰质炎后遗症		
O98.804		妊娠合并菌血症		
O98.805		妊娠合并利斯特菌病		
O98.806		妊娠合并霉菌性阴道炎		妊娠期的感染编码区别很大，有的分类到O23.－，有的是O98.－，要加以注意。当指出妊娠合并的传染病和寄生虫病可分类到第一章时，要分类到O98，否则分类到O23.5
O98.807		妊娠合并疱疹病毒感染		
O98.808		妊娠合并阴道溶血性链球菌感染		
O98.809		妊娠合并阴虱		
O98.810		妊娠合并急性传染性肠胃炎		
O98.811		妊娠合并传染性肠炎		
O98.900		孕产妇的传染病或寄生虫病并发于妊娠、分娩和产褥期		
O99.000		贫血并发于妊娠、分娩和产褥期		
O99.001		产后贫血		
O99.002		妊娠合并全血细胞减少		
O99.003		妊娠合并再生障碍性贫血		
O99.004		妊娠合并地中海贫血		
O99.005		妊娠合并轻度贫血		
O99.006		妊娠合并中度贫血		
O99.007		妊娠合并重度贫血		
O99.008		妊娠合并贫血		
O99.100		血液和造血器官的其他疾病及涉及免疫机制的某些疾患并发于妊娠、分娩和产褥期		
O99.101		妊娠合并血小板减少		
O99.102		妊娠合并血小板减少性紫癜		
O99.103		妊娠合并过敏性紫癜		
O99.104		妊娠合并血友病		
O99.105		妊娠合并凝血功能异常		
O99.106		妊娠合并脾功能亢进		
O99.107		妊娠合并家族性红细胞增多症		
O99.108		妊娠合并类白血病反应		
O99.109		妊娠合并抗磷脂抗体综合征		

主要编码	附加编码	疾 病 名 称	别 名	备 注
O99.200		内分泌、营养和代谢疾病并发于妊娠、分娩和产褥期		
O99.201		妊娠合并 21-羟化酶缺乏症		
O99.202		妊娠合并垂体侏儒		
O99.203		妊娠合并代谢性酸中毒		
O99.204		妊娠合并低蛋白血症		
O99.205		妊娠合并低钾血症		
O99.206		妊娠合并杜宾-约翰逊综合征		
O99.207		妊娠合并肥胖症		
O99.208		妊娠合并肝豆状核变性		
O99.209		妊娠合并高胆红素血症		
O99.210		妊娠合并高泌乳素血症		
O99.211		妊娠合并高雄激素血症		
O99.212		妊娠合并高脂血症		
O99.213		妊娠合并饥饿性酮症		
O99.214		妊娠合并甲状旁腺功能减退		
O99.215		妊娠合并甲状腺功能减退		
O99.216		妊娠合并甲状腺功能亢进		
O99.217		妊娠合并甲状腺功能障碍		
O99.218		妊娠合并甲状腺炎		
O99.219		妊娠合并甲状腺肿		
O99.220		妊娠合并库欣综合征		
O99.221		妊娠合并尿崩症		
O99.222		妊娠合并肾上腺皮质功能减退		
O99.223		妊娠合并肾上腺肿物		
O99.224		妊娠合并先天性肾上腺皮质增生		
O99.225		妊娠合并原发性醛固酮增多症		
O99.300		精神障碍和神经系统疾病并发于妊娠、分娩和产褥期		
O99.301		妊娠合并多发性脑神经疾病		
O99.302		妊娠合并脑白质病		
O99.303		妊娠合并脊髓病		
O99.304		妊娠合并面神经麻痹		
O99.305		妊娠合并面神经炎		
O99.306		妊娠合并癫痫		
O99.307		妊娠合并焦虑症		

主要编码	附加编码	疾 病 名 称	别 名	备 注
O99.308		妊娠合并截瘫		
O99.309		妊娠合并脑瘫		
O99.310		妊娠合并重症肌无力		
O99.311		妊娠合并精神病		
O99.312		妊娠合并精神障碍		
O99.313		妊娠合并强迫症		
O99.314		妊娠合并智力障碍		
O99.315		妊娠合并多发性硬化		
O99.400		循环系统疾病并发于妊娠、分娩和产褥期		
O99.401		产褥期脑血管病		
O99.402		产褥期心功能不全		
O99.403		妊娠合并窦性心动过速		
O99.404		妊娠合并二尖瓣关闭不全		
O99.405		妊娠合并二尖瓣脱垂		
O99.406		妊娠合并房性期前收缩		
O99.407		妊娠合并频发室性期前收缩		
O99.408		妊娠合并风湿性心脏病		
O99.409		妊娠合并冠状动脉供血不足		
O99.410		妊娠合并室上性心动过速		
O99.411		妊娠合并室性心动过速		
O99.412		妊娠合并室性期前收缩		
O99.413		妊娠合并心包积液		
O99.414		妊娠合并心功能不全		
O99.415		妊娠合并心肌病		
O99.416		妊娠合并心肌炎后遗症		
O99.418		妊娠合并心律失常		
O99.419		妊娠合并心血管病		
O99.420		妊娠合并心脏病		
O99.421		妊娠合并心脏扩大		
O99.422		妊娠合并右束支传导阻滞		
O99.423		妊娠合并预激综合征		
O99.424		妊娠合并左束支传导阻滞		
O99.425		妊娠合并风湿性关节炎		
O99.426		妊娠合并肾下腔静脉压迫		
O99.427		妊娠合并血栓形成		
O99.428		妊娠合并原发性肺动脉高压		

主要编码	附加编码	疾 病 名 称	别 名	备 注
O99.429		妊娠合并颈动脉狭窄		
O99.430		妊娠合并脑出血		
O99.431		妊娠合并脑梗死		
O99.432		妊娠合并脑血管病		
O99.433		妊娠合并烟雾病		
O99.434		妊娠合并子宫动静脉瘘		
O99.500		呼吸系统疾病并发于妊娠、分娩和产褥期		
O99.501		妊娠合并慢性气管炎		
O99.502		妊娠合并支气管扩张		
O99.503		妊娠合并支气管炎		
O99.504		妊娠期合并支气管哮喘		
O99.505		妊娠合并肺不张		
O99.506		妊娠合并肺部感染		
O99.507		妊娠合并肺水肿		
O99.508		妊娠合并过敏性哮喘		
O99.509		妊娠合并呼吸衰竭		
O99.510		妊娠合并上呼吸道感染		
O99.511		妊娠合并胸水		
O99.512		妊娠合并急性呼吸窘迫综合征		
O99.600		消化系统疾病并发于妊娠、分娩和产褥期		
O99.601		妊娠合并上消化道出血		
O99.602		妊娠合并牙周炎		
O99.603		妊娠合并急性胃炎		
O99.604		妊娠合并胃炎		
O99.605		妊娠合并出血性胃炎		
O99.607		妊娠合并肠梗阻		
O99.609		妊娠合并小肠疝		
O99.610		妊娠合并阑尾穿孔		
O99.611		妊娠合并阑尾炎		
O99.614		妊娠合并门脉高压		
O99.615		妊娠合并胆囊结石		
O99.616		妊娠合并胆囊息肉		
O99.617		妊娠合并胆囊炎		
O99.618		妊娠合并硬化性胆管炎		
O99.619		妊娠合并急性胰腺炎		

主要编码	附加编码	疾 病 名 称	别 名	备 注
O99.620		妊娠合并腹膜囊肿		
O99.621		妊娠合并腹膜炎		
O99.622		妊娠合并肛瘘		
O99.623		妊娠合并腹股沟疝		
O99.624		妊娠合并胃穿孔		
O99.700		皮肤和皮下组织的疾病并发于妊娠、分娩和产褥期		
O99.701		妊娠合并过敏性皮炎		
O99.702		妊娠合并黑棘皮病		
O99.703		妊娠合并红皮病		
O99.704		妊娠合并疖肿		
O99.705		妊娠合并结节性红斑		
O99.706		妊娠合并玫瑰糠疹		
O99.707		妊娠合并银屑病		
O99.708		妊娠合并皮炎		
O99.709		妊娠合并荨麻疹		
O99.710		妊娠合并湿疹		
O99.711		妊娠合并痒疹		
O99.800		疾病和情况，其他特指的，并发于妊娠、分娩和产褥期		
O99.801		妊娠合并良性肿瘤		
O99.802		妊娠合并恶性肿瘤		
O99.803		妊娠合并眼疾病		
O99.804		妊娠合并肌肉骨骼疾病		
O99.805		妊娠合并结缔组织疾病		
O99.806		妊娠合并泌尿生殖系统疾病		
O99.807		妊娠合并先天性畸形		
O99.808		妊娠合并染色体异常		
O99.809		妊娠合并白血病		
O99.810		妊娠合并肾结石		
O99.811		妊娠合并系统性红斑狼疮		
O99.812		妊娠合并干燥综合征		
O99.813		妊娠合并风湿病		
O99.814		妊娠合并视网膜剥离		
P00.000		胎儿和新生儿受母体高血压疾患的影响		
P00.001		母体妊娠高血压新生儿		

主要编码	附加编码	疾 病 名 称	别 名	备 注
P00.002		母体先兆子痫新生儿		
P00.100		胎儿和新生儿受母体肾和泌尿道疾病的影响		
P00.101		母体肾衰竭新生儿		
P00.200		胎儿和新生儿受母体传染病和寄生虫病的影响		
P00.201		母体肺结核新生儿		
P00.202		母体病毒性肝炎新生儿		
P00.203		母体巨细胞病毒感染新生儿		
P00.204		母体梅毒感染新生儿		
P00.300		胎儿和新生儿受母体其他循环和呼吸疾病的影响		
P00.301		母体先天性心脏病新生儿		
P00.302		母体心肌病新生儿		
P00.400		胎儿和新生儿受母体营养性疾患的影响		
P00.401		新生儿营养不良		
P00.500		胎儿和新生儿受母体损伤的影响		
P00.600		胎儿和新生儿受母体手术操作的影响		
P00.700		胎儿和新生儿受母体其他医疗操作的影响，不可归类在他处者		
P00.701		胎儿和新生儿受母体放射性照射影响		
P00.800		胎儿和新生儿受母体其他情况的影响		
P00.801		母体癫痫新生儿		
P00.802		母体干燥综合征新生儿		
P00.803		母体骨髓抑制新生儿		
P00.804		母体甲状腺功能减退新生儿		
P00.805		母体类风湿性关节新生儿		
P00.806		母体皮肌炎新生儿		
P00.807		母体系统性红斑狼疮新生儿		
P00.808		母体血小板减少新生儿		
P00.809		母体血小板减少性紫癜新生儿		
P00.810		母体血友病新生儿		
P00.811		母体阴道链球菌感染新生儿		

主要编码	附加编码	疾 病 名 称	别 名	备 注
P00.812		母体再生障碍性贫血新生儿		
P00.813		母体重症肌无力新生儿		
P00.814		新生儿红斑狼疮		
P00.900		胎儿和新生儿受母体情况的影响		
P01.000		胎儿和新生儿受宫颈功能不全的影响		
P01.100		胎儿和新生儿受胎膜早破的影响	母体胎膜早破新生儿	
P01.200		胎儿和新生儿受羊水过少的影响	母体羊水过少新生儿	
P01.300		胎儿和新生儿受羊水过多的影响	母体羊水过多新生儿	
P01.400		胎儿和新生儿受异位妊娠的影响腹腔妊娠		
P01.500		胎儿和新生儿受多胎妊娠的影响		
P01.501		双胎儿		
P01.502		三胎儿		
P01.600		胎儿和新生儿受母体死亡的影响		
P01.700		胎儿和新生儿受产程开始前先露异常的影响	面先露分娩新生儿	
P01.800		胎儿和新生儿受母体其他妊娠并发症的影响		
P01.900		胎儿和新生儿受母体妊娠并发症的影响		
P02.000		胎儿和新生儿受前置胎盘的影响	母体前置胎盘新生儿	
P02.100		胎儿和新生儿受胎盘剥离和出血的其他形式的影响		
P02.200		胎儿和新生儿受胎盘其他形态和功能异常的影响		
P02.300		胎儿和新生儿受胎盘输血综合征的影响		
P02.301		新生儿双胎输血综合征		影响母体的编码是 O43.0
P02.400		胎儿和新生儿受脐带脱垂的影响		
P02.500		胎儿和新生儿受脐带其他压迫的影响		
P02.501		新生儿脐带绕颈		

主要编码	附加编码	疾 病 名 称	别 名	备 注
P02.600		胎儿和新生儿受脐带其他情况的影响		
P02.602		新生儿脐带过短		
P02.700		胎儿受绒（毛）膜羊膜炎的影响		
P02.701		羊膜炎新生儿		
P02.800		胎儿和新生儿受胎膜其他异常的影响		
P02.900		胎儿和新生儿受胎膜异常的影响		
P03.000		胎儿和新生儿受臀位分娩和胎臀牵引术的影响		
P03.001		臀位分娩新生儿		
P03.100		胎儿和新生儿受产程和分娩中其他先露异常、胎位异常和（胎盆）不称的影响		
P03.101		头盆不称新生儿		
P03.200		胎儿和新生儿受产钳术的影响		
P03.201		产钳致新生儿损伤		
P03.300		胎儿和新生儿受真空吸引器［吸杯］分娩的影响		
P03.301		吸引器助产新生儿		
P03.400		胎儿和新生儿受剖宫产术的影响		
P03.401		剖宫产术新生儿		
P03.500		胎儿和新生儿受急产的影响		
P03.501		急产婴儿		
P03.600		胎儿和新生儿受子宫收缩异常的影响		
P03.601		母体宫缩乏力新生儿		
P03.800		胎儿和新生儿受产程和分娩的其他特指并发症的影响		
P03.900		胎儿和新生儿受产程和分娩并发症的影响		
P04.000		胎儿和新生儿受母体在妊娠、产程和分娩中的感觉丧失和痛觉缺失的影响		
P04.001		母体服麻醉药物新生儿		
P04.100		胎儿和新生儿受母体其他药物的影响		

主要编码	附加编码	疾 病 名 称	别 名	备 注
P04.101		母体服抗凝药新生儿		
P04.102		母体癌症化疗新生儿		
P04.200		胎儿和新生儿受母体使用烟草的影响		
P04.300		胎儿和新生儿受母体使用酒精的影响		
P04.400		胎儿和新生儿受母体药瘾的影响		
P04.500		胎儿和新生儿受母体使用营养性、化学性物质的影响		
P04.600		胎儿和新生儿受母体暴露于环境中化学物质的影响		
P04.800		胎儿和新生儿受母体内其他有害物质的影响		
P04.900		胎儿和新生儿受母体内有害物质的影响		
P05.000		轻于胎龄		
P05.001		低体重儿		
P05.100		小于胎龄		
P05.101		小样儿		
P05.102		足月小样低体重儿		
P05.200		胎儿营养不良		
P05.900		胎儿生长缓慢	胎儿宫内生长迟缓	
P07.000		极低出生体重		
P07.100		低出生体重，其他的		
P07.101		低出生体重儿		
P07.200		极度不成熟		
P07.300		早产婴儿，其他的		
P08.000		特大婴儿	巨大儿	
P08.100		重于胎龄的婴儿，其他的		
P08.200		过期产儿，不重于胎龄		
P10.000		产伤引起的硬膜下出血		
P10.100		产伤引起的大脑出血		
P10.200		产伤引起的脑室内出血		
P10.300		产伤引起的蛛网膜下隙出血		
P10.400		产伤引起的脑幕撕裂		
P10.800		产伤引起的其他颅内撕裂和出血		
P10.900		产伤引起的颅内撕裂和出血		

主要编码	附加编码	疾病名称	别名	备注
P10. 901		产伤致新生儿颅内出血		
P11. 000		产伤引起的脑水肿		
P11. 100		产伤引起的其他特指的脑损害		
P11. 101		产伤致新生儿脑白质损伤		
P11. 200		产伤引起的脑损害		
P11. 300		面神经产伤		
P11. 400		脑神经的产伤，其他的		
P11. 500		脊柱和脊髓的产伤		
P11. 900		中枢神经系统的产伤		
P12. 000		产伤引起的头颅血肿		
P12. 100		产伤引起的热带毛孢子菌病		
P12. 200		产伤引起的颅骨腱膜下出血		
P12. 300		产伤引起的头皮挫伤		
P12. 400		新生儿头皮监测性损伤		
P12. 800		头皮产伤，其他的		
P12. 801		产伤致新生儿头皮水肿		
P12. 900		头皮产伤		
P13. 000		产伤引起的颅骨骨折		
P13. 100		颅骨的其他产伤		
P13. 200		股骨产伤		
P13. 300		长骨的产伤，其他的		
P13. 301		产伤致新生儿肱骨骨折		
P13. 400		产伤引起的锁骨骨折		
P13. 800		骨骼其他部位的产伤		
P13. 801		产伤致新生儿肋骨骨折		
P13. 900		骨骼产伤		
P14. 000		产伤引起的埃尔布麻痹		
P14. 100		产伤引起的克隆普克麻痹		
P14. 200		产伤引起的膈神经麻痹		
P14. 300		臂丛神经的产伤，其他的		
P14. 800		周围神经系统其他部位的产伤		
P14. 900		周围神经系统的产伤		
P15. 000		肝的产伤		
P15. 100		脾的产伤		
P15. 200		产伤引起的胸骨乳突损伤		
P15. 201		产伤致新生儿斜颈		

主要编码	附加编码	疾 病 名 称	别 名	备 注
P15.300		眼的产伤		
P15.400		面部产伤		
P15.500		外生殖器产伤		
P15.600		产伤引起的皮下脂肪坏死		
P15.800		产伤，其他特指的		
P15.801		产伤致新生儿咽部损伤		
P15.802		产伤致新生儿肛门裂伤		
P15.803		产伤致新生儿足挫伤		
P15.804		产伤致新生儿皮肤损伤		
P15.900		产伤		
P15.901		新生儿挤压综合征		因新生儿凝血功能不健全，在急产、产程延长等情况下，使局部浅表静脉受压，毛细血管通透性增加，形成的瘀点、瘀斑，以头面部较多。多见于出生后数小时至3天的新生儿。查：起源于围生期的情况-压力，压迫--出生，胎儿或新生儿NEC　P15.9
P20.000		在产程开始前首先察觉到的子宫内低氧症		
P20.100		在产程和分娩中首先察觉到的子宫内低氧症		
P20.900		子宫内低氧症		
P20.901		新生儿酸中毒		
P20.902		新生儿低氧血症		
P21.000		严重的出生窒息		
P21.100		轻度和中度出生窒息		
P21.101		新生儿中度窒息		
P21.102		新生儿轻度窒息		
P21.900		出生窒息		
P22.000		新生儿呼吸窘迫综合征	新生儿肺透明膜病	肺透明膜病（hyaline membrane disease，HMD）又名特发性呼吸窘迫综合征或新生儿呼吸窘迫综合征（respiratory distress syndrome，RDS），系指生后不久由于进行性肺不张而出现的进行性呼吸困难、发绀、呼气性呻吟、吸气性三凹及呼吸衰竭；病理上以终末细支气管至肺泡壁上附有嗜伊红性透明膜为特征。一般见于早产儿，主要因表面活性物质不足而导致肺不张，故又称"表面活性物质缺乏综合征"。它是引起早产儿早期呼吸困难及死亡的最常见原因。国标库将P22.001新生儿肺透明膜病独立编码，现合并到此条目

主要编码	附加编码	疾 病 名 称	别 名	备 注
P22.100		新生儿短暂性呼吸急促		
P22.101		新生儿湿肺		新生儿湿肺又称新生儿暂时性呼吸困难或第Ⅱ型呼吸窘迫综合征，是一种自限性疾病。出生后出现短暂性气促，与新生儿呼吸窘迫综合征及羊水吸入综合征稍相似，但多见于足月儿或足月剖宫产儿，其症状很快消失，预后良好。查：呼吸急促
P22.800		新生儿的其他呼吸窘迫		
P22.801		新生儿呼吸困难		
P22.900		新生儿的呼吸窘迫		
P23.000		病毒组引起的先天性肺炎		
P23.100		衣原体性先天性肺炎		
P23.200		葡萄球菌性先天性肺炎		
P23.300		B族链球菌性先天性肺炎		
P23.400		大肠杆菌性先天性肺炎		
P23.500		假单胞菌性先天性肺炎		
P23.600		先天性肺炎，其他细菌性病原体引起的		
P23.800		先天性肺炎，其他病原体引起的		
P23.900		先天性肺炎		
P24.000		新生儿吸入胎粪		
P24.001		新生儿胎粪吸入综合征		
P24.002		新生儿胎粪吸入性肺炎		
P24.100		新生儿吸入羊水和黏液		
P24.101		新生儿羊水吸入性肺炎		
P24.102		新生儿羊水吸入综合征		
P24.200		新生儿吸入血液		
P24.300		新生儿吸入奶和反流食物		
P24.800		新生儿吸入综合征，其他的		
P24.900		新生儿吸入综合征		
P24.901		新生儿吸入性肺炎		
P25.000		起源于围生期的间质肺气肿		
P25.100		起源于围生期的气胸		
P25.200		起源于围生期的纵隔气肿		
P25.300		起源于围生期的心包积气		
P25.800		起源于围生期的与间质肺气肿有关的其他情况		
P25.801		新生儿肺大疱		

主要编码	附加编码	疾 病 名 称	别　名	备　注
P26.000		起源于围生期的气管支气管出血		
P26.100		起源于围生期的大量肺出血		
P26.800		起源于围生期的其他肺出血		
P26.900		起源于围生期的肺出血		
P27.000		威尔逊-米基迪综合征		
P27.100		起源于围生期的支气管肺发育不良		
P27.800		起源于围生期的其他慢性呼吸性疾病		
P27.801		新生儿通气机肺		
P27.802		先天性肺纤维化		
P27.900		起源于围生期的慢性呼吸性疾病		
P28.000		新生儿原发性肺不张		
P28.100		新生儿其他和未特指的肺不张		
P28.102		新生儿肺不张		
P28.200		新生儿青紫发作		
P28.300		新生儿原发性睡眠呼吸暂停		
P28.400		新生儿的其他呼吸暂停		
P28.500		新生儿呼吸衰竭		
P28.800		新生儿其他特指的呼吸性情况		
P28.801		先天性喉喘鸣		
P28.900		新生儿的呼吸性情况		
P29.000		新生儿心力衰竭		
P29.100		新生儿心律失常		
P29.200		新生儿高血压		
P29.300		持久的胎儿循环		
P29.301		新生儿持续性肺动脉高压		
P29.400		新生儿短暂性心肌缺血		
P29.401		新生儿缺血缺氧性心肌损害		
P29.800		起源于围生期其他的心血管疾患		
P29.802		新生儿低血压		
P29.900		起源于围生期心血管疾患		
P35.000		先天性风疹综合征		
P35.100		先天性巨细胞病毒感染		

主要编码	附加编码	疾 病 名 称	别 名	备 注
P35.200		先天性疱疹病毒［单纯疱疹］感染		
P35.300		先天性病毒性肝炎		
P35.800		先天性病毒性疾病，其他的		
P35.900		先天性病毒性疾病		
P36.000		B族链球菌性新生儿脓毒症		
P36.100		链球菌性新生儿脓毒症，其他的		
P36.101		链球菌性新生儿脓毒症		
P36.200		金黄色酿脓葡萄球菌性新生儿脓毒症		
P36.300		葡萄球菌性新生儿脓毒症，其他的和未特指的		
P36.301		葡萄球菌性新生儿脓毒症		
P36.400		大肠杆菌性新生儿脓毒症		
P36.500		厌氧菌性新生儿脓毒症		
P36.800		新生儿其他的细菌性脓毒症		
P36.900		新生儿的细菌性脓毒症		
P36.901		新生儿败血症		
P36.902		新生儿菌血症		
P37.000		先天性结核病		
P37.100		先天性弓形虫病		
P37.200		新生儿（播散性）利斯特菌病		
P37.300		先天性恶性疟		
P37.400		先天性疟疾，其他的		
P37.500		新生儿念珠菌病		
P37.800		先天性传染病和寄生虫病，其他特指的		
P37.900		先天性传染病和寄生虫病		
P37.901		先天性寄生虫病		
P38.x00		新生儿脐炎伴有或不伴有轻度出血		
P38.x01		新生儿脐炎		
P39.000		新生儿感染性乳腺炎		
P39.100		新生儿结膜炎和泪囊炎		
P39.101		新生儿泪囊炎		
P39.102		新生儿衣原体性结膜炎		

主要编码	附加编码	疾 病 名 称	别 名	备 注
P39.200		胎儿羊膜腔内感染，不可归类在他处者		
P39.300		新生儿泌尿道感染		
P39.400		新生儿皮肤感染		
P39.401		新生儿脓皮病		
P39.402		新生儿皮肤霉菌感染		
P39.403		新生儿臀炎		
P39.800		特发于围生期的其他特指感染		
P39.801		新生儿颅内感染		
P39.900		特发于围生期的感染		
P50.000		前置血管所致的胎儿失血		
P50.100		脐带破裂所致的胎儿失血		
P50.200		胎盘所致的胎儿失血		
P50.300		出血流入双胎之另一胎儿		
P50.400		出血流入母体循环		
P50.500		双胎之另一胎儿的脐带断端所致的胎儿失血		
P50.800		胎儿失血，其他的		
P50.900		胎儿失血		
P51.000		新生儿脐带大量出血		
P51.800		新生儿其他的脐带出血		
P51.801		新生儿脐带结扎滑脱		
P51.900		新生儿的脐带出血		
P52.000		胎儿和新生儿脑室内（非创伤性）出血，Ⅰ度		
P52.100		胎儿和新生儿脑室内（非创伤性）出血，Ⅱ度		
P52.200		胎儿和新生儿脑室内（非创伤性）出血，Ⅲ度		
P52.300		胎儿和新生儿的脑室内（非创伤性）出血		
P52.400		胎儿和新生儿大脑内（非创伤性）出血		
P52.500		胎儿和新生儿蛛网膜下（非创伤性）出血		
P52.600		胎儿和新生儿小脑（非创伤性）和后颅凹出血		
P52.800		胎儿和新生儿其他颅内（非创伤性）出血		

主要编码	附加编码	疾　病　名　称	别　　名	备　　注
P52.801		非创伤性新生儿硬膜外出血	新生儿硬膜外出血	
P52.900		胎儿和新生儿的颅内（非创伤性）出血		
P53.x00		胎儿和新生儿出血性疾病		
P54.000		新生儿呕血		
P54.100		新生儿黑粪症		
P54.200		新生儿直肠出血		
P54.300		新生儿胃肠道出血，其他的		
P54.400		新生儿肾上腺出血		
P54.500		新生儿皮肤出血		
P54.600		新生儿阴道出血		
P54.800		新生儿出血，其他特指的		
P54.801		新生儿视网膜出血		
P54.802		新生儿鼻出血		
P54.900		新生儿出血		
P55.000		胎儿和新生儿的 Rh 同种免疫		
P55.001		新生儿抗 D 抗体增高		
P55.002		新生儿 RH 溶血症		
P55.100		胎儿和新生儿的 ABO 同种免疫		
P55.101		新生儿 ABO 溶血性黄疸		
P55.102		新生儿 ABO 溶血性贫血		
P55.800		胎儿和新生儿其他的溶血性疾病		
P55.801		新生儿 MNS 溶血症		
P55.900		胎儿和新生儿的溶血性疾病		
P56.000		同种免疫引起的胎儿水肿		
P56.900		溶血性疾病引起的胎儿水肿，其他和未特指的		
P57.000		同种免疫引起的核黄疸		
P57.800		核黄疸，其他特指的		
P57.900		核黄疸		
P57.901		新生儿胆红素脑病		
P58.000		挫伤引起的新生儿黄疸		
P58.100		出血引起的新生儿黄疸		
P58.200		感染引起的新生儿黄疸		
P58.300		红细胞增多引起的新生儿黄疸		

主要编码	附加编码	疾 病 名 称	别　　名	备　　注
P58.400		自母体传给或新生儿服用的药物或毒素引起的新生儿黄疸		
P58.401		母体传新生儿黄疸		
P58.402		服用药物致新生儿黄疸		
P58.403		毒素致新生儿黄疸		
P58.500		吞咽母血引起的新生儿黄疸		
P58.800		过度溶血引起的新生儿黄疸，其他特指的		
P58.900		过度溶血引起的新生儿黄疸		
P59.000		与早产有关的新生儿黄疸		
P59.100		胆汁浓缩综合征	先天性免疫性溶血性肝炎、胆栓综合征	胆汁浓缩综合征指新生儿溶血病后出现明显的梗阻性黄疸。由于过度溶血，胆汁中的胆红素增加，造成胆汁的浓度升高，随后胆汁浓缩，形成胆栓。胆栓聚集形成胆汁栓，从而引起梗阻性黄疸。此外，高浓度的胆红素尚可引起肝细胞肿胀，导致继发性肝内胆汁淤滞。贫血多在出生后1~2周内逐渐加重，与黄疸程度不成比例，肝脾肿大，网织红细胞增多，一部分患者Coombs试验呈阳性，或母婴间Rh因子不合。一般在出生后2天出现，持续3周，程度轻重不一，呈梗阻性，粪便陶土色
P59.200		肝细胞损害所致的新生儿黄疸，其他和未特指的		
P59.201		新生儿肝炎		
P59.202		婴儿肝炎综合征		
P59.300		母乳抑制剂所致的新生儿黄疸		
P59.301		新生儿母乳性黄疸		
P59.800		新生儿黄疸，其他特指原因所致的		
P59.801		新生儿病理性黄疸		
P59.900		新生儿黄疸		
P59.901		新生儿高胆红素血症		
P59.902		新生儿生理性黄疸		
P60.x00		胎儿和新生儿播散性血管内凝血		
P61.000		短暂性新生儿血小板减少		
P61.001		新生儿血小板减少性紫癜		
P61.100		新生儿红细胞增多症		
P61.200		早产性贫血		
P61.300		胎儿失血所致的先天性贫血		

主要编码	附加编码	疾 病 名 称	别　名	备　注
P61.400		先天性贫血，其他的不可归类在他处者		
P61.500		短暂性新生儿中性粒细胞减少		
P61.600		短暂性新生儿凝血疾患，其他的		
P61.601		新生儿低凝血酶原血症		
P61.800		围生期血液疾患，其他特指的		
P61.900		围生期血液疾患		
P70.000		母亲伴有妊娠糖尿病的婴儿综合征		
P70.100		糖尿病母亲的婴儿综合征		
P70.200		新生儿糖尿病		
P70.300		医源性新生儿低血糖症		
P70.400		新生儿低血糖症，其他的		
P70.401		新生儿顽固性低血糖		
P70.800		胎儿和新生儿的其他暂时性碳水化合物代谢疾患		
P70.900		胎儿和新生儿的暂时性碳水化合物代谢疾患		
P71.000		新生儿牛乳性低钙血症		
P71.100		新生儿低钙血症，其他的		
P71.200		新生儿低镁血症		
P71.300		新生儿手足搐搦不伴有钙或镁的缺乏		
P71.400		暂时性新生儿甲状旁腺功能减退症		
P71.800		暂时性新生儿钙和镁代谢紊乱，其他的		
P71.900		新生儿的暂时性钙和镁代谢紊乱		
P71.901		新生儿暂时性镁代谢紊乱		
P71.902		新生儿暂时性钙代谢紊乱		
P72.000		新生儿甲状腺肿，不可归类在他处者		
P72.100		新生儿暂时性甲状腺功能亢进症		
P72.200		新生儿其他的暂时性甲状腺功能疾患，不可归类在他处者		
P72.800		新生儿其他特指的暂时性内分泌疾患		

主要编码	附加编码	疾 病 名 称	别 名	备 注
P72.900		新生儿暂时性内分泌疾患		
P74.000		新生儿晚期代谢性酸中毒		
P74.001		新生儿短暂性代谢性酸中毒		
P74.002		新生儿呼吸性酸中毒		
P74.100		新生儿脱水		
P74.200		新生儿钠平衡失调		
P74.201		新生儿低钠血症		
P74.300		新生儿钾平衡失调		
P74.301		新生儿高钾血症		
P74.302		新生儿低钾血症		
P74.400		新生儿其他的暂时性电解质失调		
P74.401		新生儿低氯血症		
P74.402		新生儿代谢性碱中毒		
P74.500		新生儿暂时性酪氨酸血症		
P74.501		新生儿高酪氨酸血症		
P74.800		新生儿其他的暂时性代谢紊乱		
P74.801		新生儿低磷血症		
P74.900		新生儿暂时性代谢紊乱		
P76.000		胎粪堵塞综合征		
P76.100		新生儿暂时性肠梗阻		
P76.200		浓缩乳汁引起的肠梗阻		
P76.800		新生儿其他特指的肠梗阻		
P76.801		新生儿肠麻痹		
P76.900		新生儿肠梗阻		
P77.x00		胎儿和新生儿的坏死性小肠结肠炎		
P77.x01		新生儿坏死性小肠结肠炎		
P78.000		围生期肠穿孔		
P78.001		新生儿肠穿孔		
P78.002		胎粪性腹膜炎		
P78.100		新生儿腹膜炎，其他的		
P78.200		吞咽母血引起的新生儿呕血和黑粪		
P78.300		非传染性新生儿腹泻	新生儿腹泻	
P78.800		围生期消化系统疾患，其他特指的		
P78.801		新生儿胆囊结石		

主要编码	附加编码	疾病名称	别名	备注
P78.802		新生儿腹胀		
P78.803		先天性肝硬化		
P78.804		新生儿消化性溃疡		
P78.805		新生儿暂时性胃扭转		
P78.900		围生期消化系统疾患		
P78.901		新生儿胎粪延迟排出		
P80.000		冷伤综合征		
P80.800		新生儿其他的低温症		
P80.801		新生儿环境性低体温		
P80.900		新生儿低温症		
P81.000		新生儿环境性高温		
P81.001		新生儿捂热综合征		
P81.800		新生儿其他特指的体温调节障碍		
P81.900		新生儿体温调节障碍		
P81.901		新生儿脱水热		
P81.902		新生儿发热		
P83.000		新生儿硬化病〔硬肿症〕		
P83.100		新生儿中毒性红斑		
P83.200		非溶血性疾病引起的胎儿水肿		
P83.300		特发于胎儿和新生儿的其他和未特指的水肿		
P83.301		新生儿水肿		
P83.302		胎儿水肿		
P83.400		新生儿乳房肿胀		
P83.401		新生儿非感染性乳腺炎		
P83.500		先天性鞘膜积液		
P83.600		新生儿脐息肉		
P83.800		特发于胎儿和新生儿体被的其他特指的情况		
P83.801		新生儿红斑		
P83.802		新生儿皮下脂肪坏疽		并非产伤性皮下脂肪坏死,还应归类于新生儿疾病
P83.803		新生儿荨麻疹		
P83.900		特发于胎儿和新生儿体被的情况		
P83.901		新生儿骶尾肿物		
P90.x00		新生儿惊厥		

主要编码	附加编码	疾 病 名 称	别 名	备 注
P91.000		新生儿大脑缺血		
P91.100		新生儿后天性脑室周围囊肿		
P91.200		新生儿脑白质软化		
P91.300		新生儿大脑兴奋增盛		
P91.400		新生儿大脑抑制		
P91.500		新生儿昏迷		
P91.600		新生儿缺氧缺血性脑病		
P91.800		新生儿其他特指的大脑障碍		
P91.801		新生儿颅内静脉窦血栓形成		
P91.802		新生儿中毒性脑病		
P91.900		新生儿大脑障碍		
P92.000		新生儿呕吐		
P92.001		新生儿贲门松弛		小婴儿胃的贲门（近食管处）括约肌发育不完善，造成贲门松弛，而幽门（近十二指肠处）括约肌发育相对完善，这样就使胃的出口紧而入口松，平卧时胃内容物容易反流入食管而溢奶。查：起源于围生期的情况-呕吐（另见起源于围生期的情况，剧吐）--新生儿　P92.0
P92.100		新生儿反胃和反刍		
P92.200		新生儿进食缓慢		
P92.300		新生儿喂养不足		
P92.400		新生儿喂养过量		
P92.500		新生儿母乳喂养困难		
P92.800		新生儿的其他喂养问题		
P92.900		新生儿喂养问题		
P93.x00		胎儿和新生儿用药引起的反应和中毒		
P93.x01		新生儿用药中毒		
P93.x02		新生儿灰白综合征		
P94.000		短暂性新生儿重症肌无力		
P94.100		先天性张力过高		
P94.200		先天性张力过低		
P94.800		新生儿其他的肌张力疾患		
P94.900		新生儿肌张力疾患		
P95.x00		胎儿死亡		
P96.000		先天性肾衰竭		
P96.100		母体使用成瘾药物所致的新生儿脱瘾性症状		

主要编码	附加编码	疾　病　名　称	别　　名	备　　注
P96.200		新生儿使用治疗性药物所致的脱瘾性症状		
P96.300		新生儿宽颅缝		
P96.301		新生儿颅骨软化		
P96.400		妊娠终止，影响到胎儿和新生儿		
P96.500		子宫内操作的并发症，不可归类在他处者		
P96.800		起源于围生期其他特指的情况		
P96.801		新生儿多器官功能损害		
P96.802		新生儿缺血缺氧性肾损害		
P96.803		新生儿死亡		
P96.804		新生儿休克		
P96.900		起源于围生期的情况		
Q00.000		无脑儿		
Q00.100		颅脊柱裂		
Q00.200		枕骨裂脑露畸形		
Q01.000		额部脑膨出		
Q01.100		鼻根部脑膨出		
Q01.200		枕部脑膨出		
Q01.800		脑膨出，其他部位的		
Q01.801		先天性枕骨大孔疝		
Q01.900		脑膨出		
Q01.901		先天性脑疝		
Q02.x00		小头畸形		
Q03.000		西尔维于斯导水管［中脑导水管］畸形		
Q03.001		西尔维于斯导水管狭窄		
Q03.002		西尔维于斯导水管梗阻		
Q03.100		第四脑室正中孔和第四脑室外侧孔闭锁		
Q03.101		第四脑室外侧孔闭锁		
Q03.102		第四脑室孔闭塞综合征	Dandy-Walker 综合征、Dandy-Walker 畸形	
Q03.103		第四脑室正中孔闭锁		
Q03.800		先天性脑积水，其他的		
Q03.900		先天性脑积水		

主要编码	附加编码	疾 病 名 称	别 名	备 注
Q04.000		胼胝体先天性畸形		
Q04.100		无嗅脑畸形		
Q04.200		前脑无裂畸形		
Q04.300		脑的其他短缺畸形		
Q04.301		大脑皮层发育不全		
Q04.302		巨脑回		
Q04.303		脑发育不全		
Q04.304		脑回小		
Q04.305		无脑回		
Q04.306		朱伯特综合征		
Q04.307		先天性脑萎缩		
Q04.400		视（神经）中隔发育不良		
Q04.500		巨脑		
Q04.600		先天性大脑囊肿		
Q04.601		脑穿通畸形		
Q04.602		脑裂畸形		
Q04.603		先天性第三脑室囊肿		
Q04.604		先天性蛛网膜囊肿		
Q04.800		脑其他特指的先天性畸形		
Q04.801		先天性巨大硬脊膜囊		
Q04.802		先天性脑灰质异位症		
Q04.803		先天性脑透明隔异常		透明隔是两侧侧脑室前角间的间隔，如果在胚胎期融合不全，产生一个潜在的间隙，即透明隔间腔或称第五脑室。可存在于大部分的新生儿中，少数永存于成年，属正常变异。如果透明隔间腔内液体过多，具有张力，向外膨隆突出，称透明隔囊肿。此外，透明隔还可缺如。通常透明隔发育异常时临床上可无症状，少数患者可出现有些非特异症状，如锥体束征阳性。还有少数患者可能有癫痫发作等表现，透明隔缺如时可能有智力发育异常
Q04.900		脑先天性畸形		
Q04.902		先天性脑发育异常		
Q05.000		颈段脊柱裂伴有脑积水		
Q05.100		胸段脊柱裂伴有脑积水		
Q05.200		腰段脊柱裂伴有脑积水		
Q05.300		骶段脊柱裂伴有脑积水		
Q05.400		脊柱裂伴有脑积水		

主要编码	附加编码	疾病名称	别名	备注
Q05.500		颈段脊柱裂不伴有脑积水		
Q05.600		胸段脊柱裂不伴有脑积水		
Q05.700		腰段脊柱裂不伴有脑积水		
Q05.800		骶段脊柱裂不伴有脑积水		
Q05.801		骶椎椎板裂		
Q05.900		脊柱裂		
Q05.901		脑脊膜膨出		
Q05.902		脊膜脊髓膨出		
Q06.000		无脊髓畸形		
Q06.100		脊髓发育不全和发育异常		
Q06.101		脊髓发育异常		
Q06.200		脊髓纵裂		
Q06.300		先天性马尾畸形，其他的		
Q06.400		脊髓积水		
Q06.800		脊髓其他特指的先天性畸形		
Q06.801		先天性脊髓栓系综合征		脊髓栓系综合征是一组发育畸形，包括脊髓圆锥被一种或几种硬膜内异常病变束缚，如粗短的终丝、纤维粘连、脊髓脊膜膨出、硬膜内脂肪瘤、硬膜内上皮样囊肿及脊髓纵裂畸形等。查：畸形-脑脊膜--脊髓 Q06.9。核对一卷 特指的 Q06.8
Q06.900		脊髓先天性畸形		
Q06.901		腰骶神经根囊肿		
Q07.000		阿-基综合征		阿-基综合征指小脑下部或同时有脑干下部和第四脑室之畸形，向下作舌形凸出，并越过枕骨大孔嵌入椎管内
Q07.800		神经系统其他特指的先天性畸形		
Q07.801		先天性颌动瞬目综合征		
Q07.802		先天性神经发育不全		
Q07.900		神经系统先天性畸形		
Q10.000		先天性上睑下垂		
Q10.100		先天性睑外翻		
Q10.200		先天性睑内翻		
Q10.300		眼睑的其他先天性畸形		
Q10.301		眼睑发育不全		
Q10.302		先天性睫毛倾斜度异常综合征		
Q10.303		先天性内眦赘皮		

主要编码	附加编码	疾 病 名 称	别　名	备　注
Q10.304		先天性双行睫		
Q10.306		先天性小睑裂综合征		
Q10.307		先天性眼睑缺如		
Q10.400		泪器缺如或发育不全		
Q10.401		先天性泪器发育不全		
Q10.402		先天性泪点缺失		
Q10.403		先天性泪小点闭锁		
Q10.404		先天性鼻泪管缺如		
Q10.500		先天性泪管狭窄		
Q10.600		泪器其他的先天性畸形		
Q10.601		先天性泪道畸形		
Q10.602		先天性泪小阜畸形		
Q10.700		眼眶先天性畸形		
Q10.701		先天性眶距增宽症		眶距增宽症是指两侧眼眶间距离过大的一种疾病。多系先天性原因所致，常继发于其他先天畸形，如颜面正中裂、克鲁宗（Crouzon）综合征、阿佩尔（Apert）综合征等。诊断以两侧眶内壁间距（iod）的测量为准，还应结合面部的其他症状及面部各部分的比例关系进行判断。查：异常-眶（眼）　Q10.7
Q11.000		囊状眼球		
Q11.100		无眼畸形，其他的		
Q11.200		小眼畸形		
Q11.201		眼发育不全		
Q11.202		隐眼		隐眼畸形（crypto ophthalmous）即全无眼睑，从眉弓至颧部，均为一直的皮肤组织，眼睑组织全部缺如，其下可扪及稍隆起的眼球
Q11.203		真性小眼球		
Q11.300		巨眼畸形		
Q12.000		先天性白内障		
Q12.001		绕核性白内障		
Q12.002		先天性核性白内障		
Q12.100		先天性晶状体移位		
Q12.200		晶状体缺损		
Q12.300		先天性无晶状体		
Q12.400		球形晶状体		
Q12.800		先天性晶状体畸形，其他的		
Q12.801		先天性圆锥形晶状体		
Q12.900		先天性晶状体畸形		

主要编码	附加编码	疾　病　名　称	别　　名	备　　注
Q13.000		虹膜缺损		
Q13.100		虹膜缺如		
Q13.101†	H42.8*	无虹膜青光眼		
Q13.200		先天性虹膜畸形，其他的		
Q13.201		先天性瞳孔闭锁		
Q13.202		先天性瞳孔大小不等		
Q13.203		先天性瞳孔异位		
Q13.300		先天性角膜混浊		
Q13.301		先天性角膜白斑		
Q13.400		先天性角膜畸形，其他的		
Q13.401		先天性角膜畸形		
Q13.405		彼得异常		
Q13.500		蓝色巩膜		
Q13.800		眼前段其他的先天性畸形		
Q13.801		里格尔异常		
Q13.802		永存瞳孔膜	瞳孔残膜	永存瞳孔膜被列入血管系统发育异常之范围中，临床极为多见。胚胎6个半月，中央血管弓消失，其他血管弓及并存的中胚叶组织，于7~9个月消失。如以上正常萎缩吸收失常，将导致瞳孔残膜遗留。瞳孔残膜本身无色素，其色素乃生后继发的。查：永存-瞳孔膜　Q13.8
Q13.900		眼前段先天性畸形		
Q14.000		玻璃体先天性畸形		
Q14.001		先天性玻璃体发育异常		
Q14.002		先天性玻璃体混浊		
Q14.003		永存原发性玻璃体增生症		
Q14.100		视网膜先天性畸形		
Q14.101		视网膜发育不良		
Q14.102		先天性视网膜色素异常		
Q14.103		先天性视网膜动脉瘤		
Q14.200		视神经盘先天性畸形		
Q14.201		牵牛花综合征		牵牛花综合征为视神经盘的先天性发育异常。Kindler于1970年根据眼底形态犹似一朵盛开的牵牛花而命名。本病少见，我国由严密等首先报道（1985年），以后继有发现。这种先天性畸形的形成机制尚不清楚，可能是视神经缺损入口缺损的一种类型，也可能与视神经盘中心区胶质发育异常有关。查：畸形-视乳头管（先天性）Q14.2
Q14.202		视盘发育不良		

主要编码	附加编码	疾 病 名 称	别 名	备 注
Q14.203		视盘小凹		先天性视盘小凹是一种罕见的视神经盘的先天异常，发生的频率约为眼病患者的万分之一。查：畸形-视乳头管（先天性）　Q14.2
Q14.300		脉络膜先天性畸形		
Q14.301		先天性脉络膜缺损		
Q14.800		眼后段其他的先天性畸形		
Q14.801		眼底缺损		
Q14.900		眼后段先天性畸形		
Q15.000		先天性青光眼		
Q15.001		阿克森费尔德因异常	虹膜角膜发育不全、阿克森费尔德-里格尔异常、阿克森费尔德-里格尔综合征	
Q15.002		先天性球形角膜伴青光眼		
Q15.003		新生儿青光眼		
Q15.004		婴幼儿型青光眼		
Q15.005		青少年型青光眼		青少年型青光眼是先天性青光眼的一种特殊类型，发病机制复杂，主要有以下两种：①由于胚胎发育过程中中胚层细胞重吸收不完全，残留一层无渗透性的薄膜覆盖在房角表面，阻碍房水外流，导致眼压升高；②由于胚胎早期前房角细胞再重新排列过程中，中胚层错误地进入正常的小梁网，从而影响房水流出
Q15.800		眼其他特指的先天性畸形		
Q15.801		先天性大角膜		
Q15.802		先天性小角膜		
Q15.803		先天性球形角膜		
Q15.900		眼先天性畸形		
Q16.000		先天性无（耳）郭		
Q16.100		先天性（外）耳道缺如、闭锁和狭窄		
Q16.101		先天性外耳道缺如		
Q16.102		先天性外耳道闭锁		
Q16.103		先天性外耳道狭窄		
Q16.200		无咽鼓管		
Q16.300		听小骨先天性畸形		
Q16.301		砧镫关节异常		听骨为人体中最小的骨，又称为听小骨。听骨由锤骨、砧骨及镫骨组成，大部分居于上鼓室内，借韧带及关节相连接组成听骨链。锤骨柄在鼓膜的内侧面，位于黏膜层与纤维层之间。镫骨足板为环韧带连接于卵圆窗。锤、镫骨之间为砧骨

主要编码	附加编码	疾 病 名 称	别 名	备 注
Q16.400		中耳其他的先天性畸形		
Q16.401		中耳缺失		
Q16.500		内耳先天性畸形		
Q16.501		大前庭导水管综合征		大前庭导水管综合征（LVAS）是以前庭导水管扩大伴有感音神经性聋为特征的一种临床独立病症。由 Valvassori 于 1978 年首先描述并正式命名，是先天性内耳畸形的一种，有家族发病倾向。查：畸形－内耳（先天性） Q16.5
Q16.900		引起听力缺陷的耳先天性畸形		
Q16.901		先天性无耳		
Q17.000		副耳郭		
Q17.001		多耳畸形		
Q17.002		先天性耳赘		
Q17.003		先天性耳前附件		
Q17.100		巨耳畸形		
Q17.200		小耳畸形		
Q17.300		畸形耳，其他的		
Q17.301		杯状耳		
Q17.302		先天性耳郭畸形		
Q17.303		先天性耳垂畸形		
Q17.400		移位耳		
Q17.500		凸耳		
Q17.501		招风耳		
Q17.800		耳先天性畸形，其他特指的		
Q17.801		先天性耳垂裂		
Q17.802		先天性耳垂缺如		
Q17.803		咽鼓管异常		
Q17.900		耳先天性畸形		
Q17.901		先天性外耳畸形		
Q18.000		鳃裂窦、瘘和囊肿		
Q18.001		先天性鳃裂瘘管		
Q18.002		先天性鳃裂囊肿		
Q18.003		梨状窝瘘	先天性鳃裂瘘	梨状窝瘘是一种少见的颈部鳃源性疾病，主要表现为反复发作的颈部感染或化脓性甲状腺炎，临床极易误诊。查：瘘－鳃弓源性 Q18.0
Q18.100		耳前窦道和囊肿		
Q18.101		先天性耳郭瘘		

主要编码	附加编码	疾 病 名 称	别 名	备 注
Q18.102		先天性耳前瘘管		
Q18.103		先天性耳前囊肿		
Q18.104		先天性外耳囊肿		
Q18.200		鳃裂畸形，其他的		
Q18.300		颈蹼		
Q18.301		翼状颈皮综合征		
Q18.400		大口畸形		
Q18.500		小口畸形		
Q18.600		巨唇		
Q18.700		小唇		
Q18.800		面和颈部其他特指的先天性畸形		
Q18.801		先天性半面短小症		
Q18.802		面横裂		
Q18.803		眼-耳郭发育不全		
Q18.804		面和颈近中囊肿		
Q18.805		面部先天性畸形，其他的		
Q18.806		颈部先天性畸形，其他的		
Q18.807		面斜裂		
Q18.900		面和颈部先天性畸形		
Q18.902		先天性颜面畸形		
Q18.903		颈部先天性畸形		
Q20.000		共同动脉干		
Q20.001		共同心房		
Q20.100		右心室双出口		
Q20.101		陶-宾综合征		
Q20.200		左心室双出口		
Q20.300		心室动脉连接不协调		
Q20.301		纠正性大动脉转位		
Q20.302		完全性大动脉转位		
Q20.400		双入口心室		
Q20.401		单心室		
Q20.500		房室连接不协调		
Q20.600		心耳异构		
Q20.601		先天性心耳畸形		
Q20.800		心腔和心连接其他的先天性畸形		
Q20.801		单房心脏		
Q20.802		双腔心		

主要编码	附加编码	疾 病 名 称	别 名	备 注
20.900		心腔和心连接的先天性畸形		
21.000		室间隔缺损		
21.100		房间隔缺损		
21.101		中央型房间隔缺损（卵圆孔型）		
21.102		房间隔缺损（继发孔型）		
21.103		上腔型房间隔缺损（高位缺损或静脉窦缺损）		
21.104		混合型房间隔缺损		
21.105		下腔型房间隔缺损（低位缺损）		
21.106		鲁登巴赫综合征	房间隔缺损（房缺）伴二尖瓣狭窄综合征	鲁登巴赫综合征临床较少见，其发生率占二尖瓣狭窄的0.6%~0.7%，占继发孔房间隔缺损的4%，女性多见。查：卢滕巴赫病或综合征［房间隔缺损合并二尖瓣狭窄］　Q21.1
21.200		房室间隔缺损		
21.201		Ⅰ型房间隔缺损		
21.202		房室管型室间隔缺损		
21.203		部分性房室隔缺损		
21.204		过渡性房室隔缺损		
21.205		完全性房室隔缺损		
21.206		单心房		
21.207		先天性心内膜垫缺损		
21.300		法洛［法乐］四联症		
21.400		主动脉肺动脉间隔缺损		
21.800		心间隔的其他先天性畸形		
21.802		室间隔膨胀瘤		
21.804		法洛五联症		法洛五联症为重症复杂的紫绀型先天性心脏病，临床表现主要有发绀、气喘和阵发性呼吸困难、蹲踞、缺氧发作等，其中重症患者可有缺氧发作，表现为面色苍白、四肢无力、阵发性晕厥，甚至有抽搐等症状，影响孩子身体发育，甚至危及生命。对有缺氧发作的患者，应在婴儿期尽早手术。心脏彩超检查可发现五种畸形，分别是室间隔缺损、主动脉骑跨、右室流出道狭窄、右室肥大，房间隔缺损。该病患者自然存活率低，95%在40岁之前死亡，由于法洛五联症极为危险，多数医师主张在1岁左右进行手术治疗。手术治疗多采用经胸骨正中切口行法洛五联症根治术

主要编码	附加编码	疾 病 名 称	别 名	备 注
Q21.805		法洛三联症		法洛三联症发病率占先天性心脏病的2%~3%。病理特点是指肺动脉瓣狭窄伴卵圆孔未闭或继发孔型房间隔缺损及右心室肥厚。本病由于右心室排血受阻而发生右心室肥厚、右室流出道进行性梗阻使右心室、右心房压力增高，心内血液发生右向左分流，患者出现心悸、气短、易劳累、发绀等。查：异常（先天性）（未特指类型）–心脏—间隔——特指的 NEC Q21.8
Q21.900		心间隔先天性畸形		
Q22.000		肺动脉瓣闭锁		
Q22.100		先天性肺动脉瓣狭窄		
Q22.101		先天性肺动脉瓣下狭窄		
Q22.102		右室流出道狭窄		
Q22.200		先天性肺动脉瓣关闭不全		
Q22.300		肺动脉瓣的其他先天性畸形		
Q22.301		先天性肺动脉瓣畸形		
Q22.302		先天性肺动脉瓣缺如		
Q22.400		先天性三尖瓣狭窄		
Q22.500		埃布斯坦异常		埃布斯坦异常是指三尖瓣隔瓣和（或）后瓣偶尔连同前瓣下移附着于近心尖的右室壁上
Q22.600		右心发育不全综合征		
Q22.800		三尖瓣的其他先天性畸形		
Q22.801		先天性三尖瓣关闭不全		
Q22.802		先天性三尖瓣缺如		
Q22.900		三尖瓣先天性畸形		
Q23.000		先天性主动脉瓣狭窄		
Q23.001		左室流出道狭窄		
Q23.100		先天性主动脉瓣关闭不全		
Q23.101		先天性主动脉瓣二叶瓣畸形		
Q23.200		先天性二尖瓣狭窄		
Q23.300		先天性二尖瓣关闭不全		
Q23.400		左心发育不全综合征		
Q23.401		先天性升主动脉发育不良		
Q23.800		主动脉瓣和二尖瓣的其他先天性畸形		
Q23.801		先天性主动脉瓣脱垂		
Q23.802		先天性二尖瓣脱垂		

主要编码	附加编码	疾 病 名 称	别 名	备 注
Q23.803		先天性二尖瓣腱索过长		
Q23.804		先天性主动脉瓣瓣上隔膜		
Q23.805		先天性二尖瓣裂		
Q23.900		主动脉瓣和二尖瓣先天性畸形		
Q23.901		先天性二尖瓣畸形		
Q24.000		右位心		
Q24.100		左位心		
Q24.200		三房心		
Q24.300		肺动脉漏斗部狭窄		
Q24.400		先天性主动脉下狭窄		
Q24.500		冠状血管畸形		
Q24.501		冠状动脉肌桥		冠状动脉肌桥指通常行走于心外膜下结缔组织中的冠状动脉,如有一段行走于心肌内,其上的一束心肌纤维即称为心肌桥。当心肌收缩时,心肌桥可挤压该动脉段,足以引起远端血供减少而导致心肌缺血,加之近端血管常有粥样硬化斑块形成,遂可引起心绞痛。查:畸形-冠状动脉--先天性 Q24.5
Q24.502		冠状动脉起源异常		
Q24.503		冠状动脉-右心房瘘		冠状动脉瘘指左右冠状动脉与心脏或大血管存在先天性异常交通。多为先天畸形。半数以上患者可无症状,仅在体检时发现心脏杂音,但左向右分流量较大者,可在体力活动后出现心悸、心绞痛及心力衰竭症状。如瘘管进入右房者,更易出现心衰症状。瘘入冠状静脉窦者则易发生心房颤动。查:异常-冠状动脉或静脉 Q24.5
Q24.504		冠状动脉-右心室瘘		
Q24.505		先天性冠状动脉动脉瘤		
Q24.506		先天性冠状动脉发育不良		
Q24.507		先天性冠状动脉肺动脉瘘		
Q24.508		先天性冠状动脉畸形		
Q24.509		先天性冠状动静脉瘘		
Q24.510		无顶冠状静脉窦综合征		无顶冠状静脉窦综合征是指冠状静脉窦与左心房之间的顶壁部分或全部缺如,心脏静脉直接与左心房相通
Q24.600		先天性心脏传导阻滞		
Q24.601		先天性一度房室阻滞		
Q24.602		先天性二度房室阻滞		
Q24.603		先天性三度房室阻滞		

主要编码	附加编码	疾 病 名 称	别 名	备 注
Q24.800		心脏其他特指的先天性畸形		
Q24.801		布鲁格达综合征		布鲁格达综合征，1992 年由西班牙的布鲁格达兄弟首先报道，并于 1996 年正式被国际命名。该病多见于青中年男性，常有晕厥或猝死家族史，男女发生比例为 10∶1；临床有休克、晕厥、猝死等表现，心电表现为恶性心律失常，伴随特别的右束支传导阻滞。目前能有效预防布鲁格达综合征发生猝死的措施是及早置入心律转复除颤器（ICD）主要特点：①布鲁格达综合征是一种和遗传有关的疾病，该病发作时可引起室颤，导致心脏骤停以致猝死；②布鲁格达综合征是一种家族性的遗传心脏离子通道基因异常疾病，学界通常认为其属于一种常染色体显性遗传性心肌病。查：异常-心肌 Q24.8
Q24.803		假腱索		
Q24.804		十字交叉心		十字交叉心是一类复杂先天性心脏畸形，病理特征为体、肺静脉血流轴在心脏房室水平发生空间位置上的左右交叉，在心脏平面上成十字，并常伴有房室连接或心室大动脉连接关系异常及其他心内畸形。查：畸形-心包（先天性）　Q24.8
Q24.805		左室流出道肌束肥厚		
Q24.806		心室肌致密化不全		
Q24.807		先天性心包囊肿		
Q24.808		先天性心包缺损		
Q24.809		先天性心室肥厚		
Q24.810		先天性心脏肥大		
Q24.811		先天性右心房憩室		
Q24.812		左室憩室		
Q24.813		中位心		
Q24.814		心室异常肌束		
Q24.815		心脏缺如		
Q24.900		先天性心脏畸形		
Q24.901		小心脏		
Q25.000		动脉导管未闭		
Q25.100		主动脉缩窄		
Q25.200		主动脉闭锁		
Q25.300		主动脉狭窄		
Q25.301		先天性主动脉瓣上狭窄		

主要编码	附加编码	疾 病 名 称	别 名	备 注
Q25.302		先天性降主动脉狭窄		
Q25.400		主动脉的其他先天性畸形		
Q25.401		先天性高主动脉弓		
Q25.402		先天性双主动脉弓		
Q25.403		先天性主动脉窦动脉瘤破裂		
Q25.404		先天性主动脉弓断离		
Q25.405		先天性主动脉弓发育不良		
Q25.406		先天性主动脉扩张		
Q25.407		先天性主动脉右位		
Q25.408		主动脉窦动脉瘤		
Q25.500		肺动脉闭锁		
Q25.600		肺动脉狭窄		
Q25.601		先天性肺动脉瓣上狭窄		
Q25.700		肺动脉的其他先天性畸形		
Q25.701		先天性肺动静脉瘘		
Q25.702		先天性肺动脉发育不全		
Q25.703		先天性肺动脉缺如		
Q25.704		先天性肺动脉异常		
Q25.705		肺动脉吊带		
Q25.800		大动脉的其他先天性畸形		
Q25.900		大动脉先天性畸形		
Q26.000		先天性腔静脉狭窄		
Q26.100		永存左上腔静脉		
Q26.200		肺静脉连接完全异常		
Q26.300		肺静脉连接部分异常		
Q26.301		肺静脉闭锁		
Q26.302		肺体静脉间异常侧支静脉		
Q26.400		肺静脉连接异常		
Q26.500		门静脉连接异常		查：异常-连接--门静脉
Q26.600		门静脉-肝动脉瘘		
Q26.800		大静脉的其他先天性畸形		
Q26.801		先天性肺静脉狭窄		
Q26.900		大静脉先天性畸形		
Q26.901		上腔静脉畸形		
Q26.902		下腔静脉畸形		
Q27.000		先天性脐动脉缺如和发育不全		

主要编码	附加编码	疾 病 名 称	别　　名	备　注
Q27.001		先天性脐动脉缺如		
Q27.100		先天性肾动脉狭窄		
Q27.200		肾动脉的其他先天性畸形		
Q27.300		周围动静脉畸形		
Q27.301		先天性动静脉瘘		
Q27.302		先天性头颈部动静脉瘘		
Q27.303		先天性腋动静脉瘘		
Q27.304		先天性肝动静脉瘘		
Q27.305		先天性肾动静脉瘘		
Q27.306		先天性躯干部动静脉瘘		
Q27.307		先天性上肢动静脉瘘		
Q27.308		先天性下肢动静脉瘘		
Q27.309		先天性周围血管动静脉瘤		
Q27.400		先天性静脉扩张		
Q27.800		周围血管系统其他特指的先天性畸形		
Q27.801		先天性脊髓血管畸形		
Q27.802		先天性舌血管畸形		
Q27.803		先天性胃血管畸形		
Q27.804		先天性胆囊血管畸形		
Q27.805		先天性肝血管畸形		
Q27.806		先天性肾血管畸形		
Q27.807		先天性脾血管畸形		
Q27.808		先天性脐动脉畸形		
Q27.809		先天性小肠血管畸形		
Q27.810		先天性大肠血管畸形		
Q27.811		先天性肠系膜血管畸形		
Q27.812		先天性腹腔动脉畸形		
Q27.813		先天性子宫血管畸形		
Q27.814		先天性卵巢血管畸形		
Q27.815		先天性睾丸血管畸形		
Q27.816		先天性盆腔血管畸形		
Q27.817		先天性上肢血管畸形		
Q27.818		先天性下肢血管畸形		
Q27.819		先天性头颈部血管畸形		
Q27.900		周围血管系统先天性畸形		
Q28.000		入脑前血管动静脉畸形		

主要编码	附加编码	疾 病 名 称	别 名	备 注
Q28.001		先天性入脑前动静脉瘤		畸形-动静脉，动脉瘤（先天性）--入脑前血管（未破裂）　Q28.0
Q28.002		先天性入脑前动静脉畸形		
Q28.100		入脑前血管的其他畸形		
Q28.103		先天性椎动脉畸形		
Q28.104		先天性颈内动脉动脉瘤		
Q28.105		先天性基底动脉畸形		
Q28.106		先天性入脑前动脉瘤		
Q28.200		大脑血管动静脉畸形		
Q28.201		先天性大脑动静脉瘤		
Q28.202		先天性硬脑膜动静脉瘘		
Q28.203		先天性脑动静脉瘘		
Q28.300		大脑血管的其他畸形		
Q28.301		先天性大脑动静脉畸形		
Q28.302		先天性大脑动脉瘤		
Q28.303		先天性大脑后动脉缺失		
Q28.304		先天性大脑中动脉动脉瘤		
Q28.305		先天性小脑动静脉畸形		
Q28.800		循环系统其他特指的先天性畸形		
Q28.801		肺血管畸形		
Q28.900		循环系统先天性畸形		
Q30.000		鼻后孔闭锁		
Q30.001		先天性前鼻孔狭窄		
Q30.100		鼻缺如和发育不良		
Q30.101		鼻发育不良		
Q30.200		鼻裂和鼻切迹		
Q30.201		鼻切迹		
Q30.300		先天性鼻中隔穿孔		
Q30.800		鼻的其他先天性畸形		
Q30.801		鼻窦发育异常		
Q30.802		鼻窦异常骨间隔		
Q30.804		鼻中隔气化		
Q30.805		鼻翼畸形		
Q30.900		鼻先天性畸形		
Q31.000		喉蹼		
Q31.100		先天性声门下狭窄		

主要编码	附加编码	疾 病 名 称	别 名	备 注
Q31.200		喉发育不全		
Q31.300		喉膨出		
Q31.301		先天性喉囊肿		喉囊肿分喉气囊肿与黏膜囊肿。喉囊肿是喉室黏膜的向外膨出。喉内型囊肿使假声带移位和增大，导致嘶哑和气道阻塞。喉外型囊肿通过甲状舌骨膜向外膨出，在颈部形成一肿块。查：喉膨出（先天性）（喉室）　Q31.3
Q31.500		先天性喉软骨软化病		作为新生儿的疾病，它不能单纯放到软骨软化中
Q31.800		喉的其他先天性畸形		
Q31.801		先天性会厌裂		
Q31.802		先天性声门关闭不全		
Q31.803		先天性声带沟		
Q31.804		先天性喉闭锁		
Q31.805		先天性喉隔		
Q31.806		先天性喉狭窄		
Q31.900		喉先天性畸形		
Q32.000		先天性气管软化		
Q32.100		气管的其他先天性畸形		
Q32.101		先天性气管发育异常		
Q32.102		先天性气管狭窄		
Q32.200		先天性支气管软化		
Q32.300		先天性支气管狭窄		
Q32.400		支气管的其他先天性畸形		
Q32.401		先天性支气管畸形		
Q32.402		先天性支气管闭锁		
Q33.000		先天性囊性肺		
Q33.001		先天性肺囊性病变		
Q33.002		先天性肺囊状腺样畸形		
Q33.003		先天性支气管囊肿		
Q33.100		副肺叶		
Q33.200		肺分离		
Q33.300		肺不发生		
Q33.301		先天性肺叶缺如		
Q33.302		肺奇叶		
Q33.400		先天性支气管扩张		
Q33.500		肺的异位组织		

主要编码	附加编码	疾 病 名 称	别 名	备 注
Q33.600		肺发育不全和发育异常		
Q33.601		先天性肺发育异常		
Q33.800		肺的其他先天性畸形		
Q33.900		肺先天性畸形		
Q34.000		胸膜异常		
Q34.100		纵隔先天性囊肿		
Q34.800		呼吸系统其他特指的先天性畸形		
Q34.801		先天性鼻咽闭锁		
Q34.900		呼吸系统先天性畸形		
Q35.100		硬腭裂		
Q35.101		双侧部分硬腭裂		
Q35.300		软腭裂		
Q35.301		软腭穿孔		非创伤性或疾病性的，按先天性分类
Q35.302		隐性腭裂		
Q35.500		硬腭裂伴有软腭裂		
Q35.501		单侧硬腭裂伴软腭裂		
Q35.502		单侧硬腭裂伴软腭裂和齿槽裂		
Q35.700		腭垂裂		
Q35.900		腭裂		
Q35.901		双侧完全性腭裂		
Q35.902		单侧完全性腭裂		
Q35.903		不完全性腭裂		
Q35.907		口鼻瘘		
Q36.000		双侧唇裂		
Q36.001		双侧完全唇裂		
Q36.002		双侧混合型唇裂		
Q36.003		双侧不完全唇裂		
Q36.004		双侧 I 度唇裂		
Q36.005		双侧 II 度唇裂		
Q36.006		双侧 III 度唇裂		
Q36.100		正中唇裂		
Q36.900		单侧唇裂		
Q36.901		单侧完全唇裂		
Q36.902		单侧不完全唇裂		
Q36.903		隐性单侧唇裂		
Q36.904		单侧 I 度唇裂		

主要编码	附加编码	疾 病 名 称	别 名	备 注
Q36.905		单侧Ⅱ度唇裂		
Q36.906		单侧Ⅲ度唇裂		
Q37.000		硬腭裂伴有双侧唇裂		
Q37.100		硬腭裂伴有单侧唇裂		
Q37.200		软腭裂伴有双侧唇裂		
Q37.300		软腭裂伴有单侧唇裂		
Q37.400		硬腭和软腭裂伴有双侧唇裂		
Q37.500		硬腭和软腭裂伴有单侧唇裂		
Q37.800		腭裂伴有双侧唇裂		
Q37.900		腭裂伴有单侧唇裂		
Q38.000		唇先天性畸形，不可归类在他处者		
Q38.001		唇系带短缩		
Q38.002		范德沃德综合征		
Q38.003		先天性重唇		
Q38.004		先天性唇瘘		
Q38.100		舌系带过短		
Q38.200		巨舌		
Q38.300		舌的其他先天性畸形		
Q38.301		先天性舌发育不全		
Q38.303		无舌症		
Q38.304		舌裂		
Q38.400		涎腺和导管先天性畸形		
Q38.500		腭先天性畸形，不可归类在他处者		
Q38.501		软腭发育不全		
Q38.502		先天性腭瘘		
Q38.600		口的其他先天性畸形		
Q38.601		先天性口畸形		
Q38.700		咽囊		
Q38.701		先天性咽憩室		
Q38.800		咽的其他先天性畸形		
Q38.801		先天性腭咽闭合不全		
Q38.802		咽部畸形		
Q39.000		食管闭锁不伴有瘘		
Q39.100		食管闭锁伴有气管食管瘘		
Q39.200		先天性气管食管瘘不伴有闭锁		

主要编码	附加编码	疾 病 名 称	别 名	备 注
Q39.300		先天性食管狭窄		
Q39.400		食管蹼		
Q39.500		先天性食管扩张		
Q39.501		先天性食管失弛缓症		
Q39.600		食管憩室		
Q39.601		先天性咽食管憩室		
Q39.602		先天性食管中段憩室		
Q39.800		食管的其他先天性畸形		
Q39.801		食管重复畸形		
Q39.802		先天性短食管		
Q39.803		先天性食管囊肿		
Q39.900		食管先天性畸形		
Q40.000		先天性肥大性幽门狭窄		
Q40.001		先天性幽门狭窄		
Q40.002		先天性幽门闭锁		
Q40.003		先天性幽门痉挛		
Q40.100		先天性食管裂孔疝		
Q40.200		胃其他特指的先天性畸形		
Q40.201		胃重复畸形		
Q40.202		先天性小胃畸形		
Q40.203		先天性巨胃		
Q40.204		先天性胃壁肌层缺损		
Q40.205		先天性胃黏膜异位		
Q40.206		先天性胃扭转		
Q40.207		先天性胃憩室		
Q40.208		先天性胃移位		
Q40.209		食管胃黏膜异位		
Q40.300		胃先天性畸形		
Q40.800		上消化道其他特指的先天性畸形		
Q40.900		上消化道先天性畸形		
Q41.000		十二指肠先天性缺如、闭锁和狭窄		
Q41.001		先天性十二指肠缺如		
Q41.002		先天性十二指肠狭窄		
Q41.003		先天性十二指肠闭锁		
Q41.100		空肠先天性缺如、闭锁和狭窄		

主要编码	附加编码	疾 病 名 称	别 名	备 注
Q41. 101		先天性空肠狭窄		
Q41. 102		先天性空肠闭锁		
Q41. 103		苹果皮综合征		
Q41. 104		先天性空肠缺如		
Q41. 200		回肠先天性缺如、闭锁和狭窄		
Q41. 201		先天性回肠缺如		
Q41. 202		先天性回肠狭窄		
Q41. 203		先天性回肠闭锁		
Q41. 800		小肠其他特指部位的先天性缺如、闭锁和狭窄		
Q41. 900		小肠部位先天性缺如、闭锁和狭窄		
Q41. 901		先天性小肠狭窄		
Q41. 902		先天性小肠缺如		
Q41. 903		先天性小肠闭锁		
Q42. 000		直肠先天性缺如、闭锁和狭窄，伴有瘘		
Q42. 001		直肠先天性狭窄，伴有瘘		
Q42. 002		直肠先天性闭锁，伴有瘘		
Q42. 100		直肠先天性闭锁和狭窄，不伴有瘘		
Q42. 101		直肠先天性狭窄，不伴有瘘		
Q42. 102		直肠先天性闭锁，不伴有瘘		
Q42. 200		肛门先天性缺如、闭锁和狭窄，伴有瘘		
Q42. 201		肛门先天性狭窄，伴有瘘		
Q42. 202		肛门先天性闭锁，伴有瘘		
Q42. 300		肛门先天性缺如、闭锁和狭窄，不伴有瘘		
Q42. 301		肛门先天性狭窄，不伴有瘘		
Q42. 302		肛门先天性闭锁，不伴有瘘		
Q42. 800		大肠其他部位的先天性缺如、闭锁和狭窄		
Q42. 801		阑尾闭锁		
Q42. 802		阑尾缺如		
Q42. 803		先天性结肠闭锁		
Q42. 900		大肠先天性缺如、闭锁和狭窄		
Q42. 901		先天性大肠闭锁		

主要编码	附加编码	疾 病 名 称	别 名	备 注
Q42.902		先天性大肠狭窄		
Q42.903		先天性大肠缺如		
Q43.000		麦克尔憩室		
Q43.001		先天性卵黄管囊肿		卵黄管囊肿（vitelline cyst）为胚胎残留物所形成，亦为卵黄肠导管部分未闭所形成，其内衬上皮为高柱状或扁平上皮，可有分泌空泡，囊液多为无色黏稠液体，卵黄管囊肿可发生腺癌。查：卵黄管永存　Q43.0
Q43.002		先天性脐窦		脐窦是脐部形成的窦道，时常排出少量黏液，严重者则成瘘管，其口与小肠相通，持续排出恶臭分泌物，并含有粪汁。多为卵黄管残留症或脐尿管不全继发感染所致。一般说脐窦就是卵黄管残留症。查：不完全-闭合--卵黄管　Q43.0
Q43.003		先天性脐瘘		如卵黄管完全关闭，则脐部与小肠之间有管道相通，称为脐肠瘘。查：脐肠系膜管，永存　Q43.0
Q43.004		先天性脐茸		有时卵黄管虽然全部闭锁，但在脐部有少量的黏膜残留，就会形成鲜红色的息肉样物，经常有黏液样分泌物，称为脐茸。查：卵黄管永存　Q43.0
Q43.100		先天无神经节性巨结肠［赫希施斯普龙病］		
Q43.101		先天性短段型巨结肠		
Q43.102		先天性长段型巨结肠		
Q43.103		先天性普通型巨结肠		
Q43.104		先天性超短段型巨结肠		
Q43.105		先天性巨结肠类源病		
Q43.106		先天性全结肠型巨结肠		
Q43.200		结肠的其他先天性功能性疾患		
Q43.201		先天性结肠扩张		
Q43.300		先天性肠固定畸形		
Q43.301		先天性肠旋转不良		
Q43.400		肠重复畸形		
Q43.401		结肠重复畸形		
Q43.402		双阑尾		
Q43.403		小肠重复畸形		
Q43.404		直肠重复畸形		
Q43.500		异位肛门		
Q43.600		直肠和肛门先天性瘘		

主要编码	附加编码	疾 病 名 称	别 名	备 注
Q43.601		先天性肛瘘		
Q43.602		先天性直肠瘘		
Q43.700		永存泄殖腔		
Q43.800		肠的其他特指先天性畸形		
Q43.801		肠源性囊肿		
Q43.802		先天性小肠黏膜异位		
Q43.803		小左结肠综合征		
Q43.804		先天性巨十二指肠		
Q43.805		先天性十二指肠瓣膜		
Q43.806		盲肠异位		
Q43.807		先天性盲袢综合征		
Q43.808		先天性巨阑尾		
Q43.809		间位结肠	间位结肠综合征、Chilaiditi 综合征	间位结肠是指结肠（多为肝曲）由肝前间隙或肝后间隙进入肝脏与膈之间，可无症状，可引起右季肋部隐痛、腹胀甚至消化道梗阻。查：错位-结肠 Q43.8
Q43.810		先天性短结肠		
Q43.811		先天性结肠憩室		
Q43.900		肠先天性畸形		
Q43.901		先天性肛门畸形		
Q44.000		胆囊缺如、不发育和发育不全		
Q44.001		先天性胆囊不发育		
Q44.002		先天性胆囊发育不全		
Q44.003		胆囊分隔		
Q44.004		先天性无胆囊		
Q44.100		胆囊的其他先天性畸形		
Q44.101		先天性胆囊闭锁		
Q44.102		胆囊憩室		
Q44.200		胆管闭锁		
Q44.201		先天性胆总管闭锁		后天性的为 K83.1。在索引查找时，首先出现的是先天性，后天性作为下一级修饰词，也就是假定首先是先天性的
Q44.300		先天性胆管狭窄		
Q44.301		先天性胆管闭塞性黄疸		
Q44.400		先天性胆总管囊肿		
Q44.500		胆管的其他先天性畸形		
Q44.501		先天性胆总管畸形		
Q44.502		先天性胆管畸形		

主要编码	附加编码	疾 病 名 称	别 名	备 注
Q44.503		先天性胆总管扩张		
Q44.504		先天性胆管扩张症		
Q44.505		卡罗莱综合征	Caroli 病、先天性肝内胆管囊状扩张症、交通性海绵状胆管扩张症	卡罗莱病（Caroli disease），1958 年由法国医生 Caroli 和 Couinaud 首先描述，是一种罕见的先天性胆道疾病。目前认为该病是一种常染色体隐性遗传性疾病。查：扩张-胆总管--先天性　Q44.5
Q44.600		肝囊性病		
Q44.601		多囊肝		
Q44.700		肝的其他先天性畸形		
Q44.701		先天性肝内胆管发育不良征		
Q44.702		先天性肝脏畸形		
Q44.703		先天性肝纤维化		
Q44.704		肝发育不良		
Q44.705		先天性肝囊肿		
Q45.000		胰腺缺如、不发育和发育不全		
Q45.001		胰腺不发育		
Q45.002		胰腺发育不全		
Q45.003		胰腺缺如		
Q45.100		环状胰腺		
Q45.200		胰腺先天性囊肿		
Q45.300		胰腺和胰管的其他先天性畸形		
Q45.301		异位胰腺		
Q45.800		消化系统其他特指的先天性畸形		
Q45.801		肝脾异位		
Q45.802		胰胆管合流异常		
Q45.900		消化系统先天性畸形		
Q50.000		先天性无卵巢		
Q50.100		发育性卵巢囊肿		
Q50.200		卵巢先天性扭转		
Q50.300		卵巢的其他先天性畸形		
Q50.301		副卵巢		
Q50.302		卵巢异位		
Q50.303		小卵巢		
Q50.400		输卵管胚胎性囊肿		
Q50.401		苗勒管囊肿		
Q50.500		阔韧带胚胎性囊肿		

主要编码	附加编码	疾 病 名 称	别 名	备 注
Q50.501		先天性卵巢旁囊肿		
Q50.502		加特纳管囊肿		
Q50.503		先天性卵巢冠囊肿		
Q50.504		女性莫尔加尼囊肿		
Q50.600		输卵管和阔韧带的其他先天性畸形		
Q50.601		先天性输卵管缺失		
Q50.602		先天性阔韧带缺失		
Q50.603		先天性输卵管闭锁		
Q51.000		子宫缺如和不发育		
Q51.001		先天性子宫缺失		
Q51.100		双子宫伴有双宫颈和双阴道		
Q51.200		双子宫，其他的		
Q51.201		先天性双子宫单宫颈		
Q51.202		子宫纵隔		
Q51.203		子宫不全纵隔		
Q51.300		双角子宫		
Q51.400		单角子宫		
Q51.500		宫颈缺如和不发育		
Q51.501		先天性宫颈缺如		
Q51.502		先天性宫颈不发育		
Q51.600		宫颈胚胎性囊肿		
Q51.700		子宫和消化道、泌尿道之间的先天性瘘		
Q51.701		先天性子宫尿道瘘		
Q51.702		先天性子宫直肠瘘		
Q51.800		子宫和宫颈的其他先天性畸形		
Q51.801		先天性宫颈发育不良		宫颈缺如或不发育编码于 Q51.5
Q51.802		弓形子宫		
Q51.803		先天性残角子宫		
Q51.804		先天性宫颈闭锁		
Q51.805		先天性宫颈隔		
Q51.806		先天性宫颈狭窄		
Q51.808		子宫发育不全		
Q51.900		子宫和宫颈先天性畸形		
Q51.901		先天性宫颈畸形		
Q52.000		先天性无阴道		

主要编码	附加编码	疾 病 名 称	别 名	备 注
Q52.100		双阴道		
Q52.101		阴道斜隔		
Q52.103		阴道纵隔		
Q52.104		阴道横膈		
Q52.200		先天性直肠阴道瘘		
Q52.300		处女膜闭锁		
Q52.400		阴道的其他先天性畸形		
Q52.401		阴道腺病		异常-阴道　Q52.4
Q52.402		先天性阴道闭锁		
Q52.403		先天性阴道狭窄		
Q52.404		先天性阴道努克管囊肿		
Q52.405		处女膜过长		
Q52.406		尿道口处女膜病		查：异常-处女膜
Q52.407		伞状尿道口处女膜病		
Q52.408		先天性处女膜增厚		
Q52.500		阴唇融合		
Q52.600		阴蒂先天性畸形		
Q52.601		先天性阴蒂肥大		
Q52.700		外阴的其他先天性畸形		
Q52.701		女性会阴发育异常		
Q52.702		女性外阴发育异常		
Q52.703		先天性外阴囊肿		
Q52.800		女性生殖器的其他特指先天性畸形		
Q52.900		女性生殖器先天性畸形		
Q52.901		女性生殖道畸形综合征		
Q53.000		异位睾丸		
Q53.100		单侧睾丸未降		
Q53.101		单侧腹股沟型隐睾		
Q53.102		单侧腹腔型隐睾		
Q53.200		双侧睾丸未降		
Q53.201		双侧腹腔型隐睾		
Q53.900		睾丸未降		
Q53.901		睾丸下降不全		
Q53.902		隐睾		
Q54.000		尿道下裂，龟头的		
Q54.001		先天性尿道冠部下裂		

主要编码	附加编码	疾 病 名 称	别 名	备 注
Q54.100		阴茎部尿道下裂		
Q54.200		阴茎阴囊部尿道下裂		
Q54.300		会阴部尿道下裂		
Q54.400		先天性痛性阴茎勃起		
Q54.800		尿道下裂，其他的		
Q54.900		尿道下裂		
Q54.901		尿道旁裂		
Q55.000		睾丸缺如和不发育		
Q55.001		睾丸不发育		
Q55.002		睾丸退化		
Q55.003		先天性单睾丸		
Q55.004		睾丸缺如		
Q55.100		睾丸和阴囊发育不全		
Q55.101		睾丸融合		
Q55.200		睾丸和阴囊的其他先天性畸形		
Q55.201		先天性男性中肾管囊肿		
Q55.202		移行睾丸		
Q55.203		先天性可回缩睾丸		
Q55.300		输精管闭锁		
Q55.400		输精管、附睾、精囊和前列腺的其他畸形		
Q55.401		先天性输精管缺失		
Q55.402		先天性附睾分离		
Q55.403		输精管发育不良		
Q55.404		男性莫尔加尼囊肿		
Q55.405		前列腺缺如		
Q55.500		阴茎缺如和不发育		
Q55.501		阴茎不发育		
Q55.502		阴茎缺如		
Q55.600		阴茎的其他先天性畸形		
Q55.601		阴茎发育不全		
Q55.602		小阴茎		
Q55.603		先天性阴茎屈曲畸形		
Q55.604		先天性阴茎下弯		
Q55.605		先天性包皮囊肿		
Q55.606		隐匿性阴茎		

主要编码	附加编码	疾　病　名　称	别　名	备　注
Q55.800		男性生殖器官其他特指的先天性畸形		
Q55.801		先天性阴茎阴囊融合		
Q55.802		阴茎阴囊转位		
Q55.900		男性生殖器官先天性畸形		
Q55.901		男性生殖器官发育不全		
Q56.000		两性畸形，不可归类在他处者		
Q56.001		女性男性化		
Q56.002		卵睾体		
Q56.100		男性假两性畸形，不可归类在他处者		
Q56.200		女性假两性畸形，不可归类在他处者		
Q56.300		假两性畸形		
Q56.400		性别不清		
Q60.000		单侧肾缺如		
Q60.100		双侧肾缺如		
Q60.200		肾缺如		
Q60.300		单侧肾发育不全		
Q60.400		双侧肾发育不全		
Q60.500		肾发育不全		
Q60.501		先天性肾萎缩		
Q60.600		波特综合征		
Q61.000		先天性单个肾囊肿		
Q61.100		多囊肾，常染色体隐性		
Q61.101		婴儿型多囊肾		
Q61.200		多囊肾，常染色体显性		
Q61.201		成年型多囊肾		
Q61.300		多囊肾		
Q61.400		肾发育不良		
Q61.500		髓部囊性肾		
Q61.501		髓质海绵肾		
Q61.800		囊性肾病，其他的		
Q61.801		先天性纤维囊性肾		
Q61.900		囊性肾病		
Q61.901		麦克尔-格鲁贝尔综合征		麦克尔-又译名梅克尔。查：梅克尔-格鲁贝尔综合征　Q61.9
Q62.000		先天性肾盂积水		

主要编码	附加编码	疾 病 名 称	别 名	备 注
Q62.100		输尿管闭锁和狭窄		
Q62.101		先天性肾盂输尿管连接部梗阻		
Q62.103		先天性输尿管膀胱开口处狭窄		
Q62.104		先天性输尿管狭窄		
Q62.200		先天性巨输尿管		
Q62.201		先天性输尿管扩张		
Q62.202		单纯性输尿管膨出		
Q62.300		肾盂和输尿管的其他梗阻性缺陷		
Q62.301		先天性输尿管积水		
Q62.400		输尿管缺如		
Q62.500		重复输尿管		
Q62.501		双肾盂双输尿管		
Q62.600		输尿管错位		
Q62.601		下腔静脉后输尿管		
Q62.602		先天性输尿管开口移位		
Q62.603		异位输尿管		
Q62.700		先天性膀胱-输尿管-肾反流		
Q62.800		输尿管的其他先天性畸形		
Q62.801		先天性输尿管畸形		
Q63.000		副肾		
Q63.001		重复肾		
Q63.002		双肾双肾盂		
Q63.100		分叶肾、融合肾和马蹄形肾		
Q63.101		融合肾		
Q63.102		马蹄形肾		
Q63.103		分叶肾		
Q63.200		异位肾		
Q63.201		肾旋转不良		
Q63.202		先天性肾移位		
Q63.203		异位肾盂		
Q63.300		增生性和巨大肾		
Q63.301		先天性巨大肾		
Q63.302		先天性增生性肾		
Q63.800		肾的其他特指先天性畸形		
Q63.801		先天性肾结石		
Q63.900		肾先天性畸形		

主要编码	附加编码	疾 病 名 称	别 名	备 注
Q63.901		先天性肾盂畸形		
Q64.000		尿道上裂		
Q64.100		膀胱外翻		
Q64.200		先天性后尿道瓣		
Q64.300		尿道和膀胱颈的其他闭锁和狭窄		
Q64.301		先天性尿道瓣膜性狭窄		
Q64.302		先天性尿道闭锁		
Q64.303		先天性尿道狭窄		
Q64.304		先天性膀胱尿道口处狭窄		
Q64.400		脐尿管畸形		
Q64.401		脐尿管瘘		
Q64.402		脐尿管囊肿		
Q64.403		脐尿管未闭		
Q64.500		膀胱和尿道先天性缺如		
Q64.501		尿道缺如		
Q64.502		膀胱缺如		
Q64.600		先天性膀胱憩室		
Q64.700		膀胱和尿道的其他先天性畸形		
Q64.701		先天性尿道畸形		
Q64.702		双尿道		
Q64.703		双尿道口		
Q64.704		先天性尿道直肠瘘		
Q64.705		先天性尿道憩室		
Q64.706		异位尿道口		
Q64.707		双膀胱		
Q64.800		泌尿系统的其他特指先天性畸形		
Q64.900		泌尿系统先天性畸形		
Q65.000		先天性髋脱位，单侧		
Q65.100		先天性髋脱位，双侧		
Q65.200		先天性髋脱位		
Q65.300		先天性髋半脱位，单侧		
Q65.400		先天性髋半脱位，双侧		
Q65.500		先天性髋半脱位		
Q65.600		不稳定髋		
Q65.800		髋的其他先天性变形		

主要编码	附加编码	疾 病 名 称	别 名	备 注
Q65.801		先天性髋关节发育不良		
Q65.802		先天性髋臼发育不良		
Q65.803		先天性髋内翻		
Q65.804		先天性髋外翻		
Q65.900		髋先天性变形		
Q66.000		马蹄内翻足		
Q66.100		仰趾内翻足		
Q66.200		内翻跖		
Q66.300		足的其他先天性内翻变形		
Q66.301		先天性跗内翻		
Q66.400		仰趾外翻足		
Q66.500		先天性平足		
Q66.600		足的其他先天性外翻变形		
Q66.601		先天性马蹄外翻足		
Q66.700		高弓足		
Q66.701		先天性第四跖骨短畸形		
Q66.702		先天性弓形足		
Q66.800		足的其他先天性变形		
Q66.801		先天性足畸形		
Q66.802		先天性锤状趾		
Q66.803		先天性马蹄足		
Q66.804		先天性跗外翻		
Q66.805		先天性仰趾足		内翻和外翻分别编码为 Q66.1 和 Q66.4
Q66.900		足先天性变形		
Q67.000		面不对称		
Q67.100		面受压〔扁脸〕		
Q67.200		长头		
Q67.300		斜形头		
Q67.400		颅、面和颌的其他先天性变形		
Q67.401		先天性塌鼻		
Q67.402		先天性颅骨凹陷		
Q67.403		先天性鼻中隔偏曲		
Q67.404		先天性半面萎缩		
Q67.405		半侧小面畸形		
Q67.406		先天性扁鼻		
Q67.407		先天性驼峰鼻		

主要编码	附加编码	疾 病 名 称	别 名	备 注
Q67.500		脊柱先天性变形		
Q67.501		先天性脊柱侧凸		
Q67.502		先天性脊柱后凸侧弯		
Q67.503		先天性姿势性脊柱侧凸		
Q67.600		漏斗胸		
Q67.700		鸡胸		
Q67.800		胸的其他先天性变形		
Q67.801		剑突畸形		
Q67.802		先天性胸壁变形		
Q68.000		胸锁乳突肌先天性变形		
Q68.001		先天性胸锁乳突肌性斜颈		
Q68.002		先天性斜颈		
Q68.100		手先天性变形		
Q68.101		先天性铲状手		
Q68.102		先天性指畸形		
Q68.103		先天性爪形手		
Q68.200		膝先天性变形		
Q68.201		先天性膝关节脱位		
Q68.300		先天性股骨弯曲		
Q68.400		先天性胫骨和腓骨弯曲		
Q68.401		先天性腓骨弯曲		
Q68.402		先天性胫骨弯曲		
Q68.500		先天性腿长骨弯曲		
Q68.501		先天性弓形腿		
Q68.800		肌肉骨骼的其他特指先天性变形		
Q68.801		先天性关节畸形		
Q68.802		先天性肩关节脱位		
Q68.803		先天性高肩胛症		
Q68.804		先天性肩胛骨变形		
Q68.805		先天性锁骨变形		
Q68.806		先天性锁骨畸形		
Q68.807		先天性上肢畸形		
Q68.808		先天性肘关节发育不良		
Q68.809		先天性肘关节畸形		
Q68.810		先天性肘关节脱位		
Q68.811		先天性肘外翻		

主要编码	附加编码	疾 病 名 称	别 名	备 注
Q68.812		先天性下肢畸形		
Q68.813		先天性踝关节畸形		
Q69.000		副指		
Q69.100		副拇指		
Q69.200		副趾		
Q69.900		多指［趾］畸形		
Q70.000		指融合		
Q70.001		先天性并指伴骨连接		
Q70.100		蹼状指		
Q70.200		趾融合		
Q70.201		先天性并趾伴骨连接		
Q70.300		蹼状趾		
Q70.400		多指［趾］和并指［趾］畸形		
Q70.900		并指［趾］畸形		
Q70.901		指关节粘连		
Q71.000		上肢先天性完全缺如		
Q71.100		上臂和前臂先天性缺如伴有手的存在		
Q71.200		前臂和手的先天性缺如		
Q71.300		手和手指的先天性缺如		
Q71.400		桡骨纵向短小缺陷		
Q71.401		先天性桡骨缺如		
Q71.500		尺骨纵向短小缺陷		
Q71.501		先天性尺骨缺如		
Q71.600		虾爪状手		
Q71.800		上肢的其他短小缺陷		
Q71.801		先天性短上肢		
Q71.802		先天性桡尺骨缺如		
Q71.900		上肢短小缺陷		
Q72.000		下肢先天性完全缺如		
Q72.100		大腿和小腿先天性缺如伴有足的存在		
Q72.200		小腿和足先天性缺如		
Q72.300		足和趾先天性缺如		
Q72.400		股骨纵向短小缺陷		
Q72.401		先天性股骨缺如		

主要编码	附加编码	疾病名称	别名	备注
72.500		胫骨纵向短小缺陷		
72.501		先天性胫骨缺如		
72.502		先天性胫骨纵向短小缺陷		
72.600		腓骨纵向短小缺陷		
72.601		先天性腓骨缺如		
72.700		足裂		
72.800		下肢的其他短小缺陷		
72.801		先天性短下肢		
72.900		下肢短小缺陷		
73.000		四肢先天性缺如		
73.100		四肢短肢［海豹肢畸形］		
73.800		四肢其他短小缺陷		
74.000		上肢（包括上肢带骨）的其他先天性畸形		
74.001		马德隆畸形		
74.002		锁骨颅骨发育不良		
74.003		肩胛骨发育异常		
74.004		先天性锁骨假关节		
74.005		先天性尺桡关节融合		
74.007		副腕骨		
74.008		细长指		
74.009		先天性巨指		
74.010		先天性狭窄性腱鞘炎		
74.100		膝先天性畸形		
74.101		先天性膝内翻		
74.102		先天性膝外翻		
74.103		先天性发育不全髌骨		
74.104		先天性高位髌骨		
74.105		先天性髌骨缺如		
74.106		先天性髌骨脱位		
74.200		下肢（包括骨盆带）的其他先天性畸形		
74.201		先天性骶髂关节融合		
74.202		先天性胫腓骨纤维结构不良		
74.203		先天性下肢骨假关节		
74.204		先天性巨趾		
74.300		先天性多发性关节弯曲		

主要编码	附加编码	疾 病 名 称	别　名	备　注
Q74.800		四肢的其他特指先天性畸形		
Q74.900		四肢先天性畸形		
Q75.000		颅缝早闭		
Q75.001		先天性尖头		
Q75.002		先天性三角头		
Q75.100		颅面骨发育不全		
Q75.101		克鲁宗病		
Q75.200		器官距离过远		
Q75.300		大头畸形		
Q75.400		下颌骨颜面发育不全		
Q75.500		眼下颌发育不全		
Q75.800		颅和面骨的其他特指先天性畸形		
Q75.801		先天性面骨畸形		
Q75.802		扁平颅底		
Q75.803		颅底凹陷症		
Q75.804		颅裂畸形		
Q75.805		先天性额骨变形		
Q75.806		先天性前额畸形		
Q75.807		先天性茎突过长		
Q75.808		鸟嘴综合征		
Q75.809		先天性枕骨大孔区畸形		
Q75.900		颅和面骨先天性畸形		
Q76.000		隐性脊柱裂		显性裂是 Q05.-
Q76.001		隐性骶裂		
Q76.100		先天性短颈综合征	克利佩尔－费尔综合征	
Q76.200		先天性脊椎前移症		
Q76.201		先天性脊柱脱位		
Q76.202		先天性脊椎滑脱		
Q76.203		先天性腰骶脊椎前移症		
Q76.300		骨先天性畸形引起的先天性脊柱侧弯		
Q76.400		脊柱其他先天性畸形，与脊柱侧弯无关		
Q76.401		先天性寰枕畸形		
Q76.402		先天性寰枢椎畸形		
Q76.403		先天性颈椎畸形		

主要编码	附加编码	疾 病 名 称	别 名	备 注
Q76.404		先天性颈椎体融合		
Q76.405		先天性齿突发育不良		
Q76.406		先天性齿状突移位		
Q76.407		先天性颈椎横突过长		
Q76.408		先天性脊柱融合		
Q76.409		先天性脊柱扁椎骨		
Q76.411		先天性脊柱前凸畸形		
Q76.412		先天性脊柱后凸畸形		
Q76.413		先天性脊椎缺失		
Q76.414		先天性胸椎畸形		
Q76.415		先天性椎板闭合不全		
Q76.416		先天性胸椎脱位		
Q76.417		先天性腰椎畸形		
Q76.418		先天性第五腰椎骶化		
Q76.419		先天性尾骨畸形		
Q76.420		骶椎腰化		
Q76.500		颈肋		
Q76.600		肋骨的其他先天性畸形		
Q76.601		先天性分叉肋		
Q76.602		先天性肋骨融合		
Q76.700		胸骨先天性畸形		
Q76.800		胸廓的其他先天性畸形		
Q76.801		先天性胸廓发育畸形		
Q76.900		胸廓先天性畸形		
Q77.000		软骨成长不全		
Q77.100		致死性身材矮小症		
Q77.200		短肋综合征		
Q77.201		窒息性胸廓发育不良		
Q77.300		点状软骨发育不良		
Q77.301		先天性多发性骨骺发育不良		
Q77.400		软骨发育不全		
Q77.500		弯曲变形性发育不良（骨骼）		
Q77.600		软骨外胚层发育不良		
Q77.601		埃-范综合征	Ellis-Van Creveld 综合征、埃利斯-范克勒韦德、软骨外胚层发育不良	软骨外胚层发育不全于 1940 年首先由 Ellis 和 Van Creveld 报道，多在亲属通婚的家庭中有较高的发病率，属常染色体隐性遗传，中胚层和外胚层组织均受累常伴随先天性心脏病。查：埃-范综合征 Q77.6

主要编码	附加编码	疾 病 名 称	别 名	备 注
Q77.700		脊椎骨骺发育不良		
Q77.701		进行性假性类风湿发育不良症		发育不良-脊椎骨骺　Q77.7
Q77.800		骨软骨发育不良伴有管状骨和脊柱发育缺陷，其他的		
Q77.801		Leri-Weill 综合征	莱里-魏尔综合征	莱里-魏尔综合征　Q77.8
Q77.900		骨软骨发育不良伴有管状骨和脊柱发育缺陷		
Q78.000		成骨不全		
Q78.100		多骨纤维性结构不良	奥尔布赖特（-麦丘恩）（-施特恩贝格）综合征	
Q78.102		先天性多骨纤维发育不良		结构不良-多骨纤维性　Q78.1
Q78.200		骨硬化症	阿尔贝斯-舍恩贝格综合征	
Q78.201		播散性骨硬化病		
Q78.300		进行性骨干发育异常	增殖性骨膜炎、对称性硬化性厚骨症、Engelmann 病或 Camurati-Engelmann 病、卡穆拉蒂-恩格尔曼综合征	
Q78.400		内生软骨瘤病		
Q78.401		奥利埃病	内生软骨瘤病	奥利耶病（内生软骨瘤病）　Q78.4
Q78.403		马富奇综合征		
Q78.404		先天性髋关节滑膜骨软骨瘤病		
Q78.405		先天性膝滑膜骨软骨瘤病		
Q78.500		干骺端发育不良	派尔综合征	派尔综合征（干骺端发育不良）　Q78.5
Q78.600		多发性先天性外生骨疣		
Q78.800		骨软骨发育不良，其他特指的		
Q78.900		骨软骨发育不良		
Q78.901		多发性骨骼发育不全		
Q79.000		先天性膈疝		
Q79.100		膈的其他先天性畸形		
Q79.101		先天性膈畸形		
Q79.102		先天性膈膨升		
Q79.103		先天性膈缺如		
Q79.200		脐疝		
Q79.201		先天性脐膨出		
Q79.300		腹裂		
Q79.301		先天性腹壁缺损		

主要编码	附加编码	疾 病 名 称	别 名	备 注
Q79.400		干梅腹综合征		
Q79.500		腹壁的其他先天性畸形		
Q79.501		先天性脐畸形		
Q79.600		埃勒斯-当洛斯综合征		
Q79.800		肌肉骨骼系统的其他先天性畸形		
Q79.801		肯林卡综合征		
Q79.803		波伦综合征	波伦综合征 Q79.8	
Q79.804		先天性肌萎缩		
Q79.805		先天性胸大肌缺如		
Q79.900		肌肉骨骼系统先天性畸形		
Q80.000		寻常性鱼鳞病		
Q80.100		性联鱼鳞病		
Q80.200		片层状鱼鳞癣		
Q80.300		先天性大疱性鱼鳞病样红皮病		
Q80.400		斑色胎儿		
Q80.800		先天性鱼鳞病，其他的		
Q80.900		先天性鱼鳞病		鱼鳞病分先天性和后天性，后天性编码为 L85.0
Q81.000		单纯性大疱性表皮松解症		
Q81.100		致死性大疱性表皮松解症		
Q81.200		营养不良性大疱性表皮松解症		
Q81.800		大疱性表皮松解症，其他的		
Q81.900		大疱性表皮松解症		
Q82.000		遗传性淋巴水肿		
Q82.100		着色性干皮病		
Q82.200		肥大细胞增生病		
Q82.201		色素性荨麻疹		
Q82.300		色素失调症		
Q82.400		外胚层发育不良症（无汗的）		外胚层发育不良综合征是一种与遗传因素有关的疾病，男性发病率明显高于女性。由于外胚层发育缺损，累及皮肤及其附属结构如牙和眼，间或波及中枢神经系统。本病在临床上分为有汗型和闭汗型两类，以闭汗型症状较重。因外胚层发育缺损累及皮肤，无法调节体温，所以夏季体温升高，症状与暑热症非常相似。同时，患儿还表现为指趾甲发育不良，甲板粗糙，中央凹陷。由于汗腺和皮脂腺比正常人少，所以患儿皮肤菲薄、干燥。此外还有毛发稀少、角膜干燥等症状。查：外胚层发育不良症（无汗的） Q82.4

主要编码	附加编码	疾 病 名 称	别 名	备 注
Q82.500		先天性非肿瘤性痣		
Q82.501		单侧痣		
Q82.502		粉刺样痣		
Q82.503		葡萄酒色斑		
Q82.504		葡萄酒色痣		
Q82.505		胎记		
Q82.506		血管痣		
Q82.507		疣状表皮痣		
Q82.800		皮肤的其他特指先天性畸形		
Q82.801		蓝色橡皮-疱痣综合征	Bean 综合征	蓝色橡皮泡痣综合征是指存在于皮肤和胃肠道的海绵状或毛细血管状血管瘤。本征系胚胎期分化发育障碍所致，为常染色体显性遗传性疾病。查：血管瘤病 Q82.8
Q82.802		良性家族性天疱疮	Hailey-Hailey 病	家族性良性天疱疮（familial benign pemphigus）是一种显性遗传性皮肤病，亦可见无家族史病例。本病少见，可由于摩擦、阳光照射、损伤及细菌感染而激发，有人认为本病与达里埃病有某种联系。查：天疱疮-良性家族性（慢性） Q82.8
Q82.803		毛囊角化病		
Q82.804		汗管角化症		
Q82.805		疣状肢端角化症		
Q82.806		遗传性掌跖角化症		
Q82.807		先天性皮肤赘片		
Q82.808		异常手掌皱褶		
Q82.809		弹性组织瘤		
Q82.810		弹性纤维假黄瘤		
Q82.811		血管内血管瘤病		
Q82.812		肺毛细血管瘤病		
Q82.900		皮肤先天性畸形		
Q83.000		先天性无乳房和乳头		
Q83.100		副乳房		
Q83.200		无乳头		
Q83.300		副乳头		
Q83.800		乳房的其他先天性畸形		
Q83.801		乳房异位		
Q83.802		先天性乳头内陷		
Q83.803		乳房发育不良		
Q83.900		乳房先天性畸形		

主要编码	附加编码	疾病名称	别名	备注
Q84.000		先天性秃发		
Q84.100		先天性毛发形态障碍，不可归类在他处者		
Q84.101		先天性念珠状发		
Q84.200		毛发的其他先天性畸形		
Q84.201		先天性多毛症		
Q84.202		先天性眉畸形		
Q84.300		甲缺如		
Q84.400		先天性白甲		
Q84.500		指甲增大和增生		
Q84.501		先天性甲肥厚		
Q84.502		趾甲增大和增生		
Q84.600		指甲的其他先天性畸形		
Q84.601		先天性甲营养不良		
Q84.602		趾甲的其他先天性畸形		
Q84.800		体被的其他特指先天性畸形		
Q84.801		先天性皮肤发育不全		
Q84.900		体被先天性畸形		
Q85.000		神经纤维瘤病（非恶性）		
Q85.001	M95400/1	冯·雷克林豪森病		冯·雷克林豪森-病（神经纤维瘤病）（M9540/1）　Q85.0
Q85.100		结节性硬化症		
Q85.800		斑痣性错构瘤病，其他的不可归类在他处者		
Q85.801		息肉-色素沉着-脱发-爪甲营养不良综合征	Cronkhite-Canda 综合征	息肉-色素沉着-脱发-爪甲营养不良综合征（polyposispig-mentation-alopecia-onych-olrophia syndrome）临床极为罕见，病因尚不清楚，临床以胃肠道多发息肉伴皮肤色素沉着、脱发、指（趾）甲萎缩等为主要特征。目前缺乏特异性治疗方法，主要是对症治疗、营养支持和激素治疗
Q85.802		波伊茨-耶格综合征	色素沉着-息肉综合征	波伊茨-耶格综合征（Peutz-Jeghers syn-drome）表现为皮肤黏膜黑色斑点伴胃肠息肉
Q85.804		冯·希佩尔-林道综合征		冯·希佩尔-林道综合征是一种罕见的常染色体显性遗传性疾病，表现为血管母细胞瘤累及小脑、脊髓、肾脏以及视网膜
Q85.805		斯特奇-卡利舍-韦伯综合征		
Q85.900		斑痣性错构瘤病		
Q85.901		肺错构瘤		

主要编码	附加编码	疾 病 名 称	别 名	备 注
Q85.902		腹膜后错构瘤		
Q85.903		肾错构瘤		
Q85.904		支气管错构瘤		
Q85.905		鼻错构瘤		
Q85.906		胃错构瘤		
Q85.907		脾错构瘤		
Q85.908		胸膜错构瘤		
Q85.909		错构瘤病		
Q86.000		胎儿酒精综合征（畸形的）		
Q86.100		胎儿乙内酰脲综合征		
Q86.200		苄丙酮香豆素引起的同质异形		
Q86.800		已知的外源性原因引起的其他先天性畸形综合征		
Q87.000		主要影响面部外貌的先天性畸形综合征		
Q87.001		戈尔登哈尔综合征	眼耳脊椎发育不全综合征	
Q87.002		马尔凯萨尼（-魏尔）综合征		
Q87.003		皮-罗综合征		
Q87.004		哨型面综合征		
Q87.005		先天性隐眼综合征		
Q87.006		第一二腮弓发育不良		第一二腮弓综合征是人体胚胎发育的第一二腮弓发育不全导致的颜面口角、耳及腮腺面神经等发育不良的综合表现，主要的畸形表现为患侧面部短小，皮下软组织缺乏，上颌骨下颌骨颧骨患侧发育差，牙齿咬合异常，颏部偏斜，大口畸形，外耳畸形以及手术矫正大口畸形后遗留的面部瘢痕。属常染色体显性遗传。查：综合征-第一腮弓　Q87.0
Q87.100		主要与身材矮小症有关的先天性畸形综合征		
Q87.101		德朗热综合征		
Q87.102		杜博维茨综合征		
Q87.103		科凯恩综合征	小头、纹状体小脑钙化和蛋白质营养不良综合征、侏儒症、视网膜萎缩和耳聋综合征	科凯恩综合征是科凯恩在1936年首次发现的，该病是一种罕见的常染色体隐性遗传疾病。查：科凯恩综合征　Q87.1
Q87.104		鲁塞尔-西尔弗综合征		
Q87.105		努南综合征		

主要编码	附加编码	疾 病 名 称	别 名	备 注
Q87.106		普拉德-威利综合征	隐睾-侏儒-低智能-肥胖综合征、Prader-Willi 综合征、Prader-Labhar-Willi 综合征、肌张力减退-智力减退-性腺功能减退与肥胖综合征	普拉德-威利综合征（Prader-Willi syndrome）患儿在新生儿期喂养困难、生长缓慢，一般自 2 岁左右开始无节制饮食，因此导致体重持续增加及严重肥胖，需预防因肥胖导致的糖尿病、高血脂、高血压、脊柱侧弯等症状。病因源于第 15 号染色体基因缺陷，患儿拥有正常语言能力，但实际智商低于普通人。查：普拉德-威利综合征 Q87.1。国标库 Q87.808 隐睾-侏儒-低智能-肥胖综合征被独立分类，应合并于此条目
Q87.200		主要涉及四肢的先天性畸形综合征		
Q87.202		甲-髌综合征		甲-髌综合征（Nail-Patella syndrome）是一种少见的常染色体显性遗传性疾病。表现为指甲萎缩或缺如，髌骨生长不良及其他骨异常。50%患者累及肾脏，病理上表现为局部肾小球基底膜增厚、肾小管萎缩、间质纤维化和不同程度的肾小球硬化；临床上表现为无症状性血尿和蛋白尿，偶可出现大量蛋白尿，10%～30% 出现终末期肾衰竭。查：甲-髌综合征　Q87.2
Q87.203		克利佩尔-特脑纳-韦伯综合征		
Q87.204		鲁宾斯坦-塔比综合征		
Q87.300		涉及早期过度生长的先天性畸形综合征		
Q87.301		贝克威思-威德曼综合征	Beckwiths Wiedemann 综合征	贝克威思-威德曼综合征，是一种先天过度生长的疾病，患者一般在出生前就已有可能发生过度生长的情形，出生之后可能发生新生儿低血糖，并伴随有巨舌、内脏肿大、半边肥大等病症，耳朵上会出现特殊的折痕及小凹陷。其发生率为1/13700，经人工生殖技术出生的婴儿比例较高。查：贝克威思-威德曼综合征　Q87.3
Q87.302		索托斯综合征	Sotos 综合征	
Q87.400		马方综合征		
Q87.500		其他先天性畸形综合征，伴有其他骨改变		
Q87.800		其他先天性畸形综合征，不可归类在他处者		
Q87.801		奥尔波特综合征	Alport 综合征、眼-耳-肾综合征、家族性出血性肾炎、遗传性肾炎	Alport 综合征（Alport syndrome，AS）是以进行性血尿，肾功能不全为主，伴有耳聋和/或眼病变的一种遗传性疾病。男性比女性发病早且严重，可因肾功能衰竭而死亡。查：奥尔波特综合征　Q87.8

主要编码	附加编码	疾病名称	别名	备注
Q87.802		策尔韦格综合征		
Q87.803		颈-眼-听神经综合征		颈-眼-听神经综合征（Wildervanck 综合征）病因未明。但多有血缘关系的家族史。多见于女性，出生后颈短，两侧有翼蹼，眼眶下陷，眼球退缩，眼外直肌麻痹，少发，先天性耳聋。查：综合征-先天性--影响多个系统 NEC　Q87.8
Q87.804		劳伦斯-穆恩（-巴尔得）-别德尔综合征		
Q87.805		类马方综合征		
Q87.806		先天性歪嘴哭综合征		歪嘴哭综合征是一种先天畸形的特殊面容，患儿多伴有眼、耳等畸形，同时伴有先天性心脏病，如动脉导管未闭、室间隔缺损、房间隔缺损等，以伴有先天性心脏病多见，因此在临床上发现有此面容，要注意是否有"先心"，诊断可做面部肌电图，以除外面瘫，因为其歪嘴不是面瘫所致，而是面肌发育不良。查：综合征-先天性--影响多个系统　Q87.8
Q87.807		性幼稚-肥胖-多趾畸形综合征	小儿洛-穆-比综合征	
Q89.000		脾先天性畸形		
Q89.001		多囊脾		
Q89.002		副脾		
Q89.003		先天性脾大		
Q89.004		先天性脾缺如		
Q89.100		肾上腺先天性畸形		
Q89.101		异位肾上腺		
Q89.200		内分泌腺先天性畸形，其他的		
Q89.201		垂体发育不良		
Q89.202		甲状舌管囊肿		
Q89.203		异位甲状腺		异位甲状腺（ectopicthyroidgland）是一种胚胎发育畸形，甲状腺不在颈部正常位置而出现在甲状腺下降途中的其他部位，如咽部、舌内、舌骨上、舌骨下、喉前、胸骨上、气管内、食管内、胸骨后及胸腔内等处。其中以胸骨后甲状腺肿及甲状腺舌管囊较为常见。查：错位-先天性--甲状（腺）（组织）　Q89.2
Q89.205		异位甲状旁腺		
Q89.206		甲状舌管瘘		
Q89.207		异位垂体		
Q89.208		异位胸腺		

主要编码	附加编码	疾病名称	别名	备注
Q89.209		先天性胸腺囊肿		
Q89.300		内脏反位		
Q89.301		卡塔格内综合征	家族性支气管扩张症，支气管扩张-副鼻窦炎-内脏转位综合征	卡塔格内综合征（Kartagener syndrome，KS）是原发纤毛运动障碍综合征的一种，是一种少见的先天遗传性疾病。常因软骨发育不全或弹性纤维不足，导致局部管壁薄弱或弹性较差导致支气管扩张，常伴有鼻窦炎及内脏转位（右位心）。查：卡塔格内综合征或卡塔格内三联症　Q89.3
Q89.302		原发性纤毛运动障碍综合征		原发性纤毛运动障碍（primary ciliary dyskinesia，PCD）属常染色体隐性遗传，引起反复的呼吸道感染。原发性纤毛运动障碍包括纤毛不动综合征、Kartagener综合征、纤毛运动不良和原发性纤毛定向障碍等几种类型。PCD中50%的病例合并内脏转位，形成Kartagener综合征
Q89.400		联体儿		
Q89.700		多发性先天性畸形，不可归类在他处者		
Q89.800		先天性畸形，其他特指的		
Q89.801		先天性淋巴管畸形		
Q89.900		先天性畸形		
Q89.901		离子通道病		离子通道病是指离子通道的结构或功能异常所引起的疾病，具体表现在编码离子通道亚单位的基因发生突变或表达异常，或体内出现针对通道的病理性内源性物质时，离子通道的功能发生不同程度的减弱或增强，导致机体整体生理功能紊乱，形成某些先天性或后天获得性疾病，主要累及神经、肌肉、心脏、肾脏等系统和器官。迄今为止，研究比较清楚的离子通道病主要涉及钾、钠、钙、氯通道领域
Q90.000		三体性21，减数分裂不分离，唐氏综合征		
Q90.100		三体性21，（同源）嵌合体（有丝分裂不分离），唐氏综合征		
Q90.200		三体性21，易位，唐氏综合征		
Q90.900		唐氏综合征［先天愚型］	21三体综合征	
Q91.000		三体性18，减数分裂不分离，爱德华兹综合征		
Q91.100		三体性18，（同源）嵌合体（有丝分裂不分离），爱德华兹综合征		

主要编码	附加编码	疾 病 名 称	别 名	备 注
Q91.200		三体性 18，易位，爱德华兹综合征		
Q91.300		爱德华兹综合征	18 三体综合征	
Q91.400		三体性 13，减数分裂不分离，帕套综合征		
Q91.500		三体性 13，（同源）嵌合体（有丝分裂不分离），帕套综合征		
Q91.600		三体性 13，易位，帕套综合征		
Q91.700		帕套综合征		
Q92.000		全染色体三体性，减数分裂不分离		
Q92.100		全染色体三体性，（同源）嵌合体（有丝分裂不分离）		
Q92.200		常染色体大部分三体性		
Q92.300		常染色体小部分三体性		
Q92.400		常染色体仅出现于前中期的重复		
Q92.500		常染色体伴有其他复杂性重排的重复		
Q92.600		常染色体额外标记染色体		
Q92.700		常染色体三倍体和多倍体		
Q92.800		常染色体其他特指的三体性和部分三体型		
Q92.900		常染色体三体性和部分三体型		
Q93.000		全染色体单体性，减数分裂不分离		
Q93.100		全染色体单体性，（同源）嵌合体（有丝分裂不分离）		
Q93.200		环状染色体或双着丝粒染色体替换		
Q93.300		染色体 4 短臂缺失		
Q93.400		染色体 5 短臂缺失	猫叫综合征、累若纳综合征、5 号染色体短臂缺失综合征	猫叫综合征（cats cry syndrome）是由于第 5 号染色体短臂缺失（5p 缺失）所引起的染色体缺失综合征，为最典型的染色体缺失综合征之一。临床主要表现为出生时的猫叫样哭声，头面部典型的畸形特征，小头圆脸、宽眼距、小下颌、斜视宽平鼻梁及低位小耳等，生长落后及严重智力低下。查：综合征-猫叫 Q93.4。国标库将 Q93.401 猫叫综合征独立编码，应合并于此条目

主要编码	附加编码	疾 病 名 称	别 名	备 注
Q93.500		染色体其他部分缺失		
Q93.501		天使综合征	安格曼综合征	安格曼综合征 Q93.5
Q93.600		常染色体仅出现于前中期的缺失		
Q93.700		常染色体缺失伴有其他复杂性的重排		
Q93.800		常染色体的其他缺失		
Q93.900		常染色体的缺失		
Q95.000		正常个体中平衡易位和插入		
Q95.100		正常个体中染色体倒位		
Q95.200		异常个体中平衡常染色体重排		
Q95.300		异常个体中平衡性染色体或常染色体重排		
Q95.400		具有标记异染色质的个体		
Q95.500		具有常染色体脆性位点的个体		
Q95.800		平衡重排和结构标记，其他的		
Q95.900		平衡重排和结构标记		
Q96.000		核型 45, X，特纳综合征		
Q96.100		核型 46, X 同种（Xq），特纳综合征		
Q96.200		核型 46, X，伴有异常的性染色体，除外同种（Xq），特纳综合征		
Q96.300		同源嵌合体，45, X/46, XX 或 XY，特纳综合征		
Q96.400		同源嵌合体，45, X/其他细胞系，伴有异常的性染色体，特纳综合征		
Q96.800		特纳综合征的其他变型		
Q96.900		特纳综合征		
Q96.901		男性性腺发育不全症		
Q97.000		染色体核型 47, XXX		
Q97.100		女性，伴有多于三个 X 染色体的		
Q97.200		同源嵌合体，细胞系伴有不同数量的 X 染色体		
Q97.300		女性，染色体伴有 46, XY 核型		
Q97.800		性染色体异常，其他特指的，女性表型		

主要编码	附加编码	疾 病 名 称	别 名	备 注
Q97.900		性染色体异常，女性表型		
Q98.000		克兰费尔特综合征，核型 47, XXY		
Q98.100		克兰费尔特综合征，男性，伴有多于两个 X 染色体的		
Q98.200		克兰费尔特综合征，男性，伴有 46, XX 核型的		
Q98.300		男性，染色体伴有 46, XX 核型的，其他的		
Q98.400		克兰费尔特综合征		
Q98.500		核型 47, XYY		
Q98.600		男性，伴有结构异常的性染色体		
Q98.700		男性，伴有性染色体（同源）嵌合体		
Q98.800		性染色体异常，其他特指的，男性表型		
Q98.900		性染色体异常，男性表型		
Q99.000		异源嵌合体 46, XX/46, XY		
Q99.001		性反转综合征	46, XX 男性综合征	性反转综合征性畸形是指性分化异常导致不同程度的性别畸形。这种性分化异常由决定性别的控制基因的异常所引起，表现为表型性别不能确定的中间性状态，或表型性别与性腺性别或遗传性别相矛盾的现象。性畸形分两类，即真两性畸形和假两性畸形。查：两性同体，两性畸形（真）-46, XX/46, XY Q99.0
Q99.100		46, XX 真两性同体		
Q99.101		单纯性性腺发育不全		
Q99.102		单纯性性腺发育障碍症		
Q99.200		脆性 X 染色体		
Q99.800		染色体异常，其他特指的		
Q99.801		性发育畸形		
Q99.900		染色体异常		
R00.000		心动过速		
R00.001		窦性心动过速		
R00.100		心动过缓		
R00.200		心悸		
R00.800		心脏搏动异常，其他和未特指的		

主要编码	附加编码	疾 病 名 称	别 名	备 注
R00.801		心脏搏动异常		
R01.000		良性和无害的心脏杂音		
R01.100		心脏杂音		
R01.200		心音，其他的		
R02.x00		坏疽，不可归类在他处者		
R03.000		血压读数升高，无高血压诊断者		
R03.001		应激性高血压		
R03.100		非特异性低血压读数		
R04.000		鼻出血		
R04.100		咽喉出血		
R04.200		咯血		
R04.800		呼吸道其他部位出血		
R04.801		鼻咽部出血		
R04.802		肺出血		
R04.900		呼吸道出血		
R05.x00		咳嗽		
R05.x01		咳嗽晕厥综合征		咳嗽晕厥综合征是指咳嗽时发生的短暂性意识丧失，能迅速自行恢复而不留任何后遗症的一组病症，但易因摔倒而受伤。因此，对其应及时做出诊断和治疗，以减少其并发症。该综合征多见于中年男性，各年龄组均可发生本病，具体致病原因不明。查：晕厥-剧咳后　R05
R06.000		呼吸困难		
R06.100		喘鸣		
R06.200		喘息		
R06.300		周期性呼吸		
R06.301		切恩-斯托克斯呼吸		
R06.400		通气过度		
R06.500		口呼吸		
R06.501		鼾症		患者熟睡后鼾声响度增大超过60dB以上，妨碍正常呼吸时的气体交换，称鼾症，5%的鼾症患者兼有睡眠期间不同程度憋气现象，称阻塞性睡眠呼吸暂停综合征。临床表现严重打鼾、憋气、夜间呼吸暂停、梦游、遗尿和白昼嗜睡，还可伴有心血管和呼吸系统继发症，如高血压、心脏肥大、心律不齐，30%患者肺功能检查有不同程度慢性肺损伤，此外尚有情绪压抑及健忘等。查：打鼾　R06.5

主要编码	附加编码	疾 病 名 称	别 名	备 注
R06.600		呃逆		
R06.700		喷嚏		
R06.800		呼吸异常，其他和未特指的		
R06.801		屏气		
R06.802		低通气综合征		低通气综合征指由于肺泡通气不足，导致患儿的 $PaCO_2$ 高于 45mmHg 的一类疾病，这种病理状态可见于多种不同疾病，统称为低通气综合征。查：通气不足　R06.8
R06.803		呼吸肌麻痹		
R06.804		呼吸异常		
R06.805		呼吸暂停		
R06.806		高碳酸血症		
R07.000		咽痛		
R07.100		呼吸时胸痛		
R07.101		痛性呼吸		
R07.200		心前区痛		
R07.300		胸痛，其他的		
R07.301		前胸壁痛		
R07.400		胸痛		
R09.000		窒息		
R09.001		低氧血症		
R09.100		胸膜炎		
R09.101		胆汁性胸膜炎		
R09.200		呼吸停止		
R09.201		心脏呼吸衰竭		
R09.300		痰异常		
R09.800		累及循环和呼吸系统其他特指的症状和体征		
R10.000		急腹症		
R10.100		局限于上腹部的疼痛		
R10.101		上腹痛		
R10.102		胃痛		
R10.200		盆腔和会阴痛		
R10.201		会阴痛		
R10.300		局限于下腹部其他部位的疼痛		
R10.301		下腹痛		
R10.400		腹痛，其他和未特指的		

主要编码	附加编码	疾 病 名 称	别 名	备 注
R10.401		肠绞痛		
R10.402		腹痛		
R11.x00		恶心和呕吐		
R11.x01		周期性呕吐		
R11.x02		恶心		
R11.x03		呕吐		
R12.x00		胃灼热		
R13.x00		吞咽困难		
R14.x00		胃肠气胀及有关情况		
R15.x00		大便失禁		
R15.x01		肛门括约肌失禁		
R16.000		肝大，不可归类在他处者		
R16.100		脾大，不可归类在他处者		
R16.200		肝大伴有脾大，不可归类在他处者		
R17.x00		黄疸		
R17.x01		感染性黄疸		
R18.x00		腹水		
R18.x01		膈下积液		
R19.000		腹腔内和盆腔的肿胀、肿物和肿块		
R19.001		腹部肿物		
R19.002		盆腔肿物		
R19.003		脐肿物		
R19.004		腹部肿胀		
R19.100		异常肠鸣音		
R19.200		可见性蠕动		
R19.300		腹强直		
R19.400		大便习惯改变		
R19.500		大便异常，其他的		
R19.501		便潜血		
R19.600		口臭		
R19.800		累及消化系统和腹部其他特指的症状和体征		
R20.000		皮肤感觉缺失		
R20.100		皮肤感觉减退		
R20.200		皮肤感觉异常		

主要编码	附加编码	疾 病 名 称	别 名	备 注
R20. 201		蚁走感		
R20. 202		偏身感觉异常		
R20. 300		感觉过敏		
R20. 800		皮肤感觉障碍，其他和未特指的		
R20. 801		皮肤感觉障碍		
R20. 802		口周麻木		
R20. 803		肢体麻木		
R21. x00		皮疹和其他非特异性斑疹		
R21. x01		非特异性斑疹		
R21. x02		皮疹		
R22. 000		头部的局部肿胀、肿物和肿块		
R22. 001		头部局部肿物		
R22. 002		头皮肿物		
R22. 003		鼻部肿物		
R22. 004		颊部肿物		
R22. 005		面部肿物		
R22. 006		耳部肿物		
R22. 100		颈部的局部肿胀、肿物和肿块		
R22. 101		颈部局部肿物		
R22. 200		躯干的局部肿胀、肿物和肿块		
R22. 201		躯干局部肿物		
R22. 202		胸壁肿物		
R22. 203		腹壁肿物		
R22. 204		腹股沟肿物		
R22. 205		背部肿物		
R22. 206		骶尾部肿物		
R22. 207		臀部肿物		
R22. 300		上肢的局部肿胀、肿物和肿块		
R22. 301		上肢局部肿物		
R22. 302		肩部肿物		
R22. 400		下肢的局部肿胀、肿物和肿块		
R22. 401		下肢局部肿物		
R22. 402		髋部肿物		
R22. 700		多部位的局部肿胀、肿物和肿块		
R22. 701		多部位局部肿物		

主要编码	附加编码	疾 病 名 称	别 名	备 注
R22.900		局部肿胀、肿物和肿块		
R22.901		局部肿物		
R22.902		皮下肿物		
R22.903		皮肤肿物		
R22.904		皮下结节		
R23.000		发绀〔紫绀〕		
R23.100		苍白		
R23.101		网状青斑症		网状青斑症是一种由多种原因引起的皮肤局部血液循环失调性血管疾病。以皮肤出现持续性青紫色网状变化为其临床特征。持久的功能性血管改变发展成器质性病变时称为网状青斑血管炎。对于原发性网状青斑症的原因不清楚，继发性网状青斑症可以继发于许多疾病，如结节性动脉周围炎、类风湿性血管炎、系统性红斑狼疮、风湿热、皮肌炎等。但病因和发病机制目前尚不清楚。查：青斑（环状）（网状）R23.1
R23.200		发红		
R23.300		自发性瘀斑		
R23.301		皮下出血		
R23.400		皮肤质地的改变		
R23.401		皮肤硬结		
R23.800		皮肤改变，其他和未特指的		
R23.801		皮肤改变		
R25.000		异常的头部运动		
R25.001		发作性点头症		
R25.100		震颤		
R25.200		痛性痉挛和痉挛		
R25.201		痛性肌痉挛		
R25.300		肌束震颤		
R25.800		异常的不随意运动，其他和未特指的		
R25.801		反射性发作		
R25.802		手足徐动症		
R25.803		异常不随意运动		
R26.000		共济失调步态		
R26.100		麻痹步态		
R26.200		行走困难，不可归类在他处者		

主要编码	附加编码	疾 病 名 称	别 名	备 注
R26.300		固态〔不动〕		
R26.301		卧床不起		
R26.800		异常的步态和移动，其他和未特指的		
R26.801		异常步态和移动		
R26.802		走路不稳		
R27.000		共济失调		
R27.800		协调缺乏，其他和未特指的		
R27.801		协调缺乏		
R29.000		手足搐搦		
R29.100		假性脑膜炎		
R29.200		异常反射		
R29.300		异常姿势		
R29.400		弹响髋		
R29.600		跌倒倾向，不可归类在他处者		
R29.800		累及神经和肌肉骨骼系统其他和未特指的症状和体征		
R29.801		累及神经和肌肉骨骼系统症状和体征		
R29.802		短暂性肢体麻痹		
R29.803		短暂性单瘫		
R30.000		排尿困难		
R30.100		排尿里急后重		
R30.900		痛性排尿		
R31.x00		血尿		
R32.x00		尿失禁		
R32.x01		遗尿		
R33.x00		尿潴留		
R34.x00		无尿和少尿		
R34.x01		少尿		
R34.x02		无尿		
R35.x00		多尿		
R36.x00		尿道排出物		
R36.x01		尿道溢液		
R39.000		尿外渗		
R39.100		排尿困难，其他的		
R39.101		排尿踌躇		

主要编码	附加编码	疾 病 名 称	别 名	备 注
R39.200		肾外性尿毒症		
R39.800		累及泌尿系统其他和未特指的症状和体征		
R39.801		累及泌尿系统症状和体征		
R40.000		嗜眠		
R40.100		木僵		
R40.200		昏迷		
R40.201		意识丧失		
R41.000		定向障碍		
R41.001		意识错乱		
R41.100		顺行性遗忘		
R41.200		逆行性遗忘		
R41.300		遗忘症，其他的		
R41.800		累及认知功能和意识的其他和未特指的症状和体征		
R41.801		智能减退		
R42.x00		头晕和眩晕		
R43.000		嗅觉丧失		
R43.100		嗅觉倒错		
R43.200		味觉倒错		
R43.800		嗅觉和味觉障碍，其他和未特指的		
R43.801		嗅觉和味觉障碍		
R44.000		幻听		
R44.100		幻视		
R44.200		幻觉，其他的		
R44.201		幻嗅		
R44.300		幻觉		
R44.800		累及一般感觉和知觉的其他和未特指的症状和体征		
R44.801		累及一般感觉和知觉症状和体征		
R45.000		神经质		
R45.100		不安和激动		
R45.200		不愉快		
R45.300		沮丧和情感淡漠		
R45.400		急躁和愤怒		
R45.500		敌视		

主要编码	附加编码	疾 病 名 称	别 名	备 注
R45.600		凶暴		
R45.700		情绪冲动和紧张状态		
R45.800		累及情绪状态的其他症状和体征		
R45.801		自杀倾向		
R46.000		个人卫生水平极差		
R46.100		不正常的个人外貌		
R46.200		奇怪和令人费解的行为		
R46.300		过度活动		
R46.400		迟钝和反应不良		
R46.500		多疑和明显逃避		
R46.600		对应激事件的过分担心和偏见		
R46.700		用啰嗦和详细叙述的语言使交往的理由含糊不清		
R46.800		累及外貌与行为的其他症状和体征		
R47.000		言语困难和失语		
R47.001		语言困难		
R47.002		命名性失语		
R47.003		运动性失语		
R47.004		混合性失语		
R47.100		构音困难和构音不全		
R47.101		构音不全		
R47.800		言语障碍，其他和未特指的		
R47.801		言语不清		
R47.802		言语障碍		
R48.000		诵读困难和失读（症）		
R48.001		失读		
R48.100		失认		
R48.200		失用		
R48.800		符号识别功能障碍，其他和未特指的		
R48.801		符号识别功能障碍		
R49.000		发声困难		
R49.001		声嘶		
R49.100		失声		
R49.200		鼻音过重和鼻音过轻		
R49.201		鼻音过重		

主要编码	附加编码	疾 病 名 称	别 名	备 注
R49.202		鼻音过轻		
R49.800		语音障碍，其他和未特指的		
R49.801		语音障碍		
R50.200		药物性发热		
R50.800		发热，其他特指的		
R50.900		发热		
R50.901		夏季热	暑热证	夏季热是婴幼儿时期的一种特有疾病。临床以入夏长期发热、口渴多饮、多尿、汗闭为特征。因本病有严格的季节性，发病于夏季，故名夏季热。查：热性发热（原因不明）　R50.9
R51.x00		头痛		
R52.000		急性疼痛		
R52.100		慢性顽固性疼痛		
R52.200		慢性疼痛，其他的		
R52.900		疼痛		
R52.901		全身性疼痛		
R53.x00		不适和疲劳		
R54.x00		衰老		
R54.x01		老年性震颤		
R55.x01		晕厥和虚脱		
R56.000		发热性惊厥		
R56.800		惊厥，其他和未特指的		
R56.801		癫痫样发作		
R56.802		婴儿惊厥		新生儿惊厥编码为 P90
R56.803		惊厥		
R57.000		心源性休克		
R57.100		血容量不足性休克		
R57.101		失血性休克		
R57.200		感染性休克		感染性休克亦称脓毒性休克，是指由微生物及其毒素等产物所引起的脓毒病综合征伴休克
R57.800		休克，其他的		
R57.801		梗阻性休克		血液循环梗阻性休克是指急性血液循环梗阻如肺栓塞、大量心包积液、左房黏液瘤、夹层动脉瘤等所引起的休克。这类休克在诊断与治疗上均有特殊之处，应从发病机制，针对发生原因进行有效处理。休克-特指的 NEC　R57.8

主要编码	附加编码	疾 病 名 称	别 名	备 注
R57. 802		血管舒张性休克		
R57. 803		神经源性休克		
R57. 900		休克		
R57. 901		循环衰竭		
R58. x00		出血，不可归类在他处者		
R58. x01		腹腔内出血		
R58. x02		瘀斑		如果发生在皮肤，一般除了创伤外，大都是自发性 R23.3
R59. 000		局限性淋巴结增大		
R59. 001		鼻咽淋巴组织增生		
R59. 002		鼻咽淋巴结肿大		
R59. 003		舌根淋巴结肿大		
R59. 004		耳后淋巴结肿大		
R59. 005		颈淋巴结肿大		
R59. 006		颌下淋巴结肿大		
R59. 007		锁骨上淋巴结肿大		
R59. 008		腋下淋巴结肿大		
R59. 009		肺门淋巴结肿大		
R59. 010		纵隔淋巴结肿大		
R59. 011		腹腔淋巴结肿大		
R59. 012		腹膜后淋巴结肿大		
R59. 013		盆腔淋巴结肿大		
R59. 014		腹股沟淋巴结肿大		
R59. 100		全身性淋巴结增大		
R59. 900		淋巴结增大		
R59. 901		淋巴结反应性增生		
R60. 000		局限性水肿		
R60. 001		下肢水肿		
R60. 100		全身性水肿		
R60. 900		水肿		
R60. 901		体液潴留		
R61. 000		局限性多汗症		
R61. 001		手汗症		手汗症为相当常见的一种原因不明的功能性局部异常多汗。因为人种上的特异性，生长在亚热带地区的年轻人，特别容易有此毛病。汗腺的分泌是经由交感神经所控制的，而手汗症即是因不明原因的交感神经过度紧张，例如紧张、兴奋、压力或夏天高温造成手掌排汗异常增加所致。查：多汗-局部性 R61.0

主要编码	附加编码	疾　病　名　称	别　名	备　注
R61.100		全身性多汗症		
R61.900		多汗症		
R61.901		盗汗		
R62.000		发育指标延迟		
R62.800		未达到其他预期正常生理发育水平		
R62.801		生长发育迟缓		
R62.900		未达到预期的正常生理发育水平		
R63.000		食欲缺乏		
R63.100		烦渴		
R63.200		贪食		
R63.300		喂养困难和照管不当		新生儿喂养不当的编码为 P92.-
R63.400		异常的体重减轻		
R63.500		异常的体重增加		
R63.600		由于自我忽视引起进食不足和饮水不足		
R63.800		有关食物和液体摄取的其他症状和体征		
R63.801		营养风险		
R64.x00		恶病质		
R65.000		传染性病因的全身炎症反应综合征不伴有器官衰竭		
R65.100		传染性病因的全身炎症反应综合征伴有器官衰竭		
R65.200		非传染性病因的全身炎症反应综合征不伴有器官衰竭		
R65.202		非感染性全身炎症反应综合征		
R65.300		非传染性病因的全身炎症反应综合征伴有器官衰竭		
R65.301		非感染性多器官功能障碍综合征（MODS）		
R65.900		全身炎症反应综合征		
R68.000		低温，与低温环境无关		
R68.100		婴儿期特有的非特指的症状		
R68.101		婴儿过度哭闹		
R68.200		口干		
R68.300		杵状指		先天性杵状指编码为 Q68.1
R68.800		一般症状和体征，其他特指的		

主要编码	附加编码	疾 病 名 称	别 名	备 注
R68.801		毒血症		
R68.803		神游症		
R69.x00		原因不知的发病		
R70.000		红细胞沉降率升高		
R70.100		血浆黏［滞］度异常		
R70.101		高黏滞血症		
R71.x00		红细胞异常		
R72.x00		白细胞异常，不可归类在他处者		
R73.000		葡萄糖耐量试验异常		
R73.001		化学性糖尿病		
R73.002		糖尿病前期		
R73.003		潜伏性糖尿病		
R73.900		血糖过多		
R74.000		转氨酶和乳酸脱氢酶［LDH］水平升高		
R74.001		乳酸脱氢酶升高		
R74.800		血清酶水平异常，其他的		
R74.801		血清碱性磷酸酶异常		
R74.802		血淀粉酶增高		
R74.803		心肌酶谱异常		
R74.804		巨淀粉酶血症		巨淀粉酶血症是指血清中存在一种分子量异常大的淀粉酶复合物，这种复合物具有淀粉酶的活性，但不能通过肾滤排出，而表现为持久的高淀粉酶血症。查：异常的-血清水平--淀粉酶 R74.8
R74.805		脂酶异常		
R74.900		血清酶水平异常		
R75.x00		人类免疫缺陷病毒［HIV］的实验室证据		
R76.000		抗体效价增高		
R76.100		结核菌素试验的异常反应		
R76.200		梅毒血清学试验假阳性		
R76.800		血清免疫学异常所见，其他特指的		
R76.801		低补体血症		补体属于机体非特异性免疫系统的组成成分，补体的活化可以促进机体的防御功能，比如中和病毒、裂解细菌、调理吞噬细胞功能、增强免疫黏附作用，这些都有利于机体清除病原微生物。查：异常的-免疫学所见--在血清中---特指的 R76.8

主要编码	附加编码	疾　病　名　称	别　名	备　注
R76.802		免疫球蛋白升高		
R76.900		血清免疫学异常所见		
R77.000		清蛋白［白蛋白］异常		
R77.100		球蛋白异常		
R77.101		高球蛋白血症		高蛋白血症编码于 E88.0
R77.200		甲胎蛋白异常		
R77.800		血浆蛋白的其他特指异常		
R77.801		D-二聚体升高		D-二聚体是纤维蛋白单体经活化因子ⅩⅢ交联后，再经纤溶酶水解所产生的一种特异性降解产物，是一个特异性的纤溶过程标记物。D-二聚体来源于纤溶酶溶解的交联纤维蛋白凝块。查：异常的-血浆--蛋白---特指的 NEC　R77.8
R77.802		M 蛋白血症		M 蛋白是浆细胞或 B 淋巴细胞单克隆恶性增殖所产生的一种大量的异常免疫球蛋白，其本质是一种免疫球蛋白或免疫球蛋白的片段。查：异常的-血浆--蛋白---特指的 NEC　R77.8
R77.803		癌胚抗原 CEA 升高		
R77.900		血浆蛋白异常		
R77.901		蛋白血症		
R78.000		血中发现酒精		
R78.100		血中发现阿片药物		
R78.200		血中发现可卡因		
R78.300		血中发现致幻剂		
R78.400		血中发现其他可能成瘾的药物		
R78.500		血中发现精神药物		
R78.600		血中发现类固醇剂		
R78.700		血中发现重金属水平异常		
R78.800		血中发现通常不出现的其他特指物质		
R78.801		血锂异常		血中发现-锂（水平异常）　R78.8
R78.900		血中发现通常不出现的物质		
R79.000		血液矿物质水平异常		
R79.800		血液化学其他特指的异常所见		
R79.801		丙酮血症		
R79.802		低尿酸血症		
R79.803		氮质血症		
R79.804		血清肉毒碱缺乏		

主要编码	附加编码	疾 病 名 称	别 名	备 注
R79.805		血气异常		
R79.900		血液化学的异常所见		
R80.x00		孤立性蛋白尿		
R80.x01		本周蛋白尿		
R80.x02		蛋白尿		
R81.x00		糖尿		
R82.000		乳糜尿		
R82.100		肌红蛋白尿		
R82.200		胆汁尿		
R82.300		血红蛋白尿		
R82.400		丙酮尿		
R82.401		酮尿		
R82.500		尿内药物、药剂和生物制剂水平升高		
R82.600		尿中主要为非药用物质的水平异常		
R82.700		尿的微生物学检查的异常所见		
R82.800		尿的细胞学和组织学检查的异常所见		
R82.900		尿的其他和未特指的异常所见		
R82.901		钙尿		
R82.902		低比重尿		
R83.000		脑脊液酶水平异常		
R83.100		脑脊液激素水平异常		
R83.200		脑脊液其他药物、药剂和生物制剂水平异常		
R83.300		脑脊液主要为非药用性物质的水平异常		
R83.400		脑脊液异常的免疫学所见		
R83.500		脑脊液异常的微生物学所见		
R83.600		脑脊液异常的细胞学所见		
R83.700		脑脊液异常的组织学所见		
R83.800		脑脊液其他异常所见		
R83.900		脑脊液异常所见		
R84.000		呼吸器官和胸腔标本的酶水平异常		
R84.100		呼吸器官和胸腔标本的激素水平异常		

主要编码	附加编码	疾 病 名 称	别　名	备　注
R84.200		呼吸器官和胸腔标本的其他药物、药剂和生物制剂水平异常		
R84.300		呼吸器官和胸腔标本的主要为非药用性物质的水平异常		
R84.400		呼吸器官和胸腔标本的异常的免疫学所见		
R84.500		呼吸器官和胸腔标本的异常的微生物学所见		
R84.600		呼吸器官和胸腔标本的异常的细胞学所见		
R84.700		呼吸器官和胸腔标本的异常的组织学所见		
R84.800		呼吸器官和胸腔标本的其他异常所见		
R84.900		呼吸器官和胸腔标本的异常所见		
R84.901		鼻分泌物异常		
R84.902		咽喉刮屑异常		
R84.903		支气管洗出物异常		
R84.904		胸水异常		
R85.000		消化器官和腹腔标本的酶水平异常		
R85.100		消化器官和腹腔标本的激素水平异常		
R85.200		消化器官和腹腔标本的其他药物、药剂和生物制剂水平异常		
R85.300		消化器官和腹腔标本的主要为非药用性物质的水平异常		
R85.400		消化器官和腹腔标本的异常的免疫学所见		
R85.500		消化器官和腹腔标本的异常的微生物学所见		
R85.600		消化器官和腹腔标本的异常的细胞学所见		
R85.700		消化器官和腹腔标本的异常的组织学所见		
R85.800		消化器官和腹腔标本的其他异常所见		
R85.900		消化器官和腹腔标本的异常所见		

主要编码	附加编码	疾 病 名 称	别 名	备 注
R85.901		唾液异常		
R85.902		腹水异常		
R86.000		男性生殖器官标本的酶水平异常		
R86.100		男性生殖器官标本的激素水平异常		
R86.200		男性生殖器官标本的其他药物、药剂和生物制剂水平异常		
R86.300		男性生殖器官标本的主要为非药用性物质的水平异常		
R86.400		男性生殖器官标本的异常的免疫学所见		
R86.500		男性生殖器官标本的异常的微生物学所见		
R86.600		男性生殖器官标本的异常的细胞学所见		
R86.700		男性生殖器官标本的异常的组织学所见		
R86.800		男性生殖器官标本的其他异常所见		
R86.900		男性生殖器官标本的异常所见		
R86.901		精子异常		
R86.902		前列腺分泌物异常		
R86.903		弱精子症		
R87.000		女性生殖器官标本的酶水平异常		
R87.100		女性生殖器官标本的激素水平异常		
R87.200		女性生殖器官标本的其他药物、药剂和生物制剂水平异常		
R87.300		女性生殖器官标本的主要为非药用性物质的水平异常		
R87.400		女性生殖器官标本的异常的免疫学所见		
R87.500		女性生殖器官标本的异常的微生物学所见		
R87.600		女性生殖器官标本的异常的细胞学所见		
R87.700		女性生殖器官标本的异常的组织学所见		
R87.800		女性生殖器官标本的其他异常所见		

主要编码	附加编码	疾 病 名 称	别 名	备 注
R87.900		女性生殖器官标本的异常所见		
R89.000		器官、系统和组织标本的酶水平异常，其他的		
R89.100		器官、系统和组织标本的激素水平异常，其他的		
R89.200		器官、系统和组织标本的其他药物、药剂和生物制剂水平异常，其他的		
R89.300		器官、系统和组织标本的主要为非药用性物质的水平异常，其他的		
R89.400		器官、系统和组织标本的异常的免疫学所见，其他的		
R89.500		器官、系统和组织标本的异常的微生物学所见，其他的		
R89.600		器官、系统和组织标本的异常的细胞学所见，其他的		
R89.700		器官、系统和组织标本的异常的组织学所见，其他的		
R89.800		器官、系统和组织标本的其他异常所见，其他的		
R89.900		器官、系统和组织标本的异常所见，其他的		
R90.000		颅内占位性病变		
R90.800		中枢神经系统诊断性影像检查的其他异常所见		
R90.801		脑超声波图异常		
R90.803		脑缺血灶		脑缺血灶就是脑部毛细血管发生堵塞后形成血管中空，血液不再流过，局部脑细胞缺氧坏死后形成的病。查：异常的-诊断性影像--中枢神经系统 NEC　R90.8
R90.804		脑软化灶		各种破坏性病变均可造成脑组织坏死软化，脑脊液充填，形成囊性软化灶。常见原因包括脑出血、脑梗死、脑炎和脑外伤。查：异常的-诊断性影像--中枢神经系统 NEC　R90.8
R90.805		垂体柄增粗		
R90.806		脊髓占位性病变		
R91.x00		肺诊断性影像检查的异常所见		
R91.x01		肺钱币形损害		
R91.x02		肺肿物		
R91.x03		肺占位性病变		

主要编码	附加编码	疾 病 名 称	别 名	备 注
R92.x00		乳房诊断性影像检查的异常所见		
R93.000		颅骨和头诊断性影像检查的异常所见，不可归类在他处者		
R93.100		心脏和冠状循环诊断性影像检查的异常所见		
R93.101		超声心动图异常		
R93.102		冠状循环诊断性影像检查异常所见		
R93.103		主动脉占位性病变		
R93.200		肝和胆道诊断性影像检查的异常所见		
R93.201		肝钙化灶		
R93.202		肝回声不均		
R93.203		肝占位性病变		
R93.204		胆囊占位性病变		
R93.205		胆管占位性病变		
R93.300		消化道其他部位诊断性影像检查的异常所见		
R93.301		胰腺影像检查异常		
R93.302		胰腺占位性病变		
R93.303		胃占位性病变		
R93.400		泌尿器官诊断性影像检查的异常所见		
R93.401		肾超声检查异常		
R93.402		肾动脉走行异常		
R93.403		肾占位性病变		
R93.404		输尿管占位性病变		
R93.405		膀胱占位性病变		
R93.500		腹部区域诊断性影像检查的异常所见（包括腹膜后腔），其他的		
R93.501		肾上腺增粗		
R93.600		肢体诊断性影像检查的异常所见		
R93.700		肌肉骨骼系统其他部位诊断性影像检查的异常所见		
R93.800		诊断性影像检查的异常所见，其他特指身体结构的		
R93.801		胸腔占位性病变		

主要编码	附加编码	疾 病 名 称	别 名	备 注
R93.802		前列腺钙化灶		
R93.803		子宫内膜增厚		
R93.804		纵隔移位		
R93.805		纵隔阴影		
R94.000		中枢神经系统功能检查的异常结果		
R94.001		脑电图异常		
R94.100		周围神经系统和特殊感觉功能检查的异常结果		
R94.101		视觉激发电位异常		
R94.102		特殊感觉功能检查异常结果		
R94.103		神经刺激反应异常		
R94.104		肌电图异常		
R94.105		眼电图异常		
R94.106		视网膜电图异常		
R94.200		肺功能检查的异常结果		
R94.201		通气功能障碍		
R94.202		中枢性低通气		
R94.203		上气道阻力综合征		
R94.204		肺活量减低		
R94.300		心血管功能检查的异常结果		
R94.301		复极综合征		早期复极综合征（early repolarization syndrome，ERS）是一种较常见的正常心电图变异。主要表现为以胸痛、胸闷、心悸为主，心电图上 ST 段抬高，酷似变异型心绞痛、心肌梗死超急性期、急性心包炎等图形，易误诊为器质性心脏病。查：异常的-心电图　R94.3
R94.302		长 QT 综合征	QT 间期延长综合征	长 QT 综合征是一种病因不明、心电图表现为 QT 间期延长，可伴 T 波及 U 波异常的一组综合征，其最主要临床表现为晕厥及猝死。本症常见于儿童和青年，常有家族史，属遗传性心脏电生理异常，但部分病例可无家族史。查：异常的-心电图　R94.3
R94.303		心电图异常		
R94.304		RR 间期延长		
R94.305		心音图异常		
R94.306		心电向量图异常		
R94.307		心内电生理学检查异常		

主要编码	附加编码	疾 病 名 称	别 名	备 注
R94.400		肾功能检查的异常结果		
R94.401		肾小球滤过率下降		
R94.402		血肌酐升高		
R94.500		肝功能检查的异常结果		
R94.600		甲状腺功能检查的异常结果		
R94.700		内分泌功能检查的异常结果，其他的		
R94.800		器官和系统的功能检查的异常结果，其他的		
R94.801		基础代谢率异常		
R94.802		逼尿肌内减弱		
R94.803		膀胱功能检查异常		
R95.x00		婴儿猝死综合征		
R96.000		瞬间死亡		
R96.100		死亡发生于症状起始后 24 小时以内，另无解释		
R98.x00		无人在场的死亡		
R99.x00		其他原因不明确和未特指原因的死亡		
R99.x01		死亡		
S00.000		头皮浅表损伤		
S00.001		头皮挫伤		
S00.002		头皮擦伤		
S00.003		头皮异物		
S00.004		头皮血肿		
S00.100		眼睑和眼周区挫伤		
S00.101		眼周区挫伤		
S00.102		额部血肿		
S00.200		眼睑和眼周区其他浅表损伤		
S00.201		眶区浅表损伤		
S00.202		眼睑血肿		
S00.300		鼻浅表损伤		
S00.302		鼻血肿		
S00.400		耳浅表损伤		
S00.401		耳郭挫伤		
S00.402		耳郭血肿		假定为创伤性，非创伤性的编码为 H61.1
S00.403		鼓室挫伤		
S00.404		鼓膜挫伤		

主要编码	附加编码	疾 病 名 称	别 名	备 注
S00.500		唇和口腔浅表损伤		
S00.501		口腔浅表损伤		
S00.700		头部多处浅表损伤		
S00.800		头部其他部位的浅表损伤		
S00.801		面部软组织挫伤		
S00.802		面部擦伤		
S00.803		面部挫伤		
S00.804		面部浅表异物		
S00.900		头部的浅表损伤		
S01.000		头皮开放性伤口		
S01.001		头皮裂伤		
S01.100		眼睑和眼周区开放性伤口		
S01.101		眼睑裂伤		
S01.102		开放性眼睑异物		假定为创伤性，若为陈旧性，编码于 H02.8，若为经腔口进入，编码于 T15.1
S01.103		眶部裂伤		
S01.200		鼻开放性伤口		
S01.300		耳开放性伤口		
S01.301		开放性外耳道损伤		
S01.302		开放性耳后损伤伴异物		
S01.400		颊和颞下颌区开放性伤口		
S01.401		开放性颞下颌损伤		
S01.500		唇和口腔开放性伤口		
S01.501		舌裂伤		
S01.502		开放性舌部损伤		
S01.503		牙龈裂伤		
S01.504		开放性唇部损伤		
S01.505		软腭穿通伤		
S01.506		唇裂伤		
S01.700		头部多处开放性伤口		
S01.800		头部其他部位的开放性伤口		
S01.801		开放性颅内异物		
S01.802		面部裂伤		
S01.803		开放性面部损伤		
S01.804		开放性腮腺管断裂		
S01.900		头部的开放性伤口		
S02.000		颅骨穹隆骨折		

主要编码	附加编码	疾 病 名 称	别 名	备 注
S02. 001		额骨骨折		
S02. 002		顶骨骨折		
S02. 011		开放性额骨骨折		
S02. 012		开放性顶骨骨折		
S02. 100		颅底骨骨折		
S02. 101		枕骨骨折		
S02. 102		颞骨骨折		
S02. 103		筛窦骨折		
S02. 111		开放性颅底骨骨折		
S02. 112		开放性枕骨骨折		
S02. 113		开放性颞骨骨折		
S02. 114		开放性筛窦骨折		
S02. 200		鼻骨骨折		
S02. 211		开放性鼻骨骨折		
S02. 300		眶底骨折		
S02. 311		开放性眶底骨折		
S02. 400		颧骨和上颌骨骨折		
S02. 401		颧骨骨折		
S02. 411		开放性上颌骨骨折		
S02. 412		开放性颧骨骨折		
S02. 500		牙折断		
S02. 501		创伤性牙齿脱落		
S02. 600		下颌骨骨折		
S02. 611		开放性下颌骨骨折		
S02. 700		累及颅骨和面骨的多处骨折		
S02. 701		多发性面骨骨折		
S02. 711		开放性多发性面骨骨折		
S02. 712		开放性多发性颅骨骨折		
S02. 800		颅骨和面骨骨折，其他的		
S02. 801		眶骨骨折		
S02. 802		牙槽骨骨折		
S02. 803		腭骨折		
S02. 810		特指开放性颅骨和面骨骨折		
S02. 811		开放性眶骨骨折		
S02. 812		开放性牙槽骨骨折		
S02. 813		开放性腭骨折		

主要编码	附加编码	疾 病 名 称	别 名	备 注
S02.900		颅骨和面骨骨折		
S02.901		面骨骨折		
S02.902		颅骨凹陷性骨折		
S02.911		开放性颅骨骨折		
S02.912		开放性面骨骨折		
S03.000		颌关节脱位		
S03.100		鼻中隔软骨脱位		
S03.200		牙脱位		
S03.300		头部其他和未特指部位的脱位		
S03.301		头部脱位		
S03.400		颌关节扭伤和劳损		
S03.500		头部其他和未特指部位关节和韧带扭伤和劳损		
S03.501		头部关节和韧带扭伤和劳损		
S04.000		视神经和视路损伤		
S04.100		动眼神经损伤		
S04.200		滑车神经损伤		
S04.300		三叉神经损伤		
S04.400		展神经损伤		
S04.500		面神经损伤		
S04.501		面神经断裂		
S04.502		眶下神经损伤		眶下神经为上颌神经本干的延续，眶下裂入眶，行经眶下沟、眶下管，再经眶下孔出眶，分布于眼睑鼻外侧部，上唇和颊部皮肤，在沿途发出上牙槽中支和前支
S04.600		听神经损伤		
S04.700		副神经损伤		
S04.800		脑神经损伤，其他的		
S04.801		舌下神经损伤		舌下神经又称第十二神经，为躯体运动神经。起核是舌下神经核，纤维由延髓的前外侧沟出脑，经舌下神经管出颅腔。舌下神经支配全部舌内肌和舌外肌
S04.802		嗅神经损伤		嗅神经又称第一神经，为特殊内脏感觉神经，始于鼻腔的嗅黏膜由鼻中隔上部和上鼻甲黏膜内的嗅细胞的中枢支聚集成15~20条嗅丝，即嗅神经穿筛孔进入颅前窝，终于嗅球。嗅神经受损会出现嗅觉障碍，脑脊液亦可流入鼻腔
S04.803		舌咽神经损伤		舌咽神经又称第九神经，是混合神经，分支有鼓室神经、颈动脉窦支、舌支、咽支、茎突咽肌支、扁桃体支

主要编码	附加编码	疾 病 名 称	别 名	备 注
S04.804		迷走神经损伤		迷走神经又称第十神经，为混合神经
S04.900		脑神经损伤		
S05.000		结合膜损伤和角膜擦伤，未提及异物		
S05.001		角膜擦伤		
S05.002		角膜磨损		
S05.100		眼球和眶组织挫伤		
S05.101		眼眶挫伤		
S05.102		创伤性前房积血		
S05.103		晶状体挫伤		
S05.104		巩膜挫伤		
S05.200		眼撕裂伤和破裂伴有眼内组织脱出或缺失		
S05.201		角膜穿通伤伴虹膜嵌顿		眼组织的部分穿透不能分类于穿通伤，穿通伤只有眼眶和眼球，对于角膜应该认为是裂伤
S05.202		角膜穿通伤伴虹膜脱垂		
S05.203		角膜穿通伤伴晶状体嵌顿		
S05.204		角膜穿通伤伴玻璃体嵌顿		
S05.205		创伤性虹膜脱垂		
S05.206		创伤性虹膜嵌顿		
S05.207		创伤性虹膜疝		
S05.208		创伤性睫状体脱垂		
S05.209		创伤性玻璃体脱垂		
S05.210		创伤性玻璃体疝		
S05.300		眼撕裂伤不伴有眼内组织脱出或缺失		
S05.301		角膜裂伤		
S05.302		角膜全层裂伤		
S05.303		虹膜裂伤		
S05.304		巩膜裂伤		
S05.305		睫状体裂伤		
S05.400		眶贯通伤伴有或不伴有异物		
S05.401		眶穿通伤		
S05.500		眼球贯通伤伴有异物		
S05.600		眼球贯通伤不伴有异物		
S05.601		角膜穿通伤		
S05.602		虹膜穿通伤		

主要编码	附加编码	疾 病 名 称	别 名	备 注
S05.603		晶状体穿通伤		
S05.604		巩膜穿通伤		穿通伤和穿孔的编码不同
S05.605		视网膜穿通伤		
S05.700		眼撕脱伤		
S05.800		眼和眶其他损伤		
S05.801		眼震荡		
S05.802		眼挫伤		
S05.803		角膜损伤		
S05.804		虹膜损伤		
S05.805		晶状体损伤		
S05.806		创伤性晶状体脱位		如果是陈旧性的情况则编码于 H27.1
S05.807		巩膜损伤		
S05.808		视网膜震荡		
S05.809		视网膜损伤		
S05.810		泪小管裂伤		
S05.811		泪管损伤		
S05.812		冲击波性失明		
S05.900		眼和眶的损伤		
S05.901		眼损伤		
S05.902		创伤性失明		
S05.903		玻璃体损伤		
S06.000		脑震荡		
S06.100		创伤性大脑水肿		
S06.200		弥散性脑损伤		
S06.201		脑干挫伤		
S06.202		脑挫伤		
S06.203		大脑撕裂伤		
S06.204		创伤性脑疝		脑疝是由于颅脑损伤、颅内肿瘤、颅内炎症等原因引起颅内压不断增高，其自动调节机制失代偿，部分脑组织从压力较高向压力低的地方移位，通过正常生理孔道而疝出，压迫脑干和相邻的重要血管和神经，出现特有的临床表现并危及生命。查：压迫-脑（干）--创伤性　S06.2
S06.205		创伤性脑受压		
S06.206		弥漫性轴索损伤		
S06.211		开放性脑挫伤		
S06.300		局部脑损伤		

主要编码	附加编码	疾 病 名 称	别 名	备 注
S06.301		创伤性脑局灶出血		
S06.302		创伤性脑血肿		
S06.310		开放性局灶性脑损伤		
S06.400		硬膜外出血		
S06.401		创伤性闭合性硬膜外血肿		
S06.410		开放性硬膜外出血		
S06.500		创伤性硬膜下出血		
S06.501		创伤性急性硬膜下出血		
S06.502		创伤性慢性硬膜下血肿		
S06.510		开放性硬膜下出血		
S06.600		创伤性蛛网膜下出血		
S06.610		开放性蛛网膜下隙出血		
S06.700		颅内损伤伴有延长的昏迷		
S06.710		开放性颅内损伤伴长时间昏迷		
S06.800		颅内损伤，其他的		
S06.801		创伤性小脑出血		
S06.802		创伤性脑出血		
S06.803		创伤性脑干出血		
S06.804		创伤性颅内出血		
S06.805		创伤性颅内海绵窦损伤		海绵窦位于蝶鞍两侧硬脑膜的外侧，围绕颈内动脉的粗细不等的静脉丛。相邻的静脉管相互黏着形成小梁样结构，将其腔隙分隔成许多相互交通的小腔，状如海绵而得名，左右各一。查：损伤-颅内--特指的 S06.8
S06.811		开放性脑出血		
S06.812		开放性脑干出血		
S06.813		开放性小脑出血		
S06.814		开放性颅内出血		
S06.900		颅内损伤		
S06.901		脑干损伤		
S06.910		开放性颅内损伤		
S06.911		开放性脑干损伤		
S06.912		开放性颅内海绵窦损伤		
S07.000		面部挤压伤		
S07.100		颅骨挤压伤		
S07.800		头部其他部位的挤压伤		
S07.900		头部挤压伤		

主要编码	附加编码	疾 病 名 称	别 名	备 注
S08.000		头皮撕脱		
S08.100		耳创伤性切断		
S08.800		头部其他部位的创伤性切断		
S08.801		创伤性鼻切断		
S08.900		头部的创伤性切断		
S09.000		头部血管损伤，不可归类在他处者		
S09.100		头部肌肉和肌腱损伤		
S09.101		头部肌腱损伤		
S09.200		耳鼓膜创伤性破裂		
S09.700		头部多处损伤		
S09.800		头部其他特指的损伤		
S09.801		创伤性鼻中隔血肿		
S09.900		头部的损伤		
S09.901		面部损伤		
S09.902		眉部损伤		
S09.903		鼻损伤		
S09.904		耳损伤		
S09.905		耳郭损伤		
S09.906		舌损伤		
S09.907		唾液腺损伤		
S10.000		咽喉挫伤		
S10.001		喉挫伤		
S10.002		声带挫伤		
S10.003		颈部食管挫伤		
S10.004		气管挫伤		
S10.100		咽喉其他和未特指的浅表损伤		
S10.101		咽血肿		
S10.102		咽喉浅表损伤		
S10.700		颈部多处浅表损伤		
S10.800		颈部其他部位的浅表损伤		
S10.801		会厌浅表损伤		
S10.900		颈部的浅表损伤		
S10.901		颈部挫伤		
S10.902		颈部异物		
S11.000		颈部开放性伤口累及喉和气管		
S11.001		开放性气管损伤		

主要编码	附加编码	疾　病　名　称	别　名	备　注
S11. 002		开放性喉损伤		
S11. 003		开放性颈部气管断裂		
S11. 004		喉气管贯通伤		
S11. 100		颈部开放性伤口累及甲状腺		
S11. 200		颈部开放性伤口累及咽和颈部食管		
S11. 201		开放性咽部损伤		
S11. 202		开放性颈部食管损伤		
S11. 700		颈部多处开放性伤口		
S11. 800		颈部其他部位的开放性伤口		
S11. 900		颈部的开放性伤口		
S12. 000		第一颈椎骨折		
S12. 010		开放性第一颈椎骨折		第一颈椎又称寰椎，呈环形，由前弓、后弓和侧块构成，无椎体、棘突和关节突。查：骨折-椎骨--颈椎---第一（寰椎）S12. 0
S12. 100		第二颈椎骨折		
S12. 110		开放性第二颈椎骨折		第二颈椎又称枢椎，特点是椎体向上伸出一指状突起，称齿突，与寰椎的齿突凹相关节。查：骨折-椎骨--颈椎---第二（枢椎）S12. 1
S12. 200		颈椎的骨折，其他特指的		
S12. 210		开放性特指颈椎骨折		
S12. 700		颈椎多处骨折		
S12. 710		开放性多发性颈椎骨折		
S12. 800		颈部其他部位的骨折		
S12. 801		喉软骨断裂		
S12. 802		甲状软骨断裂		
S12. 803		舌骨断裂		
S12. 804		环状软骨断裂		
S12. 805		气管软骨断裂		
S12. 810		开放性颈部特指部位骨折		
S12. 811		开放性喉软骨断裂		
S12. 812		开放性甲状软骨断裂		
S12. 813		开放性舌骨断裂		
S12. 814		开放性环状软骨断裂		
S12. 815		开放性气管软骨断裂		
S12. 900		颈部的骨折		

主要编码	附加编码	疾 病 名 称	别 名	备 注
S12.910		开放性颈椎骨折		
S13.000		颈椎间盘创伤性破裂		
S13.100		颈椎脱位		
S13.101		颈椎半脱位		
S13.102		寰枢椎半脱位		
S13.103		寰枢椎脱位		
S13.104		枢椎脱位		
S13.200		颈部其他和未特指部位的脱位		
S13.201		颈部脱位		
S13.202		环杓关节脱位		
S13.203		环甲软骨关节脱位		
S13.300		颈部多发性脱位		
S13.400		颈椎扭伤和劳损		
S13.401		挥鞭伤		挥鞭伤定义为由后方或侧方撞击所致的颈部加速减速机制所造成的骨或软组织损伤
S13.402		颈部韧带扭伤		
S13.403		寰枢关节扭伤		
S13.500		甲状腺区扭伤和劳损		
S13.501		甲状软骨扭伤		
S13.502		环杓关节扭伤		
S13.600		颈部其他和未特指部位关节和韧带扭伤和劳损		
S13.601		颈部扭伤		
S14.000		颈部脊髓震荡和水肿		
S14.001		颈部脊髓水肿		
S14.002		颈部脊髓震荡		
S14.100		颈部脊髓其他和未特指的损伤		
S14.101		颈部脊髓损伤		
S14.200		颈椎棘突神经根的损伤		
S14.300		臂丛损伤		
S14.400		颈部周围神经损伤		
S14.500		颈部交感神经损伤		
S14.600		颈部其他和未特指神经的损伤		
S14.601		颈部神经损伤		
S15.000		颈动脉损伤		
S15.001		颈内动脉裂伤		
S15.002		颈总动脉裂伤		

主要编码	附加编码	疾 病 名 称	别 名	备 注
S15.003		颈外动脉裂伤		
S15.004		创伤性颈动脉瘤		
S15.005		创伤性颈动脉海绵窦瘘		此处按近期创伤编码，若是陈旧性，则编码于 I77.0
S15.100		椎动脉损伤		
S15.200		颈外静脉损伤		
S15.300		颈内静脉损伤		
S15.301		颈内静脉断裂		
S15.700		在颈水平的多处血管损伤		
S15.800		在颈水平的其他血管损伤		
S15.801		创伤性颈动静脉瘘		
S15.900		在颈水平的血管损伤		
S16.x00		在颈水平的肌肉和肌腱损伤		
S17.000		喉和气管挤压伤		
S17.001		气管挤压伤		
S17.800		颈部其他部位的挤压伤		
S17.801		咽喉挤压伤		
S17.900		颈部挤压伤		
S18.x00		在颈水平的创伤性切断		
S19.700		颈部多处损伤		
S19.800		颈部其他特指的损伤		
S19.801		咽喉损伤		
S19.802		喉损伤		
S19.900		颈部损伤		
S20.000		乳房挫伤		
S20.100		乳房其他和未特指的浅表损伤		
S20.101		乳房浅表损伤		
S20.200		胸部挫伤		
S20.201		胸壁挫伤		
S20.202		肩胛间区挫伤		
S20.300		胸前壁其他浅表损伤		
S20.301		胸部皮肤擦伤		
S20.400		胸后壁其他浅表损伤		
S20.700		胸部多处浅表损伤		
S20.800		胸部其他和未特指部位的浅表损伤		
S20.801		胸壁浅表损伤		

主要编码	附加编码	疾 病 名 称	别　名	备　注
S20.802		胸部浅表损伤		
S20.803		胸壁擦伤		
S21.000		乳房开放性伤口		
S21.100		胸前壁开放性伤口		
S21.101		开放性肋部前壁损伤		
S21.200		胸后壁开放性伤口		
S21.201		开放性胸后壁损伤		
S21.202		开放性肋后壁损伤		
S21.203		开放性肩胛间区损伤		
S21.700		胸壁多处开放性伤口		
S21.800		胸部其他部位的开放性伤口		
S21.900		胸部的开放性伤口		
S21.901		开放性胸部损伤		
S22.000		胸椎骨折		
S22.010		开放性胸椎骨折		
S22.100		胸椎多处骨折		
S22.110		开放性多发性胸椎骨折		
S22.200		胸骨骨折		
S22.210		开放性胸骨骨折		
S22.300		肋骨骨折		
S22.310		开放性肋骨骨折		
S22.400		肋骨多处骨折		
S22.410		开放性多发性肋骨骨折		
S22.500		连枷胸		
S22.800		骨性胸廓其他部位的骨折		
S22.810		开放性胸廓特指部位骨折		
S22.900		骨性胸廓的骨折		
S22.910		开放性胸廓骨折		
S23.000		胸椎间盘创伤性破裂		
S23.100		胸椎脱位		
S23.101		创伤性胸椎间盘突出		
S23.200		胸部其他和未特指部位的脱位		
S23.201		气管脱位		
S23.202		肋软骨脱位		
S23.203		胸骨脱位		
S23.300		胸椎扭伤和劳损		

主要编码	附加编码	疾 病 名 称	别 名	备 注
S23.400		肋骨和胸骨扭伤和劳损		
S23.401		胸骨扭伤和劳损		
S23.500		胸部其他和未特指部位的扭伤和劳损		
S23.501		胸部扭伤		
S24.000		胸部脊髓震荡和水肿		
S24.001		胸部脊髓水肿		
S24.100		胸部脊髓其他和未特指的损伤		
S24.101		胸部脊髓损伤		
S24.200		胸椎神经根损伤		
S24.300		胸部周围神经损伤		
S24.400		胸部交感神经损伤		
S24.500		胸部其他神经的损伤		
S24.600		胸部神经的损伤		
S25.000		胸主动脉损伤		
S25.001		创伤性胸主动脉瘤		
S25.100		无名动脉或锁骨下动脉损伤		
S25.101		锁骨下动脉损伤		
S25.200		上腔静脉损伤		
S25.201		创伤性上腔静脉破裂		
S25.300		无名静脉或锁骨下静脉损伤		
S25.301		锁骨下静脉损伤		
S25.400		肺血管损伤		
S25.401		创伤性肺动脉破裂		
S25.500		肋间血管损伤		
S25.501		创伤性肋间动脉破裂		
S25.700		胸部多处血管损伤		
S25.800		胸部其他血管的损伤		
S25.801		奇静脉损伤		
S25.802		创伤性乳房动脉破裂		
S25.900		胸部血管的损伤		
S26.000		伴有心包积血的心脏损伤		
S26.010		开放性心包积血		
S26.800		心脏其他损伤		
S26.801		创伤性心包破裂		
S26.810		开放性心脏特指损伤		
S26.811		开放性心脏穿通伤		

主要编码	附加编码	疾 病 名 称	别 名	备 注
S26.812		开放性心脏破裂		
S26.813		心脏异物		
S26.900		心脏损伤		
S26.910		开放性心脏损伤		
S27.000		创伤性气胸		
S27.010		开放性气胸		
S27.100		创伤性血胸		
S27.110		开放性血胸		
S27.200		创伤性血气胸		
S27.210		开放性血气胸		
S27.300		肺的其他损伤		
S27.301		肺挫伤		
S27.302		创伤性肺破裂		
S27.303		创伤性肺韧带撕裂		
S27.310		开放性肺特指损伤		
S27.311		开放性肺破裂		
S27.312		开放性肺内异物		
S27.313		肺穿透伤		
S27.400		支气管损伤		
S27.401		创伤性支气管断裂		
S27.410		开放性支气管损伤		
S27.500		胸部气管损伤		
S27.501		创伤性胸部气管破裂		
S27.510		开放性胸部气管损伤		
S27.600		胸膜损伤		
S27.610		开放性胸膜损伤		
S27.700		胸内器官多处损伤		
S27.710		开放性胸内器官多处损伤		
S27.800		胸内器官损伤，其他特指的		
S27.801		食管黏膜擦伤		
S27.802		胸部食管损伤		
S27.803		贲门损伤		
S27.804		创伤性膈破裂		
S27.805		创伤性膈疝		
S27.806		胸部淋巴管损伤		
S27.807		胸腺损伤		

主要编码	附加编码	疾 病 名 称	别 名	备 注
S27.808		创伤性胸腔积液		
S27.810		开放性特指胸内器官损伤		
S27.811		食管异物穿孔		
S27.812		开放性膈破裂		
S27.900		胸内器官的损伤		
S27.910		开放性胸腔异物		
S28.000		胸部挤压伤		
S28.100		胸的部分创伤性切断		
S29.000		在胸水平的肌肉和肌腱损伤		
S29.700		胸部多处损伤		
S29.800		胸部其他特指的损伤		
S29.900		胸部损伤		
S30.000		下背和骨盆挫伤		
S30.001		腰背部挫伤		
S30.002		骶尾部挫伤		
S30.003		臀部挫伤		
S30.100		腹壁挫伤		
S30.101		创伤性髂部血肿		
S30.102		创伤性髂腰肌血肿		
S30.104		腹股沟挫伤		
S30.200		外生殖器挫伤		
S30.201		创伤性会阴血肿		
S30.202		创伤性阴囊血肿		
S30.203		创伤性附睾血肿		
S30.205		阴囊挫伤		
S30.206		阴茎挫伤		
S30.207		阴道挫伤		
S30.208		睾丸挫伤		
S30.700		腹部、下背和骨盆多处浅表损伤		
S30.800		腹部、下背和骨盆其他的浅表损伤		
S30.801		腹壁浅表异物		
S30.900		腹部、下背和骨盆的浅表损伤		
S31.000		下背和骨盆开放性伤口		
S31.001		创伤性会阴裂伤		
S31.002		腰背部皮肤撕脱伤		

主要编码	附加编码	疾 病 名 称	别 名	备 注
S31.003		开放性会阴损伤		
S31.004		开放性臀部损伤		
S31.005		开放性腰背部损伤		
S31.006		臀部异物		
S31.100		腹壁开放性伤口		
S31.101		开放性季肋部损伤		
S31.102		开放性腹股沟损伤		
S31.200		阴茎开放性伤口		
S31.300		阴囊和睾丸开放性伤口		
S31.301		开放性睾丸损伤		
S31.400		阴道和外阴开放性伤口		
S31.401		创伤性外阴裂伤		
S31.402		处女膜裂伤		
S31.500		外生殖器的开放性伤口，其他和未特指的		
S31.501		开放性外生殖器损伤		
S31.700		腹部、下背和骨盆多处开放性伤口		
S31.800		腹部其他和未特指部位的开放性伤口		
S31.801		开放性腹部损伤		
S31.802		开放性腹部异物		
S31.803		阴道直肠贯通伤		
S31.804		创伤性肛括约肌裂伤		
S31.805		创伤性肛门裂伤		
S32.000		腰椎骨折		
S32.010		开放性腰椎骨折		
S32.100		骶骨骨折		
S32.110		开放性骶骨骨折		
S32.200		尾骨骨折		
S32.210		开放性尾骨骨折		
S32.300		髂骨骨折		
S32.310		开放性髂骨骨折		
S32.400		髋臼骨折		
S32.410		开放性髋臼骨折		
S32.500		耻骨骨折		
S32.510		开放性耻骨骨折		

主要编码	附加编码	疾 病 名 称	别 名	备 注
S32.700		腰椎和骨盆多处骨折		
S32.701		多发性骨盆骨折		
S32.702		多发性腰椎骨折		
S32.710		开放性腰椎和骨盆多处骨折		
S32.711		开放性多发性骨盆骨折		
S32.712		开放性多发性腰椎骨折		
S32.800		腰椎和骨盆其他和未特指部位的骨折		
S32.801		坐骨骨折		
S32.802		骨盆骨折		
S32.803		腰骶部脊柱骨折		
S32.810		开放性腰椎和骨盆特指部位骨折		
S32.811		开放性坐骨骨折		
S32.812		开放性骨盆骨折		
S32.813		开放性腰骶部脊柱骨折		
S33.000		腰椎间盘创伤性破裂		
S33.100		腰椎脱位		
S33.200		骶髂关节和骶尾关节脱位		
S33.201		骶尾关节脱位		
S33.300		腰椎和骨盆其他和未特指部位的脱位		
S33.301		腰椎和骨盆脱位		
S33.400		耻骨联合创伤性破裂		
S33.500		腰椎扭伤和劳损		
S33.501		腰部扭伤		
S33.502		腰椎扭伤		
S33.600		骶髂关节扭伤和劳损		
S33.601		骶部关节扭伤		
S33.700		腰椎和骨盆其他和未特指部位的扭伤和劳损		
S33.701		骶髂区扭伤		
S33.702		耻骨联合扭伤		
S33.703		腰椎和骨盆部位的扭伤和劳损		
S34.000		腰部脊髓震荡和水肿		
S34.001		腰部脊髓水肿		
S34.100		腰部脊髓其他损伤		
S34.200		腰骶神经根损伤		

主要编码	附加编码	疾　病　名　称	别　名	备　注
S34.300		马尾损伤		
S34.400		腰骶丛损伤		
S34.500		腰部、骶部和骨盆交感神经损伤		
S34.501		腹腔丛损伤		
S34.502		腹下丛损伤		
S34.503		肠系膜丛损伤		
S34.504		内脏神经损伤		
S34.600		腹部、下背和骨盆周围神经损伤		
S34.601		下背周围神经损伤		
S34.602		骨盆周围神经损伤		
S34.800		在腹、下背和骨盆水平的其他和未特指神经的损伤		
S34.801		腹部神经损伤		
S34.802		下背神经损伤		
S34.803		骨盆神经损伤		
S35.000		腹主动脉损伤		
S35.001		创伤性腹主动脉瘤		
S35.100		下腔静脉损伤		
S35.101		创伤性下腔静脉破裂		
S35.102		创伤性肝静脉破裂		
S35.200		腹腔或肠系膜动脉损伤		
S35.201		肠系膜动脉损伤		
S35.202		胃动脉损伤		
S35.203		创伤性胃动脉破裂		
S35.204		创伤性肝动脉破裂		
S35.205		创伤性脾动脉破裂		
S35.300		门静脉或脾静脉损伤		
S35.301		创伤性肠系膜静脉破裂		
S35.302		创伤性脾静脉破裂		
S35.400		肾血管损伤		
S35.401		创伤性肾静脉破裂		
S35.402		创伤性肾动脉破裂		
S35.500		髂血管损伤		
S35.501		创伤性髂动脉破裂		
S35.502		创伤性髂静脉破裂		

主要编码	附加编码	疾 病 名 称	别 名	备 注
S35.503		创伤性子宫动静脉破裂		
S35.700		在腹、下背和骨盆水平的多处血管损伤		
S35.701		腹部多处血管损伤		
S35.800		在腹、下背和骨盆水平的其他血管损伤		
S35.801		卵巢动静脉损伤		
S35.900		在腹、下背和骨盆水平的血管的损伤		
S35.901		下背血管损伤		
S35.902		骨盆血管损伤		
S35.903		创伤性肠系膜血管损伤		
S36.000		脾损伤		
S36.001		创伤性脾血肿		
S36.002		创伤性脾破裂		
S36.011		开放性脾破裂		
S36.100		肝或胆囊损伤		
S36.101		胆囊损伤		
S36.102		创伤性肝破裂		
S36.103		创伤性胆总管破裂		
S36.110		开放性肝破裂		
S36.111		开放性胆囊损伤		
S36.112		开放性胆管损伤		
S36.113		开放性胆总管损伤		
S36.200		胰损伤		
S36.201		创伤性胰腺破裂		
S36.202		胰腺包膜撕裂		
S36.210		开放性胰损伤		
S36.300		胃损伤		
S36.301		创伤性胃破裂		
S36.310		开放性胃破裂		
S36.400		小肠损伤		
S36.401		创伤性十二指肠破裂		
S36.402		创伤性空肠破裂		
S36.403		创伤性回肠破裂		
S36.404		创伤性小肠破裂		
S36.405		十二指肠损伤		

主要编码	附加编码	疾 病 名 称	别 名	备 注
S36.411		开放性小肠破裂		
S36.412		开放性十二指肠破裂		
S36.413		开放性空肠破裂		
S36.414		开放性回肠破裂		
S36.500		结肠损伤		
S36.501		创伤性结肠破裂		
S36.511		开放性结肠破裂		
S36.600		直肠损伤		
S36.601		创伤性直肠破裂		
S36.611		开放性直肠破裂		
S36.700		多个腹内器官损伤		
S36.701		创伤性腹内多器官破裂		
S36.800		腹内器官损伤，其他的		
S36.801		腹膜损伤		
S36.802		肠系膜裂伤		
S36.803		创伤性腹膜后血肿		
S36.810		开放性特指腹内器官损伤		
S36.811		开放性肠系膜血肿		
S36.812		开放性肠系膜裂伤		
S36.813		开放性腹膜后血肿		
S36.814		开放性大网膜破裂		
S36.900		腹内器官的损伤		
S36.901		创伤性肠破裂		
S36.910		开放性腹内器官损伤		
S37.000		肾损伤		
S37.001		创伤性肾破裂		
S37.002		肾挫伤		
S37.003		创伤性肾血肿		
S37.004		创伤性肾周血肿		
S37.010		开放性肾损伤		
S37.011		开放性肾破裂		
S37.100		输尿管损伤		
S37.101		创伤性输尿管断裂		
S37.111		开放性输尿管断裂		
S37.200		膀胱损伤		
S37.201		创伤性膀胱破裂		

主要编码	附加编码	疾 病 名 称	别 名	备 注
S37.211		开放性膀胱破裂		
S37.300		尿道损伤		
S37.301		创伤性尿道断裂		
S37.302		尿道挫伤		
S37.303		尿道损伤伴狭窄		
S37.310		开放性尿道损伤		
S37.400		卵巢损伤		
S37.410		开放性卵巢损伤		
S37.500		输卵管损伤		
S37.510		开放性输卵管损伤		
S37.600		子宫损伤		
S37.601		创伤性宫颈裂伤		
S37.602		创伤性子宫穿孔		
S37.610		开放性子宫损伤		
S37.700		多个盆腔器官损伤		
S37.710		开放性盆腔多个器官损伤		
S37.800		盆腔器官损伤，其他的		
S37.801		输精管损伤		
S37.802		精囊损伤		
S37.803		肾上腺损伤		
S37.804		前列腺损伤		
S37.810		开放性特指盆腔器官损伤		
S37.811		开放性输精管损伤		
S37.812		开放性精囊损伤		
S37.813		开放性肾上腺损伤		
S37.814		开放性前列腺损伤		
S37.900		盆腔器官的损伤		
S37.910		开放性盆腔器官损伤		
S38.000		外生殖器挤压伤		
S38.001		阴茎挤压伤		
S38.100		腹部、下背和骨盆其他和未特指部位的挤压伤		
S38.101		腹部、下背和骨盆挤压伤		
S38.200		外生殖器创伤性切断		
S38.300		腹部、下背和骨盆其他和未特指部位的创伤性切断		
S38.301		创伤性腹背部切断		

主要编码	附加编码	疾 病 名 称	别 名	备 注
S38.302		创伤性下背切断		
S38.303		创伤性骨盆切断		
S39.000		腹部、下背和骨盆肌肉和肌腱损伤		
S39.001		腹直肌断裂		
S39.002		开放性腰大肌断裂		
S39.003		下背部软组织损伤		
S39.004		骨盆软组织损伤		
S39.600		腹内器官伴有盆腔器官的损伤		
S39.700		腹部、下背和骨盆其他多处损伤		
S39.800		腹部、下背和骨盆其他特指的损伤		
S39.900		腹部、下背和骨盆损伤		
S39.901		处女膜损伤		
S39.902		阴道损伤		
S39.903		会阴损伤		
S39.904		阴茎损伤		
S39.905		肛门损伤		
S39.906		腰部损伤		
S39.907		腹部损伤		
S39.908		盆腔损伤		
S39.909		腹部金属异物		
S39.910		腰部软组织损伤		
S39.911		腹壁软组织损伤		
S39.912		臀部软组织损伤		
S40.000		肩和上臂挫伤		
S40.001		上臂挫伤		
S40.700		肩和上臂多处浅表损伤		
S40.701		肩臂多处挫伤		
S40.800		肩和上臂其他浅表损伤		
S40.900		肩和上臂的浅表损伤		
S41.000		肩开放性伤口		
S41.100		上臂开放性伤口		
S41.700		肩和上臂多处开放性伤口		
S41.800		肩胛带其他和未特指部位的开放性伤口		
S41.801		开放性肩胛区损伤		

主要编码	附加编码	疾 病 名 称	别　　名	备　　注
S41. 802		开放性肩带损伤		
S42. 000		锁骨骨折		
S42. 010		开放性锁骨骨折		
S42. 100		肩胛骨骨折		
S42. 110		开放性肩胛骨骨折		
S42. 200		肱骨上端骨折		
S42. 202		肱骨外科颈骨折		肱骨外科颈位于解剖颈下 2～3cm，胸大肌止点以上，此处由松质骨向密质骨过渡且稍细，是解剖上的薄弱环节，骨折较为常见，移位多较严重，局部出血较多
S42. 203		肱骨头骨折		肱骨头骨折属于关节内骨折，临床上较为少见，但其治疗较为复杂。骨折－肱骨－－近端　S42.2
S42. 210		开放性肱骨上端骨折		
S42. 300		肱骨干骨折		
S42. 301		肱骨骨折		
S42. 310		开放性肱骨干骨折		
S42. 311		开放性肱骨骨折		
S42. 400		肱骨下端骨折		
S42. 401		肱骨髁上骨折		肱骨髁上骨折系指肱骨远端内外髁上方的骨折。占肘部骨折的 30%～40%，以儿童为多见，多发年龄为 5～12 岁
S42. 402		肱骨外髁骨折		
S42. 403		肱骨髁间骨折		肱骨髁间骨折是肘关节的一种严重损伤，好发于青壮年人。骨折常呈粉碎性，闭合复位困难，开放复位缺乏有效的内固定从而造成肘关节功能障碍、骨不连或畸形愈合者并不少见，严重影响肘关节功能
S42. 404		肱骨内髁骨折		
S42. 410		开放性肱骨下端骨折		
S42. 700		锁骨、肩胛骨和肱骨多处骨折		
S42. 710		开放性锁骨、肩胛骨和肱骨多处骨折		
S42. 800		肩和上臂其他部位的骨折		
S42. 810		开放性肩和上臂特指部位骨折		
S42. 900		肩胛带的骨折		
S42. 910		开放性肩骨折		
S43. 000		肩关节脱位		广义的肩关节除盂肱关节，还包括肩锁关节、胸锁关节、肩胛骨胸壁间连接、肩峰下结构（第二肩关节）以及喙锁间连接等部分

主要编码	附加编码	疾 病 名 称	别 名	备 注
S43.001		肩关节半脱位		
S43.002		盂肱关节脱位		狭义的肩关节即盂肱关节,是肱骨头与肩胛骨盂臼之间的滑膜性联接,包括半球形肱骨关节面和骨与软组织的臼。该关节的表面运动主要是旋转
S43.100		肩锁关节脱位		
S43.200		胸锁关节脱位		
S43.300		肩胛带其他和未特指部位的脱位		
S43.301		肩胛骨脱位		
S43.302		肩胛带脱位		
S43.400		肩关节扭伤和劳损		
S43.401		肩关节劳损		
S43.500		肩锁关节扭伤和劳损		
S43.501		肩锁韧带损伤		
S43.600		胸锁关节扭伤和劳损		
S43.601		胸锁关节扭伤		
S43.700		肩胛带其他和未特指部位的扭伤和劳损		
S43.701		肩胛带扭伤		
S44.000		在上臂水平的尺神经损伤		
S44.100		在上臂水平的正中神经损伤		
S44.101		上臂正中神经断裂		
S44.200		在上臂水平的桡神经损伤		
S44.300		腋神经损伤		
S44.400		肌皮神经损伤		
S44.500		在肩和上臂水平的皮感觉神经损伤		
S44.501		上臂皮感觉神经损伤		
S44.700		在肩和上臂水平的多神经损伤		
S44.701		上臂多发神经损伤		
S44.800		在肩和上臂水平的其他神经损伤		
S44.900		在肩和上臂水平神经的损伤		
S44.901		上臂神经损伤		
S45.000		腋动脉损伤		
S45.001		创伤性腋动脉破裂		
S45.100		肱动脉损伤		

主要编码	附加编码	疾病名称	别名	备注
S45.101		创伤性肱动脉损伤		
S45.200		腋或肱静脉损伤		
S45.201		创伤性腋静脉损伤		
S45.300		在肩和上臂水平的浅表静脉损伤		
S45.301		上臂浅表静脉损伤		
S45.700		在肩和上臂水平的多处血管损伤		
S45.701		上臂多发血管损伤		
S45.800		在肩和上臂水平的其他血管损伤		
S45.900		在肩和上臂水平的血管的损伤		
S46.000		肩回旋套肌腱损伤		
S46.002		肩袖损伤		肩袖又称旋转袖，是包绕在肱骨头周围的一组肌腱复合体，肱骨头的前方为肩胛下肌腱，上方为冈上肌腱，后方为冈下肌腱和小圆肌腱，这些肌腱的运动可使肩关节旋内、旋外和上举活动，更重要的是这些肌腱将肱骨头稳定于肩胛盂上，对维持肩关节的稳定和肩关节活动起着极其重要的作用。查：损伤-肌--肩---回旋套 S46.0
S46.100		二头肌长头肌肉和肌腱损伤		
S46.101		二头肌长头肌腱损伤		
S46.200		二头肌其他部位肌肉和肌腱损伤		
S46.201		创伤性肱二头肌断裂		
S46.300		三头肌肌肉和肌腱损伤		
S46.301		创伤性肱三头肌断裂		
S46.700		在肩和上臂水平的多处肌肉和肌腱损伤		
S46.701		肩多发肌腱损伤		
S46.702		上臂多发肌腱损伤		
S46.800		在肩和上臂水平的其他肌肉和肌腱损伤		
S46.801		创伤性冈上肌断裂		
S46.802		创伤性三角肌断裂		
S46.900		在肩和上臂水平的肌肉和肌腱的损伤		
S47.x00		肩和上臂挤压伤		

主要编码	附加编码	疾病名称	别名	备注
S47. x01		上臂挤压伤		
S48. 000		肩关节处创伤性切断		
S48. 100		在肩和肘之间水平的创伤性切断		
S48. 900		在肩和上臂水平的创伤性切断		
S49. 700		肩和上臂多处损伤		
S49. 800		肩和上臂其他特指的损伤		
S49. 900		肩和上臂损伤		
S49. 901		上臂损伤		
S50. 000		肘挫伤		
S50. 100		前臂其他和未特指部位的挫伤		
S50. 101		前臂挫伤		
S50. 700		前臂的多处浅表损伤		
S50. 701		前臂多处擦伤		
S50. 800		前臂的其他浅表损伤		
S50. 900		前臂浅表损伤		
S50. 901		肘浅表损伤		
S51. 000		肘开放性伤口		
S51. 700		前臂多处开放性伤口		
S51. 800		前臂其他部位的开放性伤口		
S51. 900		前臂开放性伤口		
S51. 901		开放性前臂损伤		
S52. 000		尺骨上端骨折		
S52. 001		鹰嘴骨折		
S52. 002		蒙特贾骨折脱位	孟氏骨折	孟氏骨折系指尺骨上 1/3 骨折合并桡骨头向前脱位的一种联合损伤。后来许多学者对这种损伤做了进一步观察和机制研究，使该损伤概念的范围逐渐扩大，将桡骨头各方向脱位合并不同水平的尺骨骨折或尺、桡骨双骨折都列入在内，该损伤可见于各年龄组，但以儿童和少年多见
S52. 010		开放性尺骨上端骨折		
S52. 011		开放性鹰嘴骨折		
S52. 100		桡骨上端骨折		
S52. 101		桡骨头骨折		
S52. 102		桡骨颈骨折		
S52. 110		开放性桡骨上端骨折		
S52. 200		尺骨干骨折		

主要编码	附加编码	疾 病 名 称	别 名	备 注
S52.201		尺骨骨折		
S52.210		开放性尺骨干骨折		
S52.211		开放性尺骨骨折		
S52.300		桡骨干骨折		
S52.310		开放性桡骨干骨折		
S52.400		尺骨和桡骨骨干均骨折		
S52.410		开放性尺骨桡骨骨干骨折		
S52.500		桡骨下端骨折		
S52.501		屈曲型桡骨下端骨折	史密斯骨折	屈曲型桡骨下端骨折（Smith 骨折）是指桡骨远端骨折，骨折端向掌侧移位并合并下尺桡关节脱位。因损伤畸形与科氏骨折相反，故又被称为反科氏骨折。常由于跌倒时腕关节屈曲、手背着地受伤引起。也可由腕背部受到直接暴力打击发生。较伸直型骨折少见。查：骨折-史密斯（桡骨下端骨折） S52.5
S52.502		伸直型桡骨下端骨折	柯莱斯骨折	伸直型桡骨下端骨折（Colles 骨折）。1814 年，爱尔兰医师 Colles 详细阐述了这种常见骨折的特点，并命名为 Colles 骨折。多为腕关节处于背伸位、手掌着地、前臂旋前时受伤。以手法复位外固定治疗为主，部分需要手术治疗。查：骨折-柯莱斯（反向性） S52.5
S52.510		开放性桡骨下端骨折		
S52.600		尺骨和桡骨下端均骨折		
S52.610		开放性尺骨桡骨远端骨折		
S52.700		前臂多处骨折		
S52.701		尺骨桡骨闭合性骨折		
S52.710		开放性多发性前臂骨折		
S52.711		开放性尺骨桡骨骨折		
S52.800		前臂其他部位的骨折		
S52.801		桡骨骨折		
S52.802		尺骨茎突骨折		
S52.803		尺骨头骨折		
S52.804		尺骨下端骨折		
S52.810		开放性前臂特指部位骨折		
S52.811		开放性桡骨骨折		
S52.812		开放性尺骨茎突骨折		
S52.813		开放性尺骨头骨折		
S52.814		开放性尺骨下端骨折		

主要编码	附加编码	疾 病 名 称	别 名	备 注
S52.900		前臂骨折		
S53.000		桡骨头脱位		
S53.001		桡肱关节脱位		
S53.002		尺桡关节脱位		
S53.100		肘关节脱位		肘关节由肱骨下端和尺骨、桡骨上端构成，包括三个关节，即肱尺关节、肱桡关节和桡尺近侧关节。可做前屈、后伸运动，也参与前臂的旋前和旋后运动
S53.101		尺肱关节脱位		
S53.102		尺骨头脱位		
S53.200		桡侧副韧带创伤性破裂		
S53.300		尺侧副韧带创伤性破裂		
S53.400		肘关节扭伤和劳损		
S53.401		桡骨环状韧带扭伤		桡骨环状韧带位于桡骨关节面的周围，两端附着于尺骨桡切迹的前、后缘，与尺骨桡切迹共同构成一个上口大，下口小的骨纤维环来容纳桡骨头，防止桡骨头脱出
S53.402		肘关节扭伤		
S54.000		在前臂水平的尺神经损伤		
S54.001		前臂尺神经断裂		
S54.100		在前臂水平的正中神经损伤		
S54.101		前臂正中神经断裂		
S54.200		在前臂水平的桡神经损伤		
S54.300		在前臂水平的皮感觉神经损伤		
S54.700		在前臂水平的多神经损伤		
S54.800		在前臂水平的其他神经损伤		
S54.900		在前臂水平的神经的损伤		
S55.000		在前臂水平的尺动脉损伤		
S55.100		在前臂水平的桡动脉损伤		
S55.101		创伤性桡动脉断裂		
S55.200		在前臂水平的静脉损伤		
S55.700		在前臂水平的多处血管损伤		
S55.800		在前臂水平的其他血管损伤		
S55.900		在前臂水平的血管的损伤		
S56.000		在前臂水平的拇指屈肌和肌腱损伤		
S56.001		前臂拇指屈肌断裂		
S56.100		在前臂水平的其他手指屈肌和肌腱损伤		

主要编码	附加编码	疾 病 名 称	别 名	备 注
S56.200		在前臂水平的其他屈肌和肌腱损伤		
S56.300		在前臂水平的拇指伸肌或外展肌和肌腱损伤		
S56.301		前臂拇指外展肌和肌腱断裂		
S56.400		在前臂水平的其他手指伸肌和肌腱损伤		
S56.500		在前臂水平的其他伸肌和肌腱损伤		
S56.700		在前臂水平的多处肌肉和肌腱损伤		
S56.800		在前臂水平的其他肌肉和肌腱的损伤		
S56.801		前臂肌肉和肌腱损伤		查：损伤-肌--前臂
S57.000		肘挤压伤		
S57.800		前臂其他部位的挤压伤		
S57.900		前臂的挤压伤		
S58.000		在肘水平的创伤性切断		
S58.100		在肘和腕之间水平的创伤性切断		
S58.900		在前臂水平的创伤性切断		
S59.700		前臂多处损伤		
S59.800		前臂其他特指的损伤		
S59.900		前臂损伤		
S60.000		手指挫伤不伴有指甲损害		
S60.100		手指挫伤伴有指甲损害		
S60.200		腕和手其他部位的挫伤		
S60.201		腕部挫伤		
S60.202		手挫伤		
S60.700		腕和手多处浅表损伤		
S60.701		手多发浅表损伤		
S60.800		腕和手的其他浅表损伤		
S60.801		手指浅表异物		
S60.900		腕和手的浅表损伤		
S60.901		手浅表损伤		
S60.902		手擦伤		
S61.000		手指开放性伤口不伴有指甲损害		
S61.100		手指开放性伤口伴有指甲损害		

主要编码	附加编码	疾 病 名 称	别 名	备 注
S61.700		腕和手多处开放性伤口		
S61.701		开放性腕部多发损伤		
S61.702		开放性手多发损伤		
S61.800		腕和手其他部位的开放性伤口		
S61.900		腕和手的开放性伤口		
S61.901		开放性手部损伤		
S61.902		手套撕脱伤		
S62.000		手舟［舟状］骨骨折		
S62.010		开放性手舟状骨骨折		
S62.100		腕骨骨折，其他特指的		
S62.101		腕骨骨折		
S62.110		开放性特指腕骨骨折		
S62.111		开放性腕骨骨折		
S62.200		第一掌骨骨折		
S62.201		贝内特骨折		贝内特骨折，第一掌骨基底骨折，多由间接暴力引起，骨折线呈斜线经过第一腕掌关节，掌骨底内侧形成一个三角形骨块，此骨块由于掌侧韧带相连，仍保持在原位，而骨折远端滑向外侧和背侧，同时因拇长肌的牵拉和拇屈肌的收缩，造成腕掌关节脱位和掌屈，故稳定性差，易引起短缩和移位
S62.210		开放性第一掌骨骨折		
S62.300		掌骨骨折，其他的		
S62.301		掌骨骨折		
S62.310		开放性特指掌骨骨折		
S62.311		开放性掌骨骨折		
S62.400		掌骨多处骨折		
S62.410		开放性多发性掌骨骨折		
S62.500		拇指骨折		
S62.510		开放性拇指骨折		
S62.600		手指骨折，其他的		
S62.610		开放性特指指骨骨折		
S62.611		开放性指骨骨折		
S62.700		手指多处骨折		
S62.710		开放性多发性指骨骨折		
S62.800		腕和手其他和未特指部位的骨折		
S62.801		手骨折		

主要编码	附加编码	疾 病 名 称	别 名	备 注
S62.802		指骨骨折		
S62.810		开放性腕和手其他和未特指部位骨折		
S62.811		开放性手骨折		
S63.000		腕关节脱位		
S63.100		指关节脱位		
S63.200		手指多处脱位		
S63.300		腕和腕关节韧带创伤性破裂		
S63.400		掌指和指间关节处的手指韧带创伤性破裂		
S63.401		创伤性掌关节韧带破裂		
S63.500		腕关节扭伤和劳损		
S63.501		腕关节扭伤		
S63.600		手指扭伤和劳损		
S63.601		指关节扭伤		
S63.602		掌指关节扭伤		
S63.700		手其他和未特指部位的扭伤和劳损		
S63.701		手关节扭伤		
S64.000		在腕和手水平的尺神经损伤		
S64.100		在腕和手水平的正中神经损伤		
S64.200		在腕和手水平的桡神经损伤		
S64.300		拇指指神经损伤		
S64.400		手指指神经损伤，其他的		
S64.700		在腕和手水平的多神经损伤		
S64.800		在腕和手水平的其他神经损伤		
S64.900		在腕和手水平的神经的损伤		
S65.000		在腕和手水平的尺动脉损伤		
S65.100		在腕和手水平的桡动脉损伤		
S65.200		掌浅动静脉弓损伤		
S65.300		掌深动静脉弓损伤		
S65.400		拇指血管损伤		
S65.401		创伤性拇指动脉破裂		
S65.500		手指血管损伤，其他的		
S65.501		创伤性指动脉破裂		
S65.700		在腕和手水平的多血管损伤		
S65.800		在腕和手水平的其他血管损伤		

主要编码	附加编码	疾　病　名　称	别　名	备　注
S65.900		在腕和手水平的血管的损伤		
S66.000		在腕和手水平的拇指长屈肌和肌腱损伤		
S66.100		在腕和手水平的其他手指屈肌和肌腱损伤		
S66.200		在腕和手水平的拇指伸肌和肌腱损伤		
S66.300		在腕和手水平的其他手指伸肌和肌腱损伤		
S66.400		在腕和手水平的拇指内在肌和肌腱损伤		
S66.500		在腕和手水平的其他手指内在肌和肌腱损伤		
S66.600		在腕和手水平的多处屈肌和肌腱损伤		
S66.601		多发性手屈肌断裂		
S66.700		在腕和手水平的多处伸肌和肌腱损伤		
S66.800		在腕和手水平的其他肌肉和肌腱的损伤		
S66.900		在腕和手水平的肌肉和肌腱的损伤		
S67.000		拇指和其他手指挤压伤		
S67.001		手指挤压伤		
S67.800		腕和手其他和未特指部位的挤压伤		
S67.801		手挤压伤		
S68.000		拇指创伤性切断（完全）（部分）		
S68.001		拇指完全切断		
S68.100		单个手指创伤性切断（完全）（部分），其他的		
S68.200		仅两个或更多手指创伤性切断（完全）（部分）		
S68.201		多手指完全切断		
S68.300		手指（一部分）伴有腕和手其他部分的合并创伤性切断		
S68.400		手在腕水平的创伤性切断		
S68.800		腕和手其他部位的创伤性切断		
S68.900		腕和手水平的创伤性切断		

主要编码	附加编码	疾 病 名 称	别 名	备 注
S69.700		腕和手多处损伤		
S69.800		腕和手其他特指的损伤		
S69.900		腕和手的损伤		
S70.000		髋挫伤		
S70.100		大腿挫伤		
S70.700		髋和大腿多处浅表损伤		
S70.800		髋和大腿其他浅表损伤		
S70.900		髋和大腿的浅表损伤		
S70.901		大腿血肿		
S71.000		髋开放性伤口		
S71.100		大腿开放性伤口		
S71.101		大腿撕脱伤		
S71.700		髋和大腿多处开放性伤口		
S71.800		骨盆带其他和未特指部位的开放性伤口		
S71.801		开放性骨盆带损伤		
S72.000		股骨颈骨折		
S72.010		开放性股骨颈骨折		
S72.100		经大转子骨折		
S72.101		股骨粗隆间骨折		股骨粗隆间骨折即转子间骨折，是老年人常见损伤，患者平均年龄比股骨颈骨折患者高 5~6 岁。由于粗隆部血运丰富，骨折后愈合良好，但甚易发生髋内翻。查：骨折-股骨--转子间　S72.1
S72.110		开放性股骨粗隆间骨折		
S72.200		转子下骨折		
S72.210		开放性股骨粗隆下骨折		
S72.300		股骨干骨折		
S72.310		开放性股骨干骨折		
S72.400		股骨下端骨折		
S72.401		股骨髁骨折		
S72.410		开放性股骨下端骨折		
S72.700		股骨多处骨折		
S72.710		开放性多发性股骨骨折		
S72.800		股骨其他部位的骨折		
S72.810		开放性股骨特指部位骨折		
S72.900		股骨骨折		
S72.910		开放性股骨骨折		

主要编码	附加编码	疾 病 名 称	别 名	备 注
S73.000		髋脱位		
S73.001		髋关节半脱位		
S73.100		髋扭伤和劳损		
S73.101		髋扭伤		
S74.000		在髋和大腿水平的坐骨神经损伤		
S74.100		在髋和大腿水平的股神经损伤		
S74.200		在髋和大腿水平的皮感觉神经损伤		
S74.700		在髋和大腿水平的多神经损伤		
S74.800		在髋和大腿水平的其他神经损伤		
S74.801		闭孔神经损伤		
S74.900		在髋和大腿水平神经的损伤		
S75.000		股动脉损伤		
S75.001		创伤性股深动脉破裂		
S75.100		在髋和大腿水平的股静脉损伤		
S75.200		在髋和大腿水平的大隐静脉损伤		
S75.700		在髋和大腿水平的多血管损伤		
S75.800		在髋和大腿水平的其他血管损伤		
S75.900		在髋和大腿水平血管的损伤		
S75.901		创伤性股动静脉瘘		
S76.000		髋部肌肉和肌腱损伤		
S76.100		四头肌和肌腱损伤		
S76.101		股四头肌腱断裂		
S76.102		髌韧带损伤		
S76.200		大腿内收肌和肌腱损伤		
S76.300		在大腿水平的后部肌群和肌腱损伤		
S76.301		大腿后部肌腱损伤		
S76.400		在大腿水平的其他和未特指的肌肉和肌腱损伤		
S76.401		大腿肌腱损伤		
S76.402		大腿肌断裂		
S76.700		髋关节和在大腿水平的多处肌肉和肌腱损伤		
S77.000		髋部挤压伤		

主要编码	附加编码	疾 病 名 称	别 名	备 注
S77.100		大腿挤压伤		
S77.200		髋伴有大腿挤压伤		
S78.000		髋部创伤性切断		
S78.100		在髋和膝关节之间水平的创伤性切断		
S78.900		髋和大腿水平的创伤性切断		
S79.700		髋和大腿多处损伤		
S79.701		多发性大腿损伤		
S79.800		髋和大腿其他特指的损伤		
S79.900		髋和大腿损伤		
S79.901		大腿损伤		
S79.902		髋周软组织损伤		
S80.000		膝挫伤		
S80.100		小腿其他和未特指部位的挫伤		
S80.101		小腿挫伤		
S80.700		小腿多处浅表损伤		
S80.800		小腿的其他浅表损伤		
S80.900		小腿浅表损伤		
S80.901		膝部血肿		
S81.000		膝开放性伤口		
S81.700		小腿多处开放性伤口		
S81.800		小腿其他部位的开放性伤口		
S81.900		小腿开放性伤口		
S81.901		小腿撕脱伤		
S82.000		髌骨骨折		
S82.010		开放性髌骨骨折		
S82.100		胫骨上端骨折		
S82.101		闭合性胫骨平台骨折		
S82.102		胫骨头骨折		
S82.110		开放性胫骨上端骨折		
S82.111		开放性胫骨头骨折		
S82.200		胫骨骨干骨折		
S82.201		胫腓骨干骨折		
S82.202		胫骨骨折		
S82.203		胫腓骨闭合性骨折		
S82.210		开放性胫骨骨干骨折		
S82.211		开放性胫骨骨折		

主要编码	附加编码	疾 病 名 称	别　　名	备　　注
S82.212		开放性胫腓骨干骨折		
S82.300		胫骨下端骨折		
S82.301		胫腓骨下端骨折		
S82.310		开放性胫骨下端骨折		
S82.311		开放性胫腓骨下端骨折		
S82.400		仅腓骨骨折		
S82.401		腓骨干骨折		
S82.410		开放性腓骨骨折		
S82.411		开放性腓骨干骨折		
S82.500		内踝骨折		
S82.501		胫骨骨折累及踝关节		
S82.510		开放性内踝骨折		
S82.600		外踝骨折		
S82.601		腓骨骨折累及踝关节		
S82.610		开放性外踝骨折		
S82.700		小腿多处骨折		
S82.710		开放性多发性小腿骨折		
S82.800		小腿其他部位的骨折		
S82.801		三踝骨折		
S82.802		双踝骨折		
S82.803		踝骨闭合性骨折		
S82.810		开放性小腿特指部位骨折		
S82.811		开放性三踝骨折		
S82.812		开放性双踝骨折		
S82.900		小腿骨折		
S82.910		开放性小腿骨折		
S83.000		髌骨脱位		
S83.001		髌骨半脱位		
S83.100		膝关节脱位		
S83.101		膝关节半脱位		
S83.102		胫腓关节近端脱位		
S83.200		半月板撕裂，近期的		
S83.201		膝内侧半月板损伤		
S83.202		膝外侧半月板损伤		
S83.300		膝关节软骨撕裂，近期的		
S83.400		累及膝关节（腓）（胫）副韧带的扭伤和劳损		

主要编码	附加编码	疾 病 名 称	别 名	备 注
S83.401		膝关节副韧带劳损		
S83.500		累及膝关节（前）（后）十字韧带的扭伤和劳损		
S83.501		膝关节十字韧带劳损		
S83.600		膝的其他和未特指部位的扭伤和劳损		
S83.601		膝关节扭伤		
S83.602		胫腓韧带上端撕裂		
S83.603		上胫腓关节扭伤		
S83.700		膝的多处结构的损伤		
S84.000		在小腿水平的胫神经损伤		
S84.100		在小腿水平的腓神经损伤		
S84.200		在小腿水平的皮感觉神经损伤		
S84.700		在小腿水平的多神经损伤		
S84.800		在小腿水平的其他神经损伤		
S84.900		在小腿水平神经的损伤		
S85.000		腘动脉损伤		
S85.100		胫动脉损伤（前）（后）		
S85.101		胫后动脉损伤		
S85.102		创伤性胫后动脉血栓形成		
S85.200		腓动脉损伤		
S85.300		在小腿水平的大隐静脉损伤		
S85.400		在小腿水平的小隐静脉损伤		
S85.500		腘静脉损伤		
S85.700		在小腿水平的多处血管损伤		
S85.800		在小腿水平的其他血管损伤		
S85.801		创伤性胫后动静脉损伤		
S85.900		在小腿水平的血管的损伤		
S86.000		跟腱损伤		
S86.001		跟腱断裂		
S86.100		在小腿水平的后部肌群的其他肌肉和肌腱损伤		
S86.200		在小腿水平的前部肌群的肌肉和肌腱损伤		
S86.201		小腿水平前部肌群肌腱损伤		
S86.300		在小腿水平的腓侧肌群的肌肉和肌腱损伤		
S86.301		小腿水平腓侧肌群肌腱损伤		

主要编码	附加编码	疾 病 名 称	别 名	备 注
S86.700		在小腿水平的多处肌肉和肌腱损伤		
S86.701		小腿水平多发性肌腱损伤		
S86.800		在小腿水平的其他肌肉和肌腱损伤		
S86.900		在小腿水平的肌肉和肌腱的损伤		
S86.901		小腿水平肌肉损伤		
S87.000		膝挤压伤		
S87.800		小腿其他和未特指部位的挤压伤		
S87.801		小腿挤压伤		
S88.000		在膝水平的创伤性切断		
S88.100		在膝和踝之间水平的创伤性切断		
S88.900		小腿水平的创伤性切断		
S89.700		小腿多处损伤		
S89.800		小腿其他特指的损伤		
S89.900		小腿损伤		
S90.000		踝挫伤		
S90.100		趾挫伤不伴有趾甲损坏		
S90.200		趾挫伤伴有趾甲损坏		
S90.300		足的其他和未特指部位的挫伤		
S90.301		足挫伤		
S90.700		踝和足多处浅表损伤		
S90.800		踝和足的其他浅表损伤		
S90.900		踝和足的浅表损伤		
S90.901		趾甲血肿		
S91.000		踝开放性伤口		
S91.100		趾开放性伤口不伴有趾甲损坏		
S91.200		趾开放性伤口伴有趾甲损坏		
S91.300		足的其他部位的开放性伤口		
S91.301		开放性足损伤		
S91.302		足部皮肤撕裂伤		
S91.303		足裂伤		
S91.700		踝和足多处开放性伤口		
S92.000		跟骨骨折		
S92.010		开放性跟骨骨折		

主要编码	附加编码	疾 病 名 称	别 名	备 注
S92.100		距骨骨折		
S92.101		距骨颈骨折		
S92.110		开放性距骨骨折		
S92.200		跗骨骨折，其他的		
S92.201		骰骨骨折		
S92.202		足舟状骨骨折		
S92.203		楔状骨骨折（足）		
S92.210		开放性特指跗骨骨折		
S92.300		跖骨骨折		
S92.310		开放性跖骨骨折		
S92.400		拇趾骨折		
S92.410		开放性拇趾骨折		
S92.500		趾骨骨折，其他的		
S92.510		开放性特指趾骨骨折		
S92.700		足多处骨折		
S92.710		开放性多发性足骨折		
S92.900		足骨折		
S92.910		开放性足骨折		
S93.000		踝关节脱位		
S93.001		踝关节半脱位		
S93.002		胫距关节脱位		
S93.003		胫腓远端关节脱位		
S93.100		足趾脱位		
S93.101		趾关节脱位		
S93.102		跖趾关节半脱位		
S93.103		跖趾关节脱位		
S93.200		在踝和足水平的韧带破裂		
S93.300		足的其他和未特指部位的脱位		
S93.301		足部脱位		
S93.302		跖骨脱位		
S93.303		足舟骨脱位		
S93.400		踝扭伤和劳损		
S93.401		踝关节扭伤		
S93.402		踝内侧副韧带损伤		
S93.403		三角韧带断裂		
S93.404		三角韧带扭伤		

主要编码	附加编码	疾 病 名 称	别 名	备 注
S93.405		胫腓韧带远端撕裂		
S93.500		足趾扭伤和劳损		
S93.600		足的其他和未特指部位的扭伤和劳损		
S93.601		足扭伤		
S94.000		足底外侧神经损伤		
S94.100		足底内侧神经损伤		
S94.200		在踝和足水平的腓深神经损伤		
S94.300		在踝和足水平的皮感觉神经损伤		
S94.700		在踝和足水平的多神经损伤		
S94.800		在踝和足水平的其他神经损伤		
S94.900		在踝和足水平的神经的损伤		
S95.000		足背动脉损伤		
S95.100		足底动脉损伤		
S95.200		足背静脉损伤		
S95.700		在踝和足水平的多血管损伤		
S95.800		在踝和足水平的其他血管损伤		
S95.900		在踝和足水平血管的损伤		
S96.000		在踝和足水平趾长屈肌和肌腱损伤		
S96.100		在踝和足水平趾长伸肌和肌腱损伤		
S96.101		足拇长伸肌腱断裂		
S96.102		趾伸肌腱断裂		
S96.200		在踝和足水平的内在肌和肌腱损伤		
S96.700		在踝和足水平的多处肌肉和肌腱损伤		
S96.701		踝和足水平多发性肌腱损伤		
S96.800		在踝和足水平的其他肌肉和肌腱损伤		
S96.801		趾肌腱断裂		
S96.900		在踝和足水平的肌肉和肌腱的损伤		
S97.000		踝挤压伤		
S97.100		足趾挤压伤		
S97.800		踝和足其他部位的挤压伤		
S97.801		足挤压伤		

主要编码	附加编码	疾 病 名 称	别 名	备 注
S98.000		足在踝水平的创伤性切断		
S98.100		一个足趾的创伤性切断		
S98.200		两个或更多足趾的创伤性切断		
S98.300		足其他部位的创伤性切断		
S98.400		足创伤性切断		
S99.700		踝和足多处损伤		
S99.800		踝和足其他特指的损伤		
S99.900		踝和足损伤		
T00.000		累及头部伴有颈部的浅表损伤		
T00.100		累及胸部伴有腹部、下背和骨盆的浅表损伤		
T00.200		累及上肢多个部位的浅表损伤		
T00.300		累及下肢多个部位的浅表损伤		
T00.600		累及上肢伴有下肢多个部位的浅表损伤		
T00.800		累及身体其他复合部位的浅表损伤		
T00.900		多处浅表损伤		
T00.901		多处挫伤		
T00.902		多处皮肤破损		
T01.000		累及头部伴有颈部的开放性伤口		
T01.100		累及胸部伴有腹部、下背和骨盆的开放性伤口		
T01.101		开放性胸腹损伤		
T01.200		累及上肢多个部位的开放性伤口		
T01.300		累及下肢多个部位的开放性伤口		
T01.301		下肢皮肤套脱伤		
T01.302		下肢多处裂伤		
T01.600		累及上肢伴有下肢多个部位的开放性伤口		
T01.800		累及其他复合身体部位的开放性伤口		
T01.900		多处开放性伤口		
T01.901		多发性穿刺伤		
T01.902		多发性动物咬伤		
T01.903		多发性切割伤		

主要编码	附加编码	疾　病　名　称	别　名	备　注
T01.904		多发性撕裂伤		
T02.000		累及头部伴有颈部的骨折		
T02.010		开放性头部伴颈部骨折		
T02.100		累及胸部伴有下背和骨盆的骨折		
T02.110		开放性多发性躯干骨折		
T02.200		累及单上肢多个部位的骨折		
T02.210		开放性多发性单上肢骨折		
T02.300		累及单下肢多个部位的骨折		
T02.310		开放性多发性单下肢骨折		
T02.400		累及双上肢多个部位的骨折		
T02.410		开放性多发性双上肢骨折		
T02.500		累及双下肢多个部位的骨折		
T02.510		开放性多发性双下肢骨折		
T02.600		累及上肢伴有下肢多个部位的骨折		
T02.610		开放性多发性肢体骨折		
T02.700		累及胸部伴有下背和骨盆及四肢的骨折		
T02.710		开放性胸部伴有下背和骨盆及四肢骨折		
T02.800		累及身体其他复合部位的骨折		
T02.810		开放性身体特指复合部位骨折		
T02.900		多处骨折		
T02.910		开放性多发性骨折		
T03.000		累及头部伴有颈部的脱位、扭伤和劳损		
T03.100		累及胸部伴有下背和骨盆的脱位、扭伤和劳损		
T03.200		累及上肢多个部位的脱位、扭伤和劳损		
T03.300		累及下肢多个部位的脱位、扭伤和劳损		
T03.400		累及上肢伴有下肢多个部位的脱位、扭伤和劳损		
T03.800		累及身体其他复合部位的脱位、扭伤和劳损		
T03.900		多处脱位、扭伤和劳损		
T04.000		累及头部伴有颈部的挤压伤		

主要编码	附加编码	疾　病　名　称	别　名	备　注
T04.100		累及胸部伴有腹部、下背和骨盆的挤压伤		
T04.200		累及上肢多个部位的挤压伤		
T04.300		累及下肢多个部位的挤压伤		
T04.400		累及上肢伴有下肢多个部位的挤压伤		
T04.700		胸部伴有腹部、下背和骨盆及四肢的挤压伤		
T04.800		累及身体其他复合部位的挤压伤		
T04.900		多处挤压伤		
T04.901		全身性挤压伤		
T05.000		双手创伤性切断		
T05.100		一只手和另一臂的创伤性切断［任何水平，除外手］		
T05.200		双臂创伤性切断［任何水平］		
T05.300		双足创伤性切断		
T05.400		一只足和另一小腿的创伤性切断［任何水平，除外足］		
T05.500		双小腿创伤性切断［任何水平］		
T05.600		上肢和下肢任何组合的创伤性切断［任何水平］		
T05.800		累及身体其他复合部位的创伤性切断		
T05.900		多处创伤性切断		
T06.000		脑神经损伤伴有在颈水平的神经和脊髓损伤		
T06.100		累及身体其他多个部位的神经和脊髓损伤		
T06.101		脊周围神经损伤		
T06.200		累及身体多个部位的神经损伤		
T06.300		累及身体多个部位的血管损伤		
T06.400		累及身体多个部位的肌肉和肌腱损伤		
T06.401		多发性肌腱损伤		
T06.500		胸内器官伴有腹内和盆腔内器官的损伤		
T06.501		多脏器损伤		

主要编码	附加编码	疾 病 名 称	别 名	备 注
T06.800		累及身体多个部位的其他特指损伤		
T07.x00		多处损伤		
T08.x00		脊柱骨折		
T08.x10		开放性脊柱骨折		
T09.000		躯干浅表损伤		
T09.100		躯干开放性伤口		
T09.200		躯干关节和韧带脱位、扭伤和劳损		
T09.300		脊髓损伤		
T09.301		创伤性截瘫		此为近期损伤的编码，如是远期损伤，要编码于 G82.2
T09.400		躯干神经、脊神经根和神经丛的损伤		
T09.500		躯干肌肉和肌腱的损伤		
T09.600		躯干创伤性切断		
T09.800		躯干其他特指的损伤		
T09.900		躯干损伤		
T10.x00		上肢骨折		
T10.x10		开放性上肢骨折		
T11.000		上肢浅表损伤		
T11.001		上肢擦伤		
T11.100		上肢开放性伤口		
T11.101		上肢皮肤裂伤		
T11.102		上肢撕脱伤		撕脱伤如果是皮肤和肌肉的损伤，按该部位的损伤分类，如果没有说明按截断伤处理
T11.200		上肢关节和韧带脱位、扭伤和劳损		
T11.300		上肢神经的损伤		
T11.400		上肢血管的损伤		
T11.500		上肢肌肉和肌腱的损伤		
T11.600		上肢创伤性切断		
T11.800		上肢其他特指的损伤		
T11.900		上肢损伤		
T12.x00		下肢骨折		
T12.x10		开放性下肢骨折		
T13.000		下肢浅表损伤		

主要编码	附加编码	疾 病 名 称	别 名	备 注
T13.001		下肢血肿		
T13.100		下肢开放性伤口		
T13.101		下肢皮肤撕裂伤		
T13.200		下肢关节和韧带脱位、扭伤和劳损		
T13.201		下肢关节和韧带脱位		
T13.202		下肢关节和韧带扭伤		
T13.203		下肢关节和韧带劳损		
T13.300		下肢神经的损伤		
T13.400		下肢血管的损伤		
T13.500		下肢肌肉和肌腱的损伤		
T13.501		下肢肌肉损伤		
T13.502		下肢肌腱损伤		
T13.600		下肢创伤性切断		
T13.800		下肢其他特指的损伤		
T13.900		下肢损伤		
T14.000		浅表损伤		
T14.001		皮肤挫伤		
T14.002		无毒蜘蛛咬伤		
T14.003		皮下血肿		
T14.100		开放性伤口		
T14.101		皮肤裂伤		
T14.200		身体骨折		未指明开放性或闭合性的骨折应归类为闭合性
T14.210		开放性骨折		
T14.300		脱位、扭伤和劳损		
T14.400		神经损伤		
T14.500		血管损伤		
T14.501		创伤性动脉瘤		
T14.600		肌腱和肌肉损伤		
T14.601		肌腱损伤		
T14.602		肌肉损伤		
T14.700		挤压伤和创伤性切断		
T14.701		挤压伤		
T14.702		创伤性切断		
T14.800		其他损伤		
T14.900		损伤		

主要编码	附加编码	疾 病 名 称	别 名	备 注
T15.000		角膜异物		
T15.100		结合膜囊异物		
T15.101		眼睑异物		
T15.800		外眼其他和多处部位内异物		
T15.801		多发性外眼异物		
T15.900		外眼异物		
T16.x00		耳内异物		
T17.000		鼻窦内异物		
T17.001		上颌窦异物		
T17.002		筛窦异物		
T17.100		鼻孔内异物		
T17.101		鼻腔异物		
T17.200		咽内异物		
T17.300		喉内异物		
T17.400		气管内异物		
T17.500		支气管内异物		
T17.501		塑型性支气管炎		
T17.800		呼吸道其他和多处部位内异物		
T17.801		多发性呼吸道异物		
T17.802		细支气管内异物		
T17.803		肺黏液栓塞		
T17.804		肺异物		
T17.900		呼吸道内异物		
T17.901		异物吸入性窒息		
T18.000		口内异物		
T18.001		口腔软组织异物		
T18.002		舌异物		
T18.100		食管内异物		
T18.200		胃内异物		
T18.300		小肠内异物		
T18.301		十二指肠异物		
T18.400		结肠内异物		
T18.500		肛门和直肠内异物		
T18.501		肛门内异物		
T18.502		直肠内异物		
T18.800		消化道其他和多处部位内异物		

主要编码	附加编码	疾 病 名 称	别 名	备 注
T18.801		多发性消化道异物		
T18.900		消化道内异物		
T19.000		尿道内异物		
T19.100		膀胱内异物		
T19.200		外阴和阴道内异物		
T19.201		外阴异物		
T19.202		阴道内异物		
T19.300		子宫内异物〔任何部分〕		
T19.800		泌尿生殖道其他和多处部位内异物		
T19.801		多发性泌尿生殖道异物		
T19.900		泌尿生殖道内异物		
T20.000		头和颈的烧伤		
T20.002		耳烧伤		
T20.003		面部烧伤		
T20.100		头和颈一度烧伤		
T20.200		头和颈二度烧伤		
T20.201		面部二度烧伤		
T20.300		头和颈三度烧伤		
T20.400		头和颈腐蚀伤		
T20.401		耳化学性烧伤		
T20.500		头和颈一度腐蚀伤		
T20.600		头和颈二度腐蚀伤		
T20.700		头和颈三度腐蚀伤		
T21.000		躯干烧伤		
T21.100		躯干一度烧伤		
T21.200		躯干二度烧伤		
T21.300		躯干三度烧伤		
T21.400		躯干腐蚀伤		
T21.500		躯干一度腐蚀伤		
T21.600		躯干二度腐蚀伤		
T21.700		躯干三度腐蚀伤		
T22.000		肩和上肢的烧伤，除外腕和手		
T22.100		肩和上肢一度烧伤，除外腕和手		
T22.200		肩和上肢二度烧伤，除外腕和手		

主要编码	附加编码	疾 病 名 称	别 名	备 注
T22.300		肩和上肢三度烧伤，除外腕和手		
T22.400		肩和上肢的腐蚀伤，除外腕和手		
T22.500		肩和上肢一度腐蚀伤，除外腕和手		
T22.600		肩和上肢二度腐蚀伤，除外腕和手		
T22.700		肩和上肢三度腐蚀伤，除外腕和手		
T23.000		腕和手未特指程度的烧伤		
T23.100		腕和手一度烧伤		
T23.200		腕和手二度烧伤		
T23.300		腕和手三度烧伤		
T23.400		腕和手腐蚀伤		
T23.500		腕和手一度腐蚀伤		
T23.600		腕和手二度腐蚀伤		
T23.700		腕和手三度腐蚀伤		
T24.000		髋和下肢烧伤，除外踝和足		
T24.100		髋和下肢一度烧伤，除外踝和足		
T24.200		髋和下肢二度烧伤，除外踝和足		
T24.300		髋和下肢三度烧伤，除外踝和足		
T24.400		髋和下肢腐蚀伤，除外踝和足		
T24.500		髋和下肢一度腐蚀伤，除外踝和足		
T24.600		髋和下肢二度腐蚀伤，除外踝和足		
T24.700		髋和下肢三度腐蚀伤，除外踝和足		
T25.000		踝和足烧伤		
T25.100		踝和足一度烧伤		
T25.200		踝和足二度烧伤		
T25.300		踝和足三度烧伤		
T25.400		踝和足腐蚀伤		
T25.500		踝和足一度腐蚀伤		
T25.600		踝和足二度腐蚀伤		

主要编码	附加编码	疾 病 名 称	别 名	备 注
T25.700		踝和足三度腐蚀伤		
T26.000		眼睑和眼周区烧伤		
T26.001		眼睑烧伤		
T26.002		眼周区烧伤		
T26.100		角膜和结合膜囊烧伤		
T26.101		角膜烧伤		
T26.102		结合膜囊烧伤		
T26.200		烧伤伴有导致眼球破裂和破坏		
T26.300		眼和附器其他部位烧伤		
T26.301		巩膜烧伤		
T26.400		眼和附器烧伤		
T26.401		眼球烧伤		
T26.500		睑和眼周区腐蚀伤		
T26.600		角膜和结合膜囊腐蚀伤		
T26.601		角膜伴结膜酸性烧伤		
T26.602		角膜化学性烧伤		
T26.603		角膜碱性烧伤		
T26.604		角膜酸性烧伤		
T26.605		结膜酸性烧伤		
T26.700		腐蚀伤伴有导致眼球破裂和破坏		
T26.800		眼和附器其他部位腐蚀伤		
T26.900		眼和附器腐蚀伤		
T26.901		眼球酸性烧伤		
T26.902		眼球碱性烧伤		
T27.000		喉和气管烧伤		
T27.100		累及喉和气管及肺的烧伤		
T27.200		呼吸道其他部位的烧伤		
T27.300		呼吸道烧伤		
T27.400		喉和气管腐蚀伤		
T27.401		喉化学性烧伤		
T27.402		气管化学性烧伤		
T27.500		累及喉和气管及肺的腐蚀伤		
T27.600		呼吸道其他部位的腐蚀伤		
T27.700		呼吸道腐蚀伤		
T28.000		口和咽烧伤		
T28.100		食管烧伤		

主要编码	附加编码	疾病名称	别名	备注
T28.200		消化道其他部位的烧伤		
T28.300		泌尿生殖器官内部烧伤		
T28.400		内部器官的烧伤，其他和未特指的		
T28.401		内部器官烧伤		
T28.500		口和咽腐蚀伤		
T28.501		口腔黏膜化学性烧伤		
T28.502		咽化学性烧伤		
T28.600		食管腐蚀伤		
T28.700		消化道其他部位的腐蚀伤		
T28.701		胃化学性烧伤		
T28.702		肠道的腐蚀伤		
T28.800		泌尿生殖器官内部腐蚀伤		
T28.900		内部器官的腐蚀伤，其他的		
T28.901		内部器官化学性烧伤		
T29.000		多个部位烧伤		
T29.100		多个部位烧伤，述及的烧伤不超过一度		
T29.200		多个部位烧伤，述及的烧伤不超过二度		
T29.300		多个部位烧伤，述及的烧伤至少有一处三度烧伤		
T29.400		多个部位腐蚀伤		
T29.500		多个部位腐蚀伤，述及的腐蚀伤不超过一度		
T29.600		多个部位腐蚀伤，述及的腐蚀伤不超过二度		
T29.700		多个部位腐蚀伤，述及的腐蚀伤至少有一处三度腐蚀伤		
T30.000		身体烧伤		
T30.100		一度烧伤		
T30.200		二度烧伤		
T30.300		三度烧伤		
T30.400		身体腐蚀伤		
T30.500		一度腐蚀伤		
T30.600		二度腐蚀伤		
T30.700		三度腐蚀伤		
T31.000		累及体表10%以下的烧伤		

主要编码	附加编码	疾 病 名 称	别 名	备 注
T31. 100		累及体表 10%～19%的烧伤		
T31. 200		累及体表 20%～29%的烧伤		
T31. 300		累及体表 30%～39%的烧伤		
T31. 400		累及体表 40%～49%的烧伤		
T31. 500		累及体表 50%～59%的烧伤		
T31. 600		累及体表 60%～69%的烧伤		
T31. 700		累及体表 70%～79%的烧伤		
T31. 800		累及体表 80%～89%的烧伤		
T31. 900		累及体表 90%及以上的烧伤		
T32. 000		累及体表 10%以下的腐蚀伤		
T32. 100		累及体表 10%～19%的腐蚀伤		
T32. 200		累及体表 20%～29%的腐蚀伤		
T32. 300		累及体表 30%～39%的腐蚀伤		
T32. 400		累及体表 40%～49%的腐蚀伤		
T32. 500		累及体表 50%～59%的腐蚀伤		
T32. 600		累及体表 60%～69%的腐蚀伤		
T32. 700		累及体表 70%～79%的腐蚀伤		
T32. 800		累及体表 80%～89%的腐蚀伤		
T32. 900		累及体表 90% 及以上的腐蚀伤		
T33. 000		头部浅表冻伤		
T33. 100		颈部浅表冻伤		
T33. 200		胸部浅表冻伤		
T33. 300		腹壁、下背和骨盆浅表冻伤		
T33. 400		臂浅表冻伤		
T33. 500		腕和手浅表冻伤		
T33. 600		髋和大腿浅表冻伤		
T33. 700		膝和小腿浅表冻伤		
T33. 800		踝和足浅表冻伤		
T33. 900		浅表冻伤，其他和未特指部位的		
T33. 901		浅表冻伤		
T34. 000		头部冻伤伴有组织坏死		
T34. 100		颈部冻伤伴有组织坏死		
T34. 200		胸部冻伤伴有组织坏死		
T34. 300		腹壁、下背和骨盆冻伤伴有组织坏死		

主要编码	附加编码	疾病名称	别名	备注
T34.400		臂冻伤伴有组织坏死		
T34.500		腕和手冻伤伴有组织坏死		
T34.600		髋和大腿冻伤伴有组织坏死		
T34.700		膝和小腿冻伤伴有组织坏死		
T34.800		踝和足冻伤伴有组织坏死		
T34.900		冻伤伴有组织坏死，其他和未特指部位的		
T35.000		累及身体多个部位的浅表冻伤		
T35.100		累及身体多个部位的冻伤伴有组织坏死		
T35.200		头和颈部的冻伤		
T35.300		胸部、腹部、下背和骨盆的冻伤		
T35.400		上肢的冻伤		
T35.500		下肢的冻伤		
T35.600		累及身体多个部位的冻伤		
T35.700		冻伤		
T36.000		青霉素类中毒		
T36.100		头孢菌素和其他 β 内酰胺类抗生素中毒		
T36.101		头孢类抗菌素中毒		
T36.102		先锋霉素中毒		
T36.200		氯霉素族中毒		
T36.300		大环内酯类中毒		
T36.400		四环素类中毒		
T36.500		氨基糖苷类中毒		
T36.501		丁胺卡那中毒		
T36.502		庆大霉素中毒		
T36.600		利福霉素类中毒		
T36.700		全身性抗真菌性抗生素中毒		
T36.800		全身性抗生素中毒，其他的		
T36.900		全身性抗生素中毒		
T37.000		磺胺类中毒		
T37.100		抗分枝杆菌药中毒		
T37.200		抗疟疾和对其他血液原虫有作用的药中毒		
T37.300		抗原虫药中毒，其他的		
T37.400		驱蠕虫药中毒		

主要编码	附加编码	疾 病 名 称	别 名	备 注
T37.500		抗病毒药中毒		
T37.800		全身性抗感染药和抗寄生虫药中毒，其他特指的		
T37.900		全身性抗感染药和抗寄生虫药中毒		
T38.000		糖［肾上腺］皮质激素类及其合成的类似物中毒		
T38.100		甲状腺激素类及其代用品中毒		
T38.200		抗甲状腺药中毒		
T38.300		胰岛素和口服降血糖［抗糖尿病］药中毒		
T38.301		胰岛素中毒		
T38.400		口服避孕药中毒		
T38.401		棉酚中毒		
T38.500		雌激素和孕激素中毒，其他的		
T38.501		已烯雌酚中毒		
T38.600		抗促性腺激素药、抗雌激素药、抗雄激素药中毒，不可归类在他处者		
T38.700		雄激素类及其促组成代谢的同类药中毒		
T38.800		激素类及其合成代用品中毒，其他和未特指的		
T38.801		激素类及其合成代用品中毒		
T38.900		激素类拮抗剂中毒，其他和未特指的		
T38.901		激素类拮抗剂中毒		
T39.000		水杨酸盐类中毒		
T39.100		4-氨基苯酚衍生物中毒		
T39.101		对乙酰氨基酚中毒		
T39.200		吡唑啉酮衍生物中毒		
T39.201		氨基比林中毒		
T39.300		非类固醇性消炎药［NSAID］中毒		
T39.400		抗风湿药中毒，不可归类在他处者		
T39.800		非阿片样镇痛药和解热药中毒，其他的，不可归类在他处者		
T39.801		痛可宁中毒		

主要编码	附加编码	疾 病 名 称	别 名	备 注
T39.802		山豆根中毒		山豆根功能：清热解毒，利咽消肿。主治：热毒上攻，咽喉肿痛。查：中毒－药物－－见药物和化学制剂表－－－镇痛药（止痛药）　T39.8
T39.900		非阿片样镇痛药、解热药和抗风湿药中毒		
T39.901		非阿片样镇痛药中毒		
T39.902		解热药中毒		
T40.000		阿片类中毒		
T40.100		海洛因中毒		
T40.200		阿片样物质中毒，其他的		
T40.201		吗啡中毒		
T40.300		美散痛中毒		
T40.400		合成的麻醉品中毒，其他的		
T40.401		杜冷丁中毒		
T40.500		可卡因中毒		
T40.600		麻醉品中毒，其他的		
T40.601		麻醉品中毒		
T40.700		大麻类（衍生物）中毒		
T40.800		二乙麦角酰胺［LSD］中毒		
T40.900		致幻药［致幻剂］中毒，其他和未特指的		
T40.901		致幻药中毒		
T41.000		吸入性麻醉药中毒		
T41.100		静脉内麻醉药中毒		
T41.200		全身麻醉药中毒，其他和未特指的		
T41.201		全身麻醉药中毒		
T41.300		局部麻醉药中毒		
T41.400		麻醉药中毒		
T41.500		治疗性气体中毒		
T41.501		氧气中毒，意外		
T42.000		乙内酰脲衍生物中毒		
T42.001		苯妥英钠中毒		
T42.100		亚氨基二苯乙烯类中毒		
T42.101		卡马西平中毒		
T42.200		琥珀酰亚胺和恶唑烷二酮类中毒		

主要编码	附加编码	疾 病 名 称	别 名	备 注
T42.300		巴比妥盐类中毒		
T42.301		苯巴比妥中毒		
T42.302		速可眠中毒	司可巴比妥中毒	
T42.400		苯二氮䓬类中毒		
T42.401		安定中毒		
T42.402		佳静安定中毒	阿普唑仑中毒	
T42.403		舒乐安定中毒	艾司唑仑中毒	
T42.404		利眠宁中毒		
T42.405		硝基安定中毒	硝西泮中毒	
T42.406		氯氮平中毒		
T42.500		混合型镇癫痫药中毒，不可归类在他处者		
T42.600		镇癫痫药和镇静催眠药中毒，其他的		
T42.601		安眠酮中毒	甲苯喹唑酮中毒	
T42.602		芬那露中毒	氯美扎酮中毒	
T42.700		镇癫痫药和镇静催眠药中毒		
T42.701		镇静催眠药中毒		
T42.702		安眠药中毒		
T42.800		抗帕金森病药和其他中枢神经系统肌肉张力抑制剂中毒		
T43.000		三环和四环抗抑郁药中毒		
T43.001		阿米替林中毒	阿密替林中毒、氨三环庚素中毒、依拉维中毒	
T43.002		多虑平中毒	多噻平凯舒中毒	
T43.100		单胺-氧化酶-抑制剂抗抑郁药中毒		
T43.200		抗抑郁药中毒，其他和未特指的		
T43.201		抗抑郁药中毒		
T43.300		酚噻嗪抗精神病药和精神安定剂中毒		
T43.301		非那根中毒	盐酸异丙嗪中毒	
T43.302		氯丙嗪中毒		
T43.400		丁酰苯和硫蒽精神安定剂中毒		
T43.401		氟哌啶醇中毒		
T43.500		抗精神病药和精神安定剂中毒，其他和未特指的		

主要编码	附加编码	疾 病 名 称	别 名	备 注
T43.501		抗精神病药和精神安定剂中毒		
T43.502		眠尔通中毒	安宁中毒，氨甲丙二酯中毒，甲丙氨酯中毒	
T43.600		精神兴奋剂中毒伴有滥用潜势		
T43.601		咖啡因中毒		
T43.800		对精神有影响的药物中毒，其他的，不可归类在他处者		
T43.900		对精神有影响的药物中毒		
T44.000		抗胆碱酯酶剂中毒		
T44.001		吡啶斯明中毒		
T44.100		拟副交感神经药［胆碱能药］中毒，其他的		
T44.200		神经节阻滞药中毒，不可归类在他处者		
T44.300		副交感神经抑制剂［抗胆碱能药和抗毒蕈碱药］和解痉药中毒，其他的，不可归类在他处者		
T44.301		阿托品中毒		
T44.302		莨菪碱类植物中毒		
T44.303		安坦中毒	盐酸苯海索中毒	
T44.400		主要为α肾上腺素能受体显效药中毒，不可归类在他处者		
T44.500		主要为β肾上腺素能受体显效药中毒，不可归类在他处者		
T44.600		α肾上腺素能受体拮抗剂中毒，不可归类在他处者		
T44.700		β肾上腺素能受体拮抗剂中毒，不可归类在他处者		
T44.701		普萘洛尔中毒		
T44.800		中枢作用和肾上腺素能-神经元-阻滞剂中毒，不可归类在他处者		
T44.900		主要影响自主神经系统的其他和未特指的药物中毒		
T44.901		主要影响自主神经系统药物中毒		
T45.000		抗过敏药和止吐药中毒		
T45.001		止吐药中毒		
T45.002		胃复安中毒	甲氧氯普胺中毒	

主要编码	附加编码	疾 病 名 称	别 名	备 注
T45.003		乘晕宁中毒	曲拉明中毒，晕海宁中毒，捉迷明中毒，茶苯海明中毒	
T45.100		抗肿瘤药和免疫抑制剂中毒		
T45.101		甲氨蝶呤中毒		
T45.102		长春新碱中毒		
T45.200		维生素类中毒，不可归类在他处者		
T45.201		维生素 A 中毒		
T45.202		维生素 D 中毒		
T45.300		酶类中毒，不可归类在他处者		
T45.400		铁及其化合物中毒		
T45.500		抗凝剂中毒		
T45.501		新抗凝片中毒		
T45.600		影响纤维蛋白分解药中毒		
T45.700		抗凝拮抗剂、维生素 K 和其他凝血药中毒		
T45.800		中毒，其他主要为全身性和血液学制剂的		
T45.900		主要为全身性和血液学制剂中毒		
T46.000		心脏兴奋苷和相似作用药中毒		
T46.001		地高辛中毒		
T46.002		洋地黄中毒		
T46.100		钙通道阻滞剂中毒		
T46.200		抗心律障碍药中毒，其他的，不可归类在他处者		
T46.300		冠状血管扩张剂中毒，不可归类在他处者		
T46.301		硝酸甘油中毒		
T46.302		依姆多中毒	单硝酸异山梨酯缓释片中毒	硝酸异山梨酯（抗心绞痛药） T46.3
T46.400		血管紧张素转换酶抑制剂中毒		
T46.500		抗高血压药中毒，其他的，不可归类在他处者		
T46.501		可乐定中毒		
T46.600		抗高脂血症和抗动脉硬化药中毒		
T46.700		周围血管扩张剂中毒		

主要编码	附加编码	疾病名称	别名	备注
T46.800		抗静脉曲张药（包括硬化剂）中毒		
T46.900		主要影响心血管系统的其他制剂中毒		
T46.901		主要影响心血管系统制剂中毒		
T47.000		组胺 H_2 受体拮抗剂中毒		
T47.100		抗酸药和抗胃分泌药中毒，其他的		
T47.200		刺激性轻泻剂中毒		
T47.300		盐水和渗透性轻泻剂中毒		
T47.400		轻泻剂中毒，其他的		
T47.500		助消化药中毒		
T47.600		止泻药中毒		
T47.700		催吐药中毒		
T47.800		主要影响胃肠系统的其他制剂中毒		
T47.900		主要影响胃肠系统的制剂中毒		
T48.000		催产药中毒		
T48.100		骨骼肌松弛剂〔神经肌肉阻滞剂〕中毒		
T48.200		主要作用于肌肉的其他和未特指制剂中毒		
T48.201		作用于肌肉制剂中毒		
T48.300		镇咳剂中毒		
T48.400		祛痰剂中毒		
T48.500		抗感冒药中毒		
T48.600		抗哮喘药中毒，不可归类在他处者		
T48.601		氨茶碱中毒		
T48.602		氨氯地平中毒		
T48.603		克仑特罗中毒		
T48.700		主要作用于呼吸系统的其他和未特指制剂中毒		
T48.701		呼吸系统制剂中毒		
T49.000		局部抗真菌、抗感染和消炎药中毒，不可归类在他处者		
T49.001		甲酚中毒		
T49.002		氯化亚汞中毒		

主要编码	附加编码	疾 病 名 称	别　　名	备　　注
T49.003		来苏中毒		来苏为甲酚的肥皂溶液，查：中毒－药物－－见药物和化学制剂表，甲酚（消毒防腐剂）　T49.0
T49.100		止痒药中毒		
T49.200		局部收敛药和局部去污剂中毒		
T49.201		局部去污剂中毒		
T49.300		润滑药、缓和药和保护药中毒		
T49.400		角质层分离药、角质层增生药和其他毛发治疗的药物和制剂中毒		
T49.500		眼科用药和制剂中毒		
T49.600		耳鼻喉科药物和制剂中毒		
T49.700		牙科药物中毒，局部应用的		
T49.800		局部制剂中毒，其他的		
T49.801		化妆品中毒		
T49.900		局部制剂中毒		
T50.000		盐（肾上腺）皮质激素类及其拮抗剂中毒		
T50.100		袢［强效］利尿剂中毒		
T50.200		碳酸脱水酶抑制剂、苯并噻二嗪类和其他利尿剂中毒		
T50.300		电解质、热量和水平衡剂中毒		
T50.400		影响尿酸代谢的药物中毒		
T50.500		食欲抑制剂中毒		
T50.600		解毒剂和螯合剂中毒，不可归类在他处者		金属原子或离子与含有两个或两个以上配位原子的配位体作用，生成具有环状结构的络合物，该络合物称螯合物。能生成螯合物的这种配体物质螯合剂，也成为络合剂
T50.700		兴奋药和阿片样物质受体拮抗剂中毒		
T50.800		诊断性制剂中毒		
T50.900		药物、药剂和生物制品中毒，其他和未特指的		
T51.000		乙醇的毒性效应		
T51.001		酒精中毒		
T51.100		甲醇的毒性效应		
T51.200		2-丙醇的毒性效应		
T51.300		杂醇油的毒性效应		
T51.800		醇类的毒性效应，其他的		

主要编码	附加编码	疾 病 名 称	别 名	备 注
T51.900		醇的毒性效应		
T52.000		石油产品的毒性效应		
T52.100		苯的毒性效应		
T52.101		苯中毒		
T52.200		苯同类物的毒性效应		
T52.300		脂肪族二元醇类的毒性效应		
T52.400		酮类的毒性效应		
T52.800		毒性效应，其他有机溶剂的		
T52.900		有机溶剂的毒性效应		
T53.000		四氯化碳的毒性效应		
T53.100		氯仿的毒性效应		
T53.200		三氯乙烯的毒性效应		
T53.300		四氯乙烯的毒性效应		
T53.400		二氯甲烷的毒性效应		
T53.500		含氯氟烃类的毒性效应		
T53.600		脂环烃的其他卤素衍生物的毒性效应		
T53.700		芳香族烃的其他卤素衍生物的毒性效应		
T53.900		脂环烃和芳香族烃的卤素衍生物的毒性效应		
T54.000		酚及其同类物的毒性效应		
T54.100		腐蚀性有机化合物的毒性效应，其他的		
T54.200		腐蚀性酸和酸样物质的毒性效应		
T54.201		硫酸中毒		
T54.202		酸性物质中毒		
T54.203		亚硝酸中毒		
T54.300		腐蚀性碱和碱样物质的毒性效应		
T54.301		苛性碱中毒		
T54.900		腐蚀性物质的毒性效应		
T55.x00		皂类和洗涤剂的毒性效应		
T56.000		铅及其化合物的毒性效应		
T56.001		铅中毒		
T56.100		汞及其化合物的毒性效应		
T56.101		汞中毒		

主要编码	附加编码	疾 病 名 称	别 名	备 注
T56.200		铬及其化合物的毒性效应		
T56.300		镉及其化合物的毒性效应		
T56.400		铜及其化合物的毒性效应		
T56.401		铜中毒		
T56.500		锌及其化合物的毒性效应		国标库 T56.501 锌及其化合物毒性效应条目与亚目重复，合并于此条目
T56.600		锡及其化合物的毒性效应		
T56.700		铍及其化合物的毒性效应		
T56.800		金属的毒性效应，其他的		
T56.801		铊中毒		
T56.900		金属的毒性效应		
T57.000		砷及其化合物的毒性效应		
T57.001		砷化物中毒		
T57.100		磷及其化合物的毒性效应		
T57.200		锰及其化合物的毒性效应		
T57.201		锰化物中毒		
T57.300		氰化氢的毒性效应		
T57.800		无机物质的毒性效应，其他特指的		
T57.900		无机物的毒性效应		
T58.x00		一氧化碳的毒性效应		
T59.000		氧化氮类的毒性效应		
T59.100		二氧化硫的毒性效应		
T59.101		烟雾中毒		
T59.200		甲醛的毒性效应		
T59.300		催泪气体的毒性效应		
T59.400		氯气的毒性效应		
T59.401		氯气中毒		
T59.500		氟气和氟化氢的毒性效应		
T59.600		硫化氢的毒性效应		
T59.601		硫化氢中毒		
T59.700		二氧化碳的毒性效应		
T59.800		气体、烟雾和蒸气的毒性效应，其他特指的		
T59.801		氨气中毒		
T59.802		液化气中毒		
T59.803		总烃油蒸气中毒		

主要编码	附加编码	疾 病 名 称	别 名	备 注
T59. 900		气体、烟雾和蒸气的毒性效应		
T60. 000		有机磷酸盐和氨基甲酸酯杀虫剂的毒性效应		
T60. 001		有机磷中毒		
T60. 002		敌敌畏中毒		
T60. 100		卤化杀虫剂的毒性效应		
T60. 101		溴氰菊酯中毒		
T60. 200		杀虫剂的毒性效应，其他的		
T60. 300		除莠剂和杀真菌药的毒性效应		
T60. 400		杀啮齿类剂的毒性效应		
T60. 401		杀鼠剂中毒		
T60. 800		农作物杀虫剂的毒性效应，其他的		
T60. 900		杀虫剂的毒性效应		
T61. 000		鱼肉中毒		
T61. 001		鱼胆中毒		
T61. 100		鲭亚目鱼中毒		
T61. 200		鱼和水生贝壳类动物中毒，其他的		
T61. 201		河豚中毒		
T61. 800		海产品的毒性效应，其他的		
T61. 900		海产品的毒性效应		
T62. 000		摄入蘑菇类的毒性效应		
T62. 001		食入毒蘑菇中毒		
T62. 002		牛肝菌中毒		
T62. 100		摄入浆果类的毒性效应		
T62. 200		摄入其他植物（或植物的某些部分）的毒性效应		
T62. 202		龙葵果中毒		
T62. 800		摄入食物中其他特指有害物质的毒性效应		
T62. 801		苦杏仁中毒		
T62. 802		扁豆中毒		有毒的食物引起的中毒分类于此，由于食物为媒介的细菌性中毒则归类到 A05 中。主导词"中毒"有两个，要注意区分
T62. 900		摄入食物中有害物质的毒性效应		
T63. 000		蛇毒液的毒性效应		包括为毒蛇咬伤吸吮而中毒的患者
T63. 001		毒蛇咬伤		

主要编码	附加编码	疾 病 名 称	别 名	备 注
T63.100		爬行动物类毒液的毒性效应，其他的		
T63.200		蝎子毒液的毒性效应		
T63.300		蜘蛛毒液的毒性效应		
T63.400		节肢动物的毒液的毒性效应，其他的		
T63.401		蜂蜇伤		
T63.402		节肢动物咬伤		
T63.500		与鱼接触的毒性效应		
T63.600		与其他海生动物接触的毒性效应		
T63.800		与其他有毒动物接触的毒性效应		
T63.900		与有毒动物接触的毒性效应		
T64.x00		黄曲霉毒素和其他真菌毒素污染食物的毒性效应		
T64.x01		其他真菌毒素污染食物毒性效应		
T64.x02		黄曲霉毒素污染食物的毒性效应		
T65.000		氰化物的毒性效应		
T65.100		士的年及其盐类的毒性效应		
T65.200		烟草和尼古丁的毒性效应		
T65.300		苯及其同类物的氮衍生物和胺衍生物的毒性效应		
T65.400		二硫化碳的毒性效应		
T65.500		硝化甘油和其他硝酸及酯类的毒性效应		
T65.501		特指硝酸及酯类毒性效应		
T65.600		油漆和染料的毒性效应，不可归类在他处者		
T65.800		物质的毒性效应，其他特指		
T65.801		加湿器消毒剂中毒		
T65.900		物质的毒性效应		
T65.901†	F02.8*	中毒性痴呆		
T66.x00		辐射的效应		
T66.x01		放射性损伤		
T66.x02	H47.5	放射性视神经损害		疾患-视（觉）--放射 H47.5

主要编码	附加编码	疾 病 名 称	别 名	备 注
T67.000		热射病和日射病	中暑	日射病和热射病是由纯物理性原因引起机体体温调节功能障碍的一种急性病。因日光直射头部致使脑及脑膜充血、出血，引起神经系统功能障碍的称日射病。因外界温度高、湿度大，致使产热或吸热增多或散热减少而引起体内积热的称热射病。临床统称为中暑
T67.001		热性发热		
T67.002		日射病		
T67.100		热性晕厥		
T67.200		中暑痉挛		
T67.300		脱水性中暑衰竭		
T67.400		盐缺失引起的中暑衰竭		
T67.500		中暑衰竭		
T67.600		短暂性中暑疲劳		
T67.700		中暑水肿		
T67.800		热和光的其他效应		
T67.900		热和光的效应		
T67.901		中暑		
T68.x00		低体温		
T69.000		浸泡手和足		
T69.100		冻疮		
T69.800		降温的其他特指效应		
T69.900		降温的效应		
T70.000		航空中耳炎		
T70.100		航空鼻窦炎		
T70.200		高海拔的其他和未特指效应		
T70.201		高原性肺水肿		
T70.202		高原性高血压		综合征-低--气压　　T70.2
T70.203		高原性脑水肿		
T70.204		高山病		效应，有害-高海拔--缺氧　　T70.2
T70.205		航空病	高空减压病	
T70.206		飞行员病（由于飞行气压改变引起的）		
T70.207		高海拔效应		
T70.300		潜水员病［减压病］		
T70.400		高压液体的效应		
T70.800		气压和水压的其他效应		

主要编码	附加编码	疾病名称	别名	备注
T70.900		气压和水压的效应		
T71.x00		外因性窒息		
T73.000		饥饿效应		
T73.100		口渴效应		
T73.200		暴露于不良环境引起的衰竭		
T73.300		过度劳累引起的衰竭		
T73.800		缺乏的其他效应		
T73.900		缺乏的效应		
T74.000		被忽视或遗弃		
T74.100		躯体虐待		
T74.200		性虐待		
T74.300		心理上的虐待		
T74.800		虐待综合征，其他的		
T74.900		虐待综合征		
T75.000		雷电效应		
T75.100		淹死和非致命性溺水		
T75.101		溺水性肺水肿		
T75.200		振动效应		
T75.300		晕动病		
T75.400		电流效应		
T75.800		外因的其他特指效应		
T78.000		有害食物反应引起的过敏性休克		
T78.100		有害食物反应，其他不可归类在他处者		
T78.101		牛奶过敏反应		变态反应，变应性（反应）-食物（任何）（内服的）NEC T78.1
T78.200		过敏性休克		
T78.201		赫克斯海默反应		这是以德国皮肤科医师赫克斯海默首先提出的，是用青霉素治疗梅毒、淋病、奋森口炎时出现症状加剧的反应。这种反应多发生在早期梅毒的治疗，这可能是由于大量螺旋体被杀灭释放内毒素所致。对赫氏反应必要时可用皮质激素预防
T78.300		血管神经性水肿		
T78.301		急性特发性水肿		
T78.400		变态反应		
T78.800		有害效应，其他不可归类在他处者		

主要编码	附加编码	疾　病　名　称	别　名	备　注
T78.900		有害效应		
T79.000		空气栓塞（创伤性）		
T79.100		脂肪栓塞（创伤性）		
T79.101		脂肪栓塞综合征		脂肪栓塞综合征（FES）是指骨盆或长骨骨折后 24~48 小时出现呼吸困难、意识障碍和瘀点。很少发生于上肢骨折患者，儿童发生率仅为成人的 1%。随着骨折积极的开放手术治疗，其发生率有大幅度下降。但 FES 仍然是创伤骨折后威胁患者生命的严重并发症
T79.200		创伤的继发性和复发性出血		
T79.201		创伤性复发性出血		
T79.202		创伤性继发性出血		
T79.300		创伤后伤口感染，不可归类在他处者		
T79.400		创伤性休克		
T79.500		创伤性无尿症		
T79.501		挤压综合征		挤压综合征是指人体四肢或躯干等肌肉丰富的部位遭受重物（如石块、土方等）长时间的挤压，在挤压解除后出现身体一系列的病理生理改变。临床上主要表现为以肢体肿胀、肌红蛋白尿、高血钾为特点的急性肾功能衰竭。如不及时处理，后果常较为严重，甚至导致患者死亡
T79.600		创伤性肌肉缺血		
T79.601		创伤性骨筋膜室综合征	急性筋膜间室综合征，骨筋膜间隔区综合征	
T79.602		福耳克曼缺血性挛缩		
T79.603		腹腔间隔室综合征		腹腔间隔室综合征是腹腔压力出现稳定升高并且>20mmHg（伴或不伴有腹腔灌注压≤60mmHg），同时合并有新的器官功能障碍和衰竭
T79.700		创伤性皮下气肿		
T79.800		创伤的其他早期并发症		
T79.801		创伤性脑膜炎		
T79.900		创伤的早期并发症		
T80.000		输注、输血和治疗性注射后的空气栓塞		
T80.100		输注、输血和治疗性注射后的血管并发症		

主要编码	附加编码	疾 病 名 称	别 名	备 注
T80.200		输注、输血和治疗性注射后的感染		
T80.201		输注后败血症		
T80.202		输液后感染		
T80.203		造影后胆道感染		
T80.300		ABO 血型不配合性反应		
T80.400		Rh 不配合性反应		
T80.500		血清引起的过敏性休克		
T80.600		血清反应，其他的		
T80.601		血清病		
T80.602		血清病样反应		
T80.603		血清反应性荨麻疹		
T80.604		血清性药疹		
T80.800		输注、输血和治疗性注射后的其他并发症		
T80.801		透析失衡综合征	平衡失调综合征	是指在血液透析（通常仅指人工肾透析）以后，由于有效透析致体液容量及化学渗透平衡校正过速引起，影响了细胞内外渗透压的平衡，并由此引起一系列与肾功能衰竭本身无直接关系的症候群
T80.900		输注、输血和治疗性注射后的并发症		
T80.901		输液反应		
T80.902		血液透析并发症		
T80.903		输血反应		
T81.000		并发于操作的出血和血肿，不可归类在他处者		
T81.001		手术后硬脑膜外出血		
T81.002		手术后眼前房出血		
T81.003		手术后视网膜出血		
T81.004		手术后鼻出血		
T81.005		手术后扁桃体出血		
T81.006		手术后咽出血		
T81.007		手术后甲状腺出血		
T81.008		手术后胸腔出血		
T81.009		手术中肺出血		
T81.010		手术后腹腔出血		
T81.011		手术后胃出血		
T81.012		手术后胃吻合口出血		

主要编码	附加编码	疾 病 名 称	别 名	备 注
T81.013		手术后胆管出血		
T81.014		手术后胆囊出血		
T81.015		手术后肠出血		
T81.016		手术后肠吻合口出血		
T81.017		手术后盆腔出血		
T81.018		手术后肾出血		
T81.019		手术后膀胱出血		
T81.020		手术后尿道出血		
T81.021		手术后前列腺出血		
T81.022		手术后伤口出血		
T81.023		手术后颅内血肿		
T81.024		手术后切口血肿		
T81.025		操作后十二指肠乳头出血		
T81.026		操作后肠出血		
T81.027		拔牙创口出血		
T81.028		食管静脉曲张术后出血		
T81.029		结肠造口出血		
T81.030		膀胱造口出血		
T81.031		治疗后宫颈出血		
T81.032		肾穿刺后血肿		
T81.033		血管穿刺后血肿		
T81.100		在操作中发生或由于操作造成的休克，不可归类在他处者		
T81.101		操作中休克		
T81.102		手术后休克		
T81.200		在操作中意外的穿刺和撕裂，不可归类在他处者		操作中的创伤分类到 T81.-。要查并发症-手术操作
T81.201		食管穿孔，操作中		
T81.202		心脏穿孔，操作中		
T81.203		胃穿孔，操作中		
T81.204		肠穿孔，操作中		
T81.205		子宫穿孔，操作中		
T81.206		胆总管断裂，操作中		
T81.207		膀胱撕裂，操作中		
T81.208		肌腱断裂，操作中		
T81.209		动脉破裂，操作中		
T81.210		血管破裂，操作中		

主要编码	附加编码	疾 病 名 称	别 名	备 注
T81.211		胸腔损伤，操作中		
T81.212		胸导管损伤，操作中		
T81.213		胆管损伤，操作中		
T81.214		输尿管损伤，操作中		
T81.215		阴道损伤，操作中		
T81.216		静脉损伤，操作中		
T81.217		神经损伤，操作中		
T81.218		气胸，操作中		
T81.300		手术伤口破裂，不可归类在他处者		
T81.400		操作后的感染，不可归类在他处者		
T81.401		手术后口腔感染		
T81.402		手术后耳部感染		
T81.403		手术后胸腔感染		
T81.404		手术后胆道感染		
T81.405		手术后膝关节感染		
T81.406		手术后切口感染		
T81.407		手术后腹壁脓肿		
T81.408		手术后腹内脓肿		
T81.409		手术后盆腔脓肿		
T81.411		手术后败血症		
T81.412		手术后发热		
T81.500		操作后意外遗留于体腔或手术伤口中的异物		
T81.501		手术后腹内异物遗留		
T81.502		手术后吻合口缝线残留		
T81.503		手术后子宫内异物遗留		
T81.504		手术切口异物肉芽肿		
T81.505		手术切口异物遗留		
T81.600		在操作中对意外遗留异物的急性反应		
T81.601		化学性腹膜炎		
T81.700		操作后的血管并发症，不可归类在他处者		
T81.701		操作后动脉血栓形成		
T81.702		动静脉造瘘后静脉炎		
T81.703		操作后的空气栓塞		

主要编码	附加编码	疾 病 名 称	别 名	备 注
T81.800		操作的其他并发症，不可归类在他处者		
T81.801		开颅术后窦道形成		
T81.804		气管造口肉芽		
T81.805		动脉导管结扎手术后残余漏		
T81.806		手术后腹痛		
T81.807		手术后皮下瘘		
T81.808		手术后伤口肉芽肿		
T81.809		手术后皮下气肿		
T81.810		手术后伤口持续性瘘		
T81.811		手术后伤口愈合不良		
T81.812		手术后伤口脂肪液化		
T81.813		手术后皮肤坏死		
T81.900		操作的并发症		
T82.000		心脏瓣膜假体的机械性并发症		
T82.001		机械瓣膜置换术后瓣周漏		
T82.002		二尖瓣机械瓣周漏		
T82.003		主动脉机械瓣周漏		
T82.100		心脏电子装置的机械性并发症		
T82.101		心脏起搏器导线突出		
T82.102		心脏起搏器电极功能异常		
T82.103		心脏起搏器电极移位		
T82.200		冠状动脉旁路（搭桥术）和瓣膜移植物的机械性并发症		
T82.201		冠状动脉搭桥术机械性并发症		
T82.202		瓣膜移植物机械性并发症		
T82.300		血管移植物的机械性并发症，其他的		
T82.301		主动脉移植物（置换）的机械性并发症		
T82.302		动脉移植物的机械性并发症		
T82.400		血管透析导管的机械性并发症		
T82.401		静脉透析管阻塞		
T82.500		心脏和血管装置及植入物的机械性并发症，其他的		
T82.501		下腔静脉支架脱落		
T82.502		移植血管坏死		
T82.503		室间隔缺损手术后残余漏		

主要编码	附加编码	疾 病 名 称	别 名	备 注
T82.504		房间隔缺损手术后残余漏		
T82.600		心脏瓣膜假体引起的感染和炎症性反应		
T82.601		人工瓣膜心内膜炎		
T82.700		心脏和血管装置、植入物和移植物引起的感染和炎症性反应，其他的		
T82.701		化疗泵植入感染		
T82.702		人工血管感染		
T82.703		心脏起搏器植入感染		
T82.704		支架植入感染		
T82.800		心脏和血管假体装置、植入物和移植物的其他并发症		
T82.801		下腔静脉滤器血栓形成		
T82.803		操作中动静脉瘘		
T82.804		动脉支架内血栓形成		
T82.805		二尖瓣机械瓣膜老化		
T82.806		腹主动脉支架内血栓形成		
T82.807		颈内动脉支架植入后再狭窄		
T82.808		静脉插管血栓形成		
T82.809		人工血管闭塞		
T82.810		人工血管吻合口狭窄		
T82.811		人工血管血栓形成		
T82.812		输注泵植入疼痛		
T82.813		肝移植后肝动脉假性动脉瘤破裂		
T82.814		人工血管破裂		
T82.900		心脏和血管假体装置、植入物和移植物的并发症		
T82.901		人工心脏瓣膜失常		
T82.903		心脏起搏器失灵		
T82.904		起搏器综合征		起搏器综合征是指植入了永久性起搏器后，由于心脏起搏不正常产生的心血管或神经系统症状和体征。查：并发症-起搏器（心脏）（电极）（脉冲发生器）T82.9
T83.000		泌尿系（留置的）导管的机械性并发症		
T83.001		肾盂引流管阻塞		

主要编码	附加编码	疾 病 名 称	别 名	备 注
T83.002		肾造瘘管移位		
T83.003		膀胱造瘘管阻塞		
T83.004		导尿管阻塞		
T83.100		泌尿系装置和植入物的机械性并发症，其他的		
T83.101		输尿管支架断裂		
T83.102		输尿管支架移位		
T83.103		输尿管支架管阻塞		
T83.200		泌尿器官移植物的机械性并发症		
T83.300		子宫内避孕装置的机械性并发症		
T83.301		子宫内节育器残留		
T83.302		子宫内节育器断裂		
T83.303		子宫内节育器嵌顿		
T83.304		子宫内节育器脱落		
T83.305		子宫内节育器移位		
T83.400		生殖道中其他假体装置、植入物和移植物的机械性并发症		
T83.401		阴茎假体引起的并发症		
T83.500		泌尿系统中的假体装置、植入物和移植物引起的感染和炎症性反应		
T83.501		泌尿道引流管植入感染		
T83.600		生殖道中的假体装置、植入物和移植物引起的感染和炎症性反应		
T83.601		阴茎假体植入感染		
T83.800		泌尿生殖系假体装置、植入物和移植物的其他并发症		
T83.801		尿道悬吊带脱出		
T83.802		阴道网片侵蚀		
T83.804		移植肾输尿管瘘		
T83.900		泌尿生殖系假体装置、植入物和移植物的并发症		
T84.000		内部关节假体的机械性并发症		
T84.001		关节假体并发症		
T84.002		髋关节假体松动		
T84.003		髋关节假体障碍		

主要编码	附加编码	疾 病 名 称	别 名	备 注
T84.004		膝关节假体障碍		
T84.005		肩关节假体障碍		
T84.006		肘关节假体障碍		
T84.100		肢骨内部固定装置的机械性并发症		
T84.200		骨内部固定装置的机械性并发症，其他的		
T84.201		骨折内固定装置障碍		
T84.202		脊柱内固定装置障碍		
T84.203		胸骨内固定钢丝断裂		
T84.300		骨的装置、植入物和移植物的机械性并发症，其他的		
T84.301		上颌骨假体露出		
T84.400		矫形外科装置、植入物和移植物的机械性并发症，其他内部的		
T84.401		肌肉移植物引起的机械性并发症		
T84.402		肌腱移植物引起的机械性并发症		
T84.500		内部关节假体引起的感染和炎症性反应		
T84.501		髋关节假体植入感染		
T84.502		膝关节假体植入感染		
T84.503		肩关节假体植入物感染		
T84.504		肘关节假体植入物感染		
T84.600		内部固定装置［任何部位］引起的感染和炎症性反应		
T84.601		舌骨固定物植入感染		
T84.602		下颌骨内固定物植入感染		
T84.603		脊柱内固定物植入感染		
T84.604		骨折内固定物植入感染		
T84.605		肌肉内固定物的感染		
T84.700		矫形外科假体装置、植入物和移植物引起的感染和炎症性反应，其他内部的		
T84.701		下颌骨假体植入感染		
T84.800		内部矫形外科假体装置、植入物和移植物的其他并发症		
T84.801		腕假体装置术后皮肤破溃		

主要编码	附加编码	疾 病 名 称	别 名	备 注
T84.802		骨折内固定术后疼痛		
T84.803		脊柱内固定术后疼痛		
T84.804		脊柱内固定物排斥		
T84.805		人工关节置换术后疼痛		
T84.806		髋关节置换术后疼痛		
T84.807		膝关节置换术后疼痛		
T84.900		内部矫形外科假体装置、植入物和移植物的并发症		
T84.901		鼻咽部内固定装置障碍		
T85.000		脑室颅内（交通）分流的机械性并发症		
T85.001		脑室腹腔分流管障碍		
T85.002		脑室腹腔分流管脱位		
T85.003		脑室腹腔分流管阻塞		
T85.100		神经系统植入的电子刺激器的机械性并发症		
T85.200		眼内透镜的机械性并发症		查：并发症-假体装置--眼---机械性----眼内晶状体。机械性并发症包括：（机械性）损坏、移位、渗漏、错位、机械性梗阻、穿孔和突出
T85.201		人工晶体夹持		
T85.202		人工晶体移位		
T85.300		眼假体装置、植入物和移植物的机械性并发症，其他的		
T85.301		义眼台暴露		
T85.302		玻璃体气体泄漏		
T85.303		玻璃体硅油移位		
T85.304		人工玻璃体障碍		
T85.308		前房植入硅管障碍		
T85.309		巩膜环扎带障碍		
T85.310		角膜缝线外露		
T85.311		角膜移植片溶解		
T85.312		义眼座外露		
T85.400		乳房假体和植入物的机械性并发症		
T85.401		乳房假体障碍		
T85.500		胃肠道假体装置、植入物和移植物的机械性并发症		
T85.501		胆总管内支架脱出		

主要编码	附加编码	疾 病 名 称	别 名	备 注
T85.600		内部假体装置、植入物和移植物，其他特指的机械性并发症		
T85.601		人工耳蜗松动		
T85.602		人工听骨移位		
T85.603		鼓膜置管移位		
T85.604		外耳道支架短缩		
T85.606		气管套管脱出		
T85.607		气管植入 T 管断裂		
T85.608		主支气管支架断裂		
T85.609		腹膜透析管移位		
T85.610		腹膜透析管阻塞		
T85.611		腹膜透析管并发症		
T85.700		假体装置、植入物和移植物引起的感染和炎症性反应，其他内部的		
T85.701		脑室腹腔分流管置入感染		
T85.702		人工硬脑膜植入感染		
T85.703		导管相关性感染		
T85.704		巩膜硅胶带环扎植入感染		
T85.705		人工耳蜗植入感染		
T85.706		鼻硅胶植入感染		
T85.708		胆道造影术后感染		
T85.709		腹腔插管感染		
T85.710		腹膜透析中腹腔感染		
T85.711		腹膜透析后腹膜炎		
T85.712		皮肤扩张器植入感染		
T85.713		颅骨人工骨板植入感染		
T85.800		内部假体装置、植入物和移植物的其他并发症，不可归类在他处者		
T85.801		腹膜透析管内血栓		
T85.802		化疗管植入后皮肤溃疡		
T85.803		支架植入后出血		
T85.806		疝补片排斥反应		
T85.807		颅骨补片排斥反应		
T85.900		内部假体装置、植入物和移植物的并发症		

主要编码	附加编码	疾 病 名 称	别 名	备 注
T85.901		腹膜透析装置并发症		
T85.902		不可吸收缝线并发症		
T85.903		人工晶体障碍		
T86.000		骨髓移植排斥		
T86.001		移植物抗宿主反应		移植物抗宿主反应（graft versus host reaction，GVHR）是由移植物中的特异性淋巴细胞识别宿主抗原而发生的一种反应，这种反应不仅导致移植失败，还可以给受者造成严重后果。GVHR 所引起的疾病称为移植物抗宿主病（graft versus host disease，GVHD），往往导致受者多器官功能衰竭。常见于接受骨髓移植的病人，另外也可见于有大量淋巴组织的实质性器官移植受者，如小肠移植。受者的皮肤、肠道、眼是主要的受损器官
T86.100		肾移植失败和排斥		
T86.102		移植肾功能不全		
T86.103		移植肾破裂		
T86.104		移植肾死亡		
T86.105		移植肾萎缩		
T86.106		移植肾无功能		
T86.107		肾移植术后少尿		
T86.200		心脏移植失败和排斥		
T86.300		心-肺移植失败和排斥		
T86.400		肝脏移植失败和排斥		
T86.401		移植肝功能衰竭		
T86.800		移植器官和组织的失败和排斥，其他的		
T86.801		移植角膜排斥反应		
T86.802		舌移植皮瓣坏死		
T86.803		移植肺排斥反应		
T86.804		移植胰排斥反应		
T86.805		移植骨排斥反应		
T86.806		移植皮肤排斥反应		
T86.807		皮瓣移植感染		
T86.808		移植皮瓣坏死		
T86.809		眼硅胶排斥反应		
T86.810		眼植入物排斥反应		
T86.811		尿道悬吊带排斥		

主要编码	附加编码	疾 病 名 称	别 名	备 注
T86. 900		移植器官和组织的失败和排斥		
T87. 000		上肢再植（部位）的并发症		
T87. 001		上肢再植术后感染		
T87. 100		下肢再植（部位）的并发症		
T87. 101		下肢再植术后感染		
T87. 200		再植身体部位的并发症，其他的		
T87. 300		截断术残端的神经瘤		
T87. 400		截断术残端的感染		
T87. 500		截断术残端的坏死		
T87. 600		截断术残端的其他和未特指的并发症		
T87. 601		截肢残端溃疡		
T87. 602		残端综合征		
T88. 000		免疫接种后的感染		
T88. 100		免疫接种后的其他并发症，不可归类在他处者		
T88. 101		疫苗接种反应		
T88. 102		免疫接种后反应		
T88. 200		麻醉引起的休克		
T88. 300		麻醉引起的恶性高热		
T88. 400		插管失败或困难		
T88. 500		麻醉的其他并发症		
T88. 501		麻醉意外		
T88. 600		适当应用正确药物或药剂的有害效应引起的过敏性休克		
T88. 601		药物过敏性休克		
T88. 700		药物和药剂的有害效应		T88.7 为适当应用正确药物或药剂的有害效应、变态反应、过敏、特异反应
T88. 701		药物过敏反应		
T88. 702		类固醇激素并发症		
T88. 703		维甲酸综合征		维甲酸综合征（reti-noic acid syndrome，RAS）为全反式维甲酸（all-trans-retin-oicacid，ATRA）综合征的简称，是维甲酸诱导治疗急性早幼粒细胞白血病（APL，亦称 AML-M$_3$ 型）时发生的严重并发症。查：并发症-治疗性--药物和药剂　T88.7
T88. 800		手术和医疗其他特指的并发症，不可归类在他处者		

主要编码	附加编码	疾 病 名 称	别 名	备 注
T88.900		手术和医疗的并发症		
T88.901		超声治疗并发症		
T90.000		头部浅表损伤后遗症		T90～T98 这些类目是用于表明在类目 S00～S99 和 T00～T88 中的情况是后遗症的原因。而"后遗症"包括特指为后遗症或晚期效应者，以及在急性损伤后一年或更长时间仍然存在的这些情况。T90～T98 如果指出了残余情况的性质，则要将残余情况作为主要编码。如陈旧性骨折如果指出了残余情况是骨折愈合不良，则要将这些情况作为主要编码
T90.100		头部开放性伤口后遗症		
T90.101		陈旧性眼睑损伤		
T90.102		创伤后唇缺损		
T90.200		颅骨和面骨骨折后遗症		
T90.201		陈旧性颅骨骨折		
T90.202		陈旧性鼻骨骨折		
T90.203		陈旧性颧骨骨折		
T90.204		陈旧性上颌骨骨折		
T90.205		陈旧性下颌骨骨折		
T90.206		陈旧性颌骨骨折		
T90.207		陈旧性额部骨折		
T90.208		陈旧性面骨骨折		
T90.300		脑神经损伤后遗症		
T90.301		陈旧性脑神经损伤		
T90.302		陈旧性面神经损伤		
T90.400		眼和眶损伤后遗症		
T90.401		陈旧性眼损伤		
T90.500		颅内损伤后遗症		
T90.501		陈旧性颅脑损伤		
T90.502		陈旧性颅内损伤		
T90.503		创伤性癫痫		
T90.800		头部其他特指损伤的后遗症		
T90.900		头部损伤的后遗症		
T90.901		陈旧性头部损伤		
T91.000		颈部和躯干浅表损伤和开放性伤口后遗症		
T91.001		陈旧性颈部和躯干浅表损伤		
T91.002		陈旧性开放性颈部和躯干损伤		

主要编码	附加编码	疾 病 名 称	别 名	备 注
T91.100		脊柱骨折后遗症		
T91.101		陈旧性脊柱骨折		
T91.102		陈旧性颈椎骨折		
T91.103		陈旧性胸椎骨折		
T91.104		陈旧性腰椎骨折		
T91.200		胸和骨盆的其他骨折后遗症		
T91.201		陈旧性肋骨骨折		
T91.202		陈旧性骨盆骨折		
T91.204		陈旧性髋臼骨折		
T91.205		陈旧性耻骨骨折		
T91.206		陈旧性尾骨骨折		
T91.300		脊髓损伤后遗症		
T91.301		陈旧性脊髓损伤		
T91.400		胸内器官损伤后遗症		
T91.401		陈旧性胸内器官损伤		
T91.500		腹内和盆腔器官损伤后遗症		
T91.501		陈旧性腹内器官损伤		
T91.502		陈旧性盆腔器官损伤		
T91.800		颈部和躯干其他特指损伤的后遗症		
T91.802		陈旧性躯干神经损伤		
T91.803		陈旧性脊柱韧带扭伤		
T91.900		颈部和躯干损伤的后遗症		
T91.901		陈旧性颈部和躯干损伤		
T91.902		陈旧性会阴损伤		
T92.000		上肢开放性伤口后遗症		
T92.001		陈旧性开放性上肢损伤		
T92.100		臂骨折后遗症		
T92.101		陈旧性肩胛骨骨折		
T92.102		陈旧性臂骨折		
T92.103		陈旧性肱骨骨折		
T92.104		陈旧性尺桡骨骨折		
T92.105		陈旧性尺骨骨折		
T92.106		陈旧性桡骨骨折		
T92.200		腕和手水平骨折后遗症		
T92.201		陈旧性腕骨骨折		
T92.202		陈旧性掌骨骨折		

主要编码	附加编码	疾 病 名 称	别 名	备 注
T92.203		陈旧性手指骨折		
T92.204		手骨折后畸形		
T92.300		上肢脱位、扭伤和劳损后遗症		
T92.301		陈旧性手部关节韧带损伤		
T92.302		陈旧性桡尺关节脱位		
T92.400		上肢神经损伤后遗症		
T92.401		陈旧性上肢神经损伤		
T92.500		上肢肌肉和肌腱损伤后遗症		
T92.501		陈旧性上肢肌腱断裂		
T92.502		陈旧性上肢肌肉撕裂		
T92.503		创伤后手指屈曲畸形		
T92.504		陈旧性腕关节肌腱损伤		
T92.600		上肢挤压伤和创伤性切断后遗症		
T92.601		陈旧性上肢挤压伤		
T92.602		创伤性上肢切断后遗症		
T92.800		上肢其他特指损伤的后遗症		
T92.900		上肢损伤的后遗症		
T93.000		下肢开放性伤口后遗症		
T93.001		陈旧性开放性下肢损伤		
T93.100		股骨骨折后遗症		
T93.101		陈旧性股骨骨折		
T93.102		陈旧性股骨颈骨折		
T93.103		陈旧性股骨干骨折		
T93.104		陈旧性股骨粗隆间骨折		
T93.200		下肢其他骨折的后遗症		
T93.201		陈旧性下肢骨折		
T93.202		陈旧性髌骨骨折		
T93.203		陈旧性胫骨骨折		
T93.204		陈旧性踝突骨折		
T93.205		陈旧性腓骨骨折		
T93.206		陈旧性踝关节骨折		
T93.207		陈旧性踝骨骨折		
T93.208		陈旧性足舟骨骨折		
T93.300		下肢脱位、扭伤和劳损后遗症		
T93.301		陈旧性髌骨脱位		
T93.400		下肢神经损伤后遗症		

主要编码	附加编码	疾 病 名 称	别 名	备 注
T93.500		下肢肌肉和肌腱损伤后遗症		
T93.600		下肢挤压伤和创伤性切断后遗症		
T93.800		下肢其他特指损伤的后遗症		
T93.801		陈旧性趾挫伤		
T93.900		下肢损伤的后遗症		
T94.000		涉及多个身体部位损伤的后遗症		
T94.001		陈旧性多处身体部位损伤		
T94.002		陈旧性多部位骨折		
T94.100		损伤后遗症		
T94.101		陈旧性多部位骨折		
T94.102		陈旧性损伤		
T95.000		头和颈烧伤、腐蚀伤和冻伤后遗症		
T95.001		陈旧性耳化学烧伤		
T95.002		陈旧性外耳道烧伤		
T95.100		躯干烧伤、腐蚀伤和冻伤后遗症		
T95.101		陈旧性躯干烧伤		
T95.102		陈旧性躯干化学性烧伤		
T95.103		陈旧性躯干冻伤		
T95.200		上肢烧伤、腐蚀伤和冻伤后遗症		
T95.201		陈旧性上肢烧伤		
T95.202		陈旧性手烧伤		
T95.300		下肢烧伤、腐蚀伤和冻伤后遗症		
T95.301		陈旧性下肢烧伤		
T95.400		仅根据涉及体表范围分类的烧伤和腐蚀伤后遗症		
T95.800		烧伤、腐蚀伤和冻伤后遗症，其他特指的		
T95.801		陈旧性眼烧伤		
T95.802		陈旧性四肢烧伤		
T95.803		陈旧性食管烧伤		
T95.900		烧伤、腐蚀伤和冻伤后遗症		
T96.x00		药物、药剂和生物制品中毒后遗症		

主要编码	附加编码	疾　病　名　称	别　　　名	备　　　注
T97. x00		主要为非药用物质毒性效应的后遗症		
T97. x01		一氧化碳中毒后遗症		
T97. x02		非药用物质中毒性脑病后遗症		
T98. 000		通过自然腔口进入的异物效应的后遗症		
T98. 100		外因的其他和未特指效应的后遗症		
T98. 200		创伤的某些早期并发症的后遗症		
T98. 300		手术和医疗并发症的后遗症，不可归类在他处者		
T98. 301		陈旧性手术后缺氧性脑损害		
U04. 900		严重急性呼吸道综合征	传染性非典型肺炎	综合征－严重急性呼吸［SARS］
U06. 900		兹卡病毒病	寨卡病毒病	寨卡病毒属黄病毒科，黄病毒属，单股正链 RNA 病毒，直径 20nm，是一种通过蚊虫进行传播的虫媒病毒，宿主不明确，主要在野生灵长类动物和栖息在树上的蚊子，如非洲伊蚊中循环
Z00. 000		一般性医学检查		
Z00. 001		健康查体		
Z00. 100		儿童常规健康检查		
Z00. 200		儿童快速生长期的检查		
Z00. 300		青春发育期的检查		
Z00. 400		一般精神科检查，不可归类在他处者		
Z00. 401		精神科全面检查		
Z00. 500		器官和组织的可能供者接受的检查		
Z00. 600		为临床研究项目的正常比较和对照接受的检查		
Z00. 800		一般性检查，其他的		
Z01. 000		眼和视力检查		
Z01. 001		眼检查		
Z01. 002		视觉检查		
Z01. 100		耳和听力检查		
Z01. 101		耳检查		
Z01. 102		听力检查		
Z01. 200		牙科检查		
Z01. 300		血压检查		

主要编码	附加编码	疾 病 名 称	别 名	备 注
Z01.400		妇科学（一般性）（常规）检查		
Z01.500		诊断性皮肤试验和致敏试验		
Z01.501		变态反应试验		
Z01.502		为细菌性疾病皮肤试验		
Z01.503		为过敏性疾病皮肤试验		
Z01.600		放射学检查，不可归类在他处者		
Z01.700		实验室检查		
Z01.800		特殊检查，其他特指的		
Z01.900		特殊检查		
Z02.000		为入学接受的检查		
Z02.100		就业前接受的检查		
Z02.200		为进入居住机构接受的检查		
Z02.300		征兵中新兵接受的检查		
Z02.400		为办驾驶执照接受的检查		
Z02.500		为参加体育运动接受的检查		
Z02.600		为保险目的接受的检查		
Z02.700		医学证明书的发给		
Z02.800		为行政管理目的接受的其他检查		
Z02.900		为行政管理目的接受的检查		
Z03.000		可疑结核病的观察		
Z03.100		可疑恶性肿瘤的观察		
Z03.101		可疑甲状腺恶性肿瘤观察		
Z03.102		可疑乳腺恶性肿瘤的观察		
Z03.103		可疑前列腺恶性肿瘤的观察		
Z03.200		可疑精神和行为障碍的观察		
Z03.300		可疑神经系统疾患的观察		
Z03.400		可疑心肌梗死的观察		
Z03.500		可疑心血管病的观察，其他的		
Z03.501		可疑冠心病观察		
Z03.600		摄入物质引起可疑毒性效应的观察		
Z03.800		可疑疾病和情况的观察，其他的		
Z03.801		可疑青光眼观察		
Z03.802		可疑颈动脉瘤观察		

主要编码	附加编码	疾 病 名 称	别　　名	备　　注
Z03.803		可疑新生儿红细胞增多症观察		
Z03.900		可疑疾病和情况的观察		
Z04.000		接受血中酒精和血中药物检验		
Z04.001		血中酒精检验		
Z04.002		血中药物检验		
Z04.100		交通事故后接受的检查和观察		
Z04.200		工作事故后接受的检查和观察		
Z04.300		事故后接受的检查和观察，其他的		
Z04.400		嫌疑强奸和诱奸后接受的检查和观察		
Z04.500		加害性损伤后接受的检查和观察，其他的		
Z04.600		接受权威机构要求的一般精神科检查		
Z04.601		精神医学鉴定		
Z04.800		为其他特指原因接受的检查和观察		
Z04.900		接受检查和观察		
Z08.000		恶性肿瘤手术后的随诊检查		
Z08.100		恶性肿瘤放射治疗后的随诊检查		
Z08.200		恶性肿瘤化学治疗后的随诊检查		
Z08.700		恶性肿瘤联合治疗后的随诊检查		
Z08.800		恶性肿瘤其他治疗后的随诊检查		
Z08.900		恶性肿瘤的治疗后的随诊检查		
Z09.000		随诊检查，其他情况手术后的		
Z09.100		随诊检查，其他情况放射治疗后的		
Z09.200		随诊检查，其他情况化学治疗后的		
Z09.300		心理治疗后的随诊检查		
Z09.400		骨折治疗后的随诊检查		
Z09.700		随诊检查，其他情况的联合治疗后的		
Z09.800		随诊检查，其他情况的其他治疗后的		

主要编码	附加编码	疾 病 名 称	别 名	备 注
Z09.801		冠状动脉介入治疗后随诊检查		
Z09.802		人工流产后随诊检查		
Z09.803		异位妊娠治疗后随诊检查		
Z09.804		蛛网膜下腔出血治疗后随诊检查		
Z09.900		随诊检查，其他的情况治疗后的		
Z10.000		职业性健康检查		
Z10.100		公共机构居民的常规一般性健康查体		
Z10.200		军队的常规一般性健康查体		
Z10.300		体育比赛队的常规一般性健康查体		
Z10.800		常规一般性健康查体，其他限定人群的		
Z11.000		肠道传染病的特殊筛查		
Z11.100		呼吸道结核的特殊筛查		
Z11.200		细菌性疾病的特殊筛查，其他的		
Z11.300		主要为性传播模式的传染病的特殊筛查		
Z11.400		人类免疫缺陷病毒［HIV］的特殊筛查		
Z11.500		其他病毒性疾病的特殊筛查		
Z11.600		特殊筛查，其他原虫病和蠕虫病的		
Z11.800		传染病和寄生虫病的特殊筛查，其他的		
Z11.801		螺旋体病特殊筛选检查		
Z11.802		衣原体病特殊筛选检查		
Z11.803		真菌病特殊筛选检查		
Z11.900		传染病和寄生虫病的特殊筛查		
Z11.901		传染病特殊筛查		
Z11.902		寄生虫病特殊筛查		
Z12.000		胃部肿瘤的特殊筛查		
Z12.100		肠道肿瘤的特殊筛查		
Z12.200		呼吸器官肿瘤的特殊筛查		
Z12.300		乳房肿瘤的特殊筛查		
Z12.400		宫颈肿瘤的特殊筛查		

主要编码	附加编码	疾 病 名 称	别 名	备 注
Z12.500		前列腺肿瘤的特殊筛查		
Z12.600		膀胱肿瘤的特殊筛查		
Z12.800		肿瘤的特殊筛查，其他部位的		
Z12.900		特殊筛查，肿瘤的		
Z13.000		血液及造血器官疾病和某些涉及免疫机制的疾患的特殊筛查		
Z13.001		免疫机制疾患特殊筛查		
Z13.100		糖尿病的特殊筛查		
Z13.200		营养疾患的特殊筛查		
Z13.300		精神和行为障碍的特殊筛查		
Z13.400		童年时某些发育障碍的特殊筛查		
Z13.500		眼和耳疾患的特殊筛查		
Z13.501		眼疾患特殊筛查		
Z13.600		心血管疾患的特殊筛查		
Z13.700		先天性畸形、变形和染色体异常的特殊筛查		
Z13.800		疾病和疾患的特殊筛查，其他特指的		
Z13.801		苯丙酮尿症筛选		
Z13.900		特殊筛查		
Z20.000		接触和暴露于肠道传染病		
Z20.001		霍乱接触者		
Z20.100		接触和暴露于结核病		
Z20.200		接触和暴露于主要为性传播模式的传染病		
Z20.300		接触和暴露于狂犬病		
Z20.400		接触和暴露于风疹		
Z20.500		接触和暴露于病毒性肝炎		
Z20.600		接触和暴露于人类免疫缺陷病毒〔HIV〕		
Z20.700		接触和暴露于虱病、螨病和其他病虫侵染		
Z20.701		接触虱病病虫侵染		
Z20.702		接触螨病病虫侵染		
Z20.800		接触和暴露于其他传染病		
Z20.801		脊髓灰质炎接触者		
Z20.802		天花接触者		

主要编码	附加编码	疾 病 名 称	别 名	备 注
Z20.900		接触和暴露于传染病		
Z21.x00		无症状的人类免疫缺陷病毒[HIV] 感染状态		
Z22.000		伤寒带菌者		
Z22.100		肠道传染病带菌者，其他的		
Z22.101		阿米巴病带菌者		
Z22.102		鼠伤寒带菌者		
Z22.103		霍乱带菌者		
Z22.200		白喉带菌者		
Z22.300		细菌性疾病带菌者，其他特指的		
Z22.301		链球菌带菌者		
Z22.302		脑膜炎双球菌带菌者		
Z22.303		葡萄球菌带菌者		
Z22.400		主要为性传播模式感染的病原携带者		
Z22.401		淋病病原携带者		
Z22.402		梅毒病原携带者		
Z22.500		病毒性肝炎病原携带者		
Z22.501		丙型肝炎病毒携带者		
Z22.502		乙肝表面抗原携带者		
Z22.503		乙型肝炎大三阳		
Z22.504		乙型肝炎小三阳		
Z22.505		戊型肝炎抗体阳性		
Z22.600		人 T-亲淋巴 1 型病毒[HTLV-1] 感染的病原携带者		
Z22.800		传染病病原携带者，其他的		
Z22.900		传染病病原携带者		
Z23.000		仅为抗霍乱采取必要的免疫		
Z23.100		仅为抗伤寒-副伤寒采取必要的免疫[TAB]		
Z23.200		为抗结核采取必要的免疫[BCG]		
Z23.300		为抗鼠疫采取必要的免疫		
Z23.400		为抗土拉菌病[兔热病] 采取必要的免疫		
Z23.500		仅为抗破伤风采取必要的免疫		
Z23.600		仅为抗白喉采取必要的免疫		

主要编码	附加编码	疾 病 名 称	别 名	备 注
Z23.700		仅为抗百日咳采取必要的免疫		
Z23.800		为抗其他单一的细菌性疾病采取必要的免疫		
Z24.000		为抗脊髓灰质炎采取必要的免疫		
Z24.001		接种脊髓灰质炎疫苗		
Z24.100		为抗节肢动物媒介的病毒性脑炎采取必要的免疫		
Z24.200		为抗狂犬病采取必要的免疫		
Z24.300		为抗黄热病采取必要的免疫		
Z24.400		仅为抗麻疹采取必要的免疫		
Z24.500		仅为抗风疹采取必要的免疫		
Z24.600		为抗病毒性肝炎采取必要的免疫		
Z24.601		接种乙型病毒性肝炎疫苗		
Z25.000		仅为抗流行性腮腺炎采取必要的免疫		
Z25.100		为抗流感采取必要的免疫		
Z25.800		为抗其他特指的单一的病毒性疾病采取必要的免疫		
Z26.000		为抗利什曼病采取必要的免疫		
Z26.800		为抗其他特指的单一的传染病采取必要的免疫		
Z26.900		为抗传染病采取必要的免疫		
Z27.000		为抗霍乱伴有伤寒-副伤寒采取必要的免疫〔霍乱+TAB〕		
Z27.100		为抗白喉-破伤风-百日咳联合采取必要的免疫〔DTP〕		
Z27.200		为抗白喉-破伤风-百日咳伴有伤寒-副伤寒采取必要的免疫〔DTP+TAB〕		
Z27.300		为抗白喉-破伤风-百日咳伴有脊髓灰质炎采取必要的免疫〔DTP+脊灰〕		
Z27.400		为抗麻疹-流行性腮腺炎-风疹采取必要的免疫〔MMR〕		
Z27.800		为抗其他多种传染病采取必要的联合免疫		
Z27.900		为抗多种传染病采取必要的联合免疫		
Z28.000		由于禁忌证未进行免疫		

主要编码	附加编码	疾 病 名 称	别 名	备 注
Z28.100		由于信仰或群体压力使病人决定不进行免疫		
Z28.101		由于群体压力使病人决定不进行免疫		
Z28.200		由于其他或未特指原因使病人决定不进行免疫		
Z28.201		病人决定不进行免疫		
Z28.800		由于其他原因未进行免疫		
Z28.900		未进行免疫		
Z29.000		隔离		
Z29.100		预防性免疫治疗		
Z29.101		术后免疫治疗		
Z29.200		化学治疗，其他预防性的		
Z29.201		预防性抗生素治疗		
Z29.800		预防措施，其他特指的		
Z29.900		预防措施		
Z30.000		有关避孕的一般咨询和指导		
Z30.100		子宫内避孕装置的放置		
Z30.101		安装曼月乐环	曼月乐节育器	曼月乐环又叫曼月乐节育器，是现有唯一的局部药物避孕法，它拥有一个很小的高科学技术孕酮缓释布局，保证放置在子宫腔内往后的五六年，可以（或）天天向子宫局部恒定释放少量的孕酮，使宫颈、宫腔内环境及卵巢内膜都处于不相宜受孕的状况，从而得到极可靠的避孕效果
Z30.102		安装输卵管内节育器		
Z30.103		安装子宫内节育器		
Z30.200		绝育		
Z30.201		腹腔镜绝育		
Z30.202		输卵管绝育		
Z30.203		输精管绝育		
Z30.300		月经引出		
Z30.301		防止妊娠		
Z30.302		月经调节		
Z30.400		避孕药的监督		
Z30.500		子宫内避孕装置的监督		
Z30.501		更换子宫内节育器		
Z30.503		取除子宫内节育器		
Z30.504		取除皮下避孕针		

主要编码	附加编码	疾 病 名 称	别 名	备 注
Z30.505		放置输卵管内避孕器失败		
Z30.800		避孕问题，其他的		
Z30.900		避孕问题		
Z31.000		既往绝育术后的输卵管或输精管成形术		
Z31.100		人工授精		
Z31.200		试管内授精		
Z31.201		采取卵子		
Z31.300		辅助授精方法，其他的		
Z31.400		生育调查和检验		
Z31.401		输卵管吹气术		
Z31.402		精子计数		
Z31.500		遗传咨询		
Z31.600		关于生育的一般咨询和指导		
Z31.800		生育问题，其他的		
Z31.900		生育问题		
Z32.000		妊娠（尚）未确认		
Z32.100		确认妊娠		
Z33.x00		附带妊娠状态		
Z33.x01		人工授精妊娠状态		
Z33.x02		试管婴儿妊娠状态		
Z33.x03		输卵管绝育术后妊娠状态		
Z34.000		首次正常妊娠的监督		
Z34.800		正常妊娠的监督，其他的		
Z34.900		正常妊娠监督		
Z35.000		具有不孕症史者的妊娠监督		
Z35.100		具有流产结局史者的妊娠监督		
Z35.101		具有多次人工流产史者的妊娠监督		
Z35.102		具有葡萄胎史妊娠监督		
Z35.103		具有绒毛膜上皮性疾病史者的妊娠监督		
Z35.104		具有自然流产史者的妊娠监督		
Z35.200		具有其他不良生殖或产科病史者的妊娠监督		
Z35.201		具有胎儿畸形史妊娠监督		
Z35.202		具有胎儿先天愚型史者的妊娠监督		

主要编码	附加编码	疾 病 名 称	别 名	备 注
Z35.203		具有胎死宫内史妊娠监督		
Z35.204		具有胚胎停止发育史妊娠监督		
Z35.205		具有先天愚型儿史妊娠监督		
Z35.206		具有新生儿溶血史妊娠监督		
Z35.207		具有异位妊娠史妊娠监督		
Z35.208		具有死产史妊娠监督		
Z35.209		具有新生儿死亡史妊娠监督		
Z35.300		具有缺乏产前医疗照顾病史者的妊娠监督		
Z35.400		具有多胎产者的妊娠监督		
Z35.401		高龄经产妇妊娠监督		
Z35.500		高龄初孕妇的监督		
Z35.600		极年轻初孕妇的监督		
Z35.700		由于社会问题引起的高危妊娠监督		
Z35.800		高危妊娠监督，其他的		
Z35.801		宫颈原位癌妊娠监督		
Z35.802		卵巢恶性肿瘤史妊娠监督		
Z35.804		近亲婚配妊娠监督		
Z35.806		输卵管再通术后妊娠监督		
Z35.900		高危妊娠监督		
Z36.000		对染色体异常的产前筛查		
Z36.001		抽取羊水查染色体		
Z36.100		对甲胎蛋白水平升高的产前筛查		
Z36.101		抽取羊水查甲胎球蛋白水平		
Z36.200		基于羊水穿刺的其他产前筛查		
Z36.201		胎儿肌肉活检		
Z36.202		胎儿皮肤活检		
Z36.300		用超声波和其他物理学方法对畸形的产前筛查		
Z36.301		产前特指物理学方法筛查畸形		
Z36.400		用超声波和其他物理学方法对胎儿生长迟缓的产前筛查		
Z36.401		产前物理学方法筛选胎儿生长迟缓		
Z36.500		对同种免疫的产前筛查		
Z36.800		产前筛查，其他的		

主要编码	附加编码	疾 病 名 称	别　名	备　注
36.801		抽取绒毛查胎儿畸形		
36.802		胎儿镜检查		
36.803		羊膜镜检查		
36.900		产前筛查		
37.000		单一活产		
37.001		人工授精，单胎活产		
37.002		试管婴儿，单胎活产		
37.100		单一死产		
37.200		双胎，均为活产		
37.201		单卵双胎活产		
37.202		双卵双胎活产		
37.203		人工授精，双胎活产		
37.204		试管婴儿，双胎活产		
37.300		双胎，一为活产，一为死产		
37.301		双胎，一胎活产，一胎葡萄胎		
37.302		人工授精，一胎活产，一胎死产		
37.303		试管婴儿，一胎活产，一胎死产		
37.400		双胎，均为死产		
37.500		多胎产，均为活产，其他的		
37.501		三胎活产		
37.502		试管婴儿，三胎活产		
37.600		多胎产，某些为活产，其他的		
37.700		多胎产，均为死产，其他的		
37.900		分娩的结局		
38.000		单胎，在医院内出生		
38.100		单胎，在医院外出生		
38.200		单胎，未特指出生地点		
38.300		双胎，在医院内出生		
38.400		双胎，在医院外出生		
38.500		双胎，未特指出生地点		
38.600		多胎，在医院内出生，其他的		
38.700		多胎，在医院外出生，其他的		
38.800		多胎，其他的		
39.000		产后即刻医疗照顾和检查		
39.100		授乳母亲的医疗照顾和检查		

主要编码	附加编码	疾 病 名 称	别 名	备 注
Z39.200		常规产后随诊		
Z40.000		与恶性肿瘤有关的危险因素的预防性手术		
Z40.800		预防性手术，其他的		
Z40.900		预防性手术		
Z41.000		头发移植		
Z41.100		为体表不能接受的外貌而进行的其他整形外科手术		
Z41.101		重睑		外科手术-整形--美容性　Z41.1
Z41.102		鼻梁成形		
Z41.103		颧骨增高		
Z41.104		面部皱纹整容		
Z41.105		隆胸		
Z41.106		腹壁松弛整形		
Z41.200		常规和宗教仪式的包皮环切术		
Z41.300		穿耳孔		
Z41.800		非以改善健康状况为目的的其他操作		
Z41.801		文身		
Z41.900		非以改善健康状况为目的操作		
Z42.000		涉及头和颈整形手术的随诊医疗		
Z42.001		颅骨缺损修补		外科手术-再建（损伤愈合或手术后）--头和颈　Z42.0
Z42.002		面部矫形术后整形		
Z42.003		眼睑术后畸形整形		
Z42.004		结膜囊瘢痕修复		修复-瘢痕组织--头部和颈部　Z42.0
Z42.005		头颈部瘢痕修复		
Z42.006		唇裂术后畸形整形		
Z42.007		唇腭裂术后畸形整形		
Z42.008		腭裂术后整形		
Z42.009		颌面术后畸形整形		
Z42.010		耳再造术后整形		
Z42.100		涉及乳房整形手术的随诊医疗		
Z42.200		涉及躯干其他部位整形手术的随诊医疗		
Z42.201		胸部瘢痕修复		
Z42.202		腹部瘢痕修复		

主要编码	附加编码	疾 病 名 称	别 名	备 注
Z42.203		背部瘢痕修复		
Z42.204		臀部瘢痕修复		
Z42.205		会阴瘢痕修复		
Z42.300		涉及上肢整形手术的随诊医疗		
Z42.301		上肢瘢痕修复		
Z42.302		上肢残端修整		外科手术 - 再建（损伤愈合或手术后）--上肢　Z42.3
Z42.303		臂部瘢痕修复		
Z42.304		手部瘢痕修复		
Z42.400		涉及下肢整形手术的随诊医疗		
Z42.401		下肢瘢痕修复		
Z42.402		足部瘢痕修复		
Z42.403		下肢残端修整		
Z42.800		涉及身体其他部位整形手术的随诊医疗		
Z42.801		人工阴道成形术后整形		
Z42.900		涉及整形手术的随诊医疗		
Z43.000		气管造口维护		
Z43.001		关闭气管造口		
Z43.100		胃造口维护		
Z43.101		更换胃造瘘导管		
Z43.102		关闭胃造口		
Z43.200		回肠造口维护		
Z43.201		关闭回肠造口		
Z43.300		结肠造口维护		
Z43.301		关闭结肠造口		
Z43.302		巨结肠术后肠造瘘		
Z43.400		消化道其他人工造口的维护		
Z43.401		关闭消化道人工造口		
Z43.402		更换胆管引流管		
Z43.403		胆道引流术后 T 管拔管		
Z43.500		膀胱造口维护		
Z43.600		泌尿道其他人工造口的维护		
Z43.601		肾造口维护		
Z43.602		取除肾盂造瘘管		
Z43.603		取除输尿管支架		
Z43.604		尿道造口维护		

主要编码	附加编码	疾 病 名 称	别 名	备 注
Z43.700		人工阴道维护		
Z43.800		人工造口的维护，其他的		
Z43.801		脑室引流管维护		
Z43.802		关闭动静脉造口		
Z43.900		人工造口的维护		
Z44.000		人工臂的（完全）（部分）安装和调整		
Z44.100		人工腿的（完全）（部分）安装和调整		
Z44.200		人工眼的安装和调整		
Z44.201		安装义眼		
Z44.300		外部假乳房的安装和调整		
Z44.800		安装和调整，其他外部假体装置的		
Z44.900		安装和调整，外部假体装置的		
Z45.000		心脏起搏器的调整和管理		
Z45.001		安装心脏起搏器		
Z45.002		更换心脏起搏器		
Z45.003		更换心脏起搏器电极		
Z45.004		更换心脏起搏器电池		
Z45.005		更换心脏起搏器脉冲发生器		
Z45.006		起搏器安装术后调整		
Z45.100		输注泵的调整和管理		
Z45.101		取除输注泵		
Z45.200		血管通路装置的调整和管理		
Z45.201		取除下腔静脉滤器		
Z45.300		植入性听力装置的调整和管理		
Z45.301		安装人工耳蜗		
Z45.302		调整人工耳蜗装置		
Z45.303		取除人工耳蜗装置		
Z45.304		取除鼓膜置管		
Z45.305		更换外耳道支架		
Z45.800		调整和管理，其他植入装置的		
Z45.801		安装发音钮		
Z45.802		取除喉模		
Z45.803		取除胃内支架		
Z45.804		更换胆管支架		

主要编码	附加编码	疾　病　名　称	别　名	备　注
Z45.805		取除胆管支架		
Z45.806		取除宫颈管支架		
Z45.807		安装阴道模具		
Z45.900		植入装置的调整和管理		
Z46.000		眼镜和接触镜片的安装和调整		
Z46.100		助听器的安装和调整		
Z46.200		有关神经系统和特种感觉的其他装置的安装和调整		
Z46.201		听觉代替装置		安装-装置--代替---听觉　Z46.2
Z46.202		视觉代替装置		
Z46.300		假牙装置的安装和调整		
Z46.400		正牙装置的安装和调整		
Z46.500		回肠造口术或其他肠道用具的安装和调整		
Z46.501		更换空肠造口导管		安装-肠道用具 NEC　Z46.5
Z46.502		调整或更换回肠造口导管		
Z46.503		调整或更换结肠造口导管		
Z46.600		泌尿装置的安装和调整		
Z46.601		更换肾盂造瘘导管		安装-装置 NEC（有关）--泌尿系　Z46.6
Z46.602		更换输尿管支架		
Z46.603		更换膀胱造瘘导管		
Z46.700		矫形外科用装置的安装和调整		
Z46.701		调整外固定支架		安装-矫形外科装置（支架）（石膏绷带）（围腰）（鞋）　Z46.7
Z46.800		安装和调整，其他特指装置的		
Z46.900		安装和调整		
Z47.000		涉及骨折板和其他内固定装置的随诊医疗		
Z47.001		取除骨折内固定装置		
Z47.800		矫形外科的随诊医疗，其他特指的		
Z47.801		更换外固定装置		
Z47.802		检查外固定装置		
Z47.803		取除外固定装置		
Z47.900		矫形外科的随诊医疗		
Z48.000		手术敷料和缝线的维护		
Z48.800		随诊医疗，其他特指手术的		

主要编码	附加编码	疾 病 名 称	别 名	备 注
Z48.801		取出眼内硅油		因为硅油不属于装置，因此不能分类于 Z45.8
Z48.900		手术的随诊医疗		
Z49.000		透析的准备性医疗		
Z49.100		体外透析		
Z49.101		血液透析	肾透析	
Z49.200		透析，其他特指的		
Z49.201		腹膜透析		
Z50.000		心脏病康复		
Z50.100		物理治疗，其他的		
Z50.200		酒精滥用康复		
Z50.300		药物滥用康复		
Z50.400		心理治疗，不可归类在他处者		
Z50.500		言语治疗		
Z50.600		视轴矫正训练		
Z50.700		职业性治疗和职业性康复，不可归类在他处者		
Z50.800		涉及使用其他康复操作的医疗		
Z50.801		烧伤后康复治疗		
Z50.900		涉及使用康复操作的医疗		
Z51.000		放射治疗疗程		
Z51.001		恶性肿瘤术前放射治疗		
Z51.002		恶性肿瘤术后放射治疗		
Z51.003		恶性肿瘤放射治疗		
Z51.100		为肿瘤化学治疗疗程		
Z51.101		手术前恶性肿瘤化学治疗		
Z51.102		手术后恶性肿瘤化学治疗		
Z51.103		恶性肿瘤维持性化学治疗		
Z51.104		姑息性化疗		
Z51.200		化学治疗，其他的		
Z51.300		无诊断报告的输血		
Z51.400		为随后治疗的准备医疗，不可归类在他处者		
Z51.401		造血干细胞动员		
Z51.500		姑息性医疗		
Z51.600		对变应原脱敏		
Z51.800		医疗照顾，其他特指的		

主要编码	附加编码	疾 病 名 称	别 名	备 注
51.801		恶性肿瘤靶向治疗		
51.802		恶性肿瘤中医治疗		
51.804		肿瘤内分泌治疗		
51.805		肿瘤术后免疫治疗		
51.806		肿瘤术后同位素治疗		
51.807		恶性肿瘤术后靶向治疗		
51.808		恶性肿瘤术后中医治疗		
51.809		肿瘤术后内分泌治疗		
51.810		肿瘤免疫治疗		
51.811		肿瘤同位素治疗		
51.900		医疗照顾		
51.901		对症治疗		
52.000		供血者		
52.001		供干细胞者		
52.100		供皮者		
52.200		供骨者		
52.300		供骨髓者		
52.400		供肾者		
52.500		供角膜者		
52.600		供肝者		
52.700		供心者		
52.800		器官和组织的供者，其他的		
52.900		器官或组织的供者		
53.000		由于禁忌证而未进行操作		
53.100		由于信仰或群体压力而使病人决定不进行操作		
53.200		由于其他和未特指原因而使病人决定不进行操作	病人决定不进行操作	
53.800		由于其他原因而未进行操作		
53.900		未进行操作		
54.000		手术后恢复期		
54.001		恶性肿瘤术后恢复期		
54.100		放疗后恢复期		
54.200		化疗后恢复期		
54.300		心理治疗后恢复期		
54.400		骨折治疗后恢复期		
54.700		联合治疗后恢复期		

主要编码	附加编码	疾 病 名 称	别 名	备 注
Z54.800		恢复期，其他治疗后的		
Z54.900		恢复期，治疗后的		
Z55.000		与文盲和文化水平低有关，具有潜在健康问题		
Z55.100		与得不到和未完成教育有关，具有潜在健康问题		
Z55.200		与考试不及格有关，具有潜在健康问题		
Z55.300		与在校学习落后有关，具有潜在健康问题		
Z55.400		与教育失调及与教师和同学不和有关，具有潜在健康问题		
Z55.800		与教育和文化素养有关的其他问题，具有潜在健康问题		
Z55.900		与教育和文化素养有关的问题，具有潜在健康问题		
Z56.000		与失业有关，具有潜在健康问题		
Z56.100		与换工作有关，具有潜在健康问题		
Z56.200		与失业威胁有关，具有潜在健康问题		
Z56.300		与紧张的工作进度有关，具有潜在健康问题		
Z56.400		与老板和同事不和有关，具有潜在健康问题		
Z56.500		与不合意的工作有关，具有潜在健康问题		
Z56.600		与工作有关的其他身体和精神紧张，具有潜在健康问题		
Z56.700		与就业有关的其他的问题，具有潜在健康问题		
Z57.000		职业性暴露于噪声		
Z57.100		职业性暴露于辐射		
Z57.200		职业性暴露于粉尘		
Z57.201		接触粉尘		
Z57.300		职业性暴露于其他大气污染		
Z57.400		职业性暴露于农业毒物		
Z57.500		职业性暴露于其他工业毒物		
Z57.501		接触锰		

主要编码	附加编码	疾 病 名 称	别 名	备 注
Z57.502		接触苯		
Z57.503		接触铅		
Z57.504		接触汞		
Z57.505		接触二氯乙烷		
Z57.506		接触甲苯二异氢酸		
Z57.507		接触二氯油硝基苯		
Z57.508		接触汽油		
Z57.600		职业性暴露于极端温度		
Z57.700		职业性暴露于振动		
Z57.800		职业性暴露于其他危险因素		
Z57.900		职业性暴露于危险因素		
Z58.000		暴露于噪声,具有潜在健康问题		
Z58.100		暴露于大气污染,具有潜在健康问题		
Z58.200		暴露于水污染,具有潜在健康问题		
Z58.300		暴露于土壤污染,具有潜在健康问题		
Z58.400		暴露于辐射,具有潜在健康问题		
Z58.500		暴露于其他污染,具有潜在健康问题		
Z58.600		饮用水供应不足,具有潜在健康问题		
Z58.700		暴露于烟草烟雾,具有潜在健康问题		
Z58.800		与外界环境有关的其他问题,具有潜在健康问题		
Z58.900		与外界环境有关的问题,具有潜在健康问题		
Z59.000		与无家可归有关,具有潜在健康问题		
Z59.100		与住房不足有关,具有潜在健康问题		
Z59.200		与邻居、房客和房东不和有关,具有潜在健康问题		
Z59.300		与在公共机构居住有关,具有潜在健康问题		

主要编码	附加编码	疾 病 名 称	别　名	备　注
Z59.400		与缺乏充足的食物有关，具有潜在健康问题		
Z59.500		与极端贫穷有关，具有潜在健康问题		
Z59.600		与低收入有关，具有潜在健康问题		
Z59.700		与社会保险和福利支持不足有关，具有潜在健康问题		
Z59.800		与住房和经济情况有关的其他问题，具有潜在健康问题		
Z59.900		与住房和经济情况有关的问题，具有潜在健康问题		
Z60.000		对生活周期转换的适应问题，具有潜在健康问题		
Z60.100		与不定型的养育状况有关，具有潜在健康问题		
Z60.200		与独自生活有关，具有潜在健康问题		
Z60.300		与文化适应困难有关，具有潜在健康问题		
Z60.400		与社会排斥和拒绝有关，具有潜在健康问题		
Z60.500		与感觉成为不良歧视和迫害的目标有关，具有潜在健康问题		
Z60.800		与社会环境有关的其他问题，具有潜在健康问题		
Z60.900		与社会环境有关的问题，具有潜在健康问题		
Z61.000		与童年时失去所爱亲属有关，具有潜在健康问题		
Z61.100		与童年离家有关，具有潜在健康问题		
Z61.200		与童年时家庭关系模式的改变有关，具有潜在健康问题		
Z61.300		与童年时导致丧失自尊的事件有关，具有潜在健康问题		
Z61.400		与儿童据说受家族内成员的性虐待有关，具有潜在健康问题		
Z61.500		与儿童据说受家族以外人员的性虐待有关，具有潜在健康问题		

主要编码	附加编码	疾病名称	别名	备注
Z61.600		与儿童据说身体被虐待有关，具有潜在健康问题		
Z61.700		与在童年时受惊吓的经历有关，具有潜在健康问题		
Z61.800		与童年时其他消极生活事件有关，具有潜在健康问题		
Z61.900		与童年时的消极生活事件有关，具有潜在健康问题		
Z62.000		与父母监督和管教不足有关，具有潜在健康问题		
Z62.100		与父母溺爱有关，具有潜在健康问题		
Z62.200		与公共机构的养育有关，具有潜在健康问题		
Z62.300		与敌视儿童和儿童代为受过有关，具有潜在健康问题		
Z62.400		与对儿童情感的忽视有关，具有潜在健康问题		
Z62.500		与忽视养育有关的其他问题，具有潜在健康问题		
Z62.600		与父母的不适当压力和其他异常性质的养育有关，具有潜在健康问题		
Z62.800		与养育有关的其他特指问题，具有潜在健康问题		
Z62.900		与养育有关的问题，具有潜在健康问题		
Z63.000		与配偶关系有关的问题，具有潜在健康问题		
Z63.100		与父母亲和姻亲关系有关的问题，具有潜在健康问题		
Z63.200		与家庭生活不适当有关，具有潜在健康问题		
Z63.300		与家庭成员缺少有关，具有潜在健康问题		
Z63.400		与家庭成员失踪和死亡有关，具有潜在健康问题		
Z63.500		与分居和离婚使家庭分裂有关，具有潜在健康问题		
Z63.600		与需要在家照料的不能独立生活的亲属有关，具有潜在健康问题		

主要编码	附加编码	疾 病 名 称	别　　名	备　　注
Z63.700		与影响家庭和家属的其他充满压力的生活事件有关，具有潜在健康问题		
Z63.800		与家族有关的其他特指问题，具有潜在健康问题		
Z63.900		与家族有关的问题，具有潜在健康问题		
Z64.000		与不想要的妊娠有关的问题，具有潜在健康问题		
Z64.100		与多产有关的问题，具有潜在健康问题		
Z64.200		寻求和接受躯体、营养和化学性干预措施，这些措施已知是危险和有害的		
Z64.300		寻求和接受行为和心理上的干预措施，这些措施已知是危险和有害的		
Z64.400		与顾问不和有关，具有潜在健康问题		
Z65.000		与在民事和刑事诉讼程序中定罪、未被监禁有关，具有潜在健康问题		
Z65.100		与监禁和其他入狱有关，具有潜在健康问题		
Z65.200		与从监狱释放有关的问题，具有潜在健康问题		
Z65.300		与其他法律情况有关的问题逮捕，具有潜在健康问题		
Z65.400		与犯罪和恐怖主义的受害者有关，具有潜在健康问题		
Z65.500		与暴露于灾害、战争和其他敌对行为有关，具有潜在健康问题		
Z65.800		与心理社会情况有关的其他特指问题，具有潜在健康问题		
Z65.900		与心理社会情况有关的问题，具有潜在健康问题		
Z70.000		与性态度有关的咨询		
Z70.100		与病人的性行为和性取向有关的咨询		
Z70.200		与第三方的性行为和性取向有关的咨询		

主要编码	附加编码	疾 病 名 称	别 名	备 注
Z70. 300		综合涉及与性态度、性行为和性取向有关的咨询		
Z70. 800		性咨询，其他的		
Z70. 900		性咨询		
Z71. 000		代表他人咨询的人		
Z71. 100		未作诊断而具有恐惧主诉的人		
Z71. 200		为寻求解释调查结果的人		
Z71. 300		饮食的咨询和监督		
Z71. 400		酒精滥用的咨询和监督		
Z71. 500		药物滥用的咨询和监督		
Z71. 600		烟草滥用的咨询		
Z71. 700		人类免疫缺陷病毒［HIV］的咨询		
Z71. 800		咨询，其他特指的		
Z71. 900		咨询		
Z72. 000		与吸烟有关的医疗咨询		
Z72. 100		与饮酒有关的医疗咨询		
Z72. 200		与用药有关的医疗咨询		
Z72. 300		与缺乏身体锻炼有关的医疗咨询		
Z72. 400		与不恰当的饮食习惯有关的医疗咨询		
Z72. 500		与高危的性行为有关的医疗咨询		
Z72. 600		与赌博和打赌有关的医疗咨询		
Z72. 800		与生活方式有关的其他问题的医疗咨询		
Z72. 900		与生活方式有关的医疗咨询		
Z73. 000		与体力耗尽有关的医疗咨询		
Z73. 100		与个性品质增强有关的医疗咨询		
Z73. 200		与缺乏休息和空暇时间有关的医疗咨询		
Z73. 300		与精神紧张有关的医疗咨询，不可归类在他处者		
Z73. 400		与社会技能不足有关的医疗咨询，不可归类在他处者		
Z73. 500		与社会职责冲突有关的医疗咨询，不可归类在他处者		

主要编码	附加编码	疾 病 名 称	别 名	备 注
Z73.600		与由于伤残引起的活动受限有关的医疗咨询		
Z73.800		与生活管理困难有关其他问题的医疗咨询		
Z73.900		与生活管理困难有关的问题的医疗咨询		
Z74.000		由于活动能力降低而需要帮助		
Z74.100		与需要人员帮助和照顾有关		
Z74.200		与在家需要帮助且无其他家庭成员能够给予照顾有关		
Z74.300		与需要持续的监护有关		
Z74.800		与依赖于照料人员有关的其他问题		
Z74.900		与依赖于照料人员有关的问题		
Z75.000		与家中不具备医疗条件有关		
Z75.100		等待住入他处有充足医疗设施场所的人		
Z75.200		其他为检查和治疗而处于等待期的人		
Z75.300		与不具备及得不到卫生保健设施有关		
Z75.400		与不具备及得不到其他辅助设施有关		
Z75.500		与假日解除照料有关		
Z75.800		与医疗设施和其他卫生保健有关的其他问题		
Z75.900		与医疗设施和其他卫生保健有关的问题		
Z76.000		在保健机构再次开处方		
Z76.100		保健机构对弃婴的健康监督和照料		
Z76.200		保健机构对其他健康婴儿和儿童的健康监督和照料		
Z76.201		生病母亲健康婴儿监督和照料		
Z76.300		在保健机构中陪伴病人的健康人		
Z76.400		在卫生保健设施中其他的寄膳者		
Z76.500		在保健机构中诈病者［蓄意装病］		

主要编码	附加编码	疾 病 名 称	别　名	备　注
Z76.800		在其他特指情况下与保健机构接触的人		
Z76.900		在未特指情况下与保健机构接触的人		
Z80.000		消化器官恶性肿瘤家族史		
Z80.001		胃肠道恶性肿瘤家族史		
Z80.002		大肠恶性肿瘤家族史		
Z80.100		气管、支气管和肺恶性肿瘤家族史		
Z80.200		呼吸和胸腔内器官恶性肿瘤家族史，其他的		
Z80.300		乳房恶性肿瘤家族史		
Z80.400		生殖器官恶性肿瘤家族史		
Z80.401		卵巢恶性肿瘤家族史		
Z80.500		泌尿道恶性肿瘤家族史		
Z80.600		白血病家族史		
Z80.700		淋巴、造血和有关组织恶性肿瘤家族史		
Z80.800		器官或系统恶性肿瘤家族史，其他的		
Z80.801		涎腺恶性肿瘤家族史		
Z80.900		恶性肿瘤家族史		
Z81.000		精神发育迟缓家族史		
Z81.100		酒精滥用家族史		
Z81.200		烟草滥用家族史		
Z81.300		精神活性物质滥用家族史，其他的		
Z81.400		家族史，其他物质滥用的		
Z81.800		精神和行为障碍家族史，其他的		
Z82.000		癫痫和神经系统其他疾病家族史		
Z82.100		盲和视力丧失家族史		
Z82.200		聋和听力丧失家族史		
Z82.300		脑卒中家族史		
Z82.400		缺血性心脏病和其他循环系统疾病家族史		
Z82.500		哮喘和其他慢性下呼吸道疾病家族史		

主要编码	附加编码	疾 病 名 称	别 名	备 注
Z82.600		关节炎和肌肉骨骼系统和结缔组织其他疾病家族史		
Z82.700		先天性畸形、变形和染色体异常家族史		
Z82.701		唐氏综合征家族史		
Z82.800		导致劳动能力丧失的某些伤残和慢性疾病家族史，不可归类在他处者		
Z83.000		人类免疫缺陷病毒［HIV］病家族史		
Z83.100		传染病和寄生虫病家族史，其他的		
Z83.200		血液及造血器官疾病和某些涉及免疫机制的疾患家族史		
Z83.201		血友病家族史		
Z83.300		糖尿病家族史		
Z83.400		内分泌、营养和代谢疾病家族史，其他的		
Z83.500		眼和耳疾患家族史		
Z83.600		呼吸系统疾病家族史		
Z83.700		消化系统疾病家族史		
Z84.000		皮肤和皮下组织疾病家族史		
Z84.100		肾和输尿管疾患家族史		
Z84.200		泌尿生殖系统其他疾病家族史		
Z84.201		生殖系统疾病家族史		
Z84.300		同血缘家族史		
Z84.800		家族史，其他特指情况		
Z85.000		消化器官恶性肿瘤个人史		
Z85.001		食管恶性肿瘤个人史		
Z85.002		胃恶性肿瘤个人史		
Z85.003		小肠恶性肿瘤个人史		
Z85.004		盲肠恶性肿瘤个人史		
Z85.005		阑尾恶性肿瘤个人史		
Z85.006		结肠恶性肿瘤个人史		
Z85.007		直肠恶性肿瘤个人史		
Z85.008		肝恶性肿瘤个人史		
Z85.009		胰腺恶性肿瘤个人史		
Z85.100		气管、支气管和肺恶性肿瘤个人史		

主要编码	附加编码	疾 病 名 称	别 名	备 注
Z85.101		肺恶性肿瘤个人史		
Z85.200		呼吸和胸腔内器官，其他的恶性肿瘤个人史		
Z85.201		呼吸系统恶性肿瘤个人史		
Z85.203		鼻窦恶性肿瘤个人史		
Z85.204		喉恶性肿瘤个人史		
Z85.205		胸腺恶性肿瘤个人史		
Z85.300		乳房恶性肿瘤个人史		
Z85.400		生殖器官恶性肿瘤个人史		
Z85.401		外阴恶性肿瘤个人史		
Z85.402		子宫内膜恶性肿瘤个人史		
Z85.403		宫颈恶性肿瘤个人史		
Z85.404		卵巢恶性肿瘤个人史		
Z85.406		绒毛膜癌个人史		
Z85.407		前列腺恶性肿瘤个人史		
Z85.408		阴茎恶性肿瘤个人史		
Z85.409		睾丸恶性肿瘤个人史		
Z85.500		泌尿道恶性肿瘤个人史		
Z85.501		肾恶性肿瘤个人史		
Z85.502		输尿管恶性肿瘤个人史		
Z85.503		膀胱恶性肿瘤个人史		
Z85.600		白血病个人史		
Z85.700		淋巴、造血和有关组织其他恶性肿瘤个人史		
Z85.701		恶性淋巴瘤个人史		
Z85.800		器官和系统恶性肿瘤个人史，其他的		
Z85.801		脑恶性肿瘤个人史		
Z85.802		口腔恶性肿瘤个人史		
Z85.803		舌恶性肿瘤个人史		
Z85.804		甲状腺恶性肿瘤个人史		
Z85.805		扁桃体恶性肿瘤个人史		
Z85.806		腮腺恶性肿瘤个人史		
Z85.807		胸内恶性肿瘤个人史		
Z85.808		腹膜恶性肿瘤个人史		
Z85.809		鼻咽恶性肿瘤个人史		
Z85.810		皮肤恶性肿瘤个人史		

主要编码	附加编码	疾 病 名 称	别 名	备 注
Z85.900		恶性肿瘤个人史		
Z86.000		肿瘤个人史，其他的		
Z86.001		宫颈原位肿瘤个人史		
Z86.002		肾上腺良性肿瘤个人史		
Z86.003		恶性葡萄胎个人史		
Z86.100		传染病和寄生虫病个人史		
Z86.101		伤寒个人史		
Z86.102		血吸虫病个人史		
Z86.103		梅毒个人史		
Z86.104		结核个人史		
Z86.200		血液和造血器官疾病和某些涉及免疫机制的疾患个人史		
Z86.300		内分泌、营养和代谢疾病个人史		
Z86.301		营养缺乏个人史		
Z86.400		精神活性物质滥用个人史		
Z86.500		精神和行为障碍个人史，其他的		
Z86.501		精神病个人史		
Z86.600		神经系统和感觉器官疾病个人史		
Z86.700		循环系统疾病个人史		
Z86.701		病毒性心肌炎个人史		
Z86.702		脑出血个人史		
Z86.703		脑梗死个人史		
Z87.000		呼吸系统疾病个人史		
Z87.100		消化系统疾病个人史		
Z87.200		皮肤和皮下组织疾病个人史		
Z87.300		肌肉骨骼系统和结缔组织疾病个人史		
Z87.400		泌尿生殖系统疾病个人史		
Z87.500		妊娠、分娩和产褥期并发症个人史		
Z87.600		起源于围生期的某些情况个人史		
Z87.700		先天性畸形、变形和染色体异常个人史		
Z87.701		先天异常疾病个人史		
Z87.800		个人史，其他特指情况的		

主要编码	附加编码	疾 病 名 称	别 名	备 注
Z88.000		青霉素过敏个人史		
Z88.100		抗生素制剂过敏个人史，其他的		
Z88.101		链霉素过敏个人史		
Z88.102		氟哌酸过敏个人史		
Z88.200		磺胺类药过敏个人史		
Z88.300		抗感染制剂过敏个人史，其他的		
Z88.301		呋喃坦啶过敏个人史		
Z88.302		痢特灵过敏个人史		
Z88.400		麻醉药过敏个人史		
Z88.500		麻醉品过敏个人史		
Z88.600		镇痛药过敏个人史		
Z88.700		血清和疫苗过敏个人史		
Z88.800		对其他药物、药剂和生物制品过敏个人史		
Z88.801		阿托品过敏个人史		
Z88.802		氨茶碱过敏个人史		
Z88.803		鼻炎宁冲剂过敏个人史		
Z88.804		别嘌呤醇过敏个人史		
Z88.805		低分子右旋糖酐过敏个人史		
Z88.806		颠茄过敏个人史		
Z88.807		碘剂过敏个人史		
Z88.808		泛影葡胺过敏个人史		
Z88.811		汞剂过敏个人史		
Z88.812		甲氰咪胍过敏个人史		
Z88.813		酒精过敏个人史		
Z88.814		抗高血压药过敏个人史		
Z88.815		抗甲状腺素药过敏个人史		
Z88.817		麻黄素过敏个人史		
Z88.818		灭吐灵过敏个人史		
Z88.819		脑益嗪过敏个人史		
Z88.820		扑尔敏过敏个人史		
Z88.821		氢化可的松过敏个人史		
Z88.822		肾上腺素过敏个人史		
Z88.823		心律平过敏个人史		
Z88.824		烟酸过敏个人史		

主要编码	附加编码	疾 病 名 称	别 名	备 注
Z88.825		优降糖过敏个人史		
Z88.900		对药物、药剂和生物制品过敏个人史		
Z89.000		单侧手指［包括拇指］后天性缺失		
Z89.100		手和腕后天性缺失		
Z89.200		腕以上的上肢后天性缺失		
Z89.300		双上肢［任何水平］后天性缺失		
Z89.400		足和踝后天性缺失		
Z89.401		后天性趾缺失		
Z89.500		膝或膝以下小腿后天性缺失		
Z89.600		膝以上大腿后天性缺失		
Z89.700		双下肢后天性缺失［任何水平，除外仅趾］		
Z89.800		上肢和下肢后天性缺失［任何水平］		
Z89.900		四肢后天性缺失		
Z90.000		头和颈部分后天性缺失		缺损或缺失除个别特殊部位外，一般都放在 Z90.－
Z90.001		眼球摘除术后状态		
Z90.002		后天性鼻缺失		
Z90.003		喉切除术后状态		
Z90.100		乳房后天性缺失		
Z90.200		肺［部分］后天性缺失		
Z90.300		胃部分后天性缺失		
Z90.400		消化道其他部分后天性缺失		
Z90.401		食管切除术后状态		
Z90.402		食管部分切除术后状态		
Z90.403		小肠部分切除术后状态		
Z90.404		全结肠切除术后状态		
Z90.405		结肠部分切除术后状态		
Z90.406		直肠切除术后状态		
Z90.407		胰腺切除术后状态		
Z90.408		胆囊切除术后状态		
Z90.500		肾后天性缺失		
Z90.600		泌尿道其他部分后天性缺失		
Z90.601		膀胱切除术后状态		

主要编码	附加编码	疾 病 名 称	别 名	备 注
Z90.700		生殖器官后天性缺失		
Z90.701		子宫切除术后状态		
Z90.702		子宫部分切除术后状态		
Z90.703		宫颈切除术后状态		
Z90.704		单侧卵巢切除术后状态		
Z90.705		双侧卵巢切除术后状态		
Z90.706		单侧输卵管卵巢切除术后状态		
Z90.707		双侧输卵管卵巢切除术后状态		
Z90.708		前列腺切除术后状态		
Z90.709		睾丸切除术后状态		
Z90.800		器官后天性缺失，其他的		
Z91.000		非药物和生物制品过敏个人史		
Z91.100		不服从医疗和医疗制度个人史		
Z91.200		个人卫生不良个人史		
Z91.300		有害健康的作息安排个人史		
Z91.400		心理创伤个人史，不可归类在他处者		
Z91.500		自我伤害个人史		
Z91.501		服毒个人史		
Z91.600		身体创伤个人史，其他的		
Z91.601		损伤个人史		
Z91.800		危险因素个人史，其他特指的不可归类在他处者		
Z92.000		避孕个人史		
Z92.001		输卵管绝育史		
Z92.100		长期（近期）使用抗凝血药个人史		
Z92.200		长期（近期）使用其他药剂个人史		
Z92.201		使用阿司匹林个人史		
Z92.300		辐射照射个人史		
Z92.400		大手术个人史，不可归类在他处者		
Z92.401		脑血管手术史		
Z92.402		脑肿瘤切除史		
Z92.500		康复措施个人史		
Z92.600		肿瘤化疗个人史		
Z92.800		个人史，其他医疗的		

主要编码	附加编码	疾 病 名 称	别 名	备 注
Z92.900		医疗个人史		
Z93.000		气管造口状态		
Z93.100		胃造口状态		
Z93.200		回肠造口状态		
Z93.201		空肠造口状态		
Z93.300		结肠造口状态		
Z93.400		胃肠道的其他人工造口状态		
Z93.500		膀胱造口状态		
Z93.600		泌尿道的其他人工造口状态		
Z93.601		肾造口术状态		
Z93.602		输尿管造术状态		
Z93.603		尿道造口状态		
Z93.800		人工造口状态，其他的		
Z93.900		人工造口状态		
Z94.000		肾移植状态		
Z94.001		自体肾移植状态		
Z94.002		异体肾移植状态		
Z94.100		心脏移植状态		
Z94.200		肺移植状态		
Z94.300		心和肺移植状态		
Z94.400		肝移植状态		
Z94.500		皮肤移植状态		
Z94.600		骨移植状态		
Z94.700		角膜移植状态		
Z94.800		器官和组织的移植状态，其他的		
Z94.801		肠移植状态		
Z94.802		骨髓移植状态		
Z94.803		胰腺移植状态		
Z94.900		器官和组织移植状态		
Z95.000		具有心脏起搏器		
Z95.100		具有主动脉冠状动脉搭桥术移植物		
Z95.101		冠状动脉搭桥术后状态		
Z95.200		具有假体心脏瓣膜		
Z95.300		具有异种心脏瓣膜		
Z95.400		具有其他心脏瓣膜置换		

主要编码	附加编码	疾病名称	别名	备注
Z95.500		具有冠状血管成形术植入物和移植物		
Z95.501		冠状动脉支架植入后状态		
Z95.800		具有其他心脏和血管植入物和移植物		
Z95.801		周围血管成形术后状态		
Z95.900		具有心脏和血管植入物和移植物		
Z96.000		具有泌尿生殖器植入物		
Z96.001		输尿管内支架		
Z96.100		具有眼内晶状体		
Z96.101		人工晶体植入术后		
Z96.200		具有耳科学和听力学植入物		
Z96.201		人工耳蜗植入		
Z96.300		具有人工喉		
Z96.400		具有内分泌科植入物		
Z96.401		胰岛素泵植入状态		
Z96.500		具有牙根和下颌骨植入物		
Z96.600		具有矫形外科关节植入物		
Z96.601		人工髋关节		
Z96.602		人工膝关节		
Z96.700		具有其他骨和腱的植入物		
Z96.701		颅骨板植入物		
Z96.800		具有其他特指的功能性植入物		
Z96.900		具有功能性植入物		
Z97.000		具有人工眼		
Z97.100		具有人工肢体（完全)(部分)		
Z97.200		具有假牙装置（完全)(部分)		
Z97.300		具有眼镜和接触镜		
Z97.301		配戴眼镜		
Z97.400		具有外部助听器		
Z97.500		子宫内具有避孕装置		
Z97.800		具有其他特指的装置		
Z98.000		肠搭桥术和吻合术状态		
Z98.100		关节固定术状态		
Z98.200		具有脑脊液引流装置		
Z98.800		手术后状态，其他特指的		

主要编码	附加编码	疾 病 名 称	别 名	备 注
Z98.801		玻璃体切除硅油充填状态		
Z99.000		依赖吸引器		
Z99.100		依赖呼吸机		
Z99.200		依赖肾透析		
Z99.201		血液透析状态	肾透析状态	
Z99.300		依赖轮椅		
Z99.800		依赖其他可启动机器和装置		
Z99.900		依赖可启动机器和装置		
	B95.000	A 族链球菌作为分类于其他章疾病的原因		
	B95.100	B 族链球菌作为分类于其他章疾病的原因		
	B95.200	D 族链球菌作为分类于其他章疾病的原因		
	B95.300	肺炎链球菌作为分类于其他章疾病的原因		
	B95.400	链球菌作为分类于其他章疾病的原因，其他的		
	B95.500	链球菌作为分类于其他章疾病的原因		
	B95.600	金黄色葡萄球菌作为分类于其他章疾病的原因		
	B95.700	葡萄球菌，其他的，作为分类于其他章疾病的原因		
	B95.800	葡萄球菌作为分类于其他章疾病的原因		
	B96.000	肺炎支原体作为分类于其他章疾病的原因		
	B96.100	肺炎杆菌作为分类于其他章疾病的原因		
	B96.200	大肠杆菌作为分类于其他章疾病的原因		
	B96.300	流感嗜血杆菌作为分类于其他章疾病的原因		
	B96.400	变形菌（奇异）（摩根）作为分类于其他章的疾病的原因		
	B96.500	假单胞菌属（铜绿）作为分类于其他章疾病的原因		
	B96.501	绿脓杆菌感染		
	B96.600	脆弱（微小）杆菌作为分类于其他章疾病的原因		

主要编码	附加编码	疾 病 名 称	别　名	备　注
	B96.700	产气荚膜梭状芽胞杆菌作为分类于其他章疾病的原因		
	B96.800	细菌性病原体作为分类于其他章疾病的原因，其他特指的		
	B96.801	难辨梭状芽胞杆菌感染		
	B97.000	腺病毒作为分类于其他章疾病的原因		
	B97.100	肠病毒作为分类于其他章疾病的原因		
	B97.200	冠状病毒作为分类于其他章疾病的原因		
	B97.300	反转录病毒作为分类于其他章疾病的原因		
	B97.400	呼吸道合胞体病毒作为分类于其他章疾病的原因		
	B97.500	呼肠孤病毒作为分类于其他章疾病的原因		
	B97.600	细小病毒作为分类于其他章疾病的原因		
	B97.700	乳头状瘤病毒作为分类于其他章疾病的原因		
	B97.800	病毒性病原体，其他的作为分类于其他章疾病的原因		
	D63.0*	肿瘤引起的贫血		
	D63.8*	分类于他处的其他慢性疾病引起的贫血		
	D77*	分类于他处的疾病引起的血液和造血器官的其他疾患		
	E35.0*	分类于他处的疾病引起的甲状腺疾患		
	E35.1*	分类于他处的疾病引起的肾上腺疾患		
	E35.8*	分类于他处的疾病引起的其他内分泌腺疾患		
	E90*	分类于他处的疾病引起的营养和代谢疾患		
	F00.0*	早发性阿尔茨海默病性痴呆		
	F00.1*	晚发性阿尔茨海默病性痴呆		
	F00.2*	阿尔茨海默病性痴呆，非典型或混合型		
	F02.1*	克罗伊茨费尔特-雅各布病性痴呆		

主要编码	附加编码	疾 病 名 称	别 名	备 注
	F02.4*	人类免疫缺陷病毒［HIV］病性痴呆		
	F02.8*	分类于他处的其他特指疾病引起的痴呆		
	G01*	分类于他处的细菌性疾病引起的脑膜炎		
	G02.0*	分类于他处的病毒性疾病引起的脑膜炎		
	G02.1*	真菌病脑膜炎		
	G02.8*	分类于他处的其他特指的传染病和寄生虫病引起的脑膜炎		
	G05.0*	分类于他处的细菌性疾病引起的脑炎、脊髓炎和脑脊髓炎		
	G05.1*	分类于他处的病毒性疾病引起的脑炎、脊髓炎和脑脊髓炎		
	G05.2*	分类于他处的其他传染病和寄生虫病引起的脑炎、脊髓炎和脑脊髓炎		
	G05.8*	分类于他处的其他疾病引起的脑炎、脊髓炎和脑脊髓炎		
	G07*	分类于他处的疾病引起的颅内、椎管内脓肿和肉芽肿		
	G13.0*	癌旁神经肌病和神经病		
	G13.1*	肿瘤病引起的主要影响中枢神经系统的其他全身性萎缩		
	G13.2*	黏液水肿引起的主要影响中枢神经系统的全身性萎缩		
	G13.8*	分类于他处的其他疾病引起的主要影响中枢神经系统的全身性萎缩		
	G22*	分类于他处的疾病引起的帕金森综合征		
	G26*	分类于他处的疾病引起的锥体外系和运动疾患		
	G32.0*	分类于他处的疾病引起的脊髓亚急性混合变性		
	G32.8*	分类于他处的疾病引起的神经系统其他特指的变性性疾患		
	G46.3*	脑干卒中发作综合征		
	G46.4*	小脑卒中发作综合征		
	G46.5*	单纯运动性腔隙综合征		

主要编码	附加编码	疾 病 名 称	别 名	备 注
	G46.6*	单纯感觉性腔隙综合征		
	G46.7*	腔隙综合征，其他的		
	G46.8*	脑血管疾病引起的其他脑血管综合征		
	G53.0*	带状疱疹后神经痛		
	G53.1*	分类于他处的传染病和寄生虫病引起的多发性脑神经麻痹		
	G53.2*	结节病引起的多发性脑神经麻痹		
	G53.3*	肿瘤病引起的多发性脑神经麻痹		
	G53.8*	分类于他处的其他疾病引起的其他脑神经疾患		
	G55.0*	肿瘤病引起的神经根和神经丛压迫		
	G55.1*	椎间盘疾患引起的神经根和神经丛压迫		
	G55.2*	脊椎关节强硬引起的神经根和神经丛压迫		
	G55.3*	背部病引起的神经根和神经丛压迫，其他的		
	G55.8*	分类于他处的其他疾病引起的神经根和神经丛压迫		
	G59.0*	糖尿病单一神经病变		
	G59.8*	分类于他处的疾病引起的其他单神经病		
	G63.0*	分类于他处的传染病和寄生虫病引起的多神经病		
	G63.1*	肿瘤病引起的多神经病		
	G63.2*	糖尿病多发神经病变		
	G63.3*	内分泌和代谢疾病引起的多神经病，其他的		
	G63.4*	营养缺乏引起的多神经病		
	G63.5*	系统性结缔组织疾患引起的多神经病		
	G63.6*	肌肉骨骼疾患，其他的引起的多神经病		
	G63.8*	分类于他处的其他疾病引起的多神经病		
	G73.0*	内分泌疾病引起的肌无力综合征		

主要编码	附加编码	疾 病 名 称	别 名	备 注
	G73.1*	伊顿-兰伯特综合征		
	G73.2*	肿瘤病引起的其他肌无力综合征		
	G73.3*	分类于他处的其他疾病引起的肌无力综合征		
	G73.4*	分类于他处的传染病和寄生虫病引起的肌病		
	G73.5*	内分泌疾病引起的肌病		
	G73.6*	代谢疾病引起的肌病		
	G73.7*	分类于他处的其他疾病引起的肌病		
	G94.0*	分类于他处的传染病和寄生虫病引起的脑积水		
	G94.1*	肿瘤病引起的脑积水		
	G94.2*	分类于他处的其他疾病引起的脑积水		
	G94.8*	分类于他处的疾病引起的脑其他特指的疾患		
	G99.1*	分类于他处的其他疾病引起的自主神经系统其他疾患		
	G99.2*	分类于他处的疾病引起的脊髓病		
	G99.8*	分类于他处的疾病引起的神经系统其他特指的疾患		
	H03.0*	分类于他处的疾病引起眼睑的寄生虫性侵染		
	H03.1*	分类于他处的其他传染病累及眼睑		
	H03.8*	分类于他处的其他疾病累及眼睑		
	H06.0*	分类于他处的疾病引起的泪器系疾患		
	H06.1*	分类于他处的疾病引起眼眶的寄生虫性侵染		
	H06.2*	甲状腺功能障碍性突眼		
	H06.3*	分类于他处的疾病引起眼眶的其他疾患		
	H13.0*	结膜的丝虫感染		
	H13.1*	分类于他处的传染病和寄生虫病引起的结膜炎		

主要编码	附加编码	疾 病 名 称	别 名	备 注
	H13.2*	分类于他处的其他疾病引起的结膜炎		
	H13.3*	眼类天疱疮		
	H13.8*	分类于他处的疾病引起的结膜其他疾患		
	H19.0*	分类于他处的疾病引起的巩膜炎和巩膜外层炎		
	H19.1*	疱疹病毒性角膜炎和角膜结膜炎		
	H19.2*	分类于他处的其他传染病和寄生虫病引起的角膜炎和角膜结膜炎		
	H19.3*	分类于他处的其他疾病引起的角膜炎和角膜结膜炎		
	H19.8*	分类于他处的疾病引起的巩膜和角膜的其他疾患		
	H22.0*	分类于他处的传染病和寄生虫病引起的虹膜睫状体炎		
	H22.1*	分类于他处的其他疾病引起的虹膜睫状体炎		
	H22.8*	分类于他处的疾病引起的虹膜和睫状体的其他疾患		
	H28.0*	糖尿病性白内障		
	H28.1*	内分泌、营养和代谢疾病引起的白内障，其他的		
	H28.2*	分类于他处的其他疾病引起的白内障		
	H28.8*	分类于他处的疾病引起的晶状体其他疾患		
	H32.0*	分类于他处的传染病和寄生虫病引起的脉络膜视网膜炎症		
	H32.8*	分类于他处的疾病引起的其他脉络膜视网膜疾患		
	H36.0*	糖尿病视网膜病		
	H36.8*	分类于他处的疾病引起的其他视网膜疾患		
	H42.0*	内分泌、营养和代谢疾病引起的青光眼		
	H42.8*	分类于他处的其他疾病引起的青光眼		
	H45.0*	分类于他处的疾病引起的玻璃体出血		

主要编码	附加编码	疾 病 名 称	别 名	备 注
	H45.1*	分类于他处的疾病引起的眼内炎		
	H45.8*	分类于他处的疾病引起的玻璃体和眼球的其他疾患		
	H48.0*	分类于他处的疾病引起的视神经萎缩		
	H48.1*	分类于他处的疾病引起的球后视神经炎		
	H48.8*	分类于他处的疾病引起视神经和视路的其他疾患		
	H58.0*	分类于他处的疾病引起的瞳孔功能异常		
	H58.1*	分类于他处的疾病引起的视觉障碍		
	H58.8*	分类于他处的疾病引起的眼和附器其他特指的疾患		
	H62.0*	分类于他处的细菌性疾病引起的外耳炎		
	H62.1*	分类于他处的病毒性疾病引起的外耳炎		
	H62.2*	真菌病引起的外耳炎		
	H62.3*	分类于他处的其他传染病和寄生虫病引起的外耳炎		
	H62.4*	分类于他处的其他疾病引起的外耳炎		
	H62.8*	分类于他处的疾病引起的外耳的其他疾患		
	H67.0*	分类于他处的细菌性疾病引起的中耳炎		
	H67.1*	分类于他处的病毒性疾病引起的中耳炎		
	H67.8*	分类于他处的其他疾病引起的中耳炎		
	H75.0*	分类于他处的传染病和寄生虫病引起的乳突炎		
	H75.8*	分类于他处的疾病引起特指的中耳和乳突的其他疾患		
	H82*	分类于他处的疾病引起的眩晕综合征		
	H94.0*	分类于他处的传染病和寄生虫病引起的听神经炎		
	H94.8*	分类于他处的疾病引起的耳其他特指的疾患		

主要编码	附加编码	疾　病　名　称	别　名	备　注
	I32.0*	分类于他处的细菌性疾病引起的心包炎		
	I32.1*	分类于他处的其他传染病和寄生虫病引起的心包炎		
	I32.8*	分类于他处的其他疾病引起的心包炎		
	I39.0*	分类于他处的疾病引起的二尖瓣疾患		
	I39.1*	分类于他处的疾病引起的主动脉瓣疾患		
	I39.2*	分类于他处的疾病引起的三尖瓣疾患		
	I39.3*	分类于他处的疾病引起的肺动脉瓣疾患		
	I39.4*	分类于他处的疾病引起的多个瓣膜疾患		
	I39.8*	分类于他处的疾病引起的瓣膜的心内膜炎		
	I41.0*	分类于他处的细菌性疾病引起的心肌炎		
	I41.1*	分类于他处的病毒性疾病引起的心肌炎		
	I41.2*	分类于他处的其他传染病和寄生虫病引起的心肌炎		
	I41.8*	分类于他处的其他疾病引起的心肌炎		
	I43.0*	分类于他处的传染病和寄生虫病引起的心肌病		
	I43.1*	代谢性疾病引起的心肌病		
	I43.2*	营养性疾病引起的心肌病		
	I43.8*	分类于他处的其他疾病引起的心肌病		
	I52.0*	分类于他处的细菌性疾病引起的其他心脏疾患		
	I52.1*	分类于他处的其他传染病和寄生虫病引起的其他心脏疾患		
	I52.8*	分类于他处的其他疾病引起的其他心脏疾患		
	I68.0*	大脑淀粉样血管病		
	I68.1*	分类于他处的传染病和寄生虫病引起的大脑动脉炎		

主要编码	附加编码	疾　病　名　称	别　名	备　注
	I68.2*	分类于他处的其他疾病引起的大脑动脉炎		
	I68.8*	分类于他处的疾病引起的其他脑血管疾患		
	I79.0*	分类于他处的疾病引起的主动脉动脉瘤		
	I79.1*	分类于他处的疾病引起的主动脉炎		
	I79.2*	分类于他处的疾病引起的周围血管病		
	I79.8*	分类于他处的疾病引起的动脉、小动脉和毛细血管的其他疾患		
	I98.1*	分类于他处的其他传染病和寄生虫病引起的心血管疾患		
	I98.2*	分类于他处的疾病引起的食管静脉曲张不伴有出血		
	I98.3*	分类于他处的疾病引起的食管静脉曲张伴有出血		
	I98.8*	分类于他处的疾病引起的循环系统的其他特指疾患		
	J17.0*	分类于他处的细菌性疾病引起的肺炎		
	J17.1*	分类于他处的病毒性疾病引起的肺炎		
	J17.2*	真菌病引起的肺炎		
	J17.3*	寄生虫病引起的肺炎		
	J17.8*	分类于他处的其他疾病引起的肺炎		
	J91*	分类于他处的情况引起的胸膜渗漏		
	J99.1*	弥漫性结缔组织疾患引起的呼吸性疾患，其他的		
	J99.8*	分类于他处的其他疾病引起的呼吸性疾患		
	K23.1*	查加斯病引起的巨食管症		
	K23.8*	分类于他处的其他疾病引起的食管疾患		
	K67.0*	衣原体性腹膜炎		
	K67.1*	淋球菌性腹膜炎		
	K67.2*	梅毒性腹膜炎		

主要编码	附加编码	疾　病　名　称	别　名	备　注
	K67.8*	分类于他处的传染病引起的其他的腹膜疾患		
	K77.0*	分类于他处的传染病和寄生虫病引起的肝疾患		
	K77.8*	分类于他处的其他疾病引起的肝疾患		
	K87.0*	分类于他处的疾病引起的胆囊和胆道疾患		
	K87.1*	分类于他处的疾病引起的胰腺疾患		
	K93.0*	肠、腹膜和肠系膜淋巴结的结核性疾患		
	K93.1*	查加斯病性巨结肠		
	K93.8*	分类于他处的疾病引起其他特指的消化器官疾患		
	L14*	分类于他处的疾病引起的大疱性疾患		
	L45*	分类于他处的疾病引起的丘疹鳞屑性疾患		
	L54.0*	急性风湿热引起的边缘性红斑		
	L54.8*	分类于他处的其他疾病引起的红斑		
	L62.0*	厚皮性骨膜病杵状甲		
	L62.8*	分类于他处的其他疾病引起的甲疾患		
	L86*	分类于他处的疾病引起的皮肤角化病		
	L99.0*	皮肤淀粉样变		
	L99.8*	分类于他处的疾病引起的皮肤和皮下组织其他特指的疾患		
	M01.1*	结核性关节炎		
	M01.2*	莱姆病性关节炎		
	M01.3*	分类于他处的其他细菌性疾病引起的关节炎		
	M01.4*	风疹性关节炎		
	M01.5*	分类于他处的其他病毒性疾病引起的关节炎		
	M01.6*	真菌性关节炎		
	M01.8*	分类于他处的其他传染病和寄生虫病引起的关节炎		

主要编码	附加编码	疾 病 名 称	别 名	备 注
	M03.1*	梅毒感染后关节病		
	M03.2*	分类于他处疾病引起的其他感染后关节病		
	M03.6*	分类于他处的其他疾病引起的反应性关节病		
	M07.0*	指（趾）节间银屑病性关节病		
	M07.1*	残毁性关节炎		
	M07.2*	银屑病性脊椎炎		
	M07.3*	关节病，其他银屑病性的		
	M07.4*	克罗恩病［局限性肠炎］引起的关节病		
	M07.6*	肠病性关节病，其他的		
	M09.1*	克罗恩病［局限性肠炎］引起的幼年型关节炎		
	M09.2*	溃疡性结肠炎引起的幼年型关节炎		
	M09.8*	分类于他处的疾病引起的幼年型关节炎		
	M14.0*	酶缺乏和其他遗传疾患引起的痛风性关节病		
	M14.1*	代谢疾患引起的结晶性关节病，其他的		
	M14.2*	糖尿病性关节病		
	M14.3*	脂样关节炎皮肤病		
	M14.4*	淀粉样变性关节病		
	M14.5*	内分泌、营养和代谢性疾患引起的关节病		
	M14.6*	神经病性关节病		
	M14.8*	分类于他处的其他特指疾病引起的关节病		
	M36.0*	肿瘤病引起的皮（多）肌炎		
	M36.1*	肿瘤病引起的关节病		
	M36.3*	关节病，其他血液疾患引起的		
	M36.4*	分类于他处的过敏反应引起的关节病		
	M36.8*	分类于他处的其他疾病引起的系统性结缔组织疾患		
	M49.1*	布氏杆菌性脊椎炎		

主要编码	附加编码	疾 病 名 称	别　名	备　注
	M49.2*	肠细菌性脊椎炎		
	M49.3*	分类于他处的传染病和寄生虫病引起的脊椎病		
	M49.4*	神经病性脊椎病		
	M49.5*	分类于他处的疾病引起的椎体塌陷		
	M49.8*	分类于他处的其他疾病引起的脊椎病		
	M63.0*	分类于他处的细菌性疾病引起的肌炎		
	M63.1*	分类于他处的原虫和寄生虫感染引起的肌炎		
	M63.2*	分类于他处的其他传染病引起的肌炎		
	M63.3*	结节病性肌炎		
	M63.8*	分类于他处的疾病引起的肌肉的其他疾患		
	M68.0*	分类于他处的细菌性疾病引起的滑膜炎和腱鞘炎		
	M68.8*	分类于他处的疾病引起的滑膜和肌腱的其他疾患		
	M73.1*	梅毒性滑囊炎		
	M73.8*	分类于他处的疾病引起的其他软组织疾患		
	M82.0*	多发性骨髓瘤病引起的骨质疏松		
	M82.1*	内分泌疾患引起的骨质疏松		
	M82.8*	分类于他处的其他疾病引起的骨质疏松		
	M90.1*	分类于他处的其他传染病引起的骨膜炎		
	M90.2*	分类于他处的其他传染病引起的骨病		
	M90.3*	潜水员病引起的骨坏死		
	M90.4*	血红蛋白病引起的骨坏死		
	M90.5*	分类于他处的其他疾病引起的骨坏死		
	M90.6*	肿瘤病引起的变形性骨炎		
	M90.8*	分类于他处的其他疾病引起的骨病		

主要编码	附加编码	疾　病　名　称	别　　名	备　　注
	N08.0*	分类于他处的传染病和寄生虫病引起的肾小球疾患		
	N08.1*	肿瘤性疾病引起的肾小球疾患		
	N08.2*	累及免疫机制的血液疾病和疾患引起的肾小球疾患		
	N08.3*	糖尿病引起的肾小球疾患		
	N08.4*	内分泌、营养和代谢疾病引起的肾小球疾患，其他的		
	N08.5*	系统性结缔组织疾患引起的肾小球疾患		
	N08.8*	分类于他处的其他疾病引起的肾小球疾患		
	N16.0*	分类于他处的传染病和寄生虫病引起的肾小管-间质疾患		
	N16.1*	肿瘤性疾病引起的肾小管-间质疾患		
	N16.2*	涉及免疫机制的血液疾病和疾患引起的肾小管-间质疾患		
	N16.3*	代谢性疾病引起的肾小管-间质疾患		
	N16.4*	系统性结缔组织疾患引起的肾小管-间质疾患		
	N16.5*	移植排斥引起的肾小管-间质疾患		
	N16.8*	分类于他处的其他疾病引起的肾小管-间质疾患		
	N22.0*	血吸虫病［裂体吸虫病］引起的泌尿道结石		
	N22.8*	分类于他处的其他疾病引起的泌尿道结石		
	N29.0*	肾的晚期梅毒		
	N29.1*	分类于他处的传染病和寄生虫病引起的肾和输尿管的其他疾患		
	N29.8*	分类于他处的其他疾病引起的肾和输尿管的其他疾患		
	N33.8*	分类于他处的其他疾病引起的膀胱疾患		
	N37.0*	分类于他处的疾病引起的尿道炎		
	N37.8*	分类于他处的疾病引起的其他尿道疾病		

主要编码	附加编码	疾 病 名 称	别　名	备　注
	N51.0*	分类于他处的疾病引起的前列腺疾患		
	N51.1*	分类于他处的疾病引起的睾丸和附睾疾患		
	N51.2*	分类于他处的疾病引起的龟头炎		
	N51.8*	分类于他处的疾病引起的男性生殖器官的其他疾患		
	N74.2*	女性梅毒性盆腔炎性疾病		
	N74.3*	女性淋球菌性盆腔炎性疾病		
	N74.8*	分类于他处的其他疾病引起的女性盆腔炎性疾患		
	N77.0*	分类于他处的传染病和寄生虫病引起的外阴溃疡		
	N77.1*	分类于他处的传染病和寄生虫病引起的阴道炎、外阴炎和外阴阴道炎		
	N77.8*	分类于他处的其他疾病引起的外阴阴道溃疡和炎症		
U80.000		耐青霉素的菌株		
U80.100		耐甲氧西林的菌株		
U80.800		耐其他青霉素类抗生素的菌株		
U81.000		耐万古霉素的菌株		
U81.800		耐其他万古霉素类抗生素的菌株		
U88.x00		耐多种抗生素的菌株		
U89.800		耐其他单一特指抗生素的菌株		
U89.900		耐抗生素的菌株		
V01.x00		行人在与脚踏车碰撞中的损伤		
V02.x00		行人在与两轮或三轮摩托车碰撞中的损伤		
V03.x00		行人在与小汽车、轻型货车或篷车碰撞中的损伤		
V04.x00		行人在与重型运输车或公共汽车碰撞中的损伤		
V05.x00		行人在与火车或铁路车辆碰撞中的损伤		
V06.x00		行人在与其他非机动车辆碰撞中的损伤		
V09.000		行人在涉及其他和未特指机动车辆的非交通事故中的损伤		

主要编码	附加编码	疾 病 名 称	别 名	备 注
	V09.100	行人在非交通事故中的损伤		
	V09.200	行人在涉及其他和未特指机动车辆的交通事故中的损伤		
	V09.300	行人在交通事故中的损伤		
	V09.900	行人在运输事故中的损伤		
	V10.x00	骑脚踏车人员在脚踏车与行人或牲畜碰撞中的损伤		
	V11.x00	骑脚踏车人员在脚踏车与其他脚踏车碰撞中的损伤		
	V12.x00	骑脚踏车人员在脚踏车与两轮或三轮机动车碰撞中的损伤		
	V13.x00	骑脚踏车人员在脚踏车与小汽车、轻型货车或篷车碰撞中的损伤		
	V14.x00	骑脚踏车人员在脚踏车与重型运输车或公共汽车碰撞中的损伤		
	V15.x00	骑脚踏车人员在脚踏车与火车或铁路车辆碰撞中的损伤		
	V16.x00	骑脚踏车人员在脚踏车与其他非机动车辆碰撞中的损伤		
	V17.x00	骑脚踏车人员在脚踏车与固定或静止物体碰撞中的损伤		
	V18.x00	骑脚踏车人员在非碰撞性运输事故中的损伤		
	V19.000	非交通事故中脚踏车与其他机动车辆碰撞造成骑脚踏车人员的损伤		
	V19.100	非交通事故中脚踏车与其他的机动车辆碰撞造成乘脚踏车人员的损伤		
	V19.200	非交通事故中脚踏车与其他机动车辆碰撞造成的骑脚踏车人员的损伤		
	V19.300	骑脚踏车人员在非交通事故中的损伤		
	V19.400	交通事故中脚踏车与其他和未特指机动车辆碰撞造成骑脚踏车人员的损伤		
	V19.500	交通事故中脚踏车与其他机动车辆碰撞造成乘脚踏车人员的损伤		

主要编码	附加编码	疾　病　名　称	别　名	备　注
	V19.600	交通事故中脚踏车与其他和未特指机动车辆碰撞造成骑不明确的脚踏车司、乘人员损伤		
	V19.800	骑脚踏车人员在其他特指的运输事故中的损伤		
	V19.900	骑脚踏车人员在交通事故中的损伤		
	V20.x00	骑摩托车人员在摩托车与行人或牲畜碰撞中的损伤		
	V21.x00	骑摩托车人员在摩托车与脚踏车碰撞中的损伤		
	V22.x00	骑摩托车人员在摩托车与两轮或三轮机动车碰撞中的损伤		
	V23.x00	骑摩托车人员在摩托车与小汽车、轻型货车或篷车碰撞中的损伤		
	V24.x00	骑摩托车人员在摩托车与重型运输车或公共汽车碰撞中的损伤		
	V25.x00	骑摩托车人员在摩托车与火车或铁路车辆碰撞中的损伤		
	V26.x00	骑摩托车人员在摩托车与其他非机动车辆碰撞中的损伤		
	V27.x00	骑摩托车人员在摩托车与固定或静止物体碰撞中的损伤		
	V28.x00	骑摩托车人员在非碰撞性运输事故中的损伤		
	V29.000	非交通事故中摩托车与其他机动车辆碰撞造成骑摩托车人员的损伤		
	V29.100	非交通事故中摩托车与其他的机动车辆碰撞造成乘摩托车人员的损伤		
	V29.200	非交通事故中摩托车与其他的机动车辆碰撞造成骑摩托车人员的损伤		
	V29.300	骑摩托车人员在非交通事故中的损伤		
	V29.400	交通事故中摩托车与其他和未特指机动车辆碰撞造成骑摩托车人员的损伤		
	V29.500	交通事故中摩托车与其他和未特指机动车辆碰撞造成乘摩托车人员的损伤		

主要编码	附加编码	疾 病 名 称	别 名	备 注
V29.600		交通事故中摩托车与其他机动车辆碰撞造成的和未特指骑摩托车人员的损伤		
V29.800		骑摩托车人员在其他特指的运输事故中的损伤		
V29.900		骑摩托车人员在交通事故中的损伤		
V30.x00		三轮机动车乘员在三轮机动车与行人或牲畜碰撞中的损伤		
V31.x00		三轮机动车乘员在三轮机动车与脚踏车碰撞中的损伤		
V32.x00		三轮机动车乘员在三轮机动车与两轮或三轮机动车碰撞中的损伤		
V33.x00		三轮机动车乘员在三轮机动车与小汽车、轻型货车或篷车碰撞中的损伤		
V34.x00		三轮机动车乘员在三轮机动车与重型运输车或公共汽车碰撞中的损伤		
V35.x00		三轮机动车乘员在三轮机动车与火车或铁路车辆碰撞中的损伤		
V36.x00		三轮机动车乘员在三轮机动车与其他非机动车辆碰撞中的损伤		
V37.x00		三轮机动车乘员在三轮机动车与固定或静止物体碰撞中的损伤		
V38.x00		三轮机动车乘员在非碰撞性运输事故中的损伤		
V39.000		非交通事故中三轮机动车与其他机动车辆碰撞造成三轮机动车司机的损伤		
V39.100		非交通事故中三轮机动车与其他机动车辆碰撞造成三轮机动车乘客的损伤		
V39.200		非交通事故中三轮机动车与其他机动车辆碰撞造成的三轮机动车乘员的损伤		
V39.300		三轮机动车乘员在非交通事故中的损伤		
V39.400		交通事故中三轮机动车与其他和未特指机动车辆碰撞造成三轮机动车司机的损伤		

主要编码	附加编码	疾　病　名　称	别　名	备　注
	V39.500	交通事故中三轮机动车与其他和未特指机动车辆碰撞造成三轮机动车乘客的损伤		
	V39.600	交通事故中三轮机动车与其他和未特指机动车辆碰撞造成的三轮机动车乘员的损伤		
	V39.800	三轮机动车乘员在其他特指运输事故中的损伤		
	V39.900	三轮机动车乘员在交通事故中的损伤		
	V40.x00	小汽车乘员在小汽车与行人或牲畜碰撞中的损伤		
	V41.x00	小汽车乘员在小汽车与脚踏车碰撞中的损伤		
	V42.x00	小汽车乘员在小汽车与两轮或三轮机动车碰撞中的损伤		
	V43.x00	小汽车乘员在小汽车与小汽车、轻型货车或篷车碰撞中的损伤		
	V44.x00	小汽车乘员在小汽车与重型运输车或公共汽车碰撞中的损伤		
	V45.x00	小汽车乘员在小汽车与火车或铁路车辆碰撞中的损伤		
	V46.x00	小汽车乘员在小汽车与其他非机动车辆碰撞中的损伤		
	V47.x00	小汽车乘员在小汽车与固定或静止物体碰撞中的损伤		
	V48.x00	小汽车乘员在非碰撞性运输事故中的损伤		
	V49.000	非交通事故中小汽车与其他机动车辆碰撞造成小汽车司机的损伤		
	V49.100	非交通事故中小汽车与其他机动车辆碰撞造成小汽车乘客的损伤		
	V49.200	非交通事故中小汽车与其他机动车辆碰撞造成的小汽车乘员的损伤		
	V49.300	小汽车乘员在非交通事故中的损伤		
	V49.400	交通事故中小汽车与其他机动车辆碰撞造成小汽车司机损伤		

主要编码	附加编码	疾 病 名 称	别 名	备 注
	V49.500	交通事故中小汽车与其他机动车辆碰撞造成小汽车乘客的损伤		
	V49.600	交通事故中小汽车与其他和未特指机动车辆碰撞造成的小汽车乘员的损伤		
	V49.800	小汽车乘员在其他特指运输事故中的损伤		
	V49.900	小汽车乘员在交通事故中的损伤		
	V50.x00	轻型货车或篷车乘员在轻型货车或篷车与行人或牲畜碰撞中的损伤		
	V51.x00	轻型货车或篷车乘员在轻型货车或篷车与脚踏车碰撞中的损伤		
	V52.x00	轻型货车或篷车乘员在轻型货车或篷车与两轮或三轮机动车碰撞中的损伤		
	V53.x00	轻型货车或篷车乘员在轻型货车或篷车与小汽车、轻型货车或篷车碰撞中的损伤		
	V54.x00	轻型货车或篷车乘员在轻型货车或篷车与重型运输车或公共汽车碰撞中的损伤		
	V55.x00	轻型货车或篷车乘员在轻型货车或篷车与火车或铁路车辆碰撞中的损伤		
	V56.x00	轻型货车或篷车乘员在轻型货车或篷车与其他非机动车辆碰撞中的损伤		
	V57.x00	轻型货车或篷车乘员在轻型货车或篷车与固定或静止物体碰撞中的损伤		
	V58.x00	轻型货车或篷车乘员在非碰撞性运输事故中的损伤		
	V59.000	非交通事故中轻型货车或篷车与其他机动车辆碰撞造成轻型货车或篷车司机的损伤		
	V59.100	非交通事故中轻型货车或篷车与其他机动车辆碰撞造成轻型货车或篷车乘客的损伤		
	V59.200	非交通事故中轻型货车或篷车与其他机动车辆碰撞造成的轻型货车或篷车乘员的损伤		

主要编码	附加编码	疾 病 名 称	别 名	备 注
	V59.300	轻型货车或篷车乘员在非交通事故中的损伤		
	V59.400	交通事故中轻型货车或篷车与其他和未特指机动车辆碰撞造成轻型货车或篷车司机的损伤		
	V59.500	交通事故中轻型货车或篷车与其他和未特指机动车辆碰撞造成轻型货车或篷车乘客的损伤		
	V59.600	交通事故中轻型货车或篷车与其他和未特指机动车辆碰撞造成和未特指的轻型货车或篷车乘员的损伤		
	V59.800	轻型货车或篷车乘员在其他特指运输事故中的损伤		
	V59.900	轻型货车或篷车乘员在交通事故中的损伤		
	V60.x00	重型运输车乘员在重型运输车与行人或牲畜碰撞中的损伤		
	V61.x00	重型运输车乘员在重型运输车与脚踏车碰撞中的损伤		
	V62.x00	重型运输车乘员在重型运输车与两轮或三轮机动车碰撞中的损伤		
	V63.x00	重型运输车乘员在重型运输车与小汽车、轻型货车或篷车碰撞中的损伤		
	V64.x00	重型运输车乘员在重型运输车与重型运输车或公共汽车碰撞中的损伤		
	V65.x00	重型运输车乘员在重型运输车与火车或铁路车辆碰撞中的损伤		
	V66.x00	重型运输车乘员在重型运输车与其他非机动车辆碰撞中的损伤		
	V67.x00	重型运输车乘员在重型运输车与固定或静止物体碰撞中的损伤		
	V68.x00	重型运输车乘员在非碰撞性运输事故中的损伤		
	V69.000	非交通事故中重型运输车与其他机动车辆碰撞造成重型运输车司机的损伤		

主要编码	附加编码	疾 病 名 称	别 名	备 注
	V69.100	非交通事故中重型运输车与其他机动车辆碰撞造成重型运输车乘客的损伤		
	V69.200	非交通事故中重型运输车与其他机动车辆碰撞造成的重型运输车乘员的损伤		
	V69.300	重型运输车乘员在非交通事故中的损伤		
	V69.400	交通事故中重型运输车与其他机动车辆碰撞造成重型运输车司机的损伤		
	V69.500	交通事故中重型运输车与其他机动车辆碰撞造成重型运输车乘客的损伤		
	V69.600	交通事故中重型运输车与其他和机动车辆碰撞造成重型运输车乘员的损伤		
	V69.800	重型运输车乘员在其他特指运输事故中的损伤		
	V69.900	重型运输车乘员在交通事故中的损伤		
	V70.x00	公共汽车乘员在公共汽车与行人或牲畜碰撞中的损伤		
	V71.x00	公共汽车乘员在公共汽车与脚踏车碰撞中的损伤		
	V72.x00	公共汽车乘员在公共汽车与两轮或三轮机动车碰撞中的损伤		
	V73.x00	公共汽车乘员在公共汽车与小汽车、轻型货车或篷车碰撞中的损伤		
	V74.x00	公共汽车乘员在公共汽车与重型运输车或公共汽车碰撞中的损伤		
	V75.x00	公共汽车乘员在公共汽车与火车或铁路车辆碰撞中的损伤		
	V76.x00	公共汽车乘员在公共汽车与其他非机动车辆碰撞中的损伤		
	V77.x00	公共汽车乘员在公共汽车与固定或静止物体碰撞中的损伤		
	V78.x00	公共汽车乘员在非碰撞性运输事故中的损伤		
	V79.000	非交通事故中公共汽车与其他机动车辆碰撞造成公共汽车司机的损伤		

主要编码	附加编码	疾　病　名　称	别　名	备　注
	V79.100	非交通事故中公共汽车与其他机动车辆碰撞造成公共汽车乘客的损伤		
	V79.200	非交通事故中公共汽车与其他机动车辆碰撞造成的公共汽车乘员的损伤		
	V79.300	公共汽车乘员在非交通事故中的损伤		
	V79.400	交通事故中公共汽车与其他机动车辆碰撞造成公共汽车司机的损伤		
	V79.500	交通事故中公共汽车与其他机动车辆碰撞造成公共汽车乘客的损伤		
	V79.600	交通事故中公共汽车与其他机动车辆碰撞造成公共汽车乘员的损伤		
	V79.800	公共汽车乘员在其他特指运输事故中的损伤		
	V79.900	公共汽车乘员在交通事故中的损伤		
	V80.000	在非碰撞性事故中骑手或乘员从牲畜或畜挽车辆上跌落或抛出		
	V80.100	骑手或乘员在与行人或牲畜碰撞中的损伤		
	V80.200	骑手或乘员在与脚踏车碰撞中的损伤		
	V80.300	骑手或乘员在与两轮或三轮机动车碰撞中的损伤		
	V80.400	骑手或乘员在与小汽车、轻型货车、篷车、重型运输车或公共汽车碰撞的损伤		
	V80.500	骑手或乘员在与其他特指的机动车辆碰撞中的损伤		
	V80.600	骑手或乘员在与火车或铁路车辆碰撞中的损伤		
	V80.700	骑手或乘员在与其他非机动车辆碰撞中的损伤		
	V80.800	骑手或乘员在与固定或静止物体碰撞中的损伤		
	V80.900	骑手或乘员在其他和未特指的运输事故中的损伤		

主要编码	附加编码	疾 病 名 称	别 名	备 注
	V81.000	非交通事故中因与机动车辆碰撞造成火车或铁路车辆乘员的损伤		
	V81.100	交通事故中因与机动车辆碰撞造成火车或铁路车辆乘员的损伤		
	V81.200	因与铁路列车碰撞或被铁路车辆撞击造成火车或铁路车辆乘员的损伤		
	V81.300	因与其他物体碰撞造成火车或铁路车辆乘员的损伤		
	V81.400	在上下火车或铁路车辆时的人员损伤		
	V81.500	火车或铁路车辆乘员在火车或铁路车辆上跌倒造成的损伤		
	V81.600	火车或铁路车辆乘员从火车或铁路车辆上跌落造成的损伤		
	V81.700	不伴有事先碰撞而出轨造成的火车或铁路车辆乘员的损伤		
	V81.800	铁路事故中火车或铁路车辆乘员的损伤，其他特指的		
	V81.900	铁路事故中火车或铁路车辆乘员的损伤		
	V82.000	非交通事故中因与机动车辆碰撞造成（市内有轨）电车乘员的损伤		
	V82.100	交通事故中因与机动车辆碰撞造成（市内有轨）电车乘员的损伤		
	V82.200	因与车辆碰撞或被车辆撞击造成（市内有轨）电车乘员的损伤		
	V82.300	因与其他物体碰撞造成（市内有轨）电车乘员的损伤		
	V82.400	在上下（市内有轨）电车时的人员损伤		
	V82.500	市内有轨电车乘员在市内有轨电车上跌倒造成的损伤		
	V82.600	市内有轨电车乘员从市内有轨电车上跌落造成的损伤		
	V82.700	不伴有事先碰撞而出轨造成的市内有轨电车乘员的损伤		
	V82.800	运输事故中（市内有轨）电车乘员的损伤，其他特指的		

主要编码	附加编码	疾病名称	别名	备注
	V82.900	交通事故中（市内有轨）电车乘员的损伤		
	V83.000	交通事故中专用工业车辆上的司机的损伤		
	V83.100	交通事故中专用工业车辆上的乘客的损伤		
	V83.200	交通事故中专用工业车辆外部人员的损伤		
	V83.300	交通事故中专用工业车辆上的乘员的损伤		
	V83.400	在上下专用工业车辆时的人员损伤		
	V83.500	非交通事故中专用工业车辆上的司机的损伤		
	V83.600	非交通事故中专用工业车辆上的乘客的损伤		
	V83.700	非交通事故中专用工业车辆外部人员的损伤		
	V83.900	非交通事故中专用工业车辆上的乘员的损伤		
	V84.000	交通事故中专用农业车辆上的司机的损伤		
	V84.100	交通事故中专用农业车辆上的乘客的损伤		
	V84.200	交通事故中专用农业车辆外部人员的损伤		
	V84.300	交通事故中专用农业车辆上的乘员的损伤		
	V84.400	在上下专用农业车辆时的人员损伤		
	V84.500	非交通事故中专用农业车辆上的司机的损伤		
	V84.600	非交通事故中专用农业车辆上的乘客的损伤		
	V84.700	非交通事故中专用农业车辆外部人员的损伤		
	V84.900	非交通事故中专用农业车辆上的乘员的损伤		
	V85.000	交通事故中专用建筑车辆上的司机的损伤		
	V85.100	交通事故中专用建筑车辆上的乘客的损伤		

主要编码	附加编码	疾 病 名 称	别 名	备 注
	V85.200	交通事故中专用建筑车辆外部人员的损伤		
	V85.300	交通事故中专用建筑车辆上的乘员的损伤		
	V85.400	在上下专用建筑车辆时的人员损伤		
	V85.500	非交通事故中专用建筑车辆上的司机的损伤		
	V85.600	非交通事故中专用建筑车辆上的乘客的损伤		
	V85.700	非交通事故中专用建筑车辆外部人员的损伤		
	V85.900	非交通事故中专用建筑车辆上的乘员的损伤		
	V86.000	交通事故中全地带或其他越野机动车上的司机的损伤		
	V86.100	交通事故中全地带或其他越野机动车上的乘客的损伤		
	V86.200	交通事故中全地带或其他越野机动车外部人员的损伤		
	V86.300	交通事故中全地带或其他越野机动车上的乘员的损伤		
	V86.400	在上下全地带或其他越野机动车时的人员损伤		
	V86.500	非交通事故中全地带或其他越野机动车上的司机的损伤		
	V86.600	非交通事故中全地带或其他越野机动车上的乘客的损伤		
	V86.700	非交通事故中全地带或其他越野机动车外部人员的损伤		
	V86.900	非交通事故中全地带或其他越野机动车上的乘员的损伤		
	V87.000	小汽车和两轮或三轮机动车之间碰撞造成的人员损伤（交通性）		
	V87.100	机动车辆和两轮或三轮机动车之间碰撞造成的人员损伤（交通性），其他的		
	V87.200	小汽车和轻型货车或篷车之间碰撞造成的人员损伤（交通性）		
	V87.300	小汽车和公共汽车之间碰撞造成的人员损伤（交通性）		

主要编码	附加编码	疾 病 名 称	别　名	备　注
	V87.400	小汽车和重型运输车之间碰撞造成的人员损伤（交通性）		
	V87.500	重型运输车和公共汽车之间碰撞造成的人员损伤（交通性）		
	V87.600	火车或铁路车辆和小汽车之间碰撞造成的人员损伤（交通性）		
	V87.700	机动车辆之间碰撞造成的人员损伤（交通性），其他特指的		
	V87.800	涉及机动车辆非碰撞性运输事故中的人员损伤（交通性），其他特指的		
	V87.900	涉及非机动车辆（碰撞性）（非碰撞性）运输事故中的人员损伤（交通性），其他特指的		
	V88.000	小汽车和两轮或三轮机动车之间碰撞造成的人员损伤，非交通性		
	V88.100	机动车辆和两轮或三轮机动车之间碰撞造成的人员损伤，非交通性，其他的		
	V88.200	小汽车和轻型货车或篷车之间碰撞造成的人员损伤，非交通性		
	V88.300	小汽车和公共汽车之间碰撞造成的人员损伤，非交通性		
	V88.400	小汽车和重型运输车之间碰撞造成的人员损伤，非交通性		
	V88.500	重型运输车和公共汽车之间碰撞造成的人员损伤，非交通性		
	V88.600	火车或铁路车辆和小汽车之间碰撞造成的人员损伤，非交通性		
	V88.700	机动车辆之间碰撞造成的人员损伤，非交通性，其他特指的		
	V88.800	涉及机动车辆非碰撞性运输事故中的人员损伤，非交通性，其他特指的		

主要编码	附加编码	疾 病 名 称	别 名	备 注
	V88.900	涉及非机动车辆（碰撞性）（非碰撞性）运输事故中的人员损伤，非交通性，其他特指的		
	V89.000	机动车辆事故中的人员损伤，非交通性		
	V89.100	非机动车辆事故中的人员损伤，非交通性		
	V89.200	机动车辆事故中的人员损伤，交通性		
	V89.300	非机动车辆事故中的人员损伤，交通性		
	V89.900	车辆事故中的人员损伤		
	V90.x00	船舶事故引起的淹溺和沉没		
	V91.x00	船舶事故引起的其他损伤		
	V92.x00	与水上运输有关的非船舶事故的淹溺和沉没		
	V93.x00	非船舶事故的船上事故，未引起淹溺和沉没		
	V94.x00	水上运输事故，其他的		
	V95.000	直升机事故伤及乘员		
	V95.100	超轻型、轻型或动力滑翔机事故伤及乘员		
	V95.200	有固定机翼的私人飞机事故伤及乘员，其他的		
	V95.300	有固定机翼的商用飞机事故伤及乘员		
	V95.400	航天飞行器事故伤及乘员		
	V95.800	飞行器事故伤及乘员，其他的		
	V95.900	飞行器事故伤及乘员		
	V96.000	气球事故伤及乘员		
	V96.100	悬吊滑翔机事故伤及乘员		
	V96.200	无动力滑翔机事故伤及乘员		
	V96.800	无动力飞行器事故伤及乘员，其他的		
	V96.900	无动力飞行器事故伤及乘员		
	V97.000	在其他特指空中运输事故中飞行器乘员的损伤		
	V97.100	在上下飞行器时的人员损伤		
	V97.200	空中运输事故中跳伞者的损伤		

主要编码	附加编码	疾 病 名 称	别　名	备　注
	V97.300	空中运输事故中地面人员的损伤		
	V97.800	空中运输事故，其他的，不可归类在他处者		
	V98.x00	运输事故，其他特指的		
	V99.x00	运输事故		
	W00.x00	在涉及冰和雪的同一平面上跌倒		
	W01.x00	在同一平面上滑倒、绊倒和摔倒		
	W02.x00	涉及溜冰、滑雪、溜旱冰或滑板时的跌倒		
	W03.x00	被别人碰撞或推动引起的在同一平面上的其他跌倒		
	W04.x00	在被他人运送或搀扶时跌倒		
	W05.x00	涉及轮椅上的跌落		
	W06.x00	涉及床上的跌落		
	W07.x00	涉及椅子上的跌落		
	W08.x00	涉及其他家具上的跌落		
	W09.x00	涉及运动场设施上的跌落		
	W10.x00	在楼梯或台阶上跌倒和跌落		
	W11.x00	在梯子上跌倒和跌落		
	W12.x00	在脚手架上跌倒和跌落		
	W13.x00	从房屋或建筑结构上跌落或跌出		
	W14.x00	从树上跌落		
	W15.x00	从悬崖上跌落		
	W16.x00	潜水或跳水引起的损伤，除外淹溺和沉没		
	W17.x00	从一个平面至另一平面的其他跌落		
	W18.x00	在同一平面的其他跌倒		
	W19.x00	跌倒		
	W20.x00	被投掷、抛出或坠落物体击中		
	W21.x00	撞在体育设施上或被体育设施击中		
	W22.x00	撞在其他物体上或被其他物体击中		
	W23.x00	被物体钩住、挤压、轧住或夹住		

主要编码	附加编码	疾 病 名 称	别 名	备 注
	W24.x00	接触升降和传送装置，不可归类在他处者		
	W25.x00	接触锋利的玻璃		
	W26.x00	接触刀、剑或匕首		
	W27.x00	接触无动力手工工具		
	W28.x00	接触动力割草机		
	W29.x00	接触其他动力手工工具和家用机械		
	W30.x00	接触农业机械		
	W31.x00	接触其他的机械		
	W32.x00	手枪发射		
	W33.x00	步枪、猎枪和较大火器发射		
	W34.x00	火器发射，其他的		
	W35.x00	锅炉爆炸和破裂		
	W36.x00	高压气罐爆炸和破裂		
	W37.x00	压缩轮胎、管子和软管爆炸和破裂		
	W38.x00	压缩装置的爆炸和破裂，其他特指的		
	W39.x00	烟火发射		
	W40.x00	材料爆炸，其他的		
	W41.x00	暴露于高压喷射下		
	W42.x00	暴露于噪声下		
	W43.x00	暴露于振动下		
	W44.x00	异物进入或穿入眼或自然腔口		
	W45.x00	异物或物体经皮肤进入		
	W46.x00	接触皮下注射器针头		
	W49.x00	暴露于其他的无生命机械性力量下		
	W50.x00	被别人殴打、踢、拧、咬或抓伤		
	W51.x00	撞到别人或意外被别人碰撞		
	W52.x00	被蜂拥人群挤压、推挤或踏踩		
	W53.x00	被鼠咬伤		
	W54.x00	被狗咬伤或抓伤		
	W55.x00	被其他哺乳动物咬伤或抓伤		
	W56.x00	接触海生动物的损伤		
	W57.x00	被无毒昆虫和其他无毒节肢动物咬伤或蜇伤		

主要编码	附加编码	疾 病 名 称	别 名	备 注
	W58. x00	被鳄鱼或短吻鳄咬伤或抓伤		
	W59. x00	被其他爬行动物咬伤或压伤		
	W60. x00	接触植物荆棘和刺以及锐利叶片的损伤		
	W64. x00	暴露于其他的有生命机械性力量下		
	W65. x00	在浴盆内淹溺和沉没		
	W66. x00	落入浴盆后淹溺和沉没		
	W67. x00	在游泳池中淹溺和沉没		
	W68. x00	落入游泳池后淹溺和沉没		
	W69. x00	在自然水域中淹溺和沉没		
	W70. x00	落入自然水域后淹溺和沉没		
	W73. x00	淹溺和沉没，其他特指的		
	W74. x00	淹溺和沉没		
	W75. x00	在床上意外窒息和绞窄		
	W76. x00	意外悬吊和绞窄，其他的		
	W77. x00	塌方、坠落土块和其他物质引起对呼吸的威胁		
	W78. x00	吸入胃内容物		
	W79. x00	吸入或咽下食物引起的呼吸道梗阻		
	W80. x00	吸入和咽下其他物体引起的呼吸道梗阻		
	W81. x00	被封闭于或陷入低氧环境		
	W83. x00	对呼吸的威胁，其他特指的		
	W84. x00	对呼吸的威胁		
	W85. x00	暴露于输电线路下		
	W86. x00	暴露于其他特指的电流下		
	W87. x00	暴露于电流下		
	W88. x00	暴露于电离辐射下		
	W89. x00	暴露于人造可见光和紫外线下		
	W90. x00	暴露于其他非电离辐射下		
	W91. x00	暴露于辐射下		
	W92. x00	暴露于人为原因的过热环境下		
	W93. x00	暴露于人为原因的过冷环境下		
	W94. x00	暴露于高气压、低气压和气压改变环境下		
	W99. x00	暴露于其他人为环境因素下		

主要编码	附加编码	疾 病 名 称	别 名	备 注
X00. x00		暴露于房屋或建筑结构内的无控制性火焰下		
X01. x00		暴露于房屋或建筑结构外的无控制性火焰下		
X02. x00		暴露于房屋或建筑结构内的控制性火焰下		
X03. x00		暴露于房屋或建筑结构外的控制性火焰下		
X04. x00		暴露于高度易燃材料的起火下		
X05. x00		暴露于睡衣的起火或焚毁下		
X06. x00		暴露于其他衣着用品和装饰品的起火或焚毁下		
X08. x00		暴露于其他特指的烟、火和火焰下		
X09. x00		暴露于烟、火和火焰下		
X10. x00		接触热饮料、食物和动植物油		
X11. x00		接触热自来水		
X12. x00		接触其他热液体		
X13. x00		接触蒸气和热蒸气		
X14. x00		接触热空气和气体		
X15. x00		接触热的家用器具		
X16. x00		接触热的取暖器具、散热器和管		
X17. x00		接触热的发动机、机械和工具		
X18. x00		接触其他热的金属		
X19. x00		接触其他的热和烫的物质		
X20. x00		接触毒蛇和蜥蜴		
X21. x00		接触毒蜘蛛		
X22. x00		接触蝎子		
X23. x00		接触大黄蜂、黄蜂和蜜蜂		
X24. x00		接触蜈蚣和（热带）有毒的千足虫		
X25. x00		接触其他有毒的节肢动物		
X26. x00		接触有毒的海生动物和植物		
X27. x00		接触其他特指的有毒动物		
X28. x00		接触其他特指的有毒植物		
X29. x00		接触有毒动物或植物		
X30. x00		暴露于过度自然热下		
X31. x00		暴露于过度自然冷下		

主要编码	附加编码	疾　病　名　称	别　　名	备　　注
X32. x00		暴露于阳光下		
X33. x00		闪电的受害者		
X34. x00		地震受害者		
X35. x00		火山爆发受害者		
X36. x00		雪崩、山崩和其他地面运动受害者		
X37. x00		灾难性暴风雨受害者		
X38. x00		洪水受害者		
X39. x00		暴露于其他的自然力量下		
X40. x00		非阿片样镇痛药、解热药和抗风湿药的意外中毒及暴露于该类药物		
X41. x00		镇癫痫药、镇静催眠药、抗帕金森病药和对精神有影响的药物的意外中毒及暴露于该类药物，不可归类在他处者		
X42. x00		麻醉品和致幻药〔致幻剂〕意外中毒及暴露于该类药物，不可归类在他处者		
X43. x00		作用于自主神经系统的其他药物的意外中毒及暴露于该类药物		
X44. x00		药物、药剂和生物制品的意外中毒及暴露于该类物质，其他的		
X45. x00		酒精的意外中毒及暴露于酒精		
X46. x00		有机溶剂和卤素烃及其蒸气的意外中毒及暴露于该类物质		
X47. x00		气体和蒸气的意外中毒及暴露于该类物质，其他的		
X48. x00		杀虫剂的意外中毒及暴露于杀虫剂		
X49. x00		化学制品和有害物质的意外中毒及暴露于该类物质，其他的		
X50. x00		操劳过度和剧烈或重复运动		
X51. x00		旅行和运动		
X52. x00		长期滞留在失重环境下		
X53. x00		食物缺乏		
X54. x00		水缺乏		
X57. x00		贫困		

主要编码	附加编码	疾 病 名 称	别 名	备 注
X58.x00		暴露于其他特指的因素下		
X59.000		暴露于因素导致的骨折		
X59.900		暴露于因素导致其他的损伤		
X60.x00		非阿片样镇痛药、解热药和抗风湿药的故意自毒及暴露于该类药物		
X61.x00		镇癫痫药、镇静催眠药、抗帕金森病药和对精神有影响的药物的故意自毒及暴露于该类药物，不可归类在他处者		
X62.x00		麻醉品和致幻药［致幻剂］故意自毒及暴露于该类药物，不可归类在他处者		
X63.x00		作用于自主神经系统的其他药物的故意自毒及暴露于该类药物		
X64.x00		药物、药剂和生物制品的故意自毒及暴露于该类药物，其他的		
X65.x00		酒精的故意自毒及暴露于酒精		
X66.x00		有机溶剂和卤素烃及其蒸气的故意自毒及暴露于该类物质		
X67.x00		气体和蒸气的故意自毒及暴露于该类物质，其他的		
X68.x00		杀虫剂的故意自毒及暴露于杀虫剂		
X69.x00		化学制品和有害物质的故意自毒及暴露于该类物质，其他的		
X70.x00		用悬吊、绞勒和窒息方式故意自害		
X71.x00		用淹溺和沉没方式故意自害		
X72.x00		用手枪发射方式故意自害		
X73.x00		用步枪、猎枪和大型火器发射方式故意自害		
X74.x00		用其他的火器发射方式故意自害		
X75.x00		用爆炸物方式故意自害		
X76.x00		用烟、火和火焰方式故意自害		
X77.x00		用蒸气、热气和热物体方式故意自害		
X78.x00		用尖锐物体方式故意自害		

主要编码	附加编码	疾 病 名 称	别　　名	备　　注
	X79. x00	用钝器方式故意自害		
	X80. x00	用从高处跳下方式故意自害		
	X81. x00	用跳下或躺倒在移动物体前的方式故意自害		
	X82. x00	用机动车辆碰撞方式故意自害		
	X83. x00	用其他特指的方式故意自害		
	X84. x00	故意自害		
	X85. x00	用药物、药剂和生物制品进行加害		
	X86. x00	用腐蚀性物质进行加害		
	X87. x00	用杀虫剂进行加害		
	X88. x00	用气体和蒸气进行加害		
	X89. x00	用其他特指的化学制品和有害物质进行加害		
	X90. x00	用化学制品或有害物质进行加害		
	X91. x00	用悬吊、绞勒和窒息进行加害		
	X92. x00	用淹溺和沉没进行加害		
	X93. x00	用手枪发射进行加害		
	X94. x00	用步枪、猎枪和大型火器发射进行加害		
	X95. x00	用其他的火器发射进行加害		
	X96. x00	用爆炸物进行加害		
	X97. x00	用烟、火和火焰进行加害		
	X98. x00	用蒸气、热气和热物体进行加害		
	X99. x00	用尖锐物体进行加害		
	Y00. x00	用钝器进行加害		
	Y01. x00	用从高处推下进行加害		
	Y02. x00	用将受害者推向或放置在移动物体前进行加害		
	Y03. x00	用机动车辆碰撞进行加害		
	Y04. x00	用暴力进行加害		
	Y05. x00	暴力的性加害		
	Y06. 000	被配偶或伴侣忽视照料和遗弃		
	Y06. 100	被父母忽视照料和遗弃		
	Y06. 200	被熟人或朋友忽视照料和遗弃		
	Y06. 800	被其他特指人员忽视照料和遗弃		

主要编码	附加编码	疾 病 名 称	别 名	备 注
	Y06.900	被忽视照料和遗弃		
	Y07.000	被配偶或伴侣虐待		
	Y07.100	被父母虐待		
	Y07.200	被熟人或朋友虐待		
	Y07.300	被官方机构虐待		
	Y07.800	被其他特指人员虐待		
	Y07.900	被虐待		
	Y08.x00	用其他特指的手段进行加害		
	Y09.x00	用手段进行加害		
	Y10.x00	非阿片样镇痛药、解热药和抗风湿药的中毒及暴露于该类药物，意图不确定的		
	Y11.x00	镇癫痫药、镇静催眠药、抗帕金森病药和对精神有影响的药物的中毒及暴露于该类药物，不可归类在他处，意图不确定的		
	Y12.x00	麻醉品和致幻药［致幻剂］的中毒及暴露于该类药物，不可归类在他处，意图不确定的		
	Y13.x00	作用于自主神经系统的其他药物的中毒及暴露于该类药物，意图不确定的		
	Y14.x00	药物、药剂和生物制品的中毒及暴露于该类药物，意图不确定的，其他的		
	Y15.x00	酒精中毒及暴露于酒精，意图不确定的		
	Y16.x00	有机溶剂和卤素烃及其蒸气的中毒及暴露于该类物质，意图不确定的		
	Y17.x00	气体和蒸气的中毒及暴露于该类物质，意图不确定的，其他		
	Y18.x00	杀虫剂的中毒及暴露于杀虫剂，意图不确定的		
	Y19.x00	化学制品和有害物质的中毒及暴露于该类物质，意图不确定的，其他的		
	Y20.x00	悬吊、绞勒和窒息，意图不确定的		

主要编码	附加编码	疾 病 名 称	别 名	备 注
	Y21. x00	淹溺和沉没，意图不确定的		
	Y22. x00	手枪发射，意图不确定的		
	Y23. x00	步枪、猎枪和大型火器发射，意图不确定的		
	Y24. x00	火器发射，意图不确定的，其他的		
	Y25. x00	接触爆炸物，意图不确定的		
	Y26. x00	暴露于烟、火和火焰下，意图不确定的		
	Y27. x00	接触蒸气、热气和热物体，意图不确定的		
	Y28. x00	接触尖锐物体，意图不确定的		
	Y29. x00	接触钝器，意图不确定的		
	Y30. x00	从高处跌落、跳下或被推下，意图不确定的		
	Y31. x00	在移动物体前跌倒、躺卧或跑动以及进入移动物体，意图不确定的		
	Y32. x00	机动车辆的碰撞，意图不确定的		
	Y33. x00	事件，其他特指的意图不确定		
	Y34. x00	事件，意图不确定的		
	Y35. 000	涉及火器发射的依法处置		
	Y35. 100	涉及爆炸物的依法处置		
	Y35. 200	涉及气体的依法处置		
	Y35. 300	涉及钝器的依法处置		
	Y35. 400	涉及锐器的依法处置		
	Y35. 500	依法处以死刑		
	Y35. 600	涉及其他特指手段的依法处置		
	Y35. 700	依法处置		
	Y36. 000	涉及水中武器爆炸的作战行动		
	Y36. 100	涉及飞行器被破坏的作战行动		
	Y36. 200	涉及其他爆炸和弹片的作战行动		
	Y36. 300	涉及炮火、大火和热物质的作战行动		
	Y36. 400	涉及常规战争的火器发射和其他形式的作战行动		
	Y36. 500	涉及核武器的作战行动		
	Y36. 600	涉及生物武器的作战行动		

主要编码	附加编码	疾 病 名 称	别 名	备 注
	Y36.700	涉及非常规战争的化学武器或其他形式的作战行动		
	Y36.800	发生在敌对行动停止后的作战行动		
	Y36.900	作战行动		
	Y40.000	青霉素类的有害效应		
	Y40.100	头孢菌素和其他 β 内酰胺类抗生素的有害效应		
	Y40.200	氯霉素族的有害效应		
	Y40.300	大环内酯类的有害效应		
	Y40.400	四环素类的有害效应		
	Y40.500	氨基糖苷类的有害效应		
	Y40.600	利福霉素类的有害效应		
	Y40.700	全身性应用的抗真菌性抗生素的有害效应		
	Y40.800	全身性抗生素的有害效应，其他的		
	Y40.900	全身性抗生素的有害效应		
	Y41.000	磺胺类的有害效应		
	Y41.100	抗分枝杆菌药的有害效应		
	Y41.200	抗疟疾和对其他血液原虫有作用的药的有害效应		
	Y41.300	抗原虫药的有害效应，其他的		
	Y41.400	驱蠕虫药的有害效应		
	Y41.500	抗病毒药的有害效应		
	Y41.800	全身性抗感染药和抗寄生虫药的有害效应，其他特指的		
	Y41.900	全身性抗感染药和抗寄生虫药的有害效应		
	Y42.000	糖（肾上腺）皮质激素类及其合成的类似物的有害效应		
	Y42.100	甲状腺激素类及其代用品的有害效应		
	Y42.200	抗甲状腺药的有害效应		
	Y42.300	胰岛素和口服降血糖（抗糖尿病）药的有害效应		
	Y42.400	口服避孕药的有害效应		
	Y42.500	雌激素和孕激素类的有害效应，其他的		
	Y42.600	抗促性腺激素药、抗雌激素药和抗雄激素药的有害效应，不可归类在他处者		

主要编码	附加编码	疾 病 名 称	别 名	备 注
	Y42.700	雄激素类及其促组成代谢的同类药的有害效应		
	Y42.800	激素类及其合成代用品的有害效应，其他的		
	Y42.900	激素类拮抗剂的有害效应，其他的		
	Y43.000	抗过敏药和止吐药的有害效应		
	Y43.100	抗肿瘤性抗代谢物药的有害效应		
	Y43.200	抗肿瘤性天然产物的有害效应		
	Y43.300	抗肿瘤性药的有害效应，其他		
	Y43.400	免疫抑制剂的有害效应		
	Y43.500	酸化和碱化剂的有害效应		
	Y43.600	酶类的有害效应，不可归类在他处者		
	Y43.800	主要为全身性制剂的有害效应，其他的，不可归类在他处者		
	Y43.900	主要为全身性制剂的有害效应		
	Y44.000	铁制剂和其他抗血红蛋白过少性贫血制剂的有害效应		
	Y44.100	维生素 B_{12}、叶酸和其他抗巨幼细胞性贫血制剂的有害效应		
	Y44.200	抗凝剂的有害效应		
	Y44.300	抗凝拮抗剂、维生素 K 和其他凝血药的有害效应		
	Y44.400	抗血栓形成药［血小板聚集抑制剂］的有害效应		
	Y44.500	血栓溶解药的有害效应		
	Y44.600	天然血液和血液制品的有害效应		
	Y44.700	血浆代用品的有害效应		
	Y44.900	影响血液组成成分的其他和未特指制剂的有害效应		
	Y45.000	类阿片和相关镇痛药的有害效应		
	Y45.100	水杨酸盐类的有害效应		
	Y45.200	丙酸衍生物的有害效应		
	Y45.300	非类固醇性消炎药［NSAID］的有害效应，其他的		

主要编码	附加编码	疾 病 名 称	别 名	备 注
	Y45.400	抗风湿药的有害效应		
	Y45.500	4-氨基苯酚衍生物的有害效应		
	Y45.800	镇痛药和解热药的有害效应，其他的		
	Y45.900	镇痛药、解热药和消炎药的有害效应		
	Y46.000	琥珀酰亚胺的有害效应		
	Y46.100	恶唑烷二酮的有害效应		
	Y46.200	乙内酰脲衍生物的有害效应		
	Y46.300	去氧巴比妥盐类的有害效应		
	Y46.400	亚氨基二苯乙烯类的有害效应		
	Y46.500	丙戊酸的有害效应		
	Y46.600	镇癫痫药的有害效应，其他和未特指的		
	Y46.700	抗帕金森病药的有害效应		
	Y46.800	镇痉药的有害效应		
	Y47.000	巴比妥盐类的有害效应，不可归类在他处者		
	Y47.100	苯二氮䓬类的有害效应		
	Y47.200	氯醛衍生物的有害效应		
	Y47.300	三聚乙醛的有害效应		
	Y47.400	溴化合物的有害效应		
	Y47.500	混合的镇静剂和催眠药的有害效应，不可归类在他处者		
	Y47.800	镇静剂、催眠药和抗焦虑药的有害效应，其他的		
	Y47.900	镇静剂、催眠药和抗焦虑药的有害效应		
	Y48.000	吸入性麻醉药的有害效应		
	Y48.100	胃肠外麻醉药的有害效应		
	Y48.200	全身麻醉药的有害效应，其他的		
	Y48.300	局部麻醉药的有害效应		
	Y48.400	麻醉药的有害效应		
	Y48.500	治疗性气体的有害效应		
	Y49.000	三环和四环抗抑郁药的有害效应		
	Y49.100	单胺-氧化酶-抑制剂抗抑郁药的有害效应		

主要编码	附加编码	疾 病 名 称	别　名	备　注
	Y49.200	抗抑郁药的有害效应，其他的		
	Y49.300	吩噻嗪抗精神病药和精神安定剂的有害效应		
	Y49.400	丁酰苯和硫蒽精神安定剂的有害效应		
	Y49.500	抗精神病药和精神安定剂的有害效应，其他的		
	Y49.600	致幻药［致幻剂］的有害效应		
	Y49.700	伴有滥用可能性的精神兴奋剂的有害效应		
	Y49.800	对精神有影响的药物的有害效应，其他的不可归类在他处者		
	Y49.900	对精神有影响的药物的有害效应		
	Y50.000	复苏药的有害效应		
	Y50.100	类阿片受体拮抗剂的有害效应		
	Y50.200	甲基黄嘌呤类的有害效应，不可归类在他处者		
	Y50.800	中枢神经系统兴奋剂的有害效应，其他的		
	Y50.900	中枢神经系统兴奋剂的有害效应		
	Y51.000	抗胆碱酯酶剂的有害效应		
	Y51.100	拟副交感神经药［胆碱能药］的有害效应，其他的		
	Y51.200	神经节阻滞药的有害效应，不可归类在他处者		
	Y51.300	副交感神经抑制剂［抗胆碱能药和抗毒蕈碱药］和解痉药的有害效应，其他的，不可归类在他处者		
	Y51.400	主要为α肾上腺素能受体显效药的有害效应，不可归类在他处者		
	Y51.500	主要为β肾上腺素能受体显效药的有害效应，不可归类在他处者		
	Y51.600	α肾上腺素能受体拮抗剂的有害效应，不可归类在他处者		
	Y51.700	β肾上腺素能受体拮抗剂的有害效应，不可归类在他处者		

主要编码	附加编码	疾 病 名 称	别 名	备 注
	Y51.800	中枢作用和肾上腺素能-神经元-阻滞剂的有害效应，不可归类在他处者		
	Y51.900	主要影响自主神经系统的其他和未特指药物的有害效应		
	Y52.000	心脏兴奋苷和相似作用药的有害效应		
	Y52.100	钙通道阻滞剂的有害效应		
	Y52.200	抗心律障碍药的有害效应，其他的，不可归类在他处者		
	Y52.300	冠状血管扩张剂的有害效应，不可归类在他处者		
	Y52.400	血管紧张素转换酶抑制剂的有害效应		
	Y52.500	抗高血压药的有害效应，其他的，不可归类在他处者		
	Y52.600	抗高脂血症和抗动脉硬化药的有害效应		
	Y52.700	周围血管扩张剂的有害效应		
	Y52.800	抗静脉曲张药（包括硬化剂）的有害效应		
	Y52.900	主要影响心血管系统的其他和未特指制剂的有害效应		
	Y53.000	组胺 H_2 受体拮抗剂的有害效应		
	Y53.100	抗酸药和抗胃分泌药的有害效应，其他的		
	Y53.200	刺激性轻泻剂的有害效应		
	Y53.300	盐水和渗透性轻泻剂的有害效应		
	Y53.400	轻泻剂的有害效应，其他的		
	Y53.500	助消化药的有害效应		
	Y53.600	止泻药的有害效应		
	Y53.700	催吐药的有害效应		
	Y53.800	主要影响胃肠系统制剂的有害效应，其他的		
	Y53.900	主要影响胃肠系统制剂的有害效应		
	Y54.000	盐（肾上腺）皮质激素类的有害效应		
	Y54.100	盐（肾上腺）皮质激素类拮抗剂［醛固酮拮抗剂］的有害效应		

主要编码	附加编码	疾 病 名 称	别 名	备 注
	Y54.200	碳酸脱水酶抑制剂的有害效应		
	Y54.300	苯并噻二嗪衍生物的有害效应		
	Y54.400	袢［强效］利尿剂的有害效应		
	Y54.500	利尿剂的有害效应，其他的		
	Y54.600	电解质、热量和水平衡剂的有害效应		
	Y54.700	影响钙化的制剂的有害效应		
	Y54.800	影响尿酸代谢的制剂的有害效应		
	Y54.900	矿物质盐类的有害效应，不可归类在他处者		
	Y55.000	催产药的有害效应		
	Y55.100	骨骼肌松弛剂［神经肌肉阻滞剂］的有害效应		
	Y55.200	主要作用于肌肉的其他制剂的有害效应		
	Y55.300	镇咳剂的有害效应		
	Y55.400	祛痰剂的有害效应		
	Y55.500	抗感冒药的有害效应		
	Y55.600	抗哮喘药的有害效应，不可归类在他处者		
	Y55.700	主要作用于呼吸系统的其他制剂的有害效应		
	Y56.000	局部抗真菌、抗感染和消炎药的有害效应，不可归类在他处者		
	Y56.100	止痒药的有害效应		
	Y56.200	局部收敛药和局部去污剂的有害效应		
	Y56.300	润滑药、缓和剂和保护药的有害效应		
	Y56.400	角质层分离药、角质层增生药和其他毛发治疗的药物和制剂的有害效应		
	Y56.500	眼科用药和制剂的有害效应		
	Y56.600	耳鼻喉科药物和制剂的有害效应		
	Y56.700	局部应用的牙科药物的有害效应		
	Y56.800	局部制剂的有害效应，其他的		
	Y56.900	局部制剂的有害效应		

主要编码	附加编码	疾　病　名　称	别　　名	备　　注
	Y57.000	食欲抑制剂的有害效应		
	Y57.100	抗脂肪肝药的有害效应		
	Y57.200	解毒剂和螯合剂的有害效应，不可归类在他处者		
	Y57.300	解酒药的有害效应		
	Y57.400	药用赋形剂的有害效应		
	Y57.500	X线造影剂［对比剂］的有害效应		
	Y57.600	诊断性制剂的有害效应，其他的		
	Y57.700	维生素类的有害效应，不可归类在他处者		
	Y57.800	药物和药剂的有害效应，其他的		
	Y57.900	药物或药剂的有害效应		
	Y58.000	卡介苗［BCG疫苗］的有害效应		
	Y58.100	伤寒和副伤寒疫苗的有害效应		
	Y58.200	霍乱疫苗的有害效应		
	Y58.300	鼠疫疫苗的有害效应		
	Y58.400	破伤风疫苗的有害效应		
	Y58.500	白喉疫苗的有害效应		
	Y58.600	百日咳疫苗的有害效应（包括含有百日咳成分的联合疫苗）		
	Y58.800	联合细菌疫苗类（除外含有百日咳成分）的有害效应		
	Y58.900	细菌疫苗类的有害效应，其他和未特指的		
	Y59.000	病毒疫苗类的有害效应		
	Y59.100	立克次体疫苗类的有害效应		
	Y59.200	原虫疫苗类的有害效应		
	Y59.300	免疫球蛋白的有害效应		
	Y59.800	疫苗类和生物制品的有害效应，其他特指的		
	Y59.900	疫苗类或生物制品的有害效应		
	Y60.000	在手术中非故意的切割、针刺、穿孔或出血		
	Y60.100	在输液或输血中非故意的切割、针刺、穿孔或出血		

主要编码	附加编码	疾　病　名　称	别　名	备　注
	Y60.200	在肾透析或其他灌注中非故意的切割、针刺、穿孔或出血		
	Y60.300	在注射或人工免疫中非故意的切割、针刺、穿孔或出血		
	Y60.400	在内镜检查中非故意的切割、针刺、穿孔或出血		
	Y60.500	在心导管插入术中非故意的切割、针刺、穿孔或出血		
	Y60.600	在抽吸、穿刺和其他导管插入手术中非故意的切割、针刺、穿孔或出血		
	Y60.700	在施行灌肠中非故意的切割、针刺、穿孔或出血		
	Y60.800	在其他手术和医疗中非故意的切割、针刺、穿孔或出血		
	Y60.900	在手术和医疗中非故意的切割、针刺、穿孔或出血		
	Y61.000	在手术中异物意外地遗留在体内		
	Y61.100	在输液或输血中异物意外地遗留在体内		
	Y61.200	在肾透析或其他灌注中异物意外地遗留在体内		
	Y61.300	在注射或人工免疫中异物意外地遗留在体内		
	Y61.400	在内镜检查中异物意外地遗留在体内		
	Y61.500	在心导管插入术中异物意外地遗留在体内		
	Y61.600	在抽吸、穿刺和其他导管插入手术中异物意外地遗留在体内		
	Y61.700	在取除导管或填塞物中异物意外地遗留在体内		
	Y61.800	在其他手术和医疗中异物意外地遗留在体内		
	Y61.900	在手术和医疗中异物意外地遗留在体内		
	Y62.000	在手术中无菌预防措施的失败		
	Y62.100	在输液或输血中无菌预防措施的失败		
	Y62.200	在肾透析或其他灌注中无菌预防措施的失败		

主要编码	附加编码	疾 病 名 称	别 名	备 注
	Y62.300	在注射或人工免疫中无菌预防措施的失败		
	Y62.400	在内镜检查中无菌预防措施的失败		
	Y62.500	在心导管插入术中无菌预防措施的失败		
	Y62.600	在抽吸、穿刺和其他导管插入手术中无菌预防措施的失败		
	Y62.800	在其他手术和医疗中无菌预防措施的失败		
	Y62.900	在手术和医疗中无菌预防措施的失败		
	Y63.000	在输血或输液中给予过量的血或其他液体		
	Y63.100	在输液中使用稀释不正确的液体		
	Y63.200	在治疗中给予过量的辐射		
	Y63.300	在医疗中非故意使病人暴露于辐射下		
	Y63.400	在电休克或胰岛素休克治疗中使用剂量不当		
	Y63.500	局部敷料和填塞物的温度不当		
	Y63.600	未给予必要的药物、药剂或生物制品		
	Y63.800	在其他手术和医疗中使用剂量不当		
	Y63.900	在手术和医疗中使用剂量不当		
	Y64.000	用于输血或输液的医疗或生物材料被污染		
	Y64.100	用于注射或免疫接种的医疗或生物材料被污染		
	Y64.800	任何其他形式的医疗或生物材料被污染		
	Y64.900	医疗或生物材料被污染		
	Y65.000	在输血中使用配错的血		
	Y65.100	在输液中使用错误的液体		
	Y65.200	在手术中缝合或结扎不当		
	Y65.300	在麻醉操作中气管内插管错误放置		
	Y65.400	插入或取除其他导管或器械不当		

主要编码	附加编码	疾　病　名　称	别　名	备　注
	Y65.500	不恰当手术的实行		
	Y65.800	在手术和医疗中其他特指的意外事故		
	Y66.x00	未给予手术和医疗		
	Y69.x00	在手术和医疗中的意外事故		
	Y70.000	与有害事件有关的麻醉诊断和监测装置		
	Y70.100	与有害事件有关的麻醉治疗和康复装置（非手术的）		
	Y70.200	与有害事件有关的麻醉假体和其他植入物、材料和附件装置		
	Y70.300	与有害事件有关的麻醉手术器械、材料和装置（包括缝线）		
	Y70.800	与有害事件有关的麻醉多用途装置，不可归类在他处者		
	Y71.000	与有害事件有关的心血管诊断和监测装置		
	Y71.100	与有害事件有关的心血管治疗和康复装置（非手术的）		
	Y71.200	与有害事件有关的心血管假体和其他植入物、材料和附件装置		
	Y71.300	与有害事件有关的心血管手术器械、材料和装置（包括缝线）		
	Y71.800	与有害事件有关的心血管多用途装置，不可归类在他处者		
	Y72.000	与有害事件有关的耳鼻喉科诊断和监测装置		
	Y72.100	与有害事件有关的耳鼻喉科治疗和康复装置（非手术的）		
	Y72.200	与有害事件有关的耳鼻喉科假体和其他植入物、材料和附件装置		
	Y72.300	与有害事件有关的耳鼻喉科手术器械、材料和装置（包括缝线）		
	Y72.800	与有害事件有关的耳鼻喉科多用途装置，不可归类在他处者		

主要编码	附加编码	疾　病　名　称	别　　名	备　　注
	Y73.000	与有害事件有关的胃肠病学和泌尿科诊断和监测装置		
	Y73.100	与有害事件有关的胃肠病学和泌尿科治疗和康复装置（非手术的）		
	Y73.200	与有害事件有关的胃肠病学和泌尿科假体和其他植入物、材料和附件装置		
	Y73.300	与有害事件有关的胃肠病学和泌尿科手术器械、材料和装置（包括缝线）		
	Y73.800	与有害事件有关的胃肠病学和泌尿科多用途装置，不可归类在他处者		
	Y74.000	与有害事件有关的综合医院用和个人使的诊断和监测装置		
	Y74.100	与有害事件有关的综合医院用和个人使的治疗和康复装置（非手术的）		
	Y74.200	与有害事件有关的综合医院用和个人使的假体和其他植入物、材料和附件装置		
	Y74.300	与有害事件有关的综合医院用和个人使的手术器械、材料和装置（包括缝线）		
	Y74.800	与有害事件有关的综合医院用和个人使的多用途装置，不可归类在他处者		
	Y75.000	与有害事件有关的神经科诊断和监测装置		
	Y75.100	与有害事件有关的神经科治疗和康复装置（非手术的）		
	Y75.200	与有害事件有关的神经科假体和其他植入物、材料和附件装置		
	Y75.300	与有害事件有关的神经科手术器械、材料和装置（包括缝线）		
	Y75.800	与有害事件有关的神经科多用途装置，不可归类在他处者		
	Y76.000	与有害事件有关的妇产科诊断和监测装置		
	Y76.100	与有害事件有关的妇产科治疗和康复装置（非手术的）		

主要编码	附加编码	疾 病 名 称	别 名	备 注
	Y76.200	与有害事件有关的妇产科假体和其他植入物、材料和附件装置		
	Y76.300	与有害事件有关的妇产科手术器械、材料和装置（包括缝线）		
	Y76.800	与有害事件有关的妇产科多用途装置，不可归类在他处者		
	Y77.000	与有害事件有关的眼科诊断和监测装置		
	Y77.100	与有害事件有关的眼科治疗和康复装置（非手术的）		
	Y77.200	与有害事件有关的眼科假体和其他植入物、材料和附件装置		
	Y77.300	与有害事件有关的眼科手术器械、材料和装置（包括缝线）		
	Y77.800	与有害事件有关的眼科多用途装置，不可归类在他处者		
	Y78.000	与有害事件有关的放射学诊断和监测装置		
	Y78.100	与有害事件有关的放射学治疗和康复装置（非手术的）		
	Y78.200	与有害事件有关的放射学假体和其他植入物、材料和附件装置		
	Y78.300	与有害事件有关的放射学手术器械、材料和装置（包括缝线）		
	Y78.800	与有害事件有关的放射学多用途装置，不可归类在他处者		
	Y79.000	与有害事件有关的矫形外科诊断和监测装置		
	Y79.100	与有害事件有关的矫形外科治疗和康复装置（非手术的）		
	Y79.200	与有害事件有关的矫形外科假体和其他植入物、材料和附件装置		
	Y79.300	与有害事件有关的矫形外科手术器械、材料和装置（包括缝线）		

主要编码	附加编码	疾 病 名 称	别 名	备 注
	Y79.800	与有害事件有关的矫形外科多用途装置，不可归类在他处者		
	Y80.000	与有害事件有关的理疗诊断和监测装置		
	Y80.100	与有害事件有关的理疗治疗和康复装置（非手术的）		
	Y80.200	与有害事件有关的理疗假体和其他植入物、材料和附件装置		
	Y80.300	与有害事件有关的理疗手术器械、材料和装置（包括缝线）		
	Y80.800	与有害事件有关的理疗多用途装置，不可归类在他处者		
	Y81.000	与有害事件有关的普通外科和整形外科诊断和监测装置		
	Y81.100	与有害事件有关的普通外科和整形外科治疗和康复装置（非手术的）		
	Y81.200	与有害事件有关的普通外科和整形外科假体和其他植入物、材料和附件装置		
	Y81.300	与有害事件有关的普通外科和整形外科手术器械、材料和装置（包括缝线）		
	Y81.800	与有害事件有关的普通外科和整形外科多用途装置，不可归类在他处者		
	Y82.000	与有害事件有关的其他的医疗诊断和监测装置		
	Y82.100	与有害事件有关的其他的医疗治疗和康复装置（非手术的）		
	Y82.200	与有害事件有关的其他的医疗假体和其他植入物、材料和附件装置		
	Y82.300	与有害事件有关的其他的医疗手术器械、材料和装置（包括缝线）		
	Y82.800	与有害事件有关的其他的医疗多用途装置，不可归类在他处者		

主要编码	附加编码	疾 病 名 称	别 名	备 注
	Y83.000	全器官移植手术作为病人异常反应或以后并发症的原因，而在操作当时并未提及意外事故		
	Y83.100	人工内部装置植入手术作为病人异常反应或以后并发症的原因，而在操作当时并未提及意外事故		
	Y83.200	吻合、分流或移植手术作为病人异常反应或以后并发症的原因，而在操作当时并未提及意外事故		
	Y83.300	外造口形成手术作为病人异常反应或以后并发症的原因，而在操作当时并未提及意外事故		
	Y83.400	重建手术作为病人异常反应或以后并发症的原因，而在操作当时并未提及意外事故，其他的		
	Y83.500	肢体截肢术作为病人异常反应或以后并发症的原因，而在操作当时并未提及意外事故		
	Y83.600	器官的取除（部分）（全部）作为病人异常反应或以后并发症的原因，而在操作当时并未提及意外事故，其他的		
	Y83.800	外科操作作为病人异常反应或以后并发症的原因，而在操作当时并未提及意外事故，其他特指的		
	Y83.900	外科操作作为病人异常反应或以后并发症的原因，而在操作当时并未提及意外事故		
	Y84.000	心导管插入术作为病人异常反应或以后并发症的原因，而在操作当时并未提及意外事故		
	Y84.100	肾透析作为病人异常反应或以后并发症的原因，而在操作当时并未提及意外事故		
	Y84.200	放射学操作和放射治疗作为病人异常反应或以后并发症的原因，而在操作当时并未提及意外事故		

主要编码	附加编码	疾 病 名 称	别　名	备　注
	Y84.300	休克治疗作为病人异常反应或以后并发症的原因，而在操作当时并未提及意外事故		
	Y84.400	液体抽吸术作为病人异常反应或以后并发症的原因，而在操作当时并未提及意外事故		
	Y84.500	胃或十二指肠探子的插入作为病人异常反应或以后并发症的原因，而在操作当时并未提及意外事故		
	Y84.600	泌尿道导管插入术作为病人异常反应或以后并发症的原因，而在操作当时并未提及意外事故		
	Y84.700	血液取样作为病人异常反应或以后并发症的原因，而在操作当时并未提及意外事故		
	Y84.800	医疗操作作为病人异常反应或以后并发症的原因，而在操作当时并未提及意外事故，其他的		
	Y84.900	医疗操作作为病人异常反应或以后并发症的原因，而在操作当时并未提及意外事故		
	Y85.000	机动车事故的后遗症		
	Y85.900	运输事故的后遗症，其他和未特指的		
	Y86.x00	事故的后遗症，其他的		
	Y87.000	故意自害的后遗症		
	Y87.100	加害的后遗症		
	Y87.200	意图不确定事件的后遗症		
	Y88.000	在治疗中使用药物、药剂和生物制品引起有害效应的后遗症		
	Y88.100	在手术和医疗操作中对病人的意外事故的后遗症		
	Y88.200	与在诊断和治疗中使用医疗装置有关的有害事件的后遗症		
	Y88.300	手术和医疗操作的后遗症作为病人异常反应或以后并发症的原因，而在操作当时并未提及意外事故		
	Y89.000	依法处置的后遗症		

主要编码	附加编码	疾 病 名 称	别 名	备 注
	Y89.100	作战行动的后遗症		
	Y89.900	外因的后遗症		
	Y90.000	血中酒精水平低于20mg/100ml		
	Y90.100	血中酒精水平在 20 ~ 39mg/100ml		
	Y90.200	血中酒精水平在 40 ~ 59mg/100ml		
	Y90.300	血中酒精水平在 60 ~ 79mg/100ml		
	Y90.400	血中酒精水平在 80 ~ 99mg/100ml		
	Y90.500	血中酒精水平在 100~119mg/100ml		
	Y90.600	血中酒精水平在 120~199mg/100ml		
	Y90.700	血中酒精水平在 200~239mg/100ml		
	Y90.800	血中酒精水平在240mg/100ml 或以上		
	Y90.900	血中存在酒精		
	Y91.000	轻度酒精中毒		
	Y91.100	中度酒精中毒		
	Y91.200	严重酒精中毒		
	Y91.300	极严重的酒精中毒		
	Y91.900	酒精影响		
	Y95.x00	医源性情况		
	Y96.x00	与工作有关的情况		
	Y97.x00	与环境污染有关的情况		
	Y98.x00	与生活方式有关的情况		
	M80040/6	转移性梭形细胞型恶性肿瘤		
	M80221/3	多形性肉瘤样癌		
	M80331/3	肉瘤样癌		
	M80411/3	小细胞神经内分泌癌		
	M80453/3	混合小细胞癌		
	M80511/3	疣状鳞状细胞癌		
	M80711/3	角化性大细胞鳞状细胞癌		
	M80730/3	非角化性小细胞鳞状细胞癌		
	M80771/2	宫颈上皮内肿瘤，Ⅲ级		

主要编码	附加编码	疾 病 名 称	别 名	备 注
	M80772/2	阴道上皮内肿瘤，Ⅲ级		
	M80773/2	外阴上皮内肿瘤，Ⅲ级		
	M80774/2	肛门上皮内肿瘤，Ⅲ级		
	M80821/3	淋巴上皮瘤样癌		
	M81300/2	非侵袭性乳头状移行细胞癌	非侵袭性乳头状尿路上皮癌	
	M81541/3	混合性胰岛细胞和外分泌腺癌		
	M81750/3	多形型肝细胞癌		
	M82040/0	泌乳腺瘤		
	M82101/2	管状腺瘤内的原位腺癌		
	M82102/2	腺瘤样息肉内的原位癌		
	M82102/3	管状腺瘤内的腺癌		
	M82201/0	家族性结肠息肉病		
	M82202/0	腺瘤病		
	M82202/3	腺瘤病癌变		
	M82300/2	实体型导管原位癌		
	M82401/1	嗜银细胞瘤		
	M82402/1	神经内分泌肿瘤		
	M82441/3	混合性类癌和腺癌		
	M82442/3	混合性腺神经内分泌癌		
	M82443/3	混合性腺鳞癌和神经内分泌癌		
	M82450/1	管状类癌		
	M82471/3	原发性皮肤神经内分泌癌		
	M82631/3	管状绒毛状腺癌		
	M83231/3	混合性管状腺癌和黏液腺癌		
	M83232/3	混合性宫内膜样腺癌和黏液性腺癌		
	M83233/3	混合性宫内膜样腺癌和透明细胞癌		
	M84700/1	黏液性囊腺瘤伴有中度发育不良		
	M84801/3	乳头状黏液腺癌		
	M85234/3	浸润性导管癌和微乳头状癌		
	M85751/3	上皮/间叶混合性化生性癌		
	M85800/1	胸腺瘤		
	M85801/1	化生型胸腺瘤		
	M85901/1	卵巢间质瘤		

主要编码	附加编码	疾　病　名　称	别　名	备　注
	M85921/1	混合性颗粒细胞瘤		
	M88150/3	恶性孤立性纤维性瘤		
	M88401/0	肌内黏液瘤		
	M90140/3	浆液性腺癌性纤维瘤		
	M90141/1	交界恶性浆液性囊性腺纤维瘤		
	M90851/3	混合型畸胎瘤和精原细胞瘤		
	M95970/3	原发性皮肤毛囊中心淋巴瘤		
	M96521/3	混合细胞型霍奇金病，经典型		
	M96531/3	淋巴细胞减少型霍奇金病，经典型		
	M96541/3	淋巴细胞减少型霍奇金病，弥漫性纤维化，经典型		
	M96551/3	网状淋巴细胞减少型霍奇金病，经典型		
	M96700/3	弥漫性小细胞型淋巴瘤	小淋巴细胞性淋巴瘤，恶性淋巴瘤，小 B 淋巴细胞性	
	M96710/3	淋巴浆细胞性淋巴瘤		
	M96720/3	弥漫性小核裂细胞性淋巴瘤		
	M96790/3	纵隔大 B 细胞淋巴瘤		
	M96791/3	胸腺大 B 细胞淋巴瘤		
	M96802/3	血管内大 B 细胞淋巴瘤		
	M96803/3	弥漫大 B 细胞淋巴瘤		
	M96804/3	T 细胞组织细胞丰富型大 B 细胞淋巴瘤	富 T 细胞/富组织细胞大 B 细胞淋巴瘤	
	M96805/3	间变性大 B 细胞淋巴瘤		
	M96841/3	浆母细胞淋巴瘤		
	M96842/3	恶性淋巴瘤，大 B 细胞，弥漫性，免疫母细胞性		
	M96870/3	伯基特淋巴瘤		
	M96891/3	脾边缘带淋巴瘤		
	M96900/3	滤泡性淋巴瘤		
	M96910/3	混合细胞型滤泡性淋巴肉瘤	滤泡性淋巴瘤，Ⅱ级	
	M96920/3	滤泡性中心母细胞-中心细胞性淋巴瘤		
	M96930/3	结节性淋巴细胞性高分化淋巴瘤		

主要编码	附加编码	疾 病 名 称	别　名	备　注
	M96940/3	结节性淋巴细胞性中分化淋巴瘤		
	M96950/3	小核裂细胞滤泡性淋巴瘤	滤泡性淋巴瘤，Ⅰ级	
	M96960/3	结节性淋巴细胞性低分化淋巴瘤		
	M96970/3	中心母细胞性滤泡性淋巴瘤		
	M96980/3	滤泡性大细胞淋巴瘤	滤泡性淋巴瘤，Ⅲ级	
	M96990/3	边缘区 B 细胞淋巴瘤		
	M96991/3	结内边缘带 B 细胞淋巴瘤		
	M96992/3	结外边缘带 B 细胞淋巴瘤		
	M96993/3	与黏膜有关的淋巴样组织淋巴瘤		
	M96994/3	与支气管有关的淋巴样组织淋巴瘤		
	M96995/3	与皮肤有关的淋巴样组织淋巴瘤		
	M97021/3	大细胞外周 T-细胞淋巴瘤		
	M97022/3	间变大细胞 T-细胞淋巴瘤，ALK 阴性		
	M97041/3	伦纳特淋巴瘤		
	M97051/3	血管免疫母细胞性 T 细胞淋巴瘤		
	M97052/3	血管免疫母细胞性淋巴瘤		
	M97140/3	大细胞（ki-1$^+$）淋巴瘤		
	M97141/3	间变性大细胞淋巴瘤，ALK 阳性		
	M97142/3	间变性大细胞淋巴瘤		
	M97171/3	与肠病相关的 T-细胞淋巴瘤		
	M97181/3	原发皮肤间变性大细胞淋巴瘤		
	M97240/3	全身 EBV 阳性 T 细胞淋巴增生疾病，童年		
	M97250/3	种痘样水疱病样淋巴瘤		
	M97260/3	原发皮肤 γδ-T 细胞淋巴瘤		
	M97272/3	淋巴母细胞瘤		
	M97310/3	浆细胞瘤		
	M97313/3	骨的孤立性浆细胞瘤		
	M97320/3	多发性骨髓瘤		

主要编码	附加编码	疾 病 名 称	别 名	备 注
	M97370/3	ALK 阳性大 B 细胞淋巴瘤		
	M97380/3	起源于 HHV8 相关多中心性 Castleman 病的大 B 细胞淋巴瘤		
	M97420/3	肥大细胞白血病		
	M97581/3	小结树突细胞肉瘤		
	M97590/3	纤维母细胞网状细胞肿瘤		
	M97611/3	淋巴浆细胞淋巴瘤		
	M97612/3	沃尔丹斯特伦巨球蛋白血症		
	M97660/3	血管中心性免疫增生性病变，恶性		
	M97690/3	免疫球蛋白沉积病，恶性		
	M98060/3	混合表型急性白血病，伴 t（9；22）（q34；q11.2）；BCR-ABL1		
	M98070/3	混合表型急性白血病，伴 t（v；11q23）；MLL 重排		
	M98080/3	混合表型急性白血病，伴 B/髓样		
	M98090/3	混合表型急性白血病，伴 T/髓样		
	M98110/3	B 淋巴母细胞白血病/淋巴瘤，NOS		
	M98120/3	B 淋巴母细胞白血病/淋巴瘤，t（9；22）（q34；q11.2）；BCR-ABL1		
	M98130/3	B 淋巴母细胞白血病/淋巴瘤，t（v；11q23）；MLL 重排		
	M98140/3	B 淋巴母细胞白血病/淋巴瘤，t（12；21）（p13；q22）；TEL-AML1（ETV6-RUNX1）		
	M98150/3	B 淋巴母细胞白血病/淋巴瘤，超二倍性		
	M98160/3	B 淋巴母细胞白血病/淋巴瘤，亚二倍性（亚二倍性 ALL）		
	M98170/3	B 淋巴母细胞白血病/淋巴瘤，t（5；14）（q31；q32）；IL3-IGH		
	M98180/3	B 淋巴母细胞白血病/淋巴瘤，t（1；19）（q23；p13.3）；E2A-PBX1（TCF3-PBX1）		
	M98270/3	成人 T-细胞白血病		

主要编码	附加编码	疾 病 名 称	别 名	备 注
	M98320/3	幼淋巴细胞白血病		
	M98331/3	B-前淋巴细胞性白血病		
	M98650/3	急性髓系白血病，t（6；9）（p23；q34）；DEK-NUP214		
	M98950/3	急性髓系白血病，伴有多谱系发育不良		
	M98960/3	急性髓系白血病，t（8；21）（q22；q22）；RUNX1-RUNX1T1		
	M98970/3	急性髓样白血病，11q23异常		
	M98980/3	髓样白血病伴唐氏综合征		
	M99110/3	急性髓系白血病（巨核母细胞性），t（1；22）（p13；q13）；RBM15-MKL1		
	M99450/3	慢性粒单核细胞白血病		
	M99480/3	侵袭性 NK 细胞白血病		
	M99640/3	慢性嗜酸性细胞白血病		
	M99650/3	髓样和淋巴样肿瘤，伴 PDGFRA 重排		
	M99660/3	髓样肿瘤伴 PDGFRB 重排		
	M99670/3	髓样和淋巴样肿瘤，FGFR1		
	M99700/3	淋巴增生性疾病，恶性		

二、肿瘤形态学编码索引表

形态学编码	肿瘤形态学名称	别　名	说　明
80000/0	良性肿瘤		
80000/1	动态未定肿瘤		良、恶性未定，未做病理学检查
80000/3	恶性肿瘤		
80000/6	转移性肿瘤		
80001/3	溃疡恶变		
180002/3	息肉恶变		
180010/0	良性瘤细胞		
180010/1	良性或恶性未肯定瘤细胞		
180010/3	恶性瘤细胞		
M80020/3	小细胞型恶性肿瘤		
M80030/1	良性或恶性未肯定巨细胞瘤		
M80030/3	巨细胞型恶性肿瘤		
M80040/3	梭形细胞型恶性肿瘤		
M80100/0	良性上皮肿瘤		
M80100/2	原位癌		未指出具体形态学的原位癌
M80100/3	癌		
M80100/6	转移性癌		指内、外胚层来源的恶性肿瘤，应注意与 M80000/6 转移性肿瘤的区别，后者是笼统的恶性继发肿瘤，包括内、中、外胚层来源的肿瘤
M80101/2	上皮内癌		
M80110/0	良性上皮瘤		
M80110/3	恶性上皮瘤		
M80120/3	大细胞癌		
M80120/6	转移性大细胞癌		
M80130/3	大细胞神经内分泌癌		
M80140/3	具有杆状显型大细胞癌		
M80150/3	玻璃状细胞癌		
M80200/3	未分化型癌		
M80200/6	转移性未分化癌		
M80210/3	癌，间变		
M80220/3	多形性癌		
M80220/6	转移性多形性癌		
M80300/3	巨细胞和梭型细胞癌		
M80310/3	巨细胞癌		
M80310/6	转移性巨细胞癌		
M80320/3	梭形细胞癌		

形态学编码	肿瘤形态学名称	别　名	说　明
M80320/6	转移性梭形细胞癌		
M80330/3	假肉瘤性癌		
M80330/6	转移性假肉瘤性癌		
M80340/3	多角细胞癌		
M80340/6	转移性多角细胞癌		
M80350/3	破骨细胞样巨细胞癌		
M80400/0	良性微小瘤		
M80400/1	微小瘤		
M80410/3	小细胞癌		
M80410/6	转移性小细胞癌		小细胞恶性肿瘤是指光镜下不易区分，组织来源不易确切诊断，形态以小圆细胞为主的一类恶性肿瘤
M80412/3	圆形细胞癌		
M80413/3	储备细胞癌		
M80420/3	燕麦细胞癌		可发生于多部位，多生于肺，未特指部位编码于 C34.9
M80430/3	小细胞癌，梭形细胞		
M80440/3	小细胞癌，中间细胞		
M80450/3	小细胞-大细胞癌		
M80451/3	小细胞-腺癌		
M80452/3	小细胞-鳞状细胞癌		
M80460/3	非小细胞癌		
M80460/6	转移性非小细胞癌		
M80500/0	乳头状瘤		
M80500/2	乳头状原位癌		
M80500/3	乳头状癌		
M80500/6	转移性乳头状癌		
M80510/0	疣状乳头状瘤		
M80510/3	疣状癌		
M80510/6	转移性疣状癌		
M80520/0	鳞状细胞乳头状瘤		
M80520/2	乳头状鳞状细胞原位癌		
M80520/3	乳头状鳞状细胞癌		
M80520/6	转移性乳头状鳞状细胞癌		
M80530/0	内翻性乳头状瘤		
M80530/3	内翻性乳头状瘤癌变		
M80530/6	转移性内翻性乳头状瘤癌变		

形态学编码	肿瘤形态学名称	别名	说明
M80600/0	乳头状瘤病		
M80700/2	鳞状细胞原位癌		
M80700/3	鳞状细胞癌		
M80700/6	转移性鳞状细胞癌		
M80710/3	角化性鳞状细胞癌		
M80720/3	非角化性大细胞鳞状细胞癌		
M80720/6	转移性非角化性大细胞鳞状细胞癌		
M80740/3	梭形细胞鳞状细胞癌		
M80750/3	腺样鳞状细胞癌		
M80750/6	转移性腺样鳞状细胞癌		
M80760/2	鳞状细胞原位癌，伴可疑间质侵袭		
M80760/3	微小侵袭性鳞状细胞癌		
M80770/2	鳞状上皮内肿瘤，3级		
M80780/3	鳞状细胞癌，伴角质形成		
M80800/2	凯拉增殖性红斑		
M80810/2	鲍恩病		
M80820/3	淋巴上皮癌		
M80820/6	转移性淋巴上皮癌		
M80830/3	基底样鳞状细胞癌		
M80840/3	鳞状细胞癌，明细胞型		
M80900/1	基底细胞瘤		卷一中的基底细胞瘤形态学编码后提供 D48.5 部位编码，但核对部位编码时，可见不包括肛门 D37.7，生殖器官 D39.7-D40.7 及红唇边缘 D37.0。要注意卷一中的形态学所提供的部位编码有时不是唯一的编码，查找部位编码严格按照步骤进行，在肿瘤列表中查找部位
M80900/3	基底细胞癌		
M80900/6	转移性基底细胞癌		
M80910/3	多中心性基底细胞癌		
M80920/3	硬斑性基底细胞癌		
M80930/3	纤维上皮性基底细胞癌		
M80940/3	基底鳞状细胞癌		
M80940/6	转移性基底鳞状细胞癌		
M80950/3	异型癌		
M80960/0	雅达逊表皮内上皮瘤		
M80970/3	基底细胞癌，结节性		

形态学编码	肿瘤形态学名称	别　名	说　明
M80970/6	转移性基底细胞癌，结节性		
M80980/3	腺样基底癌		
M80980/6	转移性腺样基底癌		
M81000/0	毛发上皮瘤		
M81010/0	毛囊瘤		
M81020/0	毛根鞘瘤		
M81020/3	毛鞘癌		
M81030/0	毛发瘤		
M81100/0	毛基质瘤		
M81100/3	毛基质癌		
M81200/0	移行细胞乳头状瘤		
M81200/1	膀胱上皮乳头状瘤		
M81200/2	移行细胞原位癌		
M81200/3	移行细胞癌		
M81200/6	转移性移行细胞癌		
M81201/1	膀胱息肉		
M81210/0	施奈德乳头状瘤		
M81210/1	翻转型移行细胞乳头状瘤		
M81210/3	施奈德癌		
M81220/3	梭形细胞移行细胞癌		
M81230/3	基底细胞样癌		
M81240/3	泄殖腔源性癌		
M81300/1	潜在低度恶性乳头状尿路上皮肿瘤		
M81300/3	乳头状移行细胞癌		
M81300/6	转移性乳头状移行细胞癌		
M81310/3	微乳头状移行细胞癌		
M81310/6	转移性微乳头状移行细胞癌		
M81400/0	腺瘤		
M81400/1	支气管腺瘤		
M81400/2	原位腺癌		
M81400/3	腺癌		
M81400/6	转移性腺癌		
M81401/1	非典型腺瘤		
M81410/3	硬腺癌		
M81410/6	转移性硬腺癌		
M81420/3	皮革状胃		

形态学编码	肿瘤形态学名称	别　名	说　明
M81430/3	表面扩散性腺癌		
M81440/3	肠型腺癌		
M81450/3	弥漫型癌		
M81460/0	单形性腺瘤		
M81470/0	基底细胞腺瘤		
M81470/3	基底细胞腺癌		
M81480/2	腺状上皮内肿瘤，3级		
M81481/2	前列腺上皮内肿瘤，3级		
M81500/0	胰岛细胞腺瘤		
M81500/1	胰岛细胞瘤		
M81500/3	胰岛细胞癌		
M81500/6	转移性胰岛细胞癌		
M81510/0	胰岛素瘤		
M81510/3	恶性胰岛素瘤		
M81510/6	转移性胰岛素瘤		
M81520/0	良性高血糖素瘤		
M81520/3	恶性高血糖素瘤		
M81520/6	转移性高血糖素瘤		
M81530/1	胃泌素瘤		未特指部位分类于D37.7，恶性未特指部位分类于C25.4
M81530/3	恶性胃泌素瘤		
M81530/6	转移性胃泌素瘤		
M81540/3	混合性导管-内分泌癌		
M81550/1	胰腺瘤		
M81550/3	恶性胰腺瘤		
M81550/6	转移性胰腺瘤		
M81560/1	生长抑素瘤		
M81560/3	恶性生长抑素瘤		
M81560/6	转移性生长抑素瘤		
M81570/1	肠高血糖素瘤		
M81570/3	恶性肠高血糖素瘤		
M81570/6	转移性肠高血糖素瘤		
M81600/0	胆管腺瘤		
M81600/3	胆管癌		
M81600/6	转移性胆管癌		
M81610/0	胆管囊腺瘤		
M81610/3	胆管囊腺癌		

形态学编码	肿瘤形态学名称	别　名	说　明
M81620/3	克拉特斯金瘤		
M81700/0	肝细胞腺瘤		
M81700/3	肝细胞癌		
M81700/6	转移性肝细胞癌		
M81710/3	纤维板状肝细胞癌		
M81720/3	硬癌性肝细胞癌		
M81730/3	肝细胞癌，梭型细胞变体		
M81740/3	肝细胞癌，明细胞型		
M81800/3	混合性肝细胞癌和胆管癌		
M81900/0	小梁性腺瘤		
M81900/3	小梁性腺癌		
M81910/0	胚胎性腺瘤		
M82000/0	外分泌性皮肤圆柱瘤		
M82000/3	腺样囊性癌		
M82000/6	转移性腺样囊性癌		
M82010/2	筛状原位癌		
M82010/3	筛状癌		
M82010/6	转移性筛状癌		
M82020/0	微小囊性腺瘤		
M82100/0	腺瘤样息肉		
M82100/2	腺瘤样息肉内原位腺癌		
M82100/3	腺瘤样息肉内腺癌		
M82101/3	腺瘤样息肉，癌变		
M82110/0	管状腺瘤		
M82110/3	管状腺癌		
M82110/6	转移性管状腺癌		
M82120/0	扁平腺瘤		
M82130/0	锯齿状腺瘤		
M82140/3	壁细胞癌		
M82150/3	肛门腺腺癌		
M82200/0	结肠腺瘤样息肉病		
M82200/3	结肠腺瘤样息肉病内腺癌		
M82201/3	家族性息肉病，癌变		
M82210/0	多发性腺瘤样息肉		
M82210/3	多发性腺瘤样息肉内腺癌		
M82300/3	实性癌		

形态学编码	肿瘤形态学名称	别　名	说　明
M82300/6	转移性实性癌		
M82310/3	单纯癌		
M82310/6	转移性单纯癌		
M82400/1	阑尾类癌		
M82400/3	恶性类癌		
M82400/6	转移性类癌		
M82410/1	嗜银性类癌		
M82410/3	恶性嗜银性癌		
M82420/1	肠嗜铬样细胞类癌		
M82420/3	恶性肠嗜铬样细胞类癌		
M82430/3	杯形细胞类癌		
M82431/3	黏液性类癌		
M82440/3	复合性类癌		
M82450/3	腺类癌瘤		
M82460/3	神经内分泌癌		神经内分泌癌，就是一种有内分泌功能的癌症。常分为大细胞神经内分泌癌，类癌，不典型类癌，小细胞癌。不同的类别有不同的形态学编码
M82460/6	转移性神经内分泌癌		
M82470/3	梅克尔细胞癌		
M82480/1	APUD 瘤		
M82490/3	非典型类癌性瘤		
M82500/1	肺腺瘤病		
M82500/3	细支气管-肺泡腺癌		
M82500/6	转移性细支气管-肺泡腺癌		
M82510/0	肺泡腺瘤		
M82510/3	肺泡腺癌		
M82510/6	转移性肺泡腺癌		
M82520/3	细支气管肺泡癌，非黏蛋白性		
M82530/3	细支气管肺泡癌，黏蛋白性		
M82540/3	细支气管肺泡癌，黏蛋白性和非黏蛋白性		
M82550/3	腺癌，伴混合性亚型		
M82600/0	乳头状腺瘤		
M82600/3	乳头状腺癌		
M82600/6	转移性乳头状腺癌		
M82610/1	绒毛状腺瘤		
M82610/2	绒毛状腺瘤内原位腺癌		

形态学编码	肿瘤形态学名称	别　名	说　明
M82610/3	绒毛状腺瘤内腺癌		
M82620/3	绒毛状腺癌		
M82620/6	转移性绒毛状腺癌		
M82630/0	管状绒毛状腺瘤		
M82630/2	管状绒毛状腺瘤内原位腺癌		
M82630/3	管状绒毛状腺瘤内腺癌		
M82631/0	绒毛腺性腺瘤		
M82640/0	腺状乳头状瘤病		
M82700/0	嫌色细胞腺瘤		可发生于多部位，好发于垂体　D35.2
M82700/3	嫌色细胞癌		可发生于多部位，好发于垂体　C75.1
M82700/6	转移性嫌色细胞癌		
M82710/0	催乳素瘤		
M82720/0	垂体腺瘤		
M82720/3	垂体癌		
M82800/0	嗜酸细胞腺瘤		
M82800/3	嗜酸细胞癌		
M82800/6	转移性嗜酸细胞癌		
M82810/0	混合性嗜酸-嗜碱细胞腺瘤		
M82810/3	混合性嗜酸-嗜碱细胞癌		
M82810/6	转移性混合性嗜酸-嗜碱细胞癌		
M82900/0	嗜酸性腺瘤		
M82900/3	嗜酸性腺癌		
M82900/6	转移性嗜酸性腺癌		
M83000/0	嗜碱细胞腺瘤		未特指部位编码于好发部位 D35.2，垂体良性肿瘤
M83000/3	嗜碱细胞癌		
M83000/6	转移性嗜碱细胞癌		
M83001/3	黏液样细胞腺癌		
M83100/0	透明细胞腺瘤		
M83100/3	透明细胞腺癌		
M83100/6	转移性透明细胞腺癌		
M83101/3	中肾样型透明细胞癌		
M83110/1	肾上腺样瘤		
M83120/3	肾细胞癌		
M83120/6	转移性肾细胞癌		
M83121/3	乳头状肾细胞癌		
M83130/0	明细胞腺纤维瘤		

形态学编码	肿瘤形态学名称	别　　名	说　　明
M83130/1	交界恶性明细胞腺纤维瘤		
M83140/3	富脂质癌		
M83150/3	富糖原癌		
M83160/3	囊性相关肾细胞癌		
M83170/3	嫌色细胞型肾细胞癌		
M83180/3	肉瘤样肾细胞癌		
M83190/3	集合管癌		
M83200/3	颗粒细胞癌		
M83200/6	转移性颗粒细胞癌		
M83210/0	主细胞腺瘤		
M83220/0	水样明细胞腺瘤		
M83220/3	水样明细胞腺癌		
M83220/6	转移性水样明细胞腺癌		
M83230/0	混合细胞腺瘤		
M83230/3	混合细胞腺癌		
M83230/6	转移性混合细胞腺癌		
M83240/0	脂肪腺瘤		
M83250/0	后肾腺瘤		
M83300/0	滤泡性腺瘤		未特指部位编码于好发部位 D34，甲状腺良性肿瘤
M83300/3	滤泡性腺癌		
M83300/6	转移性滤泡性腺癌		
M83310/3	高分化滤泡性腺癌		
M83320/3	小梁性滤泡性腺癌		
M83330/0	胎儿腺瘤		
M83330/3	胎儿腺癌		
M83331/0	微滤泡性腺瘤		
M83340/0	胶样腺瘤		为巨细胞性腺瘤，可发生于多部位，好发于甲状腺　D34. -
M83341/0	巨滤泡性腺瘤		
M83350/3	微侵袭性滤泡性腺癌		
M83360/0	透明小梁性腺瘤		
M83370/3	岛回癌		
M83400/3	乳头状滤泡性腺癌		
M83400/6	转移性乳头状滤泡性腺癌		
M83410/3	乳头状微小癌		
M83420/3	嗜酸细胞乳头状癌		

形态学编码	肿瘤形态学名称	别　名	说　明
M83430/3	包膜性乳头状癌		
M83440/3	柱状细胞乳头状癌		
M83450/3	髓样癌，伴淀粉样基质		
M83460/3	混合性髓样-滤泡性癌		
M83470/3	混合性髓样-乳头状癌		
M83500/3	无包膜硬化性癌		
M83600/1	多发性内分泌腺瘤		
M83601/1	多发性内分泌腺瘤，1型		
M83602/1	多发性内分泌腺瘤，2a型		
M83603/1	多发性内分泌腺瘤，2b型		
M83610/1	球旁细胞瘤		
M83700/0	肾上腺皮质腺瘤		
M83700/3	肾上腺皮质腺癌		
M83700/6	转移性肾上腺皮质细胞癌		
M83710/0	肾上腺皮质腺瘤，致密细胞		
M83720/0	肾上腺皮质腺瘤，富色素变异		
M83730/0	肾上腺皮质腺瘤，明细胞		
M83740/0	肾上腺皮质腺瘤，小球细胞		
M83750/0	肾上腺皮质腺瘤，混合细胞		
M83800/0	子宫内膜样腺瘤		并非仅发生于子宫，其部位编码不同。当未特指部位时，发生于男、女的部位编码也不同
M83800/1	交界恶性子宫内膜样腺瘤		
M83800/3	子宫内膜样腺癌		
M83800/6	转移性子宫内膜样腺癌		
M83810/0	子宫内膜样腺纤维瘤		
M83810/1	交界恶性子宫内膜样腺纤维瘤		
M83810/3	恶性子宫内膜样腺纤维瘤		
M83810/6	转移性子宫内膜样腺纤维瘤		
M83820/3	分泌变异性子宫内膜样腺癌		
M83830/3	纤毛细胞变异性子宫内膜样腺癌		
M83840/3	宫颈内膜型腺癌		
M83900/0	皮肤附属器腺瘤		
M83900/3	皮肤附属器癌		
M83910/0	毛囊周纤维瘤		
M83920/0	汗管纤维腺瘤		
M84000/0	汗腺腺瘤		

形态学编码	肿瘤形态学名称	别　名	说　明
M84000/1	汗腺瘤		
M84000/3	汗腺腺癌		
M84000/6	转移性汗腺腺癌		
M84010/0	顶泌性腺瘤		
M84010/3	顶泌性腺癌		
M84020/0	透明细胞汗腺腺瘤		
M84030/0	外分泌性汗腺腺瘤		可发生于多部位，好发于皮肤　D23.-
M84040/0	汗腺囊瘤		
M84050/0	乳头状汗腺腺瘤		
M84060/0	乳头状汗管腺瘤		
M84070/0	汗管瘤		
M84080/0	外分泌性乳头状腺瘤		
M84080/1	侵袭性性指［趾］乳头状腺瘤		
M84080/3	外分泌性乳头状腺癌		
M84090/0	汗腺汗孔瘤		
M84090/3	汗孔癌		
M84100/0	皮脂腺腺瘤		
M84100/3	皮脂腺腺癌		
M84130/3	外分泌性腺癌		
M84200/0	耵聍腺瘤		
M84200/3	耵聍腺癌		
M84300/1	黏液表皮样瘤		
M84300/3	黏液表皮样癌		
M84300/6	转移性黏液表皮样癌		
M84400/0	囊腺瘤		
M84400/3	囊腺癌		
M84400/6	转移性囊腺癌		
M84410/0	浆液性囊腺瘤		
M84410/3	浆液性囊腺癌		
M84410/6	转移性浆液性囊腺癌		
M84420/3	交界恶性浆液性囊腺瘤		字面上是交界恶性，但编码为恶性。该肿瘤好发于卵巢　C56
M84430/0	明细胞囊腺瘤		
M84440/1	交界恶性明细胞囊性瘤		
M84500/0	乳头状囊腺瘤		
M84500/3	乳头状囊腺癌		
M84500/6	转移性乳头状囊腺癌		

形态学编码	肿瘤形态学名称	别　名	说　明
M84510/1	交界恶性乳头状囊腺瘤		
M84520/1	实性假乳头状瘤		
M84520/3	实性假乳头状癌		
M84520/6	转移性实性假乳头状癌		
M84521/1	乳头状囊性瘤		
M84530/0	导管内乳头状黏液腺瘤		
M84530/1	导管内乳头状黏液瘤伴有发育不良		
M84530/2	导管内乳头状黏液癌，非侵袭性		
M84530/3	导管内乳头状黏液癌，侵袭性		
M84540/0	房室结囊性瘤		
M84600/0	乳头状浆液性囊腺瘤		
M84600/3	乳头状浆液性囊腺癌		
M84600/6	转移性乳头状浆液性囊腺癌		
M84610/0	浆液性表面乳头状瘤		
M84610/3	浆液性表面乳头状癌		
M84620/3	交界恶性乳头状浆液性囊腺瘤		
M84630/1	交界恶性表面乳头状浆液性囊腺瘤		
M84700/0	黏液性囊腺瘤		可发生于多部位，好发于卵巢　D27
M84700/3	黏液性囊腺癌		可发生于多部位，好发于卵巢　C56
M84700/6	转移性黏液性囊腺癌		
M84701/3	假黏液性腺癌		
M84710/0	乳头状黏液性囊腺瘤		
M84710/3	乳头状黏液性囊腺癌		
M84710/6	转移性乳头状黏液性囊腺癌		
M84720/3	交界恶性黏液性囊腺瘤		
M84730/3	交界恶性乳头状黏液性囊腺瘤		
M84800/0	黏液腺瘤		
M84800/3	黏液腺癌		
M84800/6	转移性黏液腺癌		
M84801/6	腹膜假黏液瘤		
M84810/3	产黏液性腺癌		
M84820/3	宫颈内型黏液腺癌		
M84900/3	印戒细胞癌		
M84900/6	转移性印戒细胞癌		
M84901/6	克鲁肯贝格瘤		

形态学编码	肿瘤形态学名称	别　名	说　明
M85000/2	导管内癌		
M85000/3	浸润性导管癌		
M85000/6	转移性导管癌		
M85001/3	导管腺癌		
M85010/2	非浸润性粉刺癌		
M85010/3	粉刺癌		
M85010/6	转移性粉刺癌		
M85020/3	乳房幼年型癌		
M85030/0	导管内乳头状瘤		
M85030/2	导管内乳头状癌		
M85030/3	导管内乳头状腺癌伴侵袭		
M85031/2	非浸润性导管内乳头状癌		
M85040/0	囊内乳头状腺瘤		
M85040/2	非浸润性囊内癌		
M85040/3	囊内癌		
M85040/6	转移性囊内癌		
M85050/0	导管内乳头状瘤病		
M85070/2	导管内微乳头状癌		
M85080/3	囊性分泌亢进性癌		
M85100/3	髓样癌		
M85100/6	转移性髓样癌		
M85110/3	髓样癌伴淀粉样间质		
M85120/3	髓样癌伴淋巴样间质		
M85130/3	非典型性髓样癌		
M85140/3	促结缔组织增生型导管癌		
M85200/2	小叶原位癌		
M85200/3	浸润性小叶癌		
M85200/6	转移性小叶浸润性癌		
M85210/3	浸润性小管癌		
M85220/2	导管内癌和小叶原位癌		
M85220/3	浸润性导管和小叶癌		
M85230/3	浸润性导管和黏液癌		
M85231/3	浸润性导管和筛状癌		
M85232/3	浸润性导管和管状癌		
M85233/3	浸润性导管和胶样癌		
M85240/3	浸润性小叶癌和其他类型癌		
M85250/3	多形性低度腺癌		

形态学编码	肿瘤形态学名称	别　名	说　明
M85300/3	炎性癌		
M85300/6	转移性炎性癌		
M85400/3	乳房佩吉特病		
M85400/6	转移性乳房佩吉特病		
M85410/3	乳房佩吉特病和浸润性导管癌		
M85410/6	转移性乳房佩吉特病和浸润性导管癌		
M85420/3	乳房外佩吉特病		
M85420/6	转移性乳房外佩吉特病		
M85430/3	乳房佩吉特病和导管内癌		
M85430/6	转移性乳房佩吉特病和导管内癌		
M85500/0	腺泡细胞腺瘤		
M85500/1	腺泡细胞瘤		
M85500/3	腺泡细胞癌		
M85500/6	转移性腺泡细胞癌		
M85510/3	腺泡细胞囊腺癌		
M85600/3	腺鳞癌		
M85600/6	转移性腺鳞癌		
M85610/0	腺淋巴瘤		
M85620/3	上皮-肌上皮癌		
M85620/6	转移性上皮-肌上皮癌		
M85700/3	腺棘皮癌		
M85700/6	转移性腺棘皮癌		
M85701/3	腺癌，伴鳞状化生		
M85710/3	腺癌，伴软骨和骨化生		
M85720/3	腺癌，伴梭形细胞化生		
M85730/3	腺癌，伴顶泌性汗腺化生		
M85740/3	腺癌，伴神经内分泌分化		
M85750/3	化生性癌		
M85760/3	肝样腺癌		
M85800/0	良性胸腺瘤		
M85800/3	恶性胸腺瘤		
M85800/6	转移性胸腺瘤		
M85810/1	胸腺瘤，A 型		
M85810/3	恶性胸腺瘤，A 型		
M85820/1	胸腺瘤，AB 型		
M85820/3	恶性胸腺瘤，AB 型		

形态学编码	肿瘤形态学名称	别　　名	说　　明
M85830/1	胸腺瘤，B1 型		
M85830/3	恶性胸腺瘤，B1 型		
M85840/1	胸腺瘤，B2 型		
M85840/3	恶性胸腺瘤，B2 型		
M85850/1	胸腺瘤，B3 型		
M85850/3	恶性胸腺瘤，B3 型		
M85860/3	胸腺瘤，C 型		
M85870/0	异位错构瘤性胸腺瘤		
M85880/3	梭形上皮性瘤，伴胸腺样成分		
M85890/3	癌，表现出胸腺样成分		
M85900/1	性索-性腺间质瘤		
M85910/1	性索-性腺间质瘤，不完全分化		
M85920/1	性索-性腺间质瘤，混合形式		
M85930/1	间质瘤，伴小性索成分		
M86000/0	泡膜细胞瘤		
M86000/3	恶性泡膜细胞瘤		
M86000/6	转移性泡膜细胞瘤		
M86010/0	黄体化泡膜细胞瘤		
M86020/0	硬化性间质瘤		
M86100/0	黄体瘤		
M86200/1	卵泡细胞瘤		
M86200/3	恶性卵泡细胞瘤		
M86200/6	转移性卵泡细胞瘤		
M86210/1	卵泡细胞-膜细胞瘤		
M86220/1	幼年型卵泡细胞瘤		
M86230/1	性索瘤伴环状小管		
M86300/0	良性男性母细胞瘤		
M86300/1	男性母细胞瘤		需要指出良恶性，这里"母"没有性质的意义
M86300/3	恶性男性母细胞瘤		
M86300/6	转移性男性母细胞瘤		
M86310/0	塞尔托利-莱迪细胞瘤		
M86310/1	塞尔托利-莱迪细胞瘤，中分化		
M86310/3	塞尔托利-莱迪细胞瘤，低分化		
M86320/1	两性母细胞瘤		
M86330/1	塞尔托利-莱迪细胞瘤，网状		

形态学编码	肿瘤形态学名称	别　名	说　明
M86340/1	塞尔托利-莱迪细胞瘤，中分化，伴异种成分		
M86340/3	塞尔托利-莱迪细胞瘤，低分化，伴异种成分		
M86400/0	塞尔托利细胞瘤		
M86400/3	塞尔托利细胞癌		
M86410/0	塞托利细胞瘤，伴脂质贮积		
M86500/0	良性莱迪细胞瘤		
M86500/1	莱迪细胞瘤		
M86500/3	恶性莱迪细胞瘤		
M86500/6	转移性莱迪细胞瘤		
M86600/0	卵巢门细胞瘤		
M86700/0	卵巢脂质细胞瘤		
M86710/0	肾上腺剩余瘤		
M86800/1	节旁体瘤		
M86800/3	恶性节旁体瘤		查：神经节细胞瘤，该肿瘤可发生于多部位
M86800/6	转移性节旁体瘤		
M86810/1	交感神经节旁体瘤		
M86820/1	副交感神经节旁体瘤		
M86830/0	神经节细胞性节旁体瘤		
M86900/1	颈静脉血管球瘤		
M86910/1	主动脉体瘤		
M86920/1	颈动脉体瘤		
M86930/1	化学感受器瘤		
M86930/3	恶性化学感受器瘤		
M86930/6	转移性化学感受器瘤		
M86931/1	肾上腺外节旁体瘤		
M86931/3	恶性肾上腺外节旁体瘤		
M87000/0	嗜铬细胞瘤		
M87000/3	恶性嗜铬细胞瘤		
M87000/6	转移性嗜铬细胞瘤		
M87001/3	嗜铬母细胞瘤		
M87100/3	血管球肉瘤		
M87110/0	血管球瘤		
M87120/0	血管球性血管瘤		
M87130/0	血管球肌瘤		

形态学编码	肿瘤形态学名称	别　名	说　明
M87200/0	色素痣		
M87200/2	原位黑色素瘤		
M87200/3	恶性黑色素瘤		肿瘤的部位编码除四种情况外，一般要在索引中的肿瘤部位表中查找。但黑色素瘤的部位编码在形态学下一一列出。该肿瘤可发生多部位
M87200/6	转移性黑色素瘤		
M87201/0	良性黑色素瘤		
M87203/0	毛痣		
M87210/3	结节性黑色素瘤		
M87220/0	气球细胞痣		
M87220/3	气球细胞黑色素瘤		
M87230/0	晕样痣		
M87230/3	退行性恶性黑色素瘤		
M87240/3	鼻纤维性丘疹		
M87250/0	神经痣		
M87260/0	巨细胞痣		
M87270/0	发育不良痣		
M87300/0	无色素痣		
M87300/3	无色素性黑色素瘤		
M87400/0	交界痣		
M87400/3	交界痣内恶性黑色素瘤		
M87410/2	癌前黑素沉着病		
M87410/3	癌前黑素沉着病内恶性黑色素瘤		
M87420/2	哈奇森黑素雀斑		
M87420/3	哈奇森黑素雀斑内恶性黑色素瘤		
M87430/3	表面扩散性黑色素瘤		
M87440/3	恶性肢端着色斑性黑色素瘤		
M87450/3	恶性促结缔组织增生性黑色素瘤		
M87500/0	皮内痣		
M87600/0	复合痣		
M87610/1	巨大色素痣		
M87610/3	巨大色素痣内恶性黑色素瘤		
M87620/1	先天性痣内增生型皮肤损害		
M87700/0	上皮样细胞和梭形细胞痣		
M87700/3	混合性上皮样和梭状细胞黑色素瘤		
M87710/0	上皮样细胞痣		

形态学编码	肿瘤形态学名称	别　名	说　明
M87710/3	上皮样细胞黑色素瘤		
M87720/0	梭形细胞痣		
M87720/3	梭形细胞黑色素瘤		
M87730/3	梭形细胞黑色素瘤，A 型		
M87740/3	梭形细胞黑色素瘤，B 型		
M87800/0	蓝痣		
M87800/3	恶性蓝痣		
M87801/0	雅达松蓝痣		
M87900/0	细胞性蓝痣		
M87901/0	巨蓝痣		
M88000/0	良性软组织瘤		
M88000/3	肉瘤		
M88000/6	转移性肉瘤		
M88001/6	肉瘤病		
M88010/3	梭形细胞肉瘤		
M88010/6	转移性梭形细胞肉瘤		
M88020/3	巨细胞肉瘤（除外骨 M9250/3）		
M88020/6	转移性巨细胞肉瘤		
M88030/3	小细胞肉瘤		
M88040/3	上皮样细胞肉瘤		
M88050/3	未分化肉瘤		
M88060/3	促结缔组织增生性小圆细胞瘤		
M88100/0	纤维瘤		
M88100/1	细胞性纤维瘤		
M88100/3	纤维肉瘤		
M88100/6	转移性纤维肉瘤		
M88101/0	真皮纤维瘤		
M88102/0	骨纤维瘤		
M88110/0	纤维黏液瘤		
M88110/3	纤维黏液肉瘤		
M88120/0	骨膜纤维瘤		
M88120/3	骨膜纤维肉瘤		
M88130/0	筋膜纤维瘤		
M88130/3	筋膜纤维肉瘤		
M88140/3	婴儿性纤维肉瘤		
M88150/0	孤立性纤维性瘤		

形态学编码	肿瘤形态学名称	别　名	说　明
M88200/0	弹力纤维瘤		
M88210/1	硬纤维瘤		
M88211/1	侵蚀性纤维瘤病		
M88220/1	腹部纤维瘤病		
M88230/1	促结缔组织增生性纤维瘤		
M88240/0	肌纤维瘤		
M88240/1	肌纤维瘤病		
M88241/1	先天性全身性纤维瘤病		
M88250/0	肌纤维母细胞瘤		
M88250/1	炎性肌纤维母细胞瘤		
M88260/0	血管肌纤维母细胞瘤		
M88270/1	支气管周肌纤维母细胞性瘤		
M88300/0	纤维组织细胞瘤		
M88300/1	非典型性纤维组织细胞瘤		
M88300/3	恶性纤维组织细胞瘤		
M88300/6	转移性纤维组织细胞瘤		
M88301/0	纤维黄色瘤		为纤维组织细胞瘤 NOS
M88310/0	组织细胞瘤		
M88320/0	皮肤纤维瘤		
M88320/3	皮肤纤维肉瘤		
M88321/0	硬化性血管瘤		发生于皮肤，主要是 D23.-。其他特殊部位有不同的类目的编码
M88330/3	色素沉着性隆凸性皮肤纤维肉瘤		
M88340/1	巨细胞纤维母细胞瘤		
M88350/1	丛状纤维组织细胞性瘤		
M88360/1	血管瘤样纤维组织细胞瘤		
M88400/0	黏液瘤		
M88400/3	黏液肉瘤		
M88400/6	转移性黏液肉瘤		
M88410/1	血管黏液瘤		
M88500/0	脂肪瘤		
M88500/1	非典型脂肪瘤		
M88500/3	脂肪肉瘤		
M88500/6	转移性脂肪肉瘤		
M88501/3	纤维脂肪肉瘤		
M88510/0	纤维脂肪瘤		
M88510/3	高分化型脂肪肉瘤		

形态学编码	肿瘤形态学名称	别　名	说　明
M88511/0	软纤维瘤		
M88520/0	黏液脂肪瘤		
M88520/3	黏液样脂肪肉瘤		
M88521/0	纤维黏液脂肪瘤		
M88530/3	圆细胞脂肪肉瘤		
M88540/0	多形性脂肪瘤		
M88540/3	多形性脂肪肉瘤		
M88550/3	混合型脂肪肉瘤		
M88560/0	肌内脂肪瘤		
M88561/0	浸润性脂肪瘤		
M88570/0	梭形细胞脂肪瘤		
M88580/3	去分化型脂肪肉瘤		
M88600/0	血管肌脂肪瘤		
M88600/3	血管肌脂肪瘤，恶变		
M88610/0	血管脂肪瘤		
M88620/0	软骨样脂肪瘤		
M88700/0	骨髓脂肪瘤		
M88800/0	蛰伏脂瘤		
M88810/0	脂肪母细胞瘤病		
M88811/0	脂肪母细胞瘤		
M88900/0	平滑肌瘤		
M88900/1	平滑肌瘤病		
M88900/3	平滑肌肉瘤		
M88900/6	转移性平滑肌肉瘤		
M88901/1	血管平滑肌瘤病		
M88910/0	上皮样平滑肌瘤		
M88910/3	上皮样平滑肌肉瘤		
M88911/0	平滑肌母细胞瘤		
M88920/0	细胞性平滑肌瘤		
M88930/0	奇异性平滑肌瘤		
M88940/0	血管肌瘤		
M88940/3	血管肌肉瘤		
M88950/0	肌瘤		
M88960/3	黏液样平滑肌肉瘤		
M88970/1	平滑肌肿瘤		
M89000/0	横纹肌瘤		

形态学编码	肿瘤形态学名称	别　名	说　明
M89000/3	横纹肌肉瘤		
M89000/6	转移性横纹肌肉瘤		
M89010/3	多形型横纹肌肉瘤		
M89020/3	混合型横纹肌肉瘤		
M89030/0	胎儿横纹肌瘤		
M89040/0	成人横纹肌瘤		
M89050/0	生殖器横纹肌瘤		
M89100/3	胚胎型横纹肌肉瘤		
M89100/6	转移性胚胎性横纹肌肉瘤		
M89101/3	葡萄样肉瘤		
M89120/3	梭形细胞横纹肌肉瘤		
M89200/3	小泡型横纹肌肉瘤		
M89210/3	横纹肌肉瘤伴神经节分化		
M89300/0	子宫内膜间质结节		
M89300/3	子宫内膜间质肉瘤		
M89300/6	转移性子宫内膜间质肉瘤		
M89310/1	淋巴管内性间质异位症		
M89320/0	腺肌瘤		
M89321/0	非典型性息肉样腺肌瘤		
M89330/3	腺肉瘤		
M89330/6	转移性腺肉瘤		
M89340/3	癌性纤维瘤		
M89340/6	转移性癌性纤维瘤		
M89350/0	良性间质性瘤		
M89350/1	间质性瘤		
M89350/3	间质性肉瘤		
M89350/6	转移性间质性肉瘤		
M89360/0	良性胃肠道间质性瘤		
M89360/1	胃肠道间质性瘤，潜在恶性未肯定		
M89360/3	恶性胃肠道间质性瘤		
M89360/6	转移性胃肠道间质性瘤		
M89361/3	胃肠道间质肉瘤		
M89400/0	多形性腺瘤		
M89400/3	恶性混合瘤		
M89400/6	转移性混合瘤		
M89401/0	软骨样汗管瘤		

形态学编码	肿瘤形态学名称	别　名	说　明
M89402/0	涎腺型混合瘤		
M89410/3	多形性腺瘤内癌		
M89500/3	苗勒混合瘤		
M89510/3	中胚层混合瘤		
M89510/6	转移性中胚层混合瘤		
M89590/0	良性囊性肾瘤		
M89590/1	囊性部分分化性肾母细胞瘤		
M89590/3	恶性囊性肾瘤		
M89590/6	转移性囊性肾瘤		
M89600/1	中胚层性肾瘤		
M89600/3	肾母细胞瘤		
M89600/6	转移性肾母细胞瘤		
M89630/3	杆状肉瘤		
M89640/3	肾明细胞肉瘤		
M89650/0	肾源性腺纤维瘤		
M89660/0	肾髓性间质细胞瘤		
M89670/0	骨化性肾瘤		
M89700/3	肝母细胞瘤		
M89700/6	转移性肝母细胞瘤		
M89710/3	胰母细胞瘤		
M89710/6	转移性胰母细胞瘤		
M89720/3	肺母细胞瘤		
M89720/6	转移性肺母细胞瘤		
M89730/3	胸膜肺母细胞瘤		
M89740/1	涎母细胞瘤		
M89800/3	癌肉瘤		
M89800/6	转移性癌肉瘤		
M89810/3	胚胎性癌肉瘤		
M89820/0	肌上皮瘤		
M89820/3	肌上皮性癌		
M89820/6	转移性肌上皮样癌		
M89830/0	腺肌上皮瘤		
M89900/0	良性间叶瘤		
M89900/1	间叶瘤		
M89900/3	恶性间叶瘤		
M89900/6	转移性间叶瘤		

形态学编码	肿瘤形态学名称	别　名	说　明
M89901/1	混合性间叶瘤		
M89910/3	胚胎性肉瘤		
M89910/6	转移性胚胎性肉瘤		
M90000/0	布伦纳瘤		
M90000/1	交界恶性布伦纳瘤		
M90000/3	恶性布伦纳瘤		
M90000/6	转移性恶性布伦纳瘤		
M90100/0	纤维腺瘤		可发生于多部位，乳腺为 D24，其他部位编码不同
M90110/0	小管内纤维腺瘤		
M90120/0	小管周纤维腺瘤		
M90130/0	腺纤维瘤		
M90130/3	腺纤维瘤，癌变		
M90131/0	乳头状腺纤维瘤		
M90140/0	浆液性腺纤维瘤		
M90140/1	交界恶性浆液性腺纤维瘤		
M90150/0	黏液性腺纤维瘤		
M90150/1	交界性黏液性腺纤维瘤		
M90160/0	巨大纤维腺瘤		
M90200/0	良性叶状瘤		
M90200/1	叶状囊肉瘤		
M90200/3	恶性叶状囊肉瘤		
M90201/0	良性叶状囊肉瘤		
M90201/6	转移性叶状囊肉瘤		
M90300/0	幼年型纤维腺瘤		
M90400/0	良性滑膜瘤		
M90400/3	滑膜肉瘤	同滑膜瘤（恶性）	
M90400/6	转移性滑膜肉瘤		
M90410/3	梭形细胞滑膜肉瘤		
M90420/3	上皮样细胞滑膜肉瘤		
M90430/3	双相分化滑膜肉瘤		
M90440/3	透明细胞肉瘤（除外肾的 M8964/3）		
M90440/6	转移性透明细胞肉瘤		
M90500/0	良性间皮瘤		
M90500/3	恶性间皮瘤		任何部位都分类于 C45.-之下
M90500/6	转移性间皮瘤		

形态学编码	肿瘤形态学名称	别　名	说　明
M90510/0	良性纤维性间皮瘤		任何部位都分类于 D19.－之下
M90510/3	恶性纤维性间皮瘤		任何部位都分类于 C45.－之下
M90520/0	良性上皮样间皮瘤		
M90520/3	恶性上皮样间皮瘤		
M90530/0	良性双相分化间皮瘤		
M90530/3	恶性双相分化间皮瘤		
M90540/0	腺瘤样瘤		任何部位都分类于 D19.－之下
M90550/1	囊性间皮瘤		
M90600/3	无性细胞瘤		
M90600/6	转移性无性细胞瘤		
M90610/3	精原细胞瘤		可发生于多部位，好发于睾丸，其部位编码又分为下降的 .0 和未降的 .1
M90610/6	转移性精原细胞瘤		
M90620/3	间变精原细胞瘤		
M90630/3	精母细胞性精原细胞瘤		
M90630/6	转移性精母细胞性精原细胞瘤		
M90640/3	生殖细胞瘤		
M90640/6	转移性生殖细胞瘤		
M90650/3	非精原细胞瘤样生殖细胞瘤		
M90700/3	胚胎性癌		
M90700/6	转移性胚胎性癌		
M90710/3	内胚窦瘤		
M90710/6	转移性内胚窦瘤		
M90711/3	睾丸母细胞瘤		
M90720/3	多胚瘤		
M90730/1	性腺母细胞瘤		
M90800/0	良性畸胎瘤		
M90800/1	畸胎瘤		
M90800/3	恶性畸胎瘤		
M90800/6	转移性畸胎瘤		
M90810/3	畸胎癌		
M90820/3	未分化恶性畸胎瘤		
M90830/3	中分化恶性畸胎瘤		
M90840/0	皮样囊肿		
M90840/3	皮样囊肿恶变		
M90841/3	畸胎瘤伴恶性变		
M90850/3	混合性生殖细胞瘤		

形态学编码	肿瘤形态学名称	别　名	说　明
M90850/6	转移性混合性生殖细胞瘤		
M90900/0	卵巢甲状腺肿		
M90900/3	恶性卵巢甲状腺肿		
M90900/6	转移性恶性卵巢甲状腺肿		
M90910/1	甲状腺肿性类癌		
M91000/0	葡萄胎		
M91000/1	侵袭性葡萄胎		
M91000/3	绒毛膜癌		
M91000/6	转移性绒毛膜癌		
M91010/3	绒毛膜癌伴畸胎瘤		
M91020/3	滋养细胞恶性畸胎瘤		
M91030/0	部分性葡萄胎		
M91040/1	胎盘部位滋养细胞瘤		
M91050/3	上皮样滋养层肿瘤		
M91100/0	良性中肾瘤		
M91100/1	中肾性瘤		
M91100/3	恶性中肾瘤		
M91100/6	转移性中肾瘤		
M91200/0	血管瘤		
M91200/3	血管肉瘤		
M91200/6	转移性血管肉瘤		
M91210/0	海绵状血管瘤		
M91211/0	海绵状痣		
M91220/0	静脉血管瘤		
M91230/0	葡萄状血管瘤		
M91231/0	动静脉血管瘤		
M91240/3	库普弗细胞肉瘤		
M91250/0	上皮样血管瘤		
M91260/0	组织细胞样血管瘤		
M91300/0	良性血管内皮瘤		
M91300/1	血管内皮瘤		
M91300/3	恶性血管内皮瘤		
M91300/6	转移性血管内皮瘤		
M91310/0	毛细血管瘤		
M91311/0	丛状血管瘤		
M91320/0	肌内血管瘤		

形态学编码	肿瘤形态学名称	别　　名	说　　明
M91330/1	上皮样血管内皮瘤		
M91330/3	恶性上皮样血管内皮瘤		
M91331/3	血管内支气管肺泡瘤		
M91350/1	血管内乳头状血管内皮瘤		
M91360/1	梭形细胞血管内皮瘤		
M91410/0	血管角质瘤		
M91420/0	疣性角化性血管瘤		
M91500/0	良性血管外皮细胞瘤		
M91500/1	血管外皮细胞瘤		
M91500/3	恶性血管外皮细胞瘤		
M91500/6	转移性血管外皮细胞瘤		
M91600/0	血管纤维瘤		
M91601/0	巨细胞血管纤维瘤		
M91610/1	成血管细胞瘤		
M91700/0	淋巴管瘤		
M91700/3	淋巴管肉瘤		
M91700/6	转移性淋巴管肉瘤		
M91710/0	毛细淋巴管瘤		
M91720/0	海绵状淋巴管瘤		
M91730/0	囊性淋巴管瘤		
M91740/0	淋巴管肌瘤		
M91740/1	淋巴管肌瘤病		
M91750/0	血管淋巴管瘤		
M91800/0	骨瘤		
M91800/3	骨肉瘤		
M91800/6	转移性骨肉瘤		
M91810/3	成软骨细胞性骨肉瘤		
M91820/3	成纤维细胞性骨肉瘤		
M91820/6	转移性成纤维细胞性骨肉瘤		
M91830/3	毛细血管扩张性骨肉瘤		
M91840/3	骨佩吉特病骨肉瘤		
M91850/3	小细胞骨肉瘤		
M91860/3	中心骨肉瘤		
M91870/3	骨内高分化骨肉瘤		
M91900/3	骨旁骨肉瘤		
M91910/0	骨样骨瘤		

形态学编码	肿瘤形态学名称	别　　名	说　　明
M91920/3	骨膜外骨肉瘤		
M91930/3	骨膜骨肉瘤		
M91940/3	高等级表面骨肉瘤		
M91950/3	皮质内骨肉瘤		
M92000/0	成骨细胞瘤		
M92000/1	侵袭性成骨细胞瘤		
M92100/0	骨软骨瘤		任何部位都分类于 D16. -之下
M92100/1	骨软骨瘤病		
M92200/0	软骨瘤		任何部位都分类于 D16. -之下
M92200/1	软骨瘤病		
M92200/3	软骨肉瘤		
M92200/6	转移性软骨肉瘤		
M92201/3	软骨黏液肉瘤		部位编码在 C40~C41 之间，软骨黏液肉瘤不同于黏液样软骨肉瘤（M9231/3）
M92210/0	近皮质软骨瘤		
M92210/3	近皮质软骨肉瘤		
M92300/0	成软骨细胞瘤		
M92300/3	恶性成软骨细胞瘤		
M92300/6	转移性成软骨细胞瘤		
M92310/3	黏液样软骨肉瘤		
M92310/6	转移性黏液性软骨肉瘤		
M92400/3	间质性软骨肉瘤		
M92400/6	转移性间质性软骨肉瘤		
M92410/0	软骨黏液样纤维瘤		
M92420/3	明细胞软骨肉瘤		
M92430/3	去分化软骨肉瘤		
M92500/1	骨巨细胞瘤		
M92500/3	恶性骨巨细胞瘤		部位编码在 C40~C41
M92500/6	转移性骨巨细胞瘤		
M92510/1	软组织巨细胞瘤		
M92510/3	恶性软组织巨细胞瘤		
M92510/6	转移性软组织巨细胞瘤		
M92520/0	腱鞘巨细胞瘤		
M92600/3	尤因肉瘤		
M92600/6	转移性尤因肉瘤		
M92610/3	长骨釉质瘤		

形态学编码	肿瘤形态学名称	别　名	说　明
M92610/6	转移性长骨釉质瘤		
M92620/0	骨化性纤维瘤		
M92621/0	纤维骨瘤		
M92700/0	良性牙源性瘤		
M92700/1	牙源性瘤		
M92700/3	恶性牙源性瘤		
M92700/6	转移性牙源性瘤		
M92710/0	牙本质瘤		
M92720/0	牙骨质瘤		
M92730/0	良性成牙骨质细胞瘤		
M92740/0	牙骨质化性纤维瘤		
M92750/0	巨形牙骨质瘤		
M92800/0	牙瘤		
M92810/0	混合性牙瘤		
M92820/0	复合性牙瘤		
M92900/0	成釉细胞纤维牙瘤		
M92900/3	成釉细胞牙肉瘤		
M92900/6	转移性成釉细胞牙肉瘤		
M93000/0	腺瘤样牙源性瘤		
M93001/0	腺性成釉细胞瘤		
M93010/0	钙化性牙源性囊肿		
M93020/0	牙源性形骸细胞瘤		
M93100/0	成釉细胞瘤		
M93100/3	恶性成釉细胞瘤		
M93100/6	转移性成釉细胞瘤		
M93110/0	牙成釉细胞瘤		
M93120/0	鳞状牙源性瘤		
M93200/0	牙源性黏液瘤		
M93210/0	中心牙源性纤维瘤		
M93220/0	周围牙源性纤维瘤		
M93300/0	成釉细胞纤维瘤		
M93300/3	成釉细胞纤维肉瘤		
M93400/0	钙化上皮性牙源性瘤		
M93410/1	牙源性明细胞瘤		
M93420/3	牙源性癌肉瘤		
M93500/1	颅咽管瘤		

形态学编码	肿瘤形态学名称	别　名	说　明
M93510/1	釉质上皮瘤样颅咽管瘤		
M93520/1	乳头状颅咽管瘤		
M93600/1	松果体瘤		
M93610/1	松果体细胞瘤		
M93620/3	成松果体细胞瘤		
M93620/6	转移性成松果体细胞瘤		
M93630/0	黑变病神经外胚瘤		
M93640/3	周围性神经外胚瘤		
M93640/6	转移性周围性神经外胚瘤		
M93650/3	阿斯金瘤		
M93700/3	脊索瘤		
M93700/6	转移性脊索瘤		
M93710/3	软骨样脊索瘤		
M93720/3	去分化脊索瘤		
M93730/3	旁脊索瘤		
M93800/3	神经胶质瘤		
M93800/6	转移性神经胶质瘤		
M93810/3	大脑神经胶质瘤病		
M93820/3	混合性神经胶质瘤		
M93830/1	室管膜下神经胶质瘤		
M93840/1	室管膜下巨细胞星形细胞瘤		
M93900/0	脉络丛乳头状瘤		
M93900/1	非典型性脉络丛乳头状瘤		
M93900/3	恶性脉络丛乳头状瘤		
M93900/6	转移性脉络丛乳头状瘤		
M93910/3	室管膜瘤		
M93910/6	转移性室管膜瘤		
M93920/3	间变室管膜瘤		
M93921/3	成室管膜细胞瘤		
M93930/1	乳头状室管膜瘤		
M93940/1	黏液乳头状室管膜瘤		
M94000/3	星形细胞瘤		
M94000/6	转移性星形细胞瘤		
M94010/3	间变性星形细胞瘤		
M94100/3	原浆性星形细胞瘤		
M94110/3	大圆细胞性星形细胞瘤		

形态学编码	肿瘤形态学名称	别　名	说　明
M94120/1	促结缔组织增生性婴儿星形细胞瘤		
M94130/0	胚胎发育不良性神经上皮性瘤		
M94200/3	纤维性星形细胞瘤		
M94210/3	毛细胞性星形细胞瘤		
M94211/3	幼年型星形细胞瘤		
M94220/3	成胶质细胞瘤		
M94220/6	转移性成胶质细胞瘤		
M94230/3	极性成胶质细胞瘤		
M94240/3	多形性黄色星形细胞瘤		
M94300/3	成星形细胞瘤		
M94400/3	成神经胶质细胞瘤		
M94400/6	转移性成（神经）胶质细胞瘤		
M94410/3	巨细胞成（神经）胶质细胞瘤		
M94420/1	神经胶质纤维瘤		
M94420/3	神经胶质肉瘤		
M94430/3	原始极性成胶质细胞瘤		
M94440/1	脊索状神经胶质瘤		
M94500/3	少突神经胶质细胞瘤		
M94500/6	转移性少突神经胶质细胞瘤		
M94510/3	间变型少突神经胶质细胞瘤		
M94600/3	成少突神经胶质细胞瘤		
M94700/3	成神经管细胞瘤		
M94700/6	转移性成神经管细胞瘤		
M94710/3	促结缔组织增生性成神经管细胞瘤		
M94720/3	成髓样肌细胞瘤		
M94730/3	原始神经外胚瘤		
M94730/6	转移性原始神经外胚瘤		
M94740/3	大细胞髓母细胞瘤		
M94740/6	转移性大细胞髓母细胞瘤		
M94800/3	小脑肉瘤		
M94800/6	转移性小脑肉瘤		
M94810/3	畸形细胞性肉瘤		
M94900/0	神经节瘤		
M94900/3	神经节神经母细胞瘤		
M94900/6	转移性神经节神经母细胞瘤		

形态学编码	肿瘤形态学名称	别　名	说　明
M94910/0	神经节瘤病		
M94920/0	神经节细胞瘤		
M94930/0	小脑发育不良性神经节细胞瘤		
M95000/3	成神经细胞瘤		
M95000/6	转移性成神经细胞瘤		
M95010/3	髓上皮瘤		
M95010/6	转移性髓上皮瘤		
M95020/3	畸胎样髓上皮瘤		
M95030/3	神经上皮瘤		
M95030/6	转移性神经上皮瘤		
M95040/3	海绵状成神经细胞瘤		
M95050/1	神经节神经胶质瘤		
M95060/0	神经细胞瘤		
M95070/0	帕西尼瘤		
M95080/3	非典型性胚胎样/杆状瘤		
M95100/3	成视网膜细胞瘤		
M95100/6	转移性视网膜母细胞瘤		
M95110/3	已分化成视网膜细胞瘤		
M95120/3	未分化成视网膜细胞瘤		
M95130/3	视网膜母细胞瘤，弥漫性		
M95140/1	视网膜母细胞瘤，自然消退		
M95200/3	嗅神经源性瘤		
M95200/6	转移性嗅神经源性瘤		
M95210/3	感觉神经细胞瘤		
M95220/3	成感觉神经细胞瘤		
M95220/6	转移性成感觉神经细胞瘤		
M95230/3	感觉神经上皮瘤		
M95300/0	脑（脊）膜瘤		
M95300/1	脑（脊）膜瘤病		
M95300/3	恶性脑膜瘤		
M95300/6	转移性脑膜瘤		
M95301/3	恶性脊膜瘤		
M95301/6	转移性脊膜瘤		
M95310/0	脑膜性脑（脊）膜瘤		
M95320/0	纤维性脑（脊）膜瘤		
M95330/0	沙粒体性脑（脊）膜瘤		

形态学编码	肿瘤形态学名称	别　名	说　明
M95340/0	血管瘤性脑（脊）膜瘤		
M95350/0	成血管细胞性脑（脊）膜瘤		
M95360/0	血管外皮细胞性脑（脊）膜瘤		
M95370/0	移行细胞性脑（脊）膜瘤		
M95380/1	乳头状脑（脊）膜瘤		
M95381/1	透明细胞脑（脊）膜瘤		
M95390/1	非典型脑膜瘤		
M95390/3	脑（脊）膜肉瘤病		
M95400/0	神经纤维瘤		
M95400/3	神经纤维肉瘤		
M95400/6	转移性神经纤维肉瘤		
M95401/0	环层小体神经纤维瘤		
M95410/3	黑变病神经纤维瘤		
M95500/0	丛状神经纤维瘤		
M95600/0	神经鞘瘤		
M95600/1	神经鞘瘤病		
M95600/3	恶性神经鞘瘤		
M95600/6	转移性神经鞘瘤		
M95610/3	恶性蝾螈瘤		
M95620/0	神经鞘黏液瘤		
M95700/0	神经瘤		
M95710/0	神经束瘤		
M95710/3	恶性神经束瘤		
M95710/6	转移性神经束瘤		
M95800/0	颗粒细胞瘤		
M95800/3	恶性颗粒细胞瘤		
M95800/6	转移性颗粒细胞瘤		
M95801/3	颗粒细胞肌母细胞瘤		
M95810/3	软组织腺泡状肉瘤		
M95820/0	鞍区颗粒细胞瘤		
M95900/3	恶性淋巴瘤		
M95901/3	T-细胞淋巴瘤		
M95902/3	B-细胞淋巴瘤		
M95910/3	非霍奇金淋巴瘤		
M95920/3	淋巴肉瘤		
M95930/3	网状细胞肉瘤		

形态学编码	肿瘤形态学名称	别　名	说　明
M95940/3	小神经胶质细胞瘤		
M95950/3	弥漫性淋巴瘤		
M95960/3	复合性霍奇金和非霍奇金淋巴瘤		
M96500/3	霍奇金病		
M96510/3	霍奇金淋巴瘤，富淋巴细胞性		
M96520/3	混合细胞型霍奇金病		
M96530/3	淋巴细胞减少型霍奇金病		
M96540/3	淋巴细胞减少型霍奇金病，弥漫性纤维化		
M96550/3	网状淋巴细胞减少型霍奇金病		
M96570/3	淋巴细胞为主型霍奇金病		
M96580/3	弥漫性淋巴细胞为主型霍奇金病		
M96590/3	结节性淋巴细胞为主型霍奇金病		
M96600/3	霍奇金副肉芽肿		
M96610/3	霍奇金肉芽肿		
M96620/3	霍奇金肉瘤		
M96630/3	结节硬化型霍奇金病		
M96640/3	结节硬化富细胞相霍奇金病		
M96650/3	结节硬化淋巴细胞为主型霍奇金病		
M96660/3	结节硬化混合细胞性霍奇金病		
M96670/3	结节硬化淋巴细胞减少性霍奇金病		
M96740/3	中心细胞性淋巴瘤		
M96750/3	小细胞和大细胞混合型弥漫性恶性淋巴瘤		
M96760/3	弥漫性中心母细胞-中心细胞性恶性淋巴瘤		
M96770/3	恶性淋巴瘤性息肉病		
M96780/3	原发渗出性淋巴瘤		
M96800/3	大细胞淋巴瘤		
M96801/3	弥漫性大细胞淋巴瘤		
M96810/3	弥漫性大细胞核裂淋巴瘤		
M96820/3	弥漫性大细胞无核裂淋巴瘤		
M96830/3	弥漫性中心母细胞性淋巴瘤		
M96840/3	免疫母细胞性淋巴瘤		
M96850/3	原淋巴细胞性淋巴瘤		
M96860/3	弥漫性小细胞无核裂淋巴瘤		

形态学编码	肿瘤形态学名称	别　名	说　明
M96890/3	脾缘区 B 细胞淋巴瘤		
M97010/3	塞扎里病		
M97020/3	外周 T 细胞淋巴瘤		
M97030/3	T-区恶性淋巴瘤		
M97040/3	淋巴上皮样淋巴瘤		
M97050/3	外周 T-细胞淋巴瘤，AILD	外周 T-细胞淋巴瘤，血管免疫母细胞性淋巴结病伴血内蛋白异常	
M97060/3	外周 T 细胞淋巴瘤，多形性小细胞		
M97070/3	外周 T 细胞淋巴瘤，多形性中等细胞和大细胞		
M97080/3	皮下脂膜炎样 T 细胞淋巴瘤		
M97090/3	皮肤淋巴瘤		
M97091/3	肉芽肿性皮肤松弛症		
M97092/3	皮肤 T 细胞淋巴瘤		
M97110/3	单核细胞样 B 细胞淋巴瘤		
M97120/3	血管内皮瘤病	血管内皮大 B 细胞淋巴瘤	
M97130/3	血管中心性 T-细胞淋巴瘤		
M97131/3	恶性网状细胞增多症		
M97160/3	肝脾 γ-δ 细胞淋巴瘤		
M97170/3	肠 T 细胞淋巴瘤		
M97180/3	原发皮肤 CD30+T 细胞淋巴瘤		
M97190/3	自然杀伤/T 细胞淋巴瘤		
M97200/3	恶性组织细胞增多症		
M97220/3	莱特雷尔-西韦病		
M97221/3	急性分化性进行性组织细胞增多症		
M97222/3	急性婴儿期网状内皮细胞增多症		
M97230/3	真性组织细胞淋巴瘤		
M97270/3	前体细胞淋巴母细胞性淋巴瘤		
M97280/3	前体 B 细胞淋巴母细胞性淋巴瘤		
M97290/3	前体 T 细胞淋巴母细胞性淋巴瘤		
M97311/3	孤立性骨髓瘤		
M97312/3	浆细胞肉瘤		
M97321/3	多发性浆细胞骨髓瘤		
M97322/3	骨髓瘤病		
M97330/3	浆细胞白血病		

形态学编码	肿瘤形态学名称	别　名	说　明
M97340/3	髓外浆细胞瘤		
M97400/1	肥大细胞瘤		
M97401/3	肥大细胞肉瘤		
M97410/3	恶性肥大细胞增多症		
M97500/3	恶性组织细胞增生症		
M97510/1	朗格汉斯细胞组织细胞增生症		
M97520/1	朗格汉斯细胞组织细胞增生症，单病灶		组织细胞增多症-朗格汉斯细胞 NEC D76.0
M97530/1	朗格汉斯细胞组织细胞增生症，多病灶		
M97540/3	朗格汉斯细胞组织细胞增生症，播散性		
M97550/3	组织细胞肉瘤		
M97560/3	朗格汉斯细胞肉瘤		
M97570/3	交错树突细胞肉瘤		
M97580/3	小结滤泡树突细胞瘤		
M97600/3	免疫增生性疾病		
M97610/3	瓦尔登斯特伦巨球蛋白血症		
M97640/3	免疫增生性小肠病		
M97660/1	血管中心性免疫增生性损害		
M97670/1	血管免疫母细胞淋巴结病		
M97680/1	T-γ 淋巴组织增生性疾病		
M97690/1	免疫球蛋白沉积病		
M98000/3	白血病		通用的分型如下： （1）ANLL 分为 8 型：急性髓性白血病微分化型（M_0）、粒细胞白血病未分化型（M_1）、粒细胞白血病部分分化型（M_2）、早幼粒细胞型（M_3）、粒-单核细胞型（M_4）、单核细胞型（M_5）、红白血病（M_6）、巨核细胞型（M_7） （2）ALL 分为 L_1、L_2 和 L_3 型，近年来又根据细胞的免疫学特点分为 T、B、前 B、普通型和未分化型
M98010/3	急性白血病		临床上分为急性淋巴细胞性白血病（ALL）和急性非淋巴细胞性白血病（ANLL）两大类，每类又有几型
M98011/3	未分化细胞白血病		
M98012/3	干细胞白血病		
M98020/3	亚急性白血病		
M98030/3	慢性白血病		

形态学编码	肿瘤形态学名称	别　名	说　明
M98040/3	非白血性白血病		
M98050/3	急性混合细胞性白血病		
M98200/3	淋巴样白血病		
M98201/3	淋巴细胞性白血病		
M98210/3	急性淋巴细胞性白血病		
M98211/3	急性淋巴细胞性白血病，L_1 型		
M98212/3	急性淋巴细胞性白血病，L_2 型		
M98213/3	急性淋巴细胞性白血病，L_3 型		
M98214/3	慢性粒细胞性白血病，急淋变		
M98220/3	亚急性淋巴细胞性白血病		
M98230/3	慢性淋巴细胞性白血病		
M98240/3	非白血性淋巴细胞性白血病		
M98260/3	伯基特细胞白血病		
M98300/3	浆细胞性白血病		
M98330/3	幼淋巴细胞白血病，B 细胞型		
M98340/3	幼淋巴细胞白血病，T 细胞型		
M98350/3	前体细胞淋巴细胞白血病		
M98360/3	前体 B 细胞淋巴细胞白血病		
M98370/3	前体 T 细胞淋巴细胞白血病		
M98400/3	红白血病		
M98410/3	急性红细胞增多症		
M98420/3	慢性红细胞增多症		
M98421/3	海尔迈尔-舍纳病		
M98500/3	淋巴肉瘤细胞白血病		
M98600/3	髓系白血病		
M98610/3	急性髓系白血病		
M98620/3	亚急性髓系白血病		
M98630/3	慢性髓系白血病		
M98631/3	慢性髓系白血病，急性发作		
M98632/3	慢性中幼粒细胞性白血病		
M98640/3	非白血性髓系白血病		
M98660/3	急性早幼粒细胞性白血病		
M98661/3	复发性急性早幼粒细胞性白血病		
M98670/3	急性粒单核细胞白血病		
M98680/3	慢性粒单核细胞白血病		
M98700/3	嗜碱细胞白血病		

形态学编码	肿瘤形态学名称	别　名	说　明
M98710/3	急性髓系白血病，伴异常骨髓嗜酸粒细胞		
M98720/3	急性髓系白血病，最低分化		
M98730/3	急性髓系白血病，不伴成熟		
M98740/3	急性髓系白血病，伴成熟		
M98750/3	慢性髓系白血病，BCR/ABL 阳性		
M98760/3	非典型性慢性髓系白血病，BCR/ABL 阴性		
M98800/3	嗜酸细胞白血病		
M98900/3	单核细胞白血病		
M98901/3	组织细胞白血病		
M98910/3	急性单核细胞白血病		
M98920/3	亚急性单核细胞白血病		
M98930/3	慢性单核细胞白血病		
M98931/3	慢性单核细胞白血病，急性加重		
M98940/3	非白血性单核细胞白血病		
M99000/3	肥大细胞白血病		
M99100/3	急性原巨核细胞白血病		
M99300/3	髓样肉瘤		
M99310/3	急性全骨髓增殖症		
M99320/3	急性骨髓纤维化		
M99400/3	多毛细胞白血病		
M99410/3	白血病性网状内皮细胞增殖		
M99460/3	幼年粒单核细胞白血病		
M99500/1	真性红细胞增多症		
M99600/1	慢性骨髓增殖性疾病		
M99610/1	骨髓纤维化伴髓样化生		
M99611/1	巨核细胞性骨髓硬化		
M99620/1	特发性血小板增多症		
M99630/3	慢性中性粒细胞白血病		
M99700/1	淋巴组织增生性疾病		
M99800/1	难治性贫血		
M99810/1	难治性贫血，单系病态造血		
M99820/1	难治性贫血，伴环形铁粒幼细胞		
M99830/1	难治性贫血，多系病态造血		
M99840/1	难治性贫血，伴原始细胞增多		
M99890/1	骨髓增生异常综合征		

三、疾病名称拼音索引表

主要编码	附加编码	疾 病 名 称	别 名	备 注
E10.900		1型糖尿病		
E10.800		1型糖尿病伴有并发症		
E10.700		1型糖尿病伴有多个并发症		
E10.000		1型糖尿病伴有昏迷	胰岛素依赖型糖尿病伴有昏迷	
E10.600		1型糖尿病伴有其他特指的并发症		
E10.400		1型糖尿病伴有神经的并发症		
E10.200		1型糖尿病伴有肾的并发症		
E10.100		1型糖尿病伴有酮症酸中毒		
E10.300		1型糖尿病伴有眼的并发症		
E10.500		1型糖尿病伴有周围循环并发症		
E10.602†	M14.6*	1型糖尿病神经病性关节病		
E10.103		1型糖尿病酮症		
E10.302†	H28.0*	1型糖尿病性白内障		
E10.002		1型糖尿病性低血糖昏迷		
E10.001		1型糖尿病性高渗性昏迷		
E10.601†	M14.2*	1型糖尿病性关节病		
E10.303†	H22.1*	1型糖尿病性虹膜炎		
E10.505		1型糖尿病性坏疽		
E10.405†	G73.0*	1型糖尿病性肌萎缩		
E10.504		1型糖尿病性溃疡		
E10.603†	L99.8*	1型糖尿病性皮肤病		
E10.102		1型糖尿病性乳酸酸中毒		
E10.403†	G63.2*	1型糖尿病性神经炎		
E10.404†	G99.0*	1型糖尿病性神经源性膀胱		
E10.201†	N08.3*	1型糖尿病性肾病		
E10.301†	H36.0*	1型糖尿病性视网膜病变		
E10.101		1型糖尿病性酮症酸中毒		
E10.003		1型糖尿病性酮症酸中毒昏迷		
E10.502†	I79.2*	1型糖尿病性心肌病		
E10.401†	G63.2*	1型糖尿病性周围神经病		
E10.501†	I79.2*	1型糖尿病性周围血管病变		
E10.402†	G99.0*	1型糖尿病性自主神经病变		
E10.503		1型糖尿病性足病		

主要编码	附加编码	疾 病 名 称	别 名	备 注
T51.200		2-丙醇的毒性效应		
E11.800		2 型糖尿病伴有并发症	非胰岛素依赖型糖尿病伴有并发症	
E11.700		2 型糖尿病伴有多个并发症	非胰岛素依赖型糖尿病伴有多个并发症	
E11.000		2 型糖尿病伴有昏迷	非胰岛素依赖型糖尿病伴有昏迷	
E11.600		2 型糖尿病伴有其他特指的并发症	非胰岛素依赖型糖尿病伴有其他特指的并发症	
E11.400		2 型糖尿病伴有神经的并发症	非胰岛素依赖型糖尿病伴有神经的并发症	
E11.200		2 型糖尿病伴有肾的并发症	非胰岛素依赖型糖尿病伴有肾的并发症	
E11.100		2 型糖尿病伴有酮症酸中毒	非胰岛素依赖型糖尿病伴有酮症酸中毒	
E11.300		2 型糖尿病伴有眼的并发症	非胰岛素依赖型糖尿病伴有眼的并发症	
E11.500		2 型糖尿病伴有周围循环并发症	非胰岛素依赖型糖尿病伴有周围循环并发症	
E11.602†	M14.6*	2 型糖尿病神经病性关节病		
E11.302†	H28.0*	2 型糖尿病性白内障		
E11.002		2 型糖尿病性低血糖性昏迷		
E11.001		2 型糖尿病性高渗性昏迷		
E11.601†	M14.2*	2 型糖尿病性关节病		
E11.303†	H22.1*	2 型糖尿病性虹膜炎		
E11.505		2 型糖尿病性坏疽		
E11.405†	G73.0*	2 型糖尿病性肌萎缩		
E11.504		2 型糖尿病性溃疡		
E11.603†	L99.8*	2 型糖尿病性皮肤病		
E11.102		2 型糖尿病性乳酸酸中毒		
E11.403†	G63.2*	2 型糖尿病性神经炎		
E11.404†	G99.0*	2 型糖尿病性神经源性膀胱		
E11.201†	N08.3*	2 型糖尿病性肾病		

三、疾病名称拼音索引表　803

主要编码	附加编码	疾　病　名　称	别　名	备　注
E11.301†	H36.0*	2型糖尿病性视网膜病变		
E11.103		2型糖尿病性酮症		
E11.101		2型糖尿病性酮症酸中毒		
E11.003		2型糖尿病性酮症酸中毒昏迷		
E11.406†	G99.0*	2型糖尿病性胃轻瘫		
E11.502†	I79.2*	2型糖尿病性心肌病		
E11.401†	G63.2*	2型糖尿病性周围神经病		
E11.501†	I79.2*	2型糖尿病性周围血管病变		
E11.402†	G99.0*	2型糖尿病性自主神经病变		
E11.503		2型糖尿病足病		
	Y45.500	4-氨基苯酚衍生物的有害效应		
T39.100		4-氨基苯酚衍生物中毒		
E29.105		5α-还原酶缺陷症		
E25.001		11β-羟化酶缺陷症		
E25.002		17α-羟化酶缺陷症		先天性肾上腺皮质增生（CAH）系指肾上腺皮质激素合成途径中所必需的一些酶遗传性缺陷导致的一组疾病，其中17α-羟化酶缺陷症是CAH的一种相对少见类型，属常染色体隐性遗传性疾病，由编码该酶的CYP17基因突变而引起。CYP17在肾上腺和性腺中均参与皮质激素的生物合成。临床主要表现为高血压、低血钾、碱中毒及性发育缺陷。查：综合征-肾上腺性征--先天性，与酶缺乏有关 E25.0
E25.003		21-羟化酶缺陷症		
Q99.100		46,XX真两性同体		
I44.000		Ⅰ度房室传导阻滞		
L55.000		Ⅰ度晒斑〔晒伤〕		
N81.201		Ⅰ度子宫脱垂		
Q21.201		Ⅰ型房间隔缺损		
E74.001		Ⅰ型糖原贮积症		
E78.209		Ⅱb型弗雷德里克森高脂蛋白血症		
I44.102		Ⅱ度二型房室传导阻滞		
I44.100		Ⅱ度房室传导阻滞		
L55.100		Ⅱ度晒斑〔晒伤〕		
I44.101		Ⅱ度一型房室传导阻滞		

主要编码	附加编码	疾 病 名 称	别 名	备 注
N81.202		Ⅱ度子宫脱垂		
E74.003		Ⅱ型糖原贮积症		
I44.200		Ⅲ度房室传导阻滞	完全性房室传导阻滞	
L55.200		Ⅲ度晒斑［晒伤］		
N81.301		Ⅲ度子宫脱垂		
E74.004		Ⅲ型糖原贮积症		
E74.005		Ⅴ型糖原贮积症		
	Y51.600	α 肾上腺素能受体拮抗剂的有害效应，不可归类在他处者		
T44.600		α 肾上腺素能受体拮抗剂中毒，不可归类在他处者		
D56.000		α 型地中海贫血		
C88.100	M97620/3	α 重链病		
	Y51.700	β 肾上腺素能受体拮抗剂的有害效应，不可归类在他处者		
T44.700		β 肾上腺素能受体拮抗剂中毒，不可归类在他处者		
D56.100		β 型地中海贫血		
B27.000		γ 疱疹病毒性单核细胞增多症		
C88.200	M97630/3	γ 重链病		
D56.200		δ-β 型地中海贫血		
E80.302		δ-氨基酮戊酸脱水酶缺陷型卟啉病		查：缺陷-酶--过氧化氢酶，过氧化物酶 E80.3
O36.101		ABO 血型不合		
T80.300		ABO 血型不配合性反应		
C90.205		ALK 阳性大 B 细胞淋巴瘤		
	M97370/3	ALK 阳性大 B 细胞淋巴瘤		
M31.701[†]	N08.5[*]	ANCA 相关性肾炎		
M31.802		ANCA 相关性血管炎	原发性小血管炎、ANCA 相关性小血管炎	ANCA 相关性血管炎，抗中性粒细胞胞浆抗体（ANCA）为其重要的血清学诊断依据。本病是西方国家最常见的自身免疫性疾病之一，也是近 10~20 年来国际国内研究的热点。本病临床特点是发热、贫血、肺和肾功能损害、红细胞沉降率（血沉）增快等。查：血管炎-坏死性--特指的 NEC M31.8
A40.000		A 族链球菌性败血症		
	B95.000	A 族链球菌作为分类于其他章疾病的原因		

主要编码	附加编码	疾 病 名 称	别 名	备 注
	B95.100	B 族链球菌作为分类于其他章疾病的原因		
I49.003		Brugada 综合征		1992 年 Brugada 描述了一组无器质性心脏病诊断依据而反复发生心室颤动（室颤）的患者，其窦性心律心电图表现为右束支阻滞伴胸前导联 ST 段抬高，目前称之为 Brugada 综合征。Brugada 综合征可能为特发性室颤的特殊亚型，其室颤多发生于夜间或睡眠状态下，而心电图正常的特发性室颤多发生于白天或清醒状态下。查：纤颤-心室　I49.0
	M98331/3	B-前淋巴细胞性白血病		
C85.100		B-细胞淋巴瘤		
	M98170/3	B 淋巴母细胞白血病/淋巴瘤，t（5；14）（q31；q32）；IL3-IGH		
	M98120/3	B 淋巴母细胞白血病/淋巴瘤，t（9；22）（q34；q11.2）；BCR-ABL1		
	M98110/3	B 淋巴母细胞白血病/淋巴瘤，NOS		
	M98180/3	B 淋巴母细胞白血病/淋巴瘤，t（1；19）（q23；p13.3）；E2A-PBX1（TCF3-PBX1）		
	M98140/3	B 淋巴母细胞白血病/淋巴瘤，t（12；21）（p13；q22）；TEL-AML1（ETV6-RUNX1）		
	M98130/3	B 淋巴母细胞白血病/淋巴瘤，t（v；11q23）；MLL 重排		
	M98150/3	B 淋巴母细胞白血病/淋巴瘤，超二倍性		
	M98160/3	B 淋巴母细胞白血病/淋巴瘤，亚二倍性（亚二倍性 ALL）		
A40.100		B 族链球菌性败血症		
J15.300		B 族链球菌性肺炎		
P23.300		B 族链球菌性先天性肺炎		
P36.000		B 族链球菌性新生儿脓毒症		
E53.800		B 族维生素缺乏病，其他特指的		
	B95.200	D 族链球菌作为分类于其他章疾病的原因		

主要编码	附加编码	疾 病 名 称	别 名	备 注
R77.801		D-二聚体升高		D-二聚体是纤维蛋白单体经活化因子ⅩⅢ交联后，再经纤溶酶水解所产生的一种特异性降解产物，是一个特异性的纤溶过程标记物。D-二聚体来源于纤溶酶溶解的交联纤维蛋白凝块。查：异常的-血浆--蛋白---特指的 NEC R77.8
A40.200		D 族链球菌性败血症		
B00.901		EB 病毒感染		
A08.301		EB 病毒性肠炎		EB 病毒是一种疱疹病毒，A08 的分类轴心是肠道感染的病毒种类，EB 病毒未标明，故放于其他特指的病毒性肠炎中。查：小肠炎-病毒性--特指的 NEC A08.3
B27.001		EB 病毒性单核细胞增多症		
B00.803[†]	K77.0[*]	EB 病毒性肝炎		EB 病毒（Epstein-Barr virus，EBV）又称人类疱疹病毒 4 型（human herpesvirus 4，HHV-4）
D82.300		EB 病毒遗传缺陷反应后的免疫缺陷		
H18.506		Fuchs 角膜内皮营养不良		
E75.000		GM2 神经节苷脂贮积症		
E75.101		GM3 神经节苷脂沉积症		
M31.801		HCV 感染相关血管炎		
H50.804		Helveston 综合征		Helveston 综合征为外斜 A 征、上斜肌功能亢进和交替性上斜视（DVD）共同组成的一组眼肌运动的三联征，临床上比较少见。Helveston 在 1969 年首次描述了该病的临床特征。本病治疗以手术为主，手术目的是使两眼在各个注视眼位达到运动协调，保持双眼视轴平行，为双眼单视功能的发育提供机会。查：斜视（交替性）（先天性）（非麻痹性）-特指的 NEC H50.8
N02.801		IgA 肾病		
N02.101		IgA 肾病，局灶和节段性肾小球损害		
N02.201		IgA 肾病，膜性肾小球损害		
N02.002		IgA 肾病，肾小球轻微病变		
M35.906		IgG4 相关疾病		IgG4 相关性疾病是一种与 IgG4 淋巴细胞密切相关的慢性系统性疾病，该类疾病以血清 IgG4 水平升高以及 IgG4 阳性细胞浸润多种器官和组织为特征，常见受累器官包括泪腺、胰腺和腹膜后间隙等，累及的器官或组织由于慢性炎症及纤维化进程可导致弥漫性肿大。该类疾病对皮质激素治疗反应良好

主要编码	附加编码	疾 病 名 称	别　名	备　注
N05.801		IgM 肾病		IgM 肾病（IgM nephropathy）以肾小球系膜区 IgM 沉积为主的原发性 MsPGN，本病以肾病综合征为主要临床表现，少数呈无症状性蛋白尿和（或）血尿，呈肾病综合征时少数有轻度高血压，大量蛋白尿为非选择性，血清清蛋白明显降低，1/3 以上 IgM 增高，IgG 降低，胆固醇增高，肾功能多在正常范围。查：肾小球肾炎-免疫复合物（循环）NEC　N05.8
M30.301		IVIG 无应答型川崎病		川崎综合征［黏膜皮肤淋巴结综合征］M30.3
Q77.801		Leri-Weill 综合征	莱里-魏尔综合征	莱里-魏尔综合征　Q77.8
R77.802		M 蛋白血症		M 蛋白是浆细胞或 B 淋巴细胞单克隆恶性增殖所产生的一种大量的异常免疫球蛋白，其本质是一种免疫球蛋白或免疫球蛋白的片段。查：异常的-血浆--蛋白---特指的 NEC　R77.8
C85.707	M97190/3	NK/T-细胞淋巴瘤		
D89.801		POEMS 综合征	克罗-深濑综合征、Crow-Fukase 综合征	国标误将 POEMS 综合征写成 POMSE 综合征。它是一种与浆细胞病有关的系统性病变，主要表现为：多发性神经病（polynelJropath，P）、脏器肿大（organmegaly，O）、内分泌病（erldocfinopathy，E）、M-蛋白（M-protein，P）增高和皮肤病变（skin-change，S）和皮肤色素沉着，并可出现全身凹陷性水肿、胸腹水、杵状指和心力衰竭等症状。1980 年 Bardwic 将该综合征临床特征的英语字头缩写而成。查：疾患-免疫机制--特指类型 NEC　D89.8
A78.x00		Q 热		
T80.400		Rh 不配合性反应		
O36.001		Rh 血型不合		不配合-Rh（血型）（因子）--影响妊娠处理　O36.0
O36.002		Rh 阴性抗 D 抗体异常		妊娠（单胎）（子宫）-影响处理，由于--抗体（母体）---抗 D　O36.0
R94.304		RR 间期延长		
H18.403		Salzmann 结节状角膜变性		Salzmann 结节状角膜变性是角膜变性的一种类型，在以往角膜瘢痕附近，可见纤维结节，由于陈旧瘢痕附近的上皮基底膜增殖所致，一般无需治疗。查：变性-角膜　H18.4
H40.506		Schwartz 综合征	Schwartz-Matsuo 综合征	Schwartz 综合征是属于继发性青光眼的一种，眼压呈阵发性升高，早期可无明显症状，逐渐出现视力减退、虹视等眼压升高的表现。查：青光眼-继发性　H40.5

主要编码	附加编码	疾 病 名 称	别 名	备 注
D47.703		T-γ 淋巴组织增生性疾病		
C84.200		T-区性淋巴瘤		
C90.101	M98310/1	T-细胞大颗粒淋巴细胞白血病		
C91.702		T-细胞大颗粒淋巴细胞白血病		
C84.506		T-细胞淋巴瘤		
C84.500		T-细胞淋巴瘤，其他和未特指的		
C83.310		T 细胞组织细胞丰富型大 B 细胞淋巴瘤	富 T 细胞/富组织细胞大 B 细胞淋巴瘤	
	M96804/3	T 细胞组织细胞丰富型大 B 细胞淋巴瘤	富 T 细胞/富组织细胞大 B 细胞淋巴瘤	
D82.301		X-连锁淋巴增生性疾病		
D80.002		X-连锁无丙球蛋白血症		
G11.101		X-连锁隐性遗传脊髓小脑性共济失调		
	Y57.500	X 线造影剂［对比剂］的有害效应		
I20.802		X 综合征	微血管性心绞痛	X 综合征又称微血管性心绞痛，是指具有劳力性心绞痛或心绞痛样不适的症状，活动平板心电图运动试验有 ST 段压低等心肌缺血的证据，而冠状动脉造影示冠状动脉正常或无阻塞性病变的一组临床综合征。查：心绞痛（发作）（心）（胸）（综合征）（血管运动性）-特指的 NEC I20.8
G30.900		阿尔茨海默病	早老性痴呆、老年性痴呆、老年前期痴呆	
G30.800		阿尔茨海默病，其他的		
G30.100		阿尔茨海默病伴有晚期发病		
G30.000		阿尔茨海默病伴有早期发病		
G30.901†	F00.9*	阿尔茨海默病性痴呆		
	F00.2*	阿尔茨海默病性痴呆，非典型或混合型		
A02.001		阿哥拉沙门菌肠炎	阿贡纳沙门菌肠炎	根据主导词：肠炎-见小肠炎，再查：小肠炎-沙门菌（病）（亚利桑那）（猪霍乱）（小肠炎）（鼠伤寒）A02.0，无阿哥拉沙门菌属修饰词。沙门菌经鉴定现已发现 2000 余血清型，不可能一一列出，当指明具体菌的修改词在他处无分类时，可以放在此处

主要编码	附加编码	疾 病 名 称	别 名	备 注
				引起人类疾病的沙门菌大多属于 A、B、C、D、E 5 个血清群，病型有：①伤寒与副伤寒（统称肠热症）：由伤寒沙门菌、甲型和乙型副伤寒沙门菌等引起；②食物中毒：可由不同菌型引起，以鼠伤寒沙门菌、肠炎沙门菌、汤卜逊沙门菌等最为常见；③败血症：由猪霍乱沙门菌等引起，此外，还可引起慢性肠炎。阿哥拉沙门菌为沙门菌属 B 血清群，阿哥拉沙门菌感染食物引起人急性肠炎
L94.600		阿洪病	箍趾病、指（趾）断症、自发性指（趾）脱离症	阿洪病是指热带的一种地方病。由于慢性炎症纤维化，环绕趾（指）呈线状狭窄终于形成指（趾）断离。查：阿洪病［自发性断趾病］ L94.6
Q07.000		阿-基综合征		阿-基综合征指小脑下部或同时有脑干下部和第四脑室之畸形，向下作舌形凸出，并越过枕骨大孔嵌入椎管内
Q15.001		阿克森费尔德因异常	虹膜角膜发育不全、阿克森费尔德-里格尔异常、阿克森费尔德-里格尔综合征	
B48.200		阿利什利菌病		
A52.102†	H58.0*	阿-罗瞳孔		
A06.900		阿米巴病		
Z22.101		阿米巴病带菌者		
A06.200		阿米巴非痢疾性结肠炎		
A06.500†	J99.8*	阿米巴肺脓肿		
A06.501†	J99.8*	阿米巴肝肺脓肿		
A06.400		阿米巴肝脓肿		
A06.800		阿米巴感染，其他部位的		
A06.001		阿米巴结肠炎		阿米巴结肠炎由溶组织阿米巴原虫寄生于人体结肠内引起，可因食入的包囊数量、致病力以及机体抵抗力强弱不同，而出现不同的临床表现。患者可出现腹痛、腹泻，粪便不成形或稀便，混有黏液和未消化的食物，臭味较大。潜伏期长短不一，1~2 周或数月以上
A06.002		阿米巴痢疾		阿米巴痢疾病变部位主要在盲肠与升结肠。临床上以腹痛、腹泻、暗红色果酱样粪便为特征，易变为慢性，可发生肝脓肿等并发症
A06.600†	G07*	阿米巴脑脓肿		

主要编码	附加编码	疾 病 名 称	别 名	备 注
B60.201†	G05.2*	阿米巴性脑膜脑炎		
T43.001		阿米替林中毒	阿密替林中毒、氨三环庚素中毒、依拉维中毒	
T40.000		阿片类中毒		
T40.200		阿片样物质中毒，其他的		
J45.001		阿司匹林三联征		阿司匹林三联征是一种正确使用治疗量的引起的过敏不良反应。主要临床表现为支气管哮喘 J45.0，附加外因编码 Y45.1
J45.002		阿司匹林哮喘		
F84.500		阿斯珀格综合征		
I45.901		阿-斯综合征	心源性脑缺血综合征	阿-斯综合征（Adams-Stokes syndrome）即心源性脑缺血综合征，是指突然发作的严重的、致命性的缓慢性和快速性心律失常，引起心排血量在短时间内锐减，产生严重脑缺血、神志丧失和晕厥等症状，是一组由心率突然变化而引起急性脑缺血发作的临床综合征。查：阿-斯综合征或病[斯托克斯-亚当斯] I45.9
Z88.801		阿托品过敏个人史		
T44.301		阿托品中毒		
A98.400		埃博拉病毒病		
Q22.500		埃布斯坦异常		埃布斯坦异常是指三尖瓣隔瓣和（或）后瓣偶尔连同前瓣下移附着于近心尖的右室壁上
H57.003		埃迪瞳孔	艾迪综合征、霍-艾（Holmes-Adie）综合征、马库斯（Markus）综合征、韦-雷（Weill-Reys-Holmes）Ⅳ型综合征、强直性瞳孔综合征	埃迪瞳孔系一病因未明的一组症候群。瞳孔对光反应消失，辐辏运动时瞳孔收缩迟缓，伴有腱反射消失。通常单侧眼受累，常无不良后果。查：埃迪（-霍姆斯）瞳孔或综合征[病理性瞳孔反应症候群] H57.0
Q77.601		埃-范综合征	Ellis-Van Creveld 综合征、埃利斯-范克勒韦德、软骨外胚层发育不良	软骨外胚层发育不全于 1940 年首先由 Ellis 和 Van Creveld 报道，多在亲属通婚的家庭中有较高的发病率，属常染色体隐性遗传，中胚层和外胚层组织均受累常伴随先天性心脏病。查：埃-范综合征 Q77.6
B65.000		埃及血吸虫引起的血吸虫病[泌尿道血吸虫病]		
Q79.600		埃勒斯-当洛斯综合征		
D69.302		埃文斯综合征		
F45.202		癌病恐怖		

主要编码	附加编码	疾 病 名 称	别 名	备 注
	G13.0*	癌旁神经肌病和神经病		
R77.803		癌胚抗原 CEA 升高		
E34.301		矮小症		
E27.101		艾迪生病		艾迪生-曾译名阿狄森，-病（青铜色）或综合征　E27.1
E27.200		艾迪生病危象		
B34.102		艾柯病毒感染		
J20.700		艾柯病毒急性支气管炎		
I27.801		艾森门格综合征	肺动脉高压性右向左分流综合征	艾森门格综合征系指向右分流的先天性心血管畸形，有继发性或原发性肺动脉高压而出现右向左分流或双向流，产生中心性发绀的临床综合征。常见有室间隔缺损、动脉导管未闭、主肺动脉间隔缺损、房间隔缺损等并发肺动脉高压所致。Q21.8 明确的注明不包括艾森门格综合征 I27.8。国标编码有误编码于 Q21.801
B24.x01		艾滋病		艾滋病要按临床表现，及并发症详细分类。这是一个笼统的、未指明并发症的编码
Q91.300		爱德华兹综合征	18 三体综合征	
T42.401		安定中毒		
T42.601		安眠酮中毒	甲苯喹唑酮中毒	
F13.201		安眠药物瘾		
T42.702		安眠药中毒		
T44.303		安坦中毒	盐酸苯海索中毒	
Z45.801		安装发音钮		
Z46.900		安装和调整		
Z46.800		安装和调整，其他特指装置的		
Z44.800		安装和调整，其他外部假体装置的		
Z44.900		安装和调整，外部假体装置的		
Z30.101		安装曼月乐环	曼月乐节育器	曼月乐环又叫曼月乐节育器，是现有唯一的局部药物避孕法，它拥有一个很小的高科学技术孕酮缓释布局，保证放置在子宫腔内往后的五六年，可以（或）天天向子宫局部恒定释放少量的孕酮，使宫颈、宫腔内环境及卵巢内膜都处于不相宜受孕的状况，从而得到极可靠的避孕效果
Z45.301		安装人工耳蜗		
Z30.102		安装输卵管内节育器		
Z45.001		安装心脏起搏器		

主要编码	附加编码	疾 病 名 称	别 名	备 注
Z44.201		安装义眼		
Z45.807		安装阴道模具		
Z30.103		安装子宫内节育器		
Z88.802		氨茶碱过敏个人史		
T48.601		氨茶碱中毒		
T39.201		氨基比林中毒		
E72.900		氨基酸代谢紊乱		
E72.800		氨基酸代谢紊乱，其他特指的		
D53.002		氨基酸缺乏性贫血		
E72.000		氨基酸转移紊乱		
	Y40.500	氨基糖苷类的有害效应		
T36.500		氨基糖苷类中毒		
T48.602		氨氯地平中毒		
T59.801		氨气中毒		
D32.016		鞍背脑膜瘤		
M95.001		鞍鼻		
D32.015		鞍结节脑膜瘤		
D35.201		鞍区良性肿瘤		
D32.014		鞍区脑膜瘤		
G93.903		鞍区肿物		
C71.901		鞍上区恶性肿瘤		
M40.501		鞍状背		
B43.801		暗丝孢霉病		暗丝孢霉病是一组暗色真菌引起的皮肤、皮下组织或系统性感染，多见于热带。临床表现为浅溃疡、瘀斑、褐黑色斑或疣状增生，自觉微痒或轻度胀痛，有的可无自觉症状。靠真菌学检查和组织病理检查确诊。查：着色真菌病-特指的 NEC　B43.8
M95.002		凹陷性鼻		
K83.400		奥迪括约肌痉挛		
K83.802		奥迪括约肌狭窄		Oddi 括约肌狭窄是指胆总管末端法特壶腹部括约肌纤维性狭窄，可致胆总管和主胰管末段部分性或完全性梗阻，常因合并胆道结石、化脓性胆管炎、慢性复发性胰腺炎、胆道寄生虫病等而引起 Oddi 括约肌狭窄。人类胆总管走行至十二指肠降部后侧壁，在壁内与胰管汇合成一略膨大的共同管道称为胆胰壶腹，开口于十二指肠乳头，此处的括约肌由三部分组成：胆总管括约肌、胰管括约肌、壶腹部括约肌，三者共同构成 Oddis 括约肌。查：病-胆总管--特指的　K83.8

主要编码	附加编码	疾　病　名　称	别　名	备　注
Q87.801		奥尔波特综合征	Alport 综合征、眼-耳-肾综合征、家族性出血性肾炎、遗传性肾炎	Alport 综合征（Alport syndrome，AS）是以进行性血尿，肾功能不全为主，伴有耳聋和/或眼病变的一种遗传性疾病。男性比女性发病早且严重，可因肾功能衰竭而死亡。查：奥尔波特综合征　Q87.8
Q78.401		奥利埃病	内生软骨瘤病	奥利耶病（内生软骨瘤病）　Q78.4
A93.000		奥罗普什病毒病		
A92.100		奥尼昂-尼昂热		
I33.012		奥斯勒结节		奥斯勒结节（Osler Nodes）指由于免疫反应引起小动脉内膜增生、阻塞及小血管周围炎。表现为皮肤及黏膜的瘀点，豌豆大小、粉红色或是蓝色的疼痛性结节，中心可能压下去会有苍白的变化，可能长在指端肉垫处、手掌面、脚掌面。发生在亚急性心内膜炎的病患身上。查：奥斯勒结节［指尖部位痛性小结］　I33.0
B33.802		奥耶斯基病		
A83.400		澳大利亚脑炎		
A77.300		澳洲立克次体性斑疹热		
B60.000		巴贝虫病		
	Y47.000	巴比妥盐类的有害效应，不可归类在他处者		
T42.300		巴比妥盐类中毒		
I82.000		巴德-基亚里综合征		
N15.000		巴尔干肾病		
A44.900		巴尔通体病	卡里翁病	巴尔通体是一类革兰染色阴性、营养条件苛刻的寄生杆菌。人类可能因为与寄生巴尔通体的猫狗或啮齿类野生动物接触而感染。常见症状为：寒战、高热、大汗、极度乏力、贫血、淋巴结肿大和疣状皮疹等
A44.800		巴尔通体病，其他形式的		
K22.700		巴雷特食管		
A28.001		巴斯德菌败血症		
A28.000		巴斯德菌病		
E26.802		巴特综合征		巴特综合征即 Bartter 综合征，以低血钾性碱中毒，血肾素、醛固酮水平增高但血压正常，肾小球旁器增生和肥大为特征。早期表现为多尿、烦渴、便秘、厌食和呕吐，多见于 5 岁以下小儿，已认为是由离子通道基因突变引起的临床综合征。查：巴特综合征［先天性醛固酮过多症］　E26.8
L10.300		巴西天疱疮		

主要编码	附加编码	疾 病 名 称	别　名	备　注
A48.400		巴西紫热		巴西紫热为 1994 年首先发现于巴西圣保罗州的小儿急性暴发型传染病。临床表现有高热腹痛、呕紫癜性皮疹、休克等可很快死亡。易感人群多为 10 岁以下小儿，30~36 月龄婴儿最易感
A18.411		巴赞病	Bazin 征；硬红斑；硬结斑综合征；硬结性皮肤结核病	巴赞是法国皮肤病学家，巴赞病即硬红斑，是结核型结节性血管炎，损害发生于小腿的屈面，为结节性肿块，损害常常破溃，多见青年及中年妇女
F63.300		拔毛狂		
T81.027		拔牙创口出血		
L81.500		白斑病，不可归类在他处者		
L80.x00		白癜风		
L67.101		白发		
A36.900		白喉		
A36.800		白喉，其他的		
Z22.200		白喉带菌者		
A36.803†	G63.0*	白喉性多神经炎		
A36.201		白喉性喉气管炎		
A36.801†	H13.1*	白喉性结膜炎		
A36.802†	I41.0*	白喉性心肌炎		
	Y58.500	白喉疫苗的有害效应		
E70.300		白化病		
L67.102		白睫毛		
A93.100		白蛉热		
L67.103		白眉毛		
H26.900		白内障		
H26.800		白内障，其他特指的		
H59.000		白内障术后（大泡性无晶状体的）角膜病变		H59 这一类目为"操作后疾患"，第一，强调了操作后而不是在操作中；第二，强调了疾患，而不是损伤、机械性并发症和一些笼统的并发情况
H59.001		白内障术后玻璃体综合征		
L95.001		白色斑块状萎缩症		
L30.500		白色糠疹		
D72.800		白细胞的其他特指疾患		
D72.900		白细胞疾患		
D70.x04		白细胞减少		
D72.000		白细胞遗传性异常		

主要编码	附加编码	疾病名称	别名	备注
R72.x00		白细胞异常，不可归类在他处者		
D72.802		白细胞增多症		
B36.200		白癣		
C95.900		白血病		
C95.700		白血病，其他的		
C94.700		白血病，其他特指的		
Z85.600		白血病个人史		
Z80.600		白血病家族史		
D46.901		白血病前期综合征		
C91.401		白血病性网状内皮细胞增多症		
A37.900		百日咳		
A37.000		百日咳博德特杆菌性百日咳		
A37.901†	J17.0*	百日咳肺炎		
	Y58.600	百日咳疫苗的有害效应（包括含有百日咳成分的联合疫苗）		
A41.900		败血症		
A41.800		败血症，其他特指的		
A20.700		败血症型鼠疫		
M65.300		扳机指		假定为后天性编码，先天性编码为Q74.0
K76.603		班蒂综合征		
L40.001		斑块状银屑病		
Q80.400		斑色胎儿		
B74.000		斑氏吴策线虫引起的丝虫病		
L63.900		斑秃		
L63.800		斑秃，其他的		
K00.300		斑釉牙		
A77.900		斑疹热		
A77.800		斑疹热，其他的		
A75.900		斑疹伤寒		
L90.801		斑疹性皮肤萎缩		
Q85.900		斑痣性错构瘤病		
Q85.800		斑痣性错构瘤病，其他的不可归类在他处者		
L41.801		斑状副银屑病		
L90.902		斑状皮肤萎缩		

主要编码	附加编码	疾 病 名 称	别 名	备 注
L90.501		瘢痕		
L08.803		瘢痕感染		
L91.000		瘢痕疙瘩		
B48.000		瘢痕疙瘩性芽生菌病		
L90.502		瘢痕挛缩		
H02.002		瘢痕性倒睫		
H02.102		瘢痕性睑外翻		
L12.100		瘢痕性类天疱疮		
L66.900		瘢痕性脱发		
L66.800		瘢痕性脱发，其他的		
J39.201		瘢痕性咽狭窄		
K31.101		瘢痕性幽门梗阻		
L90.503		瘢痕粘连		
N85.801		瘢痕子宫		
L73.000		瘢瘤性痤疮		
Q67.405		半侧小面畸形		
G51.802		半侧颜面萎缩症	Romberg 病	
H83.101		半规管瘘		
E74.200		半乳糖代谢紊乱		
E74.201		半乳糖血症		
M23.307		半月板变性		
S83.200		半月板撕裂，近期的		
M23.308		半月板损伤		
M23.300		半月板紊乱，其他的		
M23.309		半月板运动过度		
G40.202		伴海马硬化颞叶内侧癫痫		
F80.300		伴有癫痫的后天性失语［兰道-克勒夫纳综合征］		
D80.600		伴有接近正常的免疫球蛋白或伴有高免疫球蛋白血症的抗体缺陷		
F30.200		伴有精神病性症状的躁狂		
F32.300		伴有精神病性症状的重度抑郁发作		
F23.100		伴有精神分裂症症状的急性多形性精神病性障碍		
	Y49.700	伴有滥用可能性的精神兴奋剂的有害效应		

主要编码	附加编码	疾　病　名　称	别　名	备　注
D80.500		伴有免疫球蛋白 M［IgM］增多的免疫缺陷		
S26.000		伴有心包积血的心脏损伤		
I09.100		瓣膜风湿性心内膜疾病		
I38.x00		瓣膜心内膜炎		
T82.202		瓣膜移植物机械性并发症		
I97.101		瓣膜置换术后心脏功能衰竭		
N32.801		膀胱白斑		
N32.802		膀胱瘢痕		
N31.201		膀胱逼尿肌无力		
C67.200		膀胱侧壁恶性肿瘤		
N32.100		膀胱肠瘘		
N32.803		膀胱出血		
N31.900		膀胱的神经肌肉功能不良		
C67.100		膀胱顶恶性肿瘤		
D41.400		膀胱动态未定或动态未知的肿瘤		
C67.900		膀胱恶性肿瘤		
Z85.503		膀胱恶性肿瘤个人史		
N32.201		膀胱腹壁瘘		
N32.804		膀胱钙化		
R94.803		膀胱功能检查异常		
N32.805		膀胱过度活动症		膀胱过度活动症是一种以尿急症状为特征的症候群，常伴有尿频和夜尿症状，可伴或不伴有急迫性尿失禁；尿动力学上可表现为逼尿肌过度活动，也可为其他形式的尿路-膀胱功能障碍。查：病-膀胱--特指的 NEC　N32.8
Q64.700		膀胱和尿道的其他先天性畸形		
Q64.500		膀胱和尿道先天性缺如		
C79.100		膀胱和其他及泌尿器官继发性恶性肿瘤		
C67.400		膀胱后壁恶性肿瘤		
N32.204		膀胱会阴瘘		
N32.900		膀胱疾患		
C79.101		膀胱继发恶性肿瘤		
C67.800		膀胱交搭跨越恶性肿瘤的损害		
N32.102		膀胱结肠瘘		
A18.108†	N33.0*	膀胱结核	结核性膀胱炎	

主要编码	附加编码	疾 病 名 称	别 名	备 注
N21.000		膀胱结石		
C67.500		膀胱颈恶性肿瘤		
N32.000		膀胱颈梗阻		
N32.001		膀胱颈挛缩		
N32.002		膀胱颈狭窄		
I86.201		膀胱静脉曲张		
N32.806		膀胱溃疡		
N32.807		膀胱扩张		
D30.300		膀胱良性肿瘤		
N32.200		膀胱瘘，不可归类在他处者		
N32.808		膀胱挛缩		
T19.100		膀胱内异物		
N32.809		膀胱囊肿		
N32.814		膀胱黏膜不典型增生		
C68.803		膀胱尿道恶性肿瘤		
D30.301		膀胱尿道口良性肿瘤		
N32.203		膀胱尿道瘘		
N30.801		膀胱脓肿		
N81.100		膀胱膨出		
N31.800		膀胱其他的神经肌肉功能不良		
N32.800		膀胱其他特指的疾患		
N32.300		膀胱憩室		
N21.001		膀胱憩室结石		
N32.301		膀胱憩室炎		
C67.300		膀胱前壁恶性肿瘤		
Z90.601		膀胱切除术后状态		
Q64.502		膀胱缺如		
N32.810		膀胱软斑病		
C67.000		膀胱三角区恶性肿瘤		
N30.300		膀胱三角区炎		
N50.801		膀胱输精管阴囊瘘		
N13.701		膀胱输尿管反流		
D30.302		膀胱输尿管口良性肿瘤		
N32.202		膀胱输尿管瘘		
T81.207		膀胱撕裂，操作中		
N31.202		膀胱松弛		

主要编码	附加编码	疾 病 名 称	别 名	备 注
S37. 200		膀胱损伤		
Q64. 100		膀胱外翻		
N32. 811		膀胱纤维化		
N32. 101		膀胱小肠瘘		
N32. 812		膀胱小梁形成		
B65. 001		膀胱血吸虫病		
N30. 900		膀胱炎		
N30. 800		膀胱炎，其他的		
N32. 103		膀胱乙状结肠瘘		
N82. 000		膀胱阴道瘘		
N32. 813		膀胱硬化		
D09. 000		膀胱原位癌		
T81. 030		膀胱造口出血		
Z43. 500		膀胱造口维护		
Z93. 500		膀胱造口状态		
T83. 003		膀胱造瘘管阻塞		
R93. 405		膀胱占位性病变		
C76. 301		膀胱直肠隔恶性肿瘤		
D21. 506		膀胱直肠结缔组织良性肿瘤		
N32. 104		膀胱直肠瘘		
D41. 401		膀胱肿瘤		
Z12. 600		膀胱肿瘤的特殊筛查		
N32. 901		膀胱肿物		
N30. 901		膀胱周围炎		
N80. 805		膀胱子宫内膜异位症		
J86. 902		包裹性脓胸		
J93. 002		包裹性气胸		
I31. 302		包裹性心包积液		心包积液通常是作为其他疾病的一种并发症而存在。它的病因很多，故心包积液是以病因为分类轴心的。查：渗出，渗出物-心包（非炎性）　I31. 3
J90. x01		包裹性胸膜炎		
J94. 802		包裹性胸腔积液		
G72. 401		包涵体肌炎		
N48. 801		包皮瘢痕		
C60. 000		包皮恶性肿瘤		
N47. x01		包皮过长		

主要编码	附加编码	疾 病 名 称	别 名	备 注
N47. x00		包皮过长、包茎和嵌顿包茎		
N48. 101		包皮溃疡		
N48. 802		包皮囊肿		
N47. x02		包皮嵌顿		包茎或包皮外口狭小的包皮过长者，如将包皮强行上翻而又不及时复位时，狭小的包皮口可勒紧在阴茎冠状沟上，阻碍包皮远端和阴茎头的血液回流，致使这些部位发生肿胀，这种情况称为包皮嵌顿。查：包茎嵌顿（先天性）（由于感染） N47
N48. 803		包皮血肿		
D07. 402		包皮原位癌		
N47. x03		包皮粘连		
N43. 001		包绕性睾丸鞘膜积液		
N43. 000		包绕性鞘膜积液		
B42. 900		孢子丝菌病		
B42. 800		孢子丝菌病，其他形式的		
Z76. 200		保健机构对其他健康婴儿和儿童的健康监督和照料		
Z76. 100		保健机构对弃婴的健康监督和照料		
A49. 812		鲍曼不动杆菌感染		
A39. 002†	G01*	暴发型流行性脑脊髓膜炎		
A24. 102		暴发性类鼻疽		
D65. x04		暴发性紫癜		
	Y05. x00	暴力的性加害		
H16. 205		暴露性角膜炎	暴露性角膜结膜炎	暴露性角膜炎是由于眼睑闭合不全，角膜暴露在空气中，引起干燥、上皮脱落继发感染的角膜炎症。查：角质-暴露性 H16.2
T73. 200		暴露于不良环境引起的衰竭		
Z58. 100		暴露于大气污染，具有潜在健康问题		
	W88. x00	暴露于电离辐射下		
	W87. x00	暴露于电流下		
	X02. x00	暴露于房屋或建筑结构内的控制性火焰下		
	X00. x00	暴露于房屋或建筑结构内的无控制性火焰下		
	X03. x00	暴露于房屋或建筑结构外的控制性火焰下		
	X01. x00	暴露于房屋或建筑结构外的无控制性火焰下		

主要编码	附加编码	疾　病　名　称	别　　名	备　　注
Z58.400		暴露于辐射，具有潜在健康问题		
	W91.x00	暴露于辐射下		
	X04.x00	暴露于高度易燃材料的起火下		
	W94.x00	暴露于高气压、低气压和气压改变环境下		
	W41.x00	暴露于高压喷射下		
	X31.x00	暴露于过度自然冷下		
	X30.x00	暴露于过度自然热下		
	W49.x00	暴露于其他的无生命机械性力量下		
	W64.x00	暴露于其他的有生命机械性力量下		
	X39.x00	暴露于其他的自然力量下		
	W90.x00	暴露于其他非电离辐射下		
	W99.x00	暴露于其他人为环境因素下		
	W86.x00	暴露于其他特指的电流下		
	X08.x00	暴露于其他特指的烟、火和火焰下		
	X58.x00	暴露于其他特指的因素下		
Z58.500		暴露于其他污染，具有潜在健康问题		
	X06.x00	暴露于其他衣着用品和装饰品的起火或焚毁下		
	W93.x00	暴露于人为原因的过冷环境下		
	W92.x00	暴露于人为原因的过热环境下		
	W89.x00	暴露于人造可见光和紫外线下		
	W85.x00	暴露于输电线路下		
Z58.200		暴露于水污染，具有潜在健康问题		
	X05.x00	暴露于睡衣的起火或焚毁下		
Z58.300		暴露于土壤污染，具有潜在健康问题		
	X09.x00	暴露于烟、火和火焰下		
	Y26.x00	暴露于烟、火和火焰下，意图不确定的		
Z58.700		暴露于烟草烟雾，具有潜在健康问题		
	X32.x00	暴露于阳光下		
	X59.000	暴露于因素导致的骨折		

主要编码	附加编码	疾 病 名 称	别 名	备 注
	X59.900	暴露于因素导致其他的损伤		
Z58.000		暴露于噪声，具有潜在健康问题		
	W42.x00	暴露于噪声下		
	W43.x00	暴露于振动下		
Q17.301		杯状耳		
G51.000		贝尔面瘫	特发性面瘫、面神经麻痹	贝尔面神经麻痹是以颜面表情肌群的运动功能障碍为主要特征的一种临床常见病，临床又称为面瘫。根据面神经麻痹引起的损害所发生的部位不同，可分为中枢性面神经麻痹和周围性面神经麻痹两种。国标库原 G51.001 面神经麻痹合并于此条目中
M35.200		贝赫切特［贝切特］病	白塞病	
M35.201		贝赫切特病性关节炎		
M35.202†	N77.8*	贝赫切特病性外阴溃疡		
Q87.301		贝克威思-威德曼综合征	Beckwiths Wiedemann 综合征	贝克威思-威德曼综合征，是一种先天过度生长的疾病，患者一般在出生前就已有可能发生过度生长的情形，出生之后可能发生新生儿低血糖，并伴随有巨舌、内脏肿大、半边肥大等病症，耳朵上会出现特殊的折痕及小凹陷。其发生率为1/13700，经人工生殖技术出生的婴儿比例较高。查：贝克威思-威德曼综合征　Q87.3
S62.201		贝内特骨折		贝内特骨折，第一掌骨基底骨折，多由间接暴力引起，骨折线呈斜线经过第一腕掌关节，掌骨底内侧形成一个三角形骨块，此骨块由于掌侧韧带相连，仍保持在原位，而骨折远端滑向外侧和背侧，同时因拇长肌的牵拉和拇屈肌的收缩，造成腕掌关节脱位和掌屈，故稳定性差，易引起短缩和移位
L20.000		贝尼耶痒疹		
Z42.203		背部瘢痕修复		
M53.900		背部病		
	G55.3*	背部病引起的神经根和神经丛压迫，其他的		
C43.505		背部恶性黑色素瘤		
C76.702		背部恶性肿瘤		
L03.302		背部蜂窝织炎		
L08.804		背部感染性窦道		
C49.601		背部结缔组织恶性肿瘤		
D21.601		背部结缔组织良性肿瘤		

主要编码	附加编码	疾　病　名　称	别　名	备　注
D36.705		背部良性肿瘤		
L02.201		背部脓肿		
C44.504		背部皮肤恶性肿瘤		
D23.501		背部皮肤良性肿瘤		
M53.211		背部韧带松弛		
M53.800		背部痛，其他特指的		
E65.x02		背部脂肪堆积		
M54.003		背部脂膜炎		
R22.205		背部肿物		
D48.722		背动态未定肿瘤		
D22.502		背黑素细胞痣		
H35.015		背景性视网膜病变		
H35.000		背景性视网膜病变和视网膜血管改变		
M54.900		背痛		
M54.800		背痛，其他的		
J09.x00		被标明的禽流感病毒引起的流行性感冒		
	W50.x00	被别人殴打、踢、拧、咬或抓伤		
	W03.x00	被别人碰撞或推动引起的在同一平面上的其他跌倒		
N28.837		被动性肾充血		
	W58.x00	被鳄鱼或短吻鳄咬伤或抓伤		
	W81.x00	被封闭于或陷入低氧环境		
	W52.x00	被蜂拥人群挤压、推挤或踏踩		
	Y06.100	被父母忽视照料和遗弃		
	Y07.100	被父母虐待		
	W54.x00	被狗咬伤或抓伤		
	Y07.300	被官方机构虐待		
T74.000		被忽视或遗弃		
	Y06.900	被忽视照料和遗弃		
I25.000		被描述为动脉硬化性心血管病		
I46.100		被描述为心脏性猝死		
	Y07.900	被虐待		
	Y06.000	被配偶或伴侣忽视照料和遗弃		
	Y07.000	被配偶或伴侣虐待		
	W55.x00	被其他哺乳动物咬伤或抓伤		

主要编码	附加编码	疾 病 名 称	别 名	备 注
	W59.x00	被其他爬行动物咬伤或压伤		
	Y06.800	被其他特指人员忽视照料和遗弃		
	Y07.800	被其他特指人员虐待		
	Y06.200	被熟人或朋友忽视照料和遗弃		
	Y07.200	被熟人或朋友虐待		
	W53.x00	被鼠咬伤		
	W20.x00	被投掷、抛出或坠落物体击中		
	W57.x00	被无毒昆虫和其他无毒节肢动物咬伤或蜇伤		
	W23.x00	被物体钩住、挤压、轧住或夹住		
K22.000		贲门弛缓不能		
D37.102		贲门动态未定肿瘤		
C16.000		贲门恶性肿瘤		
K22.201		贲门梗阻		
C78.803		贲门继发恶性肿瘤		
K22.102		贲门溃疡		
D13.101		贲门良性肿瘤		
K22.101		贲门糜烂		贲门归到食管
K21.902		贲门松弛		
S27.803		贲门损伤		
C16.801		贲门胃底恶性肿瘤		
C16.802		贲门胃体恶性肿瘤		
K22.202		贲门狭窄		
D37.103		贲门肿瘤		
R80.x01		本周蛋白尿		
T42.301		苯巴比妥中毒		
F15.501		苯丙胺类中毒性精神病		丙胺性精神病是由滥用苯丙胺类兴奋剂引起的中毒性精神障碍。查：精神病-药物性　F15.5
Z13.801		苯丙酮尿症筛选		
	Y54.300	苯并噻二嗪衍生物的有害效应		
T52.100		苯的毒性效应		
	Y47.100	苯二氮䓬类的有害效应		
T42.400		苯二氮䓬类中毒		
T65.300		苯及其同类物的氮衍生物和胺衍生物的毒性效应		

主要编码	附加编码	疾病名称	别名	备注
T52.200		苯同类物的毒性效应		
T42.001		苯妥英钠中毒		
T52.101		苯中毒		
R94.802		逼尿肌内减弱		
B48.100		鼻孢子菌病		
B34.801		鼻病毒感染		鼻病毒分类上属小 RNA 病毒科。普通感冒的两大致病原因就是鼻病毒和冠状病毒
J20.600		鼻病毒急性支气管炎		
J34.001		鼻部脓肿		
C44.304		鼻部皮肤恶性肿瘤		
D23.303		鼻部皮肤良性肿瘤		
R22.003		鼻部肿物		
R04.000		鼻出血		
C44.306		鼻唇沟恶性肿瘤		
K09.803		鼻唇沟囊肿		
K09.802		鼻唇囊肿		
Q85.905		鼻错构瘤		
B46.100		鼻大脑毛霉病		
M95.000		鼻的后天性变形		
J34.000		鼻的脓肿、疖和痈		
Q30.800		鼻的其他先天性畸形		
Z85.203		鼻窦恶性肿瘤个人史		
Q30.801		鼻窦发育异常		
C78.301		鼻窦继发恶性肿瘤		
J32.903		鼻窦瘘		
T17.000		鼻窦内异物		
J34.106		鼻窦囊肿		
J32.905		鼻窦脓肿		
J32.904		鼻窦肉芽肿		
J33.801		鼻窦息肉		
J33.800		鼻窦息肉，其他的		
J33.100		鼻窦息肉样退行性变		
Q30.802		鼻窦异常骨间隔		
J32.906		鼻窦肿物		
C43.302		鼻恶性黑色素瘤		
C76.004		鼻恶性肿瘤		
K09.103		鼻腭囊肿		

主要编码	附加编码	疾 病 名 称	别 名	备 注
Q30.101		鼻发育不良		
R84.901		鼻分泌物异常		
J34.008		鼻蜂窝织炎		
Q01.100		鼻根部脑膨出		
C41.009		鼻骨恶性肿瘤		
S02.200		鼻骨骨折		
A18.003†	M90.0*	鼻骨结核		
D16.409		鼻骨良性肿瘤		
T85.706		鼻硅胶植入感染		
J34.100		鼻和鼻窦的囊肿和黏液囊肿		
J34.800		鼻和鼻窦其他特指的疾患		
D22.302		鼻黑素细胞痣		
Q30.000		鼻后孔闭锁		
C11.302		鼻后孔恶性肿瘤		
D10.602		鼻后孔良性肿瘤		
J33.003		鼻后孔息肉		
C30.002		鼻甲恶性肿瘤		
J34.300		鼻甲肥大		
J34.107		鼻甲囊肿		
J33.802		鼻甲息肉		
J34.807		鼻甲粘连		
J34.002		鼻疖		
A16.804		鼻结核		
A15.808		鼻结核，病理（+）		
A15.807		鼻结核，细菌学（+）		
A24.000		鼻疽		
S01.200		鼻开放性伤口		
D14.006		鼻孔良性肿瘤		
T17.100		鼻孔内异物		
J34.805		鼻孔狭窄		
J34.003		鼻溃疡		
H04.504		鼻泪管闭锁		
C69.503		鼻泪管恶性肿瘤		
H04.508		鼻泪管狭窄		
H04.503		鼻泪管阻塞		
Z41.102		鼻梁成形		
Q30.200		鼻裂和鼻切迹		

主要编码	附加编码	疾 病 名 称	别 名	备 注
J34.803		鼻漏		
J34.105		鼻囊肿		
D14.007		鼻黏膜良性肿瘤		
D38.503		鼻旁窦动态未定肿瘤		
C31.900		鼻旁窦恶性肿瘤		
C31.800		鼻旁窦交搭跨越恶性肿瘤的损害		
D14.001		鼻旁窦良性肿瘤		
D02.302		鼻旁窦原位癌		
D38.504		鼻旁窦肿瘤		
D48.518		鼻皮肤动态未定肿瘤		
C30.005		鼻前庭恶性肿瘤		
D14.003		鼻前庭良性肿瘤		
J34.806		鼻前庭炎		
S00.300		鼻浅表损伤		
C39.801		鼻腔，鼻窦恶性肿瘤		
D38.501		鼻腔动态未定肿瘤		
C30.000		鼻腔恶性肿瘤		
C78.302		鼻腔继发恶性肿瘤		
J33.000		鼻腔息肉		
J34.811		鼻腔狭窄		
T17.101		鼻腔异物		
D02.301		鼻腔原位癌		
J34.809		鼻腔粘连		
D38.502		鼻腔肿瘤		
J34.810		鼻腔肿物		
Q30.201		鼻切迹		
Q30.100		鼻缺如和发育不良		
D38.505		鼻软骨动态未定肿瘤		
C30.001		鼻软骨恶性肿瘤		
D14.005		鼻软骨良性肿瘤		
D38.506		鼻软骨肿瘤		
J34.804		鼻石		
S09.903		鼻损伤		
M95.003		鼻萎陷		
J33.900		鼻息肉		
Q30.900		鼻先天性畸形		

主要编码	附加编码	疾 病 名 称	别 名	备 注
S00. 302		鼻血肿		
A36. 100		鼻咽白喉		
C11. 901		鼻咽壁恶性肿瘤		
J39. 224		鼻咽部病变		
R04. 801		鼻咽部出血		
T84. 901		鼻咽部内固定装置障碍		
C11. 200		鼻咽侧壁恶性肿瘤		
C11. 301		鼻咽底恶性肿瘤		
C11. 001		鼻咽顶恶性肿瘤		
C11. 801		鼻咽多壁恶性肿瘤		
C11. 900		鼻咽恶性肿瘤		
Z85. 809		鼻咽恶性肿瘤个人史		
C11. 100		鼻咽后壁恶性肿瘤		
C11. 800		鼻咽交搭跨越恶性肿瘤的损害		
A16. 803		鼻咽结核		
A15. 806		鼻咽结核，病理（+）		
A15. 805		鼻咽结核，细菌学（+）		
D10. 600		鼻咽良性肿瘤		
R59. 002		鼻咽淋巴结肿大		
J39. 225		鼻咽淋巴组织增生		
R59. 001		鼻咽淋巴组织增生		
J39. 202		鼻咽瘘		
J39. 203		鼻咽囊肿		
J39. 206		鼻咽黏膜溃疡		
C11. 300		鼻咽前壁恶性肿瘤		
C11. 000		鼻咽上壁恶性肿瘤		
J33. 001		鼻咽息肉		
J39. 204		鼻咽狭窄		
B87. 300		鼻咽蝇蛆病		
J39. 205		鼻咽粘连		
Z88. 803		鼻炎宁冲剂过敏个人史		
J34. 812		鼻翼肥大		
Q30. 805		鼻翼畸形		
R49. 202		鼻音过轻		
R49. 201		鼻音过重		
R49. 200		鼻音过重和鼻音过轻		

主要编码	附加编码	疾　病　名　称	别　名	备　注
A48.801		鼻硬结病	呼吸道硬结病	鼻硬结病是一种慢性进行性肉芽肿病变，常发生于鼻部，缓慢向上唇、鼻咽、腭部、咽、气管、支气管、鼻窦、鼻血管等处发展。病程分为三期：第一期卡他期，第二期肉芽肿期，第三期为瘢痕期
J34.004		鼻痈		
B49.x10		鼻真菌病		
J34.801		鼻中隔-鼻甲粘连		
J34.813		鼻中隔穿孔		
C30.004		鼻中隔恶性肿瘤		
D10.601		鼻中隔后缘良性肿瘤		
J34.005		鼻中隔坏死		
A16.802		鼻中隔结核		
A15.804		鼻中隔结核，病理（+）		
A15.803		鼻中隔结核，细菌学（+）		
J34.006		鼻中隔溃疡		
D14.004		鼻中隔良性肿瘤		
J34.007		鼻中隔脓肿		
J34.200		鼻中隔偏曲		
Q30.804		鼻中隔气化		
S03.100		鼻中隔软骨脱位		
J33.002		鼻中隔息肉		
B83.300		比翼（线虫）病		
T44.001		吡啶斯明中毒		
E53.100		吡哆醇缺乏		
T39.200		吡唑啉酮衍生物中毒		
Q13.405		彼得异常		
E63.000		必需脂肪酸［EFA］缺乏		
S82.101		闭合性胫骨平台骨折		
N91.200		闭经		
A18.209		闭孔淋巴结结核		
K45.802		闭孔疝		
S74.801		闭孔神经损伤		
I70.901		闭塞性动脉炎		
I70.208		闭塞性周围动脉粥样硬化		
G96.801		闭锁综合征	闭锁症候群	闭锁综合征是指患者虽然意识清楚，但却不能说话、不能活动的一种特殊表现。多因脑桥基底部血栓所致。和大脑皮层功能损害、皮质下功能保留的植物人不同，闭锁综合征患者的病变部位一般位于脑干的特定部位，大脑半球没有损害

主要编码	附加编码	疾病名称	别名	备注
Z92.000		避孕个人史		
Z30.900		避孕问题		
Z30.800		避孕问题，其他的		
Z30.400		避孕药的监督		
Z42.303		臂部瘢痕修复		
G54.000		臂丛疾患		
P14.300		臂丛神经的产伤，其他的		
D36.113		臂丛神经良性肿瘤		
G54.003		臂丛神经麻痹		
M54.101		臂丛神经炎		
S14.300		臂丛损伤		
T34.400		臂冻伤伴有组织坏死		
L03.105		臂蜂窝织炎		
T92.100		臂骨折后遗症		
T33.400		臂浅表冻伤		
C85.713		边缘区 B 细胞淋巴瘤		
	M96990/3	边缘区 B 细胞淋巴瘤		
F60.302		边缘型人格障碍		
G40.204		边缘性癫痫持续状态		
L53.200		边缘性红斑		
H18.404		边缘性角膜变性	Terrien 边缘变性	边缘性角膜变性病因未明，可能与免疫性炎症有关。电子显微镜研究发现，病变组织中，组织细胞对角膜胶原的吞噬作用可能与发病有关。查：变性-角膜　H18.4
H16.004		边缘性角膜溃疡		
O44.001		边缘性前置胎盘		
O44.101		边缘性前置胎盘伴出血		
K05.104		边缘性龈炎		
G40.201		边缘叶癫痫		
B79.x00		鞭虫病		
T62.802		扁豆中毒		有毒的食物引起的中毒分类于此，由于食物为媒介的细菌性中毒则归类到 A05 中。主导词"中毒"有两个，要注意区分
M95.501		扁骨盆	称扁平骨盆	扁骨盆指骨盆入口平面狭窄，前后径缩短，状扁平，我国妇女较常见。测量骶耻外径小于 18cm，骨盆入口前后径小于10.0cm，即对角径小于 11.50cm。扁平骨盆分以下两种：①单纯扁平骨盆：骶岬向前下突出，使骨盆入口前后径缩短而横径正常；②佝偻病性扁平骨盆：由于童年患佝偻病，骨骼软化，使骨盆变形，骶岬被压向前而骶尾骨向前突出于出口平面，坐骨结节外翻，故除入口前后径缩短外，出口横径变宽。查：扁骨盆　M95.5

主要编码	附加编码	疾 病 名 称	别 名	备 注
O33.001		扁平骨盆		
O65.002		扁平骨盆难产		
E78.202		扁平黄色瘤		睑黄色瘤 H02.6，是眼睑的其他疾病。而黄瘤是分类到 E75.5，为其他贮积障碍
M91.200		扁平髋		
Q75.802		扁平颅底		
L43.900		扁平苔藓		
L43.800		扁平苔藓，其他的		
B07.x01		扁平疣		
J35.801		扁桃体残体		
D37.012		扁桃体动态未定肿瘤		
C09.900		扁桃体恶性肿瘤		
Z85.805		扁桃体恶性肿瘤个人史		
J35.100		扁桃体肥大		
J35.300		扁桃体肥大伴有腺样体肥大		
J35.800		扁桃体和腺样体的其他慢性疾病		
J35.900		扁桃体和腺样体慢性疾病		
C79.804		扁桃体继发恶性肿瘤		
C09.800		扁桃体交搭跨越恶性肿瘤的损害		
J35.806		扁桃体角化病		
A16.805		扁桃体结核		
A15.810		扁桃体结核，病理（+）		
A15.809		扁桃体结核，细菌学（+）		
J35.804		扁桃体结石		
J35.802		扁桃体溃疡		
D10.400		扁桃体良性肿瘤		
J35.803		扁桃体囊肿		
B44.200		扁桃体曲霉病		
C09.000		扁桃体窝恶性肿瘤		
D10.501		扁桃体窝良性肿瘤		
J35.805		扁桃体息肉		
J35.807		扁桃体腺样体瘢痕		
D00.001		扁桃体原位癌		
D37.013		扁桃体肿瘤		
J35.901		扁桃体肿物		
J36.x00		扁桃体周脓肿		

主要编码	附加编码	疾 病 名 称	别 名	备 注
J36. x01		扁桃体周围蜂窝组炎		
C09. 100		扁桃体柱恶性肿瘤（前）（后）		
D10. 502		扁桃体柱良性肿瘤		
Q86. 200		苄丙酮香豆素引起的同质异形		
K59. 000		便秘		
R19. 501		便潜血		
T78. 400		变态反应		
Z01. 501		变态反应试验		
H20. 003		变态反应性虹膜睫状体炎		
G04. 804		变态反应性脑炎		
B44. 101†	J99.8*	变态反应性支气管肺曲霉病		
J45. 003		变态反应性支气管哮喘		
A41. 505		变形杆菌败血症		变形杆菌类为有动力的革兰阴性杆菌。查：败血症-革兰阴性（病原体）　A41.5
A04. 801		变形杆菌肠炎		肠炎-见小肠炎 小肠炎-传染性--由于---特指的----细菌　A04.8 变形杆菌是一种革兰阴性运动细菌，故分类于特指的细菌感染
A49. 804		变形杆菌感染		
J15. 601		变形杆菌性肺炎		
G00. 801		变形杆菌性脑膜炎		
O65. 001		变形骨盆难产		
O65. 000		变形骨盆引起的梗阻性分娩		
	B96. 400	变形菌（奇异）（摩根）作为分类于其他章的疾病的原因		
M43. 900		变形性背部病		
M43. 800		变形性背部病，其他特指的		
M19. 909		变形性关节炎		
H44. 200		变性近视		
M43. 102		变性性脊椎前移		
I20. 101		变异型心绞痛		
D69. 000		变应性［过敏性］紫癜	Henoch-Schonlein 紫癜	
J30. 400		变应性鼻炎		
J30. 300		变应性鼻炎，其他的		
M13. 801		变应性关节炎		
K52. 200		变应性及饮食性胃肠炎和结肠炎		

主要编码	附加编码	疾 病 名 称	别 名	备 注
L23.900		变应性接触性皮炎		
L23.800		变应性接触性皮炎，其他物质引起的		
H10.101		变应性结膜炎		
K12.106		变应性口炎		变应性口炎是口腔黏膜变态反应性炎症，指过敏性体质的机体通过不同途径（如接触、口服或注射等）接触变应原所致。查：口炎（义齿性）（溃疡性）　K12.1
L50.000		变应性荨麻疹		
M30.101		变应性肉芽肿性血管炎		
L20.802		变应性湿疹		
K29.601		变应性胃炎		
D69.008		变应性血管炎		
C13.100		杓状会厌褶，咽下面的恶性肿瘤		
D37.018		杓状会厌褶动态未定肿瘤		
D00.005		杓状会厌褶原位癌		
D37.019		杓状会厌褶肿瘤		
F80.100		表达性语言障碍		
L72.000		表皮囊肿		
L70.500		表皮脱落性痤疮		
L85.900		表皮增厚		
L85.800		表皮增厚，其他特指的		
F60.400		表演型人格障碍	注意型人格障碍	
Z88.804		别嘌呤醇过敏个人史		
I67.301		宾斯旺格病		
S83.001		髌骨半脱位		
M22.800		髌骨的其他疾患		
M22.300		髌骨的其他紊乱		
C40.301		髌骨恶性肿瘤		
S82.000		髌骨骨折		
M22.201		髌骨关节病		
M22.301		髌骨滑脱		
M22.802		髌骨畸形		
M22.200		髌骨疾患		
M22.900		髌骨疾患		
M92.401		髌骨克勒病	髌骨初级骨化中心	克勒病-髌骨　M92.4
D16.301		髌骨良性肿瘤		

主要编码	附加编码	疾 病 名 称	别 名	备 注
M22.400		髌骨软骨软化		
S83.000		髌骨脱位		
M22.801		髌骨外侧过度挤压综合征		
M79.404		髌后脂肪垫肥大		
M76.500		髌肌腱炎		
M70.400		髌前囊炎		
M70.403		髌前水囊瘤		
M79.403		髌前脂肪垫肥大		
S76.102		髌韧带损伤		
M23.812		髌韧带粘连		
M79.400		髌下脂肪垫肥大		
E71.101		丙酸血症		
	Y45.200	丙酸衍生物的有害效应		
L24.201		丙酮刺激性接触性皮炎		
R82.400		丙酮尿		
D55.204		丙酮酸激酶缺乏性贫血		
E74.401		丙酮酸羧化酶缺乏		
E74.403		丙酮酸脱氢酶缺乏		
E74.400		丙酮酸盐代谢和糖异生紊乱		
R79.801		丙酮血症		
	Y46.500	丙戊酸的有害效应		
Z22.501		丙型肝炎病毒携带者		
K74.603		丙型肝炎后肝硬化失代偿期		
B18.205†	N08.0*	丙型肝炎相关性肾炎		
H26.200		并发性白内障		
T81.000		并发于操作的出血和血肿，不可归类在他处者		
O21.800		并发于妊娠的其他呕吐		
B66.400		并殖吸虫病		
Q70.900		并指［趾］畸形		
B88.900		病虫侵染		
B88.800		病虫侵染，其他特指的		
G93.300		病毒感染后疲劳综合征		
	B97.800	病毒性病原体，其他的作为分类于其他章疾病的原因		
A08.400		病毒性肠道感染		
A08.401		病毒性肠炎		

主要编码	附加编码	疾　病　名　称	别　名	备　注
A08.300		病毒性肠炎，其他的		
A99.x00		病毒性出血热		
A98.800		病毒性出血热，其他特指的		
J12.900		病毒性肺炎		
J12.800		病毒性肺炎，其他的		
B19.000		病毒性肝炎，伴有肝昏迷		
B19.900		病毒性肝炎，不伴有肝昏迷		
O98.400		病毒性肝炎并发于妊娠、分娩和产褥期		
Z22.500		病毒性肝炎病原携带者		
B94.200		病毒性肝炎的后遗症		
B18.904†	N08.0*	病毒性肝炎相关性肾病		
B34.900		病毒性感染		
B34.800		病毒性感染，其他的		
B33.800		病毒性疾病，其他特指的		
B30.900		病毒性结膜炎		
B30.800†	H13.1*	病毒性结膜炎，其他的		
A87.901		病毒性脑脊髓膜炎		
A86.x01		病毒性脑脊髓炎		
A86.x02		病毒性脑膜脑炎		
A87.900		病毒性脑膜炎		
A87.800		病毒性脑膜炎，其他的		
A86.x00		病毒性脑炎		
A85.800		病毒性脑炎，其他特指的		
B94.100		病毒性脑炎的后遗症		
F06.804		病毒性脑炎所致精神障碍		
B09.x01		病毒性皮疹		
A08.402		病毒性胃肠炎		
I30.103		病毒性心包炎		
I40.001		病毒性心肌炎		
Z86.701		病毒性心肌炎个人史		
I51.904		病毒性心肌炎后遗症		
B33.200		病毒性心炎		
J02.802		病毒性咽喉痛		
B30.200		病毒性咽结膜炎		
J02.801		病毒性咽炎		
B07.x00		病毒性疣		

主要编码	附加编码	疾 病 名 称	别 名	备 注
	Y59.000	病毒疫苗类的有害效应		
P23.000		病毒组引起的先天性肺炎		
F63.000		病理性赌博		
M84.400		病理性骨折，不可归类在他处者		
M53.212		病理性脊柱关节脱位		
F63.200		病理性偷窃［偷窃狂］		
F63.100		病理性纵火［纵火狂］		
F10.002		病理性醉酒	特发性酒中毒	
Z28.201		病人决定不进行免疫		
I49.500		病态窦房结综合征		
E66.801		病态性肥胖		
Q79.803		波伦综合征		波伦综合征　Q79.8
A03.200		波氏志贺菌引起的细菌性痢疾		
Q60.600		波特综合征		
Q85.802		波伊茨-耶格综合征	色素沉着-息肉综合征	波伊茨-耶格综合征（Peutz-Jeghers syndrome）表现为皮肤黏膜黑色斑点伴胃肠息肉
H43.803		玻璃体变性		
H43.800		玻璃体的其他疾患		
T85.303		玻璃体硅油移位		
H43.802		玻璃体黄斑牵拉综合征		玻璃体黄斑牵引综合征是玻璃体不完全后脱离并持续牵引黄斑引起的综合征。常伴有黄斑部的视网膜神经上皮层的囊样改变，引起视力下降，视物变形、变小等。查：脱离-玻璃体　H43.8
H43.300		玻璃体混浊，其他的		
H43.804		玻璃体机化		
H43.100		玻璃体积血		
H43.900		玻璃体疾患		
H43.200		玻璃体内结晶沉积		
H43.801		玻璃体囊肿		
H44.001		玻璃体脓肿		
T85.302		玻璃体气体泄漏		
Z98.801		玻璃体切除硅油充填状态		
H43.001		玻璃体疝		
S05.903		玻璃体损伤		
H43.000		玻璃体脱出		
Q14.000		玻璃体先天性畸形		

主要编码	附加编码	疾病名称	别名	备注
H43.806		玻璃体增生		
J67.600		剥枫树皮者肺		
M93.200		剥脱性骨软骨炎		
L26.x00		剥脱性皮炎		
B48.402		播散型青霉病		
B36.801		播散性阿萨希毛孢子菌感染		
B42.700		播散性孢子丝菌病		
B02.700		播散性带状疱疹		
A31.803		播散性非结核分枝杆菌病		
B41.700		播散性副球孢子菌病		
Q78.201		播散性骨硬化病		
E78.206		播散性黄色瘤		
B39.300		播散性荚膜组织胞浆菌病		
B78.700		播散性类圆线虫病		
H30.100		播散性脉络膜视网膜炎		
B46.400		播散性毛霉病		
B37.808		播散性念珠菌病		
A43.901		播散性诺卡菌病		
B00.700		播散性疱疹病毒病		
B35.801		播散性皮真菌病		
B38.700		播散性球孢子菌病		
B44.700		播散性曲霉病		
D65.x00		播散性血管内凝血［去纤维蛋白综合征］		
B40.700		播散性芽生菌病		
B45.700		播散性隐球菌病		
C83.701		伯基特淋巴瘤		
	M96870/3	伯基特淋巴瘤		
C83.700		伯基特瘤		
C91.005		伯基特细胞白血病		
L01.001		伯克哈特脓疱病		
D86.901		伯克结节病		
A31.101		伯鲁里溃疡		伯鲁里溃疡是溃疡分枝杆菌感染，查：分枝杆菌感染－溃疡 A31.1。也可以直接查伯鲁里溃疡
A37.800		博德特杆菌属性百日咳，其他的		
L60.400		博氏线		

主要编码	附加编码	疾 病 名 称	别　名	备　注
N02.903		薄基底膜肾病	家族性再发性血尿、良性家族性血尿、家族性血尿综合征、家族性复发性血尿综合征	薄基底膜肾病（familial recurrent hematuria syndrome），以反复血尿、肾功能正常和阳性家族史为临床特点，病理特点为肾小球基底膜变薄。本病常为家族性，可能是常染色体显性遗传病变. 其唯一的组织病理学发现是肾小球基底膜弥漫性变薄. 正常基底膜宽度为 300~400nm，而在本病仅为 150~225nm
E80.200		卟啉症，其他的		
D84.102		补体 1 酯酶抑制剂［C1-INH］缺乏		
D84.101		补体成分缺乏		
D84.100		补体系统中的缺陷		
O92.700		哺乳的其他和未特指的疾患		
R45.100		不安和激动		
G25.801		不安腿综合征	不安肢综合征、Ekbom 综合征、感觉异常脚无力综合征	
F30.100		不伴有精神病性症状的躁狂		
F32.200		不伴有精神病性症状的重度抑郁发作		
F23.000		不伴有精神分裂症症状的急性多形性精神病性障碍		
	V81.700	不伴有事先碰撞而出轨造成的火车或铁路车辆乘员的损伤		
	V82.700	不伴有事先碰撞而出轨造成的市内有轨电车乘员的损伤		
I48.x06		不纯性心房扑动		在心房扑动中，如以节律绝对规则的 F 波为主，偶而夹杂有少数不规则的 f 波者，称为不纯性心房扑动。不纯性心房扑动的频率在 350~450 次/分，是一种介于心房扑动和心房颤动之间的过渡型快速房性异位心律。查：扑动-心房　I48
F84.100		不典型孤独症		
A49.803		不动杆菌感染性菌血症		
A41.506		不动杆菌属性败血症	粘球杆菌败血症	不动杆菌是一类不发酵糖类的革兰阴性杆菌。查：败血症-革兰阴性（病原体）　A41.5
M62.300		不动综合征（截瘫性）		
Z91.100		不服从医疗和医疗制度个人史		
H55.x01		不规则眼运动		
T85.902		不可吸收缝线并发症		
C76.801		不明确部位交搭跨越恶性肿瘤		

主要编码	附加编码	疾 病 名 称	别　名	备　注
K90.400		不耐受引起的吸收不良		
	Y65.500	不恰当手术的实行		
M99.100		不全脱位复征（椎骨的）		
R53.x00		不适和疲劳		
O01.100		不完全和部分葡萄胎		
G82.201		不完全截瘫		
O01.102		不完全葡萄胎		
K56.701		不完全性肠梗阻		
Q35.903		不完全性腭裂		
O06.301		不完全性流产，伴有并发症		
O06.300		不完全性流产，伴有其他的并发症		
O06.000		不完全性流产，并发生殖道和盆腔感染		流产的分类要按其目的编码，医疗性和计划生育性都是O04编码，其他原因的流产编码为O05，不能说明原因的流产放在O06。而医院中的流产都应指出原因，O06应该不应有病案，否则说明医院的诊断不够详细
O06.200		不完全性流产，并发栓塞		
O06.100		不完全性流产，并发延迟或过度出血		
O05.301		不完全性流产，其他的，伴有并发症		
O05.300		不完全性流产，其他的，伴有其他和未特指的并发症		
O05.000		不完全性流产，其他的，并发生殖道和盆腔感染		
O05.200		不完全性流产，其他的，并发栓塞		
O05.100		不完全性流产，其他的，并发延迟或过度出血		
O05.400		不完全性流产，其他的，无并发症		
O06.400		不完全性流产，无并发症		
O04.401		不完全性药物流产		
O04.300		不完全性医疗性流产，伴有其他并发症		
O04.000		不完全性医疗性流产，并发生殖道和盆腔感染		
O04.200		不完全性医疗性流产，并发栓塞		

主要编码	附加编码	疾 病 名 称	别　名	备　注
O04.100		不完全性医疗性流产，并发延迟或过度出血		
O04.400		不完全性医疗性流产，无并发症		
O04.101		不完全性医疗性流产并发过度出血		
O04.001		不完全性医疗性流产并发盆腔感染		
I45.101		不完全性右束支传导阻滞		
O03.300		不完全性自然流产，伴有其他和未特指的并发症		
O03.000		不完全性自然流产，并发生殖道和盆腔感染		类目 O03~O06 共用相同的第四位数亚目，表明是否是完全性或未特指，以及伴有的并发症
O03.200		不完全性自然流产，并发栓塞		
O03.100		不完全性自然流产，并发延迟或过度出血		
O03.400		不完全性自然流产，无并发症		
O03.101		不完全性自然流产并发过度出血		
O03.001		不完全性自然流产并发盆腔感染		
O03.102		不完全性自然流产并发延迟出血		
I44.601		不完全性左束支传导阻滞		
O03.002		不完全自然流产并发生殖道感染		
Q65.600		不稳定髋		
I20.000		不稳定型心绞痛		不稳定型心绞痛，是介于劳累性稳定型心绞痛与急性心肌梗死和猝死之间的临床表现。主要包括初发心绞痛、恶化劳力性心绞痛、静息心绞痛伴心电图缺血改变和心肌梗死后早期心绞痛。其特征是心绞痛症状进行性增加，新发作的休息或夜间性心绞痛或出现心绞痛持续时间延长。由于其具有独特的病理生理机制及临床预后，如果不能恰当及时的治疗，可能发展为急性心肌梗死
D58.206		不稳定血红蛋白病		
R45.200		不愉快		
N97.801		不育由于阴道畸形		
R46.100		不正常的个人外貌		

主要编码	附加编码	疾　病　名　称	别　名	备　注
D61.004		布拉克凡-戴蒙德综合征		
H50.601		布郎鞘综合征		
G83.801		布朗-塞卡尔综合征		
Q24.801		布鲁格达综合征		布鲁格达综合征，1992年由西班牙的布鲁格达兄弟首先报道，并于1996年正式被国际命名。该病多见于青中年男性，常有晕厥或猝死家族史，男女发生比例为10:1；临床有休克、晕厥、猝死等表现，心电表现为恶性心律失常，伴随特别的右束支传导阻滞。目前能有效预防布鲁格达综合征发生猝死的措施是及早置入心律转复除颤器（ICD） 主要特点：①布鲁格达综合征是一种和遗传有关的疾病，该病发作时可引起室颤，导致心脏骤停以致猝死；②布鲁格达综合征是一种家族性的遗传心脏离子通道基因异常疾病，学界通常认为其属于一种常染色体显性遗传性心肌病。查：异常-心肌　Q24.8
M21.808		布鲁克病		
M15.200		布沙尔结节（伴有关节病）		
M34.802		布施克硬肿病		
	M49.1*	布氏杆菌性脊椎炎		
A23.900		布氏菌病		
A23.800		布氏菌病，其他的		
A23.902†	M01.3*	布氏菌病关节炎		
A23.901†	M49.1*	布氏菌病脊柱炎		脊柱炎-见于--布氏菌病　A23._+M49.1* 核对一卷后编码为A23.9+M49.1*
	Y23.x00	步枪、猎枪和大型火器发射，意图不确定的		
	W33.x00	步枪、猎枪和较大火器发射		
I44.302		部分房室传导阻滞		
O73.100		部分胎盘和胎膜滞留不伴有出血		
E23.202		部分性垂体性尿崩症		
Q21.203		部分性房室隔缺损		
O01.101		部分性葡萄胎		
O44.002		部分性前置胎盘		
O44.102		部分性前置胎盘伴出血		
L30.400		擦烂红斑		
	W40.x00	材料爆炸，其他的		

主要编码	附加编码	疾 病 名 称	别 名	备 注
Z31.201		采取卵子		
M95.100		菜花状耳		
K91.102		残窦综合征		残窦综合征（residue sinus syndrome）是指 Billroch Ⅱ 式手术时，胃窦切除不全，残留胃窦所致的吻合口溃疡症候群。残留胃窦复发性溃疡的发病率为 40%。查：综合征-胃部手术后 K91.1
T87.602		残端综合征		
K08.302		残冠		残冠、残根：牙齿由于龋坏等原因而致使牙冠的大部分缺损，称为残冠，而牙冠基本缺失，仅剩余牙根，称为残根。查：残留牙根 K08.3
	M07.1*	残毁性关节炎		
O00.801		残角子宫妊娠		
O00.802		残角子宫妊娠破裂		
I84.600		残留的痔皮赘		
F20.500		残留型精神分裂症		
K92.202		残胃出血		
C16.903		残胃恶性肿瘤	残胃癌	
K25.901		残胃溃疡		
K91.802		残胃吻合口炎		
K29.701		残胃炎		
N99.801		残余卵巢综合征		残余卵巢综合征指在阴式或腹式子宫切除双侧卵巢后，再次出现功能性的卵巢组织，并产生盆腔疼痛或包块等症状和体征的一组症候群。经过手术后病理观察，证实本征患者在不应有卵巢组织的部位存在卵巢组织。查：综合征-残留卵巢 N99.8
K04.803		残余牙根囊肿		
D55.001		蚕豆病		
H16.003		蚕蚀性角膜溃疡	莫伦角膜溃疡、Mooren 角膜溃疡	蚕蚀性角膜溃疡是指一种病因不清，病情顽固，迄今仍被视为严重的致盲性眼病。本病病因不明。临床表现为剧烈眼痛、畏光、流泪及视力下降。查：莫伦溃疡（角膜） H16.0
R23.100		苍白		
L05.000		藏毛囊肿伴有脓肿		
L05.900		藏毛囊肿不伴有脓肿		
	X50.x00	操劳过度和剧烈或重复运动		
T81.900		操作的并发症		

主要编码	附加编码	疾 病 名 称	别　名	备　注
T81.800		操作的其他并发症，不可归类在他处者		
T81.026		操作后肠出血		
E89.300		操作后垂体功能减退症		
T81.400		操作后的感染，不可归类在他处者		
J95.800		操作后的呼吸性疾患，其他的		
T81.703		操作后的空气栓塞		
J95.500		操作后的声门下狭窄		
T81.700		操作后的血管并发症，不可归类在他处者		
T81.701		操作后动脉血栓形成		
E89.500		操作后睾丸功能减退		
M96.800		操作后肌肉骨骼疾患，其他的		
E89.200		操作后甲状旁腺功能减退症		
E89.000		操作后甲状腺功能减退症		
E89.400		操作后卵巢功能衰竭		
E89.800		操作后内分泌和代谢紊乱，其他的		
N99.100		操作后尿道狭窄		
N99.400		操作后盆腔腹膜粘连		
G97.801		操作后缺氧性脑损害		
E89.600		操作后肾上腺皮质（髓质）功能减退		
N99.000		操作后肾衰竭		
T81.025		操作后十二指肠乳头出血		
E89.100		操作后血内胰岛素不足		
T81.500		操作后意外遗留于体腔或手术伤口中的异物		
T82.803		操作中动静脉瘘		
T81.101		操作中休克		
E74.804		草酸尿		
E74.803		草酸盐沉着症		
D33.001		侧脑室良性肿瘤		
Q87.802		策尔韦格综合征		
T88.400		插管失败或困难		
	Y65.400	插入或取除其他导管或器械不当		

主要编码	附加编码	疾 病 名 称	别 名	备 注
M96.600		插入矫形外科的植入物、关节假体或骨板后的骨折		
M96.602		插入矫形外科骨板后骨折		
M96.601		插入矫形外科关节假体后骨折		
	K93.1*	查加斯病性巨结肠		
	K23.1*	查加斯病引起的巨食管症		
O69.800		产程和分娩并发其他的脐带并发症		
O69.200		产程和分娩并发其他脐带缠绕		
O69.900		产程和分娩并发脐带并发症		
O69.500		产程和分娩并发脐带的血管损害		
O69.300		产程和分娩并发脐带过短		
O69.100		产程和分娩并发脐带绕颈并伴有受压		
O69.000		产程和分娩并发脐带脱垂		
O69.400		产程和分娩并发前置血管		
O68.900		产程和分娩并发胎儿的应激反应		
O68.000		产程和分娩并发胎儿心率异常		
O68.200		产程和分娩并发胎儿心率异常并在羊水中伴有胎粪		
O68.800		产程和分娩并发胎儿应激反应的其他证据		
O68.300		产程和分娩并发胎儿应激反应的生物化学证据		
O68.100		产程和分娩并发在羊水中伴有胎粪		
O75.900		产程和分娩并发症		
O75.800		产程和分娩的其他特指并发症		
O74.700		产程和分娩期间插管失败或困难		
O75.100		产程和分娩期间或以后休克		
O74.600		产程和分娩期间脊髓和硬膜外麻醉的其他并发症		
O74.500		产程和分娩期间脊髓和硬膜外麻醉诱发的头痛		
O74.400		产程和分娩期间局部麻醉的毒性反应		
O74.900		产程和分娩期间麻醉并发症		

主要编码	附加编码	疾　病　名　称	别　　名	备　　注
O74.800		产程和分娩期间麻醉的其他并发症		
O74.100		产程和分娩期间麻醉的其他肺部并发症		
O74.200		产程和分娩期间麻醉的心脏并发症		
O74.300		产程和分娩期间麻醉的中枢神经系统并发症		
O74.000		产程和分娩期间麻醉引起的吸入性肺炎		
O75.000		产程和分娩期间母体窘迫		
O62.101		产程活跃期受阻		
O71.000		产程开始前子宫破裂		
O75.200		产程期间发热，不可归类在他处者		
O75.300		产程期间其他的感染		
O63.901		产程延长		
O71.100		产程中子宫破裂		
O72.301		产后播散性血管内凝血		
O90.201		产后会阴伤口血肿		
Z39.000		产后即刻医疗照顾和检查		
O72.101		产后即时出血		
O90.400		产后急性肾衰竭		
O90.500		产后甲状腺炎		
O75.801		产后尿潴留		
O72.300		产后凝血缺陷		
O99.001		产后贫血		
F53.002		产后抑郁症		
O90.202		产后阴道伤口血肿		
O71.200		产后子宫内翻		
O71.201		产后子宫外翻		
O15.201		产后子痫		
O71.900		产科创伤		
O71.800		产科创伤，其他特指的		
O88.201		产科肺栓塞		
O88.000		产科空气栓塞		
O88.300		产科脓血性和脓毒性栓塞		
A34.x00		产科破伤风		

主要编码	附加编码	疾 病 名 称	别 名	备 注
O90.200		产科伤口的血肿		
O75.400		产科手术和操作的其他并发症		
O86.000		产科手术伤口的感染		
O75.401		产科术后心脏停搏		
O75.402		产科术中心脏停搏		
O88.800		产科栓塞，其他的		
O95.x00		产科死亡		
O75.101		产科休克		
O88.200		产科血凝块栓塞		
O62.900		产力异常		
O62.800		产力异常，其他的		
	B96.700	产气荚膜梭状芽胞杆菌作为分类于其他章疾病的原因		
O46.001		产前播散性血管内凝血		
O46.900		产前出血		
O46.800		产前出血，其他的		
O46.000		产前出血伴有凝血缺陷		
O28.501		产前染色体筛查异常		
Z36.900		产前筛查		
Z36.800		产前筛查，其他的		
Z36.301		产前特指物理学方法筛查畸形		
Z36.401		产前物理学方法筛选胎儿生长迟缓		
O15.001		产前子痫		子痫可发生于妊娠期、分娩期或产后24小时内，分别称为产前子痫、产时子痫和产后子痫，是产科四大死亡原因之一。查：子痫-妊娠　O15.0
O81.300		产钳术，其他的		
P03.201		产钳致新生儿损伤		
O81.301		产钳助产		
O86.800		产褥感染，其他特指的		
O90.900		产褥期并发症		
O87.301		产褥期大脑静脉窦血栓形成		
O87.300		产褥期大脑静脉血栓形成		
O86.801		产褥期丹毒		
O87.900		产褥期的静脉并发症		
O90.800		产褥期的其他并发症，不可归类在他处者		

主要编码	附加编码	疾 病 名 称	别 名	备 注
O86.401		产褥期发热		
O85.x01		产褥期腹膜炎		
O86.402		产褥期感染		
M83.000		产褥期骨软化症		
O91.102		产褥期化脓性乳腺炎		
O92.701		产褥期积乳囊肿		
O90.101		产褥期继发性会阴撕裂		
F53.101		产褥期精神病		
F53.900		产褥期精神障碍		
O87.901		产褥期静脉炎		
O86.201		产褥期泌尿系感染		
O99.401		产褥期脑血管病		
O85.x00		产褥期脓毒病		
O86.802		产褥期盆腔炎		
O87.800		产褥期其他的静脉并发症		
O91.001		产褥期乳头感染		
O91.101		产褥期乳腺脓肿		
O91.201		产褥期乳腺炎		
O87.100		产褥期深静脉血栓形成		
O86.101		产褥期输卵管-卵巢炎		
O87.801		产褥期外阴静脉曲张		
O87.802		产褥期下肢静脉曲张		
O99.402		产褥期心功能不全		
O90.300		产褥期心肌病		
O87.000		产褥期血栓性浅静脉炎		
F53.001		产褥期抑郁		
O86.102		产褥期阴道炎		
O25.x01		产褥期营养不良		
O87.200		产褥期痔		
O89.600		产褥期中插管失败或困难		
O89.500		产褥期中脊髓和硬膜外麻醉的其他并发症		
O89.400		产褥期中脊髓和硬膜外麻醉诱发的头痛		
O89.300		产褥期中局部麻醉的中毒反应		
O89.900		产褥期中麻醉并发症		
O89.000		产褥期中麻醉的肺部并发症		

主要编码	附加编码	疾 病 名 称	别 名	备 注
O89.800		产褥期中麻醉的其他并发症		
O89.100		产褥期中麻醉的心脏并发症		
O89.200		产褥期中麻醉的中枢神经系统并发症		
O85.x03		产褥期子宫内膜炎		
O15.200		产褥期子痫		
P15.900		产伤		
P15.800		产伤，其他特指的		
O71.501		产伤性膀胱损伤		
O71.601		产伤性耻骨联合分离		
O71.801		产伤性腹直肌分离		
O71.301		产伤性宫颈裂伤		
O71.701		产伤性会阴血肿		
O71.502		产伤性尿道裂伤		
O71.702		产伤性盆腔血肿		
O71.703		产伤性外阴血肿		
O71.802		产伤性腰骶神经根损害		
O71.402		产伤性阴道后穹隆裂伤		
O71.704		产伤性阴道血肿		
P14.000		产伤引起的埃尔布麻痹		
P10.100		产伤引起的大脑出血		
P14.200		产伤引起的膈神经麻痹		
P14.100		产伤引起的克隆普克麻痹		
P13.000		产伤引起的颅骨骨折		
P12.200		产伤引起的颅骨腱膜下出血		
P10.900		产伤引起的颅内撕裂和出血		
P10.400		产伤引起的脑幕撕裂		
P10.200		产伤引起的脑室内出血		
P11.000		产伤引起的脑水肿		
P11.200		产伤引起的脑损害		
P15.600		产伤引起的皮下脂肪坏死		
P10.800		产伤引起的其他颅内撕裂和出血		
P11.100		产伤引起的其他特指的脑损害		
P12.100		产伤引起的热带毛孢子菌病		
P13.400		产伤引起的锁骨骨折		
P12.000		产伤引起的头颅血肿		

主要编码	附加编码	疾病名称	别名	备注
P12.300		产伤引起的头皮挫伤		
P15.200		产伤引起的胸骨乳突损伤		
P10.000		产伤引起的硬膜下出血		
P10.300		产伤引起的蛛网膜下隙出血		
P15.802		产伤致新生儿肛门裂伤		
P13.301		产伤致新生儿肱骨骨折		
P13.801		产伤致新生儿肋骨骨折		
P10.901		产伤致新生儿颅内出血		
P11.101		产伤致新生儿脑白质损伤		
P15.804		产伤致新生儿皮肤损伤		
P12.801		产伤致新生儿头皮水肿		
P15.201		产伤致新生儿斜颈		
P15.801		产伤致新生儿咽部损伤		
P15.803		产伤致新生儿足挫伤		
O67.900		产时出血		
O67.800		产时出血，其他的		
O67.000		产时出血伴有凝血缺陷		
O15.101		产时子痫		
I45.803		长 QT 综合征		长 QT 综合征（QT prolongation syndrome）指具有心电图上 QT 间期延长、室性心律失常、晕厥和猝死的一组综合征，可能伴有先天性耳聋。本症不少具有家族性，其伴有耳聋者由贾（Jervell）和兰-尼（Lange-Nielsen）首先描述，故又称贾兰综合征；不伴耳聋者又称瓦-罗（Ward-Romano）综合征。长 QT 综合征属于心脏传导性疾患，通常是先天性传导性心律失常。查：延迟-传导（心脏）（心室）　I45.8
R94.302		长 QT 综合征	QT 间期延长综合征	长 QT 综合征是一种病因不明、心电图表现为 QT 间期延长，可伴 T 波及 U 波异常的一组综合征，其最主要临床表现为晕厥及猝死。本症常见于儿童和青年，常有家族史，属遗传性心脏电生理异常，但部分病例可无家族史。查：异常的-心电图　R94.3
T45.102		长春新碱中毒		
P13.300		长骨的产伤，其他的		
Z92.100		长期（近期）使用抗凝血药个人史		
Z92.200		长期（近期）使用其他药剂个人史		

主要编码	附加编码	疾 病 名 称	别 名	备 注
	X52. x00	长期滞留在失重环境下		
Q67. 200		长头		
A18. 300		肠、腹膜和肠系膜淋巴结的结核		
	K93. 0*	肠、腹膜和肠系膜淋巴结的结核性疾患		
C85. 723		肠 T 细胞淋巴瘤		
B34. 100		肠病毒感染		
B08. 802		肠病毒性淋巴结咽炎		
A85. 001†	G05. 1*	肠病毒性脑脊髓炎		
A87. 000†	G02. 0*	肠病毒性脑膜炎		
A85. 000†	G05. 1*	肠病毒性脑炎		
B08. 400		肠病毒性水疱性口炎伴有疹病		
B08. 500		肠病毒性水疱性咽炎		
A88. 000		肠病毒疹热［波士顿疹病］		
	B97. 100	肠病毒作为分类于其他章疾病的原因		
C84. 505		肠病相关的 T-细胞淋巴瘤		
	M07. 6*	肠病性关节病，其他的		
K52. 913†	M07. 6*	肠病性关节炎		溃疡性结肠炎和克罗恩病一起统称为炎性肠病。肠病性关节炎与免疫有关，常侵犯四肢及脊柱关节，而且受累关节以下肢大关节为主，并有单侧、非对称性的特点，血中类风湿因子阴性，所以和强直性脊柱炎、赖特综合征、银屑病关节炎、反应性关节炎等一起被列入血清阴性脊柱关节病。查：关节病-见于--肠病性 NEC K52. 9+M07. 6*
E83. 201		肠病性肢端皮炎		
K92. 204		肠出血		
A04. 300		肠出血性大肠杆菌感染		
K63. 100		肠穿孔（非创伤性）		
T81. 204		肠穿孔，操作中		
Z98. 000		肠搭桥术和吻合术状态		
K91. 803		肠代食管吻合口狭窄		
A06. 300		肠道阿米巴瘤		
A04. 000		肠道病原性大肠杆菌感染		
C26. 000		肠道部位的恶性肿瘤		
Z22. 100		肠道传染病带菌者，其他的		

主要编码	附加编码	疾 病 名 称	别 名	备 注
Z11.000		肠道传染病的特殊筛查		
A04.400		肠道大肠杆菌感染，其他的		
T28.702		肠道的腐蚀伤		
A07.801		肠道滴虫病		
A08.500		肠道感染，其他特指的		
B76.902		肠道钩虫病		
B82.900		肠道寄生虫病		
K59.101		肠道菌群失调		肠道正常菌群作为宿主的生物屏障防御病原体的侵犯，还参与蛋白、糖、脂肪的消化吸收、合成维生素等，对宿主有营养作用，对亚硝胺等致癌物质有降解的功能而起抗癌作用。由于某种原因破坏了正常菌群内各种微生物之间的相互制约关系，使其在质和量方面失去平衡，称为菌群失调。菌群失调临床表现主要是腹泻，其中肠道菌群失调所致的腹泻是指抗生素特别是广谱抗生素抑制肠道内的正常菌群，使其数量急剧减少，甚至形成所谓"无菌状态"，因而影响肠道功能而致腹泻
B78.000		肠道类圆线虫病		
B81.100		肠道毛细线虫病		
B37.806		肠道念珠菌病		
B82.000		肠道蠕虫病		
B81.800		肠道蠕虫病，其他特指的		
B81.300		肠道血管圆线虫病		
B49.x16		肠道真菌感染		
Z12.100		肠道肿瘤的特殊筛查		
K63.900		肠的疾病		
K56.400		肠的其他嵌塞		
Q43.800		肠的其他特指先天性畸形		
N80.500		肠的子宫内膜异位症		
D37.707		肠动态未定肿瘤		
A04.100		肠毒性大肠杆菌感染		
A49.806		肠杆菌感染性菌血症		
K56.700		肠梗阻		查肠梗阻，不能查梗阻－肠
K56.600		肠梗阻，其他和未特指的		
K56.603		肠梗阻伴坏死		
K56.502		肠梗阻伴粘连		
K55.004		肠坏死		
E34.100		肠激素分泌过多，其他的		

主要编码	附加编码	疾 病 名 称	别　名	备　注
K55.000		肠急性血管疾患		
B82.901		肠寄生虫性脓肿		
R10.401		肠绞痛		
K56.202		肠绞窄		
A18.303†	K93.0*	肠结核		
K56.401		肠结石		
K58.901		肠痉挛		
K63.300		肠溃疡		
D13.902		肠良性肿瘤		
I89.005		肠淋巴管扩张		
K63.200		肠瘘		
K55.100		肠慢性血管疾患		
K63.308		肠糜烂		
K56.200		肠扭转		
K63.000		肠脓肿		
M02.000		肠旁路术后关节病		
K63.107		肠破裂		
D01.400		肠其他和未特指部位的原位癌		
K63.800		肠其他特指的疾病		
K57.800		肠憩室病，伴有穿孔和脓肿		
K57.900		肠憩室病，不伴有穿孔或脓肿		
K57.801		肠憩室病伴腹膜炎		
A04.200		肠侵袭性大肠杆菌感染		
A41.807		肠球菌性败血症		肠球菌属为革兰阳性菌
J15.402		肠球菌属性肺炎		肠球菌（enterococcus）原属于链球菌科链球菌属，又称 D 群链球菌或粪链球菌，为革兰阳性菌
K63.819		肠肉芽肿		
F45.309		肠神经官能症	激惹综合征	
E74.300		肠碳水化合物吸收障碍，其他的		
K56.100		肠套叠		
A28.200		肠外耶尔森菌病		
K91.839		肠吻合口狭窄		
B66.501		肠吸虫病		
K90.900		肠吸收不良		
K90.800		肠吸收不良，其他的		

主要编码	附加编码	疾 病 名 称	别　名	备　注
K66.103		肠系膜出血		
S34.503		肠系膜丛损伤		
K55.104		肠系膜动脉供血不足		
K55.006		肠系膜动脉栓塞		
K55.009		肠系膜动脉栓塞伴肠坏死		
S35.201		肠系膜动脉损伤		
K55.101		肠系膜动脉狭窄		
K55.008		肠系膜动脉血栓形成		
K55.801		肠系膜动脉炎		
K55.103		肠系膜动脉硬化		
D48.402		肠系膜动态未定肿瘤		
C48.101		肠系膜恶性肿瘤		
K66.803		肠系膜钙化		
K55.012		肠系膜梗死		
K55.005		肠系膜坏疽		
C78.603		肠系膜继发恶性肿瘤		
C45.101		肠系膜间皮瘤		
A18.315†	K93.0*	肠系膜结核		
K55.011		肠系膜静脉栓塞		
K55.010		肠系膜静脉血栓形成		
K55.007		肠系膜静脉血栓形成伴肠坏死		
D20.102		肠系膜良性肿瘤		
K46.901		肠系膜裂孔疝		
S36.802		肠系膜裂伤		
C77.207		肠系膜淋巴结继发恶性肿瘤		
A18.316†	K93.0*	肠系膜淋巴结结核		
K46.902		肠系膜内疝		
K66.802		肠系膜囊肿		
K65.012		肠系膜脓肿		
I89.801		肠系膜乳糜囊肿		
I72.802		肠系膜上动脉动脉瘤		
I72.801		肠系膜上动脉夹层动脉瘤		
K55.102		肠系膜上动脉狭窄		
K55.105		肠系膜上动脉压迫综合征	Wilkie 病、压迫性肠梗阻、Wilkie 综合征	肠系膜上动脉压迫综合征指由于肠系膜上动脉压迫十二指肠的水平部所引起的十二指肠部分或完全梗阻而出现的一系列症状。查：综合征-肠系膜--动脉（上）　K55.1

主要编码	附加编码	疾 病 名 称	别 名	备 注
K66.004		肠系膜粘连		
K65.801		肠系膜脂肪坏死		
D48.403		肠系膜肿瘤		
	M49.2*	肠细菌性脊椎炎		
K56.601		肠狭窄		
K63.400		肠下垂		
Q43.900		肠先天性畸形		
K55.900		肠血管疾患		
K55.800		肠血管疾患，其他的		
K52.915		肠炎		
K52.914		肠炎性包块		
Z94.801		肠移植状态		
K58.000		肠易激综合征伴有腹泻		
K58.900		肠易激综合征不伴有腹泻		
D01.401		肠原位癌		
Q43.801		肠源性囊肿		
K45.803		肠造口旁疝		
K91.402		肠造口术后功能障碍		
K91.804		肠造瘘术后肠黏膜脱垂		
K66.002		肠粘连		
K56.500		肠粘连［带］伴有梗阻		
K56.503		肠粘连性狭窄		
K63.801		肠脂肪垂		
D37.708		肠肿瘤		
Q43.400		肠重复畸形		
C77.208		肠周淋巴结继发恶性肿瘤		
Z39.200		常规产后随诊		
Z41.200		常规和宗教仪式的包皮环切术		
Z10.800		常规一般性健康查体，其他限定人群的		
D83.900		常见变异型免疫缺陷		
D83.800		常见变异型免疫缺陷，其他的		
D83.200		常见变异型免疫缺陷伴有对 B 或 T 细胞的自身抗体		
D83.000		常见变异型免疫缺陷伴有显著的 B 细胞数量和功能异常		
D83.100		常见变异型免疫缺陷伴有显著的免疫调节的 T 细胞疾患		

主要编码	附加编码	疾 病 名 称	别 名	备 注
Q92.500		常染色体伴有其他复杂性重排的重复		
Q92.200		常染色体大部分三体性		
Q93.800		常染色体的其他缺失		
Q93.900		常染色体的缺失		
Q92.600		常染色体额外标记染色体		
Q93.600		常染色体仅出现于前中期的缺失		
Q92.400		常染色体仅出现于前中期的重复		
Q92.800		常染色体其他特指的三体性和部分三体型		
Q93.700		常染色体缺失伴有其他复杂性的重排		
Q92.700		常染色体三倍体和多倍体		
Q92.900		常染色体三体性和部分三体型		
G40.002		常染色体显性遗传夜间额叶癫痫		常染色体显性遗传夜间额叶癫痫是新近得到公认的特发性部位相关的癫痫综合征，查：癫痫-局部相关性--特发性　G40.0
Q92.300		常染色体小部分三体性		
D80.001		常染色体隐性无丙种球蛋白血症		
	V95.100	超轻型、轻型或动力滑翔机事故伤及乘员		
R93.101		超声心动图异常		
T88.901		超声治疗并发症		
	V89.900	车辆事故中的人员损伤		
T90.202		陈旧性鼻骨骨折		
T92.102		陈旧性臂骨骨折		
T93.202		陈旧性髌骨骨折		
T93.301		陈旧性髌骨脱位		
B90.802		陈旧性肠系膜淋巴结核		
T92.105		陈旧性尺骨骨折		
T92.104		陈旧性尺桡骨骨折		
T91.205		陈旧性耻骨骨折		
T94.002		陈旧性多部位骨折		
T94.101		陈旧性多部位骨折		
T94.001		陈旧性多处身体部位损伤		
T95.001		陈旧性耳化学烧伤		

主要编码	附加编码	疾 病 名 称	别 名	备 注
T93.205		陈旧性腓骨骨折		
B90.902		陈旧性肺结核		
T91.501		陈旧性腹内器官损伤		
B90.803		陈旧性腹腔结核		
I25.201		陈旧性高侧壁心肌梗死		
T92.103		陈旧性肱骨骨折		
T93.104		陈旧性股骨粗隆间骨折		
T93.103		陈旧性股骨干骨折		
T93.101		陈旧性股骨骨折		
T93.102		陈旧性股骨颈骨折		
B90.201		陈旧性骨关节结核病		
B90.202		陈旧性骨结核病		
T91.202		陈旧性骨盆骨折		
M24.102		陈旧性关节软骨撕裂		
T90.206		陈旧性颌骨骨折		
H21.510		陈旧性虹膜睫状体炎		
I25.202		陈旧性后壁心肌梗死		
M23.203		陈旧性后十字韧带损伤		
T93.207		陈旧性踝骨骨折		
T93.206		陈旧性踝关节骨折		
M24.810		陈旧性踝关节脱位		
M24.202		陈旧性踝外侧副韧带断裂		
N81.801		陈旧性会阴裂伤		
T91.902		陈旧性会阴损伤		
M60.802		陈旧性肌炎		
T91.301		陈旧性脊髓损伤		
T91.101		陈旧性脊柱骨折		
T91.803		陈旧性脊柱韧带扭伤		
M24.801		陈旧性肩关节脱位		查：脱位，陈旧性编码于 M24.8。而查后遗症-脱位--肢---上编码于 T92.3。作为疾病编码，如果指明了临床表现，要按表现编码，陈旧性脱位还是有脱位情况存在，因此要编码到 M24.8
T92.101		陈旧性肩胛骨骨折		
B90.001		陈旧性结核性脑膜炎		
M72.806		陈旧性筋膜炎		
T91.001		陈旧性颈部和躯干浅表损伤		
T91.901		陈旧性颈部和躯干损伤		

主要编码	附加编码	疾病名称	别名	备注
B90.801		陈旧性颈淋巴结核		
T91.102		陈旧性颈椎骨折		
T93.203		陈旧性胫骨骨折		
T91.002		陈旧性开放性颈部和躯干损伤		
T92.001		陈旧性开放性上肢损伤		
T93.001		陈旧性开放性下肢损伤		
T90.207		陈旧性颏部骨折		
T93.204		陈旧性髁突骨折		
M24.807		陈旧性髋关节脱位		
T91.204		陈旧性髋臼骨折		
T91.201		陈旧性肋骨骨折		
T90.201		陈旧性颅骨骨折		
T90.502		陈旧性颅内损伤		
T90.501		陈旧性颅脑损伤		
T90.208		陈旧性面骨骨折		
T90.302		陈旧性面神经损伤		
M23.204		陈旧性内侧半月板后角损伤		
M23.202		陈旧性内侧半月板前角损伤		
T90.301		陈旧性脑神经损伤		
K07.601		陈旧性颞下颌关节脱位		
T91.502		陈旧性盆腔器官损伤		
I25.203		陈旧性前壁心肌梗死		
I25.204		陈旧性前间壁心肌梗死		
M23.201		陈旧性前十字韧带损伤		
T95.103		陈旧性躯干冻伤		
T95.102		陈旧性躯干化学性烧伤		
T95.101		陈旧性躯干烧伤		
T91.802		陈旧性躯干神经损伤		
T90.203		陈旧性颧骨骨折		
T92.302		陈旧性桡尺关节脱位		
T92.106		陈旧性桡骨骨折		
T90.204		陈旧性上颌骨骨折		
T92.501		陈旧性上肢肌腱断裂		
T92.502		陈旧性上肢肌肉撕裂		
T92.601		陈旧性上肢挤压伤		
T95.201		陈旧性上肢烧伤		
T92.401		陈旧性上肢神经损伤		

主要编码	附加编码	疾　病　名　称	别　　名	备　　注
B90.101		陈旧性肾结核		
T95.803		陈旧性食管烧伤		
H33.502		陈旧性视网膜脱离		
T92.301		陈旧性手部关节韧带损伤		
M24.806		陈旧性手骨间关节脱位		
T95.202		陈旧性手烧伤		
T98.301		陈旧性手术后缺氧性脑损害		
T92.203		陈旧性手指骨折		
O00.116		陈旧性输卵管妊娠		
M23.200		陈旧性撕裂或损伤引起的半月板紊乱		
T95.802		陈旧性四肢烧伤		
T94.102		陈旧性损伤		
T90.901		陈旧性头部损伤		
T95.002		陈旧性外耳道烧伤		
T92.201		陈旧性腕骨骨折		
T92.504		陈旧性腕关节肌腱损伤		
M24.805		陈旧性腕关节脱位		
T91.206		陈旧性尾骨骨折		
M23.212		陈旧性膝半月板断裂		
M23.213		陈旧性膝半月板损伤		
M23.211		陈旧性膝关节囊韧带损伤		
M24.808		陈旧性膝关节脱位		
M23.205		陈旧性膝内侧半月板损伤		
M23.206		陈旧性膝内侧副韧带损伤		
M23.215		陈旧性膝内多发性损伤		
M23.501		陈旧性膝韧带破裂		
M23.214		陈旧性膝韧带损伤		
M23.209		陈旧性膝外侧半月板后角损伤		
M23.208		陈旧性膝外侧半月板前角损伤		
M23.210		陈旧性膝外侧半月板损伤		
M23.207		陈旧性膝外侧副韧带损伤		
I25.205		陈旧性下壁后壁心肌梗死		
I25.206		陈旧性下壁前壁心肌梗死		
I25.207		陈旧性下壁心肌梗死		
I25.208		陈旧性下壁正后壁心肌梗死		
T90.205		陈旧性下颌骨骨折		

主要编码	附加编码	疾 病 名 称	别 名	备 注
T93.201		陈旧性下肢骨折		
T95.301		陈旧性下肢烧伤		
I25.200		陈旧性心肌梗死		
B90.903		陈旧性胸膜结核		
T91.401		陈旧性胸内器官损伤		
T91.103		陈旧性胸椎骨折		
T90.101		陈旧性眼睑损伤		
H02.808		陈旧性眼睑异物		
T95.801		陈旧性眼烧伤		
T90.401		陈旧性眼损伤		
T91.104		陈旧性腰椎骨折		
O00.902		陈旧性异位妊娠		
N89.811		陈旧性阴道裂伤		
T92.202		陈旧性掌骨骨折		
B90.901		陈旧性支气管结核		
T93.801		陈旧性趾挫伤		
M24.803		陈旧性肘关节脱位		
B90.904		陈旧性纵隔结核		
T93.208		陈旧性足舟骨骨折		
Q78.000		成骨不全		
M42.100		成年脊柱骨软骨病		
Q61.201		成年型多囊肾		
M06.100		成年型斯蒂尔病	［Still病］变应性亚败血症	斯蒂尔病本是指系统型起病的幼年型关节炎，但相似的疾病也可发生于成年人，称为成人斯蒂尔病（AOSD）。临床特征为发热、关节痛和（或）关节炎、皮疹、肌痛、咽痛、淋巴结肿大、白细胞总数和中性粒细胞增多以及血小板增多，严重者伴系统损害。由于无特异诊断标准，常常需排除感染、肿瘤和其他结缔组织病后才考虑其诊断。本病男女患病率相近，散布世界各地，无地域差异。好发年龄在16~35岁，高龄发病亦可见到
C91.500		成人T-细胞白血病		
	M98270/3	成人T-细胞白血病		
K31.100		成人肥厚性幽门狭窄		
M83.900		成人骨软化症		
M83.800		成人骨软化症，其他的		
M93.100		成人金伯克病		

主要编码	附加编码	疾 病 名 称	别 名	备 注
M83.500		成人其他药物性骨软化症		
F69.x00		成人人格和行为障碍		
F68.800		成人人格和行为障碍，其他特指的		
J80.x00		成人型呼吸窘迫综合征	成人肺透明膜病，急性呼吸窘迫综合征	肺透明膜病的狭义定义指因先天性肺组织及肺循环发育异常，使患肺能较正常肺组织透过更多 X 线的肺部疾病。主要包括肺动脉发育不良、先天性肺气肿及特异性肺气肿等。也有人将阻塞性或代偿性肺气肿、肺大疱、气性肺囊肿等称为透明肺，此可以理解为广义的范畴。仅介绍肺透明膜病常见的先天性肺气肿和特异性肺气肿。国标库 J80.x01 成人肺透明膜病与此条目重复，合并与此条目
G12.104		成人型进行性脊髓性肌萎缩		
E10.901		成人隐匿性自身免疫性糖尿病		成人隐匿性自身免疫性糖尿病（latent autoimmune diabetes in adults，LADA）是一种自身免疫性疾病，LADA 与 1 型糖尿病的自身免疫发病机制相同，不同之处在于其胰岛 B 细胞所受免疫损害呈缓慢性进展，在诊断后平均 27（13~45）个月不需要胰岛素治疗。糖尿病分型中，LADA 属于 1 型糖尿病的亚型。查：糖尿病（性），多尿症（已控制的）（家族性）（严重的）-1 型 E10.–。核对一卷，确定亚目（.9），修正编码：E10.9
M72.900		成纤维细胞疾患		
M72.800		成纤维细胞疾患，其他的		
A95.100		城市黄热病		
A82.100		城市狂犬病		
T45.003		乘晕宁中毒	曲拉明中毒，晕海宁中毒，捉迷明中毒，茶苯海明中毒	
F03.x00		痴呆		
R46.400		迟钝和反应不良		
J45.902		迟发型哮喘		
G40.005		迟发性儿童枕叶癫痫		枕部放电的儿童良性癫痫（BCEOP）由 Panayiotopoulos 根据症状学特点分为早发型（Panayiotopoulos syndrome）和晚发型（Gastaut syndrome）儿童良性枕叶癫痫。查：癫痫-儿童期（良性）--枕部发作的脑电图 G40.0
E80.100		迟发性皮肤卟啉症		
G24.901		迟发性运动障碍	迟发性多动症	

主要编码	附加编码	疾 病 名 称	别　名	备　注
N31.200		迟缓性神经病性膀胱，不可归类在他处者		
F45.400		持久的躯体形式的疼痛障碍		
P29.300		持久的胎儿循环		
F22.800		持久的妄想性障碍，其他的		
F34.800		持久的心境［情感］障碍，其他的		
F22.900		持久妄想性障碍		
L95.100		持久性隆起性红斑		
F62.800		持久性人格改变，其他的		
N39.100		持续性蛋白尿		
K03.204		持续性呕吐致牙腐蚀		
I47.203		持续性室性心动过速		
G43.801		持续性先兆不伴脑梗死		
E32.000		持续性胸腺增生		
O00.901		持续性异位妊娠		
O64.001		持续性枕横位难产		
O64.002		持续性枕后位难产		
L40.200		持续性肢端皮炎	阿洛波肢端皮炎或病、Hallopeau 连续性肢端皮炎	持续性肢端皮炎是一种慢性、复发性、无菌性脓疱性皮肤病，以指、趾末端反复出现无菌性脓疱伴甲改变为特点，病因不明。目前认为本病是脓疱型银屑病的一种罕见类型。查：阿洛波肢端皮炎或病［持续性肢端皮炎］　L40.2
S53.300		尺侧副韧带创伤性破裂		
S53.101		尺肱关节脱位		
C40.003		尺骨恶性肿瘤		
S52.200		尺骨干骨折		
M86.905		尺骨骨髓炎		
M89.923		尺骨骨疣		
S52.201		尺骨骨折		
S52.400		尺骨和桡骨骨干均骨折		
S52.600		尺骨和桡骨下端均骨折		
A18.018†	M90.0*	尺骨结核		
S52.802		尺骨茎突骨折		
D16.004		尺骨良性肿瘤		
S52.701		尺骨桡骨闭合性骨折		
S52.000		尺骨上端骨折		

主要编码	附加编码	疾 病 名 称	别 名	备 注
S52.803		尺骨头骨折		
S53.102		尺骨头脱位		
S52.804		尺骨下端骨折		
M92.101		尺骨下段幼年型骨软骨病	伯恩病	伯恩病或伯恩软骨病　M92.1
M24.812		尺骨撞击综合征		
Q71.500		尺骨纵向短小缺陷		
S53.002		尺桡关节脱位		
D36.115		尺神经良性肿瘤		
G56.201		尺神经麻痹		
G56.200		尺神经损害		
G56.203		尺神经炎		查：疾患-神经--尺
K03.401		齿槽骨质增生		
K00.206		齿前突		
D10.306		齿龈良性肿瘤		
K00.207		齿中突		
C41.404		耻骨恶性肿瘤		
S32.500		耻骨骨折		
D22.504		耻骨黑素细胞痣		
A18.015†	M90.0*	耻骨结核		
S33.400		耻骨联合创伤性破裂		
S33.702		耻骨联合扭伤		
C77.503		耻骨联合前淋巴结继发恶性肿瘤		
M91.002		耻骨软骨结合		软骨结合-坐骨耻骨　M91.0
I50.000		充血性心力衰竭		
N39.401		充盈性尿失禁		
F60.301		冲动型人格障碍	爆发型人格障碍	
S05.812		冲击波性失明		
A94.x01		虫媒病毒性发热		
F95.201		抽动秽语综合征	多动秽语综合征	
F95.900		抽动障碍		
F95.800		抽动障碍，其他的		
Z36.801		抽取绒毛查胎儿畸形		
Z36.101		抽取羊水查甲胎球蛋白水平		
Z36.001		抽取羊水查染色体		
L75.000		臭汗症		
P21.900		出生窒息		

主要编码	附加编码	疾病名称	别名	备注
R58.x00		出血，不可归类在他处者		
P50.400		出血流入母体循环		
P50.300		出血流入双胎之另一胎儿		
D68.901		出血倾向		
A98.500		出血热伴有肾综合征		
N30.902		出血性膀胱炎		
K55.003		出血性肠梗死		
A09.904		出血性肠炎		
A27.000		出血性黄疸钩端螺旋体病		
N83.101		出血性卵巢黄体囊肿		
N83.001		出血性卵巢滤泡囊肿		
H31.401		出血性脉络膜脱离		
I84.101		出血性内痔		
I63.903		出血性脑梗死		
I61.904		出血性脑软化		
D69.900		出血性情况		
D69.800		出血性情况，其他特指的		
H60.301		出血性外耳炎		
I84.401		出血性外痔		
I84.801		出血性痔		
D69.301		出血性紫癜		
P58.100		出血引起的新生儿黄疸		
K00.700		出牙综合征		
O32.401		初产头浮	足月头高	
I20.002		初发型劳力性心绞痛		
G47.000		初发性或维持性睡眠障碍[失眠症]		
A51.100		初期肛门梅毒		
A51.200		初期梅毒，其他部位的		
A71.000		初期沙眼		
A51.000		初期生殖器梅毒		
T60.300		除莠剂和杀真菌药的毒性效应		
R68.300		杵状指		先天性杵状指编码为 Q68.1
Q52.300		处女膜闭锁		
Q52.405		处女膜过长		
N89.600		处女膜环过紧		
S31.402		处女膜裂伤		

主要编码	附加编码	疾 病 名 称	别 名	备 注
N89.801		处女膜囊肿		
N89.601		处女膜伞		
S39.901		处女膜损伤		
N84.301		处女膜息肉		
Z41.300		穿耳孔		
L87.001		穿入性毛囊角化过度		
L92.001		穿通性环形肉芽肿		
I45.900		传导疾患		
I45.800		传导疾患，其他特指的		
H90.200		传导性听觉丧失		
B99.x00		传染病，其他的		如果指明感染部位，应改变编码
Z22.900		传染病病原携带者		
Z22.800		传染病病原携带者，其他的		
B94.800		传染病和寄生虫病的后遗症，其他特指的		
Z11.900		传染病和寄生虫病的特殊筛查		
Z11.800		传染病和寄生虫病的特殊筛查，其他的		
Z86.100		传染病和寄生虫病个人史		
Z83.100		传染病和寄生虫病家族史，其他的		
B94.900		传染病或寄生虫病的后遗症		
Z11.901		传染病特殊筛查		
R65.100		传染性病因的全身炎症反应综合征伴有器官衰竭		
R65.000		传染性病因的全身炎症反应综合征不伴有器官衰竭		
A09.000		传染性病因的胃肠炎和结肠炎，其他和未特指的		
J16.800		传染性病原体引起的肺炎，其他特指的		
B27.900		传染性单核细胞增多症		
B27.800		传染性单核细胞增多症，其他的		
B08.300		传染性红斑［第五病］		
D59.402		传染性溶血性贫血		
B08.100		传染性软疣		
L30.301		传染性湿疹样皮炎	恩格曼病［传染性皮炎］［传染性湿疹］	恩格曼病［传染性湿疹样皮炎］本病多发生在有传染性分泌物的病灶周围，其脓性分泌物或渗出物引起周围皮肤出现湿疹样改变。查：皮炎-传染性湿疹样　L30.3

主要编码	附加编码	疾 病 名 称	别 名	备 注
K03.106		传统性牙磨损		
	V91.x00	船舶事故引起的其他损伤		
	V90.x00	船舶事故引起的淹溺和沉没		
R06.100		喘鸣		
R06.200		喘息		
T79.200		创伤的继发性和复发性出血		
T98.200		创伤的某些早期并发症的后遗症		
T79.800		创伤的其他早期并发症		
T79.900		创伤的早期并发症		
T90.102		创伤后唇缺损		
M16.501		创伤后单侧髋关节病		
M17.301		创伤后单侧膝关节病		
M15.301		创伤后多关节病		
N43.201		创伤后睾丸鞘膜积液		
M87.203		创伤后股骨头坏死		
M89.821		创伤后骨膜下骨化		
M89.002		创伤后骨质疏松	祖德克萎缩、祖德克病、祖德克综合征	祖德克萎缩、祖德克病或祖德克综合征〔创伤后骨质疏松〕　M89.0
M19.101		创伤后关节病		
M16.500		创伤后髋关节病，其他的		
G91.300		创伤后脑积水		
N36.003		创伤后尿道瘘		
N35.000		创伤后尿道狭窄		
N39.402		创伤后尿失禁		
T79.300		创伤后伤口感染，不可归类在他处者		
K22.802		创伤后食管瘘		
T92.503		创伤后手指屈曲畸形		
M16.400		创伤后双侧髋关节病		
M17.200		创伤后双侧膝关节病		
M17.300		创伤后膝关节病，其他的		
F43.100		创伤后应激障碍		
G91.301		创伤后硬脑膜下积液		
M87.202		创伤后指骨坏死		
M87.204		创伤后趾骨坏死		
S37.201		创伤性膀胱破裂		

主要编码	附加编码	疾 病 名 称	别 名	备 注
S08.801		创伤性鼻切断		
S09.801		创伤性鼻中隔血肿		
S06.401		创伤性闭合性硬膜外血肿		
S05.210		创伤性玻璃体疝		
S05.209		创伤性玻璃体脱垂		
S36.901		创伤性肠破裂		
S35.301		创伤性肠系膜静脉破裂		
S35.903		创伤性肠系膜血管损伤		
S06.100		创伤性大脑水肿		
S36.103		创伤性胆总管破裂		
T90.503		创伤性癫痫		
T14.501		创伤性动脉瘤		
H91.801		创伤性耳聋		
S25.401		创伤性肺动脉破裂		
S27.302		创伤性肺破裂		
S27.303		创伤性肺韧带撕裂		
S30.203		创伤性附睾血肿		
T79.201		创伤性复发性出血		
S38.301		创伤性腹背部切断		
S36.803		创伤性腹膜后血肿		
S36.701		创伤性腹内多器官破裂		
S35.001		创伤性腹主动脉瘤		
S35.204		创伤性肝动脉破裂		
S35.102		创伤性肝静脉破裂		
S36.102		创伤性肝破裂		
S46.801		创伤性冈上肌断裂		
S31.804		创伤性肛括约肌裂伤		
S31.805		创伤性肛门裂伤		
S27.804		创伤性膈破裂		
S27.805		创伤性膈疝		
S45.101		创伤性肱动脉损伤		
S46.201		创伤性肱二头肌断裂		
S46.301		创伤性肱三头肌断裂		
S37.601		创伤性宫颈裂伤		
S75.901		创伤性股动静脉瘘		
I74.303		创伤性股动脉血栓形成		血栓形成应是创伤后一段时间才发生，当时血管损伤情况已编码，因此不分类到损伤

主要编码	附加编码	疾 病 名 称	别　名	备　注
S75.001		创伤性股深动脉破裂		
T79.601		创伤性骨筋膜室综合征	急性筋膜间室综合征，骨筋膜间隔区综合征	
S38.303		创伤性骨盆切断		
M12.500		创伤性关节病		
H20.802		创伤性虹膜睫状体炎		
S05.206		创伤性虹膜嵌顿		
S05.207		创伤性虹膜疝		
S05.205		创伤性虹膜脱垂		
J38.702		创伤性喉蹼		
S36.403		创伤性回肠破裂		
S31.001		创伤性会阴裂伤		
S30.201		创伤性会阴血肿		
T79.600		创伤性肌肉缺血		
S06.501		创伤性急性硬膜下出血		
M41.501		创伤性脊柱侧弯		
M48.300		创伤性脊椎病		
M43.101		创伤性脊椎前移		
T79.202		创伤性继发性出血		
S36.501		创伤性结肠破裂		
S05.208		创伤性睫状体脱垂		
T09.301		创伤性截瘫		此为近期损伤的编码，如是远期损伤，要编码于 G82.2
S05.806		创伤性晶状体脱位		如果是陈旧性的情况则编码于 H27.1
S15.801		创伤性颈动静脉瘘		
S15.005		创伤性颈动脉海绵窦瘘		此处按近期创伤编码，若是陈旧性，则编码于 I77.0
S15.004		创伤性颈动脉瘤		
S85.801		创伤性胫后动静脉损伤		
S85.102		创伤性胫后动脉血栓形成		
S36.402		创伤性空肠破裂		
K12.101		创伤性口腔黏膜溃疡		
S25.501		创伤性肋间动脉破裂		
S06.804		创伤性颅内出血		
S06.805		创伤性颅内海绵窦损伤		海绵窦位于蝶鞍两侧硬脑膜的外侧，围绕颈内动脉的粗细不等的静脉丛。相邻的静脉管相互黏着形成小梁样结构，将其腔隙分隔成许多相互交通的小腔，状如海绵而得名，左右各一。查：损伤-颅内--特指的　S06.8

主要编码	附加编码	疾 病 名 称	别 名	备 注
H35.703		创伤性脉络膜视网膜病		
H31.403		创伤性脉络膜脱离		
S06.502		创伤性慢性硬膜下血肿		
S65.401		创伤性拇指动脉破裂		
S06.802		创伤性脑出血		
S06.803		创伤性脑干出血		
I63.908		创伤性脑梗死		
S06.301		创伤性脑局灶出血		
T79.801		创伤性脑膜炎		
S06.204		创伤性脑疝		脑疝是由于颅脑损伤、颅内肿瘤、颅内炎症等原因引起颅内压不断增高，其自动调节机制失代偿，部分脑组织从压力较高向压力低的地方移位，通过正常生理孔道而疝出，压迫脑干和相邻的重要血管和神经，出现特有的临床表现并危及生命。查：压迫-脑（干）--创伤性　S06.2
S06.205		创伤性脑受压		
S06.302		创伤脑血肿		
S37.301		创伤性尿道断裂		
T79.700		创伤性皮下气肿		
S35.205		创伤性脾动脉破裂		
S35.302		创伤性脾静脉破裂		
S36.002		创伤性脾破裂		
S36.001		创伤性脾血肿		
S27.000		创伤性气胸		
S30.101		创伤性髂部血肿		
S35.501		创伤性髂动脉破裂		
S35.502		创伤性髂静脉破裂		
S30.102		创伤性髂腰肌血肿		
S05.102		创伤性前房积血		
T14.702		创伤性切断		
H40.301		创伤性青光眼		
S55.101		创伤性桡动脉断裂		
S25.802		创伤性乳房动脉破裂		
S46.802		创伤性三角肌断裂		
S25.201		创伤性上腔静脉破裂		
T92.602		创伤性上肢切断后遗症		
S35.402		创伤性肾动脉破裂		

主要编码	附加编码	疾 病 名 称	别 名	备 注
S35.401		创伤性肾静脉破裂		
S37.001		创伤性肾破裂		
S37.003		创伤性肾血肿		
S37.004		创伤性肾周血肿		
S05.902		创伤性失明		
S36.401		创伤性十二指肠破裂		
K22.207		创伤性食管狭窄		
H33.302		创伤性视网膜裂孔		
H33.503		创伤性视网膜脱离		
S37.101		创伤性输尿管断裂		
S31.401		创伤性外阴裂伤		
S35.203		创伤性胃动脉破裂		
S36.301		创伤性胃破裂		
T79.500		创伤性无尿症		
S38.302		创伤性下背切断		
S35.101		创伤性下腔静脉破裂		
S36.404		创伤性小肠破裂		
S06.801		创伤性小脑出血		
S26.801		创伤性心包破裂		
S27.501		创伤性胸部气管破裂		
S27.808		创伤性胸腔积液		
S25.001		创伤性胸主动脉瘤		
S23.101		创伤性胸椎间盘突出		
T79.400		创伤性休克		
S27.200		创伤性血气胸		
S27.100		创伤性血胸		
S02.501		创伤性牙齿脱落		
M48.304		创伤性腰椎病		
S45.001		创伤性腋动脉破裂		
S45.201		创伤性腋静脉损伤		
S36.201		创伤性胰腺破裂		
S30.202		创伤性阴囊血肿		
S06.500		创伤性硬膜下出血		
S63.401		创伤性掌关节韧带破裂		
S27.401		创伤性支气管断裂		
S36.601		创伤性直肠破裂		
S65.501		创伤性指动脉破裂		

主要编码	附加编码	疾 病 名 称	别 名	备 注
G62.809		创伤性周围神经病		
S06.600		创伤性蛛网膜下出血		
S37.602		创伤性子宫穿孔		
S35.503		创伤性子宫动静脉破裂		
E23.604		垂体瘢痕		
R90.805		垂体柄增粗		
E23.616		垂体柄阻断综合征		垂体柄阻断综合征是垂体柄缺如合并垂体后叶异位，使下丘脑分泌的激素不能输送至正常垂体后叶而出现多个垂体激素的缺乏，临床表现为生长和性发育迟缓等一系列临床症候群。查：梗死，梗塞-垂体（前叶［腺垂体］）（腺）　E23.6
E23.611		垂体出血		
D44.300		垂体动态未定或动态未知的肿瘤		
E22.801		垂体多分泌功能瘤		
C75.100		垂体恶性肿瘤		
Q89.201		垂体发育不良		
E23.610		垂体钙化		
E23.000		垂体功能减退症		
E22.900		垂体功能亢进		
E22.800		垂体功能亢进，其他的		
E23.301		垂体功能紊乱		
E23.700		垂体疾患		
E23.600		垂体疾患，其他的		
C79.825		垂体继发恶性肿瘤		
E23.612		垂体假腺瘤		
A18.801†	E35.8*	垂体结核		
D35.200		垂体良性肿瘤		
E23.607		垂体囊肿		
E23.601		垂体脓肿		
E23.002		垂体前叶功能减退危象		
E23.617		垂体危象		
E23.614		垂体萎缩		
E23.005		垂体性矮小症		
E23.605		垂体性肥胖		
E24.001		垂体性嗜碱性粒细胞增多症		
E24.000		垂体依赖性库欣病		

主要编码	附加编码	疾 病 名 称	别 名	备 注
D09.302		垂体原位癌		
E23.606		垂体增生		垂体增生的含义为垂体可逆性增大，是一种或多种激素分泌细胞增生。分为生理性和病理性两种。生理性增生常为垂体对生理刺激的正常反应，如幼儿期、青春发育期、妊娠和哺乳期等；病理性增生常源于垂体腺靶腺长期功能低下的患者，其靶腺功能低下反馈性刺激垂体腺而发生代偿性增生，如甲状腺功能减退、肾上腺功能减退、性腺功能低下、性早熟及长期大量使用外源性雌激素、下丘脑肿瘤和异位分泌下丘脑释放激素的非垂体肿瘤等。查：疾患-垂体--特指的 NEC　E23.6
B49.x02†	E35.8*	垂体真菌感染		
D44.301		垂体肿瘤		
E23.701		垂体肿物		
E23.602		垂体卒中		垂体突发出血、缺血、梗死、坏死，并引起突发性鞍旁压迫和颅内高压症或脑膜刺激为特征的急性综合征。查：出血-垂体（腺）　E23.6
H50.200		垂直斜视		
H10.102		春季卡他性结膜炎		春季卡他性结膜炎是季节性强的双眼奇痒、睑结膜出现大而扁平的乳头、角膜缘附近结膜胶样增生及分泌物有大量嗜酸性粒细胞的变态反应性疾病，常侵犯双眼。每当春暖花开时发病，到秋末天寒时症状消失。查：卡他-春季（眼）（春天的）　H10.1
E78.000		纯高胆固醇血症		
E78.100		纯高甘油酯血症		
D37.000		唇、口腔和咽动态未定或动态未知的肿瘤		
C14.800		唇、口腔和咽交搭跨越恶性肿瘤的损害		
D00.000		唇、口腔和咽原位癌		
K13.002		唇瘢痕		
K13.010		唇部肿物		
B00.101		唇单纯疱疹		
C43.000		唇恶性黑色素瘤		
C00.900		唇恶性肿瘤		
K07.012		唇腭裂术后颌骨发育不全		
Z42.007		唇腭裂术后畸形整形		

主要编码	附加编码	疾病名称	别名	备注
K13.003		唇肥厚		
K13.011		唇蜂窝织炎		
S01.500		唇和口腔开放性伤口		
S00.500		唇和口腔浅表损伤		
D22.000		唇黑素细胞痣		
K13.004		唇畸形		
K13.000		唇疾病		
C00.800		唇交搭跨越恶性肿瘤的损害		
K13.015		唇皲裂		
K13.005		唇溃疡		
C00.600		唇连合的恶性肿瘤		
D10.000		唇良性肿瘤		
S01.506		唇裂伤		
Z42.006		唇裂术后畸形整形		
K13.012		唇鳞状上皮增生		本病是唇炎的一种。查：炎，炎症-唇 K13.0
K13.001		唇瘘		
C00.500		唇内面的恶性肿瘤		
K13.006		唇囊肿		
C44.000		唇皮肤恶性肿瘤		
D23.000		唇皮肤良性肿瘤		
D04.000		唇皮肤原位癌		
K13.009		唇肉芽肿		
K13.016		唇疼		
K13.008		唇外翻		
K13.007		唇息肉		
Q38.001		唇系带短缩		
A51.201		唇下疳		
Q38.000		唇先天性畸形，不可归类在他处者		
K13.013		唇炎		
C06.102		唇龈沟恶性肿瘤		
D00.002		唇原位癌		
D03.000		唇原位黑色素瘤		
D37.001		唇肿瘤		
T51.900		醇的毒性效应		
L24.202		醇类刺激性接触性皮炎		

主要编码	附加编码	疾　病　名　称	别　名	备　注
T51. 800		醇类的毒性效应，其他的		
E24. 400		醇诱发的假库欣综合征		
E28. 000		雌激素过多		
	Y42. 500	雌激素和孕激素类的有害效应，其他的		
T38. 500		雌激素和孕激素中毒，其他的		
E28. 302		雌激素减少		
L24. 900		刺激性接触性皮炎		
L24. 800		刺激性接触性皮炎，其他物质引起的		
L24. 901		刺激性皮炎		
	Y53. 200	刺激性轻泻剂的有害效应		
T47. 200		刺激性轻泻剂中毒		
	W13. x00	从房屋或建筑结构上跌落或跌出		
	Y30. x00	从高处跌落、跳下或被推下，意图不确定的		
	W14. x00	从树上跌落		
	W15. x00	从悬崖上跌落		
	W17. x00	从一个平面至另一平面的其他跌落		
G44. 000		丛集性头痛综合征		
E05. 806		促甲状腺激素不适当分泌综合征		
E05. 801		促甲状腺激素分泌过度		
G47. 401		猝倒发作		猝倒症指肌张力突然下降，可能为局部的（涉及有限的肌群，如颌肌和头肌）或全身的（突然跌倒，不能移动或讲话），意识清晰。发作常因情感亢奋诱发，是发作性睡病的诊断要点之一。查：猝倒症（特发性） G47.4
B08. 200		猝发疹［第六病］		
	Y55. 000	催产药的有害效应		
T48. 000		催产药中毒		
T59. 300		催泪气体的毒性效应		
	Y53. 700	催吐药的有害效应		
T47. 700		催吐药中毒		
L60. 301		脆甲症		
	B96. 600	脆弱（微小）杆菌作为分类于其他章疾病的原因		

主要编码	附加编码	疾　病　名　称	别　名	备　注
Q99.200		脆性 X 染色体		
L70.900		痤疮		
L70.800		痤疮，其他的		
P58.000		挫伤引起的新生儿黄疸		
Q85.909		错构瘤病		
L41.400		大斑块副银屑病		
R15.x00		大便失禁		
R19.400		大便习惯改变		
R19.500		大便异常，其他的		
K63.818		大肠不典型增生		
Z80.002		大肠恶性肿瘤家族史		
A41.501		大肠杆菌败血症		
A49.801		大肠杆菌感染		
A04.401		大肠杆菌性肠炎		
J15.500		大肠杆菌性肺炎		
G00.802		大肠杆菌性脑膜炎		
P23.400		大肠杆菌性先天性肺炎		
P36.400		大肠杆菌性新生儿脓毒症		
	B96.200	大肠杆菌作为分类于其他章疾病的原因		
C78.500		大肠和直肠继发性恶性肿瘤		
K50.100		大肠克罗恩病		
D12.603		大肠良性肿瘤		
Q42.800		大肠其他部位的先天性缺如、闭锁和狭窄		
K57.200		大肠憩室病伴有穿孔和脓肿		
K57.201		大肠憩室病伴有脓肿		
K57.300		大肠憩室病不伴有穿孔或脓肿		
Q42.900		大肠先天性缺如、闭锁和狭窄		
M70.702		大粗隆滑囊炎		
Q25.800		大动脉的其他先天性畸形		
Q25.900		大动脉先天性畸形		
	Y40.300	大环内酯类的有害效应		
T36.300		大环内酯类中毒		
E67.200		大剂量维生素 B_6 综合征		
E27.807		大结节性肾上腺皮质增生		
Q26.800		大静脉的其他先天性畸形		

主要编码	附加编码	疾病名称	别名	备注
Q26.900		大静脉先天性畸形		
Q18.400		大口畸形		
J66.200		大麻沉着病		
T40.700		大麻类（衍生物）中毒		
I63.902		大面积脑梗死		
C71.000		大脑（除外脑叶和脑室）恶性肿瘤		
I61.200		大脑半球的脑内出血		
I61.100		大脑半球的脑内出血，皮质的		
I61.000		大脑半球的脑内出血，皮质下		
G31.901		大脑变性		
	I68.0*	大脑淀粉样血管病		
I66.800		大脑动脉闭塞和狭窄，其他的		
I63.502		大脑动脉闭塞脑梗死		
I66.900		大脑动脉的闭塞和狭窄		
I63.500		大脑动脉的闭塞或狭窄引起的脑梗死		
I67.000		大脑动脉夹层形成，未破裂		
I63.400		大脑动脉栓塞引起的脑梗死		
I63.501		大脑动脉狭窄脑梗死		
I63.300		大脑动脉血栓形成引起的脑梗死		
I67.700		大脑动脉炎，不可归类在他处者		
I67.200		大脑动脉粥样硬化		
D43.004		大脑动态未定肿瘤		
G93.804		大脑功能障碍		
I66.201		大脑后动脉闭塞		
I66.200		大脑后动脉闭塞和狭窄		
I61.003		大脑后动脉出血		
I66.202		大脑后动脉狭窄		
I66.204		大脑后动脉血栓形成		
I66.205†	G46.2*	大脑后动脉综合征		
C79.302		大脑继发恶性肿瘤		
I67.606		大脑静脉非脓性血栓形成		
I63.600		大脑静脉血栓形成引起的脑梗死，非生脓性		
D32.006		大脑镰旁脑膜瘤		

主要编码	附加编码	疾 病 名 称	别 名	备 注
D33.003		大脑良性肿瘤		
G93.000		大脑囊肿		
Q04.301		大脑皮层发育不全		
I61.002		大脑皮质下出血		
I66.102		大脑前动脉闭塞		
I66.100		大脑前动脉闭塞和狭窄		
I66.101		大脑前动脉狭窄		
I66.103†	G46.1*	大脑前动脉综合征		
S06.203		大脑撕裂伤		
G80.900		大脑性瘫痪〔脑瘫〕		
G80.800		大脑性瘫痪〔脑瘫〕，其他的		
Q28.300		大脑血管的其他畸形		
Q28.200		大脑血管动静脉畸形		
B45.100		大脑隐球菌病		
I66.002		大脑中动脉闭塞		
I66.000		大脑中动脉闭塞和狭窄		
I61.901		大脑中动脉出血		
I60.100		大脑中动脉的蛛网膜下出血		
I67.108		大脑中动脉瘤		
I60.101		大脑中动脉瘤破裂伴蛛网膜下隙出血		
I66.001		大脑中动脉狭窄		
I66.003		大脑中动脉血栓形成		
I66.004†	G46.0*	大脑中动脉综合征		
D43.005		大脑肿瘤		
B43.101†	G07*	大脑着色真菌病		
H18.100		大泡性角膜病变		
H16.802		大泡性角膜炎		
L51.100		大疱型多形性红斑		
L43.100		大疱性扁平苔藓		
Q81.900		大疱性表皮松解症		
Q81.800		大疱性表皮松解症，其他的		
H73.001		大疱性鼓膜炎		
L13.900		大疱性疾患		
L13.800		大疱性疾患，其他特指的		
L12.000		大疱性类天疱疮		
L01.002		大疱性脓疱病		

主要编码	附加编码	疾 病 名 称	别 名	备 注
L13.901		大疱性皮炎		
Q16.501		大前庭导水管综合征		大前庭导水管综合征（LVAS）是以前庭导水管扩大伴有感音神经性聋为特征的一种临床独立病症。由 Valvassori 于 1978 年首先描述并正式命名，是先天性内耳畸形的一种，有家族发病倾向。查：畸形-内耳（先天性）　Q16.5
Z92.400		大手术个人史，不可归类在他处者		
G40.406		大田原综合征	早期婴儿型癫痫性脑病	本病是由日本学者大田原（Ohtahara）于 1976 年首次报道，故称为大田原综合征（Ohtahara syndrome，OS）。为早期婴儿型癫痫性脑病，是一种恶性癫痫发作表现 3 个月内起病，强直和（或）强直阵挛发作，每天可发作 2~40 次不等，每次发作短暂，短则 10 秒，长则只有 5 分钟。可以成串发作，部分患儿以后转为婴儿痉挛症。查：癫痫-综合征--全身性 G40.4。国标库误编码为 G40.501
Q75.300		大头畸形		
S70.100		大腿挫伤		
C43.702		大腿恶性黑色素瘤		
M71.106		大腿感染性滑囊炎		
M89.908		大腿骨肿物		
Q72.100		大腿和小腿先天性缺如伴有足的存在		
S76.301		大腿后部肌腱损伤		
M71.405		大腿滑膜钙化		
M72.606		大腿坏死性筋膜炎		
S76.402		大腿肌断裂		
M62.802		大腿肌肥厚		
M60.005		大腿肌间脓肿		
S76.401		大腿肌腱损伤		
M62.603		大腿肌肉劳损		
M62.406		大腿肌肉挛缩		
M79.106		大腿肌痛		
M62.504		大腿肌萎缩		
S77.100		大腿挤压伤		
M65.006		大腿腱鞘脓肿		
M72.406		大腿结节性筋膜炎		
M72.913		大腿筋膜炎		

主要编码	附加编码	疾　病　名　称	别　　名	备　　注
S71.100		大腿开放性伤口		
M86.604		大腿慢性化脓性骨髓炎		
S76.200		大腿内收肌和肌腱损伤		
M71.006		大腿黏液囊脓肿		
C44.702		大腿皮肤恶性肿瘤		
M66.306		大腿屈肌腱自发性破裂		
M79.906		大腿软组织疾患		
M79.506		大腿软组织异物残留		
M66.206		大腿伸肌腱自发性破裂		
S71.101		大腿撕脱伤		
S79.901		大腿损伤		
M72.914		大腿纤维瘤病		
S70.901		大腿血肿		
E65.x09		大腿脂肪堆积		
K55.013		大网膜坏死		
C78.602		大网膜继发恶性肿瘤		
O00.001		大网膜妊娠		腹腔妊娠是指位于输卵管、卵巢及阔韧带以外的腹腔内妊娠，其发生率约为1∶15000次正常妊娠，腹腔妊娠分原发性和继发性两种。原发性腹腔妊娠指受精卵直接种植于腹膜、肠系膜、大网膜等处，极少见。查：妊娠（单胎）（子宫）-腹部（异位）　O00.0
K65.905		大网膜炎		
K66.006		大网膜粘连		
C85.705		大细胞（ki-1+）淋巴瘤		
	M97140/3	大细胞（ki-1⁺）淋巴瘤		
C83.300		大细胞（弥漫性）非霍奇金淋巴瘤		
C82.200		大细胞滤泡性非霍奇金淋巴瘤		
	M97021/3	大细胞外周 T-细胞淋巴瘤		
D11.700		大涎腺的良性肿瘤，其他的		
D37.014		大涎腺动态未定肿瘤		
C08.900		大涎腺恶性肿瘤		
C08.800		大涎腺交搭跨越恶性肿瘤的损害		
D11.900		大涎腺良性肿瘤		
D37.015		大涎腺肿瘤		
J18.100		大叶性肺炎		

主要编码	附加编码	疾 病 名 称	别 名	备 注
C51.000		大阴唇恶性肿瘤		
I83.904		大隐静脉瘤		
I83.903		大隐静脉曲张		
I83.001		大隐静脉曲张伴有溃疡		
E00.901		呆小病	克汀病	呆小病是机体发育障碍病，因甲状腺功能低下而引起。患者智力低下，精神发育缓慢，皮肤有面团状水肿，即黏液性水肿，由于骨化过程延缓，身体异常矮小。查：克汀病，呆小病（先天性）（地方性）（非甲状腺肿）（散发性）　E00.9
Z71.000		代表他人咨询的人		
J98.300		代偿性肺气肿		
	G73.6*	代谢疾病引起的肌病		
	M14.1*	代谢疾患引起的结晶性关节病，其他的		
E88.900		代谢紊乱		
E88.800		代谢紊乱，其他特指的		
E88.906†	H28.1*	代谢性白内障		
E88.902†	M90.803*	代谢性骨病		
E88.908†	G73.6*	代谢性肌病		
	N16.3*	代谢性疾病引起的肾小管-间质疾患		
	I43.1*	代谢性疾病引起的心肌病		
E88.904†	G99.2*	代谢性脊髓病		E88.9是其他特指的代谢紊乱；G99.2*分类于他处的疾病引起的脊髓病
E87.301		代谢性碱中毒		
G93.403		代谢性脑病		代谢性疾病即因代谢问题引起的疾病，包括代谢障碍和代谢旺盛等原因。代谢性脑病是系统性疾病在脑的表现，由于血脑脊液屏障发生障碍，脑组织发生代谢变化，导致脑功能障碍
E87.201		代谢性酸中毒		
E88.907†	I43.1*	代谢性心肌病		
E88.905†	G99.0*	代谢性周围神经病		
E88.901		代谢障碍		
E16.803		代谢综合征		代谢综合征（metabolic syndrome，MS）是多种代谢成分异常聚集的病理状态，是一组复杂的代谢紊乱症候群，是导致糖尿病（DM）心脑血管疾病（CVD）的危险因素。查：疾患-胰腺内分泌--特指的NEC　E16.8

主要编码	附加编码	疾 病 名 称	别 名	备 注
H18.402		带状角膜病变		
B02.800		带状疱疹伴有其他并发症		
B02.900		带状疱疹不伴有并发症		
	G53.0*	带状疱疹后神经痛		
B94.801		带状疱疹后遗症		
B02.200†		带状疱疹累及其他神经系统		
B02.100†	G02.0*	带状疱疹脑膜炎		
B02.000†	G05.1*	带状疱疹脑炎		
B02.001†	G05.1*	带状疱疹神经根脊髓炎		带状疱疹影响到脊髓，在查找"神经根脊髓炎"时，指示要查脑炎，按带状疱疹性脑炎分类
B02.204†	G53.1*	带状疱疹性多脑神经麻痹		
B02.302†	H19.2*	带状疱疹性角膜炎		
B02.206†	G53.0*	带状疱疹性肋间神经痛		
B02.203†	G53.0*	带状疱疹性神经根炎		按神经炎编码
B02.202†	G53.0*	带状疱疹性神经痛		
B02.301†	H58.8*	带状疱疹性眼炎		
B02.201†	G53.0*	带状疱疹性坐骨神经痛		这个编码要查神经痛，坐骨神经为无效成分。带状疱疹的临床情况分类不在一处，脊髓神经炎 G05.1*，多脑神经麻痹 G53.1*。余下的神经系统症状可能都会放在 G53.0*
B02.300		带状疱疹眼病		
A46.x00		丹毒		
A26.700		丹毒丝菌败血症		
	Y49.100	单胺-氧化酶-抑制剂抗抑郁药的有害效应		
T43.100		单胺-氧化酶-抑制剂抗抑郁药中毒		
Q36.904		单侧Ⅰ度唇裂		
Q36.905		单侧Ⅱ度唇裂		
Q36.906		单侧Ⅲ度唇裂		
Q36.902		单侧不完全唇裂		
H90.100		单侧传导性听觉丧失，对侧听觉不受限制		
Q36.900		单侧唇裂		
M18.301		单侧第一腕掌关节创伤后关节病		

主要编码	附加编码	疾 病 名 称	别 名	备 注
M18.501		单侧第一腕掌关节继发性关节病		
M18.101		单侧第一腕掌关节原发性关节病		
J43.001		单侧肺气肿		
K40.400		单侧腹股沟疝，伴有坏疽		
K40.401		单侧腹股沟斜疝伴坏疽		
Q53.101		单侧腹股沟型隐睾		
K40.402		单侧腹股沟直疝伴坏疽		
Q53.102		单侧腹腔型隐睾		
H90.400		单侧感音神经性听觉丧失，对侧听觉不受限制		
Q53.100		单侧睾丸未降		
K41.400		单侧股疝，伴有坏疽		
K40.308		单侧滑动性腹股沟疝伴梗阻		
H90.700		单侧混合性传导性和感音神经性听觉丧失，对侧听觉不受限制		
K40.300		单侧或未特指的腹股沟疝，伴有梗阻，不伴有坏疽		
K40.900		单侧或未特指的腹股沟疝，不伴有梗阻或坏疽		
K41.300		单侧或未特指的股疝，伴有梗阻，不伴有坏疽		
K41.900		单侧或未特指的股疝，不伴有梗阻或坏疽		
K40.301		单侧绞窄性腹股沟斜疝		
K40.302		单侧绞窄性腹股沟直疝		
K10.801		单侧髁状突肥大		
Z90.704		单侧卵巢切除术后状态		
K40.304		单侧难复性腹股沟斜疝		
K40.303		单侧难复性腹股沟直疝		
K40.307		单侧嵌顿性腹股沟疝伴梗阻		
K40.306		单侧嵌顿性腹股沟斜疝		
K40.305		单侧嵌顿性腹股沟直疝		
Q60.300		单侧肾发育不全		
Q60.000		单侧肾缺如		
Z89.000		单侧手指［包括拇指］后天性缺失		

主要编码	附加编码	疾 病 名 称	别 名	备 注
Z90.706		单侧输卵管卵巢切除术后状态		
Q36.901		单侧完全唇裂		
Q35.902		单侧完全性腭裂		
N27.000		单侧小肾		
Q35.501		单侧硬腭裂伴软腭裂		
Q35.502		单侧硬腭裂伴软腭裂和齿槽裂		
M62.508		单侧肢体肌萎缩		
Q82.501		单侧痣		
	G46.6*	单纯感觉性腔隙综合征		
B00.902		单纯疱疹		
I10.x08		单纯收缩期高血压	老年收缩期高血压	
I10.x11		单纯收缩期高血压	老年收缩期高血压	
F20.600		单纯型精神分裂症		
Q81.000		单纯性大疱性表皮松解症		
E04.001		单纯性甲状腺肿		
J41.000		单纯性慢性支气管炎		
L01.003		单纯性脓疱病		
N28.101		单纯性肾囊肿		
Q62.202		单纯性输尿管膨出		
Q99.101		单纯性性腺发育不全		
Q99.102		单纯性性腺发育障碍症		
K05.301		单纯性牙周炎		
D69.201		单纯性紫癜		
	G46.5*	单纯运动性腔隙综合征		
F38.000		单次发作的心境［情感］障碍，其他的		
C90.204		单发性浆细胞骨髓瘤		
Q20.801		单房心脏		
S68.100		单个手指创伤性切断（完全）（部分），其他的		
A19.000		单个特指部位的急性粟粒型结核		
M13.100		单关节炎		
C93.900		单核细胞白血病		
C93.700		单核细胞白血病，其他的		
D72.809		单核细胞性类白血病反应		
C85.701		单核细胞样 B 细胞淋巴瘤		

主要编码	附加编码	疾 病 名 称	别 名	备 注
A32.701		单核细胞增多性利斯特菌败血症		
D72.807		单核细胞增多症		
K08.101		单颌牙列缺失		
Q51.400		单角子宫		
D47.200	M97650/1	单克隆丙种球蛋白病		
Z37.201		单卵双胎活产		
G58.900		单神经病	局部性神经病	
G58.800		单神经病，其他特指的		
Z38.200		单胎，未特指出生地点		
Z38.000		单胎，在医院内出生		
Z38.100		单胎，在医院外出生		
O80.900		单胎顺产	完全正常分娩	
O80.800		单胎顺产，其他的		
G83.300		单瘫		
Q21.206		单心房		
Q20.401		单心室		
H50.404		单眼固定综合征	微小度数斜视	单眼固定综合征是斜视角<5°、常合并有不同程度的弱视，旁中心注视和异常视网膜对应的斜视。临床表现为眼球不能随意动，眼皮下垂和复视。查：综合征-单眼固定　H50.4
H54.601		单眼视力低下		
Z37.000		单一活产		
Z37.100		单一死产		
E23.007		单一性促性腺激素缺乏症		
M85.400		单一性骨囊肿		
K80.506		胆肠吻合口结石		
K83.900		胆道的疾病		
C24.900		胆道恶性肿瘤		
K83.019		胆道感染		
B77.803		胆道蛔虫病		
C24.800		胆道交搭跨越恶性肿瘤的损害		
K83.800		胆道其他特指的疾病		
B66.902		胆道吸虫病		
Z43.403		胆道引流术后 T 管拔管		
D01.502		胆道原位癌		
T85.708		胆道造影术后感染		

主要编码	附加编码	疾　病　名　称	别　名	备　注
J84.802		胆固醇肺炎		
C22.101	M81600/3	胆管癌		这里的胆管不仅指部位，而且是形态学的一部分
K83.814		胆管瘢痕		
K83.106		胆管闭塞		
Q44.200		胆管闭锁		
K83.809		胆管出血		
K83.200		胆管穿孔		
Q44.500		胆管的其他先天性畸形		
D37.604		胆管动态未定肿瘤		
C24.002		胆管恶性肿瘤		
K83.810		胆管肥大		
K83.100		胆管梗阻		
C78.808		胆管继发恶性肿瘤		
A18.815†	K87.0*	胆管结核		肝结核病变累及胆管或脓肿破入胆管形成胆管结核病变，表现为胆管壁增厚，溃疡或者狭窄结核，查：结核性-器官，特指的 NEC　A18.8
K80.401		胆管结石伴急性胆囊炎		
K80.403		胆管结石伴慢性胆囊炎		
K80.300		胆管结石伴有胆管炎		
K80.400		胆管结石伴有胆囊炎		
K80.500		胆管结石不伴有胆管炎或胆囊炎		
K83.808		胆管溃疡		
K83.807		胆管扩张		
K83.300		胆管瘘		
K83.501		胆管囊肿		
K83.302		胆管十二指肠瘘		
T81.213		胆管损伤，操作中		
K83.813		胆管萎缩		
K83.105		胆管狭窄		
K83.815		胆管消失综合征		胆管消失综合征（VBDS）主要指多种因素包括先天性畸形、感染性、恶性病变、缺血性、免疫性、药物、特发性、中毒性引起的病理过程使肝内胆管树结构破坏而致肝胆管局灶或弥漫性消失，临床上出现胆汁淤积综合征。查：病-胆总管（肝总管）--特指的 NEC　K83.8

主要编码	附加编码	疾 病 名 称	别 名	备 注
K83.000		胆管炎		
K83.811		胆管粘连		
R93.205		胆管占位性病变		
D37.605		胆管肿瘤		
K83.901		胆管肿物		
K83.014		胆管周围炎		
E80.700		胆红素代谢紊乱		
E80.600		胆红素代谢紊乱，其他的		
L50.500		胆碱能性荨麻疹		
K80.502		胆绞痛		
K91.807		胆漏		
K82.301		胆囊肠瘘		
K82.200		胆囊穿孔		
K82.400		胆囊胆固醇沉着症		
K82.900		胆囊的疾病		
Q44.100		胆囊的其他先天性畸形		
D37.602		胆囊动态未定肿瘤		
C23.x00		胆囊恶性肿瘤		
K82.805		胆囊肥大		
Q44.003		胆囊分隔		
K82.306		胆囊腹壁瘘		
K82.806		胆囊钙化		
K82.000		胆囊梗阻		
C24.004		胆囊管恶性肿瘤		
K82.001		胆囊管梗阻		
K80.201		胆囊管结石		
K82.804		胆囊管扩张		
K81.008		胆囊坏疽		
K81.005		胆囊坏死		
K82.100		胆囊积水		
C78.807		胆囊继发恶性肿瘤		
K80.202		胆囊绞痛		
K82.304		胆囊结肠瘘		
A18.816†	K87.0*	胆囊结核		
K80.001		胆囊结石伴坏疽性胆囊炎		
K80.002		胆囊结石伴急性化脓性胆囊炎		

主要编码	附加编码	疾 病 名 称	别 名	备 注
K80.101		胆囊结石伴慢性胆囊炎		
K80.000		胆囊结石伴有急性胆囊炎		
K80.100		胆囊结石伴有其他胆囊炎		
K80.200		胆囊结石不伴有胆囊炎		
K80.203		胆囊结石嵌顿		
K91.805		胆囊空肠吻合口狭窄		
K82.300		胆囊瘘		
K83.101		胆囊内胆汁淤积		
K82.101		胆囊黏液囊肿		
K82.808		胆囊扭转		
K81.001		胆囊脓肿		
K82.800		胆囊其他特指的疾病		
Q44.102		胆囊憩室		
Z90.408		胆囊切除术后状态		
K91.500		胆囊切除术后综合征		
Q44.000		胆囊缺如、不发育和发育不全		
K82.303		胆囊十二指肠瘘		
S36.101		胆囊损伤		
K82.807		胆囊萎缩		
K82.302		胆囊胃瘘		
K82.802		胆囊息肉		
K82.803		胆囊腺肌症	胆囊腺肌瘤病	胆囊腺肌症是一种以腺体和肌层增生为主的良性胆囊疾病，为胆囊增生性疾病的一种，以慢性增生为主，兼有退行性改变，发病原因尚不明确，学说颇多。病理表现：胆囊黏膜及肌层过度增生，胆囊壁增厚，增生的黏膜上皮伸入肌层，形成多数小囊状突出，称为罗-阿窦（Rokitansky-Aschoff sinus）。查：罗-阿窦［罗基坦斯基-阿绍夫窦］（胆囊） K82.8
K81.900		胆囊炎		
K81.800		胆囊炎，其他的		
D01.501		胆囊原位癌		
R93.204		胆囊占位性病变		
K83.500		胆囊肿		
K82.801		胆囊肿大		
D37.603		胆囊肿瘤		
K81.004		胆囊周围脓肿		"……周疾病"如果查不到，就按部位（去"周"）分类

主要编码	附加编码	疾病名称	别名	备注
K81.801		胆囊周炎		
K56.300		胆石性肠梗阻		
K80.800		胆石症，其他的		
K83.820		胆-心综合征		
K75.001		胆源性肝脓肿		
R82.200		胆汁尿		
P59.100		胆汁浓缩综合征	先天性免疫性溶血性肝炎、胆栓综合征	胆汁浓缩综合征指新生儿溶血病后出现明显的梗阻性黄疸。由于过度溶血，胆汁中的胆红素增加，造成胆汁的浓度升高，随后胆汁浓缩，形成胆栓。胆栓聚集形成胆汁栓，从而引起梗阻性黄疸。此外，高浓度的胆红素尚可引起肝细胞肿胀，导致继发性肝内胆汁淤滞。贫血多在出生后1~2周内逐渐加重，与黄疸程度不成比例，肝脾肿大，网织红细胞增多，一部分患者Coombs试验呈阳性，或母婴间 Rh 因子不合。一般在出生后 2 天出现，持续 3 周，程度轻重不一，呈梗阻性，粪便陶土色
K74.500		胆汁型肝硬化		
K85.100		胆汁型急性胰腺炎		
K65.803		胆汁性腹膜炎		
R09.101		胆汁性胸膜炎		
K75.804		胆汁淤积性肝炎		
K83.102		胆汁淤积症		不包括单纯胆汁淤积症　K71.0
K83.818		胆总管不典型增生	胆总管异型增生	
K80.505		胆总管残余结石		
T81.206		胆总管断裂，操作中		
C24.003		胆总管恶性肿瘤		
K83.108		胆总管梗阻		
K80.501		胆总管结石		
K80.302		胆总管结石伴胆管炎		
K80.304		胆总管结石伴急性胆管炎		
K80.402		胆总管结石伴急性胆囊炎		
K80.301		胆总管结石伴急性化脓性胆管炎		
K80.404		胆总管结石伴慢性胆囊炎		
K83.816		胆总管痉挛		
K91.806		胆总管空肠吻合口狭窄		
K83.817		胆总管扩张		
T85.501		胆总管内支架脱出		

主要编码	附加编码	疾 病 名 称	别 名	备 注
K83.502		胆总管囊肿		
K83.301		胆总管十二指肠瘘		
K83.303		胆总管胃瘘		
K83.107		胆总管狭窄		
K83.004		胆总管炎		
K83.902		胆总管肿物		
R29.400		弹响髋		
M23.807		弹响膝		
Q82.810		弹性纤维假黄瘤		
Q82.809		弹性组织瘤		
K90.402		蛋白丢失性胃肠病		蛋白丢失性胃肠病（protein-losing gastro-enteropathy）是指各种原因所致的血浆蛋白质从胃肠道丢失而致低蛋白血症的一组疾病。临床表现因原发病的症状和体征而各不相同。查：肠病-蛋白质丢失性 K90.4
R80.x02		蛋白尿		
N06.001		蛋白尿，肾小球轻微病变		
E46.x01		蛋白缺乏		
D53.000		蛋白缺乏性贫血		
K90.404		蛋白吸收不良		
R77.901		蛋白血症		
E46.x00		蛋白质-能量营养不良		
E64.000		蛋白质-能量营养不良后遗症		
R79.803		氮质血症		
T85.703		导管相关性感染		
T83.004		导尿管阻塞		
Z82.800		导致劳动能力丧失的某些伤残和慢性疾病家族史，不可归类在他处者		
D33.008		岛叶良性肿瘤		
H02.004		倒睫		
R61.901		盗汗		
C78.605		道格拉斯陷凹继发恶性肿瘤		
I77.804		德戈病	恶性萎缩性丘疹病、Dego病、Kohlmeier-Degos 综合征、克耳米埃尔综合征	本病是皮肤-肠道或其他器官的细小动脉内膜炎而后血栓形成的疾病
Q87.101		德朗热综合征		

主要编码	附加编码	疾　病　名　称	别　　名	备　　注
I24.100		德雷斯勒综合征		
A91.x00		登革出血热		
A90.x00		登革热〔古典登革热〕		
A07.300		等孢球虫病		
Z75.100		等待住入他处有充足医疗设施场所的人		
E07.804		低 T3 综合征	正常甲状腺性病态综合征（euthyroid sick syndrome, ESS），非甲状腺疾病综合征	低 T_3 综合征是血清三碘甲状腺原氨酸（T_3）浓度降低，少数可伴有血清甲状腺素（T_4）浓度降低，是临床上无甲状腺功能低下表现的非甲状腺疾病，存在于各种重症疾病中。血清 T_3 和 T_4 水平与疾病的发展和预后关系密切。查：综合征-病态甲状腺功能正常　E07.8
E72.901		低氨基酸血症		
M54.507		低背综合征		
R82.902		低比重尿		
D80.101		低丙种球蛋白血症		
R76.801		低补体血症		补体属于机体非特异性免疫系统的组成成分，补体的活化可以促进机体的防御功能，比如中和病毒、裂解细菌、调理吞噬细胞功能、增强免疫黏附作用，这些都有利于机体清除病原微生物。查：异常的-免疫学所见--在血清中---特指的　R76.8
M31.803		低补体血症血管炎		
P07.100		低出生体重，其他的		
P07.101		低出生体重儿		
E23.006		低促性腺激素性腺功能减退症		
E77.801		低蛋白血症		
Z88.805		低分子右旋糖酐过敏个人史		
E83.503		低钙血症		
G72.301		低钾型周期性麻痹		
E87.302		低钾性碱中毒		伴随着血清减低的一种代谢性碱中毒
E87.600		低钾血症		
E83.306		低碱性磷酸酶血症		
E83.308[†]	M90.8[*]	低磷性佝偻病		
E83.307[†]	M90.8[*]	低磷性骨软化症		
E83.304		低磷血症		

主要编码	附加编码	疾 病 名 称	别 名	备 注
G93.401		低颅压综合征		低颅压综合征是由各种原因引起的侧卧位腰部蛛网膜下隙的脑脊液压力在0.59kPa（60mmH$_2$O）以下，以体位性头痛为特征的临床综合征。低颅压综合征一般是由于脑体积的减少、脑脊液的减少或脑血管床的体积减少。临床上常分为症状性低颅压和原发性低颅压。查：病-脑--特指的G93.8。核对卷一，可归类于G93.4
E87.803		低氯血症		
E83.401		低镁血症		
E87.102		低钠血症		
R79.802		低尿酸血症		
D50.901		低色素性贫血		
I10.x13		低肾素性高血压		低肾素性高血压指血浆肾素活性低值且肾素刺激反应迟钝、水电解质代谢的调节也不充分的患者，常见于老年人、黑人、女性及有高血压遗传家族中。查：高血压（急进型）（良性）（原发性）（特发性）（恶性）（全身性） I10
E87.100		低渗透性和低钠血症		
N31.203		低顺应性膀胱		
T68.x00		低体温		
P05.001		低体重儿		
R06.802		低通气综合征		低通气综合征指由于肺泡通气不足，导致患儿的PaCO$_2$高于45mmHg的一类疾病，这种病理状态可见于多种不同疾病，统称为低通气综合征。查：通气不足 R06.8
O81.000		低位产钳术		
K60.302		低位肛瘘		低位单纯性肛瘘只有一个外口，外口距肛缘的距离多在5cm以下，用手触摸多能摸到有条索状物通向肛内。查：瘘-肛门 K60.3
R68.000		低温，与低温环境无关		
E16.200		低血糖		
E16.100		低血糖，其他的		
E16.107†	G94.8*	低血糖昏迷性脑病		
E16.108†	G94.8*	低血糖性脑病		
I95.900		低血压		
I95.800		低血压，其他的		
H44.400		低眼压症		
R09.001		低氧血症		

主要编码	附加编码	疾　病　名　称	别　　名	备　　注
A59.900		滴虫病		
A59.800		滴虫病，其他部位的		
A59.001†	N37.0*	滴虫性尿道炎		
A59.002†	N77.1*	滴虫性阴道炎		
H18.405		滴状角膜	Fuchs角膜内皮营养不良	滴状角膜（cornea guttata）是一种常见现象，随年龄其发生率显著增加。许多滴状角膜患者，角膜其他方面表现正常且不影响视力。查：角膜-滴状　H18.4
L40.400		滴状银屑病		
E80.601		迪宾-约翰逊综合征		查：杜宾-约翰逊病或杜宾-约翰逊综合征〔黄疸-肝脏色素沉着综合征〕　E80.6
K25.001		迪厄拉富瓦溃疡		
D82.100		迪格奥尔格综合征		
M75.002		迪普莱关节周炎		
G71.005		迪谢纳型肌营养不良症		
M92.603		迪亚兹软骨病	幼年型距骨骨软骨病	迪亚兹病或骨软骨病（幼年）（距骨）M92.6
T60.002		敌敌畏中毒		
R45.500		敌视		
S33.601		骶部关节扭伤		
M54.002		骶部脂膜炎		
D48.721		骶动态未定或动态未知恶性肿瘤		
D32.105		骶段脊膜瘤		
Q05.300		骶段脊柱裂伴有脑积水		
Q05.800		骶段脊柱裂不伴有脑积水		
C76.302		骶恶性肿瘤		
D48.016		骶骨动态未定肿瘤		
C41.403		骶骨恶性肿瘤		
S32.100		骶骨骨折		
M43.804		骶骨畸形		
D16.802		骶骨良性肿瘤		
C77.502		骶骨淋巴结继发恶性肿瘤		
D48.017		骶骨肿瘤		
D48.123		骶结缔组织动态未定肿瘤		
C49.504		骶结缔组织恶性肿瘤		
D48.124		骶结缔组织肿瘤		
D36.712		骶良性肿瘤		

主要编码	附加编码	疾 病 名 称	别 名	备 注
M53.209		骶髂关节不稳定		
M53.302		骶髂关节改变		
S33.200		骶髂关节和骶尾关节脱位		
M66.109		骶髂关节滑膜破裂		
M43.803		骶髂关节畸形		
M53.303		骶髂关节僵硬		
A18.032†	M49.0*	骶髂关节结核		
M53.304		骶髂关节面破坏		
S33.600		骶髂关节扭伤和劳损		
M43.202		骶髂关节强硬		
M46.100		骶髂关节炎，不可归类在他处者		
M71.505		骶髂关节粘连性滑囊炎		
S33.701		骶髂区扭伤		
K66.812		骶前囊肿		
N80.808		骶前子宫内膜异位症		
G54.801		骶神经根囊肿		
S30.002		骶尾部挫伤		
C76.305		骶尾部恶性肿瘤		
M43.008		骶尾部滑脱		
C79.829		骶尾部继发恶性肿瘤		
M53.305		骶尾部痛		
R22.206		骶尾部肿物		
S33.201		骶尾关节脱位		
M53.300		骶尾疾患，不可归类在他处者		
D21.503		骶尾结缔组织良性肿瘤		
D36.110		骶尾周围神经和自主神经良性肿瘤		
M48.805		骶尾椎后纵韧带骨化		
M46.504		骶尾椎脓肿		
Q76.420		骶椎腰化		
Q05.801		骶椎椎板裂		
D28.205		骶子宫韧带良性肿瘤		
A75.200		地方性斑疹伤寒立克次体引起的斑疹伤寒		
E01.201		地方性甲状腺肿		
L81.803		地方性砷中毒		

主要编码	附加编码	疾 病 名 称	别 名	备 注
T46.001		地高辛中毒		
B48.300		地霉病		
K14.100		地图样舌		
	X34.x00	地震受害者		
C88.301		地中海淋巴瘤		
D56.900		地中海贫血		
D56.800		地中海贫血，其他的		
D56.300		地中海贫血特性		
B74.200		帝汶（布鲁格）丝虫引起的丝虫病		
S12.100		第二颈椎骨折		
O63.100		第二期（产程）延长		第二产程（胎儿娩出期）指从子宫口开全到胎儿娩出。初产妇需 1~2 小时，经产妇较快，但也有长达 1 小时者。第二产程不得超过 2 个小时
E30.001		第二性征发育不全		第二性征是后天性发育的问题，还是分类到青春期延迟　E30.0
H49.200		第六［展］神经麻痹		
H49.000		第三［动眼］神经麻痹		
O72.000		第三产程出血		第三产程是指从胎儿娩出至胎盘娩出为止的一段时间。查：分娩－并发－－出血---产后----第三产程　O72.0
D33.002		第三脑室良性肿瘤		
M54.501		第三腰椎横突综合征		第三腰椎横突综合征是由于第三腰椎横突的解剖特异及其生物力学特点，活动中与附近软组织发生摩擦、牵拉和压迫刺激后所形成的一系列临床症状。好发于青壮年体力劳动者。本症主要临床表现为一侧或两侧腰痛，部分患者疼痛可扩散至臀部、股后部、膝下、内收肌部或下腹部，但无间歇性跛行。第三腰椎横突处有明显局限性压痛。查：痛-腰，腰背的　M54.5
H49.100		第四［滑车］神经麻痹		
K00.101		第四臼齿		
C71.703		第四脑室恶性肿瘤		
Q03.102		第四脑室孔闭塞综合征	Dandy-Walker 综合征、Dandy-Walker 畸形	
D33.105		第四脑室良性肿瘤		
G93.004		第四脑室囊肿		第四脑室位于延髓、脑桥和小脑之间，形似底为菱形的四棱锥体，下续脊髓中央管，上连中脑水管，内容脑脊液

主要编码	附加编码	疾 病 名 称	别 名	备 注
Q03.101		第四脑室外侧孔闭锁		
Q03.103		第四脑室正中孔闭锁		
Q03.100		第四脑室正中孔和第四脑室外侧孔闭锁		
Q87.006		第一二腮弓发育不良		第一二腮弓综合征是人体胚胎发育的第一二腮弓发育不全导致的颜面口角、耳及腮腺面神经等发育不良的综合表现，主要的畸形表现为患侧面部短小，皮下软组织缺乏，上颌骨下颌骨颧骨患侧发育差，牙齿咬合异常，颏部偏斜，大口畸形，外耳畸形以及手术矫正大口畸形后遗留的面部瘢痕。属常染色体显性遗传。查：综合征-第一腮弓　Q87.0
S12.000		第一颈椎骨折		
O63.000		第一期（产程）延长		第一产程是指有规则的宫缩开始到宫口开全（约为10cm）。这个阶段初产妇需11~12小时，经产妇需6~8小时，这是整个过程中时间最长的产程
M18.900		第一腕掌关节的关节病		
M18.300		第一腕掌关节其他的创伤后关节病		
M18.500		第一腕掌关节其他的继发性关节病		
M18.100		第一腕掌关节其他的原发性关节病		
S62.200		第一掌骨骨折		
M34.803		蒂比耶日-魏森巴赫综合征	钙质沉着症	
Z88.806		颠茄过敏个人史		
G40.900		癫痫		
G40.800		癫痫，其他的		
G41.900		癫痫持续状态		
G41.800		癫痫持续状态，其他的		
G40.600		癫痫大发作（伴有或不伴有小发作）		
G40.601		癫痫大发作伴小发作		
G41.000		癫痫大发作持续状态		癫痫大发作和大发作持续状态编码不同
Z82.000		癫痫和神经系统其他疾病家族史		
G40.700		癫痫小发作，不伴有大发作		
G41.100		癫痫小发作持续状态		
G40.903†	F02.8*	癫痫性痴呆	继发性癫痫	

主要编码	附加编码	疾 病 名 称	别　名	备　注
F06.801		癫痫性精神病		
F06.301		癫痫性情感障碍		
F07.901		癫痫性人格改变		
F05.801		癫痫性意识障碍		
R56.801		癫痫样发作		
E70.000		典型的苯丙酮酸尿		
O01.000		典型葡萄胎		
G43.103		典型先兆伴非偏头痛性头痛		
L85.200		点状角化病（掌跖）		
Q77.300		点状软骨发育不良		
Z88.807		碘剂过敏个人史		
E01.200		碘缺乏相关性（地方性）甲状腺肿		
E01.100		碘缺乏相关性多结节性（地方性）甲状腺肿		
E01.800		碘缺乏相关性甲状腺疾患和有关情况，其他的		
E01.000		碘缺乏相关性弥漫性（地方性）甲状腺肿		
E01.801		碘性甲状腺功能减退		
E05.802		碘原性甲状腺功能亢进症		
H16.101		电光性眼炎		
	Y54.600	电解质、热量和水平衡剂的有害效应		
T50.300		电解质、热量和水平衡剂中毒		
E87.801		电解质代谢紊乱		
E87.800		电解质和液体平衡的其他紊乱，不可归类在他处者		
T75.400		电流效应		
K90.405		淀粉吸收不良		
E85.900		淀粉样变		
E85.800		淀粉样变，其他的		
E85.403		淀粉样变膀胱损害		
E85.402		淀粉样变鼻咽损害		
E85.417†	K93.8*	淀粉样变肠道损害		
E85.405		淀粉样变齿龈损害		
E85.412†	J99.8*	淀粉样变肺损害		
E85.415†	K77.8*	淀粉样变肝损害	肝脏淀粉样变；肝脏淀粉样物质沉积症	

主要编码	附加编码	疾 病 名 称	别 名	备 注
E85.409		淀粉样变喉损害	喉淀粉样瘤	
E85.406		淀粉样变甲状腺损害		
E85.414†	I68.0*	淀粉样变脑血管损害		
E85.413†	L99.0*	淀粉样变皮肤损害		
E85.407		淀粉样变气管损害		
E85.411†	N29.8*	淀粉样变肾损害		
E85.401		淀粉样变声带损害		
E85.416†	I43.1*	淀粉样变心脏损害		
	M14.4*	淀粉样变性关节病		
E85.101†	G63.3*	淀粉样变性周围神经病	周围神经淀粉样变性、家族性淀粉样变性多周围神经病、淀粉样变性外周神经病、淀粉样变性周围神经病变	查：多神经病（周围）-见于（由于）--淀粉样变，家族性（葡萄牙型）E85.1+ G63.3*
E85.410		淀粉样变胸膜损害		
E85.408		淀粉样变血管损害		
E85.404		淀粉样变支气管损害		
H52.500		调节疾患		
H50.001		调节性内斜视		
Z45.800		调整和管理，其他植入装置的		
Z46.502		调整或更换回肠造口导管		
Z46.503		调整或更换结肠造口导管		
Z45.302		调整人工耳蜗装置		
Z46.701		调整外固定支架		安装-矫形外科装置（支架）（石膏绷带）（围腰）（鞋） Z46.7
	W19.x00	跌倒		
R29.600		跌倒倾向，不可归类在他处者		
B35.500		叠瓦癣		
C71.902		蝶鞍区恶性肿瘤		
C31.300		蝶窦恶性肿瘤		
J34.101		蝶窦囊肿		
J32.302		蝶窦肉芽肿		
J33.803		蝶窦息肉		
C41.005		蝶骨恶性肿瘤		
D32.001		蝶骨嵴脑膜瘤		
D16.402		蝶骨良性肿瘤		
T36.501		丁胺卡那中毒		

主要编码	附加编码	疾　病　名　称	别　　名	备　　注
	Y49.400	丁酰苯和硫蒽精神安定剂的有害效应		
T43.400		丁酰苯和硫蒽精神安定剂中毒		
H61.200		耵聍栓塞		
C41.003		顶骨恶性肿瘤		
S02.002		顶骨骨折		
D16.405		顶骨良性肿瘤		
L75.900		顶浆分泌汗腺疾患		
L75.800		顶浆分泌汗腺疾患，其他的		
L75.200		顶浆分泌腺粟疹		
C71.804		顶颞叶恶性肿瘤		
D43.010		顶叶动态未定肿瘤		
C71.300		顶叶恶性肿瘤		
C79.304		顶叶继发恶性肿瘤		
D33.006		顶叶良性肿瘤		
D32.005		顶叶脑膜瘤		
D43.011		顶叶肿瘤		
G93.904		顶叶综合征		顶叶位于额叶之后，枕叶之前。分为中央后回、缘上回、角回和顶上小叶。顶叶症状群主要为感觉障碍的症状表现，同时尚有体像障碍、失结构症、运动障碍等症状。疾病的机制如下：①外伤：颅脑外伤尤其是顶部骨折，常引起急性顶叶损害，出现意识障碍。据统计，颅顶部凹陷性骨折占颅骨凹陷骨折的66%；②肿瘤：顶叶肿瘤可出现结构性运用不能。肿瘤刺激前庭可出现眼球震颤；③血管病变：大脑中动脉病变时可出现顶叶症状群、失写、失读和格斯特曼综合征。由于不明确脑损害的性质，因此查：损害-脑 G93.9。国标库 R48.802 编码有误，修正为　G93.904
C71.803		顶枕叶恶性肿瘤		
R41.000		定向障碍		
A83.200		东方马脑炎		
L29.801		冬令瘙痒症		
D18.010		动静脉血管瘤		
T81.702		动静脉造瘘后静脉炎		
T81.805		动脉导管结扎手术后残余漏		
Q25.000		动脉导管未闭		
I72.800		动脉的动脉瘤，其他特指的		

主要编码	附加编码	疾 病 名 称	别 名	备 注
I70.800		动脉的动脉粥样硬化，其他的		
I74.900		动脉的栓塞和血栓形成		
I74.800		动脉的栓塞和血栓形成，其他的		
I77.900		动脉和小动脉的疾患		
I77.800		动脉和小动脉其他特指的疾患		
I77.500		动脉坏死		
I73.903		动脉痉挛		
I77.801		动脉溃疡		
I72.900		动脉瘤		
M85.500		动脉瘤性骨囊肿		
I77.201		动脉瘘		
I77.602		动脉内膜炎		
I77.200		动脉破裂		
T81.209		动脉破裂，操作中		
I74.902		动脉栓塞		
I77.100		动脉狭窄		
I77.300		动脉纤维肌肉发育异常		
I77.600		动脉炎		
T82.302		动脉移植物的机械性并发症		
F01.901		动脉硬化性痴呆		
I67.201		动脉硬化性脑病		
I63.802		动脉硬化性脑软化		
G21.401		动脉硬化性帕金森综合征		
I25.100		动脉硬化性心脏病		
T82.804		动脉支架内血栓形成		
D47.000		动态未定和动态未知的组织细胞和肥大细胞瘤		
D48.900		动态未定或动态未知的肿瘤		
D48.700		动态未定或动态未知的肿瘤，其他特指部位的		
A28.900		动物源性细菌性疾病		
A28.800		动物源性细菌性疾病，其他特指的，不可归类在他处者		
C72.501		动眼神经恶性肿瘤		
D33.303		动眼神经良性肿瘤		
S04.100		动眼神经损伤		
H49.001		动眼神经炎		

主要编码	附加编码	疾病名称	别名	备注
G25.202		动作性震颤	意向性震颤	动作性震颤是指出现于随意运动时的震颤。特点是在随意运动中或将要接近目标时震颤最为明显，主要见于小脑及其传出通路病变时。意向性震颤也可以不伴肌张力的减低，只是在肢体运动时才出现。查：震颤-意向性　G25.2
T69.100		冻疮		
T35.700		冻伤		
T34.900		冻伤伴有组织坏死，其他和未特指部位的		
I61.001		豆状核出血		基底节是位于大脑半球岛叶皮质深面包埋在髓质中的灰质块，包括杏仁核、纹状体和屏状核。纹状体又分为：尾状核和豆状核；豆状核又可分为：壳核和苍白球。壳核和尾状核合称为新纹状体，苍白球为旧纹状体。查：出血-豆状核纹状体动脉　I61.0
L70.200		痘样痤疮		
I45.501		窦房传导阻滞		
I45.502		窦性停搏	窦性静止、窦性间歇、窦性暂停	窦性停搏是指窦房结在一个或多个心动周期中不产生冲动，以致不能激动心房或整个心脏。查：停止，暂停-窦房结　I45.5
R00.001		窦性心动过速		
I49.801		窦性心律失常		窦性激动的产生和传出异常称为窦性心律失常，包括窦性心动过速、窦性心动过缓、窦性心律不齐、窦性期前收缩、窦性停搏、窦房结内游走性心律、窦性折返性心动过速、窦房传导阻滞等。查：窦性-心律不齐　I49.8
D76.303		窦性组织细胞增生伴巨大淋巴结病		
T63.001		毒蛇咬伤		
P58.403		毒素致新生儿黄疸		
E05.201		毒性结节性甲状腺肿		
E05.003		毒性弥漫性甲状腺肿	格雷夫斯病、Graves病、毒性弥漫性甲状腺肿	
N14.400		毒性肾病，不可归类在他处者		
G62.200		毒性物质引起的多神经病，其他的		
G72.200		毒性物质引起的肌病，其他的		
T52.800		毒性效应，其他有机溶剂的		

主要编码	附加编码	疾 病 名 称	别　名	备　注
H59.802		毒性眼前节综合征		毒性眼前节综合征（toxic anterior segment syn-drome，TASS）是一种发生于眼前节手术后的急性无菌性炎症，多见于白内障摘除联合人工晶状体植入术后。主要特征为白内障摘除联合人工晶状体植入术后24～48小时的局限于眼前节的无菌性炎症反应，突然出现晶状体表面色素性混浊和无菌性前房积脓，角膜水肿，瞳孔不规则，对光反射消失，若病情迁延将导致对前房周边各个结构的毒性损害，以致发生角膜失代偿、青光眼及后发性白内障。查：并发症-眼--手术后---特指 NEC H59.8
R68.801		毒血症		
C97.x00		独立（原发）多个部位的恶性肿瘤		
B39.500		杜波依西变种组织胞浆菌病		
Q87.102		杜博维茨综合征		
T40.401		杜冷丁中毒		
I45.801		短 QT 综合征		短 QT 综合征（short QT interval syndrome，SQTS）是一种单基因突变引起心肌离子通道功能异常而导致恶性心律失常的遗传疾病。临床上，该综合征以 QT 间期和心室或心房有效不应期明显缩短、胸前导联 T 波对称性高尖、阵发性心房颤动、室性心动过速或心室颤动、晕厥的反复发作和心脏性猝死、心脏结构无明显异常为特征。查：延迟-传导（心脏）（心室）I45.8
K91.201		短肠综合征		短肠综合征（short bowel syndrome，SBS）是由各种原因导致的小肠消化吸收面积大量减少而引起的一系列临床症候群。大多数 SBS 是因为各种腹部疾病手术治疗过程中广泛切除小肠所致，也可由小肠短路手术造成，极少数是由于大段肠管功能丧失引起。由于残余肠管过短，营养物质吸收消化障碍，可表现为腹泻、脂肪泻、体重下降，严重者甚至会危及生命。查：综合征-吸收不良--手术后　K91.2
Q77.200		短肋综合征		
D60.100		短暂后天性纯红细胞再生障碍		
H93.001		短暂缺血性聋		
G45.900		短暂性大脑缺血性发作		
G45.800		短暂性大脑缺血性发作和相关的综合征，其他的		

主要编码	附加编码	疾 病 名 称	别 名	备 注
R29.803		短暂性单瘫		
M12.801		短暂性关节炎（病）		
M67.300		短暂性滑膜炎		
L11.100		短暂性棘皮松解皮肤病［格罗弗］	Grover 病、丘疹性棘层松解	短暂性棘皮松解皮肤病（transient acantholytic dermatosis）1970 年由 Grover 首先报告，是一种能自发缓解的成人的棘层松解和角化不良性疾病
H34.000		短暂性视网膜动脉阻塞		
G45.400		短暂性完全性遗忘		
P61.600		短暂性新生儿凝血疾患，其他的		
P61.000		短暂性新生儿血小板减少		
P61.500		短暂性新生儿中性粒细胞减少		
P94.000		短暂性新生儿重症肌无力		
R29.802		短暂性肢体麻痹		
T67.600		短暂性中暑疲劳		
Z51.600		对变应原脱敏		
	W84.x00	对呼吸的威胁		
	W83.x00	对呼吸的威胁，其他特指的		
Z36.100		对甲胎蛋白水平升高的产前筛查		
	Y49.900	对精神有影响的药物的有害效应		
	Y49.800	对精神有影响的药物的有害效应，其他的不可归类在他处者		
T43.900		对精神有影响的药物中毒		
T43.800		对精神有影响的药物中毒，其他的，不可归类在他处者		
F91.300		对立违抗性障碍		
Z88.800		对其他药物、药剂和生物制品过敏个人史		
Z36.000		对染色体异常的产前筛查		
Z60.000		对生活周期转换的适应问题，具有潜在健康问题		
Z36.500		对同种免疫的产前筛查		
G97.100		对腰椎穿刺的其他反应		
Z88.900		对药物、药剂和生物制品过敏个人史		
T39.101		对乙酰氨基酚中毒		

主要编码	附加编码	疾 病 名 称	别 名	备 注
R46.600		对应激事件的过分担心和偏见		
Z51.901		对症治疗		
A20.801		顿挫性鼠疫		
G24.103		多巴胺反应性肌张力障碍	Segawa 病	多巴胺反应性肌张力障碍是一种较为少见的遗传性运动障碍。此病多于儿童期发病，女性多见，常见的首发症状为足部的肌张力障碍，有明显的晨轻暮重现象，小剂量左旋多巴可使症状迅速缓解。此病的致病基因明确，按遗传方式不同，DRD可分为：①常染色体显性遗传（AD），此型多见；② 常染色体隐性遗传（AR）。查：张力失常-特发性--家族性　G24.1
M35.500		多病灶性纤维硬化病		
R22.700		多部位的局部肿胀、肿物和肿块		
B67.601		多部位多房棘球蚴感染		
M25.801		多部位关节钙化		
M72.901		多部位筋膜炎		查：筋膜炎 M72.5。核对卷一，无 M72.5 这个编码，应放入 M72.9 未特指的成纤维细胞疾患中，包括筋膜炎 NOS
R22.701		多部位局部肿物		
M79.201		多部位神经痛		
B67.301		多部位细粒棘球蚴感染		
T05.900		多处创伤性切断		
T00.901		多处挫伤		
T02.900		多处骨折		
T04.900		多处挤压伤		
T01.900		多处开放性伤口		
T00.902		多处皮肤破损		
T00.900		多处浅表损伤		
T07.x00		多处损伤		
T03.900		多处脱位、扭伤和劳损		
M30.100		多动脉炎伴有肺受累［丘格-斯特劳斯		
F90.100		多动性品行障碍		
F90.900		多动性障碍	多动症	
F90.800		多动性障碍，其他的		
Q17.001		多耳畸形		

主要编码	附加编码	疾 病 名 称	别　名	备　注
F01.100		多发脑梗死性痴呆		查：痴呆-多发脑梗死性 I63.9+F03*。核对卷一编码不同。根据编码规则，索引的结果要根据类目表为准进行编码的修正。F03 是未特指的痴呆，而多发脑梗死性疾病明确是血管性痴呆，修正后正确编码是 F01.1
G52.700		多发脑神经疾患		
T01.901		多发性穿刺伤		
I66.401		多发性大脑动脉闭塞		
S79.701		多发性大腿损伤		
G58.700		多发性单神经炎		
I77.014		多发性动静脉瘘		
I74.901		多发性动脉栓塞		
T01.902		多发性动物咬伤		
K76.806		多发性肝囊肿		
Q78.901		多发性骨骼发育不全		
S32.701		多发性骨盆骨折		
C90.000		多发性骨髓瘤		
	M97320/3	多发性骨髓瘤		
	M82.0*	多发性骨髓瘤病引起的骨质疏松		
M24.601		多发性关节强硬		
G45.200		多发性和双侧入脑前动脉综合征		
T17.801		多发性呼吸道异物		
T06.401		多发性肌腱损伤		
M53.201		多发性脊柱不稳定		
K63.504		多发性结肠息肉		
T19.801		多发性泌尿生殖道异物		
S02.701		多发性面骨骨折		
E31.901		多发性内分泌腺病		
D44.802		多发性内分泌腺瘤病		单个特指部位的内分泌腺瘤的部位编码在肿瘤部位表中查
I63.905		多发性脑梗死		
G52.701		多发性脑神经麻痹		
G52.703		多发性脑神经损害		
G52.702		多发性脑神经炎		
L72.200		多发性皮脂腺囊肿		
M89.202		多发性偏心性多中心骨化		

主要编码	附加编码	疾 病 名 称	别 名	备 注
T01.903		多发性切割伤		
A66.100		多发性乳头瘤和湿性角化过度性雅司病		
S66.601		多发性手屈肌断裂		
T01.904		多发性撕裂伤		
T15.801		多发性外眼异物		
Q89.700		多发性先天性畸形，不可归类在他处者		
Q78.600		多发性先天性外生骨疣		
D36.901		多发性腺瘤样息肉		
T18.801		多发性消化道异物		
S32.702		多发性腰椎骨折		
G35.x00		多发性硬化		
G35.x01		多发性硬化，复发缓解型		
G35.x03		多发性硬化，继发进展型		
G35.x04		多发性硬化，进展复发型		
G35.x05		多发性硬化，同心圆型		
G35.x02		多发性硬化，原发进展型		
G35.x06†	F02.8*	多发性硬化性痴呆		
F06.807		多发性硬化症所致精神障碍		
B67.700		多房棘球蚴感染		
B67.600		多房棘球蚴感染，其他部位和多部位的		
A19.100		多个部位的急性粟粒型结核		
J06.800		多个部位的其他急性上呼吸道感染		
T29.400		多个部位腐蚀伤		
T29.600		多个部位腐蚀伤，述及的腐蚀伤不超过二度		
T29.500		多个部位腐蚀伤，述及的腐蚀伤不超过一度		
T29.700		多个部位腐蚀伤，述及的腐蚀伤至少有一处三度腐蚀伤		
C77.800		多个部位淋巴结继发性的恶性肿瘤		
T29.000		多个部位烧伤		
T29.200		多个部位烧伤，述及的烧伤不超过二度		
T29.100		多个部位烧伤，述及的烧伤不超过一度		

主要编码	附加编码	疾 病 名 称	别 名	备 注
T29.300		多个部位烧伤，述及的烧伤至少有一处三度烧伤		
S36.700		多个腹内器官损伤		
I66.400		多个和双侧大脑动脉闭塞和狭窄		
I65.300		多个和双侧入脑前动脉的闭塞和狭窄		
S37.700		多个盆腔器官损伤		
I08.900		多个心瓣膜疾病		
I08.800		多个心瓣膜疾病，其他的		
Q78.100		多骨纤维性结构不良	奥尔布赖特（-麦丘恩）（-施特恩贝格）综合征	
M15.900		多关节病		
M15.800		多关节病，其他的		
M66.101		多关节滑膜破裂		
M13.000		多关节炎		
R61.900		多汗症		
M33.200		多肌炎		
M33.201†	J99.1*	多肌炎伴肺间质纤维化		
K65.806		多浆膜腔积液		多浆膜腔积液是一种常见的临床现象，患者在发病过程中，同时或相继出现胸腔积液、腹水、心包积液。多浆膜腔积液最常见病因为恶性肿瘤，其次为结缔组织疾病、结核、肝硬化、心功能不全等
K65.805		多浆膜炎		
D89.000		多克隆高丙球蛋白血症		
D89.002		多克隆免疫球蛋白增多症		
T43.002		多虑平中毒	多噻平凯舒中毒	
M30.004		多脉管炎		
M30.801		多脉管炎重叠综合征		
C91.400		多毛细胞白血病		
L68.900		多毛症		
L68.300		多毛症（基因变异）		
L68.800		多毛症，其他的		
J98.401		多囊肺		
Q44.601		多囊肝		
E28.200		多囊卵巢综合征		
Q89.001		多囊脾		

主要编码	附加编码	疾 病 名 称	别 名	备 注
Q61.300		多囊肾		
Q61.200		多囊肾，常染色体显性		
Q61.100		多囊肾，常染色体隐性		
R35.x00		多尿		
E34.804		多诺霍综合征		
C46.800		多器官的卡波西肉瘤		
G62.900		多神经病		
G62.800		多神经病，其他特指的		
S68.201		多手指完全切断		
Z38.800		多胎，其他的		
Z38.600		多胎，在医院内出生，其他的		
Z38.700		多胎，在医院外出生，其他的		
Z37.500		多胎产，均为活产，其他的		
Z37.700		多胎产，均为死产，其他的		
Z37.600		多胎产，某些为活产，其他的		
O84.900		多胎分娩		
O84.800		多胎分娩，其他的		
O84.100		多胎分娩均借助产钳和真空吸引器		
O84.200		多胎分娩均经剖宫产术		
O84.000		多胎分娩均为顺产		
O30.900		多胎妊娠		
O30.800		多胎妊娠，其他的		
O63.200		多胎妊娠中的第二个及以上胎儿的延迟分娩		
O63.201		多胎延迟性分娩		
G90.300		多系统变性		
G90.301		多系统萎缩		
E31.100		多腺体功能亢进		
E31.900		多腺体功能障碍		
E31.800		多腺体功能障碍，其他的		
D71.x00		多形核中性粒细胞的功能紊乱		
	M81750/3	多形型肝细胞癌		
L51.900		多形性红斑		
L51.800		多形性红斑，其他的		
L56.400		多形性日光疹		
	M80221/3	多形性肉瘤样癌		

主要编码	附加编码	疾　病　名　称	别　名	备　注
R46.500		多疑和明显逃避		
T06.501		多脏器损伤		
G24.806		多灶型肌张力障碍		
G62.908		多灶性感觉运动神经病		
G62.909		多灶性运动神经病	多灶性脱髓鞘性运动神经病	
Q70.400		多指［趾］和并指［趾］畸形		
Q69.900		多指［趾］畸形		
E61.700		多种营养元素缺乏		
M70.501		鹅趾滑囊炎		鹅趾滑囊炎是膝关节内侧下方的巨大滑囊发生炎性肿胀。该滑囊在半腱肌、缝匠肌、股薄肌三肌腱之间，呈广泛腱膜状，形如鹅趾，故称为鹅趾滑囊炎。查：囊炎-膝 NEC　M70.5
Q01.000		额部脑膨出		
C44.302		额部皮肤恶性肿瘤		
S00.102		额部血肿		
C71.801		额顶叶恶性肿瘤		
C31.200		额窦恶性肿瘤		
J34.102		额窦囊肿		
J32.102		额窦脓肿		
C41.002		额骨恶性肿瘤		
M89.928		额骨骨疣		
S02.001		额骨骨折		
D16.406		额骨良性肿瘤		
M85.201		额骨内面骨肥厚	斯图尔特-莫雷尔综合征	斯图尔特-莫雷尔综合征［额骨内面骨肥厚］　M85.2
L70.201		额面痤疮		
G31.801		额颞痴呆		
C71.802		额颞顶叶恶性肿瘤		
C71.806		额颞叶恶性肿瘤		
J32.802		额筛窦脓肿		当编码于同一类目的不同亚目时，有时就是取前面的编码，但亚目.8明确指出涉及一个以上鼻窦的鼻窦炎（非全鼻窦炎）放在.8处
K00.100		额外牙［多生牙］		
O32.301		额先露		
O64.301		额先露难产		

主要编码	附加编码	疾 病 名 称	别 名	备 注
O64.300		额先露引起的梗阻性分娩		
D43.006		额叶动态未定肿瘤		
C71.100		额叶恶性肿瘤		
C79.303		额叶继发恶性肿瘤		
D33.004		额叶良性肿瘤		
D32.004		额叶脑膜瘤		
D43.007		额叶肿瘤		
F07.001		额叶综合征		
R06.600		呃逆		
R64.x00		恶病质		
L70.801		恶病质痤疮		
I20.003		恶化劳力性心绞痛		
F34.100		恶劣心境		
R11.x02		恶心		
R11.x00		恶心和呕吐		
C80.x01		恶性恶病质		
C96.200		恶性肥大细胞瘤		
C96.201		恶性肥大细胞增多症		
C78.604		恶性腹水		
I10.x02		恶性高血压		恶性高血压也称急进型高血压，较少见，多见于青壮年。可由缓进型高血压恶化而来，或起病即为急进型高血压。临床上起病急，进展快，血压升高明显，常超过230/130mmHg。恶性高血压特征性病变表现为细动脉纤维素样坏死和坏死性细动脉炎。现多将恶性高血压称为高血压急症，缓进型高血压称为高血压亚急症。查：高血压（急进型）（良性）（原发性）（特发性）（恶性）（全身性） I10
	M88150/3	恶性孤立性纤维性瘤		
G21.000		恶性抗精神病药综合征		
C83.311		恶性淋巴瘤，大 B 细胞，弥漫性，免疫母细胞性		
	M96842/3	恶性淋巴瘤，大 B 细胞，弥漫性，免疫母细胞性		
C83.302		恶性淋巴瘤，大细胞，核裂（弥漫性）		
C83.303		恶性淋巴瘤，大细胞，无核裂（弥漫性）		
C83.801		恶性淋巴瘤，淋巴浆细胞性	淋巴浆细胞性淋巴瘤	

主要编码	附加编码	疾　病　名　称	别　名	备　注
C82.703		恶性淋巴瘤，淋巴细胞性，低分化，结节性		
C82.701		恶性淋巴瘤，淋巴细胞性，高分化，结节性		
C82.702		恶性淋巴瘤，淋巴细胞性，中分化，结节性		
C83.811		恶性淋巴瘤，淋巴细胞性，中分化，弥漫性		
C82.901		恶性淋巴瘤，滤泡中心性		
C82.704		恶性淋巴瘤，中心母细胞性，滤泡性		
C83.809		恶性淋巴瘤，中心母细胞性，弥漫性		
C83.806		恶性淋巴瘤，中心母细胞-中心细胞性，弥漫性		
C83.803		恶性淋巴瘤，中心细胞性		
Z85.701		恶性淋巴瘤个人史		
C83.804		恶性淋巴瘤性息肉病		
C88.900		恶性免疫增生性疾病		
C88.700		恶性免疫增生性疾病，其他的		
B50.900		恶性疟原虫疟疾		
B50.800		恶性疟原虫疟疾，其他严重的和有并发症的		
B50.000		恶性疟原虫疟疾伴有大脑并发症		
D51.001		恶性贫血		
D39.202		恶性葡萄胎		
Z86.003		恶性葡萄胎个人史		
H40.201		恶性青光眼		
H60.200		恶性外耳炎		
C85.703		恶性网状细胞增多症		
C78.201		恶性胸腔积液		
C80.x00		恶性肿瘤		
C76.700		恶性肿瘤，其他不明确部位的		
Z51.801		恶性肿瘤靶向治疗		
Z08.900		恶性肿瘤的治疗后的随诊检查		
Z51.003		恶性肿瘤放射治疗		
Z08.100		恶性肿瘤放射治疗后的随诊检查		

主要编码	附加编码	疾 病 名 称	别 名	备 注
Z85.900		恶性肿瘤个人史		
Z08.200		恶性肿瘤化学治疗后的随诊检查		
Z80.900		恶性肿瘤家族史		
Z08.700		恶性肿瘤联合治疗后的随诊检查		
Z08.800		恶性肿瘤其他治疗后的随诊检查		
Z08.000		恶性肿瘤手术后的随诊检查		
Z51.807		恶性肿瘤术后靶向治疗		
Z51.002		恶性肿瘤术后放射治疗		
Z54.001		恶性肿瘤术后恢复期		
Z51.808		恶性肿瘤术后中医治疗		
Z51.001		恶性肿瘤术前放射治疗		
Z51.103		恶性肿瘤维持性化学治疗		
C80.x02†	G63.1*	恶性肿瘤性周围神经病		
Z51.802		恶性肿瘤中医治疗		
G21.001		恶性综合征		恶性综合征是法国医生 Delay 于 1968 年首先提出，认为恶性综合征是抗精神病药物引起的最严重不良反应，临床上较少见。查：帕金森综合征－继发性－－由于－－－药物－－－－抗精神病药 G21.0
C96.100		恶性组织细胞增多症		
	Y46.100	恶唑烷二酮的有害效应		
A98.100		鄂木斯克出血热		
K13.202		腭白斑		
C09.902		腭扁桃体恶性肿瘤		
D10.402		腭扁桃体良性肿瘤		
K12.102		腭部溃疡		
K09.102		腭部皮脂腺囊肿		
K12.105		腭部炎性假瘤		
D10.304		腭垂良性肿瘤		
Q35.700		腭垂裂		
K09.106		腭垂囊肿		腭的解剖：前 2/3 为硬腭，后 1/3 为软腭。软腭的后缘游离，中央有一乳头状突起，称腭垂。查：肥大，肥厚性－腭垂 K13.7
D37.006		腭动态未定肿瘤		
C05.900		腭恶性肿瘤		

主要编码	附加编码	疾 病 名 称	别　　名	备　　注
S02.803		腭骨折		
C05.800		腭交搭跨越恶性肿瘤的损害		
C46.200		腭卡波西肉瘤		
K12.103		腭溃疡穿孔		
D10.303		腭良性肿瘤		
Q35.900		腭裂		
Q37.900		腭裂伴有单侧唇裂		
Q37.800		腭裂伴有双侧唇裂		
K10.002		腭裂手术后畸形		
Z42.008		腭裂术后整形		
K12.206		腭瘘		腭瘘是指腭裂修复术后仍遗留在硬软腭部的瘘孔，为腭裂术后最常见的并发症。早期多数国外学者报道腭瘘的平均发生率在23.0%～25.2%，瘘孔修复术后复发率为25.0%～60.0%。查：瘘－口腔（皮肤）　K12.2
K13.201		腭黏膜角化不良		
K13.603		腭黏膜息肉		
K12.104		腭黏膜炎		
Q38.500		腭先天性畸形，不可归类在他处者		
K13.709		腭咽闭合不全		腭咽闭合不全是由软腭或咽壁病变使腭咽不能正常闭合而出现的发音和吞咽障碍。病因：软腭病变如软腭麻痹使软腭不能向上向后运动与咽后壁相接触；腭裂修补术后20%～40%的患者遗有闭合不全；软腭缺损及瘢痕挛缩，肿瘤破坏或手术切除一部分软腭，外伤、结核、溃疡、非特异性炎症等使软腭疤痕挛缩而发生本病。咽后壁病变如咽缩肌瘫痪、增殖体手术后、咽壁肿瘤、炎性病变使咽壁破坏，不能向前收缩缩小咽腔导致本病。查：麻痹－腭（软）　K13.7
J39.207		腭咽增生		
K13.602		腭增生症		
K09.101		腭正中囊肿		
D37.007		腭肿瘤		
B83.100		颚口线虫病		
Z00.100		儿童常规健康检查		
D46.902		儿童骨髓增生异常综合征		
Z00.200		儿童快速生长期的检查		

主要编码	附加编码	疾 病 名 称	别　　名	备　　注
G40.001		儿童良性癫痫伴中央颞区棘波		
H81.101		儿童良性阵发性眩晕		
F84.002		儿童期精神症		
L12.200		儿童期慢性大疱性疾病		
G40.504		儿童期慢性进行性部分连续性癫痫	Kojevnikow 综合征	
G40.401		儿童期弥漫性慢棘－慢波（小发作变异型）癫痫性脑病		
J45.006		儿童期哮喘		
G40.304		儿童失神癫痫		
G70.008		儿童型重症肌无力		儿童型重症肌无力主要是免疫机制在发病机制中起作用。病程进展慢，有明显起伏。是重症肌无力最常见的临床类型。多数于 10 岁左右起病。儿童型重症肌无力约占我国重症肌无力患者的 10%。绝大多数仅限于眼外肌麻痹、上睑下垂等单纯眼肌麻痹，约有 1/4 的病例可自行缓解，仅少数患者累及全身骨骼肌。查：肌无力－重症　G70.0
G43.804		儿童周期性综合征		儿童周期性综合征多为偏头痛前驱表现，是偏头痛的一个亚型，包括周期性呕吐、腹型偏头痛、儿童良性发作性眩晕。查：综合征－偏头痛 G43.9，核对卷一分类为 G43.8
	Y56.600	耳鼻喉科药物和制剂的有害效应		
T49.600		耳鼻喉科药物和制剂中毒		
C49.004		耳部结缔组织恶性肿瘤		
D21.004		耳部结缔组织良性肿瘤		
R22.006		耳部肿物		
H92.200		耳出血		
S08.100		耳创伤性切断		
H93.000		耳的变性性和血管性疾患		
H91.000		耳毒性听觉丧失		
S09.200		耳鼓膜创伤性破裂		
H61.002		耳郭瘢痕		
S00.401		耳郭挫伤		
I77.003		耳郭动静脉瘘		
H61.100		耳郭非感染性疾患		

主要编码	附加编码	疾　病　名　称	别　名	备　注
H61. 103		耳郭假性囊肿		耳郭假性囊肿又称耳郭浆液性软骨膜炎，是原因未明的耳郭腹侧面局限性囊肿，因其囊壁无上皮层，故称假性囊肿。患者以男性居多，发病年龄一般在 30～40 岁，多发生于一侧耳郭。查：病-耳郭（非感染性）　H61. 1
H61. 102		耳郭瘘		
S09. 905		耳郭损伤		
S00. 402		耳郭血肿		假定为创伤性，非创伤性的编码为 H61. 1
H61. 105		耳郭肿物		
H95. 900		耳和乳突的操作后疾患		
H95. 800		耳和乳突的其他操作后疾患		
Z01. 100		耳和听力检查		
C43. 200		耳和外耳道恶性黑色素瘤		
D22. 200		耳和外耳道黑素细胞痣		
C44. 200		耳和外耳道皮肤恶性肿瘤		
D23. 200		耳和外耳道皮肤良性肿瘤		
D04. 200		耳和外耳道皮肤原位癌		
D03. 200		耳和外耳道原位黑色素瘤		
R59. 004		耳后淋巴结肿大		
H70. 101		耳后瘘管		
H70. 001		耳后脓肿		耳后脓肿是慢性化脓性中耳乳突炎急性发作时，乳突腔蓄积的脓液可穿破乳突外侧骨皮质溃破区流入耳后骨膜下而形成。查：积脓-乳（突）（急性）　H70. 0
H61. 104		耳后血肿骨化		
H93. 901		耳后肿物		病-耳--特指的 NEC H93. 0。核对卷一：H93. 8 耳其他特指的疾患，修正编码为：H93. 9 耳未特指的疾患
T20. 401		耳化学性烧伤		
H93. 900		耳疾患		
Z01. 101		耳检查		
D48. 105		耳结缔组织动态未定肿瘤		
D48. 106		耳结缔组织肿瘤		
A18. 600		耳结核		
S01. 300		耳开放性伤口		
C77. 006		耳淋巴结继发恶性肿瘤		
H92. 100		耳漏		
H93. 100		耳鸣		

主要编码	附加编码	疾 病 名 称	别 名	备 注
T16. x00		耳内异物		
D48. 519		耳皮肤动态未定肿瘤		
H93. 800		耳其他特指的疾患		
Q18. 100		耳前窦道和囊肿		
S00. 400		耳浅表损伤		
B44. 802		耳曲霉病		
T20. 002		耳烧伤		
S09. 904		耳损伤		
H92. 000		耳痛		
M10. 902†	H62.8*	耳痛风石		
H80. 200		耳蜗性耳硬化症		
Q17. 900		耳先天性畸形		
Q17. 800		耳先天性畸形，其他特指的		
B87. 400		耳蝇蛆病		
H80. 900		耳硬化		
H80. 800		耳硬化，其他的		
H80. 100		耳硬化累及前庭窗，闭塞性		
H80. 000		耳硬化累及前庭窗，非闭塞性		
G91. 801		耳源性脑积水		
G00. 903		耳源性脑膜炎	硬脑膜下脓肿弥漫性脑膜炎	耳源性脑膜炎系指急性或慢性化脓性中耳乳突炎所引起的软脑膜、蛛网膜的急性化脓性炎症
H81. 302		耳源性眩晕		
G08. x02		耳源性乙状窦血栓性静脉炎		
Z42. 010		耳再造术后整形		
B36. 902†	H62.2*	耳真菌病		
T30. 600		二度腐蚀伤		
T30. 200		二度烧伤		
I08. 300		二尖瓣、主动脉瓣和三尖瓣的合并疾患		
I34. 001		二尖瓣反流		
I05. 801		二尖瓣钙化		如果查钙化-心脏--瓣膜，指示见心内膜炎
I34. 000		二尖瓣关闭不全		
I08. 002		二尖瓣关闭不全伴主动脉瓣狭窄		
I08. 003		二尖瓣关闭不全伴主动脉瓣狭窄关闭不全		

主要编码	附加编码	疾 病 名 称	别 名	备 注
I08.100		二尖瓣和三尖瓣的疾患		
I08.000		二尖瓣和主动脉瓣的疾患		
I34.102		二尖瓣后叶脱垂		
T82.805		二尖瓣机械瓣膜老化		
T82.002		二尖瓣机械瓣周漏		
I08.103		二尖瓣及三尖瓣关闭不全		
I08.104		二尖瓣及三尖瓣狭窄		
I08.006		二尖瓣及主动脉瓣关闭不全		
I08.008		二尖瓣及主动脉瓣狭窄		
I08.007		二尖瓣及主动脉瓣狭窄伴关闭不全		
I05.900		二尖瓣疾病		
I05.800		二尖瓣疾病，其他的		
I34.802		二尖瓣腱索断裂		
I34.201		二尖瓣术后狭窄		
I34.803		二尖瓣退行性变		
I34.100		二尖瓣脱垂		
I34.101		二尖瓣脱垂综合征		二尖瓣脱垂是指二尖瓣叶（前叶、后叶或两叶）在心室收缩期脱入左心房（向左房侧膨出），伴或不伴有二尖瓣关闭不全。肉眼见受损瓣膜透明、呈胶冻状。整个二尖瓣呈松弛状，可隆起呈蓬顶状或圆拱状。此种改变亦可见于多种结缔组织疾病，如马方综合征、成骨不全及冠心病。二尖瓣脱垂最常累及后瓣叶。心室收缩时，过长的瓣叶使瓣膜进一步向上进入左心房。瓣膜活动的突然停止产生喀喇音，瓣叶闭合不全导致收缩中、晚期的反流性杂音。查：脱垂，脱出-二尖（瓣）I34.1
I05.000		二尖瓣狭窄		
I08.101		二尖瓣狭窄伴三尖瓣关闭不全		
I05.200		二尖瓣狭窄伴有关闭不全		
I08.001		二尖瓣狭窄伴主动脉瓣关闭不全		
I08.004		二尖瓣狭窄伴主动脉瓣狭窄关闭不全		
I08.102		二尖瓣狭窄关闭不全伴三尖瓣关闭不全		
I08.005		二尖瓣狭窄关闭不全伴主动脉瓣关闭不全		

主要编码	附加编码	疾 病 名 称	别 名	备 注
I08.301		二尖瓣狭窄关闭不全伴主动脉瓣及三尖瓣关闭不全		
I08.305		二尖瓣狭窄关闭不全伴主动脉瓣三尖瓣狭窄		
I08.009		二尖瓣狭窄关闭不全伴主动脉瓣狭窄		
I08.801		二尖瓣狭窄及关闭不全肺动脉瓣关闭不全		
I08.302		二尖瓣狭窄及主动脉瓣三尖瓣关闭不全		
I08.303		二尖瓣主动脉瓣及三尖瓣关闭不全		
I08.304		二尖瓣主动脉瓣及三尖瓣狭窄关闭不全		
I08.306		二尖瓣主动脉瓣狭窄关闭不全伴三尖瓣关闭不全		
I33.008		二尖瓣赘生物		应是炎性赘生物
L24.203		二硫化碳刺激性接触性皮炎		
T65.400		二硫化碳的毒性效应		
T53.400		二氯甲烷的毒性效应		
A51.400		二期梅毒，其他的		
A51.401[†]	G01*	二期梅毒性脑膜炎		
A51.402[†]	H22.0*	二期梅毒性葡萄膜炎		
S46.101		二头肌长头肌腱损伤		
S46.100		二头肌长头肌肉和肌腱损伤		
M75.200		二头肌腱炎		
S46.200		二头肌其他部位肌肉和肌腱损伤		
T59.100		二氧化硫的毒性效应		
T59.700		二氧化碳的毒性效应		
T40.800		二乙麦角酰胺［LSD］中毒		
R23.000		发绀［紫绀］		
R23.200		发红		
R50.900		发热		
R50.800		发热，其他特指的		
R56.000		发热性惊厥		
L67.100		发色变异		
	Y36.800	发生在敌对行动停止后的作战行动		

主要编码	附加编码	疾 病 名 称	别 名	备 注
F95.200		发声和多种运动联合抽动障碍［德拉图雷特综合征］		
R49.000		发声困难		
Q50.100		发育性卵巢囊肿		
F88.x01		发育性失认症		
K09.000		发育性牙源性囊肿		
M16.200		发育异常导致的双侧髋关节病		
M16.301		发育异常性单侧髋关节病		
M16.300		发育异常性髋关节病，其他的		
F81.800		发育障碍，其他学习技能		
R62.000		发育指标延迟		
R25.001		发作性点头症		
G24.801		发作性肌张力障碍		
G47.801		发作性嗜睡强食综合征	Kleine-Leine 综合征、周期性嗜睡-病理性饥饿症候群、周期性嗜睡-贪食综合征	发作性嗜睡强食综合征是一种罕见的综合征。患者多在 10～20 岁起病，以男性居多，常伴肥胖，内分泌功能无紊乱。发病时，除了吃饭和排尿、便时清醒外，其他时间都始终处于睡眠状态。患者在睡眠时，也能被唤醒，也可以自己起来排尿、便，但是醒来以后，马上就得吃饭，而且吃饭时，食量大得惊人，一天一个人少则吃 2～3 斤（1000～1500g），多则五六斤（2500～3000g）食物，问到为什么要吃这么多时，患者会不假思索地回答："饿得难受。"如不给食物吃，就大吵大闹，甚至大骂不止。这些患者具有特殊的病理性饥饿，所以此病又称周期性嗜睡-病理性饥饿症候群、周期性嗜睡-贪食综合征。查：综合征-睡眠过度--食欲过盛　G47.8
G47.400		发作性睡病和猝倒症		
G80.305		发作性舞蹈-手足徐动症	运动诱发性癫痫、阵发性肌张力不全性舞蹈手足徐动症、家族性阵发性多动症、局灶性运动源性阵发性舞蹈手足徐动症、继发性阵发性多动症、阵发性运动源性舞蹈手足徐动症	发作性舞蹈手足徐动症即不自主的运动综合征、发作性舞蹈指划样动作，该病是一种常染色体显性遗传病。为发作性疾病，在婴儿期起病，一般在 5 岁以前，其变异型可在成人起病，多为家族性。查：手足徐动症-先天性（双侧）G80.3。国标库 G80.304 阵发性运动源性舞蹈手足徐动症合并些此条目中
E75.205		法布里病		
Q21.300		法洛［法乐］四联症		

主要编码	附加编码	疾 病 名 称	别 名	备 注
Q21.805		法洛三联症		法洛三联症发病率占先天性心脏病的2%~3%。病理特点是指肺动脉瓣狭窄，伴卵圆孔未闭或继发孔型房间隔缺损及右心室肥厚。本病由于右心室排血受阻而发生右心室肥厚、右室流出道进行性梗阻，使右心室、右心房压力增高，心内血液发生右向左分流，患者出现心悸、气短、易劳累、发绀等。查：异常（先天性）（未特指类型）-心脏--间隔---特指的NEC　Q21.8
Q21.804		法洛五联症		法洛五联症为重症复杂的紫绀型先天性心脏病，临床表现主要有发绀、气喘和阵发性呼吸困难、蹲踞、缺氧发作等，其中重症患者可有缺氧发作，表现为面色苍白、四肢无力、阵发性晕厥，甚至有抽搐等症状，影响孩子身体发育，甚至危及生命。对有缺氧发作的患者，应在婴儿期尽早手术。心脏彩超检查可发现五种畸形，分别是室间隔缺损、主动脉骑跨、右室流出道狭窄、右室肥大，房间隔缺损。该病患者自然存活率低，95%在40岁之前死亡，由于法洛五联症极为危险，多数医师主张在1岁左右进行手术治疗。手术治疗多采用经胸骨正中切口行法洛五联症根治术
K83.803		法特壶腹部不典型增生	法特壶腹部异型增生	胆总管下端在十二指肠壁内斜行部分扩大成为法特壶腹非典型增生（atypical hyperplasia）主要指上皮细胞异常增生，表现为细胞大小不等，形态多样，排列紊乱，极向丧失。核大深染，核质比例增大，核形不规则，核分裂象增多（一般不见病理性核分裂象）。细胞具有一定程度异型性，但还不足以诊断为癌。根据病变程度，可分为轻度、中度和重度三级。查：病-胆总管（肝总管）--特指的NEC　K83.8
C24.100		法特壶腹恶性肿瘤		
K83.401		法特壶腹痉挛		
C24.101		法特壶壶腹周围恶性肿瘤		
O43.101		帆状胎盘		帆状胎盘是指脐带附着于胎膜，血管经胎膜作扇形分布进入胎盘。帆状胎盘在双胎中的发生率比单胎高9倍，而且此胎盘对母体本身无影响，主要是对胎儿的影响比较大，容易造成胎儿的死亡率。如果脐带附着点正好在胎盘下缘近宫颈处，可受胎儿先露部的压迫，引起胎儿宫内窘迫乃至死亡。而当其血管接近宫颈口，并位于先露部的前方时则会造成血管前置，所致胎儿失血。查：妊娠-并发--胎盘---畸形　O43.1

主要编码	附加编码	疾　病　名　称	别　　名	备　　注
J63.000		矾土肺（肺的）		
E61.600		钒缺乏		
R63.100		烦渴		
A69.100		樊尚螺旋体感染，其他的		
L40.801		反常性银屑病		
K83.010		反流性胆管炎		
K21.001		反流性食管炎		
F60.201		反社会型人格障碍	无情型人格障碍	
G40.801		反射性癫痫	诱发性癫痫	
R25.801		反射性发作		
N31.100		反射性神经病性膀胱，不可归类在他处者		
L87.100		反应性穿通性胶原病		
E16.101		反应性低血糖症		
M02.900		反应性关节病		
M02.800		反应性关节病，其他的		
F23.901		反应性精神病		
I88.901		反应性淋巴结炎		
G03.802		反应性脑膜炎		反应性脑膜炎继发于全身感染中毒以及耳鼻等感染等原因引起的
J68.301		反应性气道功能障碍综合征		
D72.101		反应性嗜酸性粒细胞增多症	变应性嗜酸性粒细胞增多症	嗜酸性粒细胞是白细胞的组成部分，正常人外周血中嗜酸性粒细胞占白细胞的0.5%～5%，绝对值（0.05～0.5）×10^9/L。若嗜酸性粒细胞数>0.5×10^9/L，称为嗜酸性粒细胞增多症。嗜酸性粒细胞增多根据病因可分为四类：①反应性增多；②继发性增多；③克隆性嗜酸性粒细胞增多；④特发性增多。查：嗜酸性粒细胞增多（变应性）（遗传性）　D72.1
F32.902		反应性抑郁症	心因性抑郁症	
B33.300		反转录病毒感染，不可归类在他处者		
	B97.300	反转录病毒作为分类于其他章疾病的原因		
K07.205		反𬌗		
L20.801		泛发性神经性皮炎		
L30.901		泛发性湿疹		
Z88.808		泛影葡胺过敏个人史		
Q38.002		范德沃德综合征		

主要编码	附加编码	疾 病 名 称	别 名	备 注
D61.007		范科尼贫血		
E72.002		范科尼综合征		
E70.900		芳香氨基酸代谢紊乱		
E70.800		芳香氨基酸代谢紊乱，其他的		
T53.700		芳香族烃的其他卤素衍生物的毒性效应		
Z30.301		防止妊娠		
Q21.100		房间隔缺损		
Q21.102		房间隔缺损（继发孔型）		
T82.504		房间隔缺损手术后残余漏		
I23.100		房间隔缺损作为急性心肌梗死后的近期并发症		
I47.110		房内折返性心动过速		
I44.303		房室传导阻滞		
I44.300		房室传导阻滞，其他和未特指的		
Q21.202		房室管型室间隔缺损		
Q21.200		房室间隔缺损		
I45.802		房室结双径路		房室结双径路指房室结内传导功能性纵行分离为两种传导速度快慢不同的通道。其中传导速度快的称快通道，慢的称慢通道。查：分离-房室（任何程度） I45.8
Q20.500		房室连接不协调		
I47.101		房性心动过速		
Z54.100		放疗后恢复期		
M96.500		放射后脊柱侧弯		
M96.200		放射后脊柱后凸		
E89.002		放射后甲状腺功能减退		
H26.802		放射性白内障		
N30.400		放射性膀胱炎		
G62.803		放射性多神经病		
J70.101		放射性肺纤维化		
J70.001		放射性肺炎		
K10.201		放射性颌骨坏死		
G95.803		放射性脊髓病		
K52.001		放射性结肠炎		
G93.802		放射性脑病		
L58.101		放射性皮肤溃疡		

主要编码	附加编码	疾 病 名 称	别　　名	备　　注
L58.900		放射性皮炎		
K20.x02		放射性食管炎		
T66.x02	H47.5	放射性视神经损害		疾患-视（觉）--放射　H47.5
T66.x01		放射性损伤		
K52.000		放射性胃肠炎和结肠炎		
K62.700		放射性直肠炎		
	Y84.200	放射学操作和放射治疗作为病人异常反应或以后并发症的原因，而在操作当时并未提及意外事故		
Z01.600		放射学检查，不可归类在他处者		
Z51.000		放射治疗疗程		
A42.900		放线菌病		
A42.800		放线菌病，其他形式的		
A42.700		放线菌病性败血症		
B47.100		放线菌瘤		
Z30.505		放置输卵管内避孕器失败		
	V95.900	飞行器事故伤及乘员		
	V95.800	飞行器事故伤及乘员，其他的		
T70.206		飞行员病（由于飞行气压改变引起的）		
	X60.x00	非阿片样镇痛药、解热药和抗风湿药的故意自毒及暴露于该类药物		
	X40.x00	非阿片样镇痛药、解热药和抗风湿药的意外中毒及暴露于该类药物		
	Y10.x00	非阿片样镇痛药、解热药和抗风湿药的中毒及暴露于该类药物，意图不确定的		
T39.900		非阿片样镇痛药、解热药和抗风湿药中毒		
T39.800		非阿片样镇痛药和解热药中毒，其他的，不可归类在他处者		
T39.901		非阿片样镇痛药中毒		
C93.701		非白血性单核细胞白血病		
C91.701		非白血性淋巴细胞性白血病		
C92.701		非白血性髓系白血病		

主要编码	附加编码	疾 病 名 称	别 名	备 注
L65.900		非瘢痕性毛发缺失		
L65.800		非瘢痕性毛发缺失，其他特指的		
J45.100		非变应性哮喘		
R65.300		非传染性病因的全身炎症反应综合征伴有器官衰竭		
R65.200		非传染性病因的全身炎症反应综合征不伴有器官衰竭		
P78.300		非传染性新生儿腹泻	新生儿腹泻	
	V93.x00	非船舶事故的船上事故，未引起淹溺和沉没		
N32.400		非创伤性膀胱破裂		
N89.802		非创伤性处女膜破裂		
M53.306		非创伤性骶髂关节损害		
M75.101		非创伤性冈上肌撕裂		
M66.501		非创伤性肌腱断裂		
M66.502		非创伤性肌腱连接点断裂		
I69.200		非创伤性颅内出血后遗症，其他的		
D73.501		非创伤性脾破裂		
M62.202		非创伤性腔隙综合征		
P52.801		非创伤性新生儿硬膜外出血	新生儿硬膜外出血	
I62.100		非创伤性硬膜外出血		
L51.000		非大疱型多形性红斑		
A31.901		非典型分枝杆菌感染		
F20.301		非典型精神分裂症		
F50.300		非典型神经性贪食		
F50.100		非典型神经性厌食		
F31.803		非典型双相情感障碍	双相情感障碍Ⅱ型	查：障碍-双相--2型 F31.8
J18.901		非典型性肺炎		
C92.104		非典型性慢性髓系白血病，BCR/ABL阴性		
G50.100		非典型性面部痛		
F32.802		非典型抑郁症		非典型抑郁症是属于慢性忧郁症（轻郁症）与抑郁症的亚型，其情绪反应的特征-能体验正面事物带来的心情改善。相较于抑郁型忧郁的患者，纵使有好事发生时，也不能感受到正面的情绪。此外，非典型抑郁症会有反植物性症状的特征，也就是说会暴饮暴食与睡眠过度。尽管它称为「非典型」，事实上它是最常见的抑郁症亚型-高达40%的抑郁人口数都可归类于患有非典型抑郁症

主要编码	附加编码	疾　病　名　称	别　名	备　注
E04.100		非毒性单个甲状腺结节		
E04.200		非毒性多结节性甲状腺肿		
E04.900		非毒性甲状腺肿		
E04.800		非毒性甲状腺肿，其他特指的		
E04.000		非毒性弥漫性甲状腺肿		
A48.200		非肺炎性军团病［庞蒂亚克热］		
I34.900		非风湿性二尖瓣疾患		
I34.800		非风湿性二尖瓣疾患，其他的		
I34.200		非风湿性二尖瓣狭窄		
I34.801		非风湿性二尖瓣狭窄伴关闭不全		
I36.100		非风湿性三尖瓣关闭不全		
I36.900		非风湿性三尖瓣疾患		
I36.800		非风湿性三尖瓣疾患，其他的		
I36.801		非风湿性三尖瓣脱垂		
I36.000		非风湿性三尖瓣狭窄		
I36.200		非风湿性三尖瓣狭窄伴有关闭不全		
R65.301		非感染性多器官功能障碍综合征（MODS）		
K52.902		非感染性腹泻		
K52.904		非感染性急性肠炎		
R65.202		非感染性全身炎症反应综合征		
K52.901		非感染性胃肠炎		
K52.900		非感染性胃肠炎和结肠炎		
K52.800		非感染性胃肠炎和结肠炎，其他特指的		
N48.804		非感染性阴茎海绵体坏疽		
N11.801		非梗阻性慢性肾盂肾炎		
M89.817		非骨化性纤维瘤		
G03.000		非化脓性脑膜炎		
H65.900		非化脓性中耳炎		
C85.900		非霍奇金淋巴瘤		非霍奇金淋巴瘤是恶性淋巴瘤的一大类型，在我国恶性淋巴瘤中非霍奇金淋巴瘤所占的比例远高于霍奇金病（HD）。近年来很多国家 NHL 的发病率有一定增高趋向。可能的原因大致归纳为：①免疫功能异常，如艾滋病、器官移植、类风湿关节炎和遗传性免疫缺陷等；②病毒，如成人 T 细胞淋巴瘤病毒（HTLV）、人类免疫缺陷病毒（HIV）、EB 病毒（EBV）等；③化学物质，如农药和染发剂；④其他，如放射性暴露和 HD 治疗等

主要编码	附加编码	疾　病　名　称	别　名	备　注
C85.700		非霍奇金淋巴瘤的其他特指类型		
	V89.100	非机动车辆事故中的人员损伤，非交通性		
	V89.300	非机动车辆事故中的人员损伤，交通性		
D80.100		非家族性低丙球蛋白血症		
	V79.200	非交通事故中公共汽车与其他机动车辆碰撞造成的公共汽车乘员的损伤		
	V79.100	非交通事故中公共汽车与其他机动车辆碰撞造成公共汽车乘客的损伤		
	V79.000	非交通事故中公共汽车与其他机动车辆碰撞造成公共汽车司机的损伤		
	V19.100	非交通事故中脚踏车与其他的机动车辆碰撞造成乘脚踏车人员的损伤		
	V19.200	非交通事故中脚踏车与其他机动车辆碰撞造成的骑脚踏车人员的损伤		
	V19.000	非交通事故中脚踏车与其他机动车辆碰撞造成骑脚踏车人员的损伤		
	V29.100	非交通事故中摩托车与其他的机动车辆碰撞造成乘摩托车人员的损伤		
	V29.200	非交通事故中摩托车与其他的机动车辆碰撞造成骑摩托车人员的损伤		
	V29.000	非交通事故中摩托车与其他机动车辆碰撞造成骑摩托车人员的损伤		
	V59.200	非交通事故中轻型货车或篷车与其他机动车辆碰撞造成的轻型货车或篷车乘员的损伤		
	V59.100	非交通事故中轻型货车或篷车与其他机动车辆碰撞造成轻型货车或篷车乘客的损伤		
	V59.000	非交通事故中轻型货车或篷车与其他机动车辆碰撞造成轻型货车或篷车司机的损伤		
	V86.600	非交通事故中全地带或其他越野机动车上的乘客的损伤		

主要编码	附加编码	疾 病 名 称	别 名	备 注
	V86.900	非交通事故中全地带或其他越野机动车上的乘员的损伤		
	V86.500	非交通事故中全地带或其他越野机动车上的司机的损伤		
	V86.700	非交通事故中全地带或其他越野机动车外部人员的损伤		
	V39.200	非交通事故中三轮机动车与其他机动车辆碰撞造成的三轮机动车乘员的损伤		
	V39.100	非交通事故中三轮机动车与其他机动车辆碰撞造成三轮机动车乘客的损伤		
	V39.000	非交通事故中三轮机动车与其他机动车辆碰撞造成三轮机动车司机的损伤		
	V49.200	非交通事故中小汽车与其他机动车辆碰撞造成的小汽车乘员的损伤		
	V49.100	非交通事故中小汽车与其他机动车辆碰撞造成小汽车乘客的损伤		
	V49.000	非交通事故中小汽车与其他机动车辆碰撞造成小汽车司机的损伤		
	V82.000	非交通事故中因与机动车辆碰撞造成（市内有轨）电车乘员的损伤		
	V81.000	非交通事故中因与机动车辆碰撞造成火车或铁路车辆乘员的损伤		
	V69.200	非交通事故中重型运输车与其他机动车辆碰撞造成的重型运输车乘员的损伤		
	V69.100	非交通事故中重型运输车与其他机动车辆碰撞造成重型运输车乘客的损伤		
	V69.000	非交通事故中重型运输车与其他机动车辆碰撞造成重型运输车司机的损伤		
	V83.600	非交通事故中专用工业车辆上的乘客的损伤		
	V83.900	非交通事故中专用工业车辆上的乘员的损伤		

主要编码	附加编码	疾 病 名 称	别 名	备 注
	V83.500	非交通事故中专用工业车辆上的司机的损伤		
	V83.700	非交通事故中专用工业车辆外部人员的损伤		
	V85.600	非交通事故中专用建筑车辆上的乘客的损伤		
	V85.900	非交通事故中专用建筑车辆上的乘员的损伤		
	V85.500	非交通事故中专用建筑车辆上的司机的损伤		
	V85.700	非交通事故中专用建筑车辆外部人员的损伤		
	V84.600	非交通事故中专用农业车辆上的乘客的损伤		
	V84.900	非交通事故中专用农业车辆上的乘员的损伤		
	V84.500	非交通事故中专用农业车辆上的司机的损伤		
	V84.700	非交通事故中专用农业车辆外部人员的损伤		
	M80730/3	非角化性小细胞鳞状细胞癌		
	Y45.300	非类固醇性消炎药［NSAID］的有害效应，其他的		
T39.300		非类固醇性消炎药［NSAID］中毒		
C96.001		非类脂组织细胞增多病		
N34.101		非淋球菌性尿道炎		
I78.100		非瘤性痣		
T43.301		非那根中毒	盐酸异丙嗪中毒	
F29.x00		非器质性精神病		
F51.000		非器质性失眠症		
F51.100		非器质性睡眠过度		
F51.200		非器质性睡眠-觉醒节律障碍		
F51.900		非器质性睡眠障碍		
F51.800		非器质性睡眠障碍，其他的		
F52.600		非器质性性交疼痛		
F98.100		非器质性遗粪症		
F98.000		非器质性遗尿症		
F52.500		非器质性阴道痉挛		

主要编码	附加编码	疾　病　名　称	别　名	备　注
	M81300/2	非侵袭性乳头状移行细胞癌	非侵袭性乳头状尿路上皮癌	
P83.200		非溶血性疾病引起的胎儿水肿		
F91.100		非社会化的品行障碍		
E85.000		非神经病性家族遗传性淀粉样变		
I89.803		非丝虫性乳糜性腹水		
I89.009		非丝虫性象皮肿		
E15.x00		非糖尿病低血糖性昏迷		
K75.200		非特异反应性肝炎		
R21.x01		非特异性斑疹		
I88.000		非特异性肠系膜淋巴结炎		
R03.100		非特异性低血压读数		
I88.900		非特异性淋巴结炎		
I88.800		非特异性淋巴结炎，其他的		
G03.906		非特异性脑脊膜炎		
N34.100		非特异性尿道炎		
I45.400		非特异性室内传导阻滞		
I31.903		非特异性心包炎		
A65.x00		非性病性梅毒		
N34.102		非性病性尿道炎		
J95.200		非胸腔手术后的急性肺功能不全		
D69.200		非血小板减少性紫癜、其他的		
Z91.000		非药物和生物制品过敏个人史		
T97.x02		非药用物质中毒性脑病后遗症		
E11.900		2型糖尿病	非胰岛素依赖型糖尿病不伴有并发症	
Z41.900		非以改善健康状况为目的操作		
Z41.800		非以改善健康状况为目的的其他操作		
I47.107		非阵发性交界性心动过速		非阵发性房室交界区性心动过速（nonparoxysmal atrioventricular junctional tachycardia）的发生机制与房室交界区组织自律性增高或触发活动有关。最常见的病因为洋地黄中毒，其他为下壁心肌梗死、心肌炎、急性风湿热或心瓣膜手术后，亦偶见于正常人。查：心动过速-室上性 I47.1
I47.202		非阵发性室性心动过速		

主要编码	附加编码	疾病名称	别名	备注
F55. x00		非致依赖性物质滥用		
B56. 900		非洲锥虫病		
D59. 400		非自身免疫性溶血性贫血，其他的		
C94. 300		肥大细胞白血病		
C96. 706		肥大细胞白血病		
	M97420/3	肥大细胞白血病		
C96. 202		肥大细胞肉瘤		
Q82. 200		肥大细胞增生病		
J31. 001		肥大性鼻炎		
M89. 401		肥大性肺性骨关节病		
L71. 100		肥大性酒渣鼻	鼻赘	酒渣鼻（rosacea）是一种发生在颜面中部，以皮肤潮红、丘疹、脓疱及毛细血管扩张为主要特征的慢性皮肤病。病因不清，可能与遗传、胃肠道功能紊乱、胃酸减少引起消化不良和幽门螺杆菌所致的感染、高血压、精神因素、日光、冷热刺激及毛囊蠕形螨感染等有关。分为三期：红斑期、丘疹脓疱期、鼻赘期（仅见于少数男性患者）。鼻部结缔组织增生，皮脂腺异常增大，鼻尖肥大，呈暗红色或紫红色，形成太小不等的结节状隆起称为鼻赘。查：鼻赘［肥大性酒渣鼻］ L71. 1
J31. 203		肥大性咽炎		
K05. 105		肥大性龈炎		
I42. 101		肥厚型梗阻性心肌病		
I42. 200		肥厚型心肌病，其他的		
L91. 001		肥厚性瘢痕		
L43. 000		肥厚性扁平苔藓		
M89. 400		肥厚性骨关节病，其他的		
M19. 907		肥厚性关节炎		
J37. 003		肥厚性喉炎		
M47. 901		肥厚性脊柱炎		
K29. 602		肥厚性胃炎		
E66. 902†	N08. 4*	肥胖相关性肾病		
E23. 609		肥胖性生殖无能症		
E66. 900		肥胖症		
E66. 800		肥胖症，其他的		
M67. 102		腓肠肌腱膜挛缩症		
M76. 701		腓肠肌内外侧头肌腱炎		

主要编码	附加编码	疾 病 名 称	别 名	备 注
S85.200		腓动脉损伤		
I77.123		腓动脉狭窄		
I77.124		腓动脉支架内再狭窄		T82.8编码为心脏和血管假体装置、植入物和移植物的其他并发症，包括由于其引起的栓塞、血栓形成、狭窄等。因此，本条目的编码有误，应修正为T82.822
C40.203		腓骨恶性肿瘤		
S82.401		腓骨干骨折		
M86.912		腓骨骨髓炎		
S82.601		腓骨骨折累及踝关节		
M76.802		腓骨肌腱撞击综合征		本病是跟骨骨折的并发症之一。查：肌腱端病-下肢--特指的 NEC　M76.8
G60.003		腓骨肌萎缩	遗传性运动感觉神经病	腓骨肌萎缩症（Charcot-Marie-Tooth，CMT）具有明显的遗传异质性，临床主要特征是四肢远端进行性肌无力和萎缩伴感觉障碍。CMT是最常见的遗传性周围神经病之一（发病率约为1/2500）。根据临床和电生理特征，CMT分为两型：①CMT1型（脱髓鞘型），神经传导速度（NCV）减慢（正中神经传导速度s）；②CMT2型（轴突型），神经传导速度正常或轻度减慢（正中神经传导速度>38m/s）。多数呈常染色体显性遗传，也可呈常染色体隐性或X-连锁遗传
A18.023†	M90.0*	腓骨结核		
D16.203		腓骨良性肿瘤		
M92.504		腓骨幼年型骨软骨病		
M89.910		腓骨肿物		
Q72.600		腓骨纵向短小缺陷		
M76.700		腓肌腱炎		
G57.304		腓浅神经卡压		
G57.301		腓神经麻痹		
G57.302		腓神经损害		
G57.303		腓总神经麻痹		
Z90.200		肺［部分］后天性缺失		
B59.x00†	J17.3*	肺孢子虫病		
B42.000†	J99.8*	肺孢子丝菌病		
J98.402		肺不典型增生		
Q33.300		肺不发生		
J98.101		肺不张		

主要编码	附加编码	疾 病 名 称	别 名	备 注
J98.414		肺部感染		
C78.000		肺部继发性恶性肿瘤		
J64.x00		肺尘埃沉着病	尘肺	
R04.802		肺出血		
M31.003†	N08.5*	肺出血肾炎综合征相关肾小球肾炎		
S27.313		肺穿透伤		
S27.301		肺挫伤		
Q85.901		肺错构瘤		
J43.901		肺大疱		
J43.902		肺大疱破裂		
J98.400		肺的其他疾患		
S27.300		肺的其他损伤		
Q33.800		肺的其他先天性畸形		
Q33.500		肺的异位组织		
Q22.000		肺动脉瓣闭锁		
Q22.300		肺动脉瓣的其他先天性畸形		
I37.100		肺动脉瓣关闭不全		
I37.900		肺动脉瓣疾患		
I37.800		肺动脉瓣疾患，其他的		
I37.000		肺动脉瓣狭窄		
I37.200		肺动脉瓣狭窄伴有关闭不全		
I33.011		肺动脉瓣赘生物		
Q25.500		肺动脉闭锁		
I28.100		肺动脉的动脉瘤		
Q25.700		肺动脉的其他先天性畸形		
Q25.705		肺动脉吊带		
I27.002		肺动脉高压中度		
I27.003		肺动脉高压重度		
I28.801		肺动脉扩张		
Q24.300		肺动脉漏斗部狭窄		
I77.203		肺动脉瘘		
Q25.600		肺动脉狭窄		
Z85.101		肺恶性肿瘤个人史		
Q33.600		肺发育不全和发育异常		
A42.000		肺放线菌病		

主要编码	附加编码	疾 病 名 称	别 名	备 注
A31.001		肺非典型分枝杆菌病		非结核性分枝杆菌（NTM）系指分枝杆菌属中，除结核分枝杆菌复合群（人型、牛型、非洲型和田鼠型结核分枝杆菌）和麻风分枝杆菌以外的分枝杆菌。属于条件致病菌。由 NTM 引起的疾病称为非结核性分枝杆菌病。常见发病肺部。查：分枝杆菌（感染）-非典型--肺　A31.0
Q33.200		肺分离		
A31.000		肺分枝杆菌感染		
B41.000		肺副球孢子菌病		
J98.411		肺钙化		
A16.206		肺干酪性结核		
A16.026		肺干酪性结核，病理（-）		
A15.202		肺干酪性结核，病理（+）		
A16.006		肺干酪性结核，痰镜检（-）		
A15.002		肺干酪性结核，痰镜检（+）		
A16.016		肺干酪性结核，痰培养（-）		
A15.102		肺干酪性结核，痰培养（+）		
A16.106		肺干酪性结核，未做细菌学和组织学检查		
A16.035		肺干酪性结核，细胞学（组织学）（-）		
A15.302		肺干酪性结核经证实（+）		
B58.300†	J17.3*	肺弓形虫病		
J98.403		肺功能不全		
R94.200		肺功能检查的异常结果		
E83.104†	J99.8*	肺含铁血黄素沉积症		
J85.000		肺坏疽和坏死		
J85.001		肺坏死		
R94.204		肺活量减低		
B67.904		肺棘球蚴病		
B39.200		肺荚膜组织胞浆菌病		
J98.404		肺假性淋巴瘤	结节性淋巴组织样增生	肺假性淋巴瘤（PL）是起源于在组织学上与真正的肺内淋巴结有明显差别的支气管相关性淋巴样组织。一般认为是一种炎症性淋巴细胞增生的良性病变。病变通常呈单个结节，且限于单个肺叶内。查：病，疾病-肺（急性）（慢性）（终末期）　J98.4
J98.407		肺假性囊肿		

主要编码	附加编码	疾 病 名 称	别 名	备 注
C45.701		肺间皮瘤		
J84.101		肺间质纤维化		
A16.020		肺结核，病理（−）		
A15.100		肺结核，仅经痰培养所证实		
A15.000		肺结核，经显微镜下痰检查证实，伴有或不伴有痰培养		
A15.300		肺结核，经证实的		
A15.200		肺结核，经组织学所证实		
A16.010		肺结核，痰培养（−）		
A16.200		肺结核，未提及细菌学或组织学的证实		
A16.100		肺结核，未做细菌学和组织学检查		
A16.000		肺结核，细菌学和组织学检查为阴性		
A16.201		肺结核瘤		
A16.021		肺结核瘤，病理（−）		
A15.201		肺结核瘤，病理（+）		
A16.001		肺结核瘤，痰镜检（−）		
A15.001		肺结核瘤，痰镜检（+）		结合瘤−现译名结核球−另见结核 结核−肺−−确定的−−−被显微镜下痰检查，伴有或不伴有痰培养　A15.0
A16.011		肺结核瘤，痰培养（−）		
A15.101		肺结核瘤，痰培养（+）		
A16.101		肺结核瘤，未做细菌学和组织学检查		
A16.030		肺结核瘤，细胞学（组织学）（−）		
A15.301		肺结核瘤经证实（+）		
D86.000		肺结节病		
D86.200		肺结节病伴有淋巴结结节病		
I28.804		肺静脉闭塞症		
Q26.301		肺静脉闭锁		
Q26.300		肺静脉连接部分异常		
Q26.200		肺静脉连接完全异常		
Q26.400		肺静脉连接异常		
I28.802		肺静脉狭窄		
C46.701		肺卡波西肉瘤		
J98.410		肺空洞		

主要编码	附加编码	疾 病 名 称	别 名	备 注
B46.000		肺毛霉病		
Q82.812		肺毛细血管瘤病		
A52.704[†]	J99.8[*]	肺梅毒		
C34.001		肺门恶性肿瘤		
C77.102		肺门淋巴结继发恶性肿瘤		
A16.301		肺门淋巴结结核		
A15.401		肺门淋巴结结核，病理（+）		
R59.009		肺门淋巴结肿大		
J84.803		肺弥漫性间质病变		
B69.801		肺囊尾蚴病		
J98.409		肺囊肿		
T17.803		肺黏液栓塞		
B37.100		肺念珠菌病		
J85.100		肺脓肿伴有肺炎		
J85.200		肺脓肿不伴有肺炎		
A43.000		肺诺卡菌病		
J84.001		肺泡蛋白沉积症		
J84.000		肺泡和壁层肺泡的情况		
J84.002		肺泡微结石症	小结石病，肺泡，肺	J84.0
J18.801		肺泡性肺炎		
J98.408		肺膨出		
Q33.302		肺奇叶		
J43.900		肺气肿		
J43.800		肺气肿，其他的		
R91.x01		肺钱币形损害		
B38.200		肺球孢子菌病		
B44.100		肺曲霉病，其他的		
J84.102		肺肉芽肿		
C34.102		肺上沟恶性肿瘤		
C34.803		肺上下叶恶性肿瘤		
C34.101		肺上叶恶性肿瘤		
J98.413		肺石病		
D76.008		肺嗜酸细胞性肉芽肿		
J82.x00		肺嗜酸性粒细胞增多，不可归类在他处者		
A20.200		肺鼠疫		
I26.000		肺栓塞提及急性肺源性心脏病		

主要编码	附加编码	疾 病 名 称	别 名	备 注
I26.900		肺栓塞未提及急性肺源性心脏病		
J81.x00		肺水肿		
J98.412		肺损伤		
A22.100		肺炭疽		
Q26.302		肺体静脉间异常侧支静脉		
J63.400		肺铁末沉着病		
A21.200		肺土拉菌病		
J98.100		肺萎陷		
B66.401†	J99.8*	肺吸虫病		
B67.100		肺细粒棘球蚴感染		
C34.301		肺下叶恶性肿瘤		
Q33.900		肺先天性畸形		
G93.101		肺性脑病	肺心脑综合征	肺性脑病（pulmonary encephalopathy，PE）是各种慢性肺胸疾病伴有呼吸衰竭，导致低氧血症和高碳酸血症而出现的神经精神症状的一种临床综合征。查：损害−脑−−缺氧性 G93.1
I28.000		肺血管动静脉瘘		
Q28.801		肺血管畸形		
I28.800		肺血管其他特指的疾病		
S25.400		肺血管损伤		
I28.900		肺血管未特指的病		
I26.901		肺血栓形成		
B65.902†	J99.8*	肺血吸虫病		
B40.200		肺芽生菌病		
J18.900		肺炎		
J18.800		肺炎，其他的，病原体未特指的		
A49.802		肺炎杆菌感染		
J15.000		肺炎杆菌性肺炎	克雷伯杆菌性肺炎	国标库J15.001克雷伯杆菌性肺炎与此条目重复，合并于此条目
	B96.100	肺炎杆菌作为分类于其他章疾病的原因		
A49.815		肺炎克雷伯杆菌感染		
A40.300		肺炎链球菌性败血症		
	B95.300	肺炎链球菌作为分类于其他章疾病的原因		
A49.102		肺炎球菌感染		

主要编码	附加编码	疾　病　名　称	别　　名	备　　注
M00.100		肺炎球菌性关节炎和多关节炎		
G00.100		肺炎球菌性脑膜炎		
J98.405		肺炎性假瘤	肺炎性肿块	
J20.000		肺炎支原体急性支气管炎		
J15.700		肺炎支原体性肺炎		
	B96.000	肺炎支原体作为分类于其他章疾病的原因		
Z94.200		肺移植状态		
T17.804		肺异物		
B45.000		肺隐球菌病		
J84.110		肺硬化		
A16.701		肺原发性结核性复征	原发综合征	
A15.703		肺原发性结核性复征，病理（+）		
A15.702		肺原发性结核性复征，细菌学（+）		
I27.900		肺源性心脏病		
I27.800		肺源性心脏病，其他特指的		
R91.x03		肺占位性病变		
B49.x14†	J99.8*	肺真菌感染		
R91.x00		肺诊断性影像检查的异常所见		
C34.801		肺中上叶恶性肿瘤		
C34.802		肺中下叶恶性肿瘤		
C34.201		肺中叶恶性肿瘤		
J98.102		肺中叶综合征		
D38.101		肺肿瘤		
R91.x02		肺肿物		
N80.802		肺子宫内膜异位症		
M05.000		费尔蒂综合征	类风湿性关节炎－脾大综合征、Felty 综合征	费尔蒂综合征（Felty syndrome）是指除有典型的类风湿关节炎临床表现外，还伴有脾脏肿大和白细胞计数减少的一种严重型类风湿关节炎。白细胞计数减少的原因与脾功能亢进，或存在针对中性粒细胞的特异抗体，或存在骨髓抑制因子等有关。这些病人通常有高效价的类风湿因子和抗核抗体，有皮下结节和类风湿关节炎的表现
G61.001		费舍综合征	费舍尔综合征、急性特发性眼科神经病	
L74.300		痱		

主要编码	附加编码	疾 病 名 称	别 名	备 注
L74.001		痱子		
	J17.1*	分类于他处的病毒性疾病引起的肺炎		
	G02.0*	分类于他处的病毒性疾病引起的脑膜炎		
	G05.1*	分类于他处的病毒性疾病引起的脑炎、脊髓炎和脑脊髓炎		
	H62.1*	分类于他处的病毒性疾病引起的外耳炎		
	I41.1*	分类于他处的病毒性疾病引起的心肌炎		
	H67.1*	分类于他处的病毒性疾病引起的中耳炎		
	I68.1*	分类于他处的传染病和寄生虫病引起的大脑动脉炎		
	G53.1*	分类于他处的传染病和寄生虫病引起的多发性脑神经麻痹		
	G63.0*	分类于他处的传染病和寄生虫病引起的多神经病		
	K77.0*	分类于他处的传染病和寄生虫病引起的肝疾患		
	H22.0*	分类于他处的传染病和寄生虫病引起的虹膜睫状体炎		
	G73.4*	分类于他处的传染病和寄生虫病引起的肌病		
	M49.3*	分类于他处的传染病和寄生虫病引起的脊椎病		
	H13.1*	分类于他处的传染病和寄生虫病引起的结膜炎		
	H32.0*	分类于他处的传染病和寄生虫病引起的脉络膜视网膜炎症		
	G94.0*	分类于他处的传染病和寄生虫病引起的脑积水		
	H75.0*	分类于他处的传染病和寄生虫病引起的乳突炎		
	N29.1*	分类于他处的传染病和寄生虫病引起的肾和输尿管的其他疾患		
	N16.0*	分类于他处的传染病和寄生虫病引起的肾小管-间质疾患		
	N08.0*	分类于他处的传染病和寄生虫病引起的肾小球疾患		

主要编码	附加编码	疾　病　名　称	别　名	备　注
	H94.0*	分类于他处的传染病和寄生虫病引起的听神经炎		
	N77.0*	分类于他处的传染病和寄生虫病引起的外阴溃疡		
	I43.0*	分类于他处的传染病和寄生虫病引起的心肌病		
	N77.1*	分类于他处的传染病和寄生虫病引起的阴道炎、外阴炎和外阴阴道炎		
	K67.8*	分类于他处的传染病引起的其他的腹膜疾患		
	M36.4*	分类于他处的过敏反应引起的关节病		
	I39.8*	分类于他处的疾病引起的瓣膜的心内膜炎		
	H45.0*	分类于他处的疾病引起的玻璃体出血		
	H45.8*	分类于他处的疾病引起的玻璃体和眼球的其他疾患		
	L14*	分类于他处的疾病引起的大疱性疾患		
	K87.0*	分类于他处的疾病引起的胆囊和胆道疾患		
	I79.8*	分类于他处的疾病引起的动脉、小动脉和毛细血管的其他疾患		
	I39.4*	分类于他处的疾病引起的多个瓣膜疾患		
	H94.8*	分类于他处的疾病引起的耳其他特指的疾患		
	I39.0*	分类于他处的疾病引起的二尖瓣疾患		
	I39.3*	分类于他处的疾病引起的肺动脉瓣疾患		
	N51.1*	分类于他处的疾病引起的睾丸和附睾疾患		
	H19.8*	分类于他处的疾病引起的巩膜和角膜的其他疾患		
	H19.0*	分类于他处的疾病引起的巩膜炎和巩膜外层炎		
	N51.2*	分类于他处的疾病引起的龟头炎		

主要编码	附加编码	疾 病 名 称	别　名	备　注
	H22.8*	分类于他处的疾病引起的虹膜和睫状体的其他疾患		
	M68.8*	分类于他处的疾病引起的滑膜和肌腱的其他疾患		
	M63.8*	分类于他处的疾病引起的肌肉的其他疾患		
	G99.2*	分类于他处的疾病引起的脊髓病		
	G32.0*	分类于他处的疾病引起的脊髓亚急性混合变性		
	E35.0*	分类于他处的疾病引起的甲状腺疾患		
	H13.8*	分类于他处的疾病引起的结膜其他疾患		
	H28.8*	分类于他处的疾病引起的晶状体其他疾患		
	H06.0*	分类于他处的疾病引起的泪器系疾患		
	G07*	分类于他处的疾病引起的颅内、椎管内脓肿和肉芽肿		
	N51.8*	分类于他处的疾病引起的男性生殖器官的其他疾患		
	G94.8*	分类于他处的疾病引起的脑其他特指的疾患		
	N37.0*	分类于他处的疾病引起的尿道炎		
	G22*	分类于他处的疾病引起的帕金森综合征		
	L99.8*	分类于他处的疾病引起的皮肤和皮下组织其他特指的疾患		
	L86*	分类于他处的疾病引起的皮肤角化病		
	G59.8*	分类于他处的疾病引起的其他单神经病		
	H32.8*	分类于他处的疾病引起的其他脉络膜视网膜疾患		
	E35.8*	分类于他处的疾病引起的其他内分泌腺疾患		
	I68.8*	分类于他处的疾病引起的其他脑血管疾患		
	N37.8*	分类于他处的疾病引起的其他尿道疾病		

主要编码	附加编码	疾　病　名　称	别　名	备　　注
	M73.8*	分类于他处的疾病引起的其他软组织疾患		
	H36.8*	分类于他处的疾病引起的其他视网膜疾患		
	N51.0*	分类于他处的疾病引起的前列腺疾患		
	L45*	分类于他处的疾病引起的丘疹鳞屑性疾患		
	H48.1*	分类于他处的疾病引起的球后视神经炎		
	I39.2*	分类于他处的疾病引起的三尖瓣疾患		
	G32.8*	分类于他处的疾病引起的神经系统其他特指的变性性疾患		
	G99.8*	分类于他处的疾病引起的神经系统其他特指的疾患		
	E35.1*	分类于他处的疾病引起的肾上腺疾患		
	I98.3*	分类于他处的疾病引起的食管静脉曲张伴有出血		
	I98.2*	分类于他处的疾病引起的食管静脉曲张不伴有出血		
	H58.1*	分类于他处的疾病引起的视觉障碍		
	H48.0*	分类于他处的疾病引起的视神经萎缩		
	H58.0*	分类于他处的疾病引起的瞳孔功能异常		
	H62.8*	分类于他处的疾病引起的外耳的其他疾患		
	H82*	分类于他处的疾病引起的眩晕综合征		
	D77*	分类于他处的疾病引起的血液和造血器官的其他疾患		
	I98.8*	分类于他处的疾病引起的循环系统的其他特指疾患		
	H58.8*	分类于他处的疾病引起的眼和附器其他特指的疾患		
	H45.1*	分类于他处的疾病引起的眼内炎		
	K87.1*	分类于他处的疾病引起的胰腺疾患		

主要编码	附加编码	疾 病 名 称	别　名	备　注
	E90*	分类于他处的疾病引起的营养和代谢疾患		
	M09.8*	分类于他处的疾病引起的幼年型关节炎		
	I79.2*	分类于他处的疾病引起的周围血管病		
	I39.1*	分类于他处的疾病引起的主动脉瓣疾患		
	I79.0*	分类于他处的疾病引起的主动脉动脉瘤		
	I79.1*	分类于他处的疾病引起的主动脉炎		
	M49.5*	分类于他处的疾病引起的椎体塌陷		
	G26*	分类于他处的疾病引起的锥体外系和运动疾患		
	K93.8*	分类于他处的疾病引起其他特指的消化器官疾患		
	H48.8*	分类于他处的疾病引起视神经和视路的其他疾患		
	H75.8*	分类于他处的疾病引起特指的中耳和乳突的其他疾患		
	H03.0*	分类于他处的疾病引起眼睑的寄生虫性侵染		
	H06.1*	分类于他处的疾病引起眼眶的寄生虫性侵染		
	H06.3*	分类于他处的疾病引起眼眶的其他疾患		
	M01.5*	分类于他处的其他病毒性疾病引起的关节炎		
	M01.8*	分类于他处的其他传染病和寄生虫病引起的关节炎		
	H19.2*	分类于他处的其他传染病和寄生虫病引起的角膜炎和角膜结膜炎		
	G05.2*	分类于他处的其他传染病和寄生虫病引起的脑炎、脊髓炎和脑脊髓炎		
	I52.1*	分类于他处的其他传染病和寄生虫病引起的其他心脏疾患		
	H62.3*	分类于他处的其他传染病和寄生虫病引起的外耳炎		

主要编码	附加编码	疾 病 名 称	别 名	备 注
	I32.1*	分类于他处的其他传染病和寄生虫病引起的心包炎		
	I41.2*	分类于他处的其他传染病和寄生虫病引起的心肌炎		
	I98.1*	分类于他处的其他传染病和寄生虫病引起的心血管疾患		
	H03.1*	分类于他处的其他传染病累及眼睑		
	M90.2*	分类于他处的其他传染病引起的骨病		
	M90.1*	分类于他处的其他传染病引起的骨膜炎		
	M63.2*	分类于他处的其他传染病引起的肌炎		
	H03.8*	分类于他处的其他疾病累及眼睑		
	H28.2*	分类于他处的其他疾病引起的白内障		
	N33.8*	分类于他处的其他疾病引起的膀胱疾患		
	I68.2*	分类于他处的其他疾病引起的大脑动脉炎		
	G63.8*	分类于他处的其他疾病引起的多神经病		
	M03.6*	分类于他处的其他疾病引起的反应性关节病		
	J17.8*	分类于他处的其他疾病引起的肺炎		
	K77.8*	分类于他处的其他疾病引起的肝疾患		
	M90.8*	分类于他处的其他疾病引起的骨病		
	M90.5*	分类于他处的其他疾病引起的骨坏死		
	M82.8*	分类于他处的其他疾病引起的骨质疏松		
	L54.8*	分类于他处的其他疾病引起的红斑		
	H22.1*	分类于他处的其他疾病引起的虹膜睫状体炎		
	J99.8*	分类于他处的其他疾病引起的呼吸性疾患		

主要编码	附加编码	疾 病 名 称	别 名	备 注
	G73.7*	分类于他处的其他疾病引起的肌病		
	G73.3*	分类于他处的其他疾病引起的肌无力综合征		
	M49.8*	分类于他处的其他疾病引起的脊椎病		
	L62.8*	分类于他处的其他疾病引起的甲疾患		
	H19.3*	分类于他处的其他疾病引起的角膜炎和角膜结膜炎		
	H13.2*	分类于他处的其他疾病引起的结膜炎		
	N22.8*	分类于他处的其他疾病引起的泌尿道结石		
	G94.2*	分类于他处的其他疾病引起的脑积水		
	G05.8*	分类于他处的其他疾病引起的脑炎、脊髓炎和脑脊髓炎		
	N74.8*	分类于他处的其他疾病引起的女性盆腔炎性疾患		
	G53.8*	分类于他处的其他疾病引起的其他脑神经疾患		
	I52.8*	分类于他处的其他疾病引起的其他心脏疾患		
	H42.8*	分类于他处的其他疾病引起的青光眼		
	G55.8*	分类于他处的其他疾病引起的神经根和神经丛压迫		
	N29.8*	分类于他处的其他疾病引起的肾和输尿管的其他疾患		
	N16.8*	分类于他处的其他疾病引起的肾小管-间质疾患		
	N08.8*	分类于他处的其他疾病引起的肾小球疾患		
	K23.8*	分类于他处的其他疾病引起的食管疾患		
	H62.4*	分类于他处的其他疾病引起的外耳炎		
	N77.8*	分类于他处的其他疾病引起的外阴阴道溃疡和炎症		
	M36.8*	分类于他处的其他疾病引起的系统性结缔组织疾患		

主要编码	附加编码	疾　病　名　称	别　名	备　注
	I32.8*	分类于他处的其他疾病引起的心包炎		
	I43.8*	分类于他处的其他疾病引起的心肌病		
	I41.8*	分类于他处的其他疾病引起的心肌炎		
	H67.8*	分类于他处的其他疾病引起的中耳炎		
	G13.8*	分类于他处的其他疾病引起的主要影响中枢神经系统的全身性萎缩		
	G99.1*	分类于他处的其他疾病引起的自主神经系统其他疾患		
	D63.8*	分类于他处的其他慢性疾病引起的贫血		
	G02.8*	分类于他处的其他特指的传染病和寄生虫病引起的脑膜炎		
	F02.8*	分类于他处的其他特指疾病引起的痴呆		
	M14.8*	分类于他处的其他特指疾病引起的关节病		
	M01.3*	分类于他处的其他细菌性疾病引起的关节炎		
	J91*	分类于他处的情况引起的胸膜渗漏		
	J17.0*	分类于他处的细菌性疾病引起的肺炎		
	M68.0*	分类于他处的细菌性疾病引起的滑膜炎和腱鞘炎		
	M63.0*	分类于他处的细菌性疾病引起的肌炎		
	G01*	分类于他处的细菌性疾病引起的脑膜炎		
	G05.0*	分类于他处的细菌性疾病引起的脑炎、脊髓炎和脑脊髓炎		
	I52.0*	分类于他处的细菌性疾病引起的其他心脏疾患		
	H62.0*	分类于他处的细菌性疾病引起的外耳炎		
	I32.0*	分类于他处的细菌性疾病引起的心包炎		

主要编码	附加编码	疾 病 名 称	别 名	备 注
	I41.0*	分类于他处的细菌性疾病引起的心肌炎		
	H67.0*	分类于他处的细菌性疾病引起的中耳炎		
	M63.1*	分类于他处的原虫和寄生虫感染引起的肌炎		
	M03.2*	分类于他处疾病引起的其他感染后关节病		
F44.900		分离［转换］性障碍		
F44.800		分离［转换］性障碍，其他的		
F44.805		分离型癔症		分离型癔症是癔症类型中的一种
F44.500		分离性抽搐		
H50.402		分离性垂直斜视		分离性垂直斜视（dissociated vertical deviation，DVD）是一种以处于非注视状态的眼睛缓慢的上转、外转和外旋为特征的斜视。这种斜视与眼球运动的神经支配法则（Hering 氏法则）相矛盾。本病病因不明，常合并其他类型的斜视、眼球震颤及弱视，因其外观上无明显异常而易被漏诊。目前治疗仍以手术为主。查：斜视（交替性）（先天性）（非麻痹性）-共同性［共转性］NEC H50.4
F44.600		分离性感觉麻木和感觉丧失		
F44.200		分离性木僵		
F44.100		分离性神游		
F44.000		分离性遗忘		
F44.400		分离性运动障碍		
F25.900		分裂情感性障碍		
F25.200		分裂情感性障碍，混合型		
F25.800		分裂情感性障碍，其他的		
F25.100		分裂情感性障碍，抑郁型		
F25.000		分裂情感性障碍，躁狂型		
F21.x00		分裂型障碍		
F60.100		分裂样人格障碍		
O75.403		分娩伴心力衰竭		
O68.001		分娩并发胎儿心动过速		
O68.002		分娩并发胎儿心率异常		
O71.202		分娩并发子宫内翻		
Z37.900		分娩的结局		

主要编码	附加编码	疾 病 名 称	别 名	备 注
O86.400		分娩后不明原因的发热		
O86.001		分娩后会阴切口感染		
O86.200		分娩后泌尿道感染		
O86.300		分娩后其他泌尿生殖道感染		
O86.100		分娩后生殖道的其他感染		
O15.100		分娩期子痫		
O71.001		分娩前子宫破裂		
O70.000		分娩时 I 度会阴裂伤		
O70.100		分娩时 II 度会阴裂伤		
O70.200		分娩时 III 度会阴裂伤		
O70.300		分娩时 IV 度会阴裂伤		
O70.900		分娩时会阴裂伤		
O71.101		分娩中不完性子宫破裂		
Q63.103		分叶肾		
Q63.100		分叶肾、融合肾和马蹄形肾		
I44.600		分支传导阻滞，其他和未特指的		
A31.900		分枝杆菌感染		
A31.800		分枝杆菌感染，其他的		
	Y49.300	吩噻嗪抗精神病药和精神安定剂的有害效应		
T42.602		芬那露中毒	氯美扎酮中毒	
T54.000		酚及其同类物的毒性效应		
T43.300		酚噻嗪抗精神病药和精神安定剂中毒		
L70.001		粉刺	普通痤疮	
Q82.502		粉刺样痣		
K59.002		粪便潴留		
B78.901		粪类圆线虫感染		
M79.000		风湿病		
I00.x00		风湿热，未提及心脏受累		
M35.300		风湿性多肌痛		
I05.100		风湿性二尖瓣关闭不全		
I09.802		风湿性肺动脉瓣关闭不全		
I09.801		风湿性肺动脉瓣狭窄		
I00.x01		风湿性关节炎		风湿性关节炎（rheumatoid arthritis）是一种常见的急性或慢性结缔组织炎症，可反复发作并累及心脏，属变态反应性疾病。

主要编码	附加编码	疾 病 名 称	别 名	备 注
				风湿性关节炎是风湿热的主要表现之一，其典型表现是轻度或中度发热，游走性多关节炎，受累关节多为膝踝、肩、肘腕等大关节，常见由一个关节转移至另一个关节，病变局部呈现红肿、灼热、剧痛，部分患者也有几个关节同时发病，不典型的患者仅有关节疼痛而无其他炎症表现，急性炎症一般于 2～4 周消退不留后遗症，但常反复发作。查：热，发热-风湿热（活动）（急性）（慢性）（亚急性）　I00
L53.101		风湿性环形红斑		
M79.703		风湿性肌纤维组织炎		
I08.901		风湿性联合瓣膜病		
I02.000		风湿性舞蹈症伴有心脏受累		
I02.900		风湿性舞蹈症不伴有心脏受累		
I09.000		风湿性心肌炎		
I09.900		风湿性心脏病		
I09.800		风湿性心脏病，其他特指的		
I06.100		风湿性主动脉瓣关闭不全		
I06.900		风湿性主动脉瓣疾病		
I06.800		风湿性主动脉瓣疾病，其他的		
I06.000		风湿性主动脉瓣狭窄		
I06.200		风湿性主动脉瓣狭窄伴有关闭不全		
D69.003		风湿性紫癜		
B06.800		风疹伴有其他并发症		
B06.000†		风疹伴有神经科并发症		
B06.900		风疹不伴有并发症		
B06.801†	J17.1*	风疹性肺炎		
	M01.4*	风疹性关节炎		
J98.415		蜂窝肺		
A20.100		蜂窝织皮下型鼠疫		
L03.900		蜂窝织炎		
L03.800		蜂窝织炎，其他部位的		
T63.401		蜂蜇伤		
Q85.001	M95400/1	冯·雷克林豪森病		冯·雷克林豪森-病（神经纤维瘤病）（M9540/1）　Q85.0
D68.000		冯·维勒布兰德病		
Q85.804		冯·希佩尔-林道综合征		冯·希佩尔-林道综合征是一种罕见的常染色体显性遗传性疾病，表现为血管母细胞瘤累及小脑、脊髓、肾脏以及视网膜

主要编码	附加编码	疾 病 名 称	别 名	备 注
L40.101		冯-聪布施病		
Z88.301		呋喃坦啶过敏个人史		
C40.302		跗骨恶性肿瘤		
M89.302		跗骨肥大		
S92.200		跗骨骨折，其他的		
D16.302		跗骨良性肿瘤		
M79.602		跗骨痛		
G57.500		跗管综合征		
G11.102		弗里德赖希共济失调		该病是一组以慢性进行性小脑性共济失调为特征的遗传变性病，遗传史、共济失调表现及小脑损害为主的病理改变是三大特征
A03.100		弗氏志贺菌引起的细菌性痢疾		
Z91.501		服毒个人史		
P58.402		服用药物致新生儿黄疸		
M85.100		氟骨症		氟骨症是指长期摄入过量氟化物引起氟中毒，并累及骨组织的一种慢性侵袭性全身性骨病
T43.401		氟哌啶醇中毒		
Z88.102		氟哌酸过敏个人史		
T59.500		氟气和氟化氢的毒性效应		
K00.301		氟牙症		
L87.200		匐行穿孔性弹性组织变性		
L63.200		匐行性脱发		
R48.801		符号识别功能障碍		
R48.800		符号识别功能障碍，其他和未特指的		
T79.602		福耳克曼缺血性挛缩		
L75.201		福克斯-福代斯病	顶泌汗腺粟粒疹、大汗腺性痒疹、汗腺毛囊角化病	福克斯-福代病（Fox-Fordyce disease），分布在大汗腺分布的部位，为顶泌汗腺慢性、瘙痒性丘疹性疾病，多见于13~55岁，青少年女性常见，通常于绝经后缓解
T66.x00		辐射的效应		
J70.000		辐射引起的急性肺部临床表现		
J70.100		辐射引起的慢性和其他肺部临床表现		
Z92.300		辐射照射个人史		
Z31.300		辅助授精方法，其他的		
T30.400		身体腐蚀伤		

主要编码	附加编码	疾 病 名 称	别 名	备 注
T26.700		腐蚀伤伴有导致眼球破裂和破坏		
T54.300		腐蚀性碱和碱样物质的毒性效应		
T54.200		腐蚀性酸和酸样物质的毒性效应		
T54.900		腐蚀性物质的毒性效应		
T54.100		腐蚀性有机化合物的毒性效应，其他的		
Z01.400		妇科学（一般性）（常规）检查		
Z33.x00		附带妊娠状态		
C63.000		附睾恶性肿瘤		
N45.908		附睾-睾丸炎		
N50.802		附睾管扩张		
A18.118†	N51.1*	附睾结核		
N45.901		附睾精子肉芽肿		附睾精子肉芽肿是精子自睾丸曲细精管、附睾管或输精管溢出周围间质所致的炎症性肉芽肿。查：炎-附睾 N45.9
D29.300		附睾良性肿瘤		
N50.803		附睾囊肿		
N44.x01		附睾扭转		
N45.001		附睾脓肿		
N45.902		附睾肉芽肿		
N45.903		附睾炎		
N45.904		附睾炎性包块		
N50.804		附睾阴囊瘘		
N50.805		附睾淤积症		附睾淤积症是男性输精管结扎术的并发症之一。因输精管阻断后，睾丸中曲细精管虽可连续产生精子，但呈抑制状态，产生的精子因不能及时排出，淤积在附睾内，引起附睾的阻塞症状，而形成本病。查：阻塞-射精管 N50.8
N50.806		附睾肿大		
N50.903		附睾肿物		
A79.801		附红细胞体病		这是一种立克次体病，一般只发生于羊身上的感染
C79.813		附件继发恶性肿瘤		
F44.301		附体综合征		附体综合征是一种与迷信巫术相关的精神障碍，由于其病因为迷信观念，故亦为一种独立的精神疾患。附体综合征缘于相信

主要编码	附加编码	疾 病 名 称	别 名	备 注
				迷信所导致的恶性心理暗示，这种经常不断的带有迷信色彩的暗示，可使痴迷的信徒慢慢地将头脑中正确思想置换出来，把正常的精神、思维、情绪、意识一点点排斥掉，忘记了自己所担当的社会、家庭角色，自认为自己就是佛、就是仙或其他什么，出现认知障碍，产生幻觉。患者此时的行为常常是十分危险的，有时会为"达到一个新境界"而出现难以置信的不轨行为。查：障碍-昼游和附体　F44.3
N76.601		复发性阿弗他女性生殖器官溃疡		
M23.311		复发性半月板紊乱		
M22.100		复发性髌骨不全脱位		
M22.000		复发性髌骨脱位		
G44.002		复发性丛集性头痛		
K83.007		复发性胆管炎		
M94.100		复发性多软骨炎		
G04.920		复发性多灶性炎性脑病		
M12.300		复发性风湿病		
K40.906		复发性腹股沟疝		
K40.904		复发性腹股沟斜疝		
K40.905		复发性腹股沟直疝		
N02.800		复发性和持续性血尿，其他的		
N02.100		复发性和持续性血尿伴有局灶性和节段性肾小球损害		
N02.400		复发性和持续性血尿伴有弥漫性毛细血管内增生性肾小球肾炎		
N02.200		复发性和持续性血尿伴有弥漫性膜性肾小球肾炎		
N02.500		复发性和持续性血尿伴有弥漫性肾小球系膜毛细血管性肾小球肾炎		
N02.300		复发性和持续性血尿伴有弥漫性肾小球系膜性增生性肾小球肾炎		
N02.700		复发性和持续性血尿伴有弥漫性新月形肾小球肾炎		
N02.600		复发性和持续性血尿伴有密集沉积物病		
N02.000		复发性和持续性血尿伴有轻微的肾小球异常		

主要编码	附加编码	疾 病 名 称	别 名	备 注
H20.002		复发性虹膜睫状体炎		
M24.415		复发性踝关节不全脱位		
M24.414		复发性踝关节脱位		
K12.001		复发性坏死性黏膜腺周炎	腺周口疮、复发性瘢痕性阿弗他口炎、口腔神经性溃疡	复发性坏死性黏膜腺周炎（PMNR），本病是复发性口腔溃疡的严重型。其特征为溃疡深大并有瘢痕形成的倾向。本病可能与自身免疫相关。查：溃疡（性）-阿弗他（口腔）（复发性） K12.0
M43.400		复发性寰枢不完全性脱位，其他的		
M43.300		复发性寰枢不完全性脱位伴有脊髓病		
M43.500		复发性脊椎不完全性脱位，其他的		
M24.402		复发性肩关节不全脱位		
M24.401		复发性肩关节脱位		
H18.804		复发性角膜糜烂		
M43.501		复发性颈椎不完全性脱位		
M43.502		复发性颈椎胸椎不完全性脱位		
K12.000		复发性口腔阿弗他溃疡		
M24.410		复发性髋关节不全脱位		
M24.409		复发性髋关节脱位		
K36.x01		复发性阑尾炎		
I67.801		复发性脑血管病		
K42.902		复发性脐疝		
K43.903		复发性切口疝		
H33.504		复发性视网膜脱离		
M24.408		复发性手骨间关节不全脱位		
M24.407		复发性手骨间关节脱位		
M24.406		复发性腕关节不全脱位		
M24.405		复发性腕关节脱位		
M24.412		复发性膝关节不全脱位		
M24.411		复发性膝关节脱位		
F38.100		复发性心境［情感］障碍，其他的		
M43.503		复发性胸椎不完全性脱位		
M43.504		复发性胸椎腰椎不完全性脱位		
M06.001		复发性血清阴性对称性滑膜炎伴凹陷性水肿		

主要编码	附加编码	疾 病 名 称	别 名	备 注
M43.505		复发性腰椎不完全性脱位		
F33.900		复发性抑郁障碍		
F33.300		复发性抑郁障碍，目前为伴有精神病性症状的重度发作		
F33.200		复发性抑郁障碍，目前为不伴有精神病性症状的重度发作		
F33.400		复发性抑郁障碍，目前为缓解状态		
F33.000		复发性抑郁障碍，目前为轻度发作		
F33.100		复发性抑郁障碍，目前为中度发作		
F33.800		复发性抑郁障碍，其他的		
M35.600		复发性脂膜炎［韦伯-克里斯琴］	Weber-Christian 病、结节性脂膜炎、特发性小叶性脂膜炎、回归热性结节性非化脓性脂膜炎	结节性脂膜炎（nodular panniculitis，NP）指以反复发作的皮下脂肪层炎性结节或斑块，伴发热等全身症状为特征的一种疾病。结节性脂膜炎于 1882 年由 Pfeifer 首次报道，1952 年 Weber 描述了本病具复发性和非化脓性的特征，1928 年 Christian 又强调了发热性。以后发现有一部分病例并无发热，国内也有类似报道。本病临床并非罕见，因其临床表现多样化，结节性脂膜炎可发生于任何年龄，但以 30~50 岁妇女为多见，女与男之比约为 2.5∶1，不易被认识而常致误诊。查：复发性结节性非化脓性脂膜炎［韦伯-克里斯琴病］ M35.6
M24.404		复发性肘关节不全脱位		
M24.403		复发性肘关节脱位		
C97.x01		复合癌		
O32.601		复合先露		
O64.501		复合先露难产		胎先露部伴有肢体同时进入骨盆入口，称复合先露。（单胎）（对母亲）查：分娩-梗阻性--被或由于---复合性先露 O64.5
O64.500		复合先露引起的梗阻性分娩		
C85.901		复合性霍奇金和非霍奇金淋巴瘤		
E53.901		复合性维生素 B 缺乏症		
R94.301		复极综合征		早期复极综合征（early repolarization syndrome，ERS）是一种较常见的正常心电图变异。主要表现为以胸痛、胸闷、心悸为主，心电图上 ST 段抬高，酷似变异型心绞痛、心肌梗死超急性期、急性心包炎等图形，易误诊为器质性心脏病。查：异常的-心电图 R94.3

主要编码	附加编码	疾　病　名　称	别　　名	备　　注
B71.100		复孔绦虫病		
H53.200		复视		
	Y50.000	复苏药的有害效应		
H93.201		复听		
G41.200		复杂部分性癫痫持续状态		
K60.303		复杂性肛瘘		一般单纯性肛瘘只有一个内口和一个外口，这种最多见。高位复杂性肛瘘是指有一个内口和多个外口，外口距肛缘的距离多在 5cm 以上，用手触摸一般不能摸到有条索状物。临床上分为低位和高位两类，前者是瘘管位于肛管直肠环以下，后者是瘘管在肛管直肠环以上。查：瘘-肛门　K60.3
G43.300		复杂性偏头痛		
F10.003		复杂性醉酒		
A37.100		副百日咳博德特杆菌性百日咳		
Q17.000		副耳郭		
Q33.100		副肺叶		
	Y51.300	副交感神经抑制剂［抗胆碱能药和抗毒蕈碱药］和解痉药的有害效应，其他的，不可归类在他处者		
T44.300		副交感神经抑制剂［抗胆碱能药和抗毒蕈碱药］和解痉药中毒，其他的，不可归类在他处者		
J12.200		副流感病毒肺炎		
J20.400		副流感病毒急性支气管炎		
Q50.301		副卵巢		
N83.207		副卵巢囊肿		
Q69.100		副拇指		
Q89.002		副脾		
B41.900		副球孢子菌病		
B41.800		副球孢子菌病，其他形式的		
Q83.100		副乳房		
Q83.300		副乳头		
C50.902		副乳腺恶性肿瘤		
D24.x02		副乳腺良性肿瘤		
A01.400		副伤寒		
A01.300		副伤寒丙	丙型副伤寒	

主要编码	附加编码	疾 病 名 称	别 名	备 注
A01.100		副伤寒甲	甲型副伤寒	
A01.200		副伤寒乙	乙型副伤寒	
C72.509		副神经恶性肿瘤		
G52.801		副神经疾患		
D33.311		副神经良性肿瘤		
S04.700		副神经损伤		
Q63.000		副肾		
O43.102		副胎盘		副胎盘是指在离主胎盘的周边一段距离的胎膜内,有1个或数个胎盘小叶发育,副胎盘与主胎盘之间有胎儿来源的血管相连,副胎盘由中等大小的绒毛膜血管经副叶和主胎盘间的胎膜接受胎儿的血液循环
Q74.007		副腕骨		
L41.900		副银屑病		
L41.800		副银屑病,其他的		
Q69.000		副指		
Q69.200		副趾		
D48.905†	G13.1*	副肿瘤性小脑共济失调		
C88.201		富兰克林病		
C83.304		富于T细胞的B细胞淋巴瘤		
T34.300		腹壁、下背和骨盆冻伤伴有组织坏死		
T33.300		腹壁、下背和骨盆浅表冻伤		
N80.601		腹壁瘢痕子宫内膜异位症		
K63.201		腹壁肠瘘		
S30.100		腹壁挫伤		
Q79.500		腹壁的其他先天性畸形		
K63.203		腹壁窦道		
C43.503		腹壁恶性黑色素瘤		
L03.303		腹壁蜂窝织炎		
L08.805		腹壁感染性窦道		
D48.117		腹壁结缔组织动态未定肿瘤		
D21.402		腹壁结缔组织良性肿瘤		
D48.118		腹壁结缔组织肿瘤		
A18.406		腹壁结核		
I86.813		腹壁静脉曲张		
S31.100		腹壁开放性伤口		
D23.504		腹壁良性肿瘤		

主要编码	附加编码	疾 病 名 称	别 名	备 注
K63. 214		腹壁瘘		
K63. 202		腹壁盲肠瘘		
L02. 202		腹壁脓肿		
S30. 801		腹壁浅表异物		
K43. 001		腹壁嵌顿疝		
K43. 901		腹壁切口疝		
K66. 806		腹壁肉芽肿		
L08. 907		腹壁软组织感染		
S39. 911		腹壁软组织损伤		
K43. 902		腹壁疝		
Z41. 106		腹壁松弛整形		
R22. 203		腹壁肿物		
S30. 900		腹部、下背和骨盆的浅表损伤		
S31. 700		腹部、下背和骨盆多处开放性伤口		
S30. 700		腹部、下背和骨盆多处浅表损伤		
S39. 000		腹部、下背和骨盆肌肉和肌腱损伤		
S38. 101		腹部、下背和骨盆挤压伤		
S30. 800		腹部、下背和骨盆其他的浅表损伤		
S39. 700		腹部、下背和骨盆其他多处损伤		
S38. 300		腹部、下背和骨盆其他和未特指部位的创伤性切断		
S38. 100		腹部、下背和骨盆其他和未特指部位的挤压伤		
S39. 800		腹部、下背和骨盆其他特指的损伤		
S39. 900		腹部、下背和骨盆损伤		
S34. 600		腹部、下背和骨盆周围神经损伤		
Z42. 202		腹部瘢痕修复		
S35. 701		腹部多处血管损伤		
C76. 200		腹部恶性肿瘤		
D21. 400		腹部结缔组织和其他软组织良性肿瘤		
C49. 400		腹部结缔组织和软组织恶性肿瘤		

主要编码	附加编码	疾 病 名 称	别 名	备 注
A18.313†	K93.0*	腹部结核性窦道		
A18.312†	K93.0*	腹部结核性脓肿		
S39.909		腹部金属异物		
C44.503		腹部皮肤恶性肿瘤		
S31.800		腹部其他和未特指部位的开放性伤口		
R93.500		腹部区域诊断性影像检查的异常所见（包括腹膜后腔），其他的		
S34.801		腹部神经损伤		
C15.200		腹部食管恶性肿瘤		
S39.907		腹部损伤		
A21.301		腹部土拉菌病		
E65.x10		腹部脂肪堆积		
R19.001		腹部肿物		
R19.004		腹部肿胀		
C47.400		腹部周围神经恶性肿瘤		
A42.100		腹放线菌病		
S30.104		腹股沟挫伤		
C43.504		腹股沟恶性黑色素瘤		
C76.304		腹股沟恶性肿瘤		
L03.304		腹股沟蜂窝织炎		
C77.400		腹股沟和下肢淋巴结继发性的恶性肿瘤		
D22.510		腹股沟黑素细胞痣		
K40.903		腹股沟滑动疝		
D48.121		腹股沟结缔组织动态未定肿瘤		
C49.502		腹股沟结缔组织恶性肿瘤		
D21.502		腹股沟结缔组织良性肿瘤		
D48.122		腹股沟结缔组织肿瘤		
D36.708		腹股沟良性肿瘤		
A18.210		腹股沟淋巴结结核		
R59.014		腹股沟淋巴结肿大		
L02.203		腹股沟脓肿		
C44.509		腹股沟皮肤恶性肿瘤		
K40.309		腹股沟嵌顿性滑疝		
L72.904		腹股沟区皮肤囊肿		
A58.x00		腹股沟肉芽肿		

主要编码	附加编码	疾 病 名 称	别 名	备 注
C47.501		腹股沟神经恶性肿瘤		
K40.901		腹股沟斜疝		
K40.902		腹股沟直疝		
K40.315		腹股沟直疝嵌顿		
R22.204		腹股沟肿物		
K66.804		腹茧症		腹茧症是一种临床罕见的腹膜病变，其特征为腹腔内部分或全部脏器被一层致密的灰白色膜样纤维结缔组织包裹，形似蚕茧，原发性腹茧症很少见，继发性又称为硬化包裹性腹膜炎。查：疾患-腹膜--特指的 K66.8
Q79.300		腹裂		
C48.105		腹膜壁层恶性肿瘤		
K66.101		腹膜出血		
K66.900		腹膜的疾患		
D48.400		腹膜动态未定或动态未知的肿瘤		
C48.200		腹膜恶性肿瘤		
Z85.808		腹膜恶性肿瘤个人史		
Q85.902		腹膜后错构瘤		
K65.904		腹膜后感染		
C78.600		腹膜后和腹膜继发性恶性肿瘤		
C78.601		腹膜后继发恶性肿瘤		
C77.205		腹膜后淋巴结继发恶性肿瘤		
A18.310		腹膜后淋巴结结核		
R59.012		腹膜后淋巴结肿大		
K66.805		腹膜后囊肿		
K65.006		腹膜后脓肿		
D48.300		腹膜后腔动态未定或动态未知的肿瘤		
C48.000		腹膜后腔恶性肿瘤		
C48.800		腹膜后腔和腹膜交搭跨越恶性肿瘤的损害		
D20.000		腹膜后腔良性肿瘤		
K66.810		腹膜后肉芽肿		
D36.106		腹膜后神经良性肿瘤		
N13.506		腹膜后纤维化伴输尿管狭窄		
K66.102		腹膜后血肿		
D17.702		腹膜后脂肪瘤		

主要编码	附加编码	疾 病 名 称	别 名	备 注
D48.301		腹膜后肿瘤		
K66.901		腹膜后肿物		
N80.807		腹膜后子宫内膜异位症		
C45.100		腹膜间皮瘤		
D19.100		腹膜间皮组织良性肿瘤		
A18.311†	K93.0*	腹膜结核		
D20.100		腹膜良性肿瘤		
K66.808		腹膜囊肿		
K65.004		腹膜脓肿		
K66.800		腹膜其他特指的疾患		
C48.201		腹膜腔恶性肿瘤		盆腔腹膜 C48.1。腹膜后腔 C48.0，腹膜腔 C48.2，腹盆腔 C76.8，腹内 C76
K66.809		腹膜肉芽肿		
S36.801		腹膜损伤		
C48.100		腹膜特指部位的恶性肿瘤		
Z49.201		腹膜透析		
T85.611		腹膜透析管并发症		
T85.801		腹膜透析管内血栓		
T85.609		腹膜透析管移位		
T85.610		腹膜透析管阻塞		
T85.711		腹膜透析后腹膜炎		
T85.710		腹膜透析中腹腔感染		
T85.901		腹膜透析装置并发症		
K65.900		腹膜炎		
K65.800		腹膜炎，其他的		
K66.000		腹膜粘连		
K56.501		腹膜粘连伴肠梗阻		
D17.701		腹膜脂肪瘤		
D48.401		腹膜肿瘤		
N80.301		腹膜子宫内膜异位症		
T91.500		腹内和盆腔器官损伤后遗症		
S39.600		腹内器官伴有盆腔器官的损伤		
S36.900		腹内器官的损伤		
S36.800		腹内器官损伤，其他的		
T85.709		腹腔插管感染		
S34.501		腹腔丛损伤		
I72.816		腹腔动脉夹层动脉瘤		

主要编码	附加编码	疾 病 名 称	别 名	备 注
I72.813		腹腔动脉瘤		
I72.815		腹腔动脉瘤破裂		
I74.806		腹腔动脉栓塞		
I74.807		腹腔动脉血栓形成		
I77.400		腹腔动脉压迫综合征		
D48.713		腹腔动态未定肿瘤		
I72.814		腹腔干动脉假性动脉瘤		
I77.114		腹腔干动脉狭窄		
K65.903		腹腔感染		
S35.200		腹腔或肠系膜动脉损伤		
K66.100		腹腔积血		
B67.907		腹腔棘球蚴病		
C79.809		腹腔继发恶性肿瘤		
T79.603		腹腔间隔室综合征		腹腔间隔室综合征是腹腔压力出现稳定升高并且>20mmHg（伴或不伴有腹腔灌注压≤60mmHg），同时合并有新的器官功能障碍和衰竭
D21.403		腹腔结缔组织良性肿瘤		
Z30.201		腹腔镜绝育		
D36.707		腹腔良性肿瘤		
D18.106		腹腔淋巴管瘤		
A18.308		腹腔淋巴结结核		
R59.011		腹腔淋巴结肿大		
R58.x01		腹腔内出血		
R19.000		腹腔内和盆腔的肿胀、肿物和肿块		
C77.200		腹腔内淋巴结继发性的恶性肿瘤		
D17.500		腹腔内器官良性脂肪瘤样肿瘤		
K66.807		腹腔囊肿		
K65.005		腹腔脓肿		
O00.000		腹腔妊娠		
O83.300		腹腔妊娠中能活胎儿的分娩		
D18.012		腹腔血管瘤		
K66.007		腹腔粘连		
D48.714		腹腔肿瘤		
D36.105		腹腔周围神经和自主神经良性肿瘤		

主要编码	附加编码	疾 病 名 称	别 名	备 注
R19.300		腹强直		
K46.000		腹疝，伴有梗阻，不伴有坏疽		
K43.000		腹疝，伴有梗阻，不伴有坏疽（上腹的）		
K45.000		腹疝，伴有梗阻，不伴有坏疽，其他特指的		
K46.100		腹疝，伴有坏疽		
K43.100		腹疝，伴有坏疽（上腹的）		
K45.100		腹疝，伴有坏疽，其他特指的		
K43.900		腹疝，不伴有梗阻或坏疽		
K46.900		腹疝，不伴有梗阻或坏疽		
R18.x00		腹水		
R85.902		腹水异常		
R10.402		腹痛		
R10.400		腹痛，其他和未特指的		
S34.502		腹下丛损伤		
K52.916		腹泻		
D69.009		腹型过敏性紫癜		
G43.802		腹型偏头痛		
S39.001		腹直肌断裂		
I74.006		腹主动脉闭塞		
I71.006		腹主动脉壁间出血		
I71.004		腹主动脉夹层		
I71.401		腹主动脉假性动脉瘤		
I77.204		腹主动脉-空肠瘘		
I77.802		腹主动脉溃疡		
I71.402		腹主动脉扩张		
I71.400		腹主动脉瘤，未提及破裂		
I71.300		腹主动脉瘤破裂		
I74.001		腹主动脉栓塞		
I74.000		腹主动脉栓塞和血栓形成		
S35.000		腹主动脉损伤		
I77.112		腹主动脉狭窄		
I77.007		腹主动脉下腔静脉瘘		
I74.002		腹主动脉血栓形成		
T82.806		腹主动脉支架内血栓形成		
I70.002		腹主动脉粥样硬化		

主要编码	附加编码	疾 病 名 称	别 名	备 注
K07.201		覆咬合		
E83.500		钙代谢紊乱		
N30.802		钙化性膀胱炎		
M65.200		钙化性肌腱炎		
R82.901		钙尿		
	Y52.100	钙通道阻滞剂的有害效应		
T46.100		钙通道阻滞剂中毒		
K10.302		干槽症		
Q78.500		干骺端发育不良	派尔综合征	派尔综合征（干骺端发育不良） Q78.5
Q79.400		干梅腹综合征		
C95.002		干细胞白血病		
H16.202		干眼症	角结膜干燥症	干眼症系泪囊疾患，本病编码应是 H04.103。国标 H16.202 有误
H04.103		干眼综合征		研究认为，眼表面的改变、基于免疫的炎症反应、细胞凋亡、性激素水平的改变等是干眼症发生发展的相关因素，而各因素之间的关系尚未明了。病因可分为以下四类 ①水液层泪腺泪液分泌不足：是最常见的干眼角度原因；先天性无泪腺、老年性泪腺功能降低或是一些自身免疫性疾病造成泪腺发炎、外伤、感染、自律神经失调，长期点某些眼药水或服用某些药物都会造成泪液分泌不足；长期戴隐形眼镜者 ②油脂层分泌不足：由于眼睑疾病造成睑板腺功能不良 ③黏蛋白层分泌不足：缺乏维生素 A_1 者、慢性结膜炎、化学性灼伤等 ④泪液过度蒸发、泪膜分布不均匀：眼睑疾病造成眼睑闭合不良、眨眼次数减少、长时间停留在冷气房或户外强风燥热的环境中。查：综合征-干眼 H04.1
N48.001		干燥闭塞性龟头炎		
J31.005		干燥性鼻炎		干燥性鼻炎是一种特殊类型的慢性鼻炎，发病与气候和职业因素有密切关系。查：鼻炎-慢性 J31.0
J37.005		干燥性喉炎		
M35.000		干燥综合征［舍格伦］	舍格伦综合征、自身免疫性外分泌腺上皮细胞炎、自身免疫性外分泌病	干燥综合征（SS）是一个主要累及外分泌腺体的慢性炎症性自身免疫病。舍格伦综合征一般指干燥综合征，临床除有涎腺和泪腺受损功能下降而出现口干、眼干外，尚有其他外分泌腺及腺体外其他器官的受累而出现多系统损害的症状。其血清中则有多种自身抗体和高免疫球蛋白血症。本病分为原发性和继发性两类。查：病-见于--舍格伦综合征 M35.0

主要编码	附加编码	疾 病 名 称	别 名	备 注
M35.002†	J99.1*	干燥综合征伴肺间质纤维化		
M35.003†	K77.8*	干燥综合征性肝损害		
M35.004†	G73.7*	干燥综合征性肌病		
M35.005†	H19.3*	干燥综合征性角膜结膜炎		
M35.006†	N16.4*	干燥综合征性肾小管间质肾炎		
M35.007†	N16.4*	干燥综合征性肾盂肾炎		
M35.008†	G94.8*	干燥综合征性中枢神经损害		
M35.009†	G63.5*	干燥综合征性周围神经病		
E72.001		甘氨酸尿症		
F44.803		甘塞综合征	心因性假性痴呆	童样痴呆比较多见，继精神创伤之后突然表现为儿童样的幼稚语言、表情和动作。患者以幼儿自居，其表情、行为、言语等精神活动都回到童年，稚气十足，且表现过分，看得出其做作色彩，装出二三岁无知孩子的样子。把周围人称呼为"叔叔""阿姨"。有人认为这一情况与甘瑟综合征一样，同属癔症性假性痴呆中的特殊类别。查：甘瑟综合征（癔症性）　F44.8
E72.500		甘油酸代谢紊乱		
D01.500		肝、胆囊和胆道原位癌		
D37.600		肝、胆囊和胆管动态未定或动态未知的肿瘤		
K76.814		肝癌破裂出血		
K76.900		肝病		
K76.800		肝病，其他特指的		
C78.700		肝部继发性恶性肿瘤		
K76.803		肝出血		
R16.000		肝大，不可归类在他处者		
R16.200		肝大伴有脾大，不可归类在他处者		
K80.504		肝胆管结石		
K80.303		肝胆管结石伴胆管炎		
K80.405		肝胆管结石伴胆囊炎		
K83.805		肝胆管扩张		
K83.104		肝胆管狭窄		
K75.805		肝胆管炎		
P15.000		肝的产伤		
C22.400		肝的其他肉瘤		
Q44.700		肝的其他先天性畸形		

主要编码	附加编码	疾 病 名 称	别 名	备 注
I72.809		肝动脉瘤		
I74.803		肝动脉栓塞		
I74.804		肝动脉血栓形成		
F06.806		肝豆核变性症所致精神障碍		
E83.001		肝豆状核变性		
B67.500		肝多房棘球蚴感染		
C22.001		肝恶性细胞瘤		
C22.900		肝恶性肿瘤		
C22.700		肝恶性肿瘤，其他特指的		
Z85.008		肝恶性肿瘤个人史		
Q44.704		肝发育不良		
A42.803		肝放线菌病		
K76.805		肝肺综合征		肝肺综合征（hepatopulmonary syndrome，HPS）是在慢性肝病和（或）门脉高压的基础上出现肺内血管异常扩张，气体交换障碍，动脉血氧合作用异常导致的低氧血症及一系列病理生理变化和临床表现
R93.201		肝钙化灶		
K76.300		肝梗死		
K72.905		肝功能不全		
R94.500		肝功能检查的异常结果		
C24.001		肝管恶性肿瘤		
K83.103		肝管梗阻		
K80.507		肝管结石		
K80.406		肝管结石伴慢性胆囊炎		
K76.815		肝管息肉		
E83.102		肝含铁血黄素沉积症		
R93.200		肝和胆道诊断性影像检查的异常所见		
K72.904		肝坏死		
R93.202		肝回声不均		
S36.100		肝或胆囊损伤		
B67.800		肝棘球蚴病		
C45.704		肝间皮瘤		
A18.814†	K77.0*	肝结核		
K76.804		肝结节		
K76.808		肝结节性局灶性增生		
K76.500		肝静脉梗阻症		

主要编码	附加编码	疾 病 名 称	别 名	备 注
I86.808		肝静脉瘤		
I86.809		肝静脉曲张		
I87.110		肝静脉-下腔静脉阻塞		
I82.001		肝静脉血栓形成		
C22.301		肝巨噬细胞肉瘤		
D13.400		肝良性肿瘤		
C77.203		肝淋巴结继发恶性肿瘤		
K76.100		肝慢性阻性充血		
A18.301		肝门淋巴结结核		
C22.200		肝母细胞瘤		
C22.100		肝内胆管癌		
K80.503		肝内胆管结石		
K80.305		肝内胆管结石伴胆管炎		
D13.401		肝内胆管良性肿瘤		
K83.819		肝内胆管缺失综合征		肝内胆管缺失综合征主要病理变化是胆管上皮萎缩、变性和坏死，引起肝内胆管破坏、胆汁淤积。临床症状主要为瘙痒和黄疸，可导致原发性胆汁性肝硬化（PBC）。查：病-胆总管（肝总管）--特指的 NEC K83.8
K76.813		肝内钙化点		肝内有钙化点可能是肝内胆管壁部分钙化。原因多由于炎症、结核等引起，也可能是肝内钙化灶及肝组织局部坏死后的纤维化瘢痕
B69.802		肝囊虫病		
Q44.600		肝囊性病		
K76.807		肝囊肿		
K75.000		肝脓肿		
K75.801		肝旁炎性肿物		
C85.710	M97160/3	肝脾 T 细胞淋巴瘤	肝脾 γ-δ 细胞淋巴瘤	
Q45.801		肝脾异位		
B66.301[†]	K77.0[*]	肝片吸虫病		
B44.803		肝曲霉病		
K76.700		肝肾综合征		
K72.900		肝衰竭		
E74.006[†]	K77.8[*]	肝糖原贮积症		
C24.000		肝外胆管恶性肿瘤		
K80.306		肝外胆管结石伴胆管炎		

主要编码	附加编码	疾　病　名　称	别　　名	备　　注
D13.500		肝外胆管良性肿瘤		
K72.902		肝萎缩		
C22.000		肝细胞癌		
P59.200		肝细胞损害所致的新生儿黄疸，其他和未特指的		
K76.816		肝细胞性黄疸		黄疸症根据血红素代谢过程分为三类：溶血性黄疸，梗阻性（阻塞性）黄疸、肝细胞性黄疸。肝细胞性黄疸是指因肝细胞受损，对胆红素的摄取、结合以致排泄发生障碍，胆红素在血中蓄积所致的黄疸。肝细胞性黄疸的发生机制可兼具未结合胆红素的滞留和结合胆红素的反流在病毒性肝炎、钩端螺旋体病、败血症、肝脓肿或磷中毒等情况下，发生的黄疸都是肝细胞性黄疸
B67.000		肝细粒棘球蚴感染		
K76.809		肝下垂		
K65.007		肝下脓肿		
K74.000		肝纤维化		
K74.200		肝纤维化伴有肝硬化		
I87.121		肝小静脉闭塞病		肝小静脉闭塞病（hepatic veno-occlusive disease，HVOD）是指由多种原因导致的肝小静脉非血栓栓塞性狭窄闭塞，出现黄疸、肝肿大、腹水等主要临床表现的疾病。查：狭窄-静脉　I87.1
M81.801		肝性骨营养不良		
E80.003		肝性红细胞生成性卟啉病		
G95.807		肝性脊髓病	门-腔分流性脊髓病	肝性脊髓病（hepatic myelopathy）是肝病并发的一种特殊类型的神经系统并发症，以缓慢进行性痉挛性截瘫为特征，脊髓侧索和后索脱髓鞘病理改变为主。多见于手术或自然形成门-腔循环分流，大多数病例与肝性脑病并存，多发生于肝硬化失代偿期，肝功能减退和门静脉高压症表现突出。查：病-脊（髓）--特指的 NEC　G95.8
K72.903		肝性脑病	肝性昏迷	肝性脑病是严重肝病引起的以代谢紊乱为基础的神经、精神综合征，主要临床表现为意识障碍，行为失常和昏迷。查：脑病-肝性　K72.9
E13.901		肝性糖尿病		
J86.001		肝胸膜瘘		
D18.013		肝血管瘤		通常是海绵状血管瘤，这里还是按血管瘤编码，没有进行假定分类。如果明确是海绵状血管瘤，其形态学位 M9121/0

主要编码	附加编码	疾　病　名　称	别　名	备　注
K76.401		肝血管瘤病		
C22.300		肝血管肉瘤		
K76.811		肝血肿		
K75.901		肝炎		
K74.608		肝炎后肝硬化		病毒性肝炎分类到 B15-B19，如果发生了肝硬化，编码则忽略病毒的情况
K74.605		肝炎后肝硬化失代偿期		
D61.801		肝炎后再生障碍性贫血		
B94.201		肝炎后综合征	恢复期肝炎综合征	肝炎后综合征系由病毒性肝炎愈合后所出现的以自主神经紊乱为特点的综合病症。查：后遗症-病毒性--肝炎　B94.2
K75.810		肝炎性假瘤		肝炎性假瘤是一种以肝脏局部非肝实质性细胞成分炎性增生形成瘤样结节为主要病理特征的良性增生性病变，其细胞成分在不同病例各不相同。Someren 根据其细胞成分将 IPT 分为 3 种组织类型：①以弥漫致密的纤维增生为主的称为硬化性假瘤；②以组织细胞占优势者称黄色肉芽肿；③以浆细胞为主的称为浆细胞肉芽肿。目前尚不明确这些组织类型与临床过程有何密切的相关性。查：病-肝--炎性---特指的　K75.8
T82.813		肝移植后肝动脉假性动脉瘤破裂		
Z94.400		肝移植状态		
K74.600		肝硬变		
K74.100		肝硬化		
K74.616†	I98.2*	肝硬化伴食管静脉曲张		
K74.615†	I98.3*	肝硬化伴食管静脉曲张破裂出血		
K74.619†	I98.2*	肝硬化伴食管胃底静脉曲张		
K74.617†	I98.3*	肝硬化伴食管胃底静脉曲张破裂出血		
K74.620†	I98.2*	肝硬化伴胃底静脉曲张		
K74.618†	I98.3*	肝硬化伴胃底静脉曲张破裂出血		肝硬化伴胃底静脉曲张为食管静脉曲张沿胃小弯延伸，治疗方法与食管静脉曲张相同。查：静脉曲张-食管--见于（由于）---肝硬化----伴有出血　K74._+I98.3*。核对卷一后编码为 K74.6+I98.3*
K74.607		肝硬化失代偿期		
T86.400		肝脏移植失败和排斥		

主要编码	附加编码	疾病名称	别名	备注
R93.203		肝占位性病变		
K76.200		肝中心性出血性坏死		
D37.601		肝肿瘤		
K76.901		肝肿物		
K65.008		肝周脓肿		
N80.803		肝子宫内膜异位症		
R20.300		感觉过敏		
F80.201		感觉性失语		
G60.802		感觉性周围神经病		
G57.100		感觉异样性股痛	股外侧皮神经炎、Roth 综合征	单神经炎-外侧--股皮肤神经 G57.1。国标库 G57.101 股外侧皮神经炎合并于此条目中
B08.000		感染，其他正痘病毒属的		
E03.300		感染后甲状腺功能减退症		
G04.803		感染后脑脊髓炎	急性播散性脑脊髓炎、预防接种后脑脊髓炎	
G04.802		感染后脑炎		
N35.100		感染后尿道狭窄，不可归类在他处者		
G21.801		感染后帕金森综合征		
L65.801		感染后脱发		
M65.100		感染性（腱）滑膜炎，其他的		
B99.x01		感染性发热		如果指明感染部位，应改变编码
A09.004		感染性腹泻	急性胃肠炎	
N43.101		感染性睾丸鞘膜积液		
M00.901		感染性关节炎		
M65.101		感染性滑膜炎		
M71.100		感染性滑囊炎，其他的		
R17.x01		感染性黄疸		
M60.000		感染性肌炎		
M46.500		感染性脊椎病，其他的		
A09.002		感染性结肠炎		
F05.901		感染性精神病		
L30.300		感染性皮炎		
L84.x01		感染性胼胝		
N43.100		感染性鞘膜积液		

主要编码	附加编码	疾 病 名 称	别 名	备 注
H60.300		感染性外耳炎，其他的		
A09.001		感染性胃肠炎		
I30.100		感染性心包炎		
I40.000		感染性心肌炎		
I33.006		感染性心内膜炎性赘生物		
R57.200		感染性休克		感染性休克亦称脓毒性休克，是指由微生物及其毒素等产物所引起的脓毒病综合征伴休克
G62.806		感染性周围神经病		
P58.200		感染引起的新生儿黄疸		
G09.x01		感染中毒性脑病后遗症		
F80.200		感受性语言障碍		
H90.500		感音神经性听觉丧失		
F24.x00		感应性妄想性障碍		
G23.801		橄榄体脑桥小脑萎缩		橄榄体脑桥小脑萎缩是一种以小脑性共济失调和脑干损害为主要临床表现的中枢神经系统慢性变性疾病。查：萎缩-橄榄体脑桥小脑　G23.8
B56.000		冈比亚锥虫病		
M75.302		冈上肌肌腱钙化		冈上肌钙化是引起肩部疼痛和僵直的常见原因，可发生在肩袖组织任何部位。一般认为在冈上肌腱退变的基础上，由于局部异常钙盐代谢，发生钙盐沉积，形成钙盐性肌腱炎。查：肌腱炎-钙化性--肩　M75.3
M75.102		冈上肌综合征	冈上肌肌腱炎、外展综合征	冈上肌综合征是指劳损和轻微外伤或受寒后逐渐引起的肌腱退行性改变，属无菌性炎症，以疼痛、功能障碍为主要临床表现的疾患。好发于中青年及以上体力劳动者、家庭主妇、运动员。单纯冈上肌肌腱炎发病缓慢，肩部外侧渐进性疼痛，上臂外展60°～120°（疼痛弧）时肩部疼痛剧烈。冈上肌腱钙化时，X线平片可见局部有钙化影。查：综合征-冈上肌　M75.1
K62.801		肛窦炎		
C21.100		肛管恶性肿瘤		
C78.505		肛管继发恶性肿瘤		
K62.601		肛管溃疡		
D12.901		肛管良性肿瘤		
K62.818		肛管囊肿		
K62.201		肛管脱垂		
K62.001		肛管息肉		

主要编码	附加编码	疾 病 名 称	别 名	备 注
K62.802		肛管炎		
K62.814		肛管炎性肿物		
D01.301		肛管原位癌		
K62.902		肛管肿物		
I84.603		肛管赘生物		
K60.200		肛裂		
K60.300		肛瘘		
K62.817		肛门白斑		
D48.508		肛门边缘动态未定肿瘤		
D22.506		肛门边缘黑素细胞痣		
D04.502		肛门边缘皮肤原位癌		
D03.502		肛门边缘原位黑色素瘤		
D48.509		肛门边缘肿瘤		
K62.501		肛门出血		
D37.709		肛门动态未定肿瘤		
C43.507		肛门恶性黑色素瘤		
C21.000		肛门恶性肿瘤		
K61.002		肛门蜂窝织炎		
D12.900		肛门和肛管良性肿瘤		
D01.300		肛门和肛管原位癌		
K62.500		肛门和直肠出血		
K62.900		肛门和直肠的疾病		
A54.600		肛门和直肠的淋球菌感染		
A56.300		肛门和直肠的衣原体感染		
K62.600		肛门和直肠溃疡		
T18.500		肛门和直肠内异物		
K62.800		肛门和直肠其他特指的疾病		
K62.400		肛门和直肠狭窄		
K59.400		肛门痉挛		
C21.101		肛门括约肌恶性肿瘤		
R15.x01		肛门括约肌失禁		
K62.813		肛门括约肌松弛		
K62.202		肛门括约肌脱垂		
A54.602		肛门淋球菌感染		
T18.501		肛门内异物		
K62.819		肛门囊肿		

主要编码	附加编码	疾 病 名 称	别　名	备　注
K61.000		肛门脓肿		
D48.510		肛门皮肤动态未定肿瘤		
C44.507		肛门皮肤恶性肿瘤		
D22.507		肛门皮肤黑素细胞痣		
D04.503		肛门皮肤原位癌		
D03.503		肛门皮肤原位黑色素瘤		
D48.511		肛门皮肤肿瘤		
I84.602		肛门皮赘		
L29.000		肛门瘙痒（症）		
	M80774/2	肛门上皮内肿瘤，Ⅲ级		
A63.000		肛门生殖器（性病性）疣		
A60.900		肛门生殖器的疱疹病毒感染		
A63.001		肛门生殖器尖锐湿疣		
L29.300		肛门生殖器瘙痒（症）		
S39.905		肛门损伤		
K62.820		肛门痛		
K62.000		肛门息肉		
K62.401		肛门狭窄		
Q42.202		肛门先天性闭锁，伴有瘘		
Q42.302		肛门先天性闭锁，不伴有瘘		
Q42.200		肛门先天性缺如、闭锁和狭窄，伴有瘘		
Q42.300		肛门先天性缺如、闭锁和狭窄，不伴有瘘		
Q42.201		肛门先天性狭窄，伴有瘘		
Q42.301		肛门先天性狭窄，不伴有瘘		
K62.821		肛门炎		
A56.302		肛门衣原体感染		
K60.500		肛门直肠瘘		
K61.200		肛门直肠脓肿		
D37.710		肛门肿瘤		
K62.602		肛门周围溃疡		
K62.901		肛旁肿物		
K62.816		肛乳头肥大		
C43.508		肛周恶性黑色素瘤		
D22.508		肛周黑素细胞痣		
A18.307†	K93.0*	肛周结核		

主要编码	附加编码	疾　病　名　称	别　　名	备　　注
K61.001		肛周脓肿		
D48.512		肛周皮肤动态未定肿瘤		
C44.508		肛周皮肤恶性肿瘤		
A60.100		肛周皮肤和直肠的疱疹病毒感染		
D23.503		肛周皮肤良性肿瘤		
A60.101		肛周皮肤疱疹病毒感染		
D04.504		肛周皮肤原位癌		
D48.513		肛周皮肤肿瘤		
K62.815		肛周炎		肛管和直肠下端周围组织间隙的急性感染称为肛周急性感染。查：感染-直肠周　K62.8
D03.504		肛周原位黑色素瘤		
E78.205		高 β 脂蛋白血症伴高前 β 脂蛋白血症		
E72.902		高氨基酸尿症		
E72.201		高氨血症		
E70.101		高苯丙氨酸血症		
E70.100		高苯丙酮酸尿，其他的		
D89.200		高丙球蛋白血症		
E29.104		高促性腺激素性性腺功能减退症		高促性腺激素性性腺功能减退症因睾丸本身发育不良或受到各种损伤，导致睾丸分泌睾酮和产生精子能力下降。伴有垂体 FSH 和 LH 水平升高。查：性腺功能减退症-睾丸（原发性）　E29.1
E22.100		高催乳素血症		
E80.604		高胆红素血症		如果是新生儿的，编码是 P59.-
E88.001		高蛋白血症		高蛋白血症和高球蛋白血症均为血浆蛋白，但前者分类到代谢 E88.0，后者分类到症状 R77.1，差异极大
E78.002		高低密度脂蛋白胆固醇血症		
I44.201		高度房室传导阻滞		高度房室传导阻滞是指房室传导比例超过 2:1 的房室传导阻滞，表现为 3:1、4:1、5:1 等。高度房室传导阻滞往往是三度房室传导阻滞的先兆，其严重性和临床意义与三度房室传导阻滞相似。查：阻滞（传导）-房室（不完全）（部分）--完全　I44.2
E83.504		高钙尿症		
E83.501		高钙危象		
E83.502		高钙血症		

主要编码	附加编码	疾 病 名 称	别 名	备 注
D68.301		高肝素血症		
Q66.700		高弓足		
T70.200		高海拔的其他和未特指效应		
T70.207		高海拔效应		
E67.100		高胡萝卜素血症		
G72.302		高钾性周期性麻痹		
E87.500		高钾血症		
E70.201		高酪氨酸血症		
E83.301		高磷尿症		
E83.309		高磷酸盐血症		
Z35.500		高龄初孕妇的监督		
Z35.401		高龄经产妇妊娠监督		
E87.802		高氯血症		
E83.402		高镁血症		
D82.400		高免疫球蛋白 E［IgE］综合征		
E87.001		高钠血症		
R70.101		高黏滞血症		
E79.001		高尿酸血症		
E79.000		高尿酸血症不伴有感染性关节炎体征和砂砾性病		
H91.901		高频率耳聋		
R77.101		高球蛋白血症		高蛋白血症编码于 E88.0
D89.001		高球蛋白血症性紫癜		
E78.300		高乳糜微粒血症		
T70.204		高山病		效应，有害-高海拔--缺氧　T70.2
E87.000		高渗透性和高钠血症		
R06.806		高碳酸血症		
D74.900		高铁血红蛋白血症		
D74.800		高铁血红蛋白血症，其他的		
E72.101		高同型半胱氨酸血症		
Z35.900		高危妊娠监督		
Z35.800		高危妊娠监督，其他的		
K60.301		高位肛瘘		
E16.401		高胃泌素血症		
E16.300		高血糖素分泌增多		
I10.x03		高血压 1 级		

主要编码	附加编码	疾 病 名 称	别 名	备 注
I10. x04		高血压 2 级		
I10. x05		高血压 3 级		
I10. x10		高血压急症		
I67. 400		高血压脑病		
I61. 902		高血压脑出血		
I12. 000		高血压肾脏病伴有肾衰竭		
I12. 900		高血压肾脏病不伴有肾衰竭		
I10. x06		高血压危象		高血压危象是指发生在高血压过程中的一种特殊临床现象，也可见于症状性高血压。它是在高血压的基础上，周围小动脉发生暂时性强烈收缩，导致血压急剧升高的结果。可发生在缓进型高血压的各期（尤其是第一、二期），亦可见于急进型高血压。查：高血压（急进型）（良性）（原发性）（特发性）（恶性）（全身性）　I10
I11. 002		高血压心脏病伴心力衰竭		
I11. 000		高血压心脏病伴有（充血性）心力衰竭		
I11. 900		高血压心脏病不伴有（充血性）心力衰竭		
I13. 900		高血压心脏和肾脏病		
I13. 000		高血压心脏和肾脏病伴有（充血性）心力衰竭		
I13. 100		高血压心脏和肾脏病伴有肾衰竭		
I13. 200		高血压心脏和肾脏病同时伴有（充血性）心力衰竭和肾衰竭		
H35. 004		高血压性视网膜病变		
I11. 001		高血压性心力衰竭		
I11. 901		高血压性心脏病		
I10. x14		高血压亚急症		
	W36. x00	高压气罐爆炸和破裂		
T70. 400		高压液体的效应		
H40. 001		高眼压症		
T70. 201		高原性肺水肿		
T70. 202		高原性高血压		综合征-低--气压　T70. 2
D75. 103		高原性红细胞增多症		
T70. 203		高原性脑水肿		

主要编码	附加编码	疾 病 名 称	别 名	备 注
K31.802		高张力胃		
O62.401		高张力子宫功能不良		
O62.400		高张性、不协调和延长的子宫收缩		
E78.500		高脂血症		
E78.400		高脂血症，其他的		
E78.208		高脂血症C族		
E78.203		高脂异常综合征		
O64.801		高直后位难产		胎头高直位是指胎头以不屈不伸的姿态进入骨盆入口平面，即胎头的矢状缝落在骨盆入口平面的前后径上，大囟门及小囟门分别位于前后径两侧。查：分娩-梗阻性--被或由于---胎头不衔接　O64.8
O64.802		高直前位难产		
O64.803		高直位难产		
Q55.001		睾丸不发育		
S30.208		睾丸挫伤		
D40.100		睾丸动态未定或动态未知的肿瘤		
C62.900		睾丸恶性肿瘤		
Z85.409		睾丸恶性肿瘤个人史		
E29.100		睾丸功能减退症		
E29.000		睾丸功能亢进		
E29.900		睾丸功能障碍		
E29.800		睾丸功能障碍，其他的		
Q55.200		睾丸和阴囊的其他先天性畸形		
Q55.100		睾丸和阴囊发育不全		
N50.807		睾丸坏死		
E29.001		睾丸激素分泌过多		
C79.817		睾丸继发恶性肿瘤		
A18.117†	N51.1*	睾丸结核		
N50.808		睾丸结节		
N50.809		睾丸结石		
D29.200		睾丸良性肿瘤		
N50.810		睾丸囊肿		
N44.x00		睾丸扭转		
N45.002		睾丸脓肿		
N43.301		睾丸鞘膜积液		
Z90.709		睾丸切除术后状态		
Q55.004		睾丸缺如		

主要编码	附加编码	疾 病 名 称	别 名	备 注
Q55.000		睾丸缺如和不发育		
Q55.101		睾丸融合		
N45.905		睾丸肉芽肿		肉芽肿（granuloma）是由巨噬细胞及其演化的细胞局限性浸润和增生所形成的境界清楚的结节状病灶。查：炎，炎症-睾丸　N45.9
N50.811		睾丸疼痛		
Q55.002		睾丸退化		
N50.000		睾丸萎缩		
Q53.900		睾丸未降		
C62.000		睾丸未降部的恶性肿瘤		
Q53.901		睾丸下降不全		
C62.100		睾丸下降部的恶性肿瘤		
N50.812		睾丸纤维化		
N50.101		睾丸血肿		
N45.906		睾丸炎		
N45.000		睾丸炎、附睾炎和附睾-睾丸炎，伴有脓肿		
N45.900		睾丸炎、附睾炎和附睾-睾丸炎，不伴有脓肿		
D07.602		睾丸原位癌		
D40.101		睾丸肿瘤		
N50.901		睾丸肿物		
Q87.001		戈尔登哈尔综合征	眼耳脊椎发育不全综合征	
L94.400		戈特龙丘疹		
E75.201		戈谢病		
A41.500		革兰氏阴性病原体性败血症，其他的		
A41.805		革兰阳性菌败血症		
A49.902		革兰阴性杆菌感染		
F81.201		格斯特曼综合征	格-斯二氏综合征，传染性痴呆病、格斯特曼-施特劳斯纳综合征	格斯特曼综合征（Gerstmann syndrome, GSS）系 Gerstmann，Straussler 和 Scheinker 于 1936 年首先发现和描述，故以他们的名字命名。1981 年，Masters 接种动物证实了该病的可传染性。格斯特曼综合征特征是小脑共济失调伴有痴呆和脑内淀粉样蛋白沉积，多为家族性。早期患者自诉小腿麻木、疼痛、感觉异常和步态不稳。检查可见小脑共济失调伴有下肢肌肉萎缩无力、远端感觉减退、腱反射减低等外周神经病表现。查：格斯特曼综合征（发育性）　F81.2

主要编码	附加编码	疾 病 名 称	别 名	备 注
H18.504		格子状角膜营养不良		
Z29.000		隔离		
Q79.100		膈的其他先天性畸形		
J98.601		膈肌麻痹		
J98.602		膈肌囊肿		
K66.005		膈肌粘连		
J98.600		膈疾患		
C79.810		膈继发恶性肿瘤		
C49.302		膈结缔组织恶性肿瘤		
D21.302		膈结缔组织良性肿瘤		
C77.107		膈淋巴结继发恶性肿瘤		
K44.000		膈疝，伴有梗阻，不伴有坏疽		
K44.100		膈疝，伴有坏疽		
K44.900		膈疝，不伴有梗阻或坏疽		
R18.x01		膈下积液		
K66.811		膈下囊肿		
K65.009		膈下脓肿		
T56.300		镉及其化合物的毒性效应		
K00.601		个别乳磨牙早失		
Z87.800		个人史，其他特指情况的		
Z92.800		个人史，其他医疗的		
Z91.200		个人卫生不良个人史		
R46.000		个人卫生水平极差		
L23.001		铬变应性接触性皮炎		
T56.200		铬及其化合物的毒性效应		
E61.400		铬缺乏		
K04.801		根尖囊肿		
K04.701		根尖脓肿		
K04.501		根尖肉芽肿		
K04.802		根尖周囊肿		
K04.600		根尖周脓肿伴有窦道		
K04.700		根尖周脓肿不伴有窦道		
M77.300		跟骨骨刺	跟骨骨质增生	
M86.916		跟骨骨髓炎		
M92.804		跟骨骨突炎		
S92.000		跟骨骨折		

主要编码	附加编码	疾 病 名 称	别 名	备 注
M92.803		跟骨骺炎		
M77.502		跟骨滑囊炎		
A18.024†	M90.0*	跟骨结核		
S86.001		跟腱断裂		
M76.602		跟腱滑囊炎		
M67.001		跟腱挛缩		
S86.000		跟腱损伤		
M76.603		跟腱痛		
M76.600		跟腱炎		
Z46.603		更换膀胱造瘘导管		
Z43.402		更换胆管引流管		
Z45.804		更换胆管支架		
Z46.501		更换空肠造口导管		安装-肠道用具 NEC Z46.5
Z46.601		更换肾盂造瘘导管		安装-装置 NEC（有关）--泌尿系 Z46.6
Z46.602		更换输尿管支架		
Z45.305		更换外耳道支架		
Z47.801		更换外固定装置		
Z43.101		更换胃造瘘导管		
Z45.002		更换心脏起搏器		
Z45.004		更换心脏起搏器电池		
Z45.003		更换心脏起搏器电极		
Z45.005		更换心脏起搏器脉冲发生器		
Z30.501		更换子宫内节育器		
M13.802		更年期关节炎		
F32.801		更年期抑郁症		更年期抑郁症是一种发生在更年期的常见精神障碍。更年期抑郁症患者常有某些躯体或精神因素作为诱因，最更、意义事件及躯体疾病等；患者常常发生生理和心理方面的改变。生理功能方面的变化多以消化系统、心血管系统和自主神经系统的临床症状为主要表现：食欲减退、上腹部不适、口干、便秘、腹泻、心悸、血压改变、脉搏增快或减慢、胸闷、四肢麻木、发冷、发热、性欲减退、月经变化以及睡眠障碍、眩晕、乏力等
K83.008		梗阻性胆管炎		
I42.100		梗阻性肥厚型心肌病		
O66.900		梗阻性分娩		
O66.800		梗阻性分娩，其他特指的		

主要编码	附加编码	疾 病 名 称	别 名	备 注
N13. 900		梗阻性和反流性尿路病		
N13. 800		梗阻性和反流性尿路病，其他的		
K83. 109		梗阻性黄疸		
G91. 100		梗阻性脑积水		
N13. 801		梗阻性肾病		
R57. 801		梗阻性休克		血液循环梗阻性休克是指急性血液循环梗阻如肺栓塞、大量心包积液、左房黏液瘤、夹层动脉瘤等所引起的休克。这类休克在诊断与治疗上均有特殊之处，应从发病机制，针对发生原因进行有效处理。休克-特指的 NEC　R57.8
Z04. 200		工作事故后接受的检查和观察		
B58. 900		弓形虫病		
B58. 800		弓形虫病，累及其他器官		
B58. 100†	K77. 0*	弓形虫肝炎		
B58. 001†	H32. 0*	弓形虫脉络膜视网膜炎		
B58. 200†	G05. 2*	弓形虫脑膜脑炎		
M21. 101		弓形腿		
Q51. 802		弓形子宫		
Z10. 100		公共机构居民的常规一般性健康查体		
	V79. 300	公共汽车乘员在非交通事故中的损伤		
	V78. x00	公共汽车乘员在非碰撞性运输事故中的损伤		
	V77. x00	公共汽车乘员在公共汽车与固定或静止物体碰撞中的损伤		
	V75. x00	公共汽车乘员在公共汽车与火车或铁路车辆碰撞中的损伤		
	V71. x00	公共汽车乘员在公共汽车与脚踏车碰撞中的损伤		
	V72. x00	公共汽车乘员在公共汽车与两轮或三轮机动车碰撞中的损伤		
	V76. x00	公共汽车乘员在公共汽车与其他非机动车辆碰撞中的损伤		
	V73. x00	公共汽车乘员在公共汽车与小汽车、轻型货车或篷车碰撞中的损伤		

主要编码	附加编码	疾 病 名 称	别 名	备 注
	V70.x00	公共汽车乘员在公共汽车与行人或牲畜碰撞中的损伤		
	V74.x00	公共汽车乘员在公共汽车与重型运输车或公共汽车碰撞中的损伤		
	V79.900	公共汽车乘员在交通事故中的损伤		
	V79.800	公共汽车乘员在其他特指运输事故中的损伤		
K63.902		功能性肠病		
K59.900		功能性肠疾患		
K59.800		功能性肠疾患，其他特指的		
E16.104		功能性非胰岛素性低血糖		
F45.403		功能性腹痛综合征		功能性腹痛综合征（FAPS）是指持续的或经常复发的腹部疼痛。该病症与肠道功能无关，而与内源性疼痛调节系统的改变密切相关，采用当前的诊断方法，不能发现可以解释该病症的结构或代谢异常的一类的综合征。查：痛－心因性（任何部位）（持续） F45.4
K59.100		功能性腹泻		
E16.103		功能性高胰岛素血症		
F45.804		功能性肌无力		此诊断查不到功能性修饰词，不能放在 M62.8 因为亚目是肌肉的疾患，也不能放在 G79.9 因为亚目是神经性的疾患，F45.8 亚目是其他躯体形式障碍，是一个任何其他非躯体障碍引起的感觉、功能和行为障碍的任何表现，强调的是在时间上与应激事件或问题紧密相关。查：疾患－肌肉－－心因性 F45.8
F44.407		功能性截瘫		
F45.303		功能性咳嗽		
F45.803		功能性吞咽困难		
F98.101		功能性遗粪症	非器质性遗粪症	
F98.001		功能性遗尿		
N93.801		功能障碍性子宫出血		
Z52.001		供干细胞者		
Z52.600		供肝者		
Z52.300		供骨髓者		
Z52.200		供骨者		
Z52.500		供角膜者		

主要编码	附加编码	疾 病 名 称	别 名	备 注
Z52.100		供皮者		
Z52.400		供肾者		
Z52.700		供心者		
Z52.000		供血者		
S45.100		肱动脉损伤		
I77.105		肱动脉狭窄		
I77.106		肱动脉迂曲		
M75.201		肱二头肌长头肌腱炎		肱二头腱在肩关节活动时，反复在肱骨结节间沟摩擦而引起的退行性改变，腱鞘充血、水肿、粘连、纤维化，腱鞘增厚，使腱鞘的滑动功能发生障碍，以肱骨结节间沟疼痛、压痛和肩关节活动受限为主要表现的炎症性疾病
C40.002		肱骨恶性肿瘤		
S42.300		肱骨干骨折		
M86.903		肱骨骨髓炎		
M89.922		肱骨骨疣		
S42.301		肱骨骨折		
A18.016†	M90.0*	肱骨结核		
S42.403		肱骨髁间骨折		肱骨髁间骨折是肘关节的一种严重损伤，好发于青壮年人。骨折常呈粉碎性，闭合复位困难，开放复位缺乏有效的内固定从而造成肘关节功能障碍、骨不连或畸形愈合者并不少见，严重影响肘关节功能
S42.401		肱骨髁上骨折		肱骨髁上骨折系指肱骨远端内外髁上方的骨折。占肘部骨折的 30%~40%，以儿童为多见，多发年龄为 5~12 岁
D16.002		肱骨良性肿瘤		
S42.404		肱骨内髁骨折		
M77.001		肱骨内上髁炎	屈肌总腱损伤	肱骨内上髁炎与网球肘的发病机制类似，属前臂屈肌起点反复牵拉累积性损伤。主要表现为肱骨内上髁处疼痛和压痛。如果前臂外旋腕关节背伸时，使肘关节伸直可引起局部疼痛加剧。查：高尔夫球员肘 M77.0
M89.804		肱骨破坏		
S42.200		肱骨上端骨折		
S42.203		肱骨头骨折		肱骨头骨折属于关节内骨折，临床上较为少见，但其治疗较为复杂。骨折-肱骨--近端 S42.2
M87.001		肱骨头无菌性坏死		

主要编码	附加编码	疾 病 名 称	别 名	备 注
S42.202		肱骨外科颈骨折		肱骨外科颈位于解剖颈下 2~3cm，胸大肌止点以上，此处由松质骨向密质骨过渡且稍细，是解剖上的薄弱环节，骨折较为常见，移位多较严重，局部出血较多
S42.402		肱骨外髁骨折		
M77.101		肱骨外上髁炎	网球肘	肱骨外上髁炎是一种前臂伸肌起点特别是桡侧屈腕短肌的慢性撕拉伤。这些肌肉反复收缩牵拉肌肉起点，造成累积性损伤，如网球、羽毛球运动中，对这些运动不习惯的人，由于频繁抽杀动作可引起该病。搅拌操作工作及家族主妇也容易发生。查：网球肘　M77.1
S42.400		肱骨下端骨折		
M85.003		肱骨纤维结构不良		
M89.903		肱骨肿物		
M75.003		肱肩胛关节周炎		
N88.000		宫颈白斑		
N88.201		宫颈闭锁		
N88.801		宫颈残端出血		
C53.801		宫颈残端恶性肿瘤		
N88.100		宫颈陈旧性裂伤		
O71.300		宫颈的产科裂伤		
D06.900		宫颈的原位癌		
C53.900		宫颈恶性肿瘤		
Z85.403		宫颈恶性肿瘤个人史		
N87.900		宫颈发育不良		
N88.900		宫颈非炎性疾患		
N88.802		宫颈肥大		
N88.400		宫颈肥厚性延长		
N88.300		宫颈功能不全		
N72.x03		宫颈积脓		
C53.800		宫颈交搭跨越恶性肿瘤的损害		
O62.402		宫颈痉挛		
N86.x02		宫颈溃疡		
D26.000		宫颈良性肿瘤		
N86.x00		宫颈糜烂和外翻		
C53.000		宫颈内膜恶性肿瘤		
N72.x02		宫颈内膜炎		
D06.000		宫颈内膜原位癌		

主要编码	附加编码	疾 病 名 称	别　名	备　注
O62.001		宫颈难产		
N88.803		宫颈囊肿		
Q51.600		宫颈胚胎性囊肿		
D25.901		宫颈平滑肌瘤		
D06.700		宫颈其他部位的原位癌		
N88.800		宫颈其他特指的非炎性疾患		
N97.300		宫颈起因的女性不孕症		
Z90.703		宫颈切除术后状态		
Q51.500		宫颈缺如和不发育		
O00.803		宫颈妊娠		
N87.901		宫颈上皮内肿瘤		
	M80771/2	宫颈上皮内肿瘤，Ⅲ级		
N87.001		宫颈上皮内肿瘤，Ⅰ级		
N87.101		宫颈上皮内肿瘤，Ⅱ级		宫颈上皮内瘤变是一组与宫颈浸润癌密切相关的癌前病变的统称。它包括宫颈不典型增生（轻-中-重）和宫颈原位癌，反映了宫颈癌发生中连续发展的过程，即由宫颈不典型增生（轻-中-重）-原位癌-早期浸润癌-浸润癌的一系列病理变化。 CIN Ⅰ级：相当于极轻度和轻度不典型增生 CIN Ⅱ级：相当于中度不典型增生 CIN Ⅲ级：相当于重度不典型增生和原位癌 查：肿瘤（形成）-上皮内--宫颈（宫颈上皮内肿瘤）---Ⅱ级　N87.1
N88.804		宫颈水肿		
O65.501		宫颈水肿难产		
N88.200		宫颈缩窄和狭窄		
N81.203		宫颈脱垂		
N86.x01		宫颈外翻		
N72.x01		宫颈外膜炎		
D06.100		宫颈外膜原位癌		
N88.805		宫颈萎缩		
N84.100		宫颈息肉		
N88.806		宫颈腺囊肿	纳博特囊肿，宫颈纳氏囊肿	宫颈腺囊肿是慢性宫颈炎常见的一种表现。宫颈糜烂愈合过程中，新生的鳞状上皮覆盖宫颈腺管口或伸入腺管，将腺管口阻塞；腺管周围的结缔组织增生或瘢痕形成压迫腺管，使腺管变窄甚至阻塞，腺体分泌物引流受阻，滞留形成的囊肿叫宫颈纳氏囊肿。 查：囊肿（胶样）（黏液性）（潴留）（单纯性）-宫颈NEC--纳博特　N88.8

主要编码	附加编码	疾 病 名 称	别 名	备 注
N72. x00		宫颈炎性疾病		
N88. 101		宫颈阴道粘连		
Z35. 801		宫颈原位癌妊娠监督		
Z86. 001		宫颈原位肿瘤个人史		
N88. 102		宫颈粘连		
Z12. 400		宫颈肿瘤的特殊筛查		
N88. 807		宫颈赘生物		
O00. 804		宫内外复合妊娠		
O62. 201		宫缩乏力		
O62. 200		宫缩乏力，其他的		
S05. 604		巩膜穿通伤		穿通伤和穿孔的编码不同
S05. 104		巩膜挫伤		
H15. 800		巩膜的其他疾患		
T85. 704		巩膜硅胶带环扎植入感染		
H15. 802		巩膜黑变病		
H15. 806		巩膜坏死		
T85. 309		巩膜环扎带障碍		
H15. 900		巩膜疾患		
H15. 001		巩膜溃疡		
S05. 304		巩膜裂伤		
H44. 402		巩膜瘘		
H15. 801		巩膜囊肿		
H15. 803		巩膜葡萄肿		
H15. 804		巩膜肉芽肿		
T26. 301		巩膜烧伤		
S05. 807		巩膜损伤		
H15. 100		巩膜外层炎		
H15. 000		巩膜炎		
H15. 805		巩膜粘连		
T56. 100		汞及其化合物的毒性效应		
Z88. 811		汞剂过敏个人史		
T56. 101		汞中毒		
N14. 301		汞中毒性肾病		
R27. 000		共济失调		
R26. 000		共济失调步态		
G11. 801		共济失调-手笨拙综合征	橄榄-脑桥-小脑、脑桥-橄榄-小脑综合征	病因未明。病理上见小脑皮质、橄榄核、弓状核和桥臂的萎缩。中年起病，四肢和躯干进行性运动失调、构音障碍、头和身体摆动、精神衰退，有的括约肌障碍、僵直，

主要编码	附加编码	疾病名称	别名	备注
				锥体外体征，眼球震颤，深反射亢进。共济失调可分为四种类型：①深感觉障碍性共济失调；②小脑性共济失调；③前庭迷路性共济失调；④大脑型共济失调。而一般称呼的"共济失调"，多特指小脑性共济失调。查：共济失调，协调不能－脑（遗传性）　G11.9
G80.400		共济失调性脑瘫		
Q20.000		共同动脉干		
Q20.001		共同心房		
H50.405		共同性斜视		
E55.001		佝偻病		
E55.000		佝偻病，活动性		
E64.300		佝偻病后遗症		
B76.900		钩虫病		
B76.800		钩虫病，其他的		
A27.900		钩端螺旋体病		
A27.800		钩端螺旋体病，其他形式的		
R47.101		构音不全		
R47.100		构音困难和构音不全		
Z51.104		姑息性化疗		
Z51.500		姑息性医疗		
R80.x00		孤立性蛋白尿		
N06.800		孤立性蛋白尿，其他的		
N06.100		孤立性蛋白尿伴有局灶性和节段性肾小球损害		
N06.400		孤立性蛋白尿伴有弥漫性毛细血管内增生性肾小球肾炎		
N06.200		孤立性蛋白尿伴有弥漫性膜性肾小球肾炎		
N06.500		孤立性蛋白尿伴有弥漫性肾小球系膜毛细血管性肾小球肾炎		
N06.300		孤立性蛋白尿伴有弥漫性肾小球系膜性增生性肾小球肾炎		
N06.700		孤立性蛋白尿伴有弥漫性新月形肾小球肾炎		
N06.600		孤立性蛋白尿伴有密集沉积物病		
N06.000		孤立性蛋白尿伴有特指的形态学损害伴有轻微的肾小球异常		

主要编码	附加编码	疾 病 名 称	别　名	备　注
C90.202		孤立性骨髓瘤		
I40.100		孤立性心肌炎		
M31.001		古德帕斯丘综合征	抗基膜性肾小球肾炎、Goodpasture 综合征、肺出血肾炎综合征	古德帕斯丘综合征是由抗基膜抗体导致的肾小球和肺泡壁基膜的严重损伤，临床表现为肺出血、急进性肾小球肾炎和血清抗肾小球基膜（GBM）抗体阳性三联征。多数患者病情进展迅速，预后凶险。查：肺出血肾炎综合征［古德帕斯丘综合征］ M31.0
D55.100		谷胱甘肽代谢紊乱性贫血，其他的		
K90.001		谷胶肠病	麸胶敏感性肠病、麦胶肠病	谷胶肠病是因为患者对麦胶（这是小麦中的一种蛋白质）过敏，从而导致空肠黏膜的绒毛发生萎缩而影响其吸收功能的一种疾病。简而言之，它是一种因麦胶诱发的小肠黏膜损伤综合征，多见于婴幼儿。这是一种先天性代谢性疾患，或因小肠对麦胶蛋白过敏所致的疾病。由于患者缺乏水解麦麸毒性成分的酶，食入麦胶后，麦胶在小肠分解出麦醇溶蛋白，破坏肠黏膜从而引起吸收不良和乳糜泻。查：肠病−麸胶敏感性　K90.0
I77.012		股动静脉瘘		
I74.305		股动脉闭塞		
I72.404		股动脉假性动脉瘤		
I72.403		股动脉假性动脉瘤破裂		
I74.304		股动脉栓塞		
S75.000		股动脉损伤		
I77.115		股动脉狭窄		
I74.307		股动脉血栓形成		
I74.306		股动脉支架闭塞		T82.8编码为心脏和血管假体装置、植入物和移植物的其他并发症，包括由于其引起的栓塞、血栓形成、狭窄等。因此，本条目的编码有误，应修正为T82.816
I77.116		股动脉支架内再狭窄		T82.8编码为心脏和血管假体装置、植入物和移植物的其他并发症，包括由于其引起的栓塞、血栓形成、狭窄等。因此，本条目的编码有误，应修正为T82.819
M89.906		股骨病变		
P13.200		股骨产伤		
S72.101		股骨粗隆间骨折		股骨粗隆间骨折即转子间骨折，是老年人常见损伤，患者平均年龄比股骨颈骨折患者高5~6岁。由于粗隆部血运丰富，骨折后愈合良好，但甚易发生髋内翻。查：骨折−股骨−−转子间　S72.1

主要编码	附加编码	疾病名称	别名	备注
S72.700		股骨多处骨折		
C40.201		股骨恶性肿瘤		
S72.300		股骨干骨折		
M87.901		股骨骨坏死		
M86.910		股骨骨髓炎		
M89.925		股骨骨疣		
S72.900		股骨骨折		
T93.100		股骨骨折后遗症		
A18.021†	M90.0*	股骨结核		
S72.000		股骨颈骨折		
S72.401		股骨髁骨折		
D16.201		股骨良性肿瘤		
S72.800		股骨其他部位的骨折		
M86.801		股骨肉芽肿		
M93.000		股骨上端（非创伤性）骨骺滑脱		
M89.808		股骨头变平		
M87.002		股骨头无菌性坏死		
S72.400		股骨下端骨折		
Q72.400		股骨纵向短小缺陷		
I80.100		股静脉的静脉炎和血栓性静脉炎		
I80.104		股静脉血栓形成		
I80.102		股静脉血栓性静脉炎		
I80.101		股静脉炎		
G57.201		股神经麻痹		
G57.200		股神经损害		
S76.101		股四头肌腱断裂		
B35.600		股癣		
M89.920		骨病变		
M86.805		骨残留异物性肉芽肿		
M77.903		骨刺		
C90.003		骨的孤立性浆细胞瘤		
	M97313/3	骨的孤立性浆细胞瘤		
M84.900		骨的连续性疾患		
M88.800		骨的佩吉特病，其他的		
M84.800		骨的其他连续性疾患		

主要编码	附加编码	疾 病 名 称	别 名	备 注
T84.300		骨的装置、植入物和移植物的机械性并发症，其他的		
M89.200		骨发育和生长的其他疾患		
M89.300		骨肥大		
M86.803		骨干炎		
P13.900		骨骼产伤		
	Y55.100	骨骼肌松弛剂［神经肌肉阻滞剂］的有害效应		
T48.100		骨骼肌松弛剂［神经肌肉阻滞剂］中毒		
P13.800		骨骼其他部位的产伤		
M89.306		骨过度生长		
C79.500		骨和骨髓继发性恶性肿瘤		
A18.000†		骨和关节的结核		
B90.200		骨和关节结核的后遗症		
D48.000		骨和关节软骨动态未定或动态未知的肿瘤		
C41.900		骨和关节软骨恶性肿瘤		
C41.800		骨和关节软骨交搭跨越恶性肿瘤的损害		
D16.900		骨和关节软骨良性肿瘤		
M93.904		骨骺滑脱		
M89.100		骨骺生长停止		
M93.901		骨骺炎		
M61.501		骨化性肌炎		
M87.900		骨坏死		
M87.800		骨坏死，其他的		
M89.900		骨疾患		
A18.001†	M90.0*	骨结核		
M85.900		骨密度和结构的疾患		
M85.800		骨密度和结构其他特指的疾患		
M85.802		骨密度增加		
M89.307		骨膜肥厚		
M89.825		骨膜骨赘形成		
M86.807		骨膜骨赘形成伴骨髓炎		
M89.824		骨膜下出血		
M86.923		骨膜炎		
T84.200		骨内部固定装置的机械性并发症，其他的		

主要编码	附加编码	疾 病 名 称	别 名	备 注
M86.610		骨内死骨形成		
B69.803		骨囊虫病		
M85.603		骨囊肿		
M85.600		骨囊肿，其他的		
M86.808		骨脓肿		
O65.300		骨盆出口和中腔狭窄引起的梗阻性分娩		
O33.301		骨盆出口狭窄	漏斗骨盆	骨盆入口平面各径线值正常，但中骨盆和出口平面均狭窄，骨盆两侧向内倾斜似漏斗状，故称漏斗骨盆。查：妊娠（单胎）（子宫）-并发--均小骨盆---出口 O33.3
S71.800		骨盆带其他和未特指部位的开放性伤口		
M95.500		骨盆的后天性变形		
D16.800		骨盆骨、骶骨和尾骨良性肿瘤		
M86.909		骨盆骨髓炎		
S32.802		骨盆骨折		
M71.105		骨盆区感染性滑囊炎		
M89.907		骨盆区骨肿物		
M71.404		骨盆区滑膜钙化		
M72.605		骨盆区坏死性筋膜炎		
M79.105		骨盆区肌痛		
M65.005		骨盆区腱鞘脓肿		
M72.405		骨盆区结节性筋膜炎		
M72.911		骨盆区筋膜炎		
M86.603		骨盆区慢性化脓性骨髓炎		
M71.005		骨盆区黏液囊脓肿		
M66.305		骨盆区屈肌腱自发性破裂		
M79.905		骨盆区软组织疾患		
M79.505		骨盆区软组织异物残留		
M66.205		骨盆区伸肌腱自发性破裂		
M72.912		骨盆区纤维瘤病		
O33.201		骨盆入口狭窄		
O65.201		骨盆入口狭窄难产		
O65.200		骨盆入口狭窄引起的梗阻性分娩		
S39.004		骨盆软组织损伤		

主要编码	附加编码	疾 病 名 称	别 名	备 注
S34.803		骨盆神经损伤		
O33.101		骨盆狭窄		骨盆径线过短或形状明显异常，使骨盆腔容积小于胎先露部能够通过的限度，阻碍先露部下降，影响产程顺利进展，致骨盆狭小胎头通过受阻碍，是造成难产的主要原因之一。查：妊娠（单胎）（子宫）-并发--均小骨盆　O33.1
S35.902		骨盆血管损伤		
S34.602		骨盆周围神经损伤		
M89.308		骨皮质肥厚		
M89.800		骨其他特指的疾患		
M86.809		骨肉芽肿		
M93.900		骨软骨病		
M93.800		骨软骨病，其他特指的		
Q78.900		骨软骨发育不良		
Q78.800		骨软骨发育不良，其他特指的		
Q77.900		骨软骨发育不良伴有管状骨和脊柱发育缺陷		
Q77.800		骨软骨发育不良伴有管状骨和脊柱发育缺陷，其他的		
M93.902		骨软骨炎		
E78.901		骨软骨营养不良		
M85.803		骨实质丧失		
D76.007		骨嗜酸细胞性肉芽肿		
D75.802		骨髓坏死		
C79.501		骨髓继发恶性肿瘤		
C90.001		骨髓瘤病		
D47.101		骨髓纤维化伴髓样化生		
M86.900		骨髓炎		
M86.800		骨髓炎，其他的		
T86.000		骨髓移植排斥		
Z94.802		骨髓移植状态		
D61.901		骨髓抑制性贫血		
D75.801		骨髓硬化		
D47.102		骨髓硬化伴髓样化生		
D75.804		骨髓增生		骨髓增生是指骨髓内和骨髓外骨髓组成成分的增殖，包括成红细胞、粒细胞、巨核细胞以及成纤维细胞。骨髓组织增生性疾病包括一类肿瘤性疾病

主要编码	附加编码	疾　病　名　称	别　　名	备　　注
D75.902		骨髓增生减低		
D46.900		骨髓增生异常综合征		特指的骨髓增生异常综合征的部位编码是.7
D46.701		骨髓增生异常综合征，伴有5q缺失综合征		
D46.700		骨髓增生异常综合征，其他的		
D46.201		骨髓增生异常综合征－难治性贫血伴原始细胞过多（MDS-RAEB）		
M89.823		骨痛		
M93.905		骨突炎		
M81.904		骨脱钙		
M81.903		骨脱矿质		脱矿质，骨　M81.9
M89.820		骨外露		
B67.200		骨细粒棘球蚴感染		
Q76.300		骨先天性畸形引起的先天性脊柱侧弯		
M85.000		骨纤维性结构不良（单骨性）		
M85.001		骨纤维异样增殖症	骨纤维结构不良	骨纤维异样增殖症是指骨的纤维组织的增生、变性，通过化生而形成的骨为幼稚的交织骨。本病在瘤样病变中占首位（38.42%）。多见于11~30岁青年人，男女发病之比为1.1:1。好发部位主要在股骨和胫骨，其次在颌骨和肋骨。临床上可分为单发型、多发型和Albright综合征查：结构不良-纤维性--骨NEC　M85.0
S22.900		骨性胸廓的骨折		
S22.800		骨性胸廓其他部位的骨折		
D18.014		骨血管瘤		
M86.921		骨炎		
Z94.600		骨移植状态		
B45.300		骨隐球菌病		
Q78.200		骨硬化症	阿尔贝斯-舍恩贝格综合征	
M84.100		骨折不连接［假关节］		
M84.000		骨折连接不正		
T84.802		骨折内固定术后疼痛		
T84.604		骨折内固定物植入感染		
T84.201		骨折内固定装置障碍		
M84.200		骨折延迟愈合		

主要编码	附加编码	疾 病 名 称	别 名	备 注
Z09.400		骨折治疗后的随诊检查		
Z54.400		骨折治疗后恢复期		
M89.818		骨质破坏		
M89.500		骨质溶解		
M81.900		骨质疏松		
M81.800		骨质疏松，其他的		
M80.900		骨质疏松伴有病理性骨折		
M80.800		骨质疏松伴有病理性骨折，其他的		
M89.309		骨质增生		
D48.001		骨肿瘤		
M89.919		骨肿物		
M25.700		骨赘		
H72.900		鼓膜穿孔		
S00.404		鼓膜挫伤		
H72.800		鼓膜的其他穿孔		
H72.100		鼓膜鼓室上隐窝穿孔		
H73.900		鼓膜疾患		
H72.001		鼓膜紧张部穿孔		
H72.200		鼓膜其他边缘性穿孔		
H73.800		鼓膜其他特指的疾患		
H72.101		鼓膜松弛部穿孔		
H73.804		鼓膜萎缩		回缩［退缩］-鼓膜　H73.8
H73.802		鼓膜炎		
T85.603		鼓膜置管移位		
H72.000		鼓膜中心穿孔		
S00.403		鼓室挫伤		
H71.x03		鼓室胆脂瘤		
H73.803		鼓室炎		
H74.000		鼓室硬化		
H73.801		鼓室粘连		
L27.101		固定性药疹		固定型药疹约占各型药疹总数的30%，常由解热镇痛类、磺胺类或巴比妥类等药物引起。皮疹为圆形或类圆形的水肿性暗紫红色斑疹，直径1~4cm，常为一个，偶为数个，边界清楚。轻度瘙痒，一般不伴全身症状，重者可伴喉头水肿，或转变为大疱性表皮坏死松解型药疹等重症型药疹。皮疹多见于口唇、口周、龟头等皮肤

主要编码	附加编码	疾 病 名 称	别 名	备 注
				黏膜交界处，手足背及躯干也可发生。如再用该药，常于数分钟或数小时后在原药疹处发痒，继而出现同样皮疹，中央色深，边缘潮红。可如此反复发作。停药后约1周红斑可消退，遗留灰黑色色素沉着斑，不易消退。查：疹－药（全身性）（内服）－－局部性　L27.1
R26.300		固态〔不动〕		
J69.800		固体和液体引起的肺炎，其他的		
	X84.x00	故意自害		
	Y87.000	故意自害的后遗症		
E72.202		瓜氨酸血症		
Z43.802		关闭动静脉造口		
Z43.201		关闭回肠造口		
Z43.301		关闭结肠造口		
Z43.001		关闭气管造口		
Z43.102		关闭胃造口		
Z43.401		关闭消化道人工造口		
M19.900		关节病		
M19.800		关节病，其他特指的		
M12.800		关节病，其他特指的不可归类在他处者		
	M36.3*	关节病，其他血液疾患引起的		
	M07.3*	关节病，其他银屑病性的		
M24.300		关节病理性脱位和不全脱位，不可归类在他处者		
L40.500†		关节病型银屑病		
M25.301		关节不稳定		
M19.100		关节的创伤后关节病，其他的		
M25.300		关节的其他不稳定性疾患		
M19.000		关节的原发性关节病，其他的		
D48.022		关节动态未定肿瘤		
M24.400		关节复发性脱位和不全脱位		
M24.609		关节骨性强硬		
M96.001		关节固定术后假关节形成		
Z98.100		关节固定术状态		
M25.000		关节积血		
M25.415		关节积液		

主要编码	附加编码	疾 病 名 称	别 名	备 注
M25.900		关节疾患		
M25.800		关节疾患，其他特指的		
T84.001		关节假体并发症		
M67.402		关节腱鞘囊肿		
M25.600		关节僵硬，不可归类在他处者		
A18.002†	M01.1*	关节结核		
A18.040†	M01.1*	关节结核性窦道		
A18.039†	M01.1*	关节结核性风湿病	蓬塞病；结核变态反应性关节炎；结核性关节炎	
A18.043†	M01.1*	关节结核性脓肿		
M25.100		关节瘘		
M24.500		关节挛缩		
M77.906		关节囊炎		关节囊炎也叫关节周围炎。查：关节周围炎 M77.9
M46.400		关节盘炎		
M24.600		关节强硬		
M24.101		关节软骨变性		
C41.901		关节软骨恶性肿瘤		
M24.100		关节软骨疾患，其他的		
M25.400		关节渗出		
M25.201		关节松弛		
M25.500		关节痛		
M24.900		关节紊乱		
M24.800		关节紊乱，其他特指的不可归类在他处者		
M24.417		关节习惯性不全脱位		
M24.416		关节习惯性脱位		
M24.610		关节纤维变性		
D69.002		关节型过敏性紫癜		
M13.900†		关节炎		
M13.800		关节炎，其他特指的		
M00.800		关节炎和多关节炎，其他特指的细菌性病原体引起的		
Z82.600		关节炎和肌肉骨骼系统和结缔组织其他疾病家族史		
M24.000		关节游离体		
M24.811		关节粘连		

主要编码	附加编码	疾 病 名 称	别 名	备 注
D48.023		关节肿瘤		
M25.901		关节肿物		
M25.416		关节肿胀		
M77.901		关节周围炎		
M25.810		关节周围异位骨化		异位骨化是指在软组织中出现具有正常骨结构的骨组织，即成熟的板状骨结构，多发生于关节周围。查：骨化-关节周 M25.8
Z31.600		关于生育的一般咨询和指导		
I25.104		冠心病心律失常型		心律失常可见于多种心血管疾病。冠心病是最常见的病因，冠心病心律失常型是指某些冠心病以心律失常为主要临床表现。查：动脉硬化-冠状 I25.1
B34.200		冠状病毒感染		
	B97.200	冠状病毒作为分类于其他章疾病的原因		
I24.002		冠状动脉闭塞		
Z95.101		冠状动脉搭桥术后状态		
T82.201		冠状动脉搭桥术机械性并发症		
I25.400		冠状动脉动脉瘤		
Q24.501		冠状动脉肌桥		冠状动脉肌桥指通常行走于心外膜下结缔组织中的冠状动脉，如有一段行走于心肌内，其上的一束心肌纤维即称为心肌桥。当心肌收缩时，心肌桥可挤压该动脉段，足以引起远端血供减少而导致心肌缺血，加之近端血管常有粥样硬化斑块形成，遂可引起心绞痛。查：畸形-冠状动脉--先天性 Q24.5
Z09.801		冠状动脉介入治疗后随诊检查		
I21.303		冠状动脉介入治疗术后心肌梗死		
I20.102		冠状动脉痉挛		
I25.402		冠状动脉扩张		
T82.200		冠状动脉旁路（搭桥术）和瓣膜移植物的机械性并发症		
I21.302		冠状动脉旁路术后心肌梗死		
I21.901		冠状动脉破裂		
Q24.502		冠状动脉起源异常		
I25.902		冠状动脉缺血		
I24.003		冠状动脉栓塞		
I25.101		冠状动脉狭窄		

主要编码	附加编码	疾 病 名 称	别 名	备 注
I25.901		冠状动脉性心脏病		
I24.000		冠状动脉血栓形成，未造成心肌梗死		
I25.802		冠状动脉炎		
Q24.503		冠状动脉-右心房瘘		冠状动脉瘘指左右冠状动脉与心脏或大血管存在先天性异常交通。多为先天畸形。半数以上患者可无症状，仅在体检时发现心脏杂音，但左向右分流量较大者，可在体力活动后出现心悸、心绞痛及心力衰竭症状。如瘘管进入右房者，更易出现心衰症状。瘘入冠状静脉窦者则易发生心房颤动。查：异常-冠状动脉或静脉　Q24.5
Q24.504		冠状动脉-右心室瘘		
I24.001		冠状动脉支架内血栓形成		T82.8编码为心脏和血管假体装置、植入物和移植物的其他并发症，包括由于其而引起的栓塞、血栓形成、狭窄等。因此，本条目的编码有误，应修正为T82.815
Z95.501		冠状动脉支架植入后状态		
I25.102		冠状动脉粥样硬化		
I25.103		冠状动脉粥样硬化性心脏病		
I86.807		冠状静脉窦扩张		
Q24.500		冠状血管畸形		
	Y52.300	冠状血管扩张剂的有害效应，不可归类在他处者		
T46.300		冠状血管扩张剂中毒，不可归类在他处者		
R93.102		冠状循环诊断性影像检查异常所见		
	M82450/1	管状类癌		
	M82631/3	管状绒毛状腺癌		
	M82102/3	管状腺瘤内的腺癌		
	M82101/2	管状腺瘤内的原位腺癌		
L56.200		光接触性皮炎 [香料皮炎]		
L57.000		光线性角化病		
L57.100		光线性类网状细胞增多症		
L57.500		光线性肉芽肿		
L44.100		光泽苔藓		
E72.003		胱氨酸尿症		
F40.000		广场恐怖		
F41.100		广泛性焦虑障碍		

主要编码	附加编码	疾 病 名 称	别 名	备 注
B83.200		广州副圆线虫引起的血管圆线虫病		
B83.201		广州血管圆线虫病		
N48.100		龟头包皮炎		
D29.001		龟头良性肿瘤		
N48.102		龟头炎		
J62.802		硅沉着病		
	W35.x00	锅炉爆炸和破裂		
C43.705		腘部恶性黑色素瘤		
I74.308		腘动脉闭塞		
I77.118		腘动脉挤压综合征		腘动脉挤压综合征为青年人小腿疼痛不适引起间歇性跛行的重要原因。查：压迫-动脉 I77.1
I72.405		腘动脉瘤		
S85.000		腘动脉损伤		
I77.117		腘动脉狭窄		
I74.309		腘动脉支架闭塞		T82.8编码为心脏和血管假体装置、植入物和移植物的其他并发症，包括由于其引起的栓塞、血栓形成、狭窄等。因此，本条目的编码有误，应修正为T82.817
I77.119		腘动脉支架内再狭窄		T82.8编码为心脏和血管假体装置、植入物和移植物的其他并发症，包括由于其引起的栓塞、血栓形成、狭窄等。因此，本条目的编码有误，应修正为T82.820
M70.502		腘滑囊炎		
M71.200		腘间隙滑膜囊肿［贝克］	腘窝囊肿	
S85.500		腘静脉损伤		
M66.000		腘囊肿破裂		
C76.502		腘窝恶性肿瘤		
L02.401		腘窝脓肿		
C44.705		腘窝皮肤恶性肿瘤		
I77.130		腘血管陷迫综合征		腘血管陷迫综合征（PVES）是腘窝的异常肌肉、纤维索带等压迫腘动脉或腘静脉，而引起的相应病理改变和临床表现，有时也可累及神经，但以腘动脉受累最为常见。本病的特点是患者多为年轻人，于跑步或剧烈运动后发病，并有进行性加重的间歇性跛行。查：压迫-动脉 I77.1
E74.100		果糖代谢紊乱		
M70.102		过度打击手		

主要编码	附加编码	疾 病 名 称	别　名	备　注
M70.503		过度打击膝		
M70.301		过度打击肘		
R46.300		过度活动		
M35.700		过度活动综合征		
F43.001		过度惊吓反应症		
T73.300		过度劳累引起的衰竭		
E66.000		过度热能引起的肥胖症		
P58.900		过度溶血引起的新生儿黄疸		
P58.800		过度溶血引起的新生儿黄疸，其他特指的		
G47.100		过度嗜眠障碍〔睡眠过度〕		
Q21.204		过渡性房室隔缺损		
J45.004		过敏性鼻炎伴哮喘		
K52.203		过敏性肠炎		
J67.800		过敏性肺炎，其他有机粉尘引起的		
K52.201		过敏性腹泻		
K58.902		过敏性结肠		
K52.202		过敏性结肠炎		
L23.901		过敏性皮炎		
T78.200		过敏性休克		
M31.000		过敏性血管炎		不同于血管炎，变应性 vasculitis，allergic D69.0
D69.004		过敏性紫癜		
P08.200		过期产儿，不重于胎龄		
O48.x00		过期妊娠		
E80.300		过氧化氢酶和过氧化物酶缺陷		
E80.301		过氧化物酶缺乏		查：缺陷-过氧化氢酶，过氧化物酶 E80.3
I49.404		过早除极		
I49.400		过早除极，其他的		
G23.000		哈勒沃登-施帕茨病	苍白球黑质红核变性、苍白球黑质红核色素变性、苍白球黑质色素变性	
J84.103		哈曼-里奇综合征		
A50.501		哈钦森牙		梅毒牙包括哈钦森（曾用名郝秦生）牙和桑葚牙，属于晚期先天性梅毒的临床表现。郝秦生-现译名哈钦森。查：哈钦森-牙或切牙　A50.5

主要编码	附加编码	疾病名称	别名	备注
E72.004		哈特纳普病		
T61.900		海产品的毒性效应		
T61.800		海产品的毒性效应，其他的		
C94.101		海尔迈尔-舍纳病		
A31.102		海分枝杆菌感染		
M15.801		海加思结节		
F11.204		海洛因药物瘾		
T40.100		海洛因中毒		
C79.308		海马回继发恶性肿瘤		
D33.009		海马回良性肿瘤		
I67.603		海绵窦非脓性血栓形成		
G06.003		海绵窦脓肿		
C60.201		海绵体恶性肿瘤		
R06.501		鼾症		患者熟睡后鼾声响度增大超过60dB以上，妨碍正常呼吸时的气体交换，称鼾症，5%的鼾症患者兼有睡眠期间不同程度憋气现象，称阻塞性睡眠呼吸暂停综合征。临床表现严重打鼾、憋气、夜间呼吸暂停、梦游、遗尿和白昼嗜睡，还可伴有心血管和呼吸系统继发症，如高血压、心脏肥大、心律不齐，30%患者肺功能检查有不同程度慢性肺损伤，此外尚有情绪压抑及健忘等。查：打鼾　R06.5
J62.800		含硅［矽］粉尘引起的肺尘埃沉着病，其他的		
T53.500		含氯氟烃类的毒性效应		
L30.801		寒冷性皮炎		
L50.201		寒冷性荨麻疹		
Q82.804		汗管角化症		
L30.100		汗疱疹		
B33.400†	J17.1*	汗坦病毒（心）-肺综合征［HPS］［HCPS］		
C44.901		汗腺恶性肿瘤		
C76.005		颌下恶性肿瘤		因为颌下有软组织、腺体或管，他们的编码不同。这里假定分类到头面颈不明确的部位
T70.100		航空鼻窦炎		
T70.205		航空病	高空减压病	
T70.000		航空中耳炎		
	V95.400	航天飞行器事故伤及乘员		

主要编码	附加编码	疾 病 名 称	别 名	备 注
J67.200		好鸟者肺		
T40.400		合成的麻醉品中毒，其他的		
T61.201		河豚中毒		
D55.300		核苷酸代谢紊乱性贫血		
P57.900		核黄疸		
P57.800		核黄疸，其他特指的		
E53.000		核黄素缺乏		
H51.200		核间性眼肌瘫痪		
Q96.000		核型 45, X，特纳综合征		
Q96.200		核型 46, X，伴有异常的性染色体，除外同种（Xq），特纳综合征		
Q96.100		核型 46, X 同种（Xq），特纳综合征		
Q98.500		核型 47, XYY		
K10.809		颌部瘤样纤维组织增生		
K09.201		颌出血性囊肿		
K07.000		颌大小的主要畸形		
K10.000		颌的发育性疾患		
K10.900		颌的疾病		
K10.800		颌的疾病，其他特指的		
K09.200		颌的其他囊肿		
K10.300		颌的牙槽炎		
K10.200		颌的炎性情况		
K09.202		颌动脉瘤性囊肿		
K07.110		颌骨不对称		
K07.003		颌骨发育不全		
K10.203		颌骨放射性骨髓炎		
K10.202		颌骨骨髓炎		
K10.205		颌骨骨炎		
K09.004		颌骨含牙囊肿		
K07.902		颌骨畸形		
C79.504		颌骨继发恶性肿瘤		
K09.001		颌骨角化囊肿		
K10.102		颌骨巨细胞肉芽肿		
K10.101		颌骨巨细胞修复性肉芽肿		
K09.005		颌骨始基囊肿		始基囊肿又叫角囊肿。查：角化囊肿（牙源性） K09.0

主要编码	附加编码	疾病名称	别名	备注
K10.206		颌骨死骨		
K07.903		颌骨先天畸形		查：畸形-颌（先天性）（后天性）
K10.804		颌骨纤维结构发育不良		
K09.002		颌骨牙源性囊肿		
K10.204		颌骨炎性增生		
K10.901		颌骨肿物		
S03.400		颌关节扭伤和劳损		
S03.000		颌关节脱位		
K07.109		颌后缩		
K07.100		颌-颅底关系异常		
K12.217		颌面间隙感染		
Z42.009		颌面术后畸形整形		
K10.103		颌肉芽肿		
C03.901		颌软组织恶性肿瘤		
K10.805		颌外生性骨疣		
K12.202		颌下间隙感染		颌下间隙感染是指颌下间隙急性化脓性感染，主要临床表现有颌下区丰满，淋巴结肿大、压痛。查：蜂窝织炎-口（底）K12.2
C77.004		颌下淋巴结继发恶性肿瘤		
R59.006		颌下淋巴结肿大		
K12.207		颌下瘘管		
C44.305		颌下皮肤恶性肿瘤		颌下皮肤查不到，按颈部分类
K11.503		颌下腺导管结石		
C08.001		颌下腺恶性肿瘤		
K11.102		颌下腺肥大		
C79.830		颌下腺继发恶性肿瘤		
A18.805†	K93.8*	颌下腺结核		
D11.701		颌下腺良性肿瘤		
K11.404		颌下腺瘘		
K11.605		颌下腺囊肿		
K11.606		颌下腺黏液囊肿		
K11.302		颌下腺脓肿		
D00.010		颌下腺原位癌		
K11.903		颌下腺肿物		
E70.203		褐黄病		
M15.100		赫伯登结节（伴有关节病）		

主要编码	附加编码	疾 病 名 称	别 名	备 注
T78.201		赫克斯海默反应		这是以德国皮肤科医师赫克斯海默首先提出的，是用青霉素治疗梅毒、淋病、奋森口炎时出现症状加剧的反应。这种反应多发生在早期梅毒的治疗，这可能是由于大量螺旋体被杀灭释放内毒素所致。对赫氏反应必要时可用皮质激素预防
L81.402		黑变病		
L26.x01		黑布拉糠疹		
L28.201		黑布拉痒疹		
O14.101		黑尔普综合征	Hellp 综合征	Hellp 综合征以溶血、肝酶升高和血小板减少为特点，是妊娠期高血压疾病的严重并发症。多数发生在产前，可分为完全性和部分性。其临床表现多样，典型的临床表现为乏力、右上腹疼痛及恶心呕吐、体重骤增、脉压增宽，但少数患者高血压、蛋白尿临床表现不典型。查：黑尔普综合征　O14.1
K92.100		黑粪		
L83.x00		黑棘皮病		
K14.302		黑毛舌		
H54.001		黑矇		
E70.202		黑尿酸症		
L81.401		黑皮病		
B36.300		黑色发结节病		
L82.x01		黑色丘疹性皮肤病		
L81.600		黑色素形成减少的其他疾患		
B50.801		黑水热		
D22.900		黑素细胞痣		
B36.100		黑癣		
D69.010		亨诺克紫癜		
D51.002		亨特舌炎		
B02.205†	G53.0*	亨特综合征	疱疹性膝状神经节炎	亨特综合征是一种常见的周围性面瘫，发病率仅次于贝尔面瘫。主要表现为：一侧耳部剧痛，耳部疱疹，同侧周围性面瘫可伴有听力和平衡障碍
G10.x00		亨廷顿病	大舞蹈病、亨廷顿舞蹈症	亨廷顿病（Huntington disease，HD）是一种常染色体显性遗传性神经退行性疾病
G10.x01†	F02.2*	亨廷顿病性痴呆		
I67.602		横窦非脓性血栓形成		
D37.404		横结肠动态未定肿瘤		
C18.400		横结肠恶性肿瘤		

主要编码	附加编码	疾 病 名 称	别　名	备　注
C18.803		横结肠降结肠恶性肿瘤		
D12.300		横结肠良性肿瘤		
D37.405		横结肠肿瘤		
M62.803		横纹肌溶解症		
C94.001		红白血病		
L93.001		红斑狼疮		
L53.900		红斑性情况		
L53.800		红斑性情况，其他特指的		
L10.400		红斑性天疱疮		塞尼尔-厄舍病或综合征 ［红斑性天疱疮］ L10.4
I73.804		红斑性肢痛症		
L74.801		红鼻肉芽肿		
L74.000		红痱		
I66.203		红核丘脑综合征		红核丘脑综合征的病因为丘脑穿动脉阻塞损及丘脑腹外侧核，表现为病侧小脑性共济失调、意向性肢体震颤、短暂的舞蹈样动作
L53.901		红皮病		
L27.002		红皮病型药疹		
L40.802		红皮病性银屑病		
R70.000		红细胞沉降率升高		
E80.002		红细胞生成性卟啉病		
D75.807		红细胞生成障碍		
R71.x00		红细胞异常		
C94.003		红细胞增多		
C94.002		红细胞增多性骨髓组织增生		
P58.300		红细胞增多引起的新生儿黄疸		
L08.100		红癣		红癣是由棒状杆菌属的微细棒状杆菌引起的一种皮肤局限性浅表的感染，易发于皮肤摩擦部位。皮肤主要损害为境界清楚、边缘不规则的斑片。皮损颜色依据存在时间长短而不同，开始呈红色，随后变成褐色或棕红色，表面可伴有糠秕样鳞屑。常见于股根与阴囊接触的腹股沟部、腋窝、臀缝、乳房下、第四五趾间等皱褶部位的皮肤
	X38.x00	洪水受害者		
H21.202		虹膜变性		
H21.002		虹膜出血		
S05.602		虹膜穿通伤		

主要编码	附加编码	疾 病 名 称	别 名	备 注
H21.200		虹膜和睫状体变性		
H21.100		虹膜和睫状体的其他血管疾患		
H21.500		虹膜和睫状体的其他粘连和破裂		
H21.900		虹膜和睫状体疾患		
H21.800		虹膜和睫状体其他特指的疾患		
H21.102		虹膜红变		
H21.803		虹膜角膜内皮综合征		虹膜角膜内皮综合征是由角膜内皮异常所引起的一组疾病，其病变包括角膜水肿、角膜内皮膜增生、房角粘连、虹膜萎缩性改变和继发青光眼。异名：虹膜角膜变性综合征、原发性增殖性内皮变性综合征
H21.300		虹膜睫状体和前房囊肿		
H20.900		虹膜睫状体炎		
H20.800		虹膜睫状体炎，其他的		
H40.401		虹膜睫状体炎性青光眼		
H21.501		虹膜离断		
D31.402		虹膜良性肿瘤		
S05.303		虹膜裂伤		
H21.301		虹膜囊肿		
H20.804		虹膜脓肿		
H21.403		虹膜膨隆		
H21.203		虹膜劈裂症		虹膜劈裂症（iridoschisis）是一种表现为自发性虹膜基质层组织劈裂与分离的罕见眼病。查：虹膜劈裂症［虹膜缺损］H21.2
H21.801		虹膜前增殖膜		
Q13.100		虹膜缺如		
Q13.000		虹膜缺损		
S05.804		虹膜损伤		
H21.802		虹膜脱出		
H21.201		虹膜萎缩		
H21.101		虹膜新生血管		
H26.201		虹膜异色性白内障		
H20.803		虹膜异色性睫状体炎	Fuchs 综合征	虹膜异色性睫状体炎（HI）是一种主要累及单眼的慢性非肉芽肿性虹膜睫状体炎。此病发病隐匿，炎症轻微，常出现角膜后弥漫分布或瞳孔区分布的星形沉积物、虹膜脱色素等改变，易发生并发性白内障和继发性青光眼

主要编码	附加编码	疾 病 名 称	别 名	备 注
H21.502		虹膜粘连		
H21.901		虹膜肿物		
A15.500		喉、气管和支气管结核，经细菌学和组织学所证实		
A16.400		喉、气管和支气管结核，未提及细菌学或组织学的证实		
J38.706		喉白斑		
A36.200		喉白喉		
J38.703		喉瘢痕		
S10.001		喉挫伤		
J38.700		喉的其他疾病		
Q31.800		喉的其他先天性畸形		
D38.000		喉动态未定或动态未知的肿瘤		
C32.900		喉恶性肿瘤		
Z85.204		喉恶性肿瘤个人史		
Q31.200		喉发育不全		
G52.202		喉返神经疾患		
G52.201		喉返神经麻痹		
G52.204		喉返神经炎		
J38.601		喉梗阻		
T27.400		喉和气管腐蚀伤		
S17.000		喉和气管挤压伤		
T27.000		喉和气管烧伤		
T27.401		喉化学性烧伤		
C78.305		喉继发恶性肿瘤		
C32.800		喉交搭跨越恶性肿瘤的损害		
J38.713		喉角化不全症		喉角化症是喉黏膜上皮病变，表现为上皮的过度增生和角化。其根本病因不清楚，可能与慢性炎症刺激或吸烟、吸入刺激性物质等有关。查：病，疾病-喉　J38.7
J38.712		喉角化症		喉角化症是喉黏膜上皮病变，表现为上皮的过度增生和角化。其根本病因不清楚，可能与慢性炎症刺激或吸烟、吸入刺激性物质等有关。查：病，疾病-喉　J38.7
	A16.406	喉结核		
	A15.501	喉结核，病理（+）		
J38.500		喉痉挛		
J38.704		喉溃疡		
	D14.100	喉良性肿瘤		

主要编码	附加编码	疾 病 名 称	别 名	备 注
J38. 001		喉麻痹		
T17. 300		喉内异物		
J38. 705		喉囊肿		
J38. 707		喉脓肿		
Q31. 300		喉膨出		
J38. 709		喉皮肥厚		
Q31. 000		喉蹼		
S11. 004		喉气管贯通伤		
J39. 801		喉气管狭窄		
Z90. 003		喉切除术后状态		
J38. 710		喉肉芽肿		
S12. 801		喉软骨断裂		
C32. 300		喉软骨恶性肿瘤		
C32. 104		喉室带恶性肿瘤		
J38. 400		喉水肿		
S19. 802		喉损伤		
C32. 102		喉外部恶性肿瘤		
J38. 101		喉息肉		
J38. 600		喉狭窄		
Q31. 900		喉先天性畸形		
K21. 903		喉咽反流		咽喉反流病（LPRD）是由于胃内容包括胃酸或胃蛋白酶反流至咽喉部和呼吸道引起的一系列症状和体征。查：反流-食管 K21. 9
J38. 711		喉硬结病		
D02. 000		喉原位癌		
D38. 001		喉肿瘤		
J38. 708		喉肿物		
B04. x00		猴痘		
B53. 100		猴疟原虫性疟疾		
M89. 101		骺横线	哈里斯线	哈里斯线［骺横线］ M89. 1
M93. 903		骺脱离		
O32. 801		后不均倾		
H26. 400		后发性白内障		
B66. 000		后睾吸虫病		
I60. 300		后交通动脉的蛛网膜下出血		
I67. 103		后交通动脉瘤		

主要编码	附加编码	疾 病 名 称	别 名	备 注
I60.301		后交通动脉瘤破裂伴蛛网膜下隙出血		
H30.200		后睫状体炎		
H25.001		后囊下型老年性白内障		老年性白内障分皮质性、核性、囊下性三类。较为常见的皮质性老年白内障又分为初发期、膨胀期、成熟期、过熟期。查：白内障-老年性--囊下（前）（后）极 H25.0
M23.802		后十字韧带松弛		
G62.810		后天获得性周围神经病		
L67.104		后天性白发		
J34.802		后天性鼻腔闭锁		
Z90.002		后天性鼻缺失		
M21.400		后天性扁平足［平足］		
M21.902		后天性尺骨畸形		
E89.302		后天性垂体缺失		
M20.302		后天性槌状踇		
M20.400		后天性锤状趾，其他的		
D60.900		后天性纯红细胞再生障碍		
D60.800		后天性纯红细胞再生障碍，其他的		
L12.300		后天性大疱性表皮松解		
M21.704		后天性大腿短缩畸形		
I77.000		后天性动静脉瘘		
M67.000		后天性短跟腱		
M95.203		后天性额骨畸形		
K10.803		后天性腭畸形		
I51.001		后天性房间隔缺损		
M21.807		后天性腓骨畸形		
I28.803		后天性肺动脉狭窄		
J98.418		后天性肺疝		
M95.802		后天性腹壁畸形		
I77.805		后天性腹主动脉畸形		
M21.601		后天性弓形足		
M21.804		后天性肱骨畸形		
M21.703		后天性股骨短缩畸形		
M21.805		后天性股骨畸形		
M95.901		后天性骨畸形		

主要编码	附加编码	疾 病 名 称	别 名	备 注
M95.502		后天性骨盆畸形		
M95.503		后天性骨盆倾斜		
M95.504		后天性骨盆狭窄		
I25.401		后天性冠状动脉动静脉瘘		
D75.102		后天性红细胞增多症		
J38.701		后天性喉瘘		
M21.604		后天性踝关节畸形		
M62.804		后天性肌强直		
M62.805		后天性肌鞘疝		
M62.806		后天性肌肉畸形		
M95.409		后天性鸡胸		
M43.901		后天性脊柱变形		
M43.203		后天性脊柱关节强硬		
M40.401		后天性脊柱前凸		
M95.208		后天性颊畸形		
M21.802		后天性肩胛骨畸形		
M20.503		后天性脚趾肥大		
M20.502		后天性脚趾重叠		
M62.807		后天性筋膜疝		
M21.806		后天性胫骨畸形		
K59.302		后天性巨结肠		
M95.209		后天性颏畸形		
M21.705		后天性髋短缩畸形		
M21.906		后天性髋关节畸形		
M95.410		后天性肋骨畸形		
M95.505		后天性漏斗骨盆		
M95.403		后天性漏斗胸		
M95.202		后天性颅骨畸形		
M21.505		后天性马蹄内翻足		
L11.000		后天性毛囊角化病		
M95.205		后天性面部畸形		查：畸形-面部（后天性）
M95.206		后天性面骨畸形		
M20.301		后天性踇内翻		
G93.003		后天性脑穿通畸形	脑穿通性囊肿	脑穿通畸形（porencephaly），是一种特殊类型的脑积水。临床上分为先天性和后天性两类，临床表现主要取决于病变部位、囊肿大小及脑脊液循环是否通畅等。最有效的治疗方法是手术治疗。查：囊肿-脑穿通性--后天性　G93.0

主要编码	附加编码	疾病名称	别名	备注
G93.504		后天性脑膜膨出		
D68.400		后天性凝血因子缺乏		
D73.002		后天性脾缺失		不同器官的分类方法不同，这里分类到系统，而胃分类到症状、体征一章中
M95.509		后天性髂骨畸形		
M21.702		后天性前臂短缩畸形		
M21.904		后天性前臂畸形		
M95.204		后天性前额畸形		
M95.801		后天性躯干畸形		
M21.903		后天性桡骨畸形		
D59.900		后天性溶血性贫血		
D59.800		后天性溶血性贫血，其他的		
M21.701		后天性上臂短缩畸形		
M21.901		后天性上臂畸形		
N28.100		后天性肾囊肿		
K22.500		后天性食管憩室		
M21.502		后天性手畸形		
M20.002		后天性手指畸形		
M20.003		后天性手指重叠		
N97.101		后天性输卵管闭锁		
M21.801		后天性锁骨畸形		
L68.100		后天性胎毛过多		
M95.201		后天性头部畸形		
M95.005		后天性歪鼻		
H61.902		后天性外耳道闭锁		
H61.300		后天性外耳道狭窄		
H61.101		后天性外耳畸形		
M21.301		后天性腕下垂		
M21.907		后天性膝关节畸形		
M21.104		后天性膝内翻		
M21.002		后天性膝外翻		
M21.908		后天性下肢畸形		
D65.x02		后天性纤维蛋白溶解性出血		
D65.x01		后天性纤维蛋白原缺乏血症		查：缺乏-纤维蛋白原（先天性）（遗传性）--后天性　D65
K13.706		后天性小口畸形		
M21.706		后天性小腿短缩畸形		

主要编码	附加编码	疾 病 名 称	别 名	备 注
M95.408		后天性胸骨回缩		
M95.401		后天性胸廓畸形		
E89.802		后天性胸腺缺失		
K08.103		后天性牙齿缺失		
H02.804		后天性眼睑畸形		
H02.807		后天性眼内眦畸形		
H02.809		后天性眼外眦畸形		
M20.501		后天性仰趾畸形		
N48.805		后天性阴茎畸形		
N48.806		后天性阴茎隐匿		
M21.905		后天性掌骨畸形		
L85.100		后天性掌跖角化病〔皮肤角化病〕		
Z89.401		后天性趾缺失		
M21.102		后天性肘内翻		
M21.001		后天性肘外翻		
I77.110		后天性主动脉狭窄		
M21.501		后天性爪形手		
M21.500		后天性爪形手、畸形手、爪形足和畸形足		
M20.504		后天性爪形趾		
M21.503		后天性爪形足		
M21.504		后天性足畸形		
M21.105		后天性足内翻		
M21.003		后天性足外翻		
M21.302		后天性足下垂		
M95.510		后天性坐骨畸形		
M20.102		后天性踇外翻		
G45.004		后循环缺血		后循环（posterior cerebral circulation）又称椎基底动脉系统，由椎动脉、基底动脉和大脑后动脉组成，主要供血给脑干、小脑、丘脑、海马、枕叶、部分颞叶及脊髓。后循环缺血（posterior circulation ischemia，PCI）是常见的缺血性脑血管病，约占缺血性脑卒中的20%。查：供血不足-动脉--基底 G45.0
C38.200		后纵隔恶性肿瘤		
M48.806		后纵韧带骨化		
M89.402		厚皮性骨膜病		厚皮性骨膜病 M89.4

主要编码	附加编码	疾病名称	别名	备注
	L62.0*	厚皮性骨膜病杵状甲		
	B97.500	呼肠孤病毒作为分类于其他章疾病的原因		
R04.900		呼吸道出血		
T27.700		呼吸道腐蚀伤		
J98.801		呼吸道梗阻		
J12.100		呼吸道合胞体病毒肺炎		
J21.000		呼吸道合胞体病毒急性细支气管炎		
J20.500		呼吸道合胞体病毒急性支气管炎		
	B97.400	呼吸道合胞体病毒作为分类于其他章疾病的原因		
A16.900		呼吸道结核		
A15.901		呼吸道结核，病理（+）		
A15.800		呼吸道结核，经细菌学和组织学所证实，其他的		
A15.900		呼吸道结核，经细菌学和组织学所证实的		
A16.800		呼吸道结核，未提及细菌学或组织学的证实，其他的		
Z11.100		呼吸道结核的特殊筛查		
B90.900		呼吸道结核和结核的后遗症		
T17.900		呼吸道内异物		
R04.800		呼吸道其他部位出血		
T27.600		呼吸道其他部位的腐蚀伤		
T27.200		呼吸道其他部位的烧伤		
T17.800		呼吸道其他和多处部位内异物		
T27.300		呼吸道烧伤		
Z85.200		呼吸和胸腔内器官，其他的恶性肿瘤个人史		
Z80.200		呼吸和胸腔内器官恶性肿瘤家族史，其他的		
C39.800		呼吸和胸腔内器官交搭跨越恶性肿瘤的损害		
J95.802		呼吸机相关性肺炎		
R06.803		呼吸肌麻痹		
R06.000		呼吸困难		
D38.600		呼吸器官的动态未定或动态未知的肿瘤		

主要编码	附加编码	疾 病 名 称	别 名	备 注
D38.500		呼吸器官动态未定或动态未知的肿瘤，其他的		
R84.100		呼吸器官和胸腔标本的激素水平异常		
R84.000		呼吸器官和胸腔标本的酶水平异常		
R84.200		呼吸器官和胸腔标本的其他药物、药剂和生物制剂水平异常		
R84.800		呼吸器官和胸腔标本的其他异常所见		
R84.400		呼吸器官和胸腔标本的异常的免疫学所见		
R84.500		呼吸器官和胸腔标本的异常的微生物学所见		
R84.600		呼吸器官和胸腔标本的异常的细胞学所见		
R84.700		呼吸器官和胸腔标本的异常的组织学所见		
R84.900		呼吸器官和胸腔标本的异常所见		
R84.300		呼吸器官和胸腔标本的主要为非药用性物质的水平异常		
C78.306		呼吸器官继发恶性肿瘤		
C78.300		呼吸器官继发性恶性肿瘤，其他的		
D38.601		呼吸器官肿瘤		
Z12.200		呼吸器官肿瘤的特殊筛查		
R07.100		呼吸时胸痛		
J96.900		呼吸衰竭		
R09.200		呼吸停止		
C39.900		呼吸系统不明确部位的恶性肿瘤		
D02.400		呼吸系统的原位癌		
Z85.201		呼吸系统恶性肿瘤个人史		
O99.500		呼吸系统疾病并发于妊娠、分娩和产褥期		
Z87.000		呼吸系统疾病个人史		
Z83.600		呼吸系统疾病家族史		
D14.400		呼吸系统良性肿瘤		
D02.300		呼吸系统其他部位的原位癌		

主要编码	附加编码	疾病名称	别名	备注
Q34.800		呼吸系统其他特指的先天性畸形		
Q34.900		呼吸系统先天性畸形		
T48.701		呼吸系统制剂中毒		
I46.901		呼吸心跳骤停		
J98.900		呼吸性疾患		
J95.900		呼吸性疾患，操作后的		
J98.800		呼吸性疾患，其他特指的		
E87.303		呼吸性碱中毒		
E87.203		呼吸性酸中毒		
R06.804		呼吸异常		
R06.800		呼吸异常，其他和未特指的		
R06.805		呼吸暂停		
K22.206		胡桃夹食管	高压性食管蠕动、超挤压食管、高振幅蠕动食管	胡桃夹食管是一种以食管动力异常-症状性高动力性食管蠕动（高幅蠕动收缩并伴有收缩时限的延长）为主要特点的独立性疾病，为原发性食管运动障碍性疾病之一，可发生于任何年龄，40岁以后多见，女性多于男性。1977年Brand等首先报道了在非心源性胸痛患者中，41%有高振幅食管蠕动收缩。1979年Benjami等首次使用"胡桃夹食管"一词来描述食管收缩压超过400mmHg的非心源性胸痛病人。查：压迫-食管　K22.2
I87.117		胡桃夹综合征	左肾静脉受压，左肾静脉压迫综合征、胡桃夹现象	左肾静脉压迫综合征又称胡桃夹现象（NCP），是指左肾静脉（LRV）在腹主动脉（AO）和肠系膜上动脉（SMA）间机械挤压后肾静脉血流回流受阻引起的左肾静脉高压现象。查：压迫-静脉　I87.1
D37.606		壶腹部动态未定肿瘤		
D37.607		壶腹部肿瘤		
C78.804		壶腹继发恶性肿瘤		
D01.503		壶腹原位癌		
	Y46.000	琥珀酰亚胺的有害效应		
T42.200		琥珀酰亚胺和恶唑烷二酮类中毒		
B36.000		花斑癣		
J30.100		花粉引起的变应性鼻炎		
J30.101		花粉症	枯草热	
B66.101		华支睾吸虫感染		
C72.502		滑车神经恶性肿瘤		

主要编码	附加编码	疾 病 名 称	别　名	备　注
D33.304		滑车神经良性肿瘤		
S04.200		滑车神经损伤		
M67.200		滑膜肥大，不可归类在他处者		
M67.900		滑膜和肌腱疾患		
M67.800		滑膜和肌腱其他特指的疾患		
A18.041†	M68.0*	滑膜结核	结核性滑膜炎	
M71.310		滑膜囊肿		
M66.113		滑膜囊肿破裂		
M66.100		滑膜破裂		
M65.909		滑膜炎		
M06.003		滑膜炎-痤疮-脓疱疹-骨肥厚-骨炎综合征	SAPHO 综合征	
M65.900		滑膜炎和腱鞘炎		
M65.800		滑膜炎和腱鞘炎，其他的		
M67.803		滑膜增生		
M67.804		滑膜皱襞综合征		滑膜皱襞综合征是滑膜退化的残留物，出现的部位有髌上皱襞、髌下皱襞、髌内侧皱襞。多数不产生症状，少数由于有轻度外伤、慢性刺激瘢痕化等原因而发生肥大或老增厚。查：病-滑膜--特指的 M67.8
M71.909		滑囊炎		
M71.500		滑囊炎，其他的不可归类在他处者		
J62.001		滑石粉尘肺		
M60.201		滑石粉肉芽肿		
J62.000		滑石粉引起的肺尘埃沉着病		
T82.701		化疗泵植入感染		
T85.802		化疗管植入后皮肤溃疡		
D61.101		化疗后骨髓抑制		骨髓抑制是指骨髓中的血细胞前体的活性下降。血里的红细胞和白细胞都源于骨髓中的干细胞。血细胞寿命短，常常需要不断补充。为了达到及时补充的目的，作为血细胞前体的干细胞必须快速分裂。化学治疗和放射治疗，以及许多其他抗肿瘤治疗方法，都是针对快速分裂的细胞，因而常常导致正常骨髓细胞受抑，骨髓抑制是多数化疗药的常见不良反应。查：骨髓-抑制 D61.9。核对卷一，修正编码：D61.1
Z54.200		化疗后恢复期		

主要编码	附加编码	疾　病　名　称	别　名	备　注
K83.011		化脓性胆管炎		
M00.900		化脓性关节炎		
L73.200		化脓性汗腺炎		
K10.207		化脓性颌骨髓炎		
M46.801		化脓性脊柱炎		
H16.804		化脓性角膜炎		
G04.807		化脓性脑膜脑炎		
G00.901		化脓性脑膜炎		
G04.808		化脓性脑室炎		
G04.805		化脓性脑炎		
L08.001		化脓性皮炎		
M94.801		化脓性软骨炎		
K11.211		化脓性腮腺炎		
I30.101		化脓性心包炎		
J86.901		化脓性胸膜炎		
M46.301		化脓性胸椎间盘感染		
K04.004		化脓性牙髓炎		
K05.101		化脓性牙龈炎		
H44.000		化脓性眼内炎		
M46.302		化脓性腰椎间盘感染		
H66.400		化脓性中耳炎		
	M85801/1	化生型胸腺瘤		
L23.500		化学产品引起的变应性接触性皮炎，其他的		
L24.500		化学产品引起的刺激性接触性皮炎，其他的		
L25.300		化学产品引起的接触性皮炎，其他的		
N30.803		化学性膀胱炎		
J68.101		化学性肺水肿		
J68.001		化学性肺炎		
T81.601		化学性腹膜炎		
G03.801		化学性脑膜炎		
J68.201		化学性上呼吸道炎症		
K20.x01		化学性食管炎		
R73.001		化学性糖尿病		
J68.002		化学性支气管炎		

主要编码	附加编码	疾 病 名 称	别 名	备 注
J68.100		化学制剂、气体、烟雾和蒸气引起的肺水肿		
J68.900		化学制剂、气体、烟雾和蒸气引起的呼吸性情况		
J68.400		化学制剂、气体、烟雾和蒸气引起的慢性呼吸性情况		
J68.800		化学制剂、气体、烟雾和蒸气引起的其他呼吸性情况		
J68.300		化学制剂、气体、烟雾和蒸气引起的其他急性和亚急性呼吸性情况		
J68.200		化学制剂、气体、烟雾和蒸气引起的上呼吸道炎症，不可归类在他处者		
J68.000		化学制剂、气体、烟雾和蒸气引起的支气管炎和肺炎		
	X69.x00	化学制品和有害物质的故意自毒及暴露于该类物质，其他的		
	X49.x00	化学制品和有害物质的意外中毒及暴露于该类物质，其他的		
	Y19.x00	化学制品和有害物质的中毒及暴露于该类物质，意图不确定的，其他的		
Z51.200		化学治疗，其他的		
Z29.200		化学治疗，其他预防性的		
L23.200		化妆品引起的变应性接触性皮炎		
L24.300		化妆品引起的刺激性接触性皮炎		
L25.000		化妆品引起的接触性皮炎		
T49.801		化妆品中毒		
C43.706		踝部恶性黑色素瘤		
C44.706		踝部皮肤恶性肿瘤		
S90.000		踝挫伤		
M71.108		踝感染性滑囊炎		
S82.803		踝骨闭合性骨折		
M89.913		踝骨肿物		
S93.001		踝关节半脱位		
M24.308		踝关节病理性不全脱位		

主要编码	附加编码	疾 病 名 称	别 名	备 注
M24.307		踝关节病理性脱位		
M19.905		踝关节关节病		
M71.407		踝关节滑膜钙化		
M71.308		踝关节滑膜囊肿		
M66.111		踝关节滑膜破裂		
M65.907		踝关节滑膜炎		
M25.007		踝关节积血		
M25.413		踝关节积液		
M25.608		踝关节僵硬		
A18.036†	M01.1*	踝关节结核		
M24.503		踝关节挛缩		
M25.809		踝关节囊肿		
S93.401		踝关节扭伤		
M24.608		踝关节强硬		
M25.507		踝关节痛		
S93.000		踝关节脱位		
M24.906		踝关节紊乱		
M24.006		踝关节游离体		
M71.507		踝关节粘连性滑囊炎		
M25.414		踝关节肿胀		
S90.800		踝和足的其他浅表损伤		
S90.900		踝和足的浅表损伤		
T34.800		踝和足冻伤伴有组织坏死		
S91.700		踝和足多处开放性伤口		
S90.700		踝和足多处浅表损伤		
S99.700		踝和足多处损伤		
T25.600		踝和足二度腐蚀伤		
T25.200		踝和足二度烧伤		
T25.400		踝和足腐蚀伤		
S97.800		踝和足其他部位的挤压伤		
M21.600		踝和足其他后天性变形		
S99.800		踝和足其他特指的损伤		
T33.800		踝和足浅表冻伤		
T25.700		踝和足三度腐蚀伤		
T25.300		踝和足三度烧伤		
T25.000		踝和足烧伤		

主要编码	附加编码	疾 病 名 称	别 名	备 注
S96.701		踝和足水平多发性肌腱损伤		
S99.900		踝和足损伤		
T25.500		踝和足一度腐蚀伤		
T25.100		踝和足一度烧伤		
M76.807		踝滑囊炎		
M72.608		踝坏死性筋膜炎		
M77.501		踝肌腱端病		
M62.408		踝肌肉挛缩		
M79.108		踝肌痛		
S97.000		踝挤压伤		
M65.008		踝腱鞘脓肿		
M72.408		踝结节性筋膜炎		
M72.917		踝筋膜炎		
S91.000		踝开放性伤口		
M86.606		踝慢性化脓性骨髓炎		
S93.402		踝内侧副韧带损伤		
M71.008		踝黏液囊脓肿		
S93.400		踝扭伤和劳损		
M66.308		踝屈肌腱自发性破裂		
M79.908		踝软组织疾患		
M79.508		踝软组织异物残留		
M66.208		踝伸肌腱自发性破裂		
M72.918		踝纤维瘤病		
M21.605		踝旋前		
R02.x00		坏疽，不可归类在他处者		
J85.002		坏疽性肺炎		
L88.x00		坏疽性脓皮症		
L88.x01		坏疽性皮炎		
K46.101		坏疽性小肠疝		
M60.801		坏死性肌炎		
M72.600		坏死性筋膜炎		
A69.000		坏死性溃疡性口炎		
M31.201		坏死性肉芽肿		恶性肉芽肿又称坏死性肉芽肿，是一少见的进行性坏死性溃疡，破坏性甚于恶性肿瘤。此病始发于面部中线器官，尤以鼻部多见，从而毁损面容，并向下累及咽、喉，但不累及舌头；亦有少数病例始发于咽、喉，而无损于外貌。查：肉芽肿-坏死性　M31.2

主要编码	附加编码	疾病名称	别名	备注
J32.002		坏死性上颌窦炎		按慢性上颌窦炎编码
M31.900		坏死性血管病		
M31.800		坏死性血管病，其他特指的		
S13.502		环枢关节扭伤		
J38.720		环枢关节强硬		
S13.202		环枢关节脱位		
S13.203		环甲软骨关节脱位		
F34.000		环性气质		
F34.001		环性心境人格		心境持续不稳包括众多的抑郁和轻躁狂期，但均未达到足以做出双相情感障碍或反复发作抑郁的诊断。查：人格（障碍）-环性，环性心境　F34.0
J39.222		环咽肌痉挛		
Q93.200		环状染色体或双着丝粒染色体替换		
L92.000		环状肉芽肿		
S12.804		环状软骨断裂		
C13.000		环状软骨后部恶性肿瘤		
H35.006		环状视网膜病		
Q45.100		环状胰腺		
S13.403		寰枢关节扭伤		
M24.205		寰枢横韧带松弛		
S13.102		寰枢椎半脱位		
M43.201		寰枢椎关节强硬		
S13.103		寰枢椎脱位		
M06.002		缓解性血清阴性对称性滑膜炎伴凹陷性水肿综合征	RS3PE综合征	缓解性血清阴性对称性滑膜炎伴凹陷性水肿综合征是一种特殊类型的关节炎，多发于老年男性，发病率较低，特征是突然发作的手足背凹陷性水肿、腕关节滑囊炎及手指屈肌腱鞘炎，类风湿因子（RF）检查多为阴性，X线检查未发现关节破坏
R44.300		幻觉		
R44.200		幻觉，其他的		
F28.x02		幻觉妄想状态	幻觉妄想综合征	以幻觉为主，多为幻听、幻嗅等。在幻觉的基础上产生妄想，如被害妄想、影响妄想等。妄想一般无系统化倾向。主要特征在于幻觉和妄想密切结合，相互依从、互相影响
F28.x01		幻觉症		以在无明显的意识障碍的情况下出现大量持久的幻觉为其主要特点。幻听和幻视较多见，但也可伴有其他幻觉，主要是言语性幻听。言语性幻觉常伴发与其关联的妄想以及恐惧或焦虑的情绪反应

主要编码	附加编码	疾 病 名 称	别　　名	备　　注
R44.100		幻视		
R44.000		幻听		
R44.201		幻嗅		
G54.600		幻肢综合征伴有疼痛		
G54.700		幻肢综合征不伴有疼痛		
F45.302		换气过度综合征		
H35.301		黄斑玻璃样疣		
H35.601		黄斑出血		黄斑出血是黄斑变性的表现，是一种随年龄增加而发病率上升并导致视力明显下降的疾病，常一只眼先发病，最终双眼受累。老年黄斑变性的确切发病机制尚不清楚，但大多数人认为与视网膜色素上皮的代谢功能衰退有很大关系。查：出血-眼底　H35.6
H35.300		黄斑和后极变性		
H35.303		黄斑裂孔		黄斑裂孔是指黄斑部视网膜神经上皮层的全层组织缺损。黄斑部中央凹部位易发生裂孔。常见病因有眼外伤、高度近视、严重的眼内炎等。查：缺损-黄斑　H35.3
H35.304		黄斑囊肿		
H35.306		黄斑前膜	黄斑部视网膜前纤维增生症	黄斑前膜是位于视网膜与玻璃体之间，以细胞增生形成的纤维膜为主要病变的疾病。视网膜前膜是眼底病中的常见病，是一类造成视网膜表面无血管性纤维膜形成的病变，可分为原发和继发，原发性是临床最常见的黄斑区视网膜前膜。查：黄斑-变性（萎缩性）（渗出性）（老年性）　H35.3
H35.804		黄斑水肿		黄斑水肿是黄斑盘状变性，分三期：盘状前期、盘状期（黄斑水肿）和瘢痕期。黄斑水肿应是变性的特征，但没有分类于变性 H35.3，而是分类于.8
H35.302		黄斑皱褶		
R17.x00		黄疸		
L81.100		黄褐斑		
L60.500		黄甲综合征		
T64.x00		黄曲霉毒素和其他真菌毒素污染食物的毒性效应		
T64.x02		黄曲霉毒素污染食物的毒性效应		
A95.900		黄热病		黄热病是由黄热病毒引起，主要通过伊蚊叮咬传播的急性传染病。本病在非洲和南美洲的热带和亚热带呈地方性流行，亚洲尚无本病报告。由于黄热病的死亡率高及传染性强，已纳入世界卫生组织规定的检疫传染病之一

主要编码	附加编码	疾 病 名 称	别 名	备 注
M24.204		黄韧带肥厚		
M48.808		黄韧带骨化		
E75.501		黄色瘤		
D76.301		黄色肉芽肿		
N30.804		黄色肉芽肿性膀胱炎		
N11.802		黄色肉芽肿性肾盂肾炎		黄色肉芽肿性肾盂肾炎是一种罕见的、严重的慢性肾脏炎症，可产生弥漫性肾实质破坏。临床少见，常仅有单侧肾脏受累，罕有双侧病变。查：肾盂肾炎-慢性--特指的 NEC　N11.8
N83.100		黄体囊肿		
B35.901		黄癣		
	Y41.000	磺胺类的有害效应		
Z88.200		磺胺类药过敏个人史		
T37.000		磺胺类中毒		
L67.105		灰发		
L57.001		灰泥角化症		
D69.103		灰色血小板综合征		
Z54.800		恢复期，其他治疗后的		
Z54.900		恢复期，治疗后的		
S13.401		挥鞭伤		挥鞭伤定义为由后方或侧方撞击所致的颈部加速减速机制所造成的骨或软组织损伤
K63.102		回肠穿孔		
D37.206		回肠动态未定肿瘤		
C17.200		回肠恶性肿瘤		
K91.301		回肠肛管吻合口狭窄		
C78.403		回肠继发恶性肿瘤		
K50.002		回肠克罗恩病		
K63.301		回肠溃疡		
D13.303		回肠良性肿瘤		
K63.402		回肠黏膜脱垂		
K57.105		回肠憩室		
Q41.200		回肠先天性缺如、闭锁和狭窄		
D01.404		回肠原位癌		
Z46.500		回肠造口术或其他肠道用具的安装和调整		
Z43.200		回肠造口维护		
Z93.200		回肠造口状态		

主要编码	附加编码	疾 病 名 称	别 名	备 注
D37.207		回肠肿瘤		
A68.900		回归热		
C18.001		回盲部恶性肿瘤		
K63.104		回盲部溃疡伴穿孔		
D12.001		回盲部良性肿瘤		
K63.815		回盲部黏液性囊肿		
K35.102		回盲部脓肿		
K57.102		回盲部憩室		回盲部：回肠的末端突入盲肠，一般位于右髂窝内。查：憩室-回肠　K57.1
K63.814		回盲部肉芽肿		
K63.813		回盲部息肉		
K52.903		回盲部炎症		
K66.001		回盲部粘连		
K63.901		回盲部肿物		
B77.900		蛔虫病		该编码是指并发症没有指出的蛔虫病，该类目在 ICD-10 的分类轴心是并发症
B77.000		蛔虫病伴有肠道并发症		
B77.800		蛔虫病伴有其他并发症		
B77.001†	K93.8*	蛔虫性肠穿孔		
H50.000		会聚性共同性斜视		
D10.503		会咽谷良性肿瘤		
C10.101		会厌边缘恶性肿瘤		
D38.002		会厌动态未定肿瘤		
C32.101		会厌恶性肿瘤		
C10.000		会厌谷恶性肿瘤		
A16.401		会厌结核		
A15.503		会厌结核，病理（+）		
A15.502		会厌结核，细菌学（+）		
J38.714		会厌溃疡		会厌按喉的疾病分类
D14.101		会厌良性肿瘤		
J38.715		会厌囊肿		
J38.716		会厌脓肿		
C10.100		会厌前面恶性肿瘤		
S10.801		会厌浅表损伤		
J38.717		会厌肉芽肿		
J37.004		会厌炎性假瘤		炎性假瘤为一种特发的非特异性慢性增殖性炎症，临床表现类似肿瘤，但实质上是炎症，故名炎性假瘤。查：会厌炎（急性）-慢性　J37.0

主要编码	附加编码	疾 病 名 称	别 名	备 注
D02.001		会厌原位癌		
J38.718		会厌增生		
D38.003		会厌肿瘤		
N90.801		会阴瘢痕		
Z42.205		会阴瘢痕修复		
C76.303		会阴部恶性肿瘤		
D36.709		会阴部良性肿瘤		
Q54.300		会阴部尿道下裂		
L08.908		会阴部软组织感染		
O90.100		会阴产科的伤口破裂		
N90.901		会阴非炎性疾病		
L03.306		会阴蜂窝织炎		
D22.505		会阴黑素细胞痣		
C79.821		会阴继发恶性肿瘤		
D48.127		会阴结缔组织动态未定肿瘤		
C49.503		会阴结缔组织恶性肿瘤		
D48.128		会阴结缔组织肿瘤		
L72.106		会阴皮脂腺囊肿		
O90.102		会阴切开伤口裂开		
S39.903		会阴损伤		
R10.201		会阴痛		
L08.909		会阴炎性包块		
D17.101		会阴脂肪瘤		
N80.602		会阴子宫内膜异位症		
M75.504		喙突下滑囊炎		
K90.802†	M14.8*	惠普尔病	肠源性脂肪代谢障碍、Whipple 病	惠普尔病是一种少见的系统性疾病。其临床特征为小肠吸收不良、发热、皮肤色素沉着、贫血、淋巴结肿大、关节炎、关节痛、胸膜炎、瓣膜性心内膜炎和中枢神经系统症状。1907 年惠普尔（Whipple）首次报道本病，并描述了其临床特征及小肠、淋巴结的病理改变
J98.416		毁损肺		毁损肺指肺功能因不可逆病理改变大部或全部丧失，简单地说就是"无功能肺"。常见于严重的肺结核病、矽肺等，肺的正常组织被广泛纤维化，钙化，空洞，肺大疱形成等病理改变所替代，丧失气体交换功能。查：功能不全-肺 J98.4
O83.400		毁胎手术分娩		
A66.500		毁形性鼻咽炎		
R40.200		昏迷		

主要编码	附加编码	疾 病 名 称	别　名	备　注
	M98060/3	混合表型急性白血病，伴 t（9；22）（q34；q11.2）；BCR-ABL1		
	M98080/3	混合表型急性白血病，伴 B/髓样		
	M98090/3	混合表型急性白血病，伴 T/髓样		
	M98070/3	混合表型急性白血病，伴 t（v；11q23）；MLL重排		
J41.800		混合的单纯性和黏液脓性慢性支气管炎		
	Y47.500	混合的镇静剂和催眠药的有害效应，不可归类在他处者		
C81.200		混合细胞型霍奇金病		
	M96521/3	混合细胞型霍奇金病，经典型		
	M96910/3	混合细胞型滤泡性淋巴肉瘤	滤泡性淋巴瘤，Ⅱ级	
C95.901		混合细胞性白血病		按未特指的白血病编码。不能放在C94.7
	M80453/3	混合小细胞癌		
G30.801†	F00.2*	混合型阿尔茨海默病性痴呆伴幻觉妄想状态		
G30.802†	F00.2*	混合型阿尔茨海默病性痴呆伴抑郁状态		
E80.202		混合型卟啉病		
B81.400		混合型肠道蠕虫病		
D56.901		混合型地中海贫血		
Q21.104		混合型房间隔缺损		
K74.612		混合型肝硬化		
K74.606		混合型肝硬化失代偿期		
D69.006		混合型过敏性紫癜		
F61.x00		混合型和其他人格障碍		
	M90851/3	混合型畸胎瘤和精原细胞瘤		
M47.802		混合型颈椎病		
G80.802		混合型脑性瘫痪		
F01.300		混合型皮层和皮层下血管性痴呆		
H40.801		混合型青光眼		混合型青光眼指凡具备一种以上的原发性或继发性青光眼，以及原发和继发青光眼合并存在。常见：①开角型青光眼合并房角关闭；②闭角型青光眼伴有小梁损害；③原发性青光眼术后合并继发性青光眼；④原发性青光眼炎症后合并继发性青光眼。查：青光眼-特指的NEC　H40.8

主要编码	附加编码	疾 病 名 称	别 名	备 注
F48.802		混合型神经症		
B85.400		混合型虱病和阴虱病		
T42.500		混合型镇癫痫药中毒，不可归类在他处者		
H26.801		混合性白内障		
H90.800		混合性传导性和感音神经性听觉丧失		
H90.801		混合性耳聋		
F44.700		混合性分离［转换］性障碍		
E78.200		混合性高脂血症		
	M83232/3	混合性宫内膜样腺癌和黏液性腺癌		
	M83233/3	混合性宫内膜样腺癌和透明细胞癌		
	M83231/3	混合性管状腺癌和黏液腺癌		
F41.200		混合性焦虑和抑郁障碍		
F41.300		混合性焦虑障碍，其他的		
M35.101		混合性结缔组织病		
M35.102		混合性结缔组织病肾损害		
	M85921/1	混合性颗粒细胞瘤		
	M82441/3	混合性类癌和腺癌		
N39.403		混合性尿失禁		
D64.802		混合性贫血		
F42.200		混合性强迫思维和动作		
F38.001		混合性情感发作		
R47.004		混合性失语		
G47.303		混合性睡眠呼吸暂停综合征		
E87.400		混合性酸碱平衡失调		
E87.202		混合性酸中毒		
F83.x00		混合性特定性发育障碍		
	M82443/3	混合性腺鳞癌和神经内分泌癌		
	M82442/3	混合性腺神经内分泌癌		
J45.800		混合性哮喘		
F81.300		混合性学习技能障碍		
	M81541/3	混合性胰岛细胞和外分泌腺癌		
G62.805		混合性周围神经病		
I84.201		混合痔		混合痔的症状具有内、外痔两者的特征。一般情况下先有内痔，而后因静脉曲张，又伴发外痔。临床上突出强调的是内痔。查：痔-内　I84.2

主要编码	附加编码	疾 病 名 称	别 名	备 注
A71.100		活动期沙眼		
F90.000		活动与注意失调		
O63.001		活跃期停滞		从宫口扩张 3cm 开始至宫口开全称为活跃期。初产妇的话，正常时 4 小时，最大不超过 8 小时，超过了就是延长。停滞是说进入活跃期后宫口不再扩张超过 2 小时。查：分娩（单胎）（对母亲）-并发（被）--产程延长---第一　O63.0
O63.002		活跃期延长		
	V81.600	火车或铁路车辆乘员从火车或铁路车辆上跌落造成的损伤		
	V81.500	火车或铁路车辆乘员在火车或铁路车辆上跌倒造成的损伤		
	V87.600	火车或铁路车辆和小汽车之间碰撞造成的人员损伤（交通性）		
	V88.600	火车或铁路车辆和小汽车之间碰撞造成的人员损伤，非交通性		
L59.000		火激红斑［火激皮炎］		
	W34.x00	火器发射，其他的		
	Y24.x00	火器发射，意图不确定的，其他的		
	X35.x00	火山爆发受害者		
D69.504		获得性巨细胞性血小板减少症	获得性单纯无巨核细胞性血小板减少性紫癜	获得性纯巨核细胞再障血小板减少症（AATP）在临床上是一种比较少见的出血性疾病，其特征为骨髓中巨核细胞数明显减少或完全缺如所致血小板显著减少，而其他细胞系均正常。查：血小板减少性-由于--血小板异型免疫　D69.5
D81.901		获得性联合免疫缺陷		
L57.401		获得性皮肤松弛症		
N28.102		获得性肾囊肿		
D68.001		获得性血管性血友病		
L85.000		获得性鱼鳞癣		
E88.801		霍法病	髌下脂肪垫挤夹综合征	
A00.900		霍乱		
A00.100		霍乱，由于 O1 群霍乱弧菌，埃尔托生物型所致		
A00.000		霍乱，由于 O1 群霍乱弧菌，霍乱生物型所致		

主要编码	附加编码	疾 病 名 称	别 名	备 注
Z22.103		霍乱带菌者		
Z20.001		霍乱接触者		
	Y58.200	霍乱疫苗的有害效应		
G90.200		霍纳综合征	小儿颈交感神经麻痹综合征、Bernard-Horner综合征、Claude-Bernard-Horner综合征	
C81.900		霍奇金病	霍奇金淋巴瘤（Hodgkin disease），淋巴网状细胞肉瘤，霍奇金氏病，何杰金病，何杰金氏病	霍奇金病是一种慢性进行性、无痛的淋巴组织肿瘤，其原发瘤多呈离心性分布，起源于一个或一组淋巴结，以原发于颈淋巴结者较多见，逐渐蔓延至邻近的淋巴结，然后侵犯脾、肝、骨髓和肺等组织
C81.700		霍奇金病，其他类型的		
C81.701		霍奇金副肉芽肿		
C81.703		霍奇金肉瘤		
C81.702		霍奇金肉芽肿		
T73.000		饥饿效应		
E88.803		饥饿性酮症		较长时间的饥饿致使能量摄入严重不足，人体动员体内脂肪、蛋白质水解提供能量，使代谢产物中丙酮类物质增加，出现类似糖尿病酮症的相关症候群查：酮病　E88.8
	Y32.x00	机动车辆的碰撞，意图不确定的		
	V87.100	机动车辆和两轮或三轮机动车之间碰撞造成的人员损伤（交通性），其他的		
	V88.100	机动车辆和两轮或三轮机动车之间碰撞造成的人员损伤，非交通性，其他的		
	V89.000	机动车辆事故中的人员损伤，非交通性		
	V89.200	机动车辆事故中的人员损伤，交通性		
	V87.700	机动车辆之间碰撞造成的人员损伤（交通性），其他特指的		
	V88.700	机动车辆之间碰撞造成的人员损伤，非交通性，其他特指的		

主要编码	附加编码	疾 病 名 称	别 名	备 注
	Y85.000	机动车事故的后遗症		
J84.108		机化性肺炎		机化是指组织被纤维组织替代，如血块的机化。这里应查纤维化
B48.700		机会性真菌病		
T82.001		机械瓣膜置换术后瓣周漏		
K56.604		机械性肠梗阻		
D59.404		机械性溶血性贫血		红细胞在血管内循环时可因受到过多的机械性损伤而损坏。这种直接的过强的损坏使红细胞丧失部分细胞膜，可以立刻引起溶血。这类溶血称为"机械性溶血性贫血"。查：贫血-溶血性--机械性　D59.4
H50.600		机械性斜视		
G72.900		肌病		
G72.800		肌病，其他特指的		
R94.104		肌电图异常		
R82.100		肌红蛋白尿		
M62.203		肌间隙综合征		
M66.500		肌腱的自发性破裂		
M66.400		肌腱的自发性破裂，其他的		
M77.900		肌腱端病		
M77.800		肌腱端病，其他的不可归类在他处者		
T81.208		肌腱断裂，操作中		
M65.803		肌腱钙化		
T14.600		肌腱和肌肉损伤		
M67.901		肌腱疾患		
M67.401		肌腱腱鞘囊肿		
A18.042†	M68.0*	肌腱结核		
M67.101		肌腱挛缩		
M67.805		肌腱疝		
T14.601		肌腱损伤		
M77.902		肌腱炎		
T84.402		肌腱移植物引起的机械性并发症		
M77.905		肌腱周围炎		
M60.902		肌筋膜炎		
	M88401/0	肌内黏液瘤		
D18.009		肌内血管瘤		

主要编码	附加编码	疾 病 名 称	别 名	备 注
S44.400		肌皮神经损伤		
G71.100		肌强直性疾患		
M62.808		肌肉瘢痕		
M62.809		肌肉变性		
M62.100		肌肉的其他（非创伤性）破裂		
M61.400		肌肉的其他钙化		
M61.500		肌肉的其他骨化		
G71.800		肌肉的其他原发性疾患		
M62.500		肌肉的消瘦和萎缩，不可归类在他处者		
G71.900		肌肉的原发性疾患		
M62.810		肌肉肥大		
M62.000		肌肉分离		
M61.900		肌肉钙化和骨化		
Q68.800		肌肉骨骼的其他特指先天性变形		
M96.900		肌肉骨骼疾患，操作后的		
	G63.6*	肌肉骨骼疾患，其他的引起的多神经病		
A54.400†		肌肉骨骼系统的淋球菌感染		
Q79.800		肌肉骨骼系统的其他先天性畸形		
Z87.300		肌肉骨骼系统和结缔组织疾病个人史		
M95.900		肌肉骨骼系统后天性变形		
R93.700		肌肉骨骼系统其他部位诊断性影像检查的异常所见		
M95.800		肌肉骨骼系统其他特指的后天性变形		
Q79.900		肌肉骨骼系统先天性畸形		
M62.900		肌肉疾患		
M62.600		肌肉劳损		
M62.400		肌肉挛缩		
M61.200		肌肉麻痹性钙化和骨化		
M61.201		肌肉麻痹性骨化		
T84.605		肌肉内固定物的感染		
B69.804		肌肉囊尾蚴病		
M62.800		肌肉其他特指的疾患		

主要编码	附加编码	疾 病 名 称	别 名	备 注
M62.200		肌肉缺血性梗死		
T14.602		肌肉损伤		
M62.811		肌肉纤颤		
T84.401		肌肉移植物引起的机械性并发症		
M62.901		肌肉肿物		
M62.812		肌软化		
M62.813		肌疝		
G70.900		肌神经疾患		
G70.800		肌神经疾患，其他特指的		
R25.300		肌束震颤		
M79.100		肌痛		
G71.801		肌萎缩		肌萎缩 M62.5 应与 G71.8 区分。前者为非疾病性的，后者为肌肉的原发性疾病所致，一般不用 M62.5
G12.100		肌萎缩，其他遗传性脊髓性的		
G12.201		肌萎缩侧索硬化症（ALS）		我国通常将肌萎缩侧索硬化和运动神经元病混用。肌萎缩侧索硬化症是上运动神经元和下运动神经元损伤之后，导致包括球部（延髓支配的肌肉）、四肢、躯干、胸部腹部的肌肉逐渐无力和萎缩
G70.902		肌无力		
G70.007		肌无力危象		肌无力-重症　G70.0
G70.901		肌无力综合征		肌无力综合征类似重症肌无力，它也是一种能引起肌无力的自身免疫性疾病，但肌无力综合征是由于乙酰胆碱释放不足，而不是由于乙酰胆碱受体的抗体异常所致。肌无力综合征能单个出现，但通常作为某种癌症，尤其是肺癌的伴随症状而出现。查：综合征-肌无力（于）G70.9　当伴有肿瘤时，应是星剑号编码。查：综合征-肌无力（于）--肿瘤　D48.9 + G73.2*
M62.814		肌纤维变性		
M79.705		肌纤维鞘炎		
M48.811		肌性脊柱炎		
M43.601		肌性斜颈		
M60.900		肌炎		
M60.800		肌炎，其他的		
G71.000		肌营养不良		
G80.303		肌张力低下型脑性瘫痪		

主要编码	附加编码	疾 病 名 称	别 名	备 注
M62.815		肌张力缺失		
G25.300		肌阵挛		
G40.307		肌阵挛失神癫痫		
G40.403		肌阵挛站立不能发作性癫痫		
Q67.700		鸡胸		
L84.x00		鸡眼和胼胝		
M20.505		鸡趾		
R94.801		基础代谢率异常		
I65.101		基底动脉闭塞		
I65.100		基底动脉闭塞和狭窄		
I63.205		基底动脉闭塞脑梗死		
I60.400		基底动脉的蛛网膜下出血		
G45.001		基底动脉尖综合征		基底动脉尖综合征（TOBS）首先由Caplan于1980年提出，约占脑梗死的7.6%。Caplan根据其临床表现分为两组，即中脑和丘脑受损的脑干首端梗死和颞叶内侧面、枕叶受损的大脑后动脉区梗死。随着影像学的发展，特别是MRI的临床应用，确诊的TOBS越来越多。查：综合征-椎基底动脉　G45.0
I67.105		基底动脉瘤		
I60.401		基底动脉瘤破裂伴蛛网膜下隙出血		
I63.101		基底动脉栓塞脑梗死		
I65.102		基底动脉狭窄		
I63.206		基底动脉狭窄脑梗死		
G43.102		基底动脉型偏头痛		
I65.103		基底动脉血栓形成		
I63.001		基底动脉血栓形成脑梗死		
G23.900		基底核变性疾病		
G23.800		基底核变性疾病，其他特指的		
G25.903		基底节病变		
I61.004		基底节出血		基底节又称基底神经节，是位于大脑半球岛叶皮质深面包埋在髓质中的灰质。查：出血-基底（神经节）　I61.0
D33.012		基底节良性肿瘤		
I63.906		基底节脑梗死		
G25.902		基底神经节综合征		
A92.001		基孔肯雅热		

主要编码	附加编码	疾 病 名 称	别 名	备 注
A98.200		基萨那［凯萨努］森林病		
Z36.200		基于羊水穿刺的其他产前筛查		
H16.300		基质层和深层角膜炎		
Q17.300		畸形耳，其他的		
O33.002		畸形骨盆		
O02.100		稽留流产	过期流产	稽留流产，胚胎死亡而仍稽留于宫腔内者，且孕产物一般多在症状产生后 1~2 个月内排出
O02.001		稽留流产伴萎缩卵		
	Y42.800	激素类及其合成代用品的有害效应，其他的		
T38.801		激素类及其合成代用品中毒		
T38.800		激素类及其合成代用品中毒，其他和未特指的		
	Y42.900	激素类拮抗剂的有害效应，其他的		
T38.901		激素类拮抗剂中毒		
T38.900		激素类拮抗剂中毒，其他和未特指的		
E07.100		激素生成障碍性甲状腺肿		
L30.802		激素依赖性皮炎		
E80.400		吉尔伯特综合征		
G61.000		吉兰-巴雷［格林-巴利］综合征	急性炎症性脱髓鞘性多发性神经病	
G61.003		吉兰-巴雷综合征脱髓鞘型		
G61.002		吉兰-巴雷综合征轴索型		
E26.803		吉特尔曼综合征	Gitelman 综合征	
O72.100		即刻产后出血，其他的		
P07.000		极低出生体重		
P07.200		极度不成熟		
E66.201		极度肥胖伴低通气综合征		
E66.200		极度肥胖症伴有小泡性肺换气不足		
Z35.600		极年轻初孕妇的监督		
	Y91.300	极严重的酒精中毒		
F73.800		极重度精神发育迟缓，其他行为缺陷		
F73.900		极重度精神发育迟缓，未提及行为缺陷的		

主要编码	附加编码	疾　病　名　称	别　名	备　注
F73.000		极重度精神发育迟缓，无或轻微行为缺陷的		
F73.100		极重度精神发育迟缓，需要加以关注或治疗的显著行为缺陷		
O62.300		急产		
P03.501		急产婴儿		
R10.000		急腹症		
N01.900		急进型肾炎综合征		
N01.800		急进型肾炎综合征，其他的		
N01.100		急进型肾炎综合征伴有局灶性和节段性肾小球损害		
N01.400		急进型肾炎综合征伴有弥漫性毛细血管内增生性肾小球肾炎		
N01.200		急进型肾炎综合征伴有弥漫性膜性肾小球肾炎		
N01.500		急进型肾炎综合征伴有弥漫性肾小球系膜毛细血管性肾小球肾炎		
N01.300		急进型肾炎综合征伴有弥漫性肾小球系膜增生性肾小球肾炎		
N01.700		急进型肾炎综合征伴有弥漫性新月形肾小球肾炎		
N01.600		急进型肾炎综合征伴有密集沉积物病		
N01.000		急进型肾炎综合征伴有轻微的肾小球异常		
A06.000		急性阿米巴痢疾		
F11.000		急性阿片类物质中毒引起的精神和行为障碍		
C95.000		急性白血病		急非淋白血病分型：M_1＝急粒、M_2＝急粒、M_3＝早幼粒、M_4＝急粒单、M_5＝急单、M_6＝红白血病、M_7＝原巨核白血病
N30.000		急性膀胱炎		
J01.900		急性鼻窦炎		
J01.800		急性鼻窦炎，其他的		
J00.x00		急性鼻咽炎〔感冒〕		
J03.900		急性扁桃体炎		
J03.800		急性扁桃体炎，其他特指病原体引起的		

主要编码	附加编码	疾 病 名 称	别 名	备 注
H10.100		急性变应性结膜炎		
H65.102		急性变应性中耳炎		
B17.100		急性丙型肝炎	急性丙型病毒性肝炎	
B17.900		急性病毒性肝炎		
B17.800		急性病毒性肝炎，其他特指的		
B17.801		急性病毒性肝炎混合感染		
G04.001		急性播散性脑脊髓炎		
G04.000		急性播散性脑炎		
G36.900		急性播散性脱髓鞘		
G36.800		急性播散性脱髓鞘，其他特指的		
G36.801		急性播散性脱髓鞘脑炎		
G82.203		急性不完全性截瘫		
G82.503		急性不完全性四肢瘫		
K85.801		急性操作后胰腺炎，轻症		
K85.813		急性操作后胰腺炎，重症		
I21.210		急性侧壁心肌梗死		
B57.100		急性查加斯病，未累及心脏		
B57.002†	I41.2*	急性查加斯病伴心肌炎		
B57.001†	I98.1*	急性查加斯病累及心血管		
B57.000†		急性查加斯病累及心脏		
I88.001		急性肠系膜淋巴结炎		
K55.001		急性肠血管梗死		
G82.301		急性弛缓性四肢瘫		
D62.x00		急性出血后贫血		
G36.101		急性出血性白质脑炎	急性坏死出血性脑脊髓炎	
A09.006		急性出血性肠炎		
K29.000		急性出血性胃炎		
K85.814		急性出血性胰腺炎，重症		
B33.801		急性传染性淋巴细胞增多症		传染性淋巴细胞增多症是一种传染病，主要发生于儿童，少数散发于成人。本病的特征为外周血中白细胞总数增多，其中以淋巴细胞增多为主，持续时间较长，症状较轻且为非特异性，部分无症状或体征，而仅在血常规检查时发现。病因尚不明，一般认为是病毒所致
J21.901		急性喘息性支气管炎		

主要编码	附加编码	疾　病　名　称	别　　名	备　　注
K85.802		急性创伤性胰腺炎，轻症		
K85.815		急性创伤性胰腺炎，重症		
F12.000		急性大麻类物质中毒引起的精神和行为障碍		
C93.000		急性单核细胞白血病		
K83.001		急性胆管炎		
K81.000		急性胆囊炎		
K85.101		急性胆源型胰腺炎，轻症		
K85.102		急性胆源型胰腺炎，重症		
J01.300		急性蝶窦炎		
B17.804		急性丁型病毒性肝炎		
I21.213		急性多壁心肌梗死		
J01.100		急性额窦炎		
F23.900		急性而短暂的精神病性障碍		
F23.800		急性而短暂的精神病性障碍，其他的		
F01.000		急性发作的血管性痴呆		
F23.903		急性反应性木僵状态		反应性木僵是急性反应性精神病的一种特有表现。患者对外界刺激不能引起相应的反应，情感鲁钝，表情呆滞，僵住、缄默、违拗或任人摆布。对周围事物感知不清。这类患者病情较短，一般在几小时或数日内即可恢复
L58.000		急性放射性皮炎		
I21.401		急性非 ST 段抬高型心肌梗死		
H65.100		急性非化脓性中耳炎，其他的		
A80.400		急性非麻痹性脊髓灰质炎		
I30.000		急性非特异性特发性心包炎		
B39.000		急性肺荚膜组织胞浆菌病		
B38.000		急性肺球孢子菌病		
B40.000		急性肺芽生菌病		
J21.801		急性肺炎支原体性细支气管炎		
I26.001		急性肺源性心脏病		
C96.002		急性分化性进行性组织细胞增多症		
	L54.0*	急性风湿热引起的边缘性红斑		
I01.000		急性风湿性心包炎		
I01.200		急性风湿性心肌炎		
I01.100		急性风湿性心内膜炎		

主要编码	附加编码	疾 病 名 称	别 名	备 注
I01.900		急性风湿性心脏病		
I01.800		急性风湿性心脏病，其他的		
N45.907		急性附睾炎		
K85.803		急性复发性胰腺炎，轻症		
K85.816		急性复发性胰腺炎，重症		
K65.000		急性腹膜炎		
K72.003		急性肝衰竭		急性肝衰竭应该是一个总名称，其下包括国内外认为的 FHF 或 FLF（暴发性肝衰竭）、HAHF 或 HALF（超急性肝衰竭）、SFHF（亚急性肝衰竭）、FH（A）（剧症肝炎急性型）、FH（S）（剧症肝炎亚急性型）、ASH（急性重型肝炎）、SSH（亚急性重型肝炎）和 LOHF（迟发性肝衰竭）
A09.007		急性感染性肠炎		
I33.001		急性感染性心内膜炎		
K60.000		急性肛裂		
I21.204		急性高侧壁心肌梗死	急性 ST 段抬高型高侧壁心肌梗死	
K04.401		急性根尖周炎		
B17.805		急性庚型病毒性肝炎		
K83.005		急性梗阻性胆管炎		
J05.000		急性梗阻性喉炎［哮吼］		
K81.007		急性梗阻性化脓性胆囊炎		
C94.500		急性骨髓纤维化		
M86.100		急性骨髓炎，其他的		
D61.906		急性骨髓造血功能抑制		
H73.000		急性鼓膜炎		
I24.901		急性冠脉综合征		急性冠状动脉综合征（ACS）是以冠状动脉粥样硬化斑块破裂或侵袭，继发完全或不完全闭塞性血栓形成为病理基础的一组临床综合征，包括急性 ST 段抬高性心肌梗死、急性非 ST 段抬高性心肌梗死和不稳定型心绞痛（UA）。查：综合征-冠状动脉--急性 NEC　I24.9
K05.204		急性冠周炎		
I24.801		急性冠状动脉供血不足		
H60.502		急性光化性外耳炎		
I21.004		急性广泛前壁心肌梗死		
A24.100		急性和暴发性类鼻疽		

主要编码	附加编码	疾 病 名 称	别 名	备 注
G36.100		急性和亚急性出血性白质脑炎［赫斯特］	Hurst 病	
K72.000		急性和亚急性肝衰竭		
I33.000		急性和亚急性感染性心内膜炎		
H20.000		急性和亚急性虹膜睫状体炎		
L04.003		急性颌下淋巴结炎		
K11.202		急性颌下腺炎		
G37.301		急性横贯性脊髓炎	急性脊髓炎	
C94.000		急性红细胞增多症和红白血病		
J04.200		急性喉气管炎		
J04.000		急性喉炎		
J96.000		急性呼吸衰竭		
J01.901		急性化脓性鼻窦炎		
J03.901		急性化脓性扁桃体炎		
K81.002		急性化脓性胆囊炎		
K65.002		急性化脓性腹膜炎		
K83.016		急性化脓性肝胆管炎		
K83.003		急性化脓性梗阻性胆管炎		
J04.001		急性化脓性喉炎		
E06.001		急性化脓性甲状腺炎		急性化脓性甲状腺炎是由金黄色葡萄球菌等引起的甲状腺化脓性炎症，多继发于口腔、颈部等部位的细菌感染。查：甲状腺炎-化脓性　E06.0
K35.901		急性化脓性阑尾炎		
K35.003		急性化脓性阑尾炎伴穿孔		
K35.905		急性化脓性阑尾炎伴阑尾周围炎		
K35.104		急性化脓性阑尾炎伴周围脓肿		
L04.901		急性化脓性淋巴结炎		
K65.001		急性化脓性弥漫性腹膜炎		
H70.002		急性化脓性乳突炎		
J01.001		急性化脓性上颌窦炎		
J02.901		急性化脓性咽炎		
K85.817		急性化脓性胰腺炎，重症		根据重症胰腺炎的定义，化脓性应分类到重症。国标库把化脓分为轻症和重症，现将 K85.804 急性化脓性胰腺炎，轻症，K85.824 胰腺脓肿，重症和 K85.825 胰腺脓肿，轻症合并到此条目
J20.901		急性化脓性支气管炎		

主要编码	附加编码	疾 病 名 称	别 名	备 注
H66.000		急性化脓性中耳炎		
H60.503		急性化学性外耳炎		
K81.003		急性坏疽性胆囊炎		
K35.903		急性坏疽性阑尾炎		
K35.004		急性坏疽性阑尾炎伴穿孔		
K35.906		急性坏疽性阑尾炎伴阑尾周围炎		
A05.202		急性坏死性肠炎	急性出血性坏死性肠炎；急性出血性肠炎；急性节段性出血坏死性肠炎	小肠炎-坏死　A05.2 A05 的分类轴心是细菌的种类，故"急性"可不考虑 急性坏死性肠炎是一种危及生命的暴发性疾病，病因不明，其发病与肠道缺血、感染等因素有关
H35.809		急性坏死性视网膜炎		
K85.818		急性坏死性胰腺炎，重症		国标库把水肿性胰腺炎分为轻症和重症，根据重症的定义，单纯水肿属于轻症的。而重症是出现坏死、出血、化脓等并发症，因此将国标库中 K85.819 急性间质性胰腺炎，重症和 K85.820 急性水肿性胰腺炎，重症合并到此条目中
B17.101		急性黄疸型丙型病毒性肝炎		
B17.902		急性黄疸型病毒性肝炎		
B17.806		急性黄疸型庚型病毒性肝炎		
B15.902		急性黄疸型甲型病毒性肝炎		
B17.202		急性黄疸型戊型病毒性肝炎		
B16.901		急性黄疸型乙型病毒性肝炎		
K72.002		急性黄色肝萎缩		
B77.801†	J17.3*	急性蛔蚴性肺炎		
J05.100		急性会厌炎		
O68.201		急性混合型胎儿宫内窘迫	急性胎儿宫内窘迫（混合型）	
K26.900		急性或慢性的十二指肠溃疡不伴有出血		
K28.900		急性或慢性胃空肠溃疡不伴有出血或穿孔		
K25.900		急性或慢性胃溃疡不伴有出血		
G95.102		急性脊髓梗死		
A80.900		急性脊髓灰质炎		
G04.909		急性脊髓炎	急性横贯性脊髓炎	
B15.901		急性甲型病毒性肝炎		

主要编码	附加编码	疾 病 名 称	别 名	备 注
B15.001		急性甲型病毒性肝炎伴肝昏迷		
E06.000		急性甲状腺炎		
N10.x01		急性间质性肾炎		
L04.201		急性肩淋巴结炎		
H65.000		急性浆液性中耳炎		
K52.906		急性结肠炎		
H10.300		急性结膜炎		
H10.200		急性结膜炎，其他的		
G82.202		急性截瘫		
F23.300		急性精神病性障碍，其他以妄想为主的		
F23.200		急性精神分裂症样精神病性障碍		
L04.002		急性颈部淋巴结炎		
J04.003		急性痉挛性喉炎		
G82.101		急性痉挛性截瘫		
K70.401		急性酒精性肝衰竭		
K85.201		急性酒精性胰腺炎，轻症		
K85.202		急性酒精性胰腺炎，重症		
F10.001		急性酒精中毒		
F10.000		急性酒精中毒引起的精神和行为障碍		
C94.201		急性巨核细胞性白血病		
F14.000		急性可卡因中毒引起的精神和行为障碍		
L04.301		急性髋淋巴结炎		
N73.001		急性阔韧带脓肿		
K35.900		急性阑尾炎		
K35.002		急性阑尾炎伴穿孔		
K35.902		急性阑尾炎伴腹膜炎		
K35.904		急性阑尾炎伴局限性腹膜炎		
K35.100		急性阑尾炎伴有腹膜脓肿		
K35.000		急性阑尾炎伴有弥漫性腹膜炎		
K35.001		急性阑尾炎穿孔伴局限性腹膜炎		
H04.302		急性泪囊炎		
H04.304		急性泪囊周围炎		
H04.001		急性泪腺炎		

主要编码	附加编码	疾 病 名 称	别 名	备 注
H04.305		急性泪小管炎		
A24.101		急性类鼻疽		类鼻疽病是由类鼻疽假单胞杆菌引起的一种人兽共患的感染性疾病
C92.500		急性粒-单核细胞白血病		
D70.x01		急性粒细胞缺乏症		
N00.901		急性链球菌感染后肾小球肾炎		
L03.901		急性淋巴管炎		
L04.900		急性淋巴结炎		
L04.800		急性淋巴结炎，其他部位的		
C91.000		急性淋巴细胞白血病		根据细胞形态学和临床预后的不同，将急性淋巴细胞白血病（ALL）分为 L_1、L_2、L_3 三个亚型
C91.006		急性淋巴细胞白血病，完全缓解		
C91.001		急性淋巴细胞性白血病，L_1 型		
C91.002		急性淋巴细胞性白血病，L_2 型		
C91.003		急性淋巴细胞性白血病，L_3 型		
B30.300†	H13.1*	急性流行性出血性（肠病毒性）结膜炎		
N70.002		急性卵巢炎		
A80.301		急性麻痹性脊髓灰质炎		
A80.100		急性麻痹性脊髓灰质炎，（外地）移入性野病毒		
A80.200		急性麻痹性脊髓灰质炎，本土性野病毒		
A80.300		急性麻痹性脊髓灰质炎，其他的		
A80.000		急性麻痹性脊髓灰质炎，与接种有关		
K65.003		急性弥漫性腹膜炎		
K29.001		急性糜烂出血性胃炎		
K29.101		急性糜烂性胃炎		
F05.902		急性脑病综合征		急性脑病综合征是一组表现为广泛的认知障碍，尤以意识障碍为主要特征的综合征。常因脑部弥漫、暂时的中毒感染或代谢紊乱等所引起
G03.907		急性脑膜炎		

主要编码	附加编码	疾 病 名 称	别 名	备 注
A39.200		急性脑膜炎球菌血症		
I67.802		急性脑血管病		
N34.204		急性尿道炎		
N73.002		急性女性盆腔蜂窝织炎		
N73.003		急性女性盆腔炎		
F23.301		急性偏执性反应状态	心因性妄想障碍	
J04.100		急性气管炎		
J20.902		急性气管支气管炎		
I21.211		急性前壁下壁心肌梗死		
I21.001		急性前壁心肌梗死		
I21.002		急性前侧壁心肌梗死		
I21.003		急性前间壁心肌梗死		
N41.000		急性前列腺炎		
L50.801		急性荨麻疹		急性修饰词不能查到，很容易分类于L50.9，单慢性可以查到，编码于L50.8
J01.400		急性全鼻窦炎		
C94.400		急性全骨髓增殖症		
K55.002		急性缺血性肠坏死		
I24.900		急性缺血性心脏病		
I24.800		急性缺血性心脏病，其他类型的		
B23.000		急性人类免疫缺陷病毒［HIV］感染综合征		
D59.901		急性溶血性贫血		
H70.000		急性乳突炎		
N61.x05		急性乳腺炎		
K11.201		急性腮腺炎		
J01.200		急性筛窦炎		
J01.000		急性上颌窦炎		
J06.900		急性上呼吸道感染		
K92.207		急性上消化道出血		
G04.902		急性上行性脊髓炎		
L03.101		急性上肢淋巴管炎		
K11.203		急性舌下腺炎		
G04.905		急性神经根脊髓炎		
N17.101		急性肾皮质坏死		
N17.900		急性肾衰竭		

主要编码	附加编码	疾 病 名 称	别 名	备 注
N17.800		急性肾衰竭，其他的		
N17.100		急性肾衰竭伴有急性肾皮质坏死		
N17.200		急性肾衰竭伴有肾髓质坏死		
N17.000		急性肾衰竭伴有肾小管坏死		
N17.001		急性肾小管坏死		
N10.x00		急性肾小管-间质肾炎		
N00.902		急性肾小球肾炎		
N00.801		急性肾小球肾炎，IgA肾病		
N00.900		急性肾炎综合征		
N00.800		急性肾炎综合征，其他的		
N00.100		急性肾炎综合征伴有局灶性和节段性肾小球损害		
N00.400		急性肾炎综合征伴有弥漫性毛细血管内增生性肾小球肾炎		
N00.200		急性肾炎综合征伴有弥漫性膜性肾小球肾炎		
N00.500		急性肾炎综合征伴有弥漫性肾小球系膜毛细血管性肾小球肾炎		
N00.300		急性肾炎综合征伴有弥漫性肾小球系膜增生性肾小球肾炎		
N00.700		急性肾炎综合征伴有弥漫性新月形肾小球肾炎		
N00.600		急性肾炎综合征伴有密集沉积物病		
N00.000		急性肾炎综合征伴有轻微的肾小球异常		
N10.x02		急性肾盂肾炎		
J90.x02		急性渗出性胸膜炎		
K26.000		急性十二指肠溃疡伴有出血		
K26.200		急性十二指肠溃疡伴有出血和穿孔		
K26.100		急性十二指肠溃疡伴有穿孔		
K26.300		急性十二指肠溃疡不伴有出血和穿孔		
K26.001		急性十二指肠球部溃疡并出血		
K85.808		急性手术后胰腺炎，轻症		
K85.821		急性手术后胰腺炎，重症		
N70.001		急性输卵管炎		

主要编码	附加编码	疾病名称	别名	备注
N70.000		急性输卵管炎和卵巢炎		
J04.002		急性水肿性喉炎		
K85.807		急性水肿性胰腺炎，轻症	急性间质性胰腺炎，轻症	国标库 K85.806 急性间质性胰腺炎，轻症与本条重复。并入此条目
G82.501		急性四肢瘫		
A19.200		急性粟粒型结核		
	M99110/3	急性髓系白血病（巨核母细胞性），t（1；22）（p13；q13）；RBM15-MKL1		
C92.006		急性髓系白血病，t（6；9）（p23；q34）；DEK-NUP214		
	M98650/3	急性髓系白血病，t（6；9）（p23；q34）；DEK-NUP214		
	M98960/3	急性髓系白血病，t（8；21）（q22；q22）；RUNX1-RUNX1T1		
C92.004		急性髓系白血病，伴有成熟		
	M98950/3	急性髓系白血病，伴有多谱系发育不良		
C92.001		急性髓系白血病，伴有异常的骨髓嗜酸性粒细胞		
C92.003		急性髓系白血病，不伴有成熟		
C92.005		急性髓系白血病，完全缓解		
C92.002		急性髓系白血病，最低分化		
C92.000		急性髓样白血病		
	M98970/3	急性髓样白血病，11q23 异常		
O68.901		急性胎儿宫内窘迫		
O68.003		急性胎心型胎儿宫内窘迫	急性胎儿宫内窘迫（胎心型）	
L41.000		急性苔藓痘疮样糠疹		
T78.301		急性特发性水肿		
K85.001		急性特发性胰腺炎，轻症		急性胰腺炎患者中有80%以上的患者病情较轻，即急性水肿性胰腺炎，也就是轻症急性胰腺炎。一旦出现坏死，则属于重型。因此，国标库原 K85.805 急性坏死性胰腺炎，轻症的诊断不成立，归属于重症
K85.002		急性特发性胰腺炎，重症		重症急性胰腺炎是指急性胰腺炎伴有脏器功能障碍，或出现坏死、脓肿或假性囊肿等局部并发症者，或两者兼有。常见腹部体征有上腹部明显的压痛、反跳痛、肌紧张、腹胀、肠鸣音减弱或消失等。可以有

主要编码	附加编码	疾 病 名 称	别 名	备 注
				腹部包块，偶见腰肋部皮下瘀斑征（Grey-Tumer 征）和脐周皮下瘀斑征（Cullen 征）。可以并发一个或多个脏器功能障碍，也可伴有严重的代谢功能紊乱，包括低钙血症（血钙<1.87mmol/L）。增强 CT 为诊断胰腺坏死的最有效方法，B 超及腹腔穿刺对诊断有一定帮助。APACHEⅡ评分≥8 分，Balthazar CT 分级系统≥Ⅱ级
R52.000		急性疼痛		
L04.001		急性头面部淋巴结炎		淋巴结炎是一广义的概念，泛指各种原因所致的淋巴结急性或慢性炎症
I21.200		急性透壁心肌梗死，其他部位的		
I21.300		急性透壁性心肌梗死	急性 ST 段抬高型心肌梗死	
G36.901		急性脱髓鞘性脊髓病		
H60.500		急性外耳炎，非感染性		
N76.200		急性外阴炎		
K52.905		急性胃肠炎		
K28.000		急性胃空肠溃疡伴有出血		
K28.200		急性胃空肠溃疡伴有出血和穿孔		
K28.100		急性胃空肠溃疡伴有穿孔		
K28.300		急性胃空肠溃疡不伴有出血和穿孔		
K25.000		急性胃溃疡伴有出血		
K25.200		急性胃溃疡伴有出血和穿孔		
K25.100		急性胃溃疡伴有穿孔		
K25.300		急性胃溃疡不伴有出血和穿孔		
K31.000		急性胃扩张		
K31.904		急性胃黏膜病变		急性胃黏膜病变（acute gastric mucosal lesions，AGML）是以胃黏膜发生不同程度糜烂、浅溃疡和出血为特征的病变，以急性黏膜糜烂病变为主者称急性糜烂性胃炎；以黏膜出血改变为主可称为急性出血性胃炎，发生于应激状态，以多发性溃疡为主者可称为应激性溃疡。查：病－胃 K31.9
K29.100		急性胃炎，其他的		
B15.905		急性无黄疸型甲型病毒性肝炎		
B16.905		急性无黄疸型乙型病毒性肝炎		
B16.204		急性无黄疸型乙型肝炎伴肝昏迷		

主要编码	附加编码	疾 病 名 称	别 名	备 注
B17.200		急性戊型肝炎	急性戊型病毒性肝炎	
N00.301		急性系膜增殖性肾小球肾炎		
A03.901		急性细菌性痢疾		
I40.002		急性细菌性心肌炎		
J21.900		急性细支气管炎		
J21.800		急性细支气管炎，其他特指病原体引起的		
I21.212		急性下壁侧壁正后壁心肌梗死		
I21.103		急性下壁心肌梗死		
I21.207		急性下壁右心室心肌梗死		
I21.208		急性下壁正后壁心肌梗死		
I21.105		急性下侧壁心肌梗死	急性ST段抬高型下侧壁心肌梗死	
I21.106		急性下后壁心肌梗死		
J22.x00		急性下呼吸道感染		
I21.104		急性下间壁心肌梗死	急性ST段抬高型下间壁心肌梗死	
L03.102		急性下肢淋巴管炎		
J03.902		急性腺样体炎		
K27.000		急性消化性溃疡伴有出血		
K27.200		急性消化性溃疡伴有出血和穿孔		
K27.100		急性消化性溃疡伴有穿孔		
K27.300		急性消化性溃疡不伴有出血和穿孔		
I30.900		急性心包炎		
I30.800		急性心包炎，其他类型的		
I21.900		急性心肌梗死		
I23.800		急性心肌梗死后的其他近期并发症		
I23.601		急性心肌梗死后心室附壁血栓形成		
I40.900		急性心肌炎		
I40.800		急性心肌炎，其他的		
I50.907		急性心力衰竭		
I21.400		急性心内膜下心肌梗死		
I33.900		急性心内膜炎		
A19.001		急性血行播散型肺结核		

主要编码	附加编码	疾 病 名 称	别 名	备 注
M86.000		急性血源性骨髓炎		
K04.001		急性牙髓炎		
K04.400		急性牙髓源性根尖牙周炎		
K05.200		急性牙周炎		
J06.000		急性咽喉炎		
J02.902		急性咽峡炎		
J02.900		急性咽炎		
J02.800		急性咽炎，其他特指病原体引起的		
O68.101		急性羊水型胎儿宫内窘迫		
K71.102		急性药物性肝衰竭		
J70.200		急性药物性间质性肺疾患		
K85.301		急性药物性胰腺炎，轻症		
K85.302		急性药物性胰腺炎，重症		
L04.202		急性腋下淋巴结炎		
K85.900		急性胰腺炎		
K85.800		急性胰腺炎，其他的		
B16.201		急性乙型病毒性肝炎伴肝昏迷	亚急性乙型病毒性肝炎伴肝昏迷	
B16.101		急性乙型丁型病毒性肝炎，不伴有肝昏迷		
B16.001		急性乙型丁型病毒性肝炎伴肝昏迷		
B16.000		急性乙型肝炎，伴有 δ 因子（共同感染），并伴有肝昏迷		
B16.100		急性乙型肝炎，伴有 δ 因子（共同感染），但不伴有肝昏迷		
B16.200		急性乙型肝炎，不伴有 δ 因子（共同感染），但伴有肝昏迷		
B16.900		急性乙型肝炎，不伴有 δ 因子（共同感染），也不伴有肝昏迷		
B16.206		急性乙型重症肝炎伴肝昏迷		
N76.000		急性阴道炎		
K05.000		急性龈炎		
F43.000		急性应激反应	急性应激障碍	
C96.003		急性婴儿期网状内皮细胞增多症		

主要编码	附加编码	疾 病 名 称	别　　名	备　　注
I62.002		急性硬膜下出血		
I21.206		急性右室心肌梗死		
B15.903		急性淤胆型甲型病毒性肝炎		
B17.203		急性淤胆型戊型病毒性肝炎		
B16.902		急性淤胆型乙型病毒性肝炎		
C94.200		急性原巨核细胞白血病		
D61.909		急性再生障碍性贫血		
C92.400		急性早幼粒细胞白血病		
C92.401		急性早幼粒细胞性白血病，完全缓解		
D75.809		急性造血功能抑制	急性造血功能停滞 急性再生障碍危象	由于感染或其他原因引起骨髓造血功能的急性衰竭。查：骨髓-功能低下　D75.8
N00.802		急性增殖性肾小球肾炎		
F13.000		急性镇静剂或催眠剂中毒引起的精神和行为障碍		
I21.205		急性正后壁心肌梗死		
J20.900		急性支气管炎		
J20.800		急性支气管炎，其他特指病原体引起的		
B17.803		急性重叠型黄疸型病毒性肝炎		
B17.102		急性重型丙型病毒性肝炎		
B19.001		急性重型病毒性肝炎伴肝昏迷		
B15.002		急性重型甲型病毒性肝炎伴肝昏迷		
B17.204		急性重型戊型病毒性肝炎		
B16.203		急性重型乙型病毒性肝炎伴肝昏迷		
B17.807		急性重症庚型肝炎		
K85.902		急性重症胰腺炎		
N71.001		急性子宫内膜炎		
N73.000		急性子宫旁组织炎和盆腔蜂窝织炎		
N71.002		急性子宫炎		
K85.809		急性自身免疫性胰腺炎，轻症		
K85.822		急性自身免疫性胰腺炎，重症		
J98.501		急性纵隔炎		
I50.101		急性左心衰竭		
R45.400		急躁和愤怒		

主要编码	附加编码	疾 病 名 称	别　名	备　注
Z13.800		疾病和疾患的特殊筛查，其他特指的		
O99.800		疾病和情况，其他特指的，并发于妊娠、分娩和产褥期		
B60.100		棘阿米巴病		
B67.901		棘球蚴病	包虫病	
B67.900		棘球蚴病，其他的		
M48.810		棘突间韧带综合征		
H51.100		集合不全和过度		
D55.202		己糖激酶缺乏性贫血		
T14.701		挤压伤		
T14.700		挤压伤和创伤性切断		
T79.501		挤压综合征		挤压综合征是指人体四肢或躯干等肌肉丰富的部位遭受重物（如石块、土方等）长时间的挤压，在挤压解除后出现身体一系列的病理生理改变。临床上主要表现为以肢体肿胀、肌红蛋白尿、高血钾为特点的急性肾功能衰竭。如不及时处理，后果常较为严重，甚至导致患者死亡
D42.100		脊（髓）膜动态未定或动态未知的肿瘤		
C70.100		脊（髓）膜恶性肿瘤		
D32.100		脊（髓）膜良性肿瘤		
Q05.902		脊膜脊髓膨出		
C79.404		脊膜继发恶性肿瘤		
G96.101		脊膜粘连		
D42.101		脊膜肿瘤		
D36.109		脊神经良性肿瘤		
G31.802		脊髓变性	亚急性联合变性	
G95.900		脊髓病		
G95.805		脊髓病性膀胱		
G95.101		脊髓出血		
D33.404		脊髓骶段良性肿瘤		
G95.105		脊髓动脉血栓形成		查：血栓形成-脊髓（动脉）
D43.400		脊髓动态未定或动态未知的肿瘤		
C72.000		脊髓恶性肿瘤		
Q06.100		脊髓发育不全和发育异常		
Q06.101		脊髓发育异常		

主要编码	附加编码	疾 病 名 称	别 名	备 注
G95.107		脊髓后动脉综合征		
G95.104		脊髓坏死		
B91.x00		脊髓灰质炎的后遗症		
M89.600		脊髓灰质炎后骨病		
Z20.801		脊髓灰质炎接触者		
Q06.400		脊髓积水		
C79.403		脊髓继发恶性肿瘤		
A17.806†	G07*	脊髓结核		
C72.001		脊髓颈段恶性肿瘤		
D33.401		脊髓颈段良性肿瘤		
G95.002†	M49.4*	脊髓空洞性夏科关节病		
G95.003		脊髓空洞症		
G95.000		脊髓空洞症和延髓空洞症		
A52.101		脊髓痨		
D33.400		脊髓良性肿瘤		
G95.808		脊髓囊肿		
G95.800		脊髓其他特指的疾病		
Q06.800		脊髓其他特指的先天性畸形		
G95.109		脊髓前动脉闭塞综合征	脊髓前动脉综合征、Beck综合征、Davison综合征	脊髓前动脉综合征指脊髓前动脉发生闭塞，其供应的脊髓腹侧 2/3～3/4 区域缺血，引起脊髓前动脉分布区域受累，引起肢体瘫痪、痛觉、温觉障碍、直肠膀胱括约肌障碍。查：综合征-前--脊髓动脉　G95.1
M47.000†	G99.2*	脊髓前动脉和椎动脉压迫综合征		
M47.003†	G99.2*	脊髓前动脉压迫综合征		
G95.103		脊髓缺血		
G95.200		脊髓受压		
G95.108		脊髓栓塞		
G95.106		脊髓水肿		
T09.300		脊髓损伤		
T91.300		脊髓损伤后遗症		
G83.802		脊髓完全性瘫痪		
G95.804		脊髓萎缩		
Q06.900		脊髓先天性畸形		
M47.101†	G99.2*	脊髓型颈椎病		
G12.900		脊髓性肌萎缩		

主要编码	附加编码	疾 病 名 称	别 名	备 注
G12.800		脊髓性肌萎缩和有关的综合征，其他的		
C72.003		脊髓胸段恶性肿瘤		
D33.402		脊髓胸段良性肿瘤		
E53.801†	G32.0*	脊髓亚急性联合变性		
G04.908		脊髓炎	横贯性脊髓炎	
C72.004		脊髓腰段恶性肿瘤		
D33.403		脊髓腰段良性肿瘤		
G95.802		脊髓硬化症		
C72.002		脊髓圆锥恶性肿瘤		
D33.405		脊髓圆锥良性肿瘤		
R90.806		脊髓占位性病变		
D43.401		脊髓肿瘤		
G03.902		脊髓蛛网膜炎	粘连性脊蛛网膜炎	
Q06.200		脊髓纵裂		
T06.101		脊周围神经损伤		
M47.902		脊柱变性		
M53.200		脊柱不稳定性疾患		
M41.900		脊柱侧弯		
M41.800		脊柱侧弯，其他形式的		
M43.200		脊柱的其他融合		
D48.012		脊柱动态未定肿瘤		
C41.200		脊柱恶性肿瘤		
M42.900		脊柱骨软骨病		
M89.929		脊柱骨疣		
T08.x00		脊柱骨折		
T91.100		脊柱骨折后遗症		
M53.802		脊柱关节僵硬		
P11.500		脊柱和脊髓的产伤		
M41.901		脊柱后侧凸		
I27.100		脊柱后侧凸性心脏病		
M40.201		脊柱后凸		
M40.200		脊柱后凸，其他的		
M46.000		脊柱肌腱端病		
C79.509		脊柱继发恶性肿瘤		
A18.009†	M49.0*	脊柱结核		

主要编码	附加编码	疾　病　名　称	别　名	备　注
A18.012†	M49.0*	脊柱结核性截瘫		脊柱结核性截瘫，在脊髓受压平面以下出现不完全或完全截瘫。查：截瘫-波特 A18.0+M49.0*
A18.010†	M49.0*	脊柱结核性脓肿		
D16.600		脊柱良性肿瘤		
Q05.900		脊柱裂		
Q05.400		脊柱裂伴有脑积水		
T84.803		脊柱内固定术后疼痛		
T84.804		脊柱内固定物排斥		
T84.603		脊柱内固定物植入感染		
T84.202		脊柱内固定装置障碍		
E21.004		脊柱囊性纤维性骨炎		
Q76.400		脊柱其他先天性畸形，与脊柱侧弯无关		
M40.500		脊柱前凸		
M40.400		脊柱前凸，其他的		
M53.801		脊柱强直		
Q67.500		脊柱先天性变形		
M43.801		脊柱旋转不足		
D48.013		脊柱肿瘤		
M48.900		脊椎病		
M48.800		脊椎病，其他特指的		
Q77.700		脊椎骨骺发育不良		
M43.000		脊椎骨脱离		
M47.900		脊椎关节强硬		
M47.800		脊椎关节强硬，其他的		
M47.104†	G99.2*	脊椎关节强硬伴脊髓病		
M47.100		脊椎关节强硬伴有脊髓病，其他的		
M47.200		脊椎关节强硬伴有神经根病，其他的		
	G55.2*	脊椎关节强硬引起的神经根和神经丛压迫		
M48.200		脊椎棘突吻合		
M48.400		脊椎疲劳性骨折		
M43.100		脊椎前移		
M48.904		脊椎退行性病变		
M48.401		脊椎应力性骨折		

主要编码	附加编码	疾 病 名 称	别　名	备　注
M54.801		脊椎源性痛综合征		
J30.200		季节性变应性鼻炎，其他的		
L30.803		季节性大疱性皮炎		
C49.401		季肋部结缔组织恶性肿瘤		
Z31.000		既往绝育术后的输卵管或输精管成形术		
N91.100		继发闭经		
I45.805		继发性 QT 间期延长		继发性 QT 延长属于心脏传导性疾患，通常是短暂的、一过性的传导性心律失常。临床常见由于低血钾或药物引起本病。查：延迟-传导（心脏）（心室） I45.8
M16.701		继发性单侧髋关节病		
M17.501		继发性单侧膝关节病		
K83.015		继发性胆管炎		
K74.400		继发性胆汁型肝硬化		
M15.300		继发性多发性关节病		
C79.800		继发性恶性肿瘤，其他特指部位的		
M89.404		继发性肥大性骨关节病		
I27.201		继发性肺动脉高压		
I27.200		继发性肺动脉高压，其他的		
K65.017		继发性腹膜炎		
M35.001		继发性干燥综合征		继发性干燥综合征是指在已有肯定诊断的风湿病，如系统性红斑狼疮、类风湿关节炎、混合性结缔组织病、多发性肌炎和皮肌炎、系统性硬化病等基础上出现了干燥综合征
I15.900		继发性高血压		
I15.800		继发性高血压，其他的		
E29.102		继发性睾丸功能减退症		
O62.100		继发性宫缩乏力		
M87.300		继发性骨坏死，其他的		
D75.803		继发性骨髓纤维化		继发性骨髓纤维化是指由于各种不同病因引起的一组骨髓造血组织纤维化而影响了造血功能的疾病。查：骨硬化（家族性）（脆性）-骨髓纤维化 D75.8
M19.201		继发性关节病		
M19.200		继发性关节病，其他的		
D75.100		继发性红细胞增多症		
G24.201		继发性肌张力障碍		

主要编码	附加编码	疾 病 名 称	别　名	备　注
M41.500		继发性脊柱侧弯，其他的		
M40.100		继发性脊柱后凸，其他的		
E20.801		继发性甲状旁腺功能减退症		
E21.100		继发性甲状旁腺功能亢进症，不可归类在他处者		
E03.801		继发性甲状腺功能减退症		
M16.700		继发性髋关节病，其他的		
D59.104		继发性冷性溶血性贫血		贫血-溶血性--冷型（继发性）（症状性） D59.1
H50.006		继发性内斜视		
E23.204		继发性尿崩症		
G21.900		继发性帕金森综合征		
G21.800		继发性帕金森综合征，其他的		
G21.200		继发性帕金森综合征，其他外部因素引起的		
D64.904		继发性贫血		
E85.300		继发性全身性淀粉样变		
E26.100		继发性醛固酮过多症		
D59.401		继发性溶血性贫血		
E73.100		继发性乳糖缺乏		
G50.004		继发性三叉神经痛	症状性三叉神经痛	
E27.403		继发性肾上腺皮质功能减退症		
N25.801		继发性肾源性甲状旁腺功能亢进		
H35.801		继发性视网膜病变		
H33.501		继发性视网膜脱离		
D72.105		继发性嗜酸性粒细胞增多		
M16.600		继发性双侧髋关节病，其他的		
M17.400		继发性双侧膝关节病，其他的		
E13.907		继发性糖尿病		
E13.102		继发性糖尿病性酮症		
E13.101		继发性糖尿病性酮症酸中毒		
M10.400		继发性痛风，其他的		
N94.500		继发性痛经		
H50.105		继发性外斜视		
M17.500		继发性膝关节病，其他的		
I42.901		继发性心肌病		
D69.500		继发性血小板减少		

主要编码	附加编码	疾 病 名 称	别 名	备 注
D69.501		继发性血小板减少性紫癜		
D75.805		继发性血小板增多症		特发性出血性血小板增多症的编码为D47.3属于肿瘤。特发性血小板增多症为D75.2。查不到继发性，所以放在血液其他特指疾病中
N91.400		继发性月经稀少		
D61.802		继发性再生障碍性贫血		
D50.000		继发于（慢性）失血的缺铁性贫血		
M96.801		继发于关节假体取出后关节不稳定		
I15.200		继发于内分泌疾患的高血压		
I15.100		继发于其他肾疾患的高血压		
H40.500		继发于其他眼部疾患的青光眼	继发性青光眼	
H40.400		继发于眼部炎症的青光眼		
H40.300		继发于眼外伤的青光眼		
E45.x00		继后于蛋白质-能量营养不良的发育迟缓		
B89.x00		寄生虫病		
Z11.902		寄生虫病特殊筛查		
	J17.3*	寄生虫病引起的肺炎		
H44.104		寄生虫性眼内炎		
	Y87.100	加害的后遗症		
Z04.500		加害性损伤后接受的检查和观察，其他的		
M86.810		加雷骨髓炎		
A83.500		加利福尼亚脑炎		
T65.801		加湿器消毒剂中毒		
Q50.502		加特纳管囊肿		
T42.402		佳静安定中毒	阿普唑仑中毒	
Z84.800		家族史，其他特指情况		
Z81.400		家族史，其他物质滥用的		
E85.001		家族性地中海热		
E78.001		家族性高胆固醇血症		
D75.000		家族性红细胞增多症		
E78.401		家族性混合性高脂血症		
	M82201/0	家族性结肠息肉病		
G40.101		家族性局灶性癫痫		

主要编码	附加编码	疾 病 名 称	别 名	备 注
G43.105		家族性偏瘫性偏头痛		
E26.801		家族性醛固酮增多症		
M35.701		家族性韧带松弛		
M11.100		家族性软骨钙沉着		
E34.302		家族性身材矮小症		
H35.010		家族性渗出性玻璃体视网膜病变		家族性渗出性玻璃体视网膜病变是遗传性玻璃体视网膜病的一种。临床特点：视网膜存在无血管区和增殖病变，新生儿期可看到牵拉性渗出性视网膜脱离
D76.102		家族性噬红细胞性网状细胞增多		
D12.601		家族性息肉病		
I42.902		家族性心肌病		
G12.207		家族性运动神经元病		
D61.005		家族性再生不良性贫血		
G90.100		家族性自主神经功能异常〔赖利-戴〕		
E85.200		家族遗传性淀粉样变		
H47.203		家族遗传性视神经萎缩	Leber 病	家族遗传性视神经萎缩于1872年由 Leber 首次报道，为视神经退行性变的母系遗传性疾病。男性患者居多，常于15~35岁发病，临床主要表现为双眼同时或先后急性或亚急性无痛性视力减退，同时可伴有中心视野缺失及色觉障碍。查：莱伯-视萎缩（遗传性）　H47.2
B39.400		荚膜组织胞浆菌病		
K13.209		颊白斑		
K12.203		颊部脓肿		
K13.707		颊部炎性假瘤		
R22.004		颊部肿物		
C76.003		颊恶性肿瘤		
K13.100		颊和唇咬伤		
S01.400		颊和颌下颌区开放性伤口		
K12.204		颊间隙感染		颊为口腔的一部分，索引中查不到感染，可按脓肿分类
K12.115		颊溃疡		
A18.202		颊淋巴结结核		
K12.205		颊瘘		
C06.001		颊内部恶性肿瘤		
K09.805		颊囊肿		

主要编码	附加编码	疾 病 名 称	别 名	备 注
C06. 000		颊黏膜恶性肿瘤		
D10. 302		颊黏膜良性肿瘤		
K12. 218		颊黏膜脓肿		
D00. 011		颊黏膜原位癌		
K13. 101		颊咬伤		
C06. 101		颊龈沟恶性肿瘤		
D09. 701		颊原位癌		
T45. 101		甲氨蝶呤中毒		
L24. 204		甲苯刺激性接触性皮炎		
Q87. 202		甲-髌综合征		甲-髌综合征（Nail-Patella syndrome）是一种少见的常染色体显性遗传性疾病。表现为指甲萎缩或缺如，髌骨生长不良及其他骨异常。50%患者累及肾脏，病理上表现为局部肾小球基底膜增厚、肾小管萎缩、间质纤维化和不同程度的肾小球硬化；临床上表现为无症状性血尿和蛋白尿，偶可出现大量蛋白尿，10%~30%出现终末期肾衰竭。查：甲-髌综合征 Q87. 2
L60. 100		甲剥离		
L60. 801		甲床角化过度		
L03. 004		甲床炎		
T51. 100		甲醇的毒性效应		
L60. 201		甲肥厚		
T49. 001		甲酚中毒		
L03. 003		甲沟炎		
E71. 102		甲基丙二酸血症		
	Y50. 200	甲基黄嘌呤类的有害效应，不可归类在他处者		
L60. 900		甲疾患		
L60. 800		甲疾患，其他的		
E05. 906		甲亢性皮肤病		
G72. 303		甲亢性周期性麻痹		
Z88. 812		甲氰咪胍过敏个人史		
T59. 200		甲醛的毒性效应		
Q84. 300		甲缺如		
R77. 200		甲胎蛋白异常		
L60. 200		甲弯曲		
J10. 101		甲型 H1N1 流行性感冒		

主要编码	附加编码	疾 病 名 称	别 名	备 注
J10.001		甲型 H1N1 流行性感冒性肺炎		
J10.801†	G94.8*	甲型 H1N1 型流行性感冒性脑病		
J10.802†	I41.1*	甲型 H1N1 型流行性感冒性心肌炎		
B15.000		甲型肝炎，伴有肝昏迷		
B15.900		甲型肝炎，不伴有肝昏迷		
B35.100		甲癣		
A49.004		甲氧西林敏感金黄色葡萄球菌感染		
L60.300		甲营养不良		
L03.002		甲周炎		
E21.500		甲状旁腺的疾患		
D44.200		甲状旁腺动态未定或动态未知的肿瘤		
C75.000		甲状旁腺恶性肿瘤		
E20.900		甲状旁腺功能减退症		
E20.800		甲状旁腺功能减退症，其他的		
E20.902†	H28.1*	甲状旁腺功能减退症性白内障		
E21.301		甲状旁腺功能亢进危象		
E21.300		甲状旁腺功能亢进症		
E21.200		甲状旁腺功能亢进症，其他的		
D35.100		甲状旁腺良性肿瘤		
E21.401		甲状旁腺囊肿		
E21.402		甲状旁腺囊肿出血		
E21.400		甲状旁腺其他特指的疾患		
E20.901		甲状旁腺性手足搐搦		
D09.304		甲状旁腺原位癌		
E21.001		甲状旁腺增生		
D44.201		甲状旁腺肿瘤		
S12.802		甲状软骨断裂		
S13.501		甲状软骨扭伤		
D34.x01		甲状舌管良性肿瘤		
Q89.206		甲状舌管瘘		
Q89.202		甲状舌管囊肿		
E07.001		甲状腺 C 细胞增生		
D44.000		甲状腺动态未定或动态未知的肿瘤		

主要编码	附加编码	疾 病 名 称	别　名	备　注
E05.900		甲状腺毒症		
E05.800		甲状腺毒症，其他的		
E05.100		甲状腺毒症伴有毒性单个甲状腺结节		
E05.200		甲状腺毒症伴有毒性多结节性甲状腺肿		
E05.000		甲状腺毒症伴有弥漫性甲状腺肿		
C73.x00		甲状腺恶性肿瘤		
Z85.804		甲状腺恶性肿瘤个人史		
E03.101		甲状腺发育不良		
E07.802		甲状腺钙化		甲状腺钙化是指结节内由于多种原因引起的钙质沉积，反射界面声阻抗较大时，在B超图像上表现为各种不同形态的强回声，后方伴或不伴声影。查：病－甲状（腺）--特指的 NEC　E07.8
E03.902†	G73.5*	甲状腺功能减退性肌病	霍夫曼综合征	
E03.900		甲状腺功能减退症		
E03.800		甲状腺功能减退症，其他特指的		
R94.600		甲状腺功能检查的异常结果		
E05.904†	G73.5*	甲状腺功能亢进性肌病		
E05.903†	I43.8*	甲状腺功能亢进性心脏病		
E05.002†	H06.2*	甲状腺功能障碍性突眼		
	H06.2*	甲状腺功能障碍性突眼		
D09.300		甲状腺和其他和未特指内分泌腺原位癌		
E07.801		甲状腺激素抵抗综合征	甲状腺激素不应症，甲状腺激素不敏感综合征	本病以家族性发病为多见，也有少数为散发病例，约占1/3。大多在儿童和青少年发病，年龄最小的为新生儿，男女性别均可患病。临床表现血清游离 T_4（FT_4）和游离 T_3（FT_3）持续升高，同时促甲状腺激素（TSH）正常，病人没有药物、非甲状腺疾病和甲状腺激素转运异常的影响。查：病－甲状（腺）--特指的 NEC　E07.8
	Y42.100	甲状腺激素类及其代用品的有害效应		
T38.100		甲状腺激素类及其代用品中毒		
E07.900		甲状腺疾患		
E07.800		甲状腺疾患，其他特指的		

主要编码	附加编码	疾 病 名 称	别 名	备 注
C79.805		甲状腺继发恶性肿瘤		
A18.806†	E35.0*	甲状腺结核		
E04.101		甲状腺结节		
D34.x00		甲状腺良性肿瘤		
E04.102		甲状腺囊肿		
E07.803		甲状腺囊肿出血		
E06.002		甲状腺脓肿		甲状腺脓肿由化脓性细菌引起，临床表现为甲状腺局部红、肿、热、痛，常伴有全身中毒症状。查：脓肿-甲状腺　E06.0
S13.500		甲状腺区扭伤和劳损		
E05.500		甲状腺危象		
E03.400		甲状腺萎缩（后天性）		
B67.302†	E35.0*	甲状腺细粒棘球蚴病		
E06.900		甲状腺炎		
D09.301		甲状腺原位癌		
E04.201		甲状腺肿伴囊性变		
D44.001		甲状腺肿瘤		
E07.901		甲状腺肿物		
A07.100		贾第虫病［兰伯鞭毛虫病］		
M85.002		贾菲利希滕斯坦（-尤林格）综合征		
J15.100		假单胞菌性肺炎		
P23.500		假单胞菌性先天性肺炎		
	B96.500	假单胞菌属（铜绿）作为分类于其他章疾病的原因		
G71.003		假肥大型肌营养不良症		假肥大型肌营养不良症是由遗传因素所致的以进行性骨骼肌无力为特征的一组原发性骨骼肌坏死性疾病，临床上主要表现为不同程度和分布的进行性加重的骨骼肌萎缩和无力。可累及心肌。肌营养不良病因是遗传异常
L83.x02		假黑棘皮病		青少年型黑棘皮病伴有肥胖，有时系内分泌紊乱所致，称为假黑棘皮病
Q24.803		假腱索		
Q56.300		假两性畸形		
O47.900		假临产		
M72.400		假肉瘤性纤维瘤病		
C32.103		假声带恶性肿瘤		
T85.700		假体装置、植入物和移植物引起的感染和炎症性反应，其他内部的		

主要编码	附加编码	疾 病 名 称	别 名	备 注
L66.000		假性斑秃		
E87.501		假性低醛固酮血症		假性低醛固酮血症是指一组有高钾血症及其症状、血醛固酮水平正常或升高的病症。主要包括：①先天性"失盐"综合征，多见于男婴，有生长发育障碍、低血钠及高血钾。血浆醛固酮和肾素活性升高。多在生后1年内夭折。已查明此症为先天性肾脏、结肠、汗腺和涎腺对盐皮质激素无反应。②盐皮质激素抵抗性高钾血症，其临床特征为既有高血压，又有高血钾，血浆肾素活性和醛固酮水平减低，肾功能正常。现在认为此症的原发病因是肾远曲小管对氯的重吸收增加（"氯分流"），引起细胞外液流量增加，引起高血压、低肾素、低醛固酮和高血钾。查：综合征－高血钾　E87.5
I72.901		假性动脉瘤		
E20.100		假性甲状旁腺功能减退症		
M91.300		假性髋关节痛		
H40.102		假性囊膜剥脱综合征		假性囊膜剥脱综合征是一种广泛的基底膜疾病。灰白色脱屑物广泛沉积于晶状体表面、虹膜、睫状突上皮和小梁网，可合并眼压升高，引起青光眼。查：青光眼－囊膜性（伴有晶状体假性剥脱）　H40.1
R29.100		假性脑膜炎		
G12.208		假性球麻痹		假性球麻痹是由双侧上运动神经元病损（主要是运动皮质及其发出的皮质脑干束）使延髓运动性脑神经核－－疑核以及脑桥三叉神经运动核失去了上运动神经元的支配发生中枢性瘫痪所致，临床表现为舌、软腭、咽喉、颜面和咀嚼肌的中枢性瘫痪，其症候同球麻痹十分相似，但又不是由延髓本身病变引起的，故而命名为假性球麻痹。查：麻痹－延髓性－－核上性－－－假性　G12.2
H47.303		假性视盘水肿		
E25.801		假性性早熟		假性性早熟是指第二性征发育与性腺发育步调不一致，而睾丸或卵巢本身并未发育，但部分第二性征却提前出现的疾病。它的原因比较明确，如下丘脑、松果体、卵巢、肾上腺皮质、绒毛膜上皮等部位发生肿瘤或病毒性脑膜炎后遗症导致性激素大量分泌。此外，由于外源性激素如误服避孕药、服用含激素的补品以及使用含激素的化妆品而导致儿童假性性早熟。查：假青春期，早熟－男性同性 E25.8，－女性异性　E25.8。

主要编码	附加编码	疾　病　名　称	别　　名	备　　注
H11.802		假性翼状胬肉		
Z46.300		假牙装置的安装和调整		
M95.507		尖骨盆		
C84.404		间变大细胞 T-细胞淋巴瘤，ALK 阴性		
	M97022/3	间变大细胞 T-细胞淋巴瘤，ALK 阴性		
C85.709		间变大细胞淋巴瘤		
C83.305		间变性大 B 细胞淋巴瘤		
	M96805/3	间变性大 B 细胞淋巴瘤		
	M97142/3	间变性大细胞淋巴瘤		
C85.721		间变性大细胞淋巴瘤，ALK 阳性		
	M97141/3	间变性大细胞淋巴瘤，ALK 阳性		
G93.901		间脑病变		
I61.801		间脑出血		
C45.900		间皮瘤		
C45.700		间皮瘤，其他部位的		
D19.900		间皮组织良性肿瘤		
D19.700		间皮组织良性肿瘤，其他部位的		
B51.000		间日疟原虫疟疾伴有脾破裂		
B51.800		间日疟原虫疟疾伴有其他并发症		
B51.900		间日疟原虫疟疾不伴有并发症		
Q43.809		间位结肠	间位结肠综合征、Chilaiditi 综合征	间位结肠是指结肠（多为肝曲）由肝前间隙或肝后间隙进入肝脏与膈之间，可无症状，可引起右季肋部隐痛、腹胀甚至消化道梗阻。查：错位-结肠　Q43.8
H40.204		间歇性闭角型青光眼		
I73.901		间歇性跛行		
M12.400		间歇性关节积水		
H50.302		间歇性内斜视		
H50.301		间歇性外斜视		
H50.300		间歇性斜视		
N30.100		间质性膀胱炎（慢性）		
J84.900		间质性肺病		
J84.800		间质性肺病，其他特指的		

主要编码	附加编码	疾 病 名 称	别 名	备 注
J84. 100		间质性肺病伴有纤维化，其他的		
J98. 200		间质性肺气肿		
M60. 100		间质性肌炎		
N12. x01		间质性肾炎		
J84. 105		间质性纤维化性肺泡炎		
I51. 404		间质性心肌炎		
S40. 701		肩臂多处挫伤		
C43. 601		肩部恶性黑色素瘤		
C44. 601		肩部皮肤恶性肿瘤		
C47. 101		肩部神经恶性肿瘤		
M79. 701		肩部纤维肌炎		
R22. 302		肩部肿物		
S46. 701		肩多发肌腱损伤		
C76. 401		肩恶性肿瘤		
G12. 101		肩腓型脊髓性肌萎缩		发病年龄 30~40 岁。表现肩胛带肌及下肢远端肌（尤其是腓肠肌）明显无力和萎缩。弓形足也较常见
M75. 501		肩峰下滑囊炎		
L03. 104		肩蜂窝织炎		
M75. 300		肩钙化性肌腱炎		
M75. 301		肩钙化性黏液囊		滑囊又称滑液囊、滑膜囊或黏液囊，为一结缔组织扁囊。查：钙化-滑囊--肩 M75. 3
S43. 001		肩关节半脱位		
S48. 000		肩关节处创伤性切断		
M93. 201		肩关节分离性骨软骨病		
M25. 802		肩关节钙化		
M19. 901		肩关节关节病		
M65. 901		肩关节滑膜炎		
M25. 001		肩关节积血		
M25. 401		肩关节积液		
T84. 005		肩关节假体障碍		
T84. 503		肩关节假体植入物感染		
M25. 602		肩关节僵硬		
A18. 027†	M01. 1*	肩关节结核		
M72. 801		肩关节筋膜脓肿		
S43. 401		肩关节劳损		

主要编码	附加编码	疾 病 名 称	别 名	备 注
M25.803		肩关节囊肿		
S43.400		肩关节扭伤和劳损		
M24.602		肩关节强硬		
M25.501		肩关节痛		
S43.000		肩关节脱位		广义的肩关节除盂肱关节，还包括肩锁关节、胸锁关节、肩胛骨胸壁间连接、肩峰下结构（第二肩关节）以及喙锁间连接等部分
M24.901		肩关节紊乱		
M24.001		肩关节游离体		
M24.802		肩关节粘连		
M25.402		肩关节肿胀		
S40.000		肩和上臂挫伤		
S40.900		肩和上臂的浅表损伤		
S41.700		肩和上臂多处开放性伤口		
S40.700		肩和上臂多处浅表损伤		
S49.700		肩和上臂多处损伤		
S47.x00		肩和上臂挤压伤		
S42.800		肩和上臂其他部位的骨折		
S40.800		肩和上臂其他浅表损伤		
S49.800		肩和上臂其他特指的损伤		
S49.900		肩和上臂损伤		
T22.400		肩和上肢的腐蚀伤，除外腕和手		
T22.000		肩和上肢的烧伤，除外腕和手		
T22.600		肩和上肢二度腐蚀伤，除外腕和手		
T22.200		肩和上肢二度烧伤，除外腕和手		
T22.700		肩和上肢三度腐蚀伤，除外腕和手		
T22.300		肩和上肢三度烧伤，除外腕和手		
T22.500		肩和上肢一度腐蚀伤，除外腕和手		
T22.100		肩和上肢一度烧伤，除外腕和手		
D22.601		肩黑素细胞痣		
M75.500		肩滑囊炎		
S46.000		肩回旋套肌腱损伤		
M89.802		肩胛擦响症		

主要编码	附加编码	疾 病 名 称	别 名	备 注
S42.900		肩胛带的骨折		
S43.701		肩胛带扭伤		
S41.800		肩胛带其他和未特指部位的开放性伤口		
S43.700		肩胛带其他和未特指部位的扭伤和劳损		
S43.300		肩胛带其他和未特指部位的脱位		
S43.302		肩胛带脱位		
M75.502		肩胛肱骨滑囊炎		
M75.802		肩胛肱骨肌纤维变性		
M75.803		肩胛肱骨肌纤维鞘炎		
C40.001		肩胛骨恶性肿瘤		
Q74.003		肩胛骨发育异常		
M86.902		肩胛骨骨髓炎		
M89.921		肩胛骨骨疣		
S42.100		肩胛骨骨折		
D16.000		肩胛骨和上肢长骨良性肿瘤		
S43.301		肩胛骨脱位		
M89.902		肩胛骨肿物		
S20.202		肩胛间区挫伤		
D22.509		肩胛间区黑素细胞痣		
D21.303		肩胛区结缔组织良性肿瘤		
C44.505		肩胛区皮肤恶性肿瘤		
D36.104		肩胛区周围神经和自主神经良性肿瘤		
M89.803		肩胛痛		
M75.804		肩腱鞘炎		
D48.113		肩结缔组织动态未定肿瘤		
C49.101		肩结缔组织恶和软组织性肿瘤		
D21.101		肩结缔组织良性肿瘤		
D48.114		肩结缔组织肿瘤		
S41.000		肩开放性伤口		
O66.000		肩难产引起的梗阻性分娩		
M75.004		肩黏性肌腱炎		
D23.601		肩皮肤良性肿瘤		
D04.601		肩皮肤原位癌		
M71.101		肩区感染性滑囊炎		

主要编码	附加编码	疾 病 名 称	别 名	备 注
M60.001		肩区感染性肌炎		
M71.301		肩区滑膜囊肿		
M72.601		肩区坏死性筋膜炎		
M62.401		肩区肌肉挛缩		
M79.101		肩区肌痛		
M65.001		肩区腱鞘脓肿		
M72.401		肩区结节性筋膜炎		
M72.903		肩区筋膜炎		
M71.001		肩区黏液囊脓肿		
M66.301		肩区屈肌腱自发性破裂		
M79.901		肩区软组织疾患		
M79.501		肩区软组织异物残留		
M66.201		肩区伸肌腱自发性破裂		
M72.904		肩区纤维瘤病		
M89.001		肩手综合征		肩手综合征（RSD）是指患者患手突然水肿疼痛及肩关节疼痛，并使手功能受限。因引起肩手综合征的疾病：脑卒中、心肌梗死、颈椎病、上肢外伤、截瘫、肺疾病、肩关节疾病，还有原因不明者
M75.900		肩损害		
M75.800		肩损害，其他的		
M66.102		肩锁关节滑膜破裂		
S43.500		肩锁关节扭伤和劳损		
S43.100		肩锁关节脱位		
S43.501		肩锁韧带损伤		
O66.001		肩位难产	肩难产	
O32.201		肩先露		肩先露是指胎体纵轴与母体纵轴相垂直，胎儿横卧在骨盆入口之上，先露部为肩。是对母儿最不利的胎位，除死胎及早产儿胎体折叠娩出外，足月活胎不能经阴道娩出。查：先露，胎儿-肩（对母体）O32.2
O64.401		肩先露难产		
O64.400		肩先露引起的梗阻性分娩		
S46.002		肩袖损伤		肩袖又称旋转袖，是包绕在肱骨头周围的一组肌腱复合体，肱骨头的前方为肩胛下肌腱，上方为冈上肌腱，后方为冈下肌腱和小圆肌腱，这些肌腱的运动可使肩关节旋内、旋外和上举活动，更重要的是这些肌腱将肱骨头稳定于肩胛盂上，对维持肩关节的稳定和肩关节活动起着极其重要的作用。查：损伤-肌--肩---回旋套 S46.0

主要编码	附加编码	疾 病 名 称	别 名	备 注
M75.103		肩袖自发性破裂		肩袖又叫旋转袖，是包绕在肱骨头周围的一组肌腱复合体，肱骨头的前方为肩胛下肌腱，上方为冈上肌腱，后方为冈下肌腱和小圆肌腱。这些肌腱的运动导致肩关节旋内，旋外和上举活动，但更重要的是，这些肌腱将肱骨头稳定于肩胛盂上，对维持肩关节的稳定和肩关节活动起着极其重要的作用。查：破裂-回旋套（完全）（不完全）（非创伤性） M75.1
D03.601		肩原位黑色素瘤		
M75.001		肩周炎		
M75.400		肩撞击综合征		
A04.700		艰难梭状芽孢杆菌性小肠结肠炎		
Z47.802		检查外固定装置		
C44.102		睑板腺恶性肿瘤		查不到睑板腺，按眼睑分类
H00.100		睑板腺囊肿		
T26.500		睑和眼周区腐蚀伤		
H02.600		睑黄斑瘤		
C49.003		睑结缔组织恶性肿瘤		
G24.500		睑痉挛		
H11.102		睑裂斑		睑裂斑为睑裂部球结膜长期暴露受外界刺激或老年变性所致。睑裂部接近角膜缘处的球结膜出现三角形隆起的斑块，三角形基底朝向角膜，偶尔伴有局部炎症。查：变性-结膜 H11.1
H02.501		睑裂狭小		
H02.003		睑内翻		
H02.000		睑内翻和倒睫		
H11.201		睑球粘连		
H02.100		睑外翻		
H00.001		睑腺炎		
H00.000		睑腺炎和眼睑的其他深部炎症		
H10.500		睑缘结膜炎		
H01.000		睑缘炎		
H02.502		睑缘粘连		
L24.501		碱刺激性接触性皮炎		
E87.300		碱中毒		
M89.304		剑突骨质增生		
Q67.801		剑突畸形		
Z00.001		健康查体		

主要编码	附加编码	疾病名称	别名	备注
M67.100		腱（鞘）的其他挛缩		
M67.400		腱鞘囊肿		
M65.000		腱鞘脓肿		
M65.910		腱鞘炎		
M67.806		腱鞘游离体		
I51.100		腱索断裂，不可归类在他处者		
I23.400		腱索断裂作为急性心肌梗死后的近期并发症		
B66.500		姜片虫病		
C83.402		浆母细胞淋巴瘤		
	M96841/3	浆母细胞淋巴瘤		
C90.100		浆细胞白血病		
C90.201		浆细胞瘤		
	M97310/3	浆细胞瘤		
C90.203		浆细胞肉瘤		
C90.002		浆细胞性骨髓瘤		
N61.x06		浆细胞性乳腺炎	导管扩张症	浆细胞性乳腺炎，俗称导管炎，简称浆乳。浆乳不是细菌感染所致，而是导管内的脂肪性物质堆积、外溢，引起导管周围的化学性刺激和免疫性反应，导致大量浆细胞浸润，故称浆细胞性乳腺炎。查：乳腺炎（急性）（感染性）（非产褥期的）（亚急性） N61
D72.801		浆细胞增多症		
H33.200		浆液性视网膜脱离		
	M90140/3	浆液性腺癌性纤维瘤		
H65.901		浆液性中耳炎	分泌性中耳炎	浆液性中耳炎是由于急性中耳炎未彻底痊愈或咽鼓管阻塞的结果导致中耳内积有渗出液。查：耳炎-中--浆液性 H65.9
M20.200		僵		
M43.602		僵颈		
G25.802		僵人综合征	全身肌肉僵硬综合征、Moersch-Wollman综合征	
E07.000		降钙素分泌过多		
D37.406		降结肠动态未定肿瘤		
C18.600		降结肠恶性肿瘤		
D12.400		降结肠良性肿瘤		
K63.502		降结肠息肉		
C18.801		降结肠乙状结肠恶性肿瘤		

主要编码	附加编码	疾 病 名 称	别 名	备 注
D37.407		降结肠肿瘤		
T69.800		降温的其他特指效应		
T69.900		降温的效应		
I71.002		降主动脉夹层		
I71.903		降主动脉假性动脉瘤		
I71.902		降主动脉瘤		
C76.800		交搭跨越恶性肿瘤的损害，其他和不明确部位的		
M89.003		交感反射性营养不良		
G90.801		交感神经链综合征		交感神经链综合征为用局麻药阻滞支配疼痛区域的交感神经所能缓解的疼痛。而对阻滞交感神经无反应的疼痛称为非交感神经依赖性疼痛（SIP）。本病为多病因导致长期隐性存在的临床综合征。当神经节损害严重及代偿能力削弱时出现典型症状，常延误诊治，主要临床症状如疼痛感觉障碍、血管功能障碍等。本病可发生于任何年龄，两性均可发生，临床上并不少见
M47.202		交感神经型颈椎病		
H44.103		交感性眼炎		
	M90141/1	交界恶性浆液性囊性腺纤维瘤		
I49.200		交界性过早除极		
I47.105		交界性心动过速		
H50.002		交替性内斜视		
H50.101		交替性外斜视		
Z04.100		交通事故后接受的检查和观察		
	V82.900	交通事故中（市内有轨）电车乘员的损伤		
	V79.500	交通事故中公共汽车与其他机动车辆碰撞造成公共汽车乘客的损伤		
	V79.600	交通事故中公共汽车与其他机动车辆碰撞造成公共汽车乘员的损伤		
	V79.400	交通事故中公共汽车与其他机动车辆碰撞造成公共汽车司机的损伤		
	V19.600	交通事故中脚踏车与其他和未特指机动车辆碰撞造成骑不明确的脚踏车司、乘人员损伤		

主要编码	附加编码	疾 病 名 称	别 名	备 注
	V19.400	交通事故中脚踏车与其他和未特指机动车辆碰撞造成骑脚踏车人员的损伤		
	V19.500	交通事故中脚踏车与其他机动车辆碰撞造成乘脚踏车人员的损伤		
	V29.500	交通事故中摩托车与其他和未特指机动车辆碰撞造成乘摩托车人员的损伤		
	V29.400	交通事故中摩托车与其他和未特指机动车辆碰撞造成骑摩托车人员的损伤		
	V29.600	交通事故中摩托车与其他机动车辆碰撞造成的和未特指骑摩托车人员的损伤		
	V59.600	交通事故中轻型货车或篷车与其他和未特指机动车辆碰撞造成和未特指的轻型货车或篷车乘员的损伤		
	V59.500	交通事故中轻型货车或篷车与其他和未特指机动车辆碰撞造成轻型货车或篷车乘客的损伤		
	V59.400	交通事故中轻型货车或篷车与其他和未特指机动车辆碰撞造成轻型货车或篷车司机的损伤		
	V86.100	交通事故中全地带或其他越野机动车上的乘客的损伤		
	V86.300	交通事故中全地带或其他越野机动车上的乘员的损伤		
	V86.000	交通事故中全地带或其他越野机动车上的司机的损伤		
	V86.200	交通事故中全地带或其他越野机动车外部人员的损伤		
	V39.600	交通事故中三轮机动车与其他和未特指机动车辆碰撞造成的三轮机动车乘员的损伤		
	V39.500	交通事故中三轮机动车与其他和未特指机动车辆碰撞造成三轮机动车乘客的损伤		
	V39.400	交通事故中三轮机动车与其他和未特指机动车辆碰撞造成三轮机动车司机的损伤		

主要编码	附加编码	疾 病 名 称	别 名	备 注
	V49.600	交通事故中小汽车与其他和未特指机动车辆碰撞造成的小汽车乘员的损伤		
	V49.500	交通事故中小汽车与其他机动车辆碰撞造成小汽车乘客的损伤		
	V49.400	交通事故中小汽车与其他机动车辆碰撞造成小汽车司机损伤		
	V82.100	交通事故中因与机动车辆碰撞造成（市内有轨）电车乘员的损伤		
	V81.100	交通事故中因与机动车辆碰撞造成火车或铁路车辆乘员的损伤		
	V69.600	交通事故中重型运输车与其他和机动车辆碰撞造成重型运输车乘员的损伤		
	V69.500	交通事故中重型运输车与其他机动车辆碰撞造成重型运输车乘客的损伤		
	V69.400	交通事故中重型运输车与其他机动车辆碰撞造成重型运输车司机的损伤		
	V83.100	交通事故中专用工业车辆上的乘客的损伤		
	V83.300	交通事故中专用工业车辆上的乘员的损伤		
	V83.000	交通事故中专用工业车辆上的司机的损伤		
	V83.200	交通事故中专用工业车辆外部人员的损伤		
	V85.100	交通事故中专用建筑车辆上的乘客的损伤		
	V85.300	交通事故中专用建筑车辆上的乘员的损伤		
	V85.000	交通事故中专用建筑车辆上的司机的损伤		
	V85.200	交通事故中专用建筑车辆外部人员的损伤		
	V84.100	交通事故中专用农业车辆上的乘客的损伤		
	V84.300	交通事故中专用农业车辆上的乘员的损伤		

主要编码	附加编码	疾 病 名 称	别 名	备 注
	V84.000	交通事故中专用农业车辆上的司机的损伤		
	V84.200	交通事故中专用农业车辆外部人员的损伤		
N94.804		交通性腹膜鞘突管积液		
G91.000		交通性脑积水		
E04.104		胶性结节甲状腺肿		
M35.902		胶原病		
K52.801		胶原性结肠炎		胶原性结肠炎（collagenous colitis）是以慢性水样腹泻、结肠黏膜结肠镜下正常，而病理学检查可见上皮下胶原带增厚和固有层非特异性炎性细胞浸润为特征的一组临床病理综合征，为显微镜结肠炎的亚型之一。查：结肠炎－慢性（非传染性）K52.9 核对一卷 K52.8
M35.903†	G63.5*	胶原血管性多神经病		
M11.801		焦磷酸盐结晶性关节炎（病）		
F60.600		焦虑［回避］型人格障碍		
F41.102		焦虑性神经症		
F41.201		焦虑性抑郁症		
F41.900		焦虑障碍		
F41.800		焦虑障碍，其他特指的		
F41.101		焦虑状态		
L81.403		焦油性黑变病		
L85.801		角化棘皮瘤		
	M80711/3	角化性大细胞鳞状细胞癌		
H11.803		角结膜增生		
H17.801		角膜白斑		
H17.803		角膜斑翳		
H17.901		角膜瘢痕		
H17.900		角膜瘢痕和混浊		
H17.800		角膜瘢痕和混浊，其他的		
T26.601		角膜伴结膜酸性烧伤		
H18.400		角膜变性		
S05.001		角膜擦伤		
H18.300		角膜层改变		
H18.001		角膜沉着物		
H16.007		角膜穿孔		
S05.601		角膜穿通伤		

主要编码	附加编码	疾 病 名 称	别 名	备 注
S05.204		角膜穿通伤伴玻璃体嵌顿		
S05.201		角膜穿通伤伴虹膜嵌顿		眼组织的部分穿透不能分类于穿通伤，穿通伤只有眼眶和眼球，对于角膜应该认为是裂伤
S05.202		角膜穿通伤伴虹膜脱垂		
S05.203		角膜穿通伤伴晶状体嵌顿		
C69.100		角膜恶性肿瘤		
T85.310		角膜缝线外露		
H18.803		角膜干燥症		
T26.600		角膜和结合膜囊腐蚀伤		
T26.100		角膜和结合膜囊烧伤		
H18.002		角膜黑变病		
H18.702		角膜后弹性层膨出		
T26.602		角膜化学性烧伤		
H17.902		角膜混浊		
H17.100		角膜混浊，其他中心性		
H18.700		角膜畸形，其他的		
H18.900		角膜疾患		
T26.603		角膜碱性烧伤		
A18.506†	H19.2*	角膜结核		
H18.807		角膜结膜化		
H16.200		角膜结膜炎		
H16.000		角膜溃疡		
H16.001		角膜溃疡性穿孔		
H18.401		角膜老年环		角膜老年环是角膜周边部基质内的类脂质沉着，是角膜变性的一种。查：老年环（角膜） H18.4
D31.100		角膜良性肿瘤		
S05.301		角膜裂伤		
H44.401		角膜瘘		
S05.002		角膜磨损		
H18.808		角膜内皮失代偿		
H18.802		角膜囊肿		
H16.302		角膜脓肿		
H18.805		角膜皮赘		
H20.901		角膜葡萄膜炎	眼色素层角膜炎	
H18.701		角膜葡萄肿		

主要编码	附加编码	疾 病 名 称	别 名	备 注
H18.800		角膜其他特指的疾患		
S05.302		角膜全层裂伤		
H18.801		角膜溶解		
H18.000		角膜色素沉着和沉着物		
H18.806		角膜上皮脱落		角膜上皮脱落是角膜上皮变性的一种类型，是指一定面积全层细胞剥落，而基底膜、前弹力层、基底层正常者。查：病，疾病-角膜--特指的　H18.8
T26.101		角膜烧伤		
H18.200		角膜水肿，其他的		
T26.604		角膜酸性烧伤		
S05.803		角膜损伤		
H16.400		角膜新血管形成		
H16.401		角膜血管翳		
H16.402		角膜血管影		
H18.003		角膜血染	角膜血染症、角膜铁染	角膜血染，长期充满前房的积血同时伴有眼压升高时，由于高眼压和前房红细胞碎片的刺激，可引起或加重角膜内皮暂时性代偿功能失调，红细胞破碎产物通过角膜内皮进入实质层，而成血红蛋白，使角膜呈巧克力色盘状浑浊。多见于眼球挫伤或穿孔伤引起前房积血之后，亦可见于出血性青光眼。查：角膜积血　H18.0
H16.900		角膜炎		
H16.800		角膜炎，其他的		
T85.311		角膜移植片溶解		
Z94.700		角膜移植状态		
T15.000		角膜异物		
H18.502		角膜营养不良		
D09.202		角膜原位癌		
H17.802		角膜云翳		
H18.901		角膜肿物		
	Y56.400	角质层分离药、角质层增生药和其他毛发治疗的药物和制剂的有害效应		
T49.400		角质层分离药、角质层增生药和其他毛发治疗的药物和制剂中毒		
L13.100		角质层下小脓疱性皮炎		
K45.804		绞窄性闭孔疝		

主要编码	附加编码	疾 病 名 称	别　名	备　注
K56.201		绞窄性肠梗阻		
K40.310		绞窄性腹股沟疝		
K45.003		绞窄性腹疝伴肠梗阻		
K41.301		绞窄性股疝		
I84.103		绞窄性内痔		
K46.001		绞窄性小肠疝		
K45.001		绞窄性造口疝		
Z47.900		矫形外科的随诊医疗		
Z47.800		矫形外科的随诊医疗，其他特指的		
T84.700		矫形外科假体装置、植入物和移植物引起的感染和炎症性反应，其他内部的		
Z46.700		矫形外科用装置的安装和调整		
T84.400		矫形外科装置、植入物和移植物的机械性并发症，其他内部的		
E51.100		脚气病		
B35.300		脚癣		
M77.503		脚趾滑囊炎		
M20.506		脚趾挛缩		
M79.603		脚趾痛		
M20.507		脚趾下垂		
M79.805		脚趾肿胀		
	Y25.x00	接触爆炸物，意图不确定的		
Z57.502		接触苯		
	X23.x00	接触大黄蜂、黄蜂和蜜蜂		
	W26.x00	接触刀、剑或匕首		
	W28.x00	接触动力割草机		
	X20.x00	接触毒蛇和蜥蜴		
	X21.x00	接触毒蜘蛛		
	Y29.x00	接触钝器，意图不确定的		
Z57.505		接触二氯乙烷		
Z57.507		接触二氯油硝基苯		
Z57.201		接触粉尘		
	W25.x00	接触锋利的玻璃		
Z57.504		接触汞		
	W56.x00	接触海生动物的损伤		

主要编码	附加编码	疾 病 名 称	别 名	备 注
Z20.500		接触和暴露于病毒性肝炎		
Z20.000		接触和暴露于肠道传染病		
Z20.900		接触和暴露于传染病		
Z20.400		接触和暴露于风疹		
Z20.100		接触和暴露于结核病		
Z20.300		接触和暴露于狂犬病		
Z20.800		接触和暴露于其他传染病		
Z20.600		接触和暴露于人类免疫缺陷病毒〔HIV〕		
Z20.700		接触和暴露于虱病、螨病和其他病虫侵染		
Z20.200		接触和暴露于主要为性传播模式的传染病		
Z57.506		接触甲苯二异氢酸		
	Y28.x00	接触尖锐物体，意图不确定的		
Z20.702		接触螨病病虫侵染		
Z57.501		接触锰		
	W30.x00	接触农业机械		
	W46.x00	接触皮下注射器针头		
	W31.x00	接触其他的机械		
	X19.x00	接触其他的热和烫的物质		
	W29.x00	接触其他动力手工工具和家用机械		
	X18.x00	接触其他热的金属		
	X12.x00	接触其他热液体		
	X27.x00	接触其他特指的有毒动物		
	X28.x00	接触其他特指的有毒植物		
	X25.x00	接触其他有毒的节肢动物		
Z57.508		接触汽油		
Z57.503		接触铅		
	X17.x00	接触热的发动机、机械和工具		
	X15.x00	接触热的家用器具		
	X16.x00	接触热的取暖器具、散热器和管		
	X14.x00	接触热空气和气体		
	X10.x00	接触热饮料、食物和动植物油		
	X11.x00	接触热自来水		

主要编码	附加编码	疾 病 名 称	别 名	备 注
	W24.x00	接触升降和传送装置，不可归类在他处者		
Z20.701		接触虱病病虫侵染		
	W27.x00	接触无动力手工工具		
	X24.x00	接触蜈蚣和（热带）有毒的千足虫		
	X22.x00	接触蝎子		
L25.900		接触性皮炎		
L25.800		接触性皮炎，其他物质引起的		
L50.600		接触性荨麻疹		
	X26.x00	接触有毒的海生动物和植物		
	X29.x00	接触有毒动物或植物		
	Y27.x00	接触蒸气、热气和热物体，意图不确定的		
	X13.x00	接触蒸气和热蒸气		
	W60.x00	接触植物荆棘和刺以及锐利叶片的损伤		
B46.900		接合菌病		
B46.800		接合菌病，其他的		
Z04.900		接受检查和观察		
Z04.600		接受权威机构要求的一般精神科检查		
Z04.000		接受血中酒精和血中药物检验		
Z24.001		接种脊髓灰质炎疫苗		
Z24.601		接种乙型病毒性肝炎疫苗		
G24.805		节段型肌张力障碍		
M99.000		节段性和躯体性功能障碍		
C75.501		节旁体恶性肿瘤		
D35.601		节旁体良性肿瘤		
T63.400		节肢动物的毒液的毒性效应，其他的		
A94.x00		节肢动物媒介的病毒性发热		
A93.800		节肢动物媒介的病毒性发热，其他特指的		
A85.200		节肢动物媒介的病毒性脑炎		
B88.200		节肢动物侵染，其他的		
T63.402		节肢动物咬伤		
Z90.405		结肠部分切除术后状态		

主要编码	附加编码	疾　病　名　称	别　名	备　注
K92.206		结肠出血		
K63.103		结肠穿孔		
Q43.200		结肠的其他先天性功能性疾患		
D37.400		结肠动态未定或动态未知的肿瘤		
C18.900		结肠恶性肿瘤		
Z85.006		结肠恶性肿瘤个人史		
C18.300		结肠肝曲恶性肿瘤		
D12.301		结肠肝曲良性肿瘤		
K56.702		结肠梗阻		
C19.x01		结肠和直肠恶性肿瘤		
K63.812		结肠黑变病		
K63.809		结肠积气		
C78.504		结肠继发恶性肿瘤		
C45.705		结肠间皮瘤		
C18.800		结肠交搭跨越恶性肿瘤的损害		
A18.305†	K93.0*	结肠结核瘤		
K50.102		结肠克罗恩病		
K63.305		结肠溃疡		
K59.301		结肠扩张		
D12.600		结肠良性肿瘤		
K63.204		结肠瘘		
T18.400		结肠内异物		
K63.810		结肠囊肿		
K56.203		结肠扭转		
C18.500		结肠脾曲恶性肿瘤		
D12.302		结肠脾曲良性肿瘤		
K57.303		结肠憩室		
K57.202		结肠憩室伴腹膜炎		
K57.304		结肠憩室炎		
S36.500		结肠损伤		
K56.101		结肠套叠		
K91.808		结肠吻合口炎		
K63.500		结肠息肉		
C48.102		结肠系膜恶性肿瘤		
C45.102		结肠系膜间皮瘤		
K63.401		结肠下垂		

主要编码	附加编码	疾 病 名 称	别　名	备　注
C18.901		结肠腺瘤恶变		
D12.602		结肠腺瘤样息肉病		
J86.002		结肠胸腔瘘		
K55.200		结肠血管发育不良		
K55.201		结肠血管扩张症	结肠血管发育不良、结肠血管扩张、结肠动静脉畸形	结肠血管扩张症是一组结肠血管畸形病变的总称，是由良性非肿瘤性扩张的血管丛构成，1960年Margulis首次通过肠系膜动静脉造影证实了结肠血管扩张症的存在，以后有关报道逐渐增多。近年发现该病是引起下消化道出血的主要原因之一，尤其是老年病人，大约占所有下消化道出血原因的4%左右。随着纤维结肠镜的广泛应用，有关肝硬化，门脉高压症患者结肠血管扩张症的报道也愈来愈多。查：发育不良（结肠）　K55.2
A09.902		结肠炎		
K51.401		结肠炎性息肉		
D01.000		结肠原位癌		
T81.029		结肠造口出血		
K91.400		结肠造口术和小肠造口术后功能障碍		
K91.404		结肠造口术后狭窄	手术后结肠造瘘口狭窄	国标库误将"手术后结肠造瘘口狭窄"分出独立条目，编码于K91.407。现合并于此条目
K91.405		结肠造口脱垂		
Z43.300		结肠造口维护		
Z93.300		结肠造口状态		
D37.401		结肠肿瘤		
K63.811		结肠肿物		
Q43.401		结肠重复畸形		
M35.901		结缔组织病		
M35.904†	J99.1*	结缔组织病肺间质纤维化		
M35.900		结缔组织的系统性受累		
D48.100		结缔组织和其他软组织动态未定或动态未知的肿瘤		
D21.900		结缔组织和其他软组织良性肿瘤		
C49.900		结缔组织和软组织恶性肿瘤		
C49.800		结缔组织和软组织交搭跨越恶性肿瘤的损害		
C79.827		结缔组织继发恶性肿瘤		

主要编码	附加编码	疾 病 名 称	别 名	备 注
A18.819†	M36.8*	结缔组织结核		
M35.800		结缔组织其他特指的系统性受累		
M79.810		结缔组织炎		
K00.202		结合齿		
C69.000		结合膜恶性肿瘤		
D31.000		结合膜良性肿瘤		
T26.102		结合膜囊烧伤		
T15.100		结合膜囊异物		
S05.000		结合膜损伤和角膜擦伤，未提及异物		
O98.000		结核并发于妊娠、分娩和产褥期		
Z86.104		结核个人史		
R76.100		结核菌素试验的异常反应		
A16.801		结核性鼻窦炎		
A15.802		结核性鼻窦炎，病理（+）		
A15.801		结核性鼻窦炎，细菌学（+）		
A18.304†	K93.0*	结核性肠炎		
A19.901		结核性多浆膜炎		
A16.210		结核性肺不张		
A16.203		结核性肺纤维变性		
A16.023		结核性肺纤维变性，病理（-）		
A15.203		结核性肺纤维变性，病理（+）		
A16.003		结核性肺纤维变性，痰镜检（-）		
A15.003		结核性肺纤维变性，痰镜检（+）		
A16.013		结核性肺纤维变性，痰培养（-）		
A15.103		结核性肺纤维变性，痰培养（+）		
A16.103		结核性肺纤维变性，未做细菌学和组织学检查		
A16.032		结核性肺纤维变性，细胞学（组织学）（-）		
A15.303		结核性肺纤维变性经证实（+）		

主要编码	附加编码	疾 病 名 称	别 名	备 注
A16.202		结核性肺炎		
A16.022		结核性肺炎，病理（-）		
A15.204		结核性肺炎，病理（+）		
A16.002		结核性肺炎，痰镜检（-）		
A15.004		结核性肺炎，痰镜检（+）		
A16.012		结核性肺炎，痰培养（-）		
A15.104		结核性肺炎，痰培养（+）		
A16.102		结核性肺炎，未做细菌学和组织学检查		
A16.031		结核性肺炎，细胞学（组织学）（-）		
A15.304		结核性肺炎经证实（+）		
A18.314†	K67.3*	结核性腹膜炎		
A18.309		结核性腹腔积液		
A18.818†	I79.8*	结核性腹主动脉炎		
A18.306†	K93.0*	结核性肛瘘		
	M01.1*	结核性关节炎		
A18.011†	M49.0*	结核性脊柱后凸		
A18.013†	M49.0*	结核性脊柱裂		
A18.408		结核性结节性红斑		
A18.409		结核性狼疮		狼疮-结核性 A18.4
A18.211		结核性淋巴管炎		
A17.807†	G94.0*	结核性脑积水		
A17.001†	G01*	结核性脑脊髓膜炎		
A17.803†	G05.0*	结核性脑膜脑炎		
A17.000†	G01*	结核性脑膜炎		
B90.002		结核性脑膜炎后遗症		
A17.805†	G07*	结核性脑脓肿		
A17.802†	G07*	结核性脑肉芽肿		
A17.804†	G05.0*	结核性脑炎		
A16.505		结核性脓气胸		
A16.501		结核性脓胸		
A15.603		结核性脓胸，病理（+）		
A15.602		结核性脓胸，细菌学（+）		
B90.804		结核性皮肤瘢痕		
A18.405		结核性皮肤脓肿		

主要编码	附加编码	疾 病 名 称	别 名	备 注
A16.204		结核性气胸		
A16.024		结核性气胸，病理（－）		
A15.205		结核性气胸，病理（＋）		
A16.004		结核性气胸，痰镜检（－）		
A15.005		结核性气胸，痰镜检（＋）		
A16.014		结核性气胸，痰培养（－）		
A15.105		结核性气胸，痰培养（＋）		
A16.104		结核性气胸，未做细菌学和组织学检查		
A16.033		结核性气胸，细胞学（组织学）（－）		
A15.305		结核性气胸经证实（＋）		
A18.104†	N29.1*	结核性肾脓肿		
A18.105†	N29.1*	结核性肾盂积水		
A16.503		结核性渗出性胸膜炎		
A15.607		结核性渗出性胸膜炎，病理（＋）		
A15.606		结核性渗出性胸膜炎，细菌学（＋）		
A18.807†	K23.0*	结核性食管炎		
A18.107†	N29.1*	结核性输尿管狭窄		
A18.809†	I32.0*	结核性心包积液		
A18.808†	I32.0*	结核性心包炎		
A15.601		结核性胸膜炎，病理（＋）		
A15.600		结核性胸膜炎，经细菌学和组织学所证实		
A16.500		结核性胸膜炎，未提及细菌学或组织学的证实		
A16.502		结核性胸腔积液		
A15.605		结核性胸腔积液，病理（＋）		
A15.604		结核性胸腔积液，细菌学（＋）		
A18.116†	N51.8*	结核性阴囊瘘		
A16.205		结核性支气管扩张		
A16.025		结核性支气管扩张，病理（－）		
A15.206		结核性支气管扩张，病理（＋）		

主要编码	附加编码	疾 病 名 称	别 名	备 注
A16.005		结核性支气管扩张，痰镜检（-）		
A15.006		结核性支气管扩张，痰镜检（+）		
A16.015		结核性支气管扩张，痰培养（-）		
A15.106		结核性支气管扩张，痰培养（+）		
A16.105		结核性支气管扩张，未做细菌学和组织学检查		
A16.034		结核性支气管扩张，细胞学（组织学）（-）		
A15.306		结核性支气管扩张经证实（+）		
A16.405		结核性支气管胸膜瘘		
A18.601†	H67.0*	结核性中耳炎		
A18.200		结核性周围淋巴结病		
A30.100		结核样型麻风		
D86.900		结节病		
D86.800		结节病，其他和联合部位的		
	M63.3*	结节病性肌炎		
	G53.2*	结节病引起的多发性脑神经麻痹		
L67.000		结节性脆发病		
L70.002		结节性痤疮		
M30.000		结节性多动脉炎		
M30.002†	G63.5*	结节性多动脉炎性多神经病		
M30.001†	G73.7*	结节性多动脉炎性肌病		
M30.003†	G63.5*	结节性多动脉炎性周围神经病		
M79.302		结节性非化脓性脂膜炎		
K74.610		结节性肝硬化		
L52.x00		结节性红斑		
E78.201		结节性黄色瘤		
E04.902		结节性甲状腺肿		结节性甲状腺肿指肿大的甲状腺肿含有局限性结节。甲状腺肿结节：囊性结节
E05.202		结节性甲状腺肿伴甲状腺功能亢进症		
M65.301		结节性腱鞘病		
M72.410		结节性筋膜炎		

主要编码	附加编码	疾 病 名 称	别 名	备 注
C81.001	M96590/3	结节性淋巴细胞为主型霍奇金病		
	M96960/3	结节性淋巴细胞性低分化淋巴瘤		
	M96930/3	结节性淋巴细胞性高分化淋巴瘤		
	M96940/3	结节性淋巴细胞性中分化淋巴瘤		
L95.801		结节性血管炎		
L28.100		结节性痒疹		
C81.100		结节性硬化型霍奇金病		
Q85.100		结节性硬化症		
E78.210		结节疹性黄色瘤		
M11.900		结晶性关节病		
M11.800		结晶性关节病，其他特指的		
H11.200		结膜瘢痕		
H11.100		结膜变性和沉着物		
H11.101		结膜沉着物		
H11.403		结膜充血		
H11.300		结膜出血		
	H13.0*	结膜的丝虫感染		
H11.404		结膜动脉瘤		
H11.104		结膜干燥		
H11.900		结膜疾患		
H11.106		结膜角化		
H11.105		结膜结石		
H10.801		结膜溃疡		
H11.801		结膜淋巴管扩张		
Z42.004		结膜囊瘢痕修复		修复-瘢痕组织--头部和颈部　Z42.0
H11.804		结膜囊畸形		由结膜形成的囊状间隙称为结膜囊，通俗地说就是眼皮和眼球之间的间隙
H11.401		结膜囊肿		
H11.800		结膜其他特指的疾患		
H11.808		结膜溶解		
H10.401		结膜肉芽肿		
H11.108		结膜色素沉着病		
H11.402		结膜水肿		
H11.805		结膜松弛		

主要编码	附加编码	疾病名称	别名	备注
T26.605		结膜酸性烧伤		
L12.102†	H13.3*	结膜天疱疮		
H11.103		结膜铁质沉着症		
H11.807		结膜脱垂		
H11.806		结膜息肉		
H11.400		结膜血管疾患和囊肿，其他的		
H10.900		结膜炎		
H10.800		结膜炎，其他的		
H11.107		结膜银质沉着病		
H11.901		结膜肿物		
C85.716		结内边缘带 B 细胞淋巴瘤		
	M96991/3	结内边缘带 B 细胞淋巴瘤		
N20.901		结石性肾盂肾炎		
C85.717		结外边缘带 B 细胞淋巴瘤		
	M96992/3	结外边缘带 B 细胞淋巴瘤		
I49.403		结性逸搏		
H21.204		睫状体变性		
H21.003		睫状体出血		
C69.400		睫状体恶性肿瘤		
H21.503		睫状体离断		
D31.400		睫状体良性肿瘤		
S05.305		睫状体裂伤		
H21.302		睫状体囊肿		
H21.103		睫状体新生血管		
T87.400		截断术残端的感染		
T87.500		截断术残端的坏死		
T87.600		截断术残端的其他和未特指的并发症		
T87.300		截断术残端的神经瘤		
G82.200		截瘫		
T87.601		截肢残端溃疡		
	Y57.200	解毒剂和螯合剂的有害效应，不可归类在他处者		
T50.600		解毒剂和螯合剂中毒，不可归类在他处者		金属原子或离子与含有两个或两个以上配位原子的配位体作用，生成具有环状结构的络合物，该络合物称螯合物。能生成螯合物的这种配体物质螯合剂，也成为络合剂

主要编码	附加编码	疾病名称	别名	备注
	Y57.300	解酒药的有害效应		
N39.404		解剖性尿失禁		
T39.902		解热药中毒		
B86.x00		疥疮		
O81.400		借助真空吸引器分娩		
P36.200		金黄色酿脓葡萄球菌性新生儿脓毒症		
A41.000		金黄色葡萄球菌性败血症		
	B95.600	金黄色葡萄球菌作为分类于其他章疾病的原因		
T56.900		金属的毒性效应		
T56.800		金属的毒性效应，其他的		
L23.000		金属引起的变应性接触性皮炎		
B56.100		津巴布韦锥虫病		
M79.807		筋膜腐坏		腐肉形成（多发性）（崩蚀性溃疡）（皮肤）（另见坏疽）-筋膜　M79.8
M72.805		筋膜脓肿		
M72.922		筋膜炎		
O71.400		仅产科高位阴道裂伤		
S82.400		仅腓骨骨折		
T95.400		仅根据涉及体表范围分类的烧伤和腐蚀伤后遗症		
S68.200		仅两个或更多手指创伤性切断（完全）（部分）		
Z23.600		仅为抗白喉采取必要的免疫		
Z23.700		仅为抗百日咳采取必要的免疫		
Z24.500		仅为抗风疹采取必要的免疫		
Z23.000		仅为抗霍乱采取必要的免疫		
Z25.000		仅为抗流行性腮腺炎采取必要的免疫		
Z24.400		仅为抗麻疹采取必要的免疫		
Z23.500		仅为抗破伤风采取必要的免疫		
Z23.100		仅为抗伤寒-副伤寒采取必要的免疫［TAB］		
N39.405		紧迫性尿失禁		
F20.200		紧张型精神分裂症		
G44.200		紧张型头痛	肌收缩性头痛	

主要编码	附加编码	疾 病 名 称	别 名	备 注
F20.201		紧张症综合征		紧张症（catatonia）是一组精神运动和意志的质的紊乱，包括刻板、作态、自动服从症、僵硬、模仿动作、缄默症、违拗症、自动症和冲动行为等。这些现象可在运动过多、过少或运动不能的背景下出现。本症并不限于分裂症，也可见于器质性脑病（如脑炎）、其他躯体疾病和情感障碍
M35.802		近端指间关节周围胶原沉积症		
Z35.804		近亲婚配妊娠监督		
H30.001		近乳头性脉络膜视网膜炎		
H52.100		近视		
F50.900		进食障碍		
F50.800		进食障碍，其他的		
A81.200		进行性多灶性白质脑病		
Q78.300		进行性骨干发育异常	增殖性骨膜炎、对称性硬化性厚骨症、Engelmann 病或 Camurati-Engelmann 病、卡穆拉蒂-恩格尔曼综合征	
M61.100		进行性骨化性肌炎		
M61.101		进行性骨化性纤维发育不良		
G23.100		进行性核上性眼肌麻痹［斯蒂尔-里查森-奥尔谢夫斯基］		
G71.001		进行性肌营养不良		
G40.310		进行性肌阵挛性癫痫		
G12.206		进行性脊髓性肌萎缩		
Q77.701		进行性假性类风湿发育不良症		发育不良-脊椎骨骺 Q77.7
G12.204		进行性球麻痹		
M34.000		进行性全身性硬皮病	进行性系统性硬化症	
L81.701		进行性色素性皮肤病		
I67.300		进行性血管性脑白质病		
H49.400		进行性眼外肌麻痹		
T69.000		浸泡手和足		
A16.208		浸润型肺结核		
A16.028		浸润型肺结核，病理（-）		
A15.208		浸润型肺结核，病理（+）		

主要编码	附加编码	疾病名称	别名	备注
A16.008		浸润型肺结核，痰镜检（-）		
A15.008		浸润型肺结核，痰镜检（+）		
A16.018		浸润型肺结核，痰培养（-）		
A15.108		浸润型肺结核，痰培养（+）		
A16.108		浸润型肺结核，未做细菌学和组织学检查		
A16.037		浸润型肺结核，细胞学（组织学）（-）		
A15.308		浸润型肺结核经证实（+）		
	M85234/3	浸润性导管癌和微乳头状癌		
L87.900		经表皮排除疾患		
L87.800		经表皮排除疾患，其他的		
S72.100		经大转子骨折		
O82.100		经急症剖宫产术的分娩		
B53.800		经寄生虫学证实的疟疾，其他的不可归类在他处者		
N94.000		经间痛		
O82.900		经剖宫产术分娩		
O82.200		经剖宫产子宫切除术的分娩		
N92.601		经期延长		
O82.800		经其他剖宫产术的单胎分娩		
N94.300		经前紧张征		
O82.000		经选择性剖宫产术的分娩		
N94.805		经血潴留		
M95.207		茎突过长		
R56.803		惊厥		
R56.800		惊厥，其他和未特指的		
F41.001		惊恐发作		
F41.000		惊恐障碍［间歇发作性焦虑］		
H26.901		晶体混浊		
H20.200		晶体诱发性虹膜睫状体炎		
L74.100		晶状痱		
H27.101		晶状体不全脱位		
S05.603		晶状体穿通伤		
S05.103		晶状体挫伤		
H27.900		晶状体疾患		
H27.800		晶状体其他特指的疾患		

主要编码	附加编码	疾　病　名　称	别　名	备　注
Q12.200		晶状体缺损		
H40.505		晶状体溶解性青光眼		
S05.805		晶状体损伤		
H27.100		晶状体脱位		
H40.504		晶状体脱位性青光眼		
H27.102		晶状体完全脱位		
H40.503		晶状体性青光眼		晶状体性青光眼分三类：①晶状体溶解性青光眼；②晶状体残留皮质性青光眼；③晶状体过敏性青光眼。查：青光眼-见于--晶状体疾患　H40.5
E72.203		精氨基琥珀酸尿症		
N36.801		精阜肥大		
N50.813		精阜囊肿		
N50.814		精囊瘢痕		
C63.701		精囊恶性肿瘤		
C79.816		精囊继发恶性肿瘤		
D29.701		精囊良性肿瘤		
N50.815		精囊囊肿		
S37.802		精囊损伤		
N49.001		精囊炎		
N49.000		精囊炎性疾患		
N49.002		精囊周围炎		部位周围的疾病常常被按该部分进行分类
Z86.501		精神病个人史		
F79.900		精神发育迟缓，未提及行为缺陷		
F79.000		精神发育迟缓，无或轻微行为缺陷的		
F79.100		精神发育迟缓，需要加以关注或治疗的显著行为缺陷		
Z81.000		精神发育迟缓家族史		
F78.900		精神发育迟缓其他的，未提及行为缺陷		
F79.800		精神发育迟缓引起的，其他的		
F20.900		精神分裂症		
F20.800		精神分裂症，其他的		
F20.400		精神分裂症后抑郁		
F53.800		精神和行为障碍，其他与产褥期有关的不可归类在他处者		
Z13.300		精神和行为障碍的特殊筛查		

主要编码	附加编码	疾　病　名　称	别　名	备　注
Z86.500		精神和行为障碍个人史，其他的		
Z81.800		精神和行为障碍家族史，其他的		
Z86.400		精神活性物质滥用个人史		
Z81.300		精神活性物质滥用家族史，其他的		
F62.100		精神科疾病后持久性人格改变		
Z00.401		精神科全面检查		
F48.801		精神衰弱		
T43.600		精神兴奋剂中毒伴有滥用潜势		
F45.805		精神性多饮		R63.1 烦渴［多饮］中没有指出精神性多饮的编码，而且类目、亚目下也没有不包括的说明，只说明进食问题不包括 F45.8 亚目指出任何非由于躯体障碍引起的感觉、功能和行为障碍，它们不能通过自主系统的调节，局限于身体的特定系统和部位，并且在时间上与应激事件或问题紧密相关。查：障碍-心因性 NEC--躯体 NEC　F45.8
F45.401		精神性疼痛		
Z04.601		精神医学鉴定		
F45.802		精神源性风湿病		
F45.807		精神源性痛经		
F99.x00		精神障碍		
O99.300		精神障碍和神经系统疾病并发于妊娠、分娩和产褥期		
N49.100		精索、鞘膜和输精管炎性疾患		
C63.100		精索恶性肿瘤		
I86.101		精索静脉曲张		
I87.120		精索静脉压迫综合征		
D17.600		精索良性脂肪瘤样肿瘤		
D29.702		精索良性肿瘤		
N50.816		精索囊肿		
N44.x02		精索扭转		
N43.302		精索鞘膜积液		
N49.101		精索炎		
Z31.402		精子计数		
N43.400		精子囊肿		
R86.901		精子异常		

主要编码	附加编码	疾 病 名 称	别 名	备 注
M53.100		颈臂综合征		
H70.003		颈部贝佐尔德脓肿		
S10.901		颈部挫伤		
S12.900		颈部的骨折		
R22.100		颈部的局部肿胀、肿物和肿块		
S11.900		颈部的开放性伤口		
S10.900		颈部的浅表损伤		
T34.100		颈部冻伤伴有组织坏死		
S11.700		颈部多处开放性伤口		
S10.700		颈部多处浅表损伤		
S19.700		颈部多处损伤		
S13.300		颈部多发性脱位		
C43.401		颈部恶性黑色素瘤		
C76.002		颈部恶性肿瘤		
T91.800		颈部和躯干其他特指损伤的后遗症		
T91.000		颈部和躯干浅表损伤和开放性伤口后遗症		
T91.900		颈部和躯干损伤的后遗症		
M95.301		颈部畸形		
S17.900		颈部挤压伤		
S14.100		颈部脊髓其他和未特指的损伤		
S14.001		颈部脊髓水肿		
S14.101		颈部脊髓损伤		
S14.002		颈部脊髓震荡		
S14.000		颈部脊髓震荡和水肿		
C79.834		颈部继发性恶性肿瘤		
S14.500		颈部交感神经损伤		
D48.107		颈部结缔组织动态未定肿瘤		
C49.002		颈部结缔组织和软组织恶性肿瘤		
D48.108		颈部结缔组织肿瘤		
R22.101		颈部局部肿物		
S11.000		颈部开放性伤口累及喉和气管		
S11.100		颈部开放性伤口累及甲状腺		
S11.200		颈部开放性伤口累及咽和颈部食管		
D36.703		颈部良性肿瘤		

主要编码	附加编码	疾 病 名 称	别 名	备 注
D18.102		颈部淋巴管瘤		
C77.002		颈部淋巴结继发恶性肿瘤		
L57.200		颈部菱形皮		
S13.601		颈部扭伤		
C44.401		颈部皮肤恶性肿瘤		
C79.203		颈部皮肤继发恶性肿瘤		
D23.401		颈部皮肤良性肿瘤		
L02.100		颈部皮肤脓肿、疖和痈		
D04.401		颈部皮肤原位癌		
S12.800		颈部其他部位的骨折		
S17.800		颈部其他部位的挤压伤		
S11.800		颈部其他部位的开放性伤口		
S10.800		颈部其他部位的浅表损伤		
S13.200		颈部其他和未特指部位的脱位		
S13.600		颈部其他和未特指部位关节和韧带扭伤和劳损		
S14.600		颈部其他和未特指神经的损伤		
S19.800		颈部其他特指的损伤		
T33.100		颈部浅表冻伤		
S13.402		颈部韧带扭伤		
L08.906		颈部软组织感染		
S14.601		颈部神经损伤		
S10.003		颈部食管挫伤		
C15.000		颈部食管恶性肿瘤		
S19.900		颈部损伤		
S13.201		颈部脱位		
Q18.903		颈部先天性畸形		
Q18.806		颈部先天性畸形，其他的		
D18.004		颈部血管瘤		
S10.902		颈部异物		
D03.401		颈部原位黑色素瘤		
E65.x07		颈部脂肪堆积		
D17.002		颈部脂肪瘤		
M54.001		颈部脂膜炎		
S14.400		颈部周围神经损伤		
M95.300		颈的后天性变形		
I65.200		颈动脉闭塞和狭窄		
I63.204		颈动脉闭塞脑梗死		
G45.102		颈动脉闭塞综合征		

主要编码	附加编码	疾 病 名 称	别　名	备　注
I60.001		颈动脉动脉瘤破裂伴蛛网膜下隙出血		
G90.001		颈动脉窦性晕厥	颈动脉窦综合征、颈动脉窦过敏综合征、Weiss-Baker综合征、Charcot-Weiss-Baker综合征	颈动脉窦性晕厥是一组自发地突发性头昏、乏力、耳鸣以至晕厥的临床综合征。于1930年由Roskam等首先报道，随后Weiss和Baker对15例病例进行了详细描述，并提出颈动脉窦的超敏反应是发生晕厥的原因，本病发生持续时间短暂，一般仅1~4分钟，有时有神志丧失，可长达20分钟左右，很少发生惊厥。查：晕厥-颈动脉窦性　G90.0
I72.001		颈动脉假性动脉瘤		
I72.003		颈动脉扩张		
I72.000		颈动脉瘤		
I63.102		颈动脉栓塞脑梗死		
S15.000		颈动脉损伤		
D44.600		颈动脉体动态未定或动态未知的肿瘤		
C75.400		颈动脉体恶性肿瘤		
D35.500		颈动脉体良性肿瘤		
D44.601		颈动脉体肿瘤		
I60.000		颈动脉弯管和权的蛛网膜下出血		
I63.203		颈动脉狭窄脑梗死		
I63.002		颈动脉血栓形成脑梗死		
I70.806		颈动脉硬化		
I77.101		颈动脉迂曲		
G45.100		颈动脉综合征（大脑半球的）		
D32.102		颈段脊膜瘤		
Q05.000		颈段脊柱裂伴有脑积水		
Q05.500		颈段脊柱裂不伴有脑积水		
D22.401		颈黑素细胞痣		
M53.001		颈后交感神经综合征		
M53.101		颈肩综合征		颈肩综合征乃是颈部、肩部，以至臂肘的肌筋并联发生酸软、痹痛、乏力感，及功能障碍等临床表现的病症。本症多于肩周炎基础上累及演进形成，好发于中老年人，以女性的发病率较高。尚缺乏特效治疗，故病程迁延，是临床常见的难治病之一。颈肩综合征是以颈椎退行性病变为基础（椎间盘突出、骨质增生等）以及由此引起的颈肩部酸麻、胀痛症状的总称。查：综合征-颈臂（弥漫性）　M53.1

主要编码	附加编码	疾 病 名 称	别 名	备 注
D21.002		颈结缔组织良性肿瘤		
D32.021		颈静脉孔区脑膜瘤		
G52.704		颈静脉孔综合征		
I86.815		颈静脉扩张		
D44.702		颈静脉球动态未定肿瘤		
D44.703		颈静脉球肿瘤		
I86.806		颈静脉曲张		
I82.802		颈静脉血栓形成		
Q76.500		颈肋		
A18.205		颈淋巴结结核		
R59.005		颈淋巴结肿大		
M53.000		颈颅综合征		
A42.200		颈面部放线菌病		
I65.203		颈内动脉闭塞		
G45.101		颈内动脉供血不足	颈内动脉缺血	颈内动脉栓塞编码为I65.2。颈内动脉缺血的病因是梗死还是未梗死的编码不同，应尽量指明病因
I67.106		颈内动脉海绵窦瘘		
S15.001		颈内动脉裂伤		
I72.002		颈内动脉瘤		
I65.208		颈内动脉栓塞		
I65.201		颈内动脉狭窄		
I63.201		颈内动脉狭窄脑梗死		
I65.206		颈内动脉血栓形成		
T82.807		颈内动脉支架植入后再狭窄		
I67.202		颈内动脉粥样硬化		
S15.301		颈内静脉断裂		
I86.816		颈内静脉扩张		
S15.300		颈内静脉损伤		
I82.801		颈内静脉血栓形成		
Q18.300		颈蹼		
G54.200		颈神经根疾患，不可归类在他处者		
M54.200		颈痛		
I65.205		颈外动脉闭塞		
S15.003		颈外动脉裂伤		
I65.204		颈外动脉狭窄		

主要编码	附加编码	疾 病 名 称	别 名	备 注
I86.805		颈外静脉瘤		
S15.200		颈外静脉损伤		
M47.205		颈-心综合征		
M53.204		颈胸椎不稳定		
Q87.803		颈-眼-听神经综合征		颈-眼-听神经综合征（Wildervanck综合征）病因未明。但多有血缘关系的家族史。多见于女性，出生后颈短，两侧有翼蹼，眼眶下陷，眼球退缩，眼外直肌麻痹，少发，先天性耳聋。查：综合征-先天性--影响多个系统NEC　Q87.8
M48.006		颈腰综合征		颈腰综合征指颈椎和腰椎椎管同时狭窄，导致颈椎、腰椎椎管内神经受压产生颈椎病与腰椎病并存的临床表现和体征。查：狭窄-脊髓　M48.0
D36.102		颈周围神经和自主神经良性肿瘤		
S13.101		颈椎半脱位		
M53.203		颈椎不稳定		
S12.200		颈椎的骨折，其他特指的		
S12.700		颈椎多处骨折		
C41.201		颈椎恶性肿瘤		
M47.801		颈椎关节强硬	颈椎病	
M48.801		颈椎后纵韧带骨化		
M43.002		颈椎滑脱		
M46.001		颈椎肌腱端炎		
M46.004		颈椎棘上韧带炎	棘突炎	棘上韧带炎主要因为扭伤或者长期伏案、弯腰等工作，不注意工作姿势而发病，多见于第3~5胸椎棘上韧带，腰段则多见于中年以后。主要表现为局部疼痛，活动受限。查：肌腱端病-脊柱　M46.0
S14.200		颈椎棘突神经根的损伤		
M50.300		颈椎间盘变性，其他的		
S13.000		颈椎间盘创伤性破裂		
M50.900		颈椎间盘疾患		
M50.800		颈椎间盘疾患，其他的		
M50.000†	G99.2*	颈椎间盘疾患伴有脊髓病		
M50.100		颈椎间盘疾患伴有神经根病		
M50.101†	G55.1*	颈椎间盘疾患伴有神经根病		
M50.201		颈椎间盘突出		
M50.001†	G99.2*	颈椎间盘突出伴脊髓病		

主要编码	附加编码	疾 病 名 称	别 名	备 注
M50.200		颈椎间盘移位，其他的		
A18.005†	M49.0*	颈椎结核		
S13.400		颈椎扭伤和劳损		
M46.501		颈椎脓肿		
M48.901		颈椎退行性病变		
S13.100		颈椎脱位		
M48.501		颈椎楔形变		
M43.003		颈椎胸椎滑脱		
M50.301		颈椎胸椎椎间盘变性		
M50.901		颈椎胸椎椎间盘疾患		
M50.202		颈椎胸椎椎间盘突出		
M48.002		颈椎椎管狭窄		
M48.301		颈椎椎间盘创伤性退变		
M46.401		颈椎椎间盘炎		
I65.207		颈总动脉闭塞		
S15.002		颈总动脉裂伤		
I65.202		颈总动脉狭窄		
I63.202		颈总动脉狭窄脑梗死		
I86.804		颈总静脉瘤		
K03.102		净齿剂牙磨损		
M76.400		胫侧滑囊炎［佩莱格里尼-施蒂达］		
S85.100		胫动脉损伤（前）（后）		
I77.122		胫动脉支架内再狭窄		T82.8 编码为心脏和血管假体装置、植入物和移植物的其他并发症，包括由于其引起的栓塞、血栓形成、狭窄等。因此，本条目的编码有误，应修正为 T82.821
S82.203		胫腓骨闭合性骨折		
S82.201		胫腓骨干骨折		
S82.301		胫腓骨下端骨折		
S83.102		胫腓关节近端脱位		
S83.602		胫腓韧带上端撕裂		
S93.405		胫腓韧带远端撕裂		
S93.003		胫腓远端关节脱位		
M92.501		胫骨粗隆骨软骨病	奥斯古德-施拉特病	奥斯古德-施拉特病［胫骨粗隆骨软骨病］M92.5
C40.202		胫骨恶性肿瘤		
M89.810		胫骨非骨化性纤维瘤		

主要编码	附加编码	疾 病 名 称	别 名	备 注
S82.200		胫骨骨干骨折		
M86.913		胫骨骨髓炎		
M89.926		胫骨骨疣		
S82.202		胫骨骨折		
S82.501		胫骨骨折累及踝关节		
A18.022†	M90.0*	胫骨结核		
D16.202		胫骨良性肿瘤		
M92.502		胫骨内翻骨软骨病		
S82.100		胫骨上端骨折		
S82.102		胫骨头骨折		
S82.300		胫骨下端骨折		
M92.503		胫骨幼年型骨软骨病		
M89.911		胫骨肿物		
Q72.500		胫骨纵向短小缺陷		
S85.101		胫后动脉损伤		
I77.121		胫后动脉狭窄		
M76.806		胫后肌腱炎		
M76.805		胫后综合征		
S93.002		胫距关节脱位		
I77.120		胫前动脉狭窄		
M76.804		胫前综合征		
G57.401		胫神经麻痹		
G80.101		痉挛型脑性瘫痪		
G82.100		痉挛性截瘫		
G80.200		痉挛性偏侧脑瘫		
G81.100		痉挛性偏瘫		
G80.100		痉挛性双侧脑瘫		
G80.000		痉挛性四肢麻痹性脑瘫		
G82.400		痉挛性四肢瘫痪		
G24.300		痉挛性斜颈		
T82.808		静脉插管血栓形成		
I87.200		静脉功能不全（慢性）（周围性）		
I87.900		静脉疾患		
T41.100		静脉内麻醉药中毒		
I87.800		静脉其他特指的疾患		
I83.906		静脉曲张		

主要编码	附加编码	疾 病 名 称	别 名	备 注
I86.800		静脉曲张，其他特指部位的		
I83.902		静脉曲张破裂		
I87.802		静脉石		
I87.100		静脉受压		
I82.900		静脉栓塞和血栓形成		
I82.800		静脉栓塞和血栓形成，其他特指的		
T81.216		静脉损伤，操作中		
T82.401		静脉透析管阻塞		
N48.401		静脉性阳痿		血管性阳痿包括动脉性阳痿和静脉性阳痿。静脉性阳痿发生的原因有阴茎海绵体内存在大的伴行静脉，白膜破裂、阴茎海绵体与尿道海绵体间静脉漏形成，静脉膜关闭不全，阴茎海绵体先天性缺陷等。查：阳痿（性的）（心因性的）-器质性原因 NEC　N48.4
I80.901		静脉炎		
I80.900		静脉炎和血栓性静脉炎		
I80.800		静脉炎和血栓性静脉炎，其他部位的		
I87.000		静脉炎后综合征		
I87.801		静脉硬化		
L65.000		静止期脱发		
K02.300		静止龋		
Q20.301		纠正性大动脉转位		
	X65.x00	酒精的故意自毒及暴露于酒精		
	X45.x00	酒精的意外中毒及暴露于酒精		
Z88.813		酒精过敏个人史		
Z71.400		酒精滥用的咨询和监督		
Z81.100		酒精滥用家族史		
Z50.200		酒精滥用康复		
E16.109		酒精性低血糖症		
G62.100		酒精性多神经病		
K70.900		酒精性肝病		
K70.400		酒精性肝衰竭		
K70.403		酒精性肝衰竭伴肝昏迷		
K70.901		酒精性肝损害		
K70.201		酒精性肝纤维化		
K70.200		酒精性肝纤维化和肝硬化		

主要编码	附加编码	疾　病　名　称	别　名	备　注
K70.100		酒精性肝炎		
K70.300		酒精性肝硬化		
K70.301†	I98.2*	酒精性肝硬化伴食管静脉曲张		
K70.302†	I98.3*	酒精性肝硬化伴食管静脉曲张破裂出血		
G72.100		酒精性肌病		
K85.200		酒精性急性胰腺炎		
K86.000		酒精性慢性胰腺炎		
G31.200		酒精性神经系统变性		
K29.200		酒精性胃炎		
G31.202		酒精性小脑变性		
I42.600		酒精性心肌病		
F10.401		酒精性谵妄		
K70.000		酒精性脂肪肝		
	Y91.900	酒精影响		
T51.001		酒精中毒		
	Y15.x00	酒精中毒及暴露于酒精，意图不确定的		
F10.701		酒精中毒性痴呆		
G31.203		酒精中毒性脑病		
G31.201		酒精中毒性小脑共济失调		
F10.504		酒精中毒性抑郁状态		
F10.505		酒精中毒性躁狂状态		
G62.101		酒精中毒性周围神经病		
L71.900		酒渣鼻	玫瑰痤疮	
L71.800		酒渣鼻，其他的		
D00.012		臼齿后区原位癌		
Z02.100		就业前接受的检查		
E65.x00		局部多脂症		
	Y63.500	局部敷料和填塞物的温度不当		
	Y56.000	局部抗真菌、抗感染和消炎药的有害效应，不可归类在他处者		
T49.000		局部抗真菌、抗感染和消炎药中毒，不可归类在他处者		
	Y48.300	局部麻醉药的有害效应		
T41.300		局部麻醉药中毒		
S06.300		局部脑损伤		

主要编码	附加编码	疾　病　名　称	别　名	备　注
T49.201		局部去污剂中毒		
	Y56.200	局部收敛药和局部去污剂的有害效应		
T49.200		局部收敛药和局部去污剂中毒		
G40.000		局部相关性（局灶性）（部分）特发性癫痫和伴有局限性发作的癫痫综合征		
G40.200		局部相关性（局灶性）（部分）症状性癫痫和伴有复杂部分发作的癫痫综合征		
G40.100		局部相关性（局灶性）（部分）症状性癫痫和伴有简单部分发作的癫痫综合征		
	Y56.700	局部应用的牙科药物的有害效应		
L98.501		局部粘蛋白沉积症		
	Y56.900	局部制剂的有害效应		
	Y56.800	局部制剂的有害效应，其他的		
T49.900		局部制剂中毒		
T49.800		局部制剂中毒，其他的		
R22.901		局部肿物		
R22.900		局部肿胀、肿物和肿块		
L67.106		局限性白发		
R61.000		局限性多汗症		
L68.200		局限性多毛症		
K65.901		局限性腹膜炎		
M81.600		局限性骨质疏松［勒凯纳］		
L93.200		局限性红斑狼疮，其他的		
L94.900		局限性结缔组织疾患		
L94.800		局限性结缔组织疾患，其他特指的		
R59.000		局限性淋巴结增大		
G03.002		局限性脑膜炎		
G31.000		局限性脑萎缩		
A02.200		局限性沙门菌感染		
L28.001		局限性神经性皮炎		
R60.000		局限性水肿		
L94.000		局限性硬皮病［硬斑病］	硬斑病	局灶性硬皮病是一种局限性皮肤肿胀，逐渐发生硬化萎缩的皮肤病。好发于头皮、前额、腰腹部和四肢。皮损初起为大小不

主要编码	附加编码	疾病名称	别名	备注
				等的淡红色，略带水肿的斑疹，单发或多发。以后逐渐硬化呈淡黄或黄白色。表面光滑发亮如蜡样，中央微凹，皮损处毛发脱落，出汗减少，周围毛细血管扩张，呈紫红色或色素加深。晚期皮肤萎缩、色素减退。皮损形状不一，根据形态不同分斑片状、带状、点滴状、泛发性四种，其中以斑片状最常见。该病一般无自觉症状，部分可出现轻度瘙痒或刺痛感，逐渐知觉迟钝，无明显全身症状，局限性硬皮病一般不侵犯内脏
F91.000		局限于家庭的品行障碍		
L95.800		局限于皮肤的其他血管炎		
L95.900		局限于皮肤的血管炎		
R10.100		局限于上腹部的疼痛		
R10.300		局限于下腹部其他部位的疼痛		
G24.804		局灶型肌张力障碍		
G41.807		局灶性癫痫持续性先兆		
G41.806		局灶性癫痫持续状态		
I47.111		局灶性房性心动过速		
H30.000		局灶性脉络膜视网膜炎		
G04.907		局灶性脑炎		
N05.101		局灶性肾炎		
A18.803†	M63.0*	咀嚼肌结核		
M62.506		咀嚼肌萎缩		
R45.300		沮丧和情感淡漠		
Q18.600		巨唇		
O33.501		巨大儿伴头盆不称		
O66.201		巨大儿难产	特大胎儿难产	
O43.103		巨大胎盘		
D69.102		巨大血小板综合征		
R74.804		巨淀粉酶血症		巨淀粉酶血症是指血清中存在一种分子量异常大的淀粉酶复合物，这种复合物具有淀粉酶的活性，但不能通过肾滤排出，而表现为持久的高淀粉酶血症。查：异常的-血清水平--淀粉酶　R74.8
Q17.100		巨耳畸形		
D47.103		巨核细胞性骨髓硬化		
K07.002		巨颌症	家族性骨纤维异常增殖症、家族性颌骨多囊性病	巨颌症是一种良性、具有自限性的疾病。本病较为少见。常有家族倾向，目前认为是一种常染色体显性遗传性疾病。仅发生于儿童，且仅侵犯颌骨。国标库 K07.001 巨颌与此条目重复，合并与此条目

主要编码	附加编码	疾 病 名 称	别 名	备 注
K59.300		巨结肠		
Z43.302		巨结肠术后肠造瘘		
Q04.500		巨脑		
Q04.302		巨脑回		
Q38.200		巨舌		
M60.903		巨噬细胞肌筋膜炎		
M79.803		巨手		
N28.821		巨输尿管		
B25.900		巨细胞病毒病		
B25.800		巨细胞病毒病,其他的		
B27.100		巨细胞病毒性单核细胞增多症		
B25.000†	J17.1*	巨细胞病毒性肺炎		
B25.100†	K77.0*	巨细胞病毒性肝炎		
B25.101†	K77.0*	巨细胞病毒性肝炎伴肝昏迷		
B25.801†	G05.1*	巨细胞病毒性脑炎		
B25.802†	H32.0*	巨细胞病毒性视网膜炎		
B25.803†	I41.1*	巨细胞病毒性心肌炎		
B25.200†	K87.1*	巨细胞病毒性胰腺炎		
M31.600		巨细胞动脉炎,其他的	颅动脉炎、颞动脉炎、肉芽肿性动脉炎	巨细胞动脉炎(GCA),体内任何较大动脉均可受累,而以其病理特征命名。GCA病因不明,是成人最常见的系统性血管炎。本病主要累及50岁以上患者颈动脉的颅外分支。GCA最严重的并发症是不可逆的视觉丧失。查:动脉炎-巨细胞NEC M31.6
M31.500		巨细胞动脉炎伴有风湿性多肌痛		
K06.802		巨细胞性牙龈瘤		
Q11.300		巨眼畸形		
D53.100		巨幼细胞性贫血,其他的,不可归类在他处者		
D51.101		巨幼细胞遗传性贫血		
K62.803		巨直肠		
Q95.400		具有标记异染色质的个体		
Z35.000		具有不孕症史者的妊娠监督		
Q95.500		具有常染色体脆性位点的个体		
Z35.101		具有多次人工流产史者的妊娠监督		

主要编码	附加编码	疾 病 名 称	别 名	备 注
Z35.400		具有多胎产者的妊娠监督		
Z96.200		具有耳科学和听力学植入物		
Z96.900		具有功能性植入物		
Z95.500		具有冠状血管成形术植入物和移植物		
Z95.200		具有假体心脏瓣膜		
Z97.200		具有假牙装置（完全）(部分)		
Z96.600		具有矫形外科关节植入物		
Z35.100		具有流产结局史者的妊娠监督		
Z96.000		具有泌尿生殖器植入物		
Z96.400		具有内分泌科植入物		
Z98.200		具有脑脊液引流装置		
Z35.204		具有胚胎停止发育史妊娠监督		
Z35.102		具有葡萄胎史妊娠监督		
Z35.200		具有其他不良生殖或产科病史者的妊娠监督		
Z96.700		具有其他骨和腱的植入物		
Z96.800		具有其他特指的功能性植入物		
Z97.800		具有其他特指的装置		
Z95.400		具有其他心脏瓣膜置换		
Z95.800		具有其他心脏和血管植入物和移植物		
Z35.300		具有缺乏产前医疗照顾病史者的妊娠监督		
Z96.300		具有人工喉		
Z97.000		具有人工眼		
Z97.100		具有人工肢体（完全)(部分)		
Z35.103		具有绒毛膜上皮性疾病史者的妊娠监督		
Z35.208		具有死产史妊娠监督		
Z35.201		具有胎儿畸形史妊娠监督		
Z35.202		具有胎儿先天愚型史者的妊娠监督		
Z35.203		具有胎死宫内史妊娠监督		
Z97.400		具有外部助听器		
Z35.205		具有先天愚型儿史妊娠监督		
Z95.900		具有心脏和血管植入物和移植物		

主要编码	附加编码	疾 病 名 称	别 名	备 注
Z95.000		具有心脏起搏器		
Z35.206		具有新生儿溶血史妊娠监督		
Z35.209		具有新生儿死亡史妊娠监督		
Z96.500		具有牙根和下颌骨植入物		
Z97.300		具有眼镜和接触镜		
Z96.100		具有眼内晶状体		
Z35.207		具有异位妊娠史妊娠监督		
Z95.300		具有异种心脏瓣膜		
Z95.100		具有主动脉冠状动脉搭桥术移植物		
O26.300		具有子宫内避孕装置的妊娠		
Z35.104		具有自然流产史者的妊娠监督		
S92.100		距骨骨折		
S92.101		距骨颈骨折		
H33.002		锯齿缘离断		
L70.100		聚会性痤疮		
H44.501		绝对期青光眼		
D51.301		绝对素食者贫血		
N95.000		绝经后出血		
M81.000		绝经后骨质疏松		
M80.000		绝经后骨质疏松伴有病理性骨折		
N34.201		绝经后尿道炎		
N95.200		绝经后萎缩性阴道炎		
N92.401		绝经期出血		
N95.100		绝经期和女性更年期状态		
N95.900		绝经期和围绝经期的疾患		
N95.800		绝经期和围绝经期的疾患，其他特指的		
N92.400		绝经前期出血过多		
Z30.200		绝育		
Z10.200		军队的常规一般性健康查体		
A48.100		军团病		
O33.102		均小骨盆		
O65.101		均小骨盆难产		
O65.100		均小骨盆引起的梗阻性分娩		
A49.901		菌血症		

主要编码	附加编码	疾 病 名 称	别 名	备 注
L81.300		咖啡牛乳色斑		
F11.203		咖啡型药物瘾		
T43.601		咖啡因中毒		
C46.900		卡波西肉瘤		
C46.700		卡波西肉瘤，其他部位的		
B00.001		卡波西水疱样疹		
H49.801		卡恩斯-塞尔综合征	慢性进行性眼外肌麻痹	卡恩斯-赛尔综合征（Kearns-Sayre syndrome，KSS）是一种线粒体疾病，多数为偶发案例，因线粒体 mtDNA 基因发生缺陷所导致的一种线粒体疾病。临床特征如面部、咽部、躯干和四肢的肌力弱，耳聋，身材矮小，脑电图改变和脑脊液蛋白量的显著增加等。查：卡恩斯-塞尔综合征 H49.8
E23.001		卡尔曼综合征	嗅觉缺失-性发育不全综合征，Kallmann 综合征	
	Y58.000	卡介苗［BCG 疫苗］的有害效应		
Q44.505		卡罗莱综合征	Caroli 病、先天性肝内胆管囊状扩张症、交通性海绵状胆管扩张症	卡罗莱病（Caroli disease），1958 年由法国医生 Caroli 和 Couinaud 首先描述，是一种罕见的先天性胆道疾病。目前认为该病是一种常染色体隐性遗传性疾病。查：扩张-胆总管——先天性 Q44.5
T42.101		卡马西平中毒		
D69.801		卡-梅综合征	血小板减少性紫癜-血管瘤综合征、血小板减少伴血管瘤综合征、血管瘤-血小板减少综合征、毛细血管瘤-血小板减少综合征	卡-梅综合征（Kasabaeh-Merritt syndrome）主要特征有全身紫癜，血小板明显减少，凝血时间延长，被认为是消耗性凝血障碍。目前认为，本征是弥散性血管内凝血（DIC）的一个类型，属于 DIC 的慢性型之一。发病缓慢，多见于婴儿。查：出血-病——特指类型 NEC D69.8
I89.808		卡斯尔门病	巨大淋巴结增生症	巨大淋巴结增生症即 Castleman 病（Castleman disease），是一种良性淋巴结增生，最早由 Castleman 等报道，临床比较少见，好发于中青年人
M12.100		卡斯钦-贝克病［大骨节病］	Kaschin-beck 病、矮人病、	大骨节病是指一种地方性、变形性骨关节病。大骨节病在国外主要分布于西伯利亚东部和朝鲜北部，在我国分布范围大，从东北到西南的广大地区均有发病，主要发生于黑、吉、辽、陕、晋等省，多分布于山区和半山区，平原少见。各个年龄组都可发病，以儿童和青少年多发，成人很少发病，性别无明显差异

主要编码	附加编码	疾　病　名　称	别　名	备　注
Q89.301		卡塔格内综合征	家族性支气管扩张症，支气管扩张-副鼻窦炎-内脏转位综合征	卡塔格内综合征（Kartagener syndrome，KS）是原发纤毛运动障碍综合征的一种，是一种少见的先天遗传性疾病。常因软骨发育不全或弹性纤维不足，导致局部管壁薄弱或弹性较差导致支气管扩张，常伴有鼻窦炎及内脏转位（右位心）。查：卡塔格内综合征或卡塔格内三联症　Q89.3
S37.211		开放性膀胱破裂		
S02.211		开放性鼻骨骨折		
S82.010		开放性髌骨骨折		
S36.812		开放性肠系膜裂伤		
S36.811		开放性肠系膜血肿		
S52.210		开放性尺骨干骨折		
S52.211		开放性尺骨骨折		
S52.812		开放性尺骨茎突骨折		
S52.410		开放性尺骨桡骨骨干骨折		
S52.711		开放性尺骨桡骨骨折		
S52.610		开放性尺骨桡骨远端骨折		
S52.010		开放性尺骨上端骨折		
S52.813		开放性尺骨头骨折		
S52.814		开放性尺骨下端骨折		
S32.510		开放性耻骨骨折		
S01.504		开放性唇部损伤		
S36.814		开放性大网膜破裂		
S36.112		开放性胆管损伤		
S36.111		开放性胆囊损伤		
S36.113		开放性胆总管损伤		
S32.110		开放性骶骨骨折		
S12.110		开放性第二颈椎骨折		第二颈椎又称枢椎，特点是椎体向上伸出一指状突起，称齿突，与寰椎的齿突凹相关节。查：骨折-椎骨--颈椎---第二（枢椎）　S12.1
S12.010		开放性第一颈椎骨折		第一颈椎又称寰椎，呈环形，由前弓、后弓和侧块构成，无椎体、棘突和关节突。查：骨折-椎骨--颈椎---第一（寰椎）　S12.0
S62.210		开放性第一掌骨骨折		
S02.012		开放性顶骨骨折		
T02.210		开放性多发性单上肢骨折		
T02.310		开放性多发性单下肢骨折		

主要编码	附加编码	疾 病 名 称	别 名	备 注
S72.710		开放性多发性股骨骨折		
S32.711		开放性多发性骨盆骨折		
T02.910		开放性多发性骨折		
S12.710		开放性多发性颈椎骨折		
S22.410		开放性多发性肋骨骨折		
S02.712		开放性多发性颅骨骨折		
S02.711		开放性多发性面骨骨折		
S52.710		开放性多发性前臂骨折		
T02.110		开放性多发性躯干骨折		
T02.410		开放性多发性双上肢骨折		
T02.510		开放性多发性双下肢骨折		
S82.710		开放性多发性小腿骨折		
S22.110		开放性多发性胸椎骨折		
S32.712		开放性多发性腰椎骨折		
S62.410		开放性多发性掌骨骨折		
T02.610		开放性多发性肢体骨折		
S62.710		开放性多发性指骨骨折		
S92.710		开放性多发性足骨折		
S02.011		开放性额骨骨折		
S02.813		开放性腭骨折		
S01.302		开放性耳后损伤伴异物		
S82.411		开放性腓骨干骨折		
S82.410		开放性腓骨骨折		
S27.312		开放性肺内异物		
S27.311		开放性肺破裂		
S27.310		开放性肺特指损伤		
S31.801		开放性腹部损伤		
S31.802		开放性腹部异物		
S31.102		开放性腹股沟损伤		
S36.813		开放性腹膜后血肿		
S36.910		开放性腹内器官损伤		
S36.110		开放性肝破裂		
S31.301		开放性睾丸损伤		
S27.812		开放性膈破裂		
S92.010		开放性跟骨骨折		
S42.310		开放性肱骨干骨折		

主要编码	附加编码	疾 病 名 称	别 名	备 注
S42.311		开放性肱骨骨折		
S42.210		开放性肱骨上端骨折		
S42.410		开放性肱骨下端骨折		
S72.110		开放性股骨粗隆间骨折		
S72.210		开放性股骨粗隆下骨折		
S72.310		开放性股骨干骨折		
S72.910		开放性股骨骨折		
S72.010		开放性股骨颈骨折		
S72.810		开放性股骨特指部位骨折		
S72.410		开放性股骨下端骨折		
S71.801		开放性骨盆带损伤		
S32.812		开放性骨盆骨折		
T14.210		开放性骨折		
S12.811		开放性喉软骨断裂		
S11.002		开放性喉损伤		
S12.814		开放性环状软骨断裂		
S36.414		开放性回肠破裂		
S31.003		开放性会阴损伤		
T08.x10		开放性脊柱骨折		
S31.101		开放性季肋部损伤		
S12.812		开放性甲状软骨断裂		
S41.802		开放性肩带损伤		
S42.910		开放性肩骨折		
S42.810		开放性肩和上臂特指部位骨折		
S42.110		开放性肩胛骨骨折		
S21.203		开放性肩胛间区损伤		
S41.801		开放性肩胛区损伤		
S36.511		开放性结肠破裂		
S37.812		开放性精囊损伤		
S11.003		开放性颈部气管断裂		
S11.202		开放性颈部食管损伤		
S12.810		开放性颈部特指部位骨折		
S12.910		开放性颈椎骨折		
S82.212		开放性胫腓骨干骨折		
S82.311		开放性胫腓骨下端骨折		
S82.210		开放性胫骨骨干骨折		

主要编码	附加编码	疾 病 名 称	别 名	备 注
S82.211		开放性胫骨骨折		
S82.110		开放性胫骨上端骨折		
S82.111		开放性胫骨头骨折		
S82.310		开放性胫骨下端骨折		
S06.310		开放性局灶性脑损伤		
S92.110		开放性距骨骨折		
S36.413		开放性空肠破裂		
S32.410		开放性髋臼骨折		
S02.311		开放性眶底骨折		
S02.811		开放性眶骨骨折		
S21.101		开放性肋部前壁损伤		
S22.310		开放性肋骨骨折		
S21.202		开放性肋后壁损伤		
S02.111		开放性颅底骨骨折		
S02.911		开放性颅骨骨折		
S06.814		开放性颅内出血		
S06.912		开放性颅内海绵窦损伤		
S06.910		开放性颅内损伤		
S06.710		开放性颅内损伤伴长时间昏迷		
S01.801		开放性颅内异物		
S37.410		开放性卵巢损伤		
S01.803		开放性面部损伤		
S02.912		开放性面骨骨折		
S62.510		开放性拇指骨折		
S92.410		开放性拇趾骨折		
S82.510		开放性内踝骨折		
S06.811		开放性脑出血		
S06.211		开放性脑挫伤		
S06.812		开放性脑干出血		
S06.911		开放性脑干损伤		
S37.310		开放性尿道损伤		
S02.113		开放性颞骨骨折		
S01.401		开放性颞下颌损伤		
S37.710		开放性盆腔多个器官损伤		
S37.910		开放性盆腔器官损伤		
S36.011		开放性脾破裂		

主要编码	附加编码	疾　病　名　称	别　名	备　注
S12.815		开放性气管软骨断裂		
S11.001		开放性气管损伤		
S27.010		开放性气胸		
S32.310		开放性髂骨骨折		
S51.901		开放性前臂损伤		
S52.810		开放性前臂特指部位骨折		
S37.814		开放性前列腺损伤		
S02.412		开放性颧骨骨折		
S52.310		开放性桡骨干骨折		
S52.811		开放性桡骨骨折		
S52.110		开放性桡骨上端骨折		
S52.510		开放性桡骨下端骨折		
S01.804		开放性腮腺管断裂		
S82.811		开放性三踝骨折		
S02.114		开放性筛窦骨折		
T14.100		开放性伤口		
S02.411		开放性上颌骨骨折		
T10.x10		开放性上肢骨折		
S01.502		开放性舌部损伤		
S12.813		开放性舌骨断裂		
T02.810		开放性身体特指复合部位骨折		
S37.011		开放性肾破裂		
S37.813		开放性肾上腺损伤		
S37.010		开放性肾损伤		
S36.412		开放性十二指肠破裂		
S61.901		开放性手部损伤		
S61.702		开放性手多发损伤		
S62.811		开放性手骨折		
S62.010		开放性手舟状骨骨折		
S37.811		开放性输精管损伤		
S37.510		开放性输卵管损伤		
S37.111		开放性输尿管断裂		
S82.812		开放性双踝骨折		
S42.710		开放性锁骨、肩胛骨和肱骨多处骨折		
S42.010		开放性锁骨骨折		
S92.210		开放性特指跗骨骨折		

主要编码	附加编码	疾 病 名 称	别 名	备 注
S36.810		开放性特指腹内器官损伤		
S12.210		开放性特指颈椎骨折		
S37.810		开放性特指盆腔器官损伤		
S62.110		开放性特指腕骨骨折		
S27.810		开放性特指胸内器官损伤		
S62.310		开放性特指掌骨骨折		
S62.610		开放性特指指骨骨折		
S92.510		开放性特指趾骨骨折		
T02.010		开放性头部伴颈部骨折		
S31.004		开放性臀部损伤		
S01.301		开放性外耳道损伤		
S82.610		开放性外踝骨折		
S31.501		开放性外生殖器损伤		
S61.701		开放性腕部多发损伤		
S62.111		开放性腕骨骨折		
S62.810		开放性腕和手其他和未特指部位骨折		
S32.210		开放性尾骨骨折		
S36.310		开放性胃破裂		
S02.611		开放性下颌骨骨折		
T12.x10		开放性下肢骨折		
S36.411		开放性小肠破裂		
S06.813		开放性小脑出血		
S82.910		开放性小腿骨折		
S82.810		开放性小腿特指部位骨折		
S26.010		开放性心包积血		
S26.811		开放性心脏穿通伤		
S26.812		开放性心脏破裂		
S26.910		开放性心脏损伤		
S26.810		开放性心脏特指损伤		
T02.710		开放性胸部伴有下背和骨盆及四肢骨折		
S27.510		开放性胸部气管损伤		
S21.901		开放性胸部损伤		
T01.101		开放性胸腹损伤		
S22.210		开放性胸骨骨折		
S21.201		开放性胸后壁损伤		

主要编码	附加编码	疾 病 名 称	别 名	备 注
S22.910		开放性胸廓骨折		
S22.810		开放性胸廓特指部位骨折		
S27.610		开放性胸膜损伤		
S27.710		开放性胸内器官多处损伤		
S27.910		开放性胸腔异物		
S22.010		开放性胸椎骨折		
S27.210		开放性血气胸		
S27.110		开放性血胸		
S02.812		开放性牙槽骨骨折		
S11.201		开放性咽部损伤		
S01.102		开放性眼睑异物		假定为创伤性，若为陈旧性，编码于 H02.8，若为经腔口进入，编码于 T15.1
S31.005		开放性腰背部损伤		
S39.002		开放性腰大肌断裂		
S32.813		开放性腰骶部脊柱骨折		
S32.010		开放性腰椎骨折		
S32.710		开放性腰椎和骨盆多处骨折		
S32.810		开放性腰椎和骨盆特指部位骨折		
S36.210		开放性胰损伤		
S52.011		开放性鹰嘴骨折		
S06.410		开放性硬膜外出血		
S06.510		开放性硬膜下出血		
S62.311		开放性掌骨骨折		
S02.112		开放性枕骨骨折		
S27.410		开放性支气管损伤		
S36.611		开放性直肠破裂		
S92.310		开放性跖骨骨折		
S62.611		开放性指骨骨折		
S06.610		开放性蛛网膜下隙出血		
S37.610		开放性子宫损伤		
S92.910		开放性足骨折		
S91.301		开放性足损伤		
S32.811		开放性坐骨骨折		
T81.801		开颅术后窦道形成		
D07.401		凯拉增殖性红斑		通常发生于阴茎，此码假定为阴茎。如果发生于其他部位，按该部位的皮肤编码

主要编码	附加编码	疾 病 名 称	别 名	备 注
Z92.500		康复措施个人史		
A77.100		康诺尔立克次体性斑疹热		
B36.001		糠秕孢子性毛囊炎	马拉色菌毛囊炎	糠秕孢子性毛囊炎是由马拉色菌所致的毛囊炎，曾称糠秕孢子菌毛囊炎。本病男性多于女性，16~40 岁好发。皮损为毛囊性半球状红色丘疹，直径 2~4mm，有光泽，周围可有红晕，好发于胸背、颈、肩、上臂、腰腹部，散在对称分布，数十至数百个，较密集但不融合，可间杂有小脓疱或黑头粉刺。自觉瘙痒，可见抓痕、血痂
M35.905		抗 J0-1 综合征		抗合成酶综合征是一种因自身的肌炎特异性抗体功能紊乱，而产生的临床疾病。自从 1980 年 Nishikai 首次发现抗 Jo-1 抗体，并证实该抗体与肌炎密切相关后，人们又陆续发现抗 PL-7、PL-12、OJ 及 EJ 等抗氨酰-tRNA 合成酶抗体。它们与抗 SRP、Mi-2 及抗 Mas 抗体等同属于"肌炎特异性自身抗体"。它们在 DM 和 PM 患者血清中的阳性率为 25%~40%。这些抗体阳性的患者，抗体的种类、基本临床表现是一致的，即都具有抗合成酶综合征（抗 Jo-1 综合征）。查：综合征–结缔组织 M35.9
	Y41.500	抗病毒药的有害效应		
T37.500		抗病毒药中毒		
T38.600		抗促性腺激素药、抗雌激素药、抗雄激素药中毒，不可归类在他处者		
	Y42.600	抗促性腺激素药、抗雌激素药和抗雄激素药的有害效应，不可归类在他处者		
	Y51.000	抗胆碱酯酶剂的有害效应		
T44.000		抗胆碱酯酶剂中毒		
	Y41.100	抗分枝杆菌药的有害效应		
T37.100		抗分枝杆菌药中毒		
	Y45.400	抗风湿药的有害效应		
T39.400		抗风湿药中毒，不可归类在他处者		
	Y55.500	抗感冒药的有害效应		
T48.500		抗感冒药中毒		
Z88.300		抗感染制剂过敏个人史，其他的		
	Y52.500	抗高血压药的有害效应，其他的，不可归类在他处者		

主要编码	附加编码	疾　病　名　称	别　名	备　注
Z88.814		抗高血压药过敏个人史		
T46.500		抗高血压药中毒，其他的，不可归类在他处者		
	Y52.600	抗高脂血症和抗动脉硬化药的有害效应		
T46.600		抗高脂血症和抗动脉硬化药中毒		
	Y43.000	抗过敏药和止吐药的有害效应		
T45.000		抗过敏药和止吐药中毒		
E54.x00		抗坏血酸缺乏		
D68.501		抗活化蛋白C症		查：抵抗-激活的蛋白C〔凝血因子V莱顿突变〕　D68.5
Z88.815		抗甲状腺素药过敏个人史		
	Y42.200	抗甲状腺药的有害效应		
T38.200		抗甲状腺药中毒		
	Y49.500	抗精神病药和精神安定剂的有害效应，其他的		
T43.501		抗精神病药和精神安定剂中毒		
T43.500		抗精神病药和精神安定剂中毒，其他和未特指的		
	Y52.800	抗静脉曲张药（包括硬化剂）的有害效应		
T46.800		抗静脉曲张药（包括硬化剂）中毒		
E22.200		抗利尿激素分泌不足综合征		
	Y44.200	抗凝剂的有害效应		
T45.500		抗凝剂中毒		
	Y44.300	抗凝拮抗剂、维生素K和其他凝血药的有害效应		
T45.700		抗凝拮抗剂、维生素K和其他凝血药中毒		
D68.502		抗凝血酶原Ⅲ缺乏症		
D68.302		抗凝血酶增多导致的出血症		
	Y41.200	抗疟疾和对其他血液原虫有作用的药的有害效应		
T37.200		抗疟疾和对其他血液原虫有作用的药中毒		
	Y46.700	抗帕金森病药的有害效应		
T42.800		抗帕金森病药和其他中枢神经系统肌肉张力抑制剂中毒		

主要编码	附加编码	疾 病 名 称	别 名	备 注
M31.002†	N08.5*	抗肾小球基底膜抗体病		
Z88.100		抗生素制剂过敏个人史，其他的		
	Y53.100	抗酸药和抗胃分泌药的有害效应，其他的		
T47.100		抗酸药和抗胃分泌药中毒，其他的		
D80.900		抗体缺陷为主的免疫缺陷		
D80.800		抗体缺陷为主的其他免疫缺陷		
R76.000		抗体效价增高		
	Y55.600	抗哮喘药的有害效应，不可归类在他处者		
T48.600		抗哮喘药中毒，不可归类在他处者		
D68.601		抗心磷脂抗体综合征		
	Y52.200	抗心律障碍药的有害效应，其他的，不可归类在他处者		
T46.200		抗心律障碍药中毒，其他的，不可归类在他处者		
	Y44.400	抗血栓形成药［血小板聚集抑制剂］的有害效应		
	Y49.200	抗抑郁药的有害效应，其他的		
T43.201		抗抑郁药中毒		
T43.200		抗抑郁药中毒，其他和未特指的		
	Y41.300	抗原虫药的有害效应，其他的		
T37.300		抗原虫药中毒，其他的		
	Y57.100	抗脂肪肝药的有害效应		
	Y43.100	抗肿瘤性抗代谢物药的有害效应		
	Y43.200	抗肿瘤性天然产物的有害效应		
	Y43.300	抗肿瘤性药的有害效应，其他		
T45.100		抗肿瘤药和免疫抑制剂中毒		
T54.301		苛性碱中毒		
B34.101		柯萨奇病毒感染		
J20.300		柯萨奇病毒急性支气管炎		
H35.005		科茨病	外层渗出性视网膜病变	科茨（Coat）病，早期病变在周边时不影响视力，直到病变发展视力明显下降、瞳孔出现黄白色反光、眼球外斜时才发现，主要表现为视力障碍

主要编码	附加编码	疾 病 名 称	别 名	备 注
H16.303		科根综合征	Cogan 综合征、科干综合征、间质角膜炎-眩晕-神经性耳聋综合征	科根综合征是一种累及眼、听觉-前庭系统的综合征。主要表现为基质性角膜炎、前庭功能障碍、突发听力下降以及系统性血管炎等
Q87.103		科凯恩综合征	小头、纹状体小脑钙化和蛋白质营养不良综合征、侏儒症、视网膜萎缩和耳聋综合征	科凯恩综合征是科凯恩在 1936 年首次发现的,该病是一种罕见的常染色体隐性遗传疾病。查:科凯恩综合征　Q87.1
A93.200		科罗拉多蜱热		
D70.x03		科斯特曼病	婴儿遗传性粒细胞缺乏症	
C44.307		颏部恶性肿瘤		
K09.804		颏部皮样囊肿		
C76.006		颏下恶性肿瘤		
C77.003		颏下淋巴结继发恶性肿瘤		
O32.302		颏先露		
K10.802		髁状突骨疣		
K09.203		髁状突囊肿		
K10.208		髁状突炎		
R05.x00		咳嗽		
J45.005		咳嗽变异性哮喘		
R05.x01		咳嗽晕厥综合征		咳嗽晕厥综合征是指咳嗽时发生的短暂性意识丧失,能迅速自行恢复而不留任何后遗症的一组病症,但易因摔倒而受伤。因此,对其应及时做出诊断和治疗,以减少其并发症。该综合征多见于中年男性,各年龄组均可发生本病,具体致病原因不明。查:晕厥-剧咳后　R05
R19.200		可见性蠕动		
T40.500		可卡因中毒		
T46.501		可乐定中毒		
I67.806		可逆性缺血性神经功能缺损		
Z03.100		可疑恶性肿瘤的观察		
Z03.501		可疑冠心病观察		
Z03.900		可疑疾病和情况的观察		
Z03.800		可疑疾病和情况的观察,其他的		
Z03.101		可疑甲状腺恶性肿瘤观察		
Z03.000		可疑结核病的观察		

主要编码	附加编码	疾 病 名 称	别 名	备 注
Z03. 200		可疑精神和行为障碍的观察		
Z03. 802		可疑颈动脉瘤观察		
Z03. 103		可疑前列腺恶性肿瘤的观察		
H40. 000		可疑青光眼		
Z03. 801		可疑青光眼观察		
Z03. 102		可疑乳腺恶性肿瘤的观察		
Z03. 300		可疑神经系统疾患的观察		
Z03. 400		可疑心肌梗死的观察		
Z03. 500		可疑心血管病的观察，其他的		
Z03. 803		可疑新生儿红细胞增多症观察		
Q98. 400		克兰费尔特综合征		
Q98. 000		克兰费尔特综合征，核型 47, XXY		
Q98. 200		克兰费尔特综合征，男性，伴有 46, XX 核型的		
Q98. 100		克兰费尔特综合征，男性，伴有多于两个 X 染色体的		
A41. 503		克雷伯杆菌败血症		克雷伯菌属（Klebsiella）为革兰阴性杆菌，故查：败血症-革兰阴性（病原体）A41. 5
A49. 805		克雷伯杆菌感染		
A49. 813		克雷伯杆菌感染性菌血症		
G00. 803		克雷伯杆菌性脑膜炎		
E80. 500		克里格勒-纳贾综合征		
A98. 000		克里米亚-刚果出血热		
Q87. 203		克利佩尔-特脑纳-韦伯综合征		
Q75. 101		克鲁宗病		
G12. 803		克吕韦耶病		克吕韦耶萎缩或病 G12. 8
T48. 603		克仑特罗中毒		
K50. 900		克罗恩病		
K50. 800		克罗恩病，其他的		
	M07. 4*	克罗恩病［局限性肠炎］引起的关节病		
	M09. 1*	克罗恩病［局限性肠炎］引起的幼年型关节炎		
K50. 902†	M07. 4*	克罗恩病性关节病		
A81. 000		克罗伊茨费尔特-雅各布病	克-雅病	

主要编码	附加编码	疾 病 名 称	别 名	备 注
	F02.1*	克罗伊茨费尔特-雅各布病性痴呆		
E59.x01		克山病	地方性心肌病	
F98.400		刻板性运动障碍		
Q79.801		肯林卡综合征		
G12.801		肯尼迪病	脊髓延髓肌萎缩症	肯尼迪病是一种遗传性神经系统变性疾病，下运动神经元、感觉神经和内分泌系统均可受累。临床表现为缓慢进展的肌无力，球部、面部及肢体肌萎缩，可伴有男性乳房发育和生殖功能降低等雄激素不敏感表现。此病国外报道较多，国内以前报道很少，近几年逐渐增多。查：萎缩-肌肉--脊髓性---特指的NEC　G12.8
J95.803		空鼻综合征		空鼻综合征（empty nose syndrome，ENS）是指由于下鼻甲和（或）中鼻甲过分切除而出现的一系列病理生理改变。患者有鼻腔烧灼感、疼痛、通气不畅，鼻腔反复感染、干痂多，甚至患有抑郁症。X线片上鼻腔显示为空洞状，故名空鼻综合征。空鼻综合征发生的主要原因是鼻腔通气过度，直接原因是鼻甲组织切除过多。查：并发症（由于）-外科操作--呼吸---特指的NEC　J95.8
K63.101		空肠穿孔		
D37.204		空肠动态未定肿瘤		
C17.100		空肠恶性肿瘤		
C78.402		空肠继发恶性肿瘤		
K50.001		空肠克罗恩病		
K28.901		空肠溃疡		
K28.401		空肠溃疡伴出血		
D13.302		空肠良性肿瘤		
K57.103		空肠憩室		
K57.107		空肠憩室炎		
Q41.100		空肠先天性缺如、闭锁和狭窄		
D01.403		空肠原位癌		
Z93.201		空肠造口状态		
D37.205		空肠肿瘤		
J67.700		空调器和加湿器肺		
A16.207		空洞型肺结核		
A16.027		空洞型肺结核，病理（-）		
A15.207		空洞型肺结核，病理（+）		

主要编码	附加编码	疾 病 名 称	别 名	备 注
A16.007		空洞型肺结核，痰镜检（－）		
A15.007		空洞型肺结核，痰镜检（＋）		
A16.017		空洞型肺结核，痰培养（－）		
A15.107		空洞型肺结核，痰培养（＋）		
A16.107		空洞型肺结核，未做细菌学和组织学检查		
A16.036		空洞型肺结核，细胞学（组织学）（－）		
A15.307		空洞型肺结核经证实（＋）		
E23.603		空泡蝶鞍综合征		空泡蝶鞍综合征（empty sella syndrome）系因鞍隔缺损或垂体萎缩，蛛网膜下隙在脑脊液压力冲击下突入鞍内，致蝶鞍扩大，垂体受压而产生的一系列临床表现。可分两类：发生在鞍内或鞍旁手术或放射治疗。后者为"继发性空泡蝶鞍综合征"；非手术或放射治疗引起而无明显病因可寻者为"原发性空泡蝶鞍综合征"。查：疾患-垂体--特指的NEC　E23.6
T79.000		空气栓塞（创伤性）		
	V97.800	空中运输事故，其他的，不可归类在他处者		
	V97.300	空中运输事故中地面人员的损伤		
	V97.200	空中运输事故中跳伞者的损伤		
H33.001		孔源性视网膜脱离		
F40.900		恐怖性焦虑障碍		
F40.800		恐怖性焦虑障碍，其他的		
F40.901		恐怖状态		
F43.804		恐缩症	缩阳症	恐缩症是一种与文化相关的害怕生殖器、乳房或身体某一部分缩入体内导致死亡的恐惧，焦虑发作。查：反应-应激--特指　F43.8
Q35.907		口鼻瘘		
F98.500		口吃［结巴］		
R19.600		口臭		
C06.800		口的其他和未特指部位交搭跨越恶性肿瘤的损害		
Q38.600		口的其他先天性畸形		
C04.100		口底侧部恶性肿瘤		
C04.900		口底恶性肿瘤		
C04.800		口底交搭跨越恶性肿瘤的损害		

主要编码	附加编码	疾病名称	别名	备注
D10.200		口底良性肿瘤		
C04.000		口底前部恶性肿瘤		
K12.110		口底炎性假瘤		
D00.006		口底原位癌		
C06.900		口恶性肿瘤		
K12.214		口蜂窝织炎		
K12.200		口蜂窝织炎和脓肿		
	Y42.400	口服避孕药的有害效应		
T38.400		口服避孕药中毒		
R68.200		口干		
K11.701		口干燥症		
T28.500		口和咽腐蚀伤		
T28.000		口和咽烧伤		
R06.500		口呼吸		
K13.014		口角炎		
T73.100		口渴效应		
D10.309		口良性肿瘤		
D10.300		口良性肿瘤，其他和未特指部位的		
T18.000		口内异物		
C06.100		口前庭恶性肿瘤		
K12.002		口腔阿弗他溃疡		
K13.203		口腔白斑		
K13.703		口腔瘢痕		
L43.901		口腔扁平苔藓		
K09.806		口腔表皮样囊肿		
K13.705		口腔出血		
D37.002		口腔动态未定肿瘤		
Z85.802		口腔恶性肿瘤个人史		
K12.111		口腔感染		
C79.801		口腔继发恶性肿瘤		
K09.809		口腔淋巴上皮囊肿		
K12.208		口腔瘘管		
K13.704		口腔黏蛋白沉积症		
K13.600		口腔黏膜刺激性增生		
C06.902		口腔黏膜恶性肿瘤		

主要编码	附加编码	疾 病 名 称	别 名	备 注
K13.204		口腔黏膜过度角化		过度角化也称角化亢进，是指黏膜或皮肤的角化层过度增厚。在口腔黏膜指正常情况下有角化的区域角化层增厚或正常时无角化的区域出现角化。临床上为乳白色或灰白色。过度角化在组织学上可分为过度正角化和过度不全角化（hyperparakeratosis）两种。过度正角化是角化层增厚，细胞界限不清，细胞核消失，形成均匀嗜伊红染色的角化物，伴有粒层增厚且透明角质颗粒异常明显；过度不全角化为增厚的角化层中尚见残留的细胞核，粒层不明显。查：疾患-角质化--口腔（黏膜）（软组织） K13.2
D10.301		口腔黏膜黑色素痣		
T28.501		口腔黏膜化学性烧伤		
K12.109		口腔黏膜溃疡		
K13.700		口腔黏膜其他的损害		
K13.401		口腔黏膜肉芽肿		
K13.400		口腔黏膜肉芽肿和类肉芽肿损害		
K13.402		口腔黏膜嗜酸性肉芽肿		
M31.301		口腔黏膜韦格纳肉芽肿		
K13.500		口腔黏膜下纤维化		
K13.403		口腔黏膜疣状黄瘤		
K13.601		口腔黏膜增生		
K09.808		口腔黏液腺囊肿		
B37.001		口腔念珠菌感染		口腔念珠菌感染又叫鹅口疮，在索引中得编码 B37.9。如果在口腔为 B37.0，如果发生在阴道，则成为念珠菌病，编码为 B37.3† N77.1*
K12.201		口腔脓肿		
K12.209		口腔皮肤瘘		
K09.807		口腔皮样囊肿		
S00.501		口腔浅表损伤		
T18.001		口腔软组织异物		
J32.005		口腔上颌窦瘘		
K13.200		口腔上皮（包括舌）白斑和其他障碍		
K12.112		口腔炎		
K12.116		口腔炎性肿块		
D00.003		口腔原位癌		

主要编码	附加编码	疾　病　名　称	别　　名	备　　注
D37.003		口腔肿瘤		
K13.702		口腔肿物		
K09.100		口区发育性（非牙源性）囊肿		
K09.900		口区囊肿		
K09.800		口区囊肿，其他的，不可归类在他处者		
B08.801		口蹄疫		
C10.200		口咽侧壁恶性肿瘤		
C10.900		口咽恶性肿瘤		
C10.300		口咽后壁恶性肿瘤		
C10.800		口咽交搭跨越恶性肿瘤的损害		
D10.500		口咽良性肿瘤，其他部位的		
K12.100		口炎，其他形式的		
R20.802		口周麻木		
L71.000		口周皮炎		
A41.801		枯草杆菌败血症		枯草杆菌为革兰阳性需氧菌。应分类于特指病原体的败血症。查：败血症-特指的病原体　A41.8
T62.801		苦杏仁中毒		
K45.805		库珀疝		
E24.900		库欣综合征		
E24.800		库欣综合征，其他的		
E40.x00		夸希奥科病［恶性营养不良病］		
I49.501		快慢综合征	心搏过速-心动过缓综合征	部分预激综合征患者合并的快速性心律失常发作停止时，可能出现极缓慢的心律失常，是其发生晕厥、阿-斯综合征甚至猝死的另一个原因，这一临床病况称为快慢综合征。查：心脏搏动快慢交替　I49.5
S77.200		髋伴有大腿挤压伤		
S78.000		髋部创伤性切断		
M76.801		髋部肌腱端病		
S76.000		髋部肌肉和肌腱损伤		
S77.000		髋部挤压伤		
C44.701		髋部皮肤恶性肿瘤		
R22.402		髋部肿物		
S70.000		髋挫伤		
M70.700		髋的其他滑囊炎		

主要编码	附加编码	疾 病 名 称	别 名	备 注
Q65.800		髋的其他先天性变形		
C43.701		髋恶性黑色素瘤		
C76.501		髋恶性肿瘤		
C41.402		髋骨恶性肿瘤		
S73.001		髋关节半脱位		
M16.900		髋关节病		
M24.304		髋关节病理性不全脱位		
M24.303		髋关节病理性脱位		
S76.700		髋关节和在大腿水平的多处肌肉和肌腱损伤		
M71.306		髋关节滑膜囊肿		
M66.108		髋关节滑膜破裂		
M65.905		髋关节滑膜炎		
M25.005		髋关节积血		
M25.409		髋关节积液		
T84.002		髋关节假体松动		
T84.003		髋关节假体障碍		
T84.501		髋关节假体植入感染		
M25.606		髋关节僵硬		
A18.031†	M01.1*	髋关节结核		
A18.033†	M01.1*	髋关节结核性滑膜炎		
M24.501		髋关节挛缩		
M21.103		髋关节内翻变形		
M24.701		髋关节内陷		
M25.807		髋关节囊肿		
M24.606		髋关节强硬		
M25.505		髋关节痛		
M24.905		髋关节紊乱		
M24.005		髋关节游离体		
M71.504		髋关节粘连性滑囊炎		
T84.806		髋关节置换术后疼痛		
M25.410		髋关节肿胀		
S70.900		髋和大腿的浅表损伤		
T34.600		髋和大腿冻伤伴有组织坏死		
S71.700		髋和大腿多处开放性伤口		
S70.700		髋和大腿多处浅表损伤		
S79.700		髋和大腿多处损伤		

主要编码	附加编码	疾　病　名　称	别　名	备　注
S70.800		髋和大腿其他浅表损伤		
S79.800		髋和大腿其他特指的损伤		
T33.600		髋和大腿浅表冻伤		
S78.900		髋和大腿水平的创伤性切断		
S79.900		髋和大腿损伤		
T24.600		髋和下肢二度腐蚀伤，除外踝和足		
T24.200		髋和下肢二度烧伤，除外踝和足		
T24.400		髋和下肢腐蚀伤，除外踝和足		
T24.700		髋和下肢三度腐蚀伤，除外踝和足		
T24.300		髋和下肢三度烧伤，除外踝和足		
T24.000		髋和下肢烧伤，除外踝和足		
T24.500		髋和下肢一度腐蚀伤，除外踝和足		
T24.100		髋和下肢一度烧伤，除外踝和足		
D22.702		髋黑素细胞痣		
C49.201		髋结缔组织和软组织恶性肿瘤		
D21.201		髋结缔组织良性肿瘤		
M91.004		髋臼骨软骨病		
S32.400		髋臼骨折		
M24.700		髋臼前突		
S71.000		髋开放性伤口		
D36.713		髋良性肿瘤		
S73.101		髋扭伤		
S73.100		髋扭伤和劳损		
D23.701		髋皮肤良性肿瘤		
D04.701		髋皮肤原位癌		
C47.201		髋神经恶性肿瘤		
S73.000		髋脱位		
Q65.900		髋先天性变形		
D03.701		髋原位黑色素瘤		
S79.902		髋周软组织损伤		
A82.900		狂犬病		
M70.201		矿工肘		

主要编码	附加编码	疾 病 名 称	别 名	备 注
E83.900		矿物质代谢紊乱		
E83.800		矿物质代谢紊乱，其他的		
	Y54.900	矿物质盐类的有害效应，不可归类在他处者		
S01.103		眶部裂伤		
S05.401		眶穿通伤		
S02.300		眶底骨折		
I77.004		眶动静脉瘘		
C69.600		眶恶性肿瘤		
H05.001		眶蜂窝织炎		
C41.008		眶骨恶性肿瘤		
S02.801		眶骨骨折		
D16.408		眶骨良性肿瘤		
S05.400		眶贯通伤伴有或不伴有异物		
H05.104		眶肌炎		
G52.705		眶尖综合征		眶尖综合征是由多种病因引起的一组复杂疾病，临床上定义为由于某种病变侵犯眶尖，从而引起一系列眶尖组织功能损伤的临床表现的总称，包括动眼神经（Ⅲ）、滑车神经（Ⅳ）、展神经（Ⅵ）、三叉神经第一支（V1）的损伤同时伴视功能的障碍。查：疾患-神经--颅---多发性 G52.7
C69.601		眶结缔组织恶性肿瘤		
D31.601		眶结缔组织良性肿瘤		
D31.600		眶良性肿瘤		
I72.803		眶内动脉瘤		
C79.406		眶内继发恶性肿瘤		
I80.801		眶内血栓性静脉炎		
H05.204		眶内血肿		
H05.102		眶内炎		
S00.201		眶区浅表损伤		
H49.803		眶上裂综合征		眶上裂综合征是一组以动眼神经、滑车神经、展神经及三叉神经眼支受损症状为特征的临床症状群。眶上裂位于眼眶视神经的外侧，在眶上壁与眶外壁的交界处，由蝶骨大小翼组成。由此使中颅窝与眼眶相沟通。眶上裂的后端与眶下裂相汇合。第Ⅲ、Ⅳ、Ⅵ脑神经及第V脑神经的眼支、眼上静脉、脑膜中动脉的眶支和交感神经等穿过此裂。眶内有病变累及此眶上裂便

主要编码	附加编码	疾 病 名 称	别 名	备 注
				可出现眶上裂综合征。临床表现：①患者主诉眼眶受累区域疼痛，随即出现复视及不同程度的上睑下垂。眼球转动时感觉球后疼痛、眼球轻度突出。有时全身乏力或有低热。②检查发现第Ⅲ、Ⅳ、Ⅵ脑神经及第Ⅴ脑神经的眼支等麻痹，在临床上表现为眼外肌和眼内肌部分或完全麻痹，上睑部分或完全下垂，角膜知觉消失，上睑及前额皮肤知觉减退或消失。③眼底检查视神经盘正常或充血，视网膜静脉充血
G50.001		眶上神经痛		
K12.210		眶下间隙感染		
S04.502		眶下神经损伤		眶下神经为上颌神经本干的延续，眶下裂入眶，行经眶下沟、眶下管，再经眶下孔出眶，分布于眼睑鼻外侧部，上唇和颊部皮肤，在沿途发出上牙槽中支和前支
H05.802		眶脂肪脱垂		
C69.602		眶周神经恶性肿瘤		
D48.705		眶周围神经动态未定肿瘤		
D31.603		眶周围神经良性肿瘤		
D48.706		眶周围神经肿瘤		
F65.300		窥淫症		
A21.000		溃疡腺型土拉菌病		
K51.000		溃疡性（慢性）全结肠炎		
J31.002		溃疡性鼻炎		
A58.x01		溃疡性腹股沟肉芽肿		
J04.005		溃疡性喉炎		
K51.005		溃疡性回肠结肠炎		
K51.900		溃疡性结肠炎		
K51.800		溃疡性结肠炎，其他的		
K51.901		溃疡性结肠炎，轻度		
K51.902		溃疡性结肠炎，中度		
K51.903		溃疡性结肠炎，重度		
K51.904†	M07.5*	溃疡性结肠炎性关节病		
	M09.2*	溃疡性结肠炎引起的幼年型关节炎		
K12.107		溃疡性口炎		
L01.004		溃疡性脓疱病		
K51.001		溃疡性全结肠炎，轻度		
K51.002		溃疡性全结肠炎，中度		

主要编码	附加编码	疾 病 名 称	别 名	备 注
K51.003		溃疡性全结肠炎，重度		
K51.004		溃疡性小肠结肠炎		
J02.903		溃疡性咽炎		
K05.103		溃疡性龈炎		
K51.201		溃疡性直肠炎，轻度		
K51.202		溃疡性直肠炎，中度		
K51.203		溃疡性直肠炎，重度		
K51.301		溃疡性直肠乙状结肠炎，轻度		
K51.302		溃疡性直肠乙状结肠炎，中度		
K51.303		溃疡性直肠乙状结肠炎，重度		
H53.401		扩大盲点		
I42.000		扩张型心肌病		
K61.400		括约肌内脓肿		
M62.817		阔筋膜挛缩症		
C57.100		阔韧带恶性肿瘤		
N83.801		阔韧带囊肿		
Q50.500		阔韧带胚胎性囊肿		
O00.805		阔韧带妊娠		
N83.802		阔韧带撕裂综合征		
N83.700		阔韧带血肿		
N83.903		阔韧带肿物		
A96.200		拉沙热		
G40.503		拉斯穆森综合征	Rasmussen 综合征	
C79.832		拉特克囊继发恶性肿瘤		
E23.608		拉特克囊肿		
T49.003		来苏中毒		来苏为甲酚的肥皂溶液，查：中毒-药物--见药物和化学制剂表，甲酚（消毒防腐剂） T49.0
E05.300		来自异位甲状腺组织的甲状腺毒症		
A69.200		莱姆病		
	M01.2*	莱姆病性关节炎		
H81.301		莱穆瓦耶综合征		
E79.100		莱施-尼汉综合征		
C96.000		莱特雷尔-西韦病		
L82.x02		莱泽-特雷拉特病		
E72.300		赖氨酸和羟赖氨酸代谢紊乱		

主要编码	附加编码	疾 病 名 称	别 名	备 注
E34.501		赖芬斯坦综合征		
G93.700		赖氏综合征		赖氏综合征是一种童年罕见的急性,有时为致死性的疾病。常发生于水痘或病毒性上呼吸道感染之后
M02.300		赖特尔病	尿道-眼-关节综合征	赖特尔病临床上主要表现为尿道炎、结膜炎、关节炎和皮肤黏膜病变,四者可同时存在,也可先后发生
Q42.801		阑尾闭锁		
D37.300		阑尾动态未定或动态未知的肿瘤		
C18.100		阑尾恶性肿瘤		
Z85.005		阑尾恶性肿瘤个人史		
K38.900		阑尾疾病		
C78.503		阑尾继发恶性肿瘤		
A18.302†	K93.0*	阑尾结核		
K38.100		阑尾结石		
D12.100		阑尾良性肿瘤		
K38.300		阑尾瘘		
K38.802		阑尾囊肿		
K38.801		阑尾黏液囊肿		
K35.101		阑尾脓肿		
K38.800		阑尾其他特指的疾病		
K38.200		阑尾憩室		
Q42.802		阑尾缺如		
K46.903		阑尾疝		
K37.x00		阑尾炎		
K36.x00		阑尾炎,其他的		
K38.000		阑尾增生		
D37.301		阑尾肿瘤		
K35.103		阑尾周围脓肿		
H65.101		蓝鼓膜综合征	黑鼓膜	正常鼓膜为椭圆形半透明薄膜,如果鼓室内充满空气,鼓膜就显示为珠白色,一旦鼓室内积有血性内容物时,透过鼓膜就可呈现深蓝色或蓝黑色。所以,蓝鼓膜仅仅是鼓室或鼓室周围病变,反映鼓膜颜色的改变。蓝鼓膜本身不是病,只是多种疾病在鼓膜上的表现,当初它们各自还具有特殊的临床症状。为此,诊断还有赖于中耳乳突的CT检查、鼓膜穿刺等,视穿刺液所见及涂片检查再作出正确的诊断

主要编码	附加编码	疾 病 名 称	别 名	备 注
Q13.500		蓝色巩膜		
Q82.801		蓝色橡皮-疱痣综合征	Bean综合征	蓝色橡皮泡痣综合征是指存在于皮肤和胃肠道的海绵状或毛细血管状血管瘤。本征系胚胎期分化发育障碍所致，为常染色体显性遗传性疾病。查：血管瘤病 Q82.8
I74.310		蓝趾综合征		蓝指/趾综合征是指肢体的微小血管闭塞引起手指或足趾出现蓝黑色、锯齿状、指压不褪色的斑点，伴剧痛等症状的综合征，病因多为粥样硬化性栓子。1976年，Karmody首次命名。其实质是肢体末梢动脉的微小栓塞，应属于动脉栓塞范畴。查：栓塞-动脉--肢---下 I74.3
M32.103†	J99.1*	狼疮性肺炎		
M32.108†	K77.8*	狼疮性肝损害		
M32.110†	G73.7*	狼疮性肌病		
M32.107†	G99.2*	狼疮性脊髓病变		
M32.115†	K67.8*	狼疮性浆膜炎		浆膜炎编码于K65.8其他腹膜炎中，同理获得K67.8*编码
M32.114†	G94.8*	狼疮性脑病		
M32.102†	N16.4*	狼疮性肾小管间质肾炎		
M32.101†	N08.5*	狼疮性肾炎		
M32.113†	H36.8*	狼疮性视网膜病变		
M32.112†	K93.8*	狼疮性胃肠道损害		
M32.105†	I32.8*	狼疮性心包炎		
M32.104†	I43.8*	狼疮性心肌病		
M32.111†	D77*	狼疮性血液系统损害		
L93.201		狼疮性脂膜炎		
M32.106†	G63.5*	狼疮性周围神经病		查：多神经病-见于--全身性---红斑狼疮
L73.801		狼疮样须疮		
T44.302		莨菪碱类植物中毒		
D76.000		朗格汉斯细胞的组织细胞增多症，不可归类在他处者		
C96.101		朗格汉斯细胞肉瘤		
D76.003		朗格汉斯细胞组织细胞增生症，播散性		
D76.001		朗格汉斯细胞组织细胞增生症，单病灶		
D76.002		朗格汉斯细胞组织细胞增生症，多病灶		

主要编码	附加编码	疾 病 名 称	别 名	备 注
I45.601		劳恩-加农-莱文综合征		劳恩-加农-莱文（LGL）综合征可能是窦房激动经 Jame 束绕过房室结而直接进入房室结下部或希氏束内，也可因激动经房室结内旁道下传所致。心电图表现为：P-R 间期短于 0.12 秒；QRS 波型正常。可发生房室折返性心动过速。查：劳恩-加农-莱文综合征 I45.6
I20.803		劳力性心绞痛		
D59.601		劳力性血红蛋白尿		
Q87.804		劳伦斯-穆恩（-巴尔得）-别德尔综合征		
I34.202		老年钙化性二尖瓣狭窄		
H25.100		老年核性白内障		核性白内障分为：①胎核性内障 Q12.0；②老年性核硬化性内障 H25.1
H91.100		老年聋		
H26.003		老年前期白内障		
L29.802		老年瘙痒症		
H25.900		老年性白内障		
H25.200		老年性白内障，莫尔加尼型		
H25.800		老年性白内障，其他的		
H25.002		老年性成熟期白内障		
F03.x01		老年性痴呆		
H25.000		老年性初期白内障		
J43.903		老年性肺气肿		
M83.100		老年性骨软化症		
M80.801		老年性骨质疏松伴病理性骨折		
M19.908		老年性关节炎		
H35.305		老年性黄斑变性		
M47.903		老年性脊柱炎		
M48.812		老年性脊椎萎缩		
H02.103		老年性睑外翻		
L57.002		老年性角化病		
M16.901		老年性髋关节病		
G31.100		老年性脑变性，不可归类在他处者		
G31.101		老年性脑萎缩		
L12.001		老年性疱疹样皮炎		
L57.400		老年性皮肤松垂		
L90.803		老年性皮肤萎缩		

主要编码	附加编码	疾 病 名 称	别 名	备 注
M94.802		老年性软骨骨化		
H25.004		老年性未熟期白内障		
I51.501		老年性心肌变性		
I51.401		老年性心肌炎		
I51.402		老年性心脏病		查：病-心脏--老年性可以得到的编码，这里归类到心肌炎
N95.201		老年性阴道炎		
F05.001		老年性谵妄		
R54.x01		老年性震颤		
D69.202		老年性紫癜		
I78.101		老年痣		
H52.400		老视		
E70.200		酪氨酸代谢紊乱		
E70.204		酪氨酸尿症		
T75.000		雷电效应		
A49.808		雷极普鲁菲登菌感染		
I73.001		雷诺现象		
I73.000		雷诺综合征		
F84.200		雷特综合征	Rett 综合征，脑萎缩血氨过高综合征	病因未明，病理有脑萎缩。此病见于女性，婴儿期已出现神经和精神的症状。血氨增高，气脑和 CT 检查显示脑萎缩，无特殊疗法
C41.300		肋骨、胸骨和锁骨恶性肿瘤		
D16.700		肋骨、胸骨和锁骨良性肿瘤		
Q76.600		肋骨的其他先天性畸形		
D48.010		肋骨动态未定肿瘤		
S22.400		肋骨多处骨折		
C41.302		肋骨恶性肿瘤		
M86.918		肋骨骨髓炎		
S22.300		肋骨骨折		
S23.400		肋骨和胸骨扭伤和劳损		
M89.816		肋骨滑脱		
A18.014†	M90.0*	肋骨结核		
D16.702		肋骨良性肿瘤		
M94.001		肋骨软骨炎		
M94.000		肋骨与肋软骨连接处综合征 [蒂策]		
D48.011		肋骨肿瘤		

主要编码	附加编码	疾　病　名　称	别　　名	备　　注
M89.918		肋骨肿物		
G58.000		肋间神经病		
G58.001		肋间神经痛		
S25.500		肋间血管损伤		
S23.202		肋软骨脱位		
G54.001		肋锁综合征		
H04.600		泪道的其他改变		
H04.501		泪道关闭不全		泪器（lacrimal apparatus）由泪腺和泪道组成。泪道包括泪点、泪小管、泪囊和鼻泪管四部分。查：阻塞（性）－另见梗阻－－泪（管）（道）　H04.5
H04.300		泪道急性炎症		
H04.400		泪道慢性炎症		
H04.500		泪道狭窄和关闭不全		
H04.509		泪道阻塞		
H04.502		泪点外翻		
H04.506		泪点狭窄		
H04.604		泪管肉芽肿		
S05.811		泪管损伤		
C69.502		泪囊恶性肿瘤		
D31.502		泪囊良性肿瘤		
H04.602		泪囊瘘		
H04.601		泪囊囊肿		
H04.303		泪囊脓肿		
H04.901		泪囊肿物		
Q10.600		泪器其他的先天性畸形		
Q10.400		泪器缺如或发育不全		
H04.800		泪器系的其他疾患		
H04.900		泪器系疾患		
H04.507		泪石		
H04.100		泪腺的其他疾患		
C69.501		泪腺恶性肿瘤		
C69.500		泪腺和泪管恶性肿瘤		
D31.500		泪腺和泪管良性肿瘤		
D31.501		泪腺良性肿瘤		
H04.105		泪腺囊肿		
H04.102		泪腺脱垂		

主要编码	附加编码	疾 病 名 称	别　　名	备　　注
H04.104		泪腺萎缩		
H04.000		泪腺炎		
H04.003		泪腺炎性假瘤		炎性假瘤为一种特发的非特异性慢性增殖性炎症，目前多认为是一种免疫反应性疾病。临床表现类似肿瘤，但实质上是炎症，故名炎性假瘤。泪腺炎性假瘤为常见的眼科疾病。查：泪腺炎（急性）（慢性）　H04.0
H04.801		泪小管断裂		
S05.810		泪小管裂伤		
H04.603		泪小管瘘		
H04.505		泪小管阻塞		
H04.101		泪液分泌过少		
	Y45.000	类阿片和相关镇痛药的有害效应		
	Y50.100	类阿片受体拮抗剂的有害效应		
E34.000		类癌瘤综合征		
D72.806		类白血病反应	白血病样反应	
A24.400		类鼻疽		
A24.300		类鼻疽，其他的		
A26.900		类丹毒		
A26.800		类丹毒，其他形式的		
M05.103†	J99.0*	类风湿尘肺		
M06.909		类风湿性多部位关节炎		
M05.100†	J99.0*	类风湿性肺病		
M06.900		类风湿性关节炎		
M05.300†		类风湿性关节炎，累及其他器官和系统		
M06.800		类风湿性关节炎，其他特指的		
M05.301†	G63.6*	类风湿性关节炎伴多神经病		
M05.102†	J99.0*	类风湿性关节炎伴肺间质纤维化		虽然弥漫性肺间质纤维化的编码是J84.-，但所有的类风湿性所致的肺部疾病都分类于J99.0
M05.101†	J99.0*	类风湿性关节炎伴肺泡炎		
M05.305†	I32.8*	类风湿性关节炎伴心包炎		
M05.302†	I43.8*	类风湿性关节炎伴心肌病		
M05.306†	I41.8*	类风湿性关节炎伴心肌炎		
M05.307†	I39.8*	类风湿性关节炎伴心内膜炎		

主要编码	附加编码	疾 病 名 称	别 名	备 注
M05.304[†]	I52.8[*]	类风湿性关节炎伴心炎		
M05.303[†]	G73.7[*]	类风湿性关节炎相关性肌病		
M06.200		类风湿性滑囊炎		
M06.907		类风湿性踝关节关节炎		
M45.x01		类风湿性脊椎炎		
M06.901		类风湿性肩关节关节炎		
M06.300		类风湿性结节		
M05.200		类风湿性脉管炎		
M06.904		类风湿性手骨间关节关节炎		
M06.903		类风湿性腕关节关节炎		
M06.906		类风湿性膝关节关节炎		
M06.908		类风湿性斜颈		
M06.902		类风湿性肘关节关节炎		
T88.702		类固醇激素并发症		
E13.903		类固醇性糖尿病		
A41.802		类酵母菌败血症		酵母菌分成三类：形成孢子的株系属于子囊菌和担子菌。不形成孢子但主要通过出芽生殖来繁殖的称为不完全真菌，或者叫"假酵母"（类酵母）。因此类酵母菌败血症可分类于特指病原体的败血症。查：败血症-特指病原体　A41.8
E24.202		类库欣综合征		
Q87.805		类马方综合征		
O65.801		类人猿骨盆难产		类人猿型骨盆：盆骨入口呈长椭圆形，入口前后径大于横径，盆骨两侧壁稍内聚，坐骨棘较突出，坐骨切迹较宽，耻骨弓较窄，骶骨向后倾斜，故骨盆前部较窄而后部较宽。骶骨往往有6节，类人猿型骨盆较其他类型深。查：分娩-梗阻性--被或由于---异常的----骨盆（骨性）-----特指的NEC　O65.8
L12.900		类天疱疮		
L12.800		类天疱疮，其他的		
B78.900		类圆线虫病		
T02.200		累及单上肢多个部位的骨折		
T02.300		累及单下肢多个部位的骨折		
C75.800		累及多个腺体的恶性肿瘤		
D35.800		累及多个腺体的良性肿瘤		
D44.800		累及多个腺体动态未定或动态未知的肿瘤		

主要编码	附加编码	疾病名称	别名	备注
D44.801		累及多个腺体肿瘤		
T27.500		累及喉和气管及肺的腐蚀伤		
T27.100		累及喉和气管及肺的烧伤		
S02.700		累及颅骨和面骨的多处骨折		
R39.800		累及泌尿系统其他和未特指的症状和体征		
R39.801		累及泌尿系统症状和体征		
	N08.2*	累及免疫机制的血液疾病和疾患引起的肾小球疾患		
T01.800		累及其他复合身体部位的开放性伤口		
R45.800		累及情绪状态的其他症状和体征		
M05.308		累及全身类风湿性关节炎		
R41.800		累及认知功能和意识的其他和未特指的症状和体征		
T02.600		累及上肢伴有下肢多个部位的骨折		
T04.400		累及上肢伴有下肢多个部位的挤压伤		
T01.600		累及上肢伴有下肢多个部位的开放性伤口		
T00.600		累及上肢伴有下肢多个部位的浅表损伤		
T03.400		累及上肢伴有下肢多个部位的脱位、扭伤和劳损		
T04.200		累及上肢多个部位的挤压伤		
T01.200		累及上肢多个部位的开放性伤口		
T00.200		累及上肢多个部位的浅表损伤		
T03.200		累及上肢多个部位的脱位、扭伤和劳损		
T35.600		累及身体多个部位的冻伤		
T35.100		累及身体多个部位的冻伤伴有组织坏死		
T06.400		累及身体多个部位的肌肉和肌腱损伤		
T06.800		累及身体多个部位的其他特指损伤		
T35.000		累及身体多个部位的浅表冻伤		

主要编码	附加编码	疾 病 名 称	别 名	备 注
T06.200		累及身体多个部位的神经损伤		
T06.300		累及身体多个部位的血管损伤		
T06.100		累及身体其他多个部位的神经和脊髓损伤		
T05.800		累及身体其他复合部位的创伤性切断		
T02.800		累及身体其他复合部位的骨折		
T04.800		累及身体其他复合部位的挤压伤		
T00.800		累及身体其他复合部位的浅表损伤		
T03.800		累及身体其他复合部位的脱位、扭伤和劳损		
R29.800		累及神经和肌肉骨骼系统其他和未特指的症状和体征		
R29.801		累及神经和肌肉骨骼系统症状和体征		
T02.400		累及双上肢多个部位的骨折		
T02.500		累及双下肢多个部位的骨折		
T32.100		累及体表10%~19%的腐蚀伤		
T31.100		累及体表10%~19%的烧伤		
T32.000		累及体表10%以下的腐蚀伤		
T31.000		累及体表10%以下的烧伤		
T32.200		累及体表20%~29%的腐蚀伤		
T31.200		累及体表20%~29%的烧伤		
T32.300		累及体表30%~39%的腐蚀伤		
T31.300		累及体表30%~39%的烧伤		
T32.400		累及体表40%~49%的腐蚀伤		
T31.400		累及体表40%~49%的烧伤		
T32.500		累及体表50%~59%的腐蚀伤		
T31.500		累及体表50%~59%的烧伤		
T32.600		累及体表60%~69%的腐蚀伤		
T31.600		累及体表60%~69%的烧伤		
T32.700		累及体表70%~79%的腐蚀伤		
T31.700		累及体表70%~79%的烧伤		
T32.800		累及体表80%~89%的腐蚀伤		
T31.800		累及体表80%~89%的烧伤		
T32.900		累及体表90%及以上的腐蚀伤		

主要编码	附加编码	疾 病 名 称	别 名	备 注
T31.900		累及体表90%及以上的烧伤		
T02.000		累及头部伴有颈部的骨折		
T04.000		累及头部伴有颈部的挤压伤		
T01.000		累及头部伴有颈部的开放性伤口		
T00.000		累及头部伴有颈部的浅表损伤		
T03.000		累及头部伴有颈部的脱位、扭伤和劳损		
R46.800		累及外貌与行为的其他症状和体征		
S83.400		累及膝关节（腓）（胫）副韧带的扭伤和劳损		
S83.500		累及膝关节（前）（后）十字韧带的扭伤和劳损		
T04.300		累及下肢多个部位的挤压伤		
T01.300		累及下肢多个部位的开放性伤口		
T00.300		累及下肢多个部位的浅表损伤		
T03.300		累及下肢多个部位的脱位、扭伤和劳损		
R19.800		累及消化系统和腹部其他特指的症状和体征		
T04.100		累及胸部伴有腹部、下背和骨盆的挤压伤		
T01.100		累及胸部伴有腹部、下背和骨盆的开放性伤口		
T00.100		累及胸部伴有腹部、下背和骨盆的浅表损伤		
T02.100		累及胸部伴有下背和骨盆的骨折		
T03.100		累及胸部伴有下背和骨盆的脱位、扭伤和劳损		
T02.700		累及胸部伴有下背和骨盆及四肢的骨折		
R09.800		累及循环和呼吸系统其他特指的症状和体征		
R44.800		累及一般感觉和知觉的其他的和未特指的症状和体征		
R44.801		累及一般感觉和知觉症状和体征		
L50.200		冷和热引起的荨麻疹		
D59.102		冷抗体型自身免疫性溶血性贫血		查：病，疾病-溶血性（胎儿）（新生儿)--自身免疫性（冷型）（温型） D59.1

主要编码	附加编码	疾 病 名 称	别 名	备 注
D59.105		冷凝集素病		查：病，疾病-冷--凝集素或血红蛋白尿 D59.1
D89.100		冷球蛋白血症		
D89.101†	N08.2*	冷球蛋白血症性肾小球肾炎		
P80.000		冷伤综合征		
C12.x00		梨状窦恶性肿瘤		
G57.001		梨状肌综合征		
Q18.003		梨状窝瘘	先天性鳃裂瘘	梨状窝瘘是一种少见的颈部鳃源性疾病，主要表现为反复发作的颈部感染或化脓性甲状腺炎，临床极易误诊。查：瘘-鳃弓源性　Q18.0
J39.208		梨状窝囊肿		
J39.209		梨状窝息肉		
L53.100		离心性环状红斑		
Q89.901		离子通道病		离子通道病是指离子通道的结构或功能异常所引起的疾病，具体表现在编码离子通道亚单位的基因发生突变或表达异常，或体内出现针对通道的病理性内源性物质时，离子通道的功能发生不同程度的减弱或增强，导致机体整体生理功能紊乱，形成某些先天性或后天获得性疾病，主要累及神经、肌肉、心脏、肾脏等系统和器官。迄今为止，研究比较清楚的离子通道病主要涉及钾、钠、钙、氯通道领域
E06.501		里德尔甲状腺炎		
L81.404		里尔黑变病		
Q13.801		里格尔异常		
A79.900		立克次体病		
A79.800		立克次体病，其他特指的		
A79.901		立克次体感染		
	Y59.100	立克次体疫苗类的有害效应		
A77.000		立氏立克次体性斑疹热		
M32.109†	I39.8*	利布曼-萨克斯病		
I15.101		利德尔综合征	Liddle 综合征、假性醛固酮增多症	利德尔综合征（Liddle syndrome），临床表现为高血压、低血钾、代谢性碱中毒，临床症状像原发性醛固酮增多症，但其血浆醛固酮水平很低，且盐皮质激素受体阻滞药螺内酯对其无效。本病呈常染色体显性遗传，研究发现本病的病变部位在集合管，对钠重吸收增加，排钾泌氢增多，属全身性遗传性钠转运异常性疾病。查：高血压（急进型）（良性）（原发性）（特发性）（恶性）（全身性）-继发性 NEC--由于---肾脏疾患 NEC　I15.1

主要编码	附加编码	疾 病 名 称	别 名	备 注
	Y40.600	利福霉素类的有害效应		
T36.600		利福霉素类中毒		
T42.404		利眠宁中毒		
	Y54.500	利尿剂的有害效应，其他的		
B55.900		利什曼病		
A32.700		利斯特菌败血症		
A32.900		利斯特菌病		
A32.800		利斯特菌病，其他形式的		
A32.801†	I68.1*	利斯特菌性大脑动脉炎		
A32.102†	G05.0*	利斯特菌性脑膜脑炎		
A32.101†	G01*	利斯特菌性脑膜炎		利斯特菌脑膜炎是由单核细胞增多性利斯特菌（Listeria monocytogenes）所引起的脑膜炎，多见于婴幼儿、老年人及免疫功能缺陷的成人患者
A32.100†		利斯特菌性脑膜炎和脑膜脑炎		
A32.802†	I39.8*	利斯特菌性心内膜炎		
C92.901		粒细胞白血病		
D70.x00		粒细胞缺乏		
L40.002		蛎壳状银屑病		蛎壳状银屑病属于寻常性银屑病的一种
A09.003		痢疾		
M02.100		痢疾后关节病		
Z88.302		痢特灵过敏个人史		
S22.500		连枷胸		
M25.200		连枷状关节		
H50.004		连续性内斜视		
H50.103		连续性外斜视		
D81.900		联合免疫缺陷		
D81.800		联合免疫缺陷，其他的		
	Y58.800	联合细菌疫苗类（除外含有百日咳成分）的有害效应		
Z54.700		联合治疗后恢复期		
Q89.400		联体儿		
D57.800		镰状细胞疾患，其他的		
D57.300		镰状细胞特性		
D57.000		镰状细胞性贫血伴有危象		
D57.100		镰状细胞性贫血不伴有危象		
F65.400		恋童症		

主要编码	附加编码	疾病名称	别名	备注
F65.100		恋物性异装症		
F65.000		恋物症		
A25.100		链杆菌病		
Z88.101		链霉素过敏个人史		
Z22.301		链球菌带菌者		
A49.100		链球菌感染		
A49.101		链球菌感染性菌血症		
A49.103		链球菌感染综合征		
J20.200		链球菌急性支气管炎		
A40.900		链球菌性败血症		
A40.800		链球菌性败血症，其他的		
J03.000		链球菌性扁桃体炎		
J13.x00		链球菌性肺炎		肺炎链球菌引起的支气管肺炎
J15.400		链球菌性肺炎，其他的		除 B 族链球菌外其他链球菌引起的肺炎
M00.200		链球菌性关节炎和多关节炎，其他的		
J04.004		链球菌性喉炎		
G00.200		链球菌性脑膜炎	肺炎球菌性脑膜炎	
I33.003		链球菌性心内膜炎		
P36.101		链球菌性新生儿脓毒症		
P36.100		链球菌性新生儿脓毒症，其他的		
J02.000		链球菌性咽炎		
	B95.500	链球菌作为分类于其他章疾病的原因		
	B95.400	链球菌作为分类于其他章疾病的原因，其他的		
E88.804		良性对称性脂肪瘤病	Madelung 病、Launois-Bensaude 病、多发对称性脂肪瘤病	良性对称性脂肪瘤病（benign symmetric lipomatosis, BSL）是颌面、头颈部一种少见的疾病，又称 Madelung 病。常发于中老年男性，以对称性地、缓慢地在肢体头侧堆积脂肪为其主要临床特点，从而影响患者的头颈部运动和美观，部分甚至产生呼吸、吞咽困难等压迫呼吸、消化道的症状。查：马德隆-病--对称性脂肪瘤，颈 E88.8
G40.311		良性非家族性婴儿惊厥		
G03.200		良性复发性脑膜炎［莫拉利特］		
R01.000		良性和无害的心脏杂音		

主要编码	附加编码	疾 病 名 称	别 名	备 注
Q82.802		良性家族性天疱疮	Hailey-Hailey 病	家族性良性天疱疮（familial benign pemphigus）是一种显性遗传性皮肤病，亦可见无家族史病例。本病少见，可由于摩擦、阳光照射、损伤及细菌感染而激发，有人认为本病与达里埃病有某种联系。查：天疱疮-良性家族性（慢性） Q82.8
G40.305		良性家族性新生儿惊厥		
D86.101		良性淋巴肉芽肿		
G93.200		良性颅内高压		
G93.201		良性颅内压增高综合征	假脑瘤综合征	良性颅内压增高综合征是一种发病原因不同，但以颅内压增高为特征的 ICP 增高综合征，其病情发展缓慢，一般能自行缓解。患者除颅内压增高外无其他阳性神经系统体征，脑脊液检查正常。头痛是良性颅内压增高综合征最主要和最常见的症状。查：压力-增加--颅内（良性） G93.2
H66.102		良性慢性化脓性中耳炎		
L12.101		良性黏膜类天疱疮	瘢痕性天疱疮	
N60.900		良性乳腺发育不良		
N60.800		良性乳腺发育不良，其他的		
G40.309		良性新生儿惊厥	第五天惊厥、第五天痉挛	
G40.302		良性婴儿肌阵挛性癫痫		
H81.100		良性阵发性眩晕		
D17.900		良性脂肪瘤样肿瘤		
D17.700		良性脂肪瘤样肿瘤，其他部位的		
D36.900		良性肿瘤		
D36.700		良性肿瘤，其他特指部位的		
S98.200		两个或更多足趾的创伤性切断		
Q56.000		两性畸形，不可归类在他处者		
K14.500		裂沟舌		
A92.400		裂谷热		
B70.000		裂头绦虫病		
B70.100		裂头蚴病		
K03.001		邻面磨损		
G37.805		临床孤立综合征		临床孤立综合征（clinically isolated syndrome，CIS）系指首次发作的孤立的中枢神经系统脱髓鞘性疾病，主要包括视神经炎、孤立的脑干损害或脊髓部分损害综合征、该病症有可能最终发展为多发性硬化症。查：脱髓鞘-中枢神经系统--特指的 G37.8

主要编码	附加编码	疾 病 名 称	别 名	备 注
E02. x00		临床症状不明显［亚临床］的碘缺乏性甲状腺功能减退症		
D47. 900		淋巴、造血和有关组织的动态未定或动态未知的肿瘤		
C96. 900		淋巴、造血和有关组织的恶性肿瘤		
Z80. 700		淋巴、造血和有关组织恶性肿瘤家族史		
Z85. 700		淋巴、造血和有关组织其他恶性肿瘤个人史		
D47. 700		淋巴、造血和有关组织其他特指的动态未定或动态未知的肿瘤		
C96. 700		淋巴、造血和有关组织其他特指的恶性肿瘤		
I89. 002		淋巴管闭塞		
C49. 901		淋巴管恶性肿瘤		
I89. 900		淋巴管和淋巴结非感染性疾患		
I89. 800		淋巴管和淋巴结其他特指的非感染性疾患		
C79. 826		淋巴管继发恶性肿瘤		
D18. 100		淋巴管瘤，任何部位		
I89. 802		淋巴管瘘		
I89. 100		淋巴管炎		
I89. 010		淋巴回流障碍		
	M97611/3	淋巴浆细胞淋巴瘤		
	M96710/3	淋巴浆细胞性淋巴瘤		
C77. 900		淋巴结恶性肿瘤		
R59. 901		淋巴结反应性增生		
A31. 801		淋巴结分枝杆菌感染		其他分枝杆菌感染的分类轴心是部位，故淋巴结放于 A31.8
I89. 806		淋巴结钙化		
D86. 100		淋巴结结节病		
C46. 300		淋巴结卡波西肉瘤		
D36. 000		淋巴结良性肿瘤		
R59. 900		淋巴结增大		
E06. 303		淋巴瘤性甲状腺瘤		
L41. 200		淋巴瘤样丘疹病		淋巴瘤样丘疹病是一种慢性、复发性、自愈性、丘疹坏死或丘疹结节性皮肤病。基本损害是丘疹和小结节，临床与急性痘疮

主要编码	附加编码	疾 病 名 称	别 名	备 注
				样糠疹类似，但组织学上有皮肤 T 细胞淋巴瘤的特点，10%~20% 的患者可先后或同时发生另一种淋巴瘤。最新的 WHO-EORTC 分类认为本病是一种低级别的皮肤 T 细胞淋巴瘤。在新的 WHO 造血与淋巴组织肿瘤分类中，它属于 CD30+T-皮肤淋巴增生性疾病谱系。M97182/3 C44.-。在 ICD-10 第 2 版中还是分类于皮肤，查：丘疹病，淋巴瘤样 L41.2
	M97272/3	淋巴母细胞瘤		
B42.100		淋巴皮肤的孢子丝菌病		
C85.000		淋巴肉瘤		
C94.701		淋巴肉瘤细胞白血病		
	M80821/3	淋巴上皮瘤样癌		
C84.300		淋巴上皮样淋巴瘤		
I89.000		淋巴水肿，不可归类在他处者		
C91.901		淋巴细胞白血病		
D84.000		淋巴细胞功能抗原-1 [LFA-1] 缺陷		
C81.300		淋巴细胞减少型霍奇金病		
	M96531/3	淋巴细胞减少型霍奇金病，经典型		
	M96541/3	淋巴细胞减少型霍奇金病，弥漫性纤维化，经典型		
D72.803		淋巴细胞减少症		
C81.000		淋巴细胞为主型霍奇金病		
D81.601		淋巴细胞稀少综合征		
D72.805		淋巴细胞性白血病样反应		
E23.613		淋巴细胞性垂体炎		
E06.301		淋巴细胞性甲状腺肿		
J84.804		淋巴细胞性间质性肺炎		
K52.802		淋巴细胞性结肠炎		淋巴细胞性结肠炎（lymphocytic colitis，LC），由 Lazenby 1989 年首次描述，病因不清，感染、药物、食物抗原皆可能为促发因素。症状表现为慢性水样泻，肠镜下黏膜显示正常，而活检组织学显示上皮下淋巴细胞数目增多以及固有层淋巴细胞、浆细胞、嗜酸性粒细胞浸润，和胶原性结肠炎一起属于显微镜下肠炎（microscopic colitis，MC）查：结肠炎-慢性（非传染性）K52.9 核对一卷 K52.8
A87.200		淋巴细胞性脉络丛脑膜炎		

主要编码	附加编码	疾　病　名　称	别　名	备　注
D72.804		淋巴细胞增多症		
C91.900		淋巴样白血病		
C91.700		淋巴样白血病，其他的		
	M99700/3	淋巴增生性疾病，恶性		
O98.200		淋病并发于妊娠、分娩和产褥期		
Z22.401		淋病病原携带者		
A54.900		淋球菌感染		
A54.800		淋球菌感染，其他的		
A54.001		淋球菌性膀胱炎		
A54.806†	J17.0*	淋球菌性肺炎		
A54.204†	N51.1*	淋球菌性附睾炎		
A54.807†	K67.1*	淋球菌性腹膜炎		
	K67.1*	淋球菌性腹膜炎		
A54.203†	N51.1*	淋球菌性睾丸炎		
A54.003		淋球菌性宫颈炎		
A54.403†	M90.2*	淋球菌性骨髓炎		
A54.401†	M01.3*	淋球菌性关节炎		
A54.303†	H22.0*	淋球菌性虹膜睫状体炎		
A54.404†	M68.0*	淋球菌性滑膜炎		
A54.402†	M73.0*	淋球菌性滑囊炎		
A54.405†	M68.0*	淋球菌性腱鞘炎		
A54.302†	H13.1*	淋球菌性结膜炎		
A54.803†	G01*	淋球菌性脑膜炎		
A54.801†	G07*	淋球菌性脑脓肿		
A54.002		淋球菌性尿道炎		
A54.201†	N74.3*	淋球菌性女性盆腔炎性疾病		核对卷一时，可见女性盆腔要有星剑号编码 N74.3*。急性修饰词可以省略
A54.200		淋球菌性盆腔腹膜炎和其他泌尿生殖道的淋球菌感染		
A54.202†	N51.0*	淋球菌性前列腺炎		
A54.102		淋球菌性前庭大腺脓肿		
A54.005		淋球菌性外阴阴道炎		
A54.805†	I32.0*	淋球菌性心包炎		
A54.804†	I41.0*	淋球菌性心肌炎		
A54.802†	I39.8*	淋球菌性心内膜炎		

主要编码	附加编码	疾 病 名 称	别 名	备 注
A54.301†	H13.1*	淋球菌性新生儿眼炎		
A54.500		淋球菌性咽炎		
A54.004		淋球菌性阴道炎		
E83.303		磷代谢紊乱		
E83.300		磷和磷酸酶代谢紊乱		
T57.100		磷及其化合物的毒性效应		
D55.203		磷酸丙糖异构酶缺乏性贫血		
M11.802		磷酸二钙结晶性关节炎（病）		
E83.305		磷酸酶过少症		
E74.402		磷酸烯醇丙酮酸羧激酶缺乏		
O08.900		流产、异位妊娠和葡萄胎妊娠后的并发症		
O08.500		流产、异位妊娠和葡萄胎妊娠后的代谢疾患		
O08.600		流产、异位妊娠和葡萄胎妊娠后的盆腔器官和组织损伤		
O08.800		流产、异位妊娠和葡萄胎妊娠后的其他并发症		
O08.700		流产、异位妊娠和葡萄胎妊娠后的其他静脉并发症		
O08.400		流产、异位妊娠和葡萄胎妊娠后的肾衰竭		
O08.200		流产、异位妊娠和葡萄胎妊娠后的栓塞		
O08.300		流产、异位妊娠和葡萄胎妊娠后的休克		
O08.100		流产、异位妊娠和葡萄胎妊娠后的延迟或过度出血		
O08.000		流产、异位妊娠和葡萄胎妊娠后生殖道和盆腔感染		
A23.100		流产布氏菌病	牛布氏菌病	
O08.101		流产后播散性血管内凝血		
O08.204		流产后肺栓塞		
O08.002		流产后腹膜炎		
O08.801		流产后腹痛		
O08.003		流产后感染性休克		
O08.802		流产后宫颈粘连		
O08.803		流产后宫腔粘连		
O08.102		流产后过度出血		

主要编码	附加编码	疾 病 名 称	别 名	备 注
O08.203		流产后空气栓塞		
O08.004		流产后盆腔感染		
O08.401		流产后肾衰竭		
O08.805		流产后心脏停搏		
O08.301		流产后休克		
O08.202		流产后羊水栓塞		
O08.005		流产后子宫内膜炎		
A49.200		流感嗜血杆菌感染		
A49.201		流感嗜血杆菌感染性菌血症		
J20.100		流感嗜血杆菌急性支气管炎		
A41.300		流感嗜血杆菌性败血症		
J14.x00		流感嗜血杆菌性肺炎		
	B96.300	流感嗜血杆菌作为分类于其他章疾病的原因		
A75.001		流行性斑疹伤寒		
B30.301[†]	H13.1[*]	流行性出血性结膜炎	红眼病；流行性急性结膜炎；急性触染性结膜炎	
J11.101		流行性感冒		
J11.102		流行性感冒伴胸膜渗漏		
J11.000		流行性感冒伴有肺炎，病毒未标明		
J10.000		流行性感冒伴有肺炎，其他流感病毒被标明		
J11.800		流行性感冒伴有其他表现，病毒未标明		
J10.800		流行性感冒伴有其他表现，其他流感病毒被标明		
J11.100		流行性感冒伴有其他呼吸道表现，病毒未标明		
J10.100		流行性感冒伴有其他呼吸道表现，其他流感病毒被标明		
B33.000		流行性肌痛		
B30.001[†]	H19.2[*]	流行性角膜结膜炎		
A39.003[†]	G01[*]	流行性脑脊髓膜炎	流行性脑膜炎	如果查：脑膜炎，脑脊髓性（脑脊髓膜炎），得到编码 A39.0[†] G01[*]，分类到脑膜炎球菌性脑膜炎。这或许是国外的一种假定分类，在临床上脑脊膜炎可由多种微生物所致，最多的是脑膜炎球菌。这实际上是一种假定分类。如果单独的脑膜炎或脑脊髓膜炎，编码为 G03.9

主要编码	附加编码	疾 病 名 称	别 名	备 注
B26.804		流行性腮腺炎伴颌下腺炎		
B26.800		流行性腮腺炎伴有其他并发症		
B26.803†	I41.1*	流行性腮腺炎并心肌炎		
B26.900		流行性腮腺炎不伴有并发症		
B26.802†	K77.0*	流行性腮腺炎性肝炎		
B26.000†	N51.1*	流行性腮腺炎性睾丸炎		
B26.801†	H13.1*	流行性腮腺炎性结膜炎		
B26.202†	G05.1*	流行性腮腺炎性脑脊髓炎		
B26.201†	G05.1*	流行性腮腺炎性脑膜脑炎		
B26.100†	G02.0*	流行性腮腺炎性脑膜炎		
B26.200†	G05.1*	流行性腮腺炎性脑炎		
B26.300†	K87.1*	流行性腮腺炎性胰腺炎		
B33.001		流行性胸肌痛	博恩霍尔姆病	
A88.100		流行性眩晕		
B94.101		流行性乙型脑炎后遗症		
E51.900		硫胺素缺乏		
E51.800		硫胺素缺乏的其他表现		
T59.600		硫化氢的毒性效应		
T59.601		硫化氢中毒		
E75.206		硫酸酯酶缺乏		
T54.201		硫酸中毒		
D48.901		瘤		
A30.500		瘤型麻风		
L91.002		瘤样瘢痕		
R04.200		咯血		
T62.202		龙葵果中毒		
B72.x00		龙线虫病		
Z82.200		聋和听力丧失家族史		
H91.300		聋哑，不可归类在他处者		
Z41.105		隆胸		
O65.301		漏斗骨盆难产		
Q67.600		漏斗胸		
F65.200		露阴症		
Q67.400		颅、面和颌的其他先天性变形		
Q75.803		颅底凹陷症		
S02.100		颅底骨骨折		

主要编码	附加编码	疾 病 名 称	别 名	备 注
D33.202		颅底良性肿瘤		
G03.901		颅底蛛网膜炎		
Q75.000		颅缝早闭		
S02.902		颅骨凹陷性骨折		
Z96.701		颅骨板植入物		
T85.807		颅骨补片排斥反应		
P13.100		颅骨的其他产伤		
D48.002		颅骨动态未定肿瘤		
M85.200		颅骨肥大		
M84.801		颅骨分离		
M86.917		颅骨骨髓炎		脊椎骨髓炎分类到 M46.2，而颅骨的分类到未特指的骨髓炎里
C41.000		颅骨和面骨恶性肿瘤		
S02.900		颅骨和面骨骨折		
S02.800		颅骨和面骨骨折，其他的		
T90.200		颅骨和面骨骨折后遗症		
D16.400		颅骨和面骨良性肿瘤		
R93.000		颅骨和头诊断性影像检查的异常所见，不可归类在他处者		
S07.100		颅骨挤压伤		
C79.502		颅骨继发恶性肿瘤		
M88.000		颅骨佩吉特病		
S02.000		颅骨穹隆骨折		
Z42.001		颅骨缺损修补		外科手术－再建（损伤愈合或手术后）--头和颈　Z42.0
T85.713		颅骨人工骨板植入感染		
D48.003		颅骨肿瘤		
Q75.800		颅和面骨的其他特指先天性畸形		
Q75.900		颅和面骨先天性畸形		
D32.012		颅后窝脑膜瘤		
Q00.100		颅脊柱裂		
D32.101		颅颈交界区脊膜瘤		
Q75.804		颅裂畸形		
Q75.100		颅面骨发育不全		
I62.900		颅内出血（非创伤性）		
G93.814		颅内胆脂瘤		
I60.700		颅内动脉的蛛网膜下出血		

主要编码	附加编码	疾 病 名 称	别 名	备 注
I60.600		颅内动脉的蛛网膜下出血，其他的		
I67.110		颅内动脉瘤		
I60.701		颅内动脉瘤破裂伴蛛网膜下隙出血		
G06.006		颅内感染		
F06.803		颅内感染所致精神障碍		
G08.x00		颅内和椎管内的静脉炎和血栓性静脉炎		
B89.x01		颅内寄生虫感染		
I67.601		颅内静脉窦非脓性血栓形成		
G08.x01		颅内静脉窦化脓性血栓形成		
G93.809		颅内静脉窦狭窄		
I67.600		颅内静脉系统的非脓性血栓形成		
G06.004		颅内脓肿		
G06.000		颅内脓肿和肉芽肿		
S06.900		颅内损伤		
S06.800		颅内损伤，其他的		
S06.700		颅内损伤伴有延长的昏迷		
T90.500		颅内损伤后遗症		
G06.005		颅内炎性肉芽肿		
R90.000		颅内占位性病变		
F06.802		颅脑外伤性精神病		
F06.302		颅脑外伤性情感障碍		
D32.013		颅前窝脑膜瘤		
G93.813		颅腔积气		
D44.400		颅咽管动态未定或动态未知的肿瘤		
C75.200		颅咽管恶性肿瘤		
D35.300		颅咽管良性肿瘤		
D44.401		颅咽管肿瘤		
D32.002		颅中窝脑膜瘤		
M53.002		颅椎综合征		
T60.100		卤化杀虫剂的毒性效应		
Q87.204		鲁宾斯坦-塔比综合征		
Q21.106		鲁登巴赫综合征	房间隔缺损（房缺）伴二尖瓣狭窄综合征	鲁登巴赫综合征临床较少见，其发生率占二尖瓣狭窄的0.6%~0.7%，占继发孔房间隔缺损的4%，女性多见。查：卢滕巴赫病或综合征［房间隔缺损合并二尖瓣狭窄］ Q21.1

主要编码	附加编码	疾　病　名　称	别　名	备　注
Q87.104		鲁塞尔-西尔弗综合征		
N20.001		鹿角状结石		
N30.805		滤泡性膀胱炎		
	M96980/3	滤泡性大细胞淋巴瘤	滤泡性淋巴瘤，Ⅲ级	
C82.900		滤泡性非霍奇金淋巴瘤		
C82.700		滤泡性非霍奇金淋巴瘤，其他类型的		
C82.902		滤泡性淋巴瘤		
	M96900/3	滤泡性淋巴瘤		
C82.001		滤泡性淋巴瘤，Ⅰ级		
C82.101		滤泡性淋巴瘤，Ⅱ级		
C82.201		滤泡性淋巴瘤，Ⅲ级		
L01.005		滤泡性脓疱病		
	M96920/3	滤泡性中心母细胞-中心细胞性淋巴瘤		
G11.301		路易斯-巴尔综合征	共济失调毛细血管扩张症、Boder-Sedgwick 综合征	
G31.805		路易体痴呆		
F23.902		旅途精神病	旅行性精神障碍	
	X51.x00	旅行和运动		
J63.001		铝尘肺		
M83.400		铝骨病		
	B96.501	绿脓杆菌感染		
G04.201		绿脓杆菌性脑膜脑炎		
T43.302		氯丙嗪中毒		
T42.406		氯氮平中毒		
T53.100		氯仿的毒性效应		
T49.002		氯化亚汞中毒		
	Y40.200	氯霉素族的有害效应		
T36.200		氯霉素族中毒		
T59.400		氯气的毒性效应		
T59.401		氯气中毒		
	Y47.200	氯醛衍生物的有害效应		
N83.500		卵巢、卵巢蒂和输卵管的扭转		
N83.900		卵巢、输卵管和阔韧带的非炎性疾患		

主要编码	附加编码	疾 病 名 称	别 名	备 注
N83.800		卵巢、输卵管和阔韧带的其他非炎性疾患		
N83.202		卵巢白体囊肿		
N83.203		卵巢包涵囊肿		
N83.803		卵巢出血		
Q50.300		卵巢的其他先天性畸形		
N80.100		卵巢的子宫内膜异位症		
N83.501		卵巢蒂扭转		
S35.801		卵巢动静脉损伤		
D39.100		卵巢动态未定或动态未知的肿瘤		
C56.x00		卵巢恶性肿瘤		
Z85.404		卵巢恶性肿瘤个人史		
Z80.401		卵巢恶性肿瘤家族史		
Z35.802		卵巢恶性肿瘤史妊娠监督		
N83.804		卵巢钙化		
E28.303		卵巢功能衰竭		
E28.900		卵巢功能障碍		
E28.800		卵巢功能障碍，其他的		
D28.206		卵巢固有韧带良性肿瘤		
C57.101		卵巢冠恶性肿瘤		
N98.100		卵巢过度刺激		
N83.300		卵巢和输卵管后天性萎缩		
N83.400		卵巢和输卵管脱垂和疝		
N70.901		卵巢坏死		
N83.102		卵巢黄素化囊肿		黄素化囊肿即卵泡膜黄素化囊肿。由于滋养细胞显著增生，产生大量绒毛膜促性腺激素（HCG），刺激卵巢卵泡内膜细胞，使发生黄素化而形成囊肿，称为黄素化囊肿。查：囊肿（胶样）（黏液性）（潴留）（单纯性）-粒层黄体素细胞（出血性）N83.1
N70.104		卵巢积水		
C79.600		卵巢继发性恶性肿瘤		
	M85901/1	卵巢间质瘤		
N83.204		卵巢浆液性囊肿		
A18.114†	N74.1*	卵巢结核		
D27.x00		卵巢良性肿瘤		
N83.000		卵巢滤泡囊肿		

主要编码	附加编码	疾　病　名　称	别　名	备　注
N83.201		卵巢囊肿		
N83.200		卵巢囊肿，其他的		
N83.205		卵巢黏液性囊肿		
N83.502		卵巢扭转		
N70.902		卵巢脓肿		
N83.805		卵巢破裂		
M81.100		卵巢切除术后骨质疏松		
M80.100		卵巢切除术后骨质疏松伴有病理性骨折		
O00.200		卵巢妊娠		
O00.201		卵巢妊娠破裂		
N73.606		卵巢-输卵管粘连		
S37.400		卵巢损伤		
Q50.200		卵巢先天性扭转		
N70.903		卵巢炎		
Q50.302		卵巢异位		
D07.301		卵巢原位癌		
E28.301		卵巢早衰		
N83.806		卵巢增生		
N73.601		卵巢粘连		
N83.807		卵巢脂肪坏死		
D39.101		卵巢肿瘤		
N83.901		卵巢肿物		
N83.206		卵巢潴留囊肿		
Q56.002		卵睾体		
B53.000		卵形疟原虫疟疾		
H02.802		乱睫		乱睫或睫毛乱生：睫毛源于睑板腺囊，睫毛的生长方向杂乱，该病多发生于长时间的瘢痕性结膜炎。以"乱睫""睫"作为主导词，无法查找到相应编码。查：畸形-睫，后天性　H02.8
C84.301		伦纳特淋巴瘤		
	M97041/3	伦纳特淋巴瘤		
A08.000		轮状病毒性肠炎		
O43.104		轮状胎盘		轮状胎盘的发生率不到1/6000，它是指胎盘的胎儿面中心内凹，周围环绕增厚的灰白色环，环是由双折的羊膜和绒毛膜构成，其间有退化的蜕膜及纤维。轮状胎盘可分为完全型（形成一完整的胎盘组织环）与部分型（形成不完整的胎盘组织环）两类。查：妊娠-并发--胎盘---畸形　O43.1

主要编码	附加编码	疾 病 名 称	别 名	备 注
B74.300		罗阿丝虫病		
B33.100		罗斯河病		
E80.603		罗托综合征		
A83.600		罗西欧病毒病		
A25.000		螺菌病		
Z11.801		螺旋体病特殊筛选检查		
A69.900		螺旋体感染		
A69.800		螺旋体感染，其他特指的		
A18.404		瘰疬性皮肤结核	液化性皮肤结核；皮肤腺病	瘰疬性皮肤结核是结核杆菌所致的皮肤病变。多由淋巴结结核、骨和关节结核直接蔓延或经淋巴管蔓延到邻近皮肤所致。好发于颈部、腋下、上胸部、腹股沟等处。病变特点是：病程缓慢，可迁延不愈，初起表现为无痛性结节，逐渐发展形成溃疡或瘘管
E72.005		洛氏综合征	眼-脑-肾综合征	眼脑肾综合征（oculo-cerebro-renal syndrome or Lowe）是一种罕见的性连锁隐性遗传病。临床上以先天性白内障、智能低下以及肾小管酸中毒为特点，男性多见，出生时缺陷即存在，但症状多出现在婴儿期或更晚。查：眼脑肾综合征（伴有范科尼综合征）　E72.0
	W68.x00	落入游泳池后淹溺和沉没		
	W66.x00	落入浴盆后淹溺和沉没		
	W70.x00	落入自然水域后淹溺和沉没		
L10.200		落叶型天疱疮		卡泽纳夫病［落叶型天疱疮］　L10.2
G83.900		麻痹［瘫痪］综合征		
G83.800		麻痹［瘫痪］综合征，其他特指的		
R26.100		麻痹步态		
K56.000		麻痹性肠梗阻		
A52.104†	F02.8*	麻痹性痴呆		麻痹性痴呆是由梅毒螺旋体侵犯大脑引起的一种晚期梅毒的临床表现
M41.401		麻痹性脊柱侧弯		
H02.101		麻痹性睑外翻		
H49.900		麻痹性斜视		
H49.800		麻痹性斜视，其他的		
A30.900		麻风		
A30.800		麻风，其他形式的		
B92.x00		麻风的后遗症		

主要编码	附加编码	疾病名称	别名	备注
Z88.817		麻黄素过敏个人史		
B05.400		麻疹伴有肠道并发症		
B05.800		麻疹伴有其他并发症		
B05.200†	J17.1*	麻疹并发肺炎		
B05.801		麻疹并发喉炎		
B05.100†	G02.0*	麻疹并发脑膜炎		
B05.000†	G05.1*	麻疹并发脑炎		
B05.803		麻疹并发心肌炎		
B05.802		麻疹并发支气管炎		
B05.300†	H67.1*	麻疹并发中耳炎		
B05.900		麻疹不伴有并发症		
T88.500		麻醉的其他并发症		
Z88.500		麻醉品过敏个人史		
	Y12.x00	麻醉品和致幻药［致幻剂］的中毒及暴露于该类药物，不可归类在他处，意图不确定的		
	X62.x00	麻醉品和致幻药［致幻剂］故意自毒及暴露于该类药物，不可归类在他处者		
	X42.x00	麻醉品和致幻药［致幻剂］意外中毒及暴露于该类药物，不可归类在他处者		
T40.601		麻醉品中毒		
T40.600		麻醉品中毒，其他的		
	Y48.400	麻醉药的有害效应		
Z88.400		麻醉药过敏个人史		
T41.400		麻醉药中毒		
T88.501		麻醉意外		
T88.300		麻醉引起的恶性高热		
T88.200		麻醉引起的休克		
Q74.001		马德隆畸形		
N14.101		马兜铃酸肾病		
A98.300		马尔堡病毒病		
Q87.002		马尔凯萨尼（-魏尔）综合征		
B48.401		马尔尼菲青霉菌感染		
A23.000		马耳他布氏菌病	波浪热、波型热、波状热、流产热、马尔他热、马耳他布鲁杆菌病、马耳他热、普鲁斯病	此病广泛流行于许多国家，高发地区为地中海地区、亚洲、中南美洲等。临床分型为急性、慢性活动型及慢性期相对稳定型。主要表现有发热、多汗、关节痛、睾丸肿胀，有时会有器质性损害

主要编码	附加编码	疾 病 名 称	别 名	备 注
Q87.400		马方综合征		
Q78.403		马富奇综合征		
B74.100		马来（布鲁格）丝虫引起的丝虫病		
A96.100		马丘波出血热		
Q66.000		马蹄内翻足		
Q63.102		马蹄形肾		
D43.402		马尾动态未定肿瘤		
C72.100		马尾恶性肿瘤		
D33.406		马尾良性肿瘤		
S34.300		马尾损伤		
B68.901		马尾绦虫肉芽肿		
D43.403		马尾肿瘤		
G83.400		马尾综合征		
G11.201		玛丽共济失调		
F11.201		吗啡型药物瘾		
T40.201		吗啡中毒		
K01.000		埋伏牙		
M83.801		麦角甾醇缺乏（维生素 D_2）伴成人骨软化		
Q61.901		麦克尔-格鲁贝尔综合征		麦克尔-又译名梅克尔。查：梅克尔-格鲁贝尔综合征　Q61.9
Q43.000		麦克尔憩室		
C17.300		麦克尔憩室恶性肿瘤		
D13.304		麦克尔憩室良性肿瘤		
J43.000		麦克劳德综合征		
J67.400		麦芽工人肺		
C71.501		脉络丛恶性肿瘤		
D33.011		脉络丛良性肿瘤		
H31.100		脉络膜变性		
H31.302		脉络膜出血		
H31.300		脉络膜出血和破裂		
C69.300		脉络膜恶性肿瘤		
H31.900		脉络膜疾患		
C79.409		脉络膜继发恶性肿瘤		
A18.502[†]	H32.0[*]	脉络膜结核		
D31.300		脉络膜良性肿瘤		

主要编码	附加编码	疾 病 名 称	别 名	备 注
H31.301		脉络膜破裂		
H31.800		脉络膜其他特指的疾患		
H31.000		脉络膜视网膜瘢痕		
H30.900		脉络膜视网膜炎		
H30.800		脉络膜视网膜炎，其他的		
H31.400		脉络膜脱离		
H31.101		脉络膜萎缩		
Q14.300		脉络膜先天性畸形		
H35.003		脉络膜新生血管		
H30.902		脉络膜炎		
H31.102		脉络膜硬化		脉络膜硬化是一种在脉络膜发生的弥漫性或局限性变性改变，并伴有视网膜变性和色素性改变，有家族史和不同的遗传形式，多见于老年人，但不常伴有全身性动脉硬化。查：硬化-脉络膜　H31.1
H31.901		脉络膜肿物		
B88.000		螨病，其他的		
A79.100		螨立克次体性立克次体痘		
B88.001†	L99.8*	螨性皮炎		
B65.100		曼森裂体吸虫引起的血吸虫病〔肠道血吸虫病〕		
B74.400		曼森丝虫病		
G41.801		慢波睡眠中持续棘慢复合波癫痫	睡眠期电持续状态癫痫	
C95.100		慢性白血病		
N30.201		慢性膀胱炎		
N30.200		慢性膀胱炎，其他的		
L57.900		慢性暴露于非电离辐射下引起的皮肤改变		
L57.800		慢性暴露于非电离辐射下引起的其他皮肤改变		
J32.900		慢性鼻窦炎	慢性副鼻窦炎	
J32.800		慢性鼻窦炎，其他的		涉及一个以上鼻窦的鼻窦炎，但不是全鼻窦炎
J31.100		慢性鼻咽炎		
J31.000		慢性鼻炎		
H40.202		慢性闭角型青光眼		
J35.000		慢性扁桃体炎		
B18.200		慢性丙型病毒性肝炎		
B18.900		慢性病毒性肝炎		

主要编码	附加编码	疾 病 名 称	别 名	备 注
B18.800		慢性病毒性肝炎，其他的		
G82.504		慢性不完全性四肢瘫		
K81.101		慢性残余胆囊炎		
B57.500		慢性查加斯病累及其他器官		
B57.400		慢性查加斯病累及神经系统		
B57.300		慢性查加斯病累及消化系统		
B57.200		慢性查加斯病累及心脏		
A06.100		慢性肠阿米巴病		
K52.907		慢性肠炎		
D73.200		慢性充血性脾大		
J44.802		慢性喘息性支气管炎		
G44.300		慢性创伤后头痛		
K86.102		慢性创伤性胰腺炎		
G44.003		慢性丛集性头痛		
D53.901		慢性单纯性贫血		
L28.000		慢性单纯性苔藓	神经性皮炎	慢性单纯性苔藓（lichensimplexchronicus）是一种常见的慢性皮肤神经功能障碍性皮肤病
C93.100		慢性单核细胞白血病		
C93.101		慢性单核细胞白血病，急性加重		
K83.006		慢性胆管炎		
K81.100		慢性胆囊炎		
K81.006		慢性胆囊炎急性发作		
K86.104		慢性胆石性胰腺炎		
J32.300		慢性蝶窦炎		
B18.817		慢性丁型肝炎		
J32.803		慢性多鼻窦炎		
M86.300		慢性多病灶性骨髓炎		
J32.100		慢性额窦炎		
L58.100		慢性放射性皮炎		
H65.400		慢性非化脓性中耳炎，其他的		
B39.100		慢性肺荚膜组织胞浆菌病		
I88.106		慢性肺门淋巴结炎		
B38.100		慢性肺球孢子菌病		
I26.902		慢性肺血栓栓塞症		
B40.100		慢性肺芽生菌病		
M12.000		慢性风湿病后关节病［雅库综合征］	雅库综合征、Jaccoud综合征	

主要编码	附加编码	疾 病 名 称	别 名	备 注
I09.200		慢性风湿性心包炎		
K86.101		慢性复发性胰腺炎		
I88.108		慢性腹股沟淋巴结炎		
K65.802		慢性腹膜炎		
K52.908		慢性腹泻		
K72.100		慢性肝衰竭		
K73.900		慢性肝炎		
K73.800		慢性肝炎，其他的不可归类在他处者		
K62.822		慢性肛管直肠炎		
K60.100		慢性肛裂		
K04.500		慢性根尖牙周炎		
B18.818		慢性庚型肝炎		
N11.100		慢性梗阻性肾盂肾炎		
M86.608		慢性骨髓炎		
M86.600		慢性骨髓炎，其他的		
M86.400		慢性骨髓炎伴有引流窦道		
D47.100		慢性骨髓增生性疾病		
H66.200		慢性鼓窦隐窝化脓性中耳炎		
H73.100		慢性鼓膜炎		
H66.101		慢性鼓室化脓性中耳炎		
H73.101		慢性鼓室炎		
L57.801		慢性光化性皮炎		
L59.801		慢性光化性皮炎，与辐射相关		
K10.211		慢性颌骨炎		
I88.102		慢性颌下淋巴结炎		
K11.205		慢性颌下腺炎		
C94.100		慢性红细胞增多症		
H20.100		慢性虹膜睫状体炎		
J37.100		慢性喉气管炎		
J37.001		慢性喉咽炎		慢性咽喉炎一般指慢性单纯性咽炎，慢性单纯性咽炎又称慢性咽炎，较多见。病变主要在黏膜层，表现为咽部黏膜慢性充血，其血管周围有较多淋巴细胞浸润，也可见白细胞及浆细胞浸润。黏膜及黏膜下结缔组织增生。黏液腺可肥大，分泌功能亢进，黏液分泌增多。多见成年人，病程长，易复发

主要编码	附加编码	疾 病 名 称	别 名	备 注
J37.000		慢性喉炎		慢性喉炎是指喉部黏膜的慢性非特异性炎症，病程超过3个月，可波及黏膜下层及喉内肌。慢性喉炎是造成声嘶的常见原因。根据患者的声音嘶哑、喉部分泌物增加、喉部不适感3个月以上的病史，结合间接喉镜、直接喉镜、纤维喉镜或者电子喉镜下见声带慢性充血肿胀、黏膜增厚或黏膜萎缩附有痂皮，可初步诊断为慢性喉炎
D60.000		慢性后天性纯红细胞再生障碍		
J96.100		慢性呼吸衰竭		
J32.901		慢性化脓性鼻窦炎		
J32.301		慢性化脓性蝶窦炎		
J32.101		慢性化脓性额窦炎		
M86.609		慢性化脓性骨髓炎		
J32.201		慢性化脓性筛窦炎		
J32.001		慢性化脓性上颌窦炎		
H66.301		慢性化脓性中耳炎		
H66.300		慢性化脓性中耳炎，其他的		
H71.x01		慢性化脓性中耳炎胆脂瘤型		
H74.802		慢性化脓性中耳炎骨疡型		慢性化脓性中耳炎分为三型：①单纯型；②胆脂瘤型；③骨疡型。查找这些编码时，不是都能以"耳炎"来作为主导词，"胆脂瘤"和"骨疽"是后两者的主导词
B18.201		慢性黄疸型丙型病毒性肝炎		
L53.300		慢性回状红斑，其他的		
J37.002		慢性会厌炎		
B18.804		慢性混合型病毒性肝炎		
O36.301		慢性混合型胎儿宫内窘迫	慢性胎儿宫内窘迫（混合型）	
B18.101		慢性活动型乙型病毒性肝炎		
K73.200		慢性活动性肝炎，不可归类在他处者		
E06.502		慢性甲状腺炎		
E06.500		慢性甲状腺炎，其他的		
E06.200		慢性甲状腺炎伴有短暂性甲状腺毒症		
K73.801		慢性间质性肝炎		
N11.901		慢性间质性肾炎		
K86.105		慢性间质性胰腺炎		

主要编码	附加编码	疾 病 名 称	别 名	备 注
H65.200		慢性浆液性中耳炎		
B65.101		慢性结肠血吸虫病		
K52.910		慢性结肠炎		
H61.001		慢性结节性耳轮软骨皮炎		耳轮或对耳轮慢性结节性软骨皮炎是耳轮上的非肿瘤性溃疡结节，常累及其下软骨。其病因是血管的硬皮病样改变导致软骨周小动脉阻塞，这是引起软骨坏死的原发病变。急性炎症及表皮溃疡继发于坏死软骨附近。病变发生于耳轮，其次为对耳轮。临床特点是耳郭，通常是耳轮上方，有一小的伴有剧烈疼痛的溃疡性结节形成。查：耳轮或对耳轮慢性结节性软骨皮炎　H61.0
H10.400		慢性结膜炎		
G44.207		慢性紧张型头痛		
G44.208		慢性紧张型头痛伴颅骨膜压痛		
F20.501		慢性精神分裂症		
I88.101		慢性颈淋巴结炎		
G82.401		慢性痉挛性四肢瘫		
K70.402		慢性酒精性肝衰竭		
F10.601		慢性酒精性谵妄		
F10.201		慢性酒精中毒		
F10.501		慢性酒精中毒性分裂样精神病		
F10.503		慢性酒精中毒性幻觉症		
F10.502		慢性酒精中毒性妄想症		
I88.103		慢性颏下淋巴结炎		
K51.200		慢性溃疡性直肠炎		
K51.300		慢性溃疡性直肠乙状结肠炎		
K36.x02		慢性阑尾炎		
K35.907		慢性阑尾炎急性发作		
H04.401		慢性泪囊炎		
H04.002		慢性泪腺炎		
H04.402		慢性泪小管炎		
A24.202		慢性类鼻疽		
M79.205		慢性类风湿性神经炎		
C92.702		慢性粒单核细胞白血病		
	M99450/3	慢性粒单核细胞白血病		
C91.004		慢性粒细胞性白血病，急淋变		
I88.100		慢性淋巴结炎，除外肠系膜		

主要编码	附加编码	疾　病　名　称	别　　名	备　　注
C91.100		慢性淋巴细胞白血病		
C91.101		慢性淋巴细胞性白血病，急性变		这个诊断的转变已不是粒细胞性的，而有质的变化，因此要编码为急性
N70.102		慢性卵巢炎		
K86.106		慢性囊性胰腺炎		
G03.100		慢性脑膜炎		
A39.300		慢性脑膜炎球菌血症		
H65.300		慢性黏液样中耳炎		
N34.205		慢性尿道炎		
N73.101		慢性女性盆腔炎		
N73.102		慢性盆腔蜂窝织炎		
G44.001		慢性偏头痛		
J44.803		慢性气肿性支气管炎		
A03.902		慢性迁延型细菌性痢疾		细菌性痢疾分为急、慢性两类，依据临床表现，慢性菌痢的症状分为以下三型：①慢性急性发作型；②慢性迁延型；③慢性隐匿型 A03 的分类轴心是引起菌痢的细菌种类，因此查：痢疾－细菌性 A03.9 没有"慢性迁延性"也可以归类于此，这个修饰词不影响编码结果
B18.102		慢性迁延型乙型病毒性肝炎		临床上常常表达为"慢性迁延性肝炎"
K73.000		慢性迁延性肝炎，不可归类在他处者		指非病毒性肝炎。如果是病毒性，则编码于 B16.9
N41.100		慢性前列腺炎		
L50.802		慢性荨麻疹		
K29.300		慢性浅表性胃炎		
B18.202		慢性轻度丙型病毒性肝炎		
B18.901		慢性轻度病毒性肝炎		
B18.104		慢性轻度乙型病毒性肝炎		
B18.801		慢性轻度重叠感染型病毒性肝炎		
J32.400		慢性全鼻窦炎		
I67.805		慢性缺血性脑血管病		
K55.106		慢性缺血性小肠炎		
I25.900		慢性缺血性心脏病		
I25.800		慢性缺血性心脏病，其他类型的		
H73.102		慢性肉芽性鼓膜炎		
D71.x01		慢性肉芽肿病		
H70.100		慢性乳突炎		

主要编码	附加编码	疾 病 名 称	别 名	备 注
I88.104		慢性腮腺淋巴结炎		
K11.204		慢性腮腺炎		
J32.200		慢性筛窦炎		
J32.000		慢性上颌窦炎		
K11.206		慢性舌下腺炎		
N18.900		慢性肾衰竭		
N18.800		慢性肾衰竭，其他的		
N11.900		慢性肾小管-间质肾炎		
N11.800		慢性肾小管-间质肾炎，其他的		
N03.900		慢性肾炎综合征		
N03.800		慢性肾炎综合征，其他的		
N03.100		慢性肾炎综合征伴有局灶性和节段性肾小球损害		
N03.400		慢性肾炎综合征伴有弥漫性毛细血管内增生性肾小球肾炎		
N03.200		慢性肾炎综合征伴有弥漫性膜性肾小球肾炎		
N03.500		慢性肾炎综合征伴有弥漫性肾小球系膜毛细血管性肾小球肾炎		
N03.300		慢性肾炎综合征伴有弥漫性肾小球系膜增生性肾小球肾炎		
N03.700		慢性肾炎综合征伴有弥漫性新月形肾小球肾炎		
N03.600		慢性肾炎综合征伴有密集沉积物病		
N03.000		慢性肾炎综合征伴有轻微的肾小球异常		
N18.801		慢性肾脏病 1 期		
N18.802		慢性肾脏病 2 期		
N18.803		慢性肾脏病 3 期		
N18.804		慢性肾脏病 4 期		
N18.001		慢性肾脏病 5 期		慢性肾脏病国际的 chronic kidney disease（CKD）分期： 1 期，GFR>90ml/（min·1.73m^2） 2 期，GFR 60~89ml/（min·1.73m^2） 3 期，GFR 30~59ml/（min·1.73m^2） 4 期，GFR 15~29ml/（min·1.73m^2） 5 期，GFR <15ml/（min·1.73m^2）（或已经透析者） （GFR：glomerular filtration rate，又称为肾小球滤过率）

主要编码	附加编码	疾 病 名 称	别 名	备 注
N18.002†	D63.8*	慢性肾脏病 5 期贫血		
N18.810†	D63.8*	慢性肾脏病贫血		
D50.001		慢性失血性贫血		
K26.701		慢性十二指肠溃疡		
K26.400		慢性十二指肠溃疡伴有出血		
K26.600		慢性十二指肠溃疡伴有出血和穿孔		
K26.500		慢性十二指肠溃疡伴有穿孔		
K26.700		慢性十二指肠溃疡不伴有出血或穿孔		
I88.105		慢性食管旁淋巴结炎		
	M99640/3	慢性嗜酸性细胞白血病		
N70.101		慢性输卵管炎		
N70.100		慢性输卵管炎和卵巢炎		
G82.502		慢性四肢瘫		
C92.103		慢性髓系白血病，BCR/ABL 阳性		
C92.101		慢性髓系白血病，急性发作		
C92.100		慢性髓样白血病		
I31.100		慢性缩窄性心包炎		
O36.302		慢性胎儿宫内窘迫		
O36.304		慢性胎心型胎儿宫内窘迫	慢性胎儿宫内窘迫（胎心型）	
L41.100		慢性苔藓样糠疹		
D59.903		慢性特发性溶血性贫血		
D76.005		慢性特发性组织细胞增生症		
R52.200		慢性疼痛，其他的		
H60.801		慢性外耳炎		
N76.301		慢性外阴炎		
R52.100		慢性顽固性疼痛		
M94.803		慢性萎缩性多软骨炎		
K29.400		慢性萎缩性胃炎		
L90.400		慢性萎缩性肢端皮炎		
K52.909		慢性胃肠炎		
K29.501		慢性胃窦炎		
K28.400		慢性胃空肠溃疡伴有出血		
K28.600		慢性胃空肠溃疡伴有出血和穿孔		

主要编码	附加编码	疾 病 名 称	别 名	备 注
K28. 500		慢性胃空肠溃疡伴有穿孔		
K28. 700		慢性胃空肠溃疡不伴有出血或穿孔		
K25. 400		慢性胃溃疡伴有出血		
K25. 600		慢性胃溃疡伴有出血和穿孔		
K25. 500		慢性胃溃疡伴有穿孔		
K25. 700		慢性胃溃疡不伴有出血或穿孔		
K29. 500		慢性胃炎		
I20. 806		慢性稳定型心绞痛		
A03. 903		慢性细菌性痢疾		
J44. 805		慢性细支气管炎		
K10. 209		慢性下颌骨边缘性骨髓炎		
K10. 210		慢性下颌骨中央性骨髓炎		
K86. 107		慢性纤维性胰腺炎		
K27. 400		慢性消化性溃疡伴有出血		
K27. 600		慢性消化性溃疡伴有出血和穿孔		
K27. 500		慢性消化性溃疡伴有穿孔		
K27. 700		慢性消化性溃疡不伴有出血或穿孔		
K73. 100		慢性小叶性肝炎，不可归类在他处者		
I31. 904		慢性心包炎		
I50. 908		慢性心力衰竭		
I27. 202		慢性血栓栓塞性肺动脉高压症		
A19. 802		慢性血行播散型肺结核		
M86. 500		慢性血源性骨髓炎，其他的		
K04. 002		慢性牙髓炎		
J32. 902		慢性牙源性鼻窦炎		
K05. 300		慢性牙周炎		
H66. 100		慢性咽鼓管及鼓室化脓性中耳炎		
J31. 201		慢性咽喉痛		
J31. 202		慢性咽峡炎		
J31. 200		慢性咽炎		
G61. 801		慢性炎症性脱髓鞘性多发性神经病		
H20. 101		慢性眼色素膜炎		

主要编码	附加编码	疾 病 名 称	别 名	备 注
O36.305		慢性羊水型胎儿宫内窘迫	慢性胎儿宫内窘迫（羊水型）	
J70.300		慢性药物性间质性肺疾患		
K86.100		慢性胰腺炎，其他的		
B18.107		慢性乙型病毒性肝炎		
B18.000		慢性乙型病毒性肝炎，伴有 δ 因子		
B18.100		慢性乙型病毒性肝炎，不伴有 δ 因子		
B18.001		慢性乙型丁型病毒性肝炎		
B18.002		慢性乙型丁型病毒性肝炎轻度		
B18.003		慢性乙型丁型病毒性肝炎中度		
B18.004		慢性乙型丁型病毒性肝炎重度		
N76.101		慢性阴道炎		
K05.100		慢性龈炎		
I62.003		慢性硬膜下血肿		慢性的修饰词没有，括号内都是急性的，只能放在这里
M08.301		慢性幼年型多关节炎		
K76.102		慢性淤血性肝损害		
F95.101		慢性运动抽动障碍		
F95.100		慢性运动或发声抽动障碍		
D61.902		慢性再生障碍性贫血		再生障碍性贫血通常对特异性抗贫血疗法无效，其骨髓组织不能制造血中足够数量的有效成分。分类不以急、慢性为轴心，而以致病原因为轴心
F31.801		慢性躁狂症		
N03.801		慢性增殖性肾小球肾炎		
I31.000		慢性粘连性心包炎		
J42.x00		慢性支气管炎		
J44.801		慢性支气管炎伴肺气肿		
B18.203		慢性中度丙型病毒性肝炎		
B18.902		慢性中度病毒性肝炎		
B18.105		慢性中度乙型病毒性肝炎		
C92.105		慢性中性粒细胞白血病		
C92.102		慢性中幼粒细胞性白血病		
B18.802		慢性重叠型病毒性肝炎		
B18.204		慢性重度丙型病毒性肝炎		
B18.903		慢性重度病毒性肝炎		

主要编码	附加编码	疾　病　名　称	别　名	备　注
B18.106		慢性重度乙型病毒性肝炎		
K73.901		慢性重型肝炎		
B18.805		慢性重型混合型病毒性肝炎		
B18.803		慢性重型重叠型病毒性肝炎		
N71.101		慢性子宫内膜炎		
N73.100		慢性子宫旁组织炎和盆腔蜂窝织炎		
N73.103		慢性子宫韧带脓肿		
N73.104		慢性子宫韧带炎		
N71.102		慢性子宫炎		
K86.103		慢性自身免疫性胰腺炎		
I88.107		慢性纵隔淋巴结炎		
J44.900		慢性阻塞性肺病		
J44.800		慢性阻塞性肺病，其他特指的		
J44.100		慢性阻塞性肺病伴有急性加重		
J44.000		慢性阻塞性肺病伴有急性下呼吸道感染		
J44.806		慢性阻塞性支气管炎		
I50.105		慢性左心功能不全		
K02.901		蔓延性龋	猛性龋	
H54.400		盲，单眼		
H54.000		盲，双眼		
K92.205		盲肠出血		
D37.410		盲肠动态未定肿瘤		
C18.000		盲肠恶性肿瘤		
Z85.004		盲肠恶性肿瘤个人史		
K65.011		盲肠后脓肿		
C78.502		盲肠继发恶性肿瘤		
K63.306		盲肠溃疡		
D12.000		盲肠良性肿瘤		
K57.301		盲肠憩室		
K57.305		盲肠憩室炎		
K63.816		盲肠息肉		
K52.911		盲肠炎		
Q43.806		盲肠异位		
D37.411		盲肠肿瘤		
Z82.100		盲和视力丧失家族史		

主要编码	附加编码	疾　病　名　称	别　名	备　注
K90.200		盲袢综合征		
A28.100		猫抓病		
L66.100		毛发扁平苔藓		
Q84.200		毛发的其他先天性畸形		
L44.000		毛发红糠疹		
L85.802		毛发角化病		
L65.904		毛发稀少症		
L72.100		毛根鞘囊肿		
B46.500		毛霉病		
L73.802		毛囊闭锁三联征		毛囊闭锁三联征是聚合性痤疮、化脓性汗腺炎、头部脓肿性穿凿性毛囊周围炎等疾病在同一患者身上同时发生。查：疾患-毛囊（皮肤）--特指的 NEC　L73.8
L73.900		毛囊疾患		
L73.800		毛囊疾患，其他特指的		
Q82.803		毛囊角化病		
L23.801		毛皮变应性接触性皮炎		
L67.900		毛色和毛干异常		
L67.800		毛色和毛干异常，其他的		
L98.001		毛细管扩张性肉芽肿		
D69.802		毛细血管脆弱		
I78.900		毛细血管疾病		
I78.800		毛细血管疾病，其他的		
L81.702		毛细血管扩张性环状紫癜		
I78.803		毛细血管扩张症		
I78.801		毛细血管渗漏综合征		毛细血管渗漏综合征（capillary leakage syndrome，CLS）是一种突发的、可逆性毛细血管高渗透性，血管通透性增加而引起血浆渗漏到组织间隙。查：渗透性过高，毛细血管　I78.8
B81.200		毛圆线虫病		
K13.300		毛状白斑		
L02.802		帽状腱膜下脓肿		
L42.x00		玫瑰糠疹		
D23.302		眉部良性肿瘤		
S09.902		眉部损伤		
C41.012		眉弓恶性肿瘤		
L65.905		眉毛脱落		

主要编码	附加编码	疾 病 名 称	别 名	备 注
L65.901		眉缺损		
A53.900		梅毒		
O98.100		梅毒并发于妊娠、分娩和产褥期		
Z22.402		梅毒病原携带者		
	M03.1*	梅毒感染后关节病		
Z86.103		梅毒个人史		
A52.001†	I68.1*	梅毒性大脑动脉炎		
A52.009†	I39.3*	梅毒性肺动脉反流		
	K67.2*	梅毒性腹膜炎		
A52.705†	K77.0*	梅毒性肝硬化		
A52.706†	M01.3*	梅毒性关节病		
A52.703†	J99.8*	梅毒性喉炎		
	M73.1*	梅毒性滑囊炎		
A50.301†	H19.2*	梅毒性角膜炎		
A52.008†	I32.0*	梅毒性心包炎		
A52.007†	I41.0*	梅毒性心肌炎		
A52.006†	I39.8*	梅毒性心内膜炎		
A52.005†	I52.0*	梅毒性心脏病		
A52.004†	I39.1*	梅毒性主动脉瓣关闭不全		
A52.003†	I79.0*	梅毒性主动脉动脉瘤		
A52.002†	I79.1*	梅毒性主动脉炎		
R76.200		梅毒血清学试验假阳性		
G51.201		梅尔克松-罗森塔尔综合征		
G51.200		梅尔克松综合征		
D27.x01		梅格斯综合征		
K29.604		梅内特里耶病		
H81.000		梅尼埃〔美尼尔〕病		
J60.x00		煤炭工肺尘埃沉着病		
J60.x01		煤矽肺		
D55.900		酶代谢紊乱性贫血		
D55.800		酶代谢紊乱性贫血，其他的		
	Y43.600	酶类的有害效应，不可归类在他处者		
T45.300		酶类中毒，不可归类在他处者		
	M14.0*	酶缺乏和其他遗传疾患引起的痛风性关节病		

主要编码	附加编码	疾 病 名 称	别 名	备 注
B48.201		霉样真菌病		
T40.300		美散痛中毒		
B76.100		美洲钩虫病		
E83.400		镁代谢紊乱		
E61.200		镁缺乏		
J95.400		门德尔松综合征		
Q26.600		门静脉-肝动脉瘘		
K76.600		门静脉高压		
I87.803		门静脉海绵样变		门静脉海绵样变是门静脉或门静脉属支血管被屈曲的小血管形成的海绵状血管瘤样团块所代替。常见于青年人及儿童的肝前型静脉阻塞。可由于新生儿期脐炎，或出生后脐静脉生理闭锁过程的延伸影响门静脉所致。手术时可见门静脉闭塞，肝门处有蛛网状毛细血管网，为门静脉闭塞后再通现象
S35.300		门静脉或脾静脉损伤		
Q26.500		门静脉连接异常		查：异常-连接--门静脉
I87.109		门静脉狭窄		
I81.x00		门静脉血栓形成		
K75.100		门静脉炎		
E83.002		门克斯综合征		遗传性铜吸收障碍（毛发扭结）（坚硬发）
K92.801		门脉高压性胃肠病		
K74.611		门脉性肝硬化		
I70.206		蒙克贝格硬化		
S52.002		蒙特贾骨折脱位	孟氏骨折	孟氏骨折系指尺骨上 1/3 骨折合并桡骨头向前脱位的一种联合损伤。后来许多学者对这种损伤做了进一步观察和机制研究，使该损伤概念的范围逐渐扩大，将桡骨头各方向脱位合并不同水平的尺骨骨折或尺、桡骨双骨折都列入在内，该损伤可见于各年龄组，但以儿童和少年多见
T57.201		锰化物中毒		
T57.200		锰及其化合物的毒性效应		
E61.300		锰缺乏		
F51.500		梦魇		
C83.306		弥漫大 B 细胞淋巴瘤		
	M96803/3	弥漫大 B 细胞淋巴瘤		
M35.400		弥漫性（嗜酸细胞性）筋膜炎		

主要编码	附加编码	疾　病　名　称	别　名	备　注
F84.900		弥漫性［综合性］发育障碍		
F84.800		弥漫性［综合性］发育障碍，其他的		
J42.x01		弥漫性泛细支气管炎		弥漫性泛细支气管炎（diffuse bronchiolitis）是指弥漫性、存在于两肺呼吸性细支气管区域的慢性炎症为特点的疾病。查：支气管炎-慢性　J42
C83.900		弥漫性非霍奇金淋巴瘤		
C83.800		弥漫性非霍奇金淋巴瘤，其他类型的		
J18.001		弥漫性肺炎		
M62.509		弥漫性肌肉萎缩		
E05.001		弥漫性甲状腺肿伴甲状腺功能亢进症	Graves 病	
	J99.1*	弥漫性结缔组织疾患引起的呼吸性疾患，其他的		
M61.102		弥漫性进行性骨化性多肌炎		
N60.100		弥漫性囊性乳腺病		
L20.805		弥漫性神经性皮炎		
H60.302		弥漫性外耳炎		
	M96720/3	弥漫性小核裂细胞性淋巴瘤		
C83.002		弥漫性小细胞无核裂淋巴瘤		
	M96700/3	弥漫性小细胞型淋巴瘤	小淋巴细胞性淋巴瘤，恶性淋巴瘤，小 B 淋巴细胞性	
G37.000		弥漫性硬化	弥漫性轴周性脑炎、Schilder 病	
N18.901		弥漫性硬化性肾小球肾炎		
S06.206		弥漫性轴索损伤		
S06.200		弥散性脑损伤		
H83.801		迷路出血		
H83.200		迷路功能障碍		
H83.100		迷路瘘管		
H83.000		迷路炎		
C72.508		迷走神经恶性肿瘤		
G52.205		迷走神经功能亢进		
G52.200		迷走神经疾患		
D33.310		迷走神经良性肿瘤		
G52.203		迷走神经麻痹		

主要编码	附加编码	疾 病 名 称	别 名	备 注
K91.103		迷走神经切断后综合征		迷走神经切断术的并发症：吞咽困难、食管穿孔、胃小弯缺血坏死、脾脏损伤、出血等。查：综合征-迷走神经切断术后K91.1
S04.804		迷走神经损伤		迷走神经又称第十神经，为混合神经
M15.401		糜烂性骨关节病		
K29.603		糜烂性胃炎		
K11.802		米库利奇病		
K80.801		米里齐综合征	Mirizzi 综合征	
	Y84.600	泌尿道导管插入术作为病人异常反应或以后并发症的原因，而在操作当时并未提及意外事故		
Z93.600		泌尿道的其他人工造口状态		
Z85.500		泌尿道恶性肿瘤个人史		
Z80.500		泌尿道恶性肿瘤家族史		
N39.000		泌尿道感染		
N13.901		泌尿道梗阻		
Z90.600		泌尿道其他部分后天性缺失		
Z43.600		泌尿道其他人工造口的维护		
N99.500		泌尿道外口功能不良		
T83.501		泌尿道引流管植入感染		
D41.900		泌尿器官的动态未定或动态未知的肿瘤		
D41.700		泌尿器官动态未定或动态未知的肿瘤，其他的		
C68.900		泌尿器官恶性肿瘤		
C68.800		泌尿器官交搭跨越恶性肿瘤的损害		
D30.900		泌尿器官良性肿瘤		
D30.700		泌尿器官良性肿瘤，其他的		
D09.100		泌尿器官其他和未特指的原位癌		
T83.200		泌尿器官移植物的机械性并发症		
D09.104		泌尿器官原位癌		
R93.400		泌尿器官诊断性影像检查的异常所见		
A56.200		泌尿生殖道的衣原体感染		
T19.900		泌尿生殖道内异物		

主要编码	附加编码	疾　病　名　称	别　名	备　注
A60.002		泌尿生殖道疱疹病毒感染		
T19.800		泌尿生殖道其他和多处部位内异物		
T28.800		泌尿生殖器官内部腐蚀伤		
T28.300		泌尿生殖器官内部烧伤		
B37.400		泌尿生殖系部位的念珠菌病，其他的		
A59.000		泌尿生殖系滴虫病		
T83.900		泌尿生殖系假体装置、植入物和移植物的并发症		
T83.800		泌尿生殖系假体装置、植入物和移植物的其他并发症		
B90.100		泌尿生殖系结核的后遗症		
N99.900		泌尿生殖系统的操作后疾患		
A18.100		泌尿生殖系统的结核		根据病历实际情况分为男女。男性为 A18.1† N51.$-^*$，女性为 A18.1† N74.$-^*$
N99.800		泌尿生殖系统的其他操作后疾患		
Z87.400		泌尿生殖系统疾病个人史		
Z84.200		泌尿生殖系统其他疾病家族史		
T83.000		泌尿系（留置的）导管的机械性并发症		
N20.900		泌尿系结石		
Q64.800		泌尿系统的其他特指先天性畸形		
N39.900		泌尿系统疾患		
A18.101		泌尿系统结核		没有指出具体部位，没有星剑号编码。若指出具体部位，则使用星剑号编码
N39.800		泌尿系统其他特指的疾患		
Q64.900		泌尿系统先天性畸形		
T83.500		泌尿系统中的假体装置、植入物和移植物引起的感染和炎症性反应		
D41.901		泌尿系统肿瘤		
T83.100		泌尿系装置和植入物的机械性并发症，其他的		
Z46.600		泌尿装置的安装和调整		
	M82040/0	泌乳腺瘤		
O92.500		泌乳抑制		

主要编码	附加编码	疾 病 名 称	别 名	备 注
T43.502		眠尔通中毒	安宁中毒，氨甲丙二酯中毒，甲丙氨酯中毒	
T38.401		棉酚中毒		
J66.000		棉屑沉着病		
M02.200		免疫后关节病		
Z13.001		免疫机制疾患特殊筛查		
T88.000		免疫接种后的感染		
T88.100		免疫接种后的其他并发症，不可归类在他处者		
T88.102		免疫接种后反应		
C83.400		免疫母细胞（弥漫性）非霍奇金淋巴瘤		
C83.401		免疫母细胞肉瘤		
D80.200		免疫球蛋白 A［IgA］的选择性缺乏	IgA 缺乏	
D80.300		免疫球蛋白 G［IgG］亚类的选择性缺乏	IgG 缺乏	
D80.400		免疫球蛋白 M［IgM］的选择性缺乏	IgM 缺乏	
	M97690/3	免疫球蛋白沉积病，恶性		
	Y59.300	免疫球蛋白的有害效应		
D80.901		免疫球蛋白缺乏		
R76.802		免疫球蛋白升高		
D84.900		免疫缺陷		
D84.800		免疫缺陷，其他特指的		
D80.601		免疫缺陷伴高免疫球蛋白血症		
D82.200		免疫缺陷伴有短肢身材		
G62.807		免疫相关性周围神经病		
	Y43.400	免疫抑制剂的有害效应		
C88.300		免疫增生性小肠病		
B23.801		免疫重建炎症综合征		免疫重建炎症综合征：是指免疫功能不全进展状态下，投用抗 HIV 药物治疗后数周内出现具有 HIV 特征的机会性感染的病症
L04.000		面、头和颈部急性淋巴结炎		
Q67.000		面不对称		
S00.802		面部擦伤		
P15.400		面部产伤		

主要编码	附加编码	疾　病　名　称	别　　名	备　　注
S00.803		面部挫伤		
C43.300		面部恶性黑色素瘤		
C76.001		面部恶性肿瘤		
T20.201		面部二度烧伤		
L03.200		面部蜂窝织炎		
D22.301		面部黑素细胞痣		
D22.300		面部黑素细胞痣，其他和未特指部位的		
S07.000		面部挤压伤		
Z42.002		面部矫形术后整形		
C49.001		面部结缔组织和软组织恶性肿瘤		
D21.001		面部结缔组织良性肿瘤		
D36.702		面部良性肿瘤		
S01.802		面部裂伤		
D18.101		面部淋巴管瘤		
C77.001		面部淋巴结继发恶性肿瘤		
L72.902		面部囊肿		
C44.300		面部皮肤恶性肿瘤		
C79.202		面部皮肤继发恶性肿瘤		
D23.301		面部皮肤良性肿瘤		
L02.000		面部皮肤脓肿、疖和痈		
L72.101		面部皮脂腺囊肿		
D03.300		面部其他和未特指部位的原位黑色素瘤		
D23.300		面部其他和未特指部位皮肤的良性肿瘤		
D04.300		面部其他和未特指部位皮肤的原位癌		
S00.804		面部浅表异物		
L92.200		面部肉芽肿〔皮肤嗜酸细胞肉芽肿〕	皮肤嗜酸细胞肉芽肿、面部嗜酸性肉芽肿	面部肉芽肿是一种少见的良性、慢性皮肤病，常见于面部。目前认为可能是过敏性血管炎的一种。查：肉芽肿–嗜酸细胞性––皮肤　L92.2
S00.801		面部软组织挫伤		
T20.003		面部烧伤		
S09.901		面部损伤		
L90.901		面部萎缩		
Q18.805		面部先天性畸形，其他的		

主要编码	附加编码	疾 病 名 称	别 名	备 注
D18.003		面部血管瘤		
D03.301		面部原位黑色素瘤		
D17.001		面部脂肪瘤		
R22.005		面部肿物		
D36.101		面部周围神经和自主神经良性肿瘤		
Z41.104		面部皱纹整容		
B00.102		面单纯疱疹		
D48.004		面骨动态未定肿瘤		
C41.001		面骨恶性肿瘤		
S02.901		面骨骨折		
M89.303		面骨骨质增生		
C79.503		面骨继发恶性肿瘤		
D16.401		面骨良性肿瘤		
D48.005		面骨肿瘤		
Q18.800		面和颈部其他特指的先天性畸形		
Q18.900		面和颈部先天性畸形		
Q18.804		面和颈近中囊肿		
Q18.802		面横裂		
G25.601		面肌抽搐		
G51.301		面肌痉挛	面肌抽搐、偏侧面肌痉挛症	查：痉挛-面部 G51.3
G51.801		面肌萎缩		查：偏侧萎缩-面部，进行性
G51.400		面肌纤维抽搐		
L98.801		面颊部痣样增生		
E65.x08		面颊脂肪堆积		
G71.006		面肩肱型肌营养不良症		
D48.103		面结缔组织动态未定肿瘤		
D48.104		面结缔组织肿瘤		
P11.300		面神经产伤		
G51.800		面神经的其他疾患		
S04.501		面神经断裂		
C72.505		面神经恶性肿瘤		
G51.900		面神经疾患		
D33.307		面神经良性肿瘤		
S04.500		面神经损伤		

主要编码	附加编码	疾 病 名 称	别 名	备 注
Q67.100		面受压〔扁脸〕		
O32.303		面先露		
O64.200		面先露引起的梗阻性分娩		
Q18.807		面斜裂		
Q50.401		苗勒管囊肿		
Z88.818		灭吐灵过敏个人史		
D58.002		明科夫斯基-消法尔综合征		
R47.002		命名性失语		
B71.000		膜壳绦虫病		
N05.201		膜性肾病	膜性肾小球肾炎	
N03.503		膜性增生性肾小球肾炎		
N05.501		膜增殖性肾小球肾炎		
N03.501		膜增殖性肾小球肾炎Ⅰ型		
N03.601		膜增殖性肾小球肾炎Ⅱ型		
N03.502		膜增殖性肾小球肾炎Ⅲ型		
J63.801		磨工尘肺		
C06.200		磨牙后区恶性肿瘤		
D10.307		磨牙后区良性肿瘤		
J67.500		蘑菇工人肺		
G57.602		莫顿跖痛症		
N83.504		莫尔加尼囊状附件扭转		
P70.000		母亲伴有妊娠糖尿病的婴儿综合征		
P59.300		母乳抑制剂所致的新生儿黄疸		
P04.102		母体癌症化疗新生儿		
P00.202		母体病毒性肝炎新生儿		
P58.401		母体传新生儿黄疸		
P00.801		母体癫痫新生儿		
P00.201		母体肺结核新生儿		
P04.101		母体服抗凝药新生儿		
P04.001		母体服麻醉药物新生儿		
P00.802		母体干燥综合征新生儿		
P03.601		母体宫缩乏力新生儿		
O65.900		母体骨盆异常引起的梗阻性分娩		
O65.800		母体骨盆异常引起的梗阻性分娩，其他的		

主要编码	附加编码	疾病名称	别名	备注
P00.803		母体骨髓抑制新生儿		
P00.804		母体甲状腺功能减退新生儿		
P00.203		母体巨细胞病毒感染新生儿		
P00.805		母体类风湿性关节新生儿		
P00.204		母体梅毒感染新生儿		
O65.500		母体盆腔器官异常引起的梗阻性分娩		
P00.806		母体皮肌炎新生儿		
P00.001		母体妊娠高血压新生儿		
P00.101		母体肾衰竭新生儿		
P96.100		母体使用成瘾药物所致的新生儿脱瘾性症状		
P00.807		母体系统性红斑狼疮新生儿		
P00.301		母体先天性心脏病新生儿		
P00.002		母体先兆子痫新生儿		
P00.302		母体心肌病新生儿		
P00.808		母体血小板减少新生儿		
P00.809		母体血小板减少性紫癜新生儿		
P00.810		母体血友病新生儿		
P00.811		母体阴道链球菌感染新生儿		
P00.812		母体再生障碍性贫血新生儿		
P00.813		母体重症肌无力新生儿		
C95.001		母细胞性白血病		
C96.701	M97271/3	母细胞性浆细胞样树状突细胞肿瘤		
S68.000		拇指创伤性切断（完全）（部分）		
S62.500		拇指骨折		
S67.000		拇指和其他手指挤压伤		
M67.103		拇指屈肌肌腱挛缩		
S68.001		拇指完全切断		
S65.400		拇指血管损伤		
S64.300		拇指指神经损伤		
S92.400		拇趾骨折		
M20.101		踻囊炎		
D89.802		木村病	嗜酸性粒细胞增生性淋巴肉芽肿、Kimura病、血管淋巴样增生伴嗜酸性粒细胞增多	木村病是一种血管丰富、内皮细胞增生和大量淋巴细胞、嗜酸性粒细胞浸润的炎性病变。查：疾患－免疫机制－－特指类型NEC D89.8

主要编码	附加编码	疾 病 名 称	别 名	备 注
R40. 100		木僵		
E61. 500		钼缺乏		
C71. 001		幕上恶性肿瘤		
C71. 704		幕下恶性肿瘤		
L41. 001		穆哈-黑贝曼病		
C30. 003		内鼻恶性肿瘤		
T84. 600		内部固定装置［任何部位］引起的感染和炎症性反应		
T84. 000		内部关节假体的机械性并发症		
T84. 500		内部关节假体引起的感染和炎症性反应		
T85. 600		内部假体装置、植入物和移植物，其他特指的机械性并发症		
T85. 900		内部假体装置、植入物和移植物的并发症		
T85. 800		内部假体装置、植入物和移植物的其他并发症，不可归类在他处者		
T84. 900		内部矫形外科假体装置、植入物和移植物的并发症		
T84. 800		内部矫形外科假体装置、植入物和移植物的其他并发症		
T28. 900		内部器官的腐蚀伤，其他的		
T28. 400		内部器官的烧伤，其他和未特指的		
T28. 901		内部器官化学性烧伤		
T28. 401		内部器官烧伤		
B83. 400		内部水蛭病		
M23. 302		内侧半月板后角损伤		
M23. 301		内侧半月板前角损伤		
M23. 303		内侧半月板损伤		
M23. 803		内侧副韧带松弛		
C30. 103		内耳恶性肿瘤		
H83. 900		内耳疾病		
D14. 008		内耳良性肿瘤		
H83. 800		内耳其他特指的疾病		
Q16. 500		内耳先天性畸形		
M21. 100		内翻变形，不可归类在他处者		

主要编码	附加编码	疾 病 名 称	别 名	备 注
Q66.200		内翻跖		
O99.200		内分泌、营养和代谢疾病并发于妊娠、分娩和产褥期		
Z86.300		内分泌、营养和代谢疾病个人史		
Z83.400		内分泌、营养和代谢疾病家族史，其他的		
	H28.1*	内分泌、营养和代谢疾病引起的白内障，其他的		
	H42.0*	内分泌、营养和代谢疾病引起的青光眼		
	N08.4*	内分泌、营养和代谢疾病引起的肾小球疾患，其他的		
	M14.5*	内分泌、营养和代谢性疾患引起的关节病		
E34.902†	M82.1*	内分泌病性骨质疏松		
E34.901†	G73.5*	内分泌病性肌病		
R94.700		内分泌功能检查的异常结果，其他的		
E34.903		内分泌功能障碍		
	G63.3*	内分泌和代谢疾病引起的多神经病，其他的		
E89.900		内分泌和代谢紊乱，操作后的		
	G73.5*	内分泌疾病引起的肌病		
	G73.0*	内分泌疾病引起的肌无力综合征		
E34.900		内分泌疾患		
E34.800		内分泌疾患，其他特指的		
	M82.1*	内分泌疾患引起的骨质疏松		
D44.900		内分泌腺的动态未定或动态未知的肿瘤		
C75.900		内分泌腺恶性肿瘤		
D35.900		内分泌腺良性肿瘤		
D35.700		内分泌腺良性肿瘤，其他特指的		
Q89.200		内分泌腺先天性畸形，其他的		
D44.901		内分泌腺肿瘤		
L27.900		内服物质引起的皮炎		
L27.800		内服物质引起的皮炎，其他的		

主要编码	附加编码	疾 病 名 称	别 名	备 注
M95.506		内格勒骨盆		内格勒骨盆：子宫增大，使骨盆关节松弛，致骨盆前倾。骨盆的骶髂关节和耻骨联合的稳定性都变差，耻骨联合间隙变宽。查：内格勒骨盆　M95.5
S82.500		内踝骨折		
I61.005		内囊出血		
M77.000		内上髁炎		
Q78.400		内生软骨瘤病		
J84.805		内源性脂质性肺炎		
D51.000		内在因子缺乏引起的维生素 B_{12} 缺乏性贫血		
D51.003[†]	G32.0[*]	内在因子缺乏引起维生素 B_{12} 缺乏性贫血性脊髓后侧索硬化		查：变性-混合（脊髓）（亚急性）--伴有贫血（恶性）D51.0[†] G32.0[*]
Q89.300		内脏反位		
B55.000		内脏利什曼病		
S34.504		内脏神经损伤		
K63.403		内脏下垂		
B83.000		内脏幼虫移行症		
I84.100		内痔伴有其他并发症		
I84.200		内痔不伴有并发症		
C79.833		纳博特腺继发恶性肿瘤		
E24.100		纳尔逊综合征		
B60.200		纳归虫病		
D81.400		奈泽洛夫综合征		
	U88.x00	耐多种抗生素的菌株		
	U80.100	耐甲氧西林的菌株		
A49.002		耐甲氧西林金黄色葡萄球菌感染		耐甲氧西林金葡菌，属于葡萄球菌，故分类于葡萄球菌的感染
A49.003		耐甲氧西林凝固酶阴性葡萄球菌感染		耐甲氧西林凝固酶阴性葡菌属于葡萄球菌，故分类于葡萄球菌的感染
	U89.900	耐抗生素的菌株		
	U89.800	耐其他单一特指抗生素的菌株		
	U80.800	耐其他青霉素类抗生素的菌株		
	U81.800	耐其他万古霉素类抗生素的菌株		
	U80.000	耐青霉素的菌株		
	U81.000	耐万古霉素的菌株		
Q98.600		男性，伴有结构异常的性染色体		

主要编码	附加编码	疾　病　名　称	别　　名	备　　注
Q98.700		男性，伴有性染色体（同源）嵌合体		
Q98.300		男性，染色体伴有 46,XX 核型的，其他的		
N32.815		男性膀胱疝		
F52.202		男性勃起障碍		神经源性的和器质性的编码不同，器质性为 N48.4
N46.x00		男性不育症		
Q56.100		男性假两性畸形，不可归类在他处者		
Q55.404		男性莫尔加尼囊肿		
N36.301		男性尿道膨出		
K65.013		男性盆腔脓肿		
K65.014		男性盆腔炎		
K65.015		男性盆腔炎性包块		
C62.901		男性绒毛膜癌		
N62.x02		男性乳房发育		
C50.901		男性乳腺恶性肿瘤		
N60.101		男性乳腺囊性增生		这不同于一般的发育性肥大，N60.1 编码不一定是指女性
E25.903		男性肾上腺增生性性早熟		肾上腺性征异常症-女性男性化（泌尿外科），肾上腺皮质网状带病变，分泌过多性激素引起性征发迹者。肾上腺性征异常症是女性假两性畸形和男性早熟最常见的原因。查：性早熟（女性）（男性）（体质性）（原因不明的）（特发性）NEC-伴有肾上腺增生　E25.9
C63.700		男性生殖器官，其他特指的恶性肿瘤		
R86.100		男性生殖器官标本的激素水平异常		
R86.000		男性生殖器官标本的酶水平异常		
R86.200		男性生殖器官标本的其他药物、药剂和生物制剂水平异常		
R86.800		男性生殖器官标本的其他异常所见		
R86.400		男性生殖器官标本的异常的免疫学所见		
R86.500		男性生殖器官标本的异常的微生物学所见		

主要编码	附加编码	疾 病 名 称	别 名	备 注
R86.600		男性生殖器官标本的异常的细胞学所见		
R86.700		男性生殖器官标本的异常的组织学所见		
R86.900		男性生殖器官标本的异常所见		
R86.300		男性生殖器官标本的主要为非药用性物质的水平异常		
D40.900		男性生殖器官的动态未定或动态未知的肿瘤		
N50.100		男性生殖器官的血管疾患		
N49.900		男性生殖器官的炎性疾患		
D40.700		男性生殖器官动态未定或动态未知的肿瘤，其他的		
C63.900		男性生殖器官恶性肿瘤		
Q55.901		男性生殖器官发育不全		
N50.900		男性生殖器官疾患		
C63.800		男性生殖器官交搭跨越恶性肿瘤的损害		
D29.900		男性生殖器官良性肿瘤		
D29.700		男性生殖器官良性肿瘤，其他的		
D40.703		男性生殖器官皮肤动态未定肿瘤		
D40.704		男性生殖器官皮肤肿瘤		
D07.600		男性生殖器官其他和未特指的原位癌		
N50.800		男性生殖器官其他特指的疾患		
Q55.800		男性生殖器官其他特指的先天性畸形		
N49.800		男性生殖器官其他特指的炎性疾患		
Q55.900		男性生殖器官先天性畸形		
D07.603		男性生殖器官原位癌		
D40.901		男性生殖器官肿瘤		
L68.000		男性型多毛症		
Q96.901		男性性腺发育不全症		
	B96.801	难辨梭状芽胞杆菌感染		
O66.901		难产		
K40.311		难复性腹股沟疝		

主要编码	附加编码	疾 病 名 称	别 名	备 注
O03.901		难免性流产		如果在保胎的过程中阴道出血越来越多，达到或超过了平时的月经量，腹痛也越来越严重，这就表明流产已进入到不可避免的阶段了，这叫难免流产
G40.805		难治性癫痫	顽固性癫痫	我国有学者提出了难治性癫痫的危险因素：①复杂部分性癫痫；②有多种癫痫类型同时存在；③癫痫持续状态；④有跌倒发作者；⑤丛集性癫痫发作；⑥经常引起外伤的癫痫发作；⑦精神发育迟滞；⑧脑电图背景异常；⑨有家族史者；⑩婴儿期发病的某些癫痫类型。国标库误编码为 G40.902
I10.x12		难治性高血压		难治性高血压（RH）是指高血压患者虽经三种或三种以上抗高血压药物联合治疗，在剂量和疗程足够的情况下，但血压还不能降至正常。是临床常见的高血压类型，虽然继发性高血压中 RH 的比例很高，但其仅占 RH 人群的 10% 左右，绝大多数 RH 仍是原发性高血压。查：高血压（急进型）（良性）（原发性）（特发性）（恶性）（全身性） I10
D46.001		难治性贫血伴单系病态造血		
D46.202		难治性贫血伴多系病态造血		
D46.101		难治性贫血伴环形铁粒幼细胞		
D46.301		难治性贫血伴原始细胞增多		
B69.900		囊虫病		
B69.800		囊虫病，其他部位的		
B69.002†	G94.8*	囊虫病癫痫		
M23.000		囊性半月板		
N30.806		囊性膀胱炎		
Q61.900		囊性肾病		
Q61.800		囊性肾病，其他的		
N28.820		囊性肾盂输尿管炎		
N28.801		囊性肾盂炎		
N28.836		囊性输尿管炎		
E84.801		囊性纤维化伴混合表现		
E84.900		囊性纤维化病		
E84.100		囊性纤维化病伴有肠表现		
E84.000		囊性纤维化病伴有肺表现		
E84.800		囊性纤维化病伴有其他表现		
L70.003		囊肿型痤疮		

主要编码	附加编码	疾 病 名 称	别 名	备 注
Q11.000		囊状眼球		
B80.x00		蛲虫病		
G93.402		脑白质病		
E75.202		脑白质营养不良		
G93.400		脑病		
F07.800		脑部疾病、损害和功能障碍引起的其他器质性人格和行为障碍		
F07.900		脑部疾病、损害和功能障碍引起的器质性人格和行为障碍		
R90.801		脑超声波图异常		
Z86.702		脑出血个人史		
Q04.601		脑穿通畸形		
S06.202		脑挫伤		
C79.307		脑岛继发恶性肿瘤		
D43.200		脑的动态未定或动态未知的肿瘤		
D33.200		脑的良性肿瘤		
Q04.300		脑的其他短缺畸形		
R94.001		脑电图异常		
I60.801		脑动静脉畸形破裂伴蛛网膜下隙出血		
I67.101		脑动静脉瘘，后天性		
I66.902		脑动脉闭塞		
I67.803		脑动脉供血不足		
G45.901		脑动脉痉挛		
I67.100		脑动脉瘤，未破裂		
I60.901		脑动脉瘤破裂		
I66.901		脑动脉狭窄		
F01.902		脑动脉硬化性精神病		
C71.900		脑恶性肿瘤		
Z85.801		脑恶性肿瘤个人史		
Q04.303		脑发育不全		
G93.805		脑钙化		
S06.201		脑干挫伤		
I61.300		脑干的脑内出血		
D43.102		脑干动态未定肿瘤		
C71.700		脑干恶性肿瘤		

主要编码	附加编码	疾 病 名 称	别 名	备 注
I63. 901		脑干梗死		
C79. 310		脑干继发恶性肿瘤		
D33. 103		脑干良性肿瘤		
S06. 901		脑干损伤		
G04. 921		脑干炎		
D43. 103		脑干肿瘤		
	G46. 3*	脑干卒中发作综合征		
I63. 900		脑梗死		
I63. 800		脑梗死，其他的		
Z86. 703		脑梗死个人史		
I69. 300		脑梗死后遗症		
B58. 201†	G05. 2*	脑弓形虫病		
E87. 101		脑耗盐综合征		脑性耗盐综合征（cerebral salt-wasting syndrome）是一种较罕见的以低钠血症和脱水为主要特征的综合征，多由神经系统损伤或肿瘤引起。现认为脑性耗盐综合征的低钠血症是由下丘脑内分泌功能紊乱所导致的肾脏排钠过多引起，最早于1950年由Peters、Welt等阐述。查：低钠血症 E87. 1
C79. 300		脑和脑膜继发性恶性肿瘤		
C72. 800		脑和中枢神经系统其他部位交搭跨越恶性肿瘤的损害		
I67. 804		脑坏死		
Q04. 304		脑回小		
G91. 900		脑积水		
G91. 800		脑积水，其他的		
G93. 900		脑疾患		
B67. 902		脑棘球蚴病		
D42. 900		脑脊膜的动态未定或动态未知的肿瘤		
C70. 900		脑脊膜恶性肿瘤		
G96. 100		脑脊膜疾患，不可归类在他处者		
D32. 900		脑脊膜良性肿瘤		
Q05. 901		脑脊膜膨出		
D42. 901		脑脊膜肿瘤		
G96. 901		脑脊髓病		
G04. 911		脑脊髓炎		

主要编码	附加编码	疾　病　名　称	别　　名	备　　注
G96.001		脑脊液鼻漏		
G96.002		脑脊液耳漏		
R83.100		脑脊液激素水平异常		
G96.000		脑脊液漏		
R83.000		脑脊液酶水平异常		
R83.200		脑脊液其他药物、药剂和生物制剂水平异常		
R83.800		脑脊液其他异常所见		
R83.400		脑脊液异常的免疫学所见		
R83.500		脑脊液异常的微生物学所见		
R83.600		脑脊液异常的细胞学所见		
R83.700		脑脊液异常的组织学所见		
R83.900		脑脊液异常所见		
R83.300		脑脊液主要为非药用性物质的水平异常		
I67.109		脑假性动脉瘤		
E75.504		脑腱胆固醇沉着病	范博盖尔特－谢勒-爱泼斯坦	
C71.800		脑交搭跨越恶性肿瘤的损害		
G93.807		脑胶质细胞增生		
A17.801†	G07*	脑结核瘤		
Q04.602		脑裂畸形		
F06.805		脑瘤所致精神障碍		
I60.802		脑膜出血		
D42.000		脑膜动态未定或动态未知的肿瘤		
C70.000		脑膜恶性肿瘤		
C79.301		脑膜继发恶性肿瘤		
A17.100†	G07*	脑膜结核瘤		脑结核瘤是脑实质或脑膜的一种局灶性结核，多数由身体其他部位的结核病灶播散到颅内形成的肉芽肿性病变，少数为弥散性结核性脑膜炎残留感染所致。查：结核球-脑（脊）膜　A17.1+G07*
D32.000		脑膜良性肿瘤		
G04.914		脑膜脑炎		
G03.900		脑膜炎		
G03.800		脑膜炎，其他特指原因引起的		
A39.900		脑膜炎球菌感染		

主要编码	附加编码	疾 病 名 称	别 名	备 注
A39.800		脑膜炎球菌感染，其他的		
A39.805†	M03.0*	脑膜炎球菌感染后关节炎		
A39.804†	M01.0*	脑膜炎球菌性关节炎		
A39.803†	G05.0*	脑膜炎球菌性脊髓脊膜炎		
A39.801†	H13.1*	脑膜炎球菌性结膜炎		
A39.000†	G01*	脑膜炎球菌性脑膜炎		
A39.802†	G05.0*	脑膜炎球菌性脑炎		
A39.501†	I32.0*	脑膜炎球菌性心包炎		
A39.503†	I41.0*	脑膜炎球菌性心肌炎		
A39.502†	I39.8*	脑膜炎球菌性心内膜炎		
A39.500†		脑膜炎球菌性心脏病		
A39.400		脑膜炎球菌血症		
Z22.302		脑膜炎双球菌带菌者		
A20.300		脑膜炎型鼠疫		
D42.001		脑膜肿瘤		
D33.000		脑幕上的良性肿瘤		
D43.000		脑幕上动态未定或动态未知的肿瘤		
D43.001		脑幕上肿瘤		
D33.100		脑幕下的良性肿瘤		
D43.100		脑幕下动态未定或动态未知的肿瘤		
D43.101		脑幕下肿瘤		
I61.900		脑内出血		
I61.600		脑内出血，多处局限性		
I61.500		脑内出血，脑室内		
I61.800		脑内出血，其他的		
I69.100		脑内出血后遗症		
B69.001†	G94.8*	脑囊虫病		脑囊虫病是由寄生虫（猪绦虫为主）所传染的一种顽固性颅脑内疾病。该病约占囊虫病的80%以上。是由于口服了猪肉绦虫虫卵，发育成囊尾蚴，经消化道穿出肠壁进入肠系膜小静脉，再经体循环而到达脑膜、脑实质以及脑室内。可分为脑实质型、脑室型、脑膜型及混合型。查：猪囊尾蚴病［囊虫病］-脑 B69.0† G94.8*
G06.001		脑脓肿		
A43.801		脑诺卡菌病		

主要编码	附加编码	疾 病 名 称	别 名	备 注
Q01.900		脑膨出		
Q01.800		脑膨出，其他部位的		
C72.511		脑其他神经恶性肿瘤		
G93.800		脑其他特指的疾患		
Q04.800		脑其他特指的先天性畸形		
I61.301		脑桥出血		
C71.701		脑桥恶性肿瘤		
D33.104		脑桥良性肿瘤		
C71.809		脑桥小脑角恶性肿瘤		
R90.803		脑缺血灶		脑缺血灶就是脑部毛细血管发生堵塞后形成血管中空，血液不再流过，局部脑细胞缺氧坏死后形成的病。查：异常的-诊断性影像--中枢神经系统 NEC　R90.8
G06.002		脑肉芽肿		
G93.806		脑软化		
R90.804		脑软化灶		各种破坏性病变均可造成脑组织坏死软化，脑脊液充填，形成囊性软化灶。常见原因包括脑出血、脑梗死、脑炎和脑外伤。查：异常的-诊断性影像--中枢神经系统 NEC　R90.8
G93.501		脑疝		
P11.400		脑神经的产伤，其他的		
D43.300		脑神经动态未定或动态未知的肿瘤		
C72.500		脑神经恶性肿瘤		
G52.900		脑神经疾患		
G52.800		脑神经疾患，其他特指的		
C79.402		脑神经继发恶性肿瘤		
D33.300		脑神经良性肿瘤		
G52.902		脑神经麻痹		
S04.900		脑神经损伤		
S04.800		脑神经损伤，其他的		
T06.000		脑神经损伤伴有在颈水平的神经和脊髓损伤		
T90.300		脑神经损伤后遗症		
G52.901		脑神经炎		多发性脑神经疾患为 G52.7。查：疾患-神经--颅
D43.301		脑神经肿瘤		
D43.002		脑室动态未定肿瘤		

主要编码	附加编码	疾 病 名 称	别 名	备 注
C71.500		脑室恶性肿瘤		
G97.200		脑室分流后颅内低压		
T85.002		脑室腹腔分流管脱位		
T85.001		脑室腹腔分流管障碍		
T85.701		脑室腹腔分流管置入感染		
T85.003		脑室腹腔分流管阻塞		
G93.808		脑室扩张		
T85.000		脑室颅内（交通）分流的机械性并发症		
D32.010		脑室内脑膜瘤		
G04.903		脑室炎		
Z43.801		脑室引流管维护		
G96.103		脑室粘连		脑室粘连归类到脑膜粘连
D43.003		脑室肿瘤		
G93.500		脑受压		
I63.402		脑栓塞		
G93.600		脑水肿		
F06.900		脑损害和功能障碍及躯体疾病引起的精神障碍		
F06.800		脑损害和功能障碍及躯体疾病引起的其他特指的精神障碍		
E23.201		脑外伤后尿崩症		
F07.201		脑外伤后综合征		
F43.101		脑外伤神经症性反应		
G31.902		脑萎缩		
B66.901		脑吸虫病		
Q04.900		脑先天性畸形		
B65.901†	G07*	脑型血吸虫病		脑血吸虫病是血吸虫卵在脑组织中沉积所引起的虫卵性肉芽肿和炎性反应。一般认为主要来源于肺部病灶。虫卵沉积的脑组织发生脑软化，肉芽肿形成，周围脑水肿肉芽肿-脑--见于血吸虫病 B65.-† G07*
G04.922		脑性发热		
I67.900		脑血管病		
I69.802		脑血管病后遗症		
I69.800		脑血管病后遗症，其他和未特指的		
F06.809		脑血管病所致精神障碍		
G45.802		脑血管供血不足伴短暂性局灶性神经症状		

主要编码	附加编码	疾　病　名　称	别　名	备　注
I67.800		脑血管疾病，其他特指的		
	G46.8*	脑血管疾病引起的其他脑血管综合征		
D18.002		脑血管瘤		
I61.905		脑血管破裂		
Z92.401		脑血管手术史		
I77.302		脑血管纤维性肌发育不良		
I64.x01		脑血管意外		不等于急性脑血管病　I67.8
G97.802		脑血管造影后脑血管痉挛		
I69.801		脑血栓后遗症		
I66.903		脑血栓形成		
I61.903		脑血肿		
G04.913		脑炎		
G04.900		脑炎、脊髓炎和脑脊髓炎		
G04.800		脑炎、脊髓炎和脑脊髓炎，其他的		
F06.811		脑炎后精神障碍		
G21.300		脑炎后帕金森综合征		
F07.100		脑炎后综合征		
G04.917		脑炎性病变		
G04.915		脑炎性假瘤		炎性假瘤为一种特发的非特异性慢性增殖性炎症，临床表现类似肿瘤，但实质上是炎症，故名炎性假瘤。查：脑炎　G04.9
G04.916		脑炎性肿物		
I61.101		脑叶出血		
Z88.819		脑益嗪过敏个人史		
S06.000		脑震荡		
F07.200		脑震荡后综合征		
D43.201		脑肿瘤		
Z92.402		脑肿瘤切除史		
G93.902		脑肿物		颅内肿瘤即各种脑肿瘤，也称颅内占位性病变，是神经系统中常见的疾病之一。一般分为原发和继发两大类。原发性脑内肿瘤可发生于脑组织、脑膜、脑神经、垂体、血管残余胚胎组织等；继发性肿瘤指身体其他部位的恶性肿瘤转移或侵入颅内形成的转移瘤。查：损害-颅内，占位性R90.0。核对卷一，颅内占位性病变R90.0。而这个编码表达的是影像学检查的异常所见，是一个症状诊断。如果临床确诊有肿物，还是应当按脑病编码更合适

主要编码	附加编码	疾　病　名　称	别　　名	备　　注
I64. x00		脑卒中		
I69. 400		脑卒中后遗症		
Z82. 300		脑卒中家族史		
L24. 502		尼龙刺激性接触性皮炎		
E75. 203		尼曼-皮克病		
	Y51. 100	拟副交感神经药［胆碱能药］的有害效应，其他的		
T44. 100		拟副交感神经药［胆碱能药］中毒，其他的		
R41. 200		逆行性遗忘		
T75. 101		溺水性肺水肿		
L65. 200		黏蛋白性脱发		
E76. 300		黏多糖贮积症		
E76. 000		黏多糖贮积症，Ⅰ型		
E76. 100		黏多糖贮积症，Ⅱ型		
E76. 201		黏多糖贮积症，Ⅳ型		
E76. 200		黏多糖贮积症，其他的		
A51. 302		黏膜二期梅毒		
B55. 200		黏膜皮肤利什曼病		
M30. 300		黏膜皮肤淋巴结综合征［川崎病］	川崎病	皮肤黏膜淋巴结综合征（mucocutaneous lymphnode syndrome）是一种以变态反应性全身小血管炎为主要病理改变的结缔组织病。主要表现为急性发热、皮肤黏膜病损和淋巴结肿大。婴幼儿多见。我国近年来该病发病率明显增高。查：综合征-黏膜皮肤淋巴结（急性发热性）（MCLS）M30. 3
M71. 900		黏液囊病		
M71. 800		黏液囊病，其他特指的		
M71. 400		黏液囊钙沉着		
M71. 300		黏液囊囊肿，其他的		查：囊肿-滑囊，黏液囊 NEC
M71. 000		黏液囊脓肿		
H10. 000		黏液脓性结膜炎		
J41. 100		黏液脓性慢性支气管炎		
L98. 502		黏液水肿性苔藓		
	G13. 2*	黏液水肿引起的主要影响中枢神经系统的全身性萎缩		
	M84700/1	黏液性囊腺瘤伴有中度发育不良		

主要编码	附加编码	疾病名称	别名	备注
E03.901		黏液性水肿		黏液性水肿（myxedema），可分为全身黏液性水肿（generalized myxedema）也称真性黏液性水肿（true myxedema）、胫前黏液性水肿（pretibial myxedema），也称为甲状腺毒性黏蛋白沉积症。查：黏液性水肿（婴儿）E03.9
E03.500		黏液性水肿昏迷		
B37.900		念珠菌病		
B37.800		念珠菌病，其他部位的		
B37.700		念珠菌性败血症		
B37.101†	J17.2*	念珠菌性肺炎		
B37.402†	N51.2*	念珠菌性龟头炎		
B37.204		念珠菌性甲床炎		
B37.203		念珠菌性甲沟炎		
B37.002		念珠菌性口角炎		
B37.000		念珠菌性口炎		
B37.500†	G02.1*	念珠菌性脑膜炎		
B37.401†	N37.0*	念珠菌性尿道口炎		
B37.302†	N77.1*	念珠菌性外阴阴道炎		
B37.600†	I39.8	念珠菌性心内膜炎		
B37.801		念珠菌性眼内炎		
B37.301†	N77.1*	念珠菌性阴道炎	霉菌性阴道炎	
B37.201		念珠菌性指甲炎		
B37.202		念珠菌性趾甲炎		
B37.802		念珠菌性中耳炎		
L30.201		念珠菌疹		
L44.300		念珠状红苔藓		
E72.400		鸟氨酸代谢紊乱		
A31.002		鸟-胞内复合分枝杆菌感染		
Q75.808		鸟嘴综合征		
E23.200		尿崩症		尿量超过3L/d称尿崩。引起尿崩的常见疾病称尿崩症，可以概括为因下丘脑垂体抗利尿激素不足或缺如而引起的下丘脑垂体性尿崩症（又称中枢性尿崩症），以及因肾远曲小管、肾集合管对抗利尿激素不敏感所致的肾性尿崩症
L22.x00		尿布皮炎		
L22.x02		尿布疹		
N36.802		尿道白斑		

主要编码	附加编码	疾 病 名 称	别　名	备　注
N36.803		尿道瘢痕		
N36.804		尿道出血		
S37.302		尿道挫伤		
D41.300		尿道动态未定或动态未知的肿瘤		
C68.000		尿道恶性肿瘤		
N36.805		尿道梗阻		
Q64.300		尿道和膀胱颈的其他闭锁和狭窄		
N36.002		尿道会阴瘘		
N36.900		尿道疾患		
C79.103		尿道继发恶性肿瘤		
N21.100		尿道结石		
Q52.406		尿道口处女膜病		查：异常-处女膜
N34.202		尿道口炎		
D30.400		尿道良性肿瘤		
N36.000		尿道瘘		
C67.501		尿道内口恶性肿瘤		
T19.000		尿道内异物		
N36.806		尿道囊肿		
N36.300		尿道黏膜脱垂		
N34.000		尿道脓肿		
R36.x00		尿道排出物		
N36.807		尿道旁管囊肿		
D21.505		尿道旁结缔组织良性肿瘤		
Q54.901		尿道旁裂		
C68.100		尿道旁腺恶性肿瘤		
D30.701		尿道旁腺良性肿瘤		
N36.808		尿道旁腺囊肿		
N34.001		尿道旁腺脓肿		
N36.800		尿道其他特指的疾患		
N36.100		尿道憩室		
N34.002		尿道球腺脓肿		
N34.203		尿道球腺炎		
Q64.501		尿道缺如		
N36.200		尿道肉阜		
N36.809		尿道肉芽肿		
Q64.000		尿道上裂		
S37.300		尿道损伤		

主要编码	附加编码	疾 病 名 称	别 名	备 注
S37.303		尿道损伤伴狭窄		
N36.302		尿道脱垂		
N36.201		尿道息肉		
N35.900		尿道狭窄		
N35.800		尿道狭窄，其他的		
Q54.900		尿道下裂		
Q54.000		尿道下裂，龟头的		
Q54.800		尿道下裂，其他的		
T86.811		尿道悬吊带排斥		
T83.801		尿道悬吊带脱出		
N34.200		尿道炎，其他的		
R36.x01		尿道溢液		
D39.902		尿道阴道隔动态未定肿瘤		
D39.903		尿道阴道隔肿瘤		
N82.101		尿道阴道瘘		
N50.817		尿道阴囊瘘		查：瘘-阴囊（泌尿道）
Z43.604		尿道造口维护		
Z93.603		尿道造口状态		
N36.001		尿道直肠瘘		
D41.301		尿道肿瘤		
N36.901		尿道肿物		
N34.300		尿道综合征		
R82.900		尿的其他和未特指的异常所见		
R82.700		尿的微生物学检查的异常所见		
R82.800		尿的细胞学和组织学检查的异常所见		
N19.x01		尿毒症		
N18.805†	J99.8*	尿毒症性肺病		尿毒症性肺病是慢性肾衰竭最常见的肺部并发症，常见的为尿毒症性肺炎，又称尿毒症肺，或尿毒症肺水肿，是由尿毒症引起的肺水肿和非感染性肺炎，是以肺水肿为主要病理表现的临床综合征。典型症状为咳嗽、咳痰、痰中带血、呼吸困难，夜间尚能平卧，活动后气促
N18.806†	G94.8*	尿毒症性脑病		尿毒症性脑病是尿毒症并发的神经系统最常见的危害。尿毒症性脑病主要危害之一就是神经系统的危害。患者出现尿毒症性脑病时，早期表现为疲劳、乏力、头痛、头晕、理解力和记忆力减退等，进一步发展出现烦躁不安、肌肉颤动、幻觉等，严重者还会出现嗜睡、昏迷。脑电波常有异常

主要编码	附加编码	疾 病 名 称	别 名	备 注
N18.807†	G63.8*	尿毒症性神经病变		
N18.808†	I32.8*	尿毒症性心包炎		
N18.809†	I43.8*	尿毒症性心肌病		尿毒症性心肌病（uremic cardiomyopathy）是指肾衰竭时出现的心肌病变，多数由慢性肾衰竭引起，少数可由急性肾衰竭引起
R82.500		尿内药物、药剂和生物制剂水平升高		
R32.x00		尿失禁		
N39.400		尿失禁，其他特指的		
E72.200		尿素循环代谢紊乱		
M10.101		尿酸性关节炎		
M10.001†	N16.8*	尿酸性肾病		
R39.000		尿外渗		
R82.600		尿中主要为非药用物质的水平异常		
R33.x00		尿潴留		
L23.002		镍变应性接触性皮炎		
C71.805		颞顶枕叶恶性肿瘤		
H71.x05		颞骨胆脂瘤		颞骨位于颅骨两侧，由鳞部、鼓部、岩乳突部、茎突组成。外耳道的骨部、中耳、内耳和内耳道均深在其中。颞骨胆脂瘤分为先天性胆脂瘤和后天性胆脂瘤。查：胆脂瘤（中）（耳）（乳突）（伴有反应）H71
C41.007		颞骨恶性肿瘤		
S02.102		颞骨骨折		
D16.404		颞骨良性肿瘤		
K07.603		颞颌关节骨关节病		
K07.604		颞颌关节炎		
K07.602		颞颌关节综合征	颞下颌功能紊乱综合征	
I86.802		颞静脉瘤		颞静脉分为颞中静脉、颞浅静脉和颞深静脉
I86.801		颞静脉曲张		
D21.005		颞下凹结缔组织良性肿瘤		
K07.600		颞下颌关节疾患		
H61.801		颞下颌关节外耳道疝		颞下颌关节内容物疝入外耳道称为颞下颌关节外耳道疝，临床罕见。病因颞下颌关节的内容物，如关节囊、关节盘等通过未闭合的鼓骨裂孔疝入外耳道而形成颞下颌关节外耳道疝
K12.211		颞下间隙感染		
D43.012		颞叶动态未定肿瘤		

主要编码	附加编码	疾病名称	别名	备注
C71.200		颞叶恶性肿瘤		
C79.306		颞叶继发恶性肿瘤		
D33.007		颞叶良性肿瘤		
G40.203		颞叶内侧癫痫		
C71.807		颞叶脑岛恶性肿瘤		
D32.011		颞叶脑膜瘤		
D43.013		颞叶肿瘤		
C71.808		颞枕叶恶性肿瘤		
A41.101		凝固酶阴性葡萄球菌败血症		
D68.900		凝血缺陷		
D68.800		凝血缺陷，其他特指的		
D68.903		凝血时间延长		
D68.202		凝血因子 I 缺乏症		
D68.203		凝血因子 II 缺乏症		
D68.204		凝血因子 V 缺乏症		
D68.205		凝血因子 VII 缺乏症		
D68.208		凝血因子 VIII 缺乏症		
D68.206		凝血因子 X 缺乏症		
D68.207		凝血因子 XII 缺乏症		
D68.200		凝血因子的遗传性缺乏，其他的		
D68.801		凝血因子缺乏		
D68.902		凝血障碍		
L56.401		牛痘样水疱		
T62.002		牛肝菌中毒		
T78.101		牛奶过敏反应		变态反应，变应性（反应）–食物（任何）（内服的）NEC T78.1
L27.201		牛奶过敏性皮炎		
B68.100		牛肉绦虫的绦虫病		
G24.101		扭转痉挛	特发性扭转痉挛（ITS）、扭转性肌张力障碍、原发性肌张力障碍、变形性肌张力障碍	扭转痉挛又称变形性肌张力障碍，是一组以躯干和（或）四肢发作性肌张力扭转性增高为表现的锥体外系疾病。病理改变主要为基底节、丘脑、大脑皮质神经细胞变性和尾状核、壳核小神经细胞变性。本病多见于学龄儿童和青少年。临床以肌张力障碍和围绕躯干缓慢而剧烈的旋转性不自主扭转为特点。原发性扭转痉挛的病因不明，部分病例有家族遗传史。继发性扭转痉挛常由于某些神经系统疾病如脑炎、一氧化碳中毒及某些药物的不良反应所引起。查：痉挛–扭转（进行性）G24.1

主要编码	附加编码	疾 病 名 称	别　名	备　注
J67.000		农民肺		
T60.800		农作物杀虫剂的毒性效应，其他的		
P76.200		浓缩乳汁引起的肠梗阻		
A09.005		脓毒性肠炎		
A41.901		脓毒血症		
L01.000		脓疱病［任何器官］［任何部位］		
L70.004		脓疱性痤疮		
L08.002		脓疱性皮疹		
L40.102		脓疱性银屑病		
L08.000		脓皮病		
J86.903		脓气胸		
J86.000		脓胸伴有瘘		
J86.900		脓胸不伴有瘘		
B35.003		脓癣		
L66.300		脓肿性头部毛囊周围炎		
M70.402		努恩膝		
Q87.105		努南综合征		
Q97.100		女性，伴有多于三个 X 染色体的		
Q97.300		女性，染色体伴有 46,XY 核型		
N81.102		女性膀胱脱垂		
N97.900		女性不孕症		
N97.800		女性不孕症，其他原因的		
N82.400		女性肠-生殖道瘘，其他的		
N95.101		女性更年期综合征	围绝经期综合征	围绝经期综合征又称更年期综合征（MPS），指妇女绝经前后出现性激素波动或减少所致的一系列以自主神经系统功能紊乱为主，伴有神经心理症状的一组症候群。查：综合征-更年期 NEC　N95.1。国标库误分出围绝经期综合征 N95.801，合并于此条目
Q52.701		女性会阴发育异常		
N73.300		女性急性盆腔腹膜炎		
N97.902		女性继发性不育		
Q56.200		女性假两性畸形，不可归类在他处者		

主要编码	附加编码	疾 病 名 称	别 名	备 注
	N74.3*	女性淋球菌性盆腔炎性疾病		
N73.400		女性慢性盆腔腹膜炎		
	N74.2*	女性梅毒性盆腔炎性疾病		
N82.100		女性泌尿-生殖道瘘，其他的		
Q50.504		女性莫尔加尼囊肿		
Q56.001		女性男性化		
N81.000		女性尿道膨出		
N73.500		女性盆腔腹膜炎		
N73.600		女性盆腔腹膜粘连		
A18.115†	N74.1*	女性盆腔结核		
N94.803		女性盆腔静脉充血综合征	卵巢静脉综合征	盆腔淤血综合征是引起妇科盆腔疼痛的重要原因之一，盆腔淤血综合征的主要表现是范围广泛的慢性疼痛、极度的疲劳感和某些神经衰弱的症状。其中以慢性下腹部疼痛、低位腰痛、快感不快、极度的疲劳感、白带过多和痛经为最常见。查：综合征-盆腔充血纤维变性，女性　N94.8
N73.903		女性盆腔脓肿		
N94.802		女性盆腔血肿		
N73.902		女性盆腔炎		
N73.900		女性盆腔炎性疾病		
N73.800		女性盆腔炎性疾病，其他特指的		
N73.602		女性盆腔粘连		
N32.004		女性前列腺病	膀胱颈肥厚	女性前列腺病是指女性膀胱颈硬化症。因其在症状上与男性前列腺肥大有相似的症状，如排尿困难、尿频，甚至发展到尿不出来，所以，有的学者就这样命名。查：狭窄-膀胱颈（后天性）　N32.0
E25.802		女性肾上腺性假两性畸形		
Q52.901		女性生殖道畸形综合征		
N82.900		女性生殖道瘘		
N82.800		女性生殖道瘘，其他的		
N82.500		女性生殖道-皮肤瘘		
N84.800		女性生殖道其他部位的息肉		
N84.900		女性生殖道息肉		
Q52.800		女性生殖器的其他特指先天性畸形		
C57.700		女性生殖器官，其他特指的恶性肿瘤		

主要编码	附加编码	疾 病 名 称	别　名	备　注
R87.100		女性生殖器官标本的激素水平异常		
R87.000		女性生殖器官标本的酶水平异常		
R87.200		女性生殖器官标本的其他药物、药剂和生物制剂水平异常		
R87.800		女性生殖器官标本的其他异常所见		
R87.400		女性生殖器官标本的异常的免疫学所见		
R87.500		女性生殖器官标本的异常的微生物学所见		
R87.600		女性生殖器官标本的异常的细胞学所见		
R87.700		女性生殖器官标本的异常的组织学所见		
R87.900		女性生殖器官标本的异常所见		
R87.300		女性生殖器官标本的主要为非药用性物质的水平异常		
D39.900		女性生殖器官的动态未定或动态未知的肿瘤		
D39.700		女性生殖器官动态未定或动态未知的肿瘤，其他的		
C57.900		女性生殖器官恶性肿瘤		
C57.800		女性生殖器官交搭跨越恶性肿瘤的损害		
D28.900		女性生殖器官良性肿瘤		
D28.700		女性生殖器官良性肿瘤，其他特指的		
D39.709		女性生殖器官皮肤动态未定肿瘤		
D39.710		女性生殖器官皮肤肿瘤		
D07.300		女性生殖器官其他和未特指的原位癌		
D07.304		女性生殖器官原位癌		
D39.901		女性生殖器官肿瘤		
N81.900		女性生殖器脱垂		
N81.800		女性生殖器脱垂，其他的		
Q52.900		女性生殖器先天性畸形		
Q52.702		女性外阴发育异常		
N97.901		女性原发性不育		
B54.x00		疟疾		

主要编码	附加编码	疾 病 名 称	别 名	备 注
T74.900		虐待综合征		
T74.800		虐待综合征，其他的		
A43.900		诺卡菌病		
A43.800		诺卡菌病，其他形式的		
A08.101		诺如病毒性急性胃肠病		
A08.100		诺沃克组病毒引起的急性胃肠病		
R11.x03		呕吐		
K92.000		呕血		
I49.402		偶发房室性期外收缩		
T63.100		爬行动物类毒液的毒性效应，其他的		
G20.x00		帕金森病	原发性震颤麻痹、震颤麻痹	
G20.x02†	F02.3*	帕金森病性痴呆		
G20.x01		帕金森叠加综合征	症状性帕金森综合征	按帕金森综合征编码
G20.x03		帕金森综合征		
G21.100		帕金森综合征，其他药物性继发性的		
Q91.700		帕套综合征		
N92.300		排卵期出血		
R39.101		排尿踌躇		
R30.000		排尿困难		
R39.100		排尿困难，其他的		
R30.100		排尿里急后重		
F11.202		哌替啶药物瘾		
B73.x00		盘尾丝虫病		
M23.100		盘状半月板（先天性）		
L93.000		盘状红斑狼疮		
	Y54.400	袢［强效］利尿剂的有害效应		
T50.100		袢［强效］利尿剂中毒		
H10.103		泡性结膜炎		泡性结膜炎是机体对内源性微生物蛋白质及毒素引起的表现在结膜上皮细胞的一种迟发性变应性反应。春夏季多见，多发生于女性儿童和青少年，特别是偏食和腺病体质者。其特点是在结膜反复出现结节状病变，周围结膜局限性充血。查：结膜炎-变应性（急性）　H10.1

主要编码	附加编码	疾 病 名 称	别 名	备 注
B00.900		疱疹病毒感染		
B00.800		疱疹病毒感染，其他形式的		
B00.801		疱疹病毒性瘭疽		
B00.802†	K77.0*	疱疹病毒性肝炎		
B00.204		疱疹病毒性颌下腺炎		
B00.501†	H19.1*	疱疹病毒性角膜炎		
	H19.1*	疱疹病毒性角膜炎和角膜结膜炎		
B00.502†	H13.1*	疱疹病毒性结膜炎		
B00.203		疱疹病毒性口炎		
B00.401†	G05.1*	疱疹病毒性脑膜脑炎		
B00.300†	G02.0*	疱疹病毒性脑膜炎		
B00.400†	G05.1*	疱疹病毒性脑炎		查找单纯性疱疹编码，首先找疱疹-单纯性，然后查具体部位，如果没有所需要的部位，则直接在疱疹下查部位，如果还是没有，则编码于B00.8。没有特指部位的.9
B00.100		疱疹病毒性水疱皮炎		
B00.202		疱疹病毒性咽扁桃体炎		
B00.205		疱疹病毒性咽炎		
B00.500		疱疹病毒性眼病		
B00.201		疱疹病毒性龈口炎		
B00.200		疱疹病毒性龈口炎和咽扁桃体炎		
B02.207†	G53.0*	疱疹后三叉神经痛		
B00.701		疱疹性败血症		
A93.801		疱疹性口炎病毒病		
B00.000		疱疹性湿疹		
B08.501		疱疹性咽峡炎		
B00.503†	H58.8*	疱疹性眼炎		
K12.003		疱疹样口炎		
L40.103		疱疹样脓疱病		
L13.000		疱疹样皮炎	［杜林（Duhring）病］	疱疹样皮炎是一种较为少见的慢性良性复发性大疱性皮肤病，病因不明。它的特点是反复发作、病程呈慢性经过、皮疹形态多样、对称分布、剧烈瘙痒、预后良好。多发生于22~55岁。常有无症状的谷胶过敏性肠病
L10.801		疱疹样天疱疮		疱疹样天疱疮（herpetiform pemphigus）系指临床表现类似疱疹样皮炎，而组织病理示表皮内水疱和嗜酸性粒细胞海绵形成。直接免疫荧光检查表皮细胞间IgG沉积的疾病

主要编码	附加编码	疾　病　名　称	别　名	备　注
D72.001		佩尔格-许特综合征	遗传性 Pelger-Huet 白细胞异常	
Z97.301		配戴眼镜		
R06.700		喷嚏		
K59.401		盆底肌痉挛综合征		正常人在静息状态下，盆底肌呈轻度的张力收缩状态，以维持会阴正常位置和肛门自制。在排粪时，耻骨直肠肌和外括约肌均迅速抑制，以使肛管直肠角变大、肛管松弛，便于粪块通过。若排粪时上述肌肉不能松弛，甚至反而收缩，就会阻塞肠道出口，引起排粪困难，称为盆底肌痉挛综合征。查：痉挛-直肠（括约肌）　K59.4
C41.400		盆骨、骶骨和尾骨恶性肿瘤		
D48.014		盆骨动态未定肿瘤		
C41.401		盆骨恶性肿瘤		
D16.801		盆骨良性肿瘤		
D48.015		盆骨肿瘤		
O71.700		盆腔的产科血肿		
I77.011		盆腔动静脉瘘		
D48.715		盆腔动态未定肿瘤		
C76.300		盆腔恶性肿瘤		
A42.804		盆腔放线菌病		
N73.201		盆腔蜂窝织炎		
N80.300		盆腔腹膜的子宫内膜异位症		
C48.103		盆腔腹膜恶性肿瘤		
A56.100		盆腔腹膜和其他泌尿生殖器官的衣原体感染		
R10.200		盆腔和会阴痛		
N94.806		盆腔积液		
C79.811		盆腔继发恶性肿瘤		
N94.808		盆腔假囊肿	盆腔腹膜囊肿、腹膜包涵囊肿	盆腔假性囊肿，多发生于盆腹腔感染后或腹部术后，术前诊断率低，复发率高
C45.706		盆腔间皮瘤		
D21.500		盆腔结缔组织和其他软组织良性肿瘤		
C49.500		盆腔结缔组织和软组织恶性肿瘤		
I86.200		盆腔静脉曲张		
D36.710		盆腔良性肿瘤		
D18.107		盆腔淋巴管瘤		
I89.007		盆腔淋巴管阻塞		

主要编码	附加编码	疾 病 名 称	别 名	备 注
R59.013		盆腔淋巴结肿大		
C77.500		盆腔内淋巴结继发性的恶性肿瘤		
N94.807		盆腔囊肿		盆腔囊肿多由急性盆腔炎治疗不彻底，迁延而成。由于长期炎症刺激，造成盆腔器官周围组织增厚粘连，抗炎药物不易有效，故病情顽固，反复发作，导致患者体质日虚，恢复缓慢。查：囊肿-骨盆，女性 N94.8
S37.900		盆腔器官的损伤		
S37.800		盆腔器官损伤，其他的		
S39.908		盆腔损伤		
N73.801		盆腔炎性肿物		
E65.x12		盆腔脂肪增多症		
D48.716		盆腔肿瘤		
R19.002		盆腔肿物		
C47.500		盆腔周围神经恶性肿瘤		
D36.107		盆腔周围神经和自主神经良性肿瘤		
N80.302		盆腔子宫内膜异位症		
J63.201		铍肺		
T56.700		铍及其化合物的毒性效应		
J63.200		铍中毒		
T86.807		皮瓣移植感染		
F01.200		皮层下血管性痴呆		
M33.900		皮多肌炎		
M33.901†	J99.1*	皮多肌炎累及肺		
C84.504		皮肤 T-细胞淋巴瘤		
A06.700		皮肤阿米巴病		
A36.300		皮肤白喉		
N80.600		皮肤瘢痕的子宫内膜异位症		
L90.500		皮肤瘢痕情况和纤维化		
L95.802		皮肤变应性血管炎		变应性皮肤血管炎（allergic cutaneous vasculitis）是由于各种因素（如病毒或细菌感染、异性蛋白、药物或化学药品等）在体内产生的免疫复合物引起真皮毛细血管和小血管坏死的血管炎，严重时侵及内脏血管。皮损特点：本病以皮肤症状为主。主要累及皮肤浅层、中层小血管，包括微动脉、毛细血管伴关节酸痛、踝关节肿胀、偶有发热、不适、红细胞沉降率（血沉）增高

主要编码	附加编码	疾 病 名 称	别 名	备 注
L01. 100		皮肤病的脓疱化，其他的		
L87. 000		皮肤穿入性毛囊和毛囊周角化病〔克尔〕	克尔病	
T14. 001		皮肤挫伤		
Q82. 800		皮肤的其他特指先天性畸形		
L90. 800		皮肤的其他萎缩性疾患		
D04. 900		皮肤的原位癌		
	L99. 0*	皮肤淀粉样变		
D48. 500		皮肤动态未定或动态未知的肿瘤		
L98. 802		皮肤窦道		
C43. 900		皮肤恶性黑色素瘤		
C44. 900		皮肤恶性肿瘤		
Z85. 810		皮肤恶性肿瘤个人史		
A51. 301		皮肤二期梅毒		
L91. 900		皮肤肥厚性疾患		
A31. 100		皮肤分枝杆菌感染		
R23. 801		皮肤改变		
R23. 800		皮肤改变，其他和未特指的		
L94. 200		皮肤钙质沉着症		
L85. 300		皮肤干燥症		
R20. 100		皮肤感觉减退		
R20. 000		皮肤感觉缺失		
R20. 200		皮肤感觉异常		
R20. 801		皮肤感觉障碍		
R20. 800		皮肤感觉障碍，其他和未特指的		
L08. 801		皮肤感染性窦道		皮肤窦道有三种查找结果：①查：窦道，假性先天性；②查：瘘；③查窦道，感染性，皮肤。窦道的分类要区分先天性还是后天性还是感染性，感染性居多
L92. 301		皮肤硅肉芽肿		
A51. 300		皮肤和黏膜二期梅毒		
A44. 100		皮肤和黏膜皮肤的巴尔通体病		
O99. 700		皮肤和皮下组织的疾病并发于妊娠、分娩和产褥期		
L98. 900		皮肤和皮下组织的疾患		
A18. 400		皮肤和皮下组织的结核		

主要编码	附加编码	疾 病 名 称	别 名	备 注
L08.900		皮肤和皮下组织的局部感染		
L72.900		皮肤和皮下组织的毛囊囊肿		
L72.800		皮肤和皮下组织的其他毛囊囊肿		
L92.900		皮肤和皮下组织的肉芽肿性疾患		
Z87.200		皮肤和皮下组织疾病个人史		
Z84.000		皮肤和皮下组织疾病家族史		
D17.301		皮肤和皮下组织良性脂肪瘤样肿瘤		
D17.300		皮肤和皮下组织良性脂肪瘤样肿瘤，其他部位的		
L98.600		皮肤和皮下组织其他的浸润性疾患		
L92.800		皮肤和皮下组织其他肉芽肿性疾患		
L98.800		皮肤和皮下组织其他特指的疾患		
L08.800		皮肤和皮下组织其他特指的局部感染		
L92.300		皮肤和皮下组织异物性肉芽肿		
B37.200		皮肤和指［趾］甲念珠菌病		
L50.300		皮肤划痕性荨麻疹		
L11.900		皮肤棘层松解性疾患		
L11.800		皮肤棘层松解性疾患，其他特指的		
C79.200		皮肤继发性恶性肿瘤		
C43.800		皮肤交搭跨越的恶性黑色素瘤		
C44.800		皮肤交搭跨越恶性肿瘤的损害		
L02.901		皮肤疖		
A18.401		皮肤结核		
A18.403		皮肤结核性窦道		
D86.300		皮肤结节病		
C46.000		皮肤卡波西肉瘤		
T85.712		皮肤扩张器植入感染		
A26.000		皮肤类丹毒		
B78.100		皮肤类圆线虫病		
B55.100		皮肤利什曼病		
A32.000		皮肤利斯特菌病		

主要编码	附加编码	疾病名称	别名	备注
D23.900		皮肤良性肿瘤		
T14.101		皮肤裂伤		
C84.502		皮肤淋巴瘤		
L98.803		皮肤淋巴细胞瘤		该诊断与淋巴（组织）瘤不同，为分化良好的淋巴细胞瘤。皮肤淋巴样组织增生，多发性病损临床似恶性淋巴瘤，但有自然消失的倾向，也可复发
L98.804		皮肤瘘管		
L98.400		皮肤慢性溃疡，不可归类在他处者		
B46.300		皮肤毛霉病		
A51.303		皮肤梅毒		
B69.805		皮肤囊尾蚴病		
L98.500		皮肤黏蛋白沉积症		
B37.205		皮肤念珠菌病		
L02.902		皮肤脓肿		
L02.900		皮肤脓肿、疖和痈		
L02.800		皮肤脓肿、疖和痈，其他部位的		
A43.100		皮肤诺卡菌病		
L92.302		皮肤铍肉芽肿		
D04.800		皮肤其他部位的原位癌		
L91.800		皮肤其他的肥厚性疾患		
B38.300		皮肤球孢子菌病		
L92.903		皮肤肉芽肿		
L57.402		皮肤松弛		
A22.000		皮肤炭疽		皮肤炭疽是由炭疽杆菌所致的一种人畜共患的急性传染病。人因接触病畜及其产品或者是食用病畜的肉类而发生感染。临床上主要表现为皮肤坏死、溃疡、黑痂形成、周围组织有非凹陷性水肿、寒战、高热、呕吐、腹痛、水样腹泻等
L90.900		皮肤萎缩性疾患		
Q82.900		皮肤先天性畸形		
D69.001		皮肤型过敏性紫癜		
A20.101		皮肤型鼠疫		
B35.900		皮肤癣菌病		
B35.800		皮肤癣菌病，其他的		
L30.202		皮肤癣菌疹		皮藓菌疹（现译名皮肤癣菌病）　L30.2

主要编码	附加编码	疾 病 名 称	别 名	备 注
D18.007		皮肤血管瘤		
B40.300		皮肤芽生菌病		
Z94.500		皮肤移植状态		
L81.601		皮肤异色病		
B45.200		皮肤隐球菌病		
B87.000		皮肤蝇蛆病		
R23.401		皮肤硬结		
L02.903		皮肤痈		
B36.901		皮肤真菌感染		查：真菌病-皮肤
R23.400		皮肤质地的改变		
D48.501		皮肤肿瘤		
R22.903		皮肤肿物		
L91.801		皮肤赘生物		
B43.000		皮肤着色真菌病		
L30.200		皮肤自体致敏		
M33.101		皮肌炎		
M33.100		皮肌炎，其他的		
M33.103†	J99.1*	皮肌炎性肺间质纤维化		
M33.102	G63.5*	皮肌炎性周围神经病		
L85.803		皮角		
G31.001		皮克病		皮克病（Pick disease）的病理改变主要是脑皮质的萎缩或额叶、颞叶局限性改变，也可属皮质下痴呆。主要表现为进行性智能障碍，呈慢性病程。但脑内神经原纤维缠结和老年斑并不超出正常老年化程度。查：病-脑--皮克　G31.0
G31.002†	F02.0*	皮克病性痴呆		痴呆-见于--皮克病　G31.0+ F02.0*
Q87.003		皮-罗综合征		
R23.301		皮下出血		
R22.904		皮下结节		
T14.003		皮下血肿		
C84.501		皮下脂膜炎样 T-细胞淋巴瘤		
R22.902		皮下肿物		
B43.200		皮下棕色真菌病性脓肿和囊肿		
A18.402		皮下组织结核		
A18.407		皮下组织结核性窦道		
L92.901		皮下组织肉芽肿		
L30.900		皮炎		

主要编码	附加编码	疾 病 名 称	别 名	备 注
L30. 800		皮炎，其他特指的		
R21. x02		皮疹		
R21. x00		皮疹和其他非特异性斑疹		
L72. 105		皮脂腺囊肿		
L73. 803		皮脂腺增生		
E27. 806		皮质醇结合球蛋白异常		
G23. 803		皮质基底节变性		
H47. 601		皮质盲		皮质盲是大脑枕叶皮质受到毒素影响或血管痉挛缺血而引起的一种中枢性视功能障碍，以血管痉挛性损害最为常见，临床表现为双眼视觉完全丧失，瞳孔光反射正常，眼底正常，可有偏瘫等。查：疾患-视（觉）--皮层　　H47.6
G31. 804		皮质纹状体脊髓变性		
H25. 003		皮质型老年性白内障		
M84. 301		疲劳性骨折	应力性骨折、行军骨折	疲劳性骨折多因骨骼系统长期受到非生理性应力所致，好发于胫骨、跖骨和桡骨，临床上无典型的外伤史，早期 X 线平片通常为阴性，容易漏诊或误诊。查：骨折-疲劳　　M84.3
F48. 001		疲劳综合征		
	M96891/3	脾边缘带淋巴瘤		
D73. 502		脾出血		
Q85. 907		脾错构瘤		
R16. 100		脾大，不可归类在他处者		
P15. 100		脾的产伤		
D73. 800		脾的其他疾病		
I77. 008		脾动静脉瘘		
I72. 812		脾动脉假性动脉瘤		
I72. 811		脾动脉瘤		
I74. 805		脾动脉栓塞		
D37. 703		脾动态未定肿瘤		
C26. 100		脾恶性肿瘤		
D73. 500		脾梗死		
D73. 000		脾功能减退症		
D73. 100		脾功能亢进		
D73. 503		脾坏死		
D73. 900		脾疾病		
C78. 805		脾继发恶性肿瘤		

主要编码	附加编码	疾 病 名 称	别 名	备 注
D73.802		脾假性囊肿		脾囊肿是脾组织的瘤样囊性病变，临床上可分为寄生虫性囊肿和非寄生虫性囊肿，其中非寄生虫性囊肿包括真性囊肿和假性囊肿。真性囊肿包括表皮样囊肿、皮样囊肿、血管和淋巴管囊肿等，其与假性囊肿的区别在于囊内壁被覆扁平、立方或柱状上皮。假性囊肿囊壁无内皮细胞被覆。查：损害（非创伤性）-脾 D73.8
D73.801		脾浆细胞性肉芽肿		浆细胞性肉芽肿是良性、炎症肉芽肿型病变。查：炎，炎症-脾（被膜） D73.8
A18.813†	D77*	脾结核		
I86.810		脾静脉曲张		
I87.108		脾静脉狭窄		
D73.504		脾静脉血栓形成		
D13.901		脾良性肿瘤		
C77.202		脾淋巴结继发恶性肿瘤		
D73.400		脾囊肿		
D73.505		脾扭转		
D73.300		脾脓肿		
K59.801		脾曲综合征		
D73.808		脾疝		
S36.000		脾损伤		
D73.001		脾萎缩		
Q89.000		脾先天性畸形		
D73.807		脾纤维化		
D73.805		脾炎性假瘤		炎性假瘤为一种特发的非特异性慢性增殖性炎症，临床表现类似肿瘤，但实质上是炎症，故名炎性假瘤。查：炎，炎症-脾（被膜） D73.8
C83.810		脾缘区 B 细胞淋巴瘤		
D37.704		脾肿瘤		
D73.901		脾肿物		
D73.803		脾周围炎		
A84.900		蜱媒介的病毒性脑炎		
A84.800		蜱媒介的病毒性脑炎，其他的		
A68.100		蜱媒介的回归热		
Q80.200		片层状鱼鳞癣		
B66.300		片吸虫病		

主要编码	附加编码	疾病名称	别名	备注
G40.003		偏侧抽搐偏瘫综合征		偏侧抽动偏瘫综合征（hemiconvulsion-hemiplegia syndrome，HHS）指因为颅内感染、颅脑外伤、脑缺血病变或脑静脉血栓形成、围生期病变导致脑病等。本综合征常见于6个月~2岁的婴幼儿，出现局灶性抽搐，通常从面部或手开始，可向邻近区域扩散，躯干肌受累罕见，最初发作频率和强度不定，发作可较频繁，也可表现癫痫持续状态。查：癫痫-综合征--伴有---局限性发作　G40.0
K07.101		偏颌畸形		
A30.200		偏结核样型界线类麻风		
A30.400		偏瘤型界线类麻风		
H53.402		偏盲		
R20.202		偏身感觉异常		
G25.501		偏身舞蹈症		
G24.808		偏身型肌张力障碍		
G81.900		偏瘫	半身不遂	
G43.900		偏头痛		
G43.800		偏头痛，其他的		
G43.100		偏头痛伴有先兆［典型偏头痛］	先兆偏头痛	
G43.000		偏头痛不伴有先兆［普通偏头痛］	无先兆偏头痛	
G43.200		偏头痛状态		
F20.000		偏执型精神分裂症		
F60.000		偏执型人格障碍		
F22.001		偏执性精神病		
F22.003		偏执状态	妄想狂样状态	
C71.003		胼胝体恶性肿瘤		
D33.201		胼胝体良性肿瘤		
Q04.000		胼胝体先天性畸形		
G37.100		胼胝体中枢性脱髓鞘		
L30.805		胼胝性湿疹		
E79.900		嘌呤和嘧啶代谢紊乱		
E79.800		嘌呤和嘧啶代谢紊乱，其他的		
D81.500		嘌呤核苷磷酸化酶［PNP］缺乏		
	X57.x00	贫困		
D64.900		贫血		

主要编码	附加编码	疾 病 名 称	别 名	备 注
D64.800		贫血，其他特指的		
O99.000		贫血并发于妊娠、分娩和产褥期		
I51.903		贫血性心脏病		轻度贫血对心脏的影响较小，中度以上的贫血（血红蛋白<60g/L）多可引起心脏的代偿性改变，特别是贫血的持续时间如果达1年以上，则会出现病理性心脏扩大
G44.204		频发复发性紧张型头痛		
G44.205		频发复发性紧张型头痛伴颅骨膜压痛		
I49.101		频发性房性期外收缩		
I49.401		频发性期外收缩		
I49.301		频发性室性期外收缩		
A67.900		品他病		
A67.000		品他病初期损害		
A67.300		品他病的混合性损害		
A67.200		品他病晚期损害		
A67.100		品他病中期损害		
F92.900		品行和情绪混合性障碍		
F92.800		品行和情绪混合性障碍，其他的		
F91.900		品行障碍		
F91.800		品行障碍，其他的		
Q95.900		平衡重排和结构标记		
Q95.800		平衡重排和结构标记，其他的		
G12.802		平山病	青年上肢远端肌萎缩	平山病系日本学者平山惠造于1959年首先报道的一种良性自限性运动神经元疾病。在临床上与运动神经元病肌萎缩侧索硬化及脊髓进行性肌萎缩表现相似而预后截然不同。查：萎缩-肌肉--脊髓性---特指的NEC　G12.8
I74.004		平肾腹主动脉闭塞		
Q41.103		苹果皮综合征		
R06.801		屏气		
D39.204		破坏性绒毛膜腺瘤		
A35.x00		破伤风，其他的		
	Y58.400	破伤风疫苗的有害效应		
O86.002		剖宫产后伤口感染		
O90.000		剖宫产术的伤口破裂		

主要编码	附加编码	疾 病 名 称	别 名	备 注
P03.401		剖宫产术新生儿		
Z88.820		扑尔敏过敏个人史		
Q82.503		葡萄酒色斑		
Q82.504		葡萄酒色痣		
C69.401		葡萄膜恶性肿瘤		
A18.504†	H22.0*	葡萄膜结核	结核性葡萄膜炎	
H31.801		葡萄膜渗漏综合征		葡萄膜渗漏综合征（uveal effusion syndrome，UES）是由于涡静脉回流障碍和（或）脉络膜血管通透性增加引起睫状体脉络膜脱离、液性视网膜脱离等一系列眼底改变为主的综合征。可发生在真性小眼球和"正常眼"患者
	B95.700	葡萄球菌，其他的，作为分类于其他章疾病的原因		
Z22.303		葡萄球菌带菌者		
A49.000		葡萄球菌感染		
A49.001		葡萄球菌感染性菌血症		
A41.200		葡萄球菌性败血症		
A41.100		葡萄球菌性败血症，其他特指的		
J15.200		葡萄球菌性肺炎		
M00.000		葡萄球菌性关节炎和多关节炎		
M00.006		葡萄球菌性踝关节炎		
M00.001		葡萄球菌性肩关节炎		
M00.004		葡萄球菌性髋关节炎		
G00.300		葡萄球菌性脑膜炎		
L00.x00		葡萄球菌性烫伤样皮肤综合征	新生儿剥脱样皮炎、金黄色葡萄球菌型中毒性表皮松解症、细菌性中毒性表皮坏死松解症、Ritter病	葡萄球菌皮肤烫伤样综合征（SSSS）是发生在新生儿的一种严重的急性泛发性剥脱型脓疱病，是在全身泛发红斑基底上，发生松弛性烫伤样大疱及大片表皮剥脱为特征，大多数发生于婴儿，偶见于成人
M00.003		葡萄球菌性腕关节炎		
M00.005		葡萄球菌性膝关节炎		
P23.200		葡萄球菌性先天性肺炎		
P36.301		葡萄球菌性新生儿脓毒症		
P36.300		葡萄球菌性新生儿脓毒症，其他的和未特指的		
M00.002		葡萄球菌性肘关节炎		
	B95.800	葡萄球菌作为分类于其他章疾病的原因		

主要编码	附加编码	疾 病 名 称	别 名	备 注
O01.900		葡萄胎		
O08.103		葡萄胎妊娠后过度出血		
D55.000		葡萄糖 6 - 磷酸脱氢酶 [G6PD] 缺乏性贫血		
R73.000		葡萄糖耐量试验异常		
E80.501		葡萄糖醛酸转移酶缺乏		
E74.002		葡萄糖-6-磷酸酶缺乏		
Q87.106		普拉德-威利综合征	隐睾-侏儒-低智能-肥胖综合征、Prader-Willi 综合征、Prader-Labhar-Willi 综合征、肌张力减退-智力减退-性腺功能减退与肥胖综合征	普拉德-威利综合征（Prader-Willi syndrome）患儿在新生儿期喂养困难、生长缓慢，一般自 2 岁左右开始无节制饮食，因此导致体重持续增加及严重肥胖，需预防因肥胖导致的糖尿病、高血脂、高血压、脊柱侧弯等症状。病因源于第 15 号染色体基因缺陷，患儿拥有正常语言能力，但实际智商低于普通人。查：普拉德-威利综合征 Q87.1。国标库 Q87.808 隐睾-侏儒-低智能-肥胖综合征被独立分类，应合并于此条目
M89.403		普罗蒂斯综合征	Proteus 综合征、变形综合征、普罗特斯综合征	
M79.809		普罗菲谢病		
T44.701		普萘洛尔中毒		
A75.000		普氏立克次体引起的流行性虱媒介的斑疹伤寒		
A39.001†	G01*	普通型流行性脑脊髓膜炎		
D80.102		普通易变型无丙球蛋白血症		
L63.100		普秃		
Q70.100		蹼状指		
Q70.300		蹼状趾		
E71.000		槭糖尿病		
K70.001		齐夫综合征		病因病理：摄入酒精，伴有肝脏和胰腺特殊损伤。轻微到中度肝硬化和脂肪浸润，细胞型和阻塞型胰腺炎。诊断：多见于中年男性患者，最近有饮酒史，起病隐袭，虚弱、疲乏、厌食、恶心、呕吐和不同程度的上腹痛（钝痛、痉挛），疼痛部位可改变，右侧比左侧常见，急性疼痛持续几分钟到几小时
M20.300		其他（后天性）变形		
O98.500		其他病毒性疾病，并发于妊娠、分娩和产褥期		

主要编码	附加编码	疾 病 名 称	别 名	备 注
Z11.500		其他病毒性疾病的特殊筛查		
F78.000		其他的精神发育迟缓，无或轻微行为缺陷的		
F28.x00		其他非器质性精神病性障碍		
L81.400		其他黑色素沉着过度		
F78.800		其他精神发育迟缓，其他行为缺陷的		
F78.100		其他精神发育迟缓，需要加以关注或治疗的显著行为缺陷		
T14.800		其他损伤		
K45.800		腹疝，不伴有梗阻或坏疽，其他特指的		
Z75.200		其他为检查和治疗而处于等待期的人		
Q87.500		其他先天性畸形综合征，伴有其他骨改变		
Q87.800		其他先天性畸形综合征，不可归类在他处者		
F88.x00		其他心理发育障碍		
R99.x00		其他原因不明确和未特指原因的死亡		
T64.x01		其他真菌毒素污染食物毒性效应		
R46.200		奇怪和令人费解的行为		
S25.801		奇静脉损伤		
A92.000		奇昆古尼亚病毒病		
L03.305		脐部蜂窝织炎		
O69.501		脐带挫伤		
O69.804		脐带帆状附着		
O69.201		脐带过长		
O69.301		脐带过短		
O69.210		脐带假结		脐带假结是由于脐血管曲张成团所形成的结节。它有两种类型：①脐静脉较脐动脉长，导致静脉迂曲而形成假结；②脐血管较脐带长，导致血管卷曲成结。查：分娩（单胎）（对母亲）-并发（被）--脐带---缠绕　O69.2
O69.802		脐带囊肿		
O69.803		脐带扭转		
P50.100		脐带破裂所致的胎儿失血		

主要编码	附加编码	疾 病 名 称	别 名	备 注
O69. 202		脐带绕臂		
O69. 203		脐带绕踝		
O69. 204		脐带绕肩		
O69. 101		脐带绕颈		
O69. 205		脐带绕身		
O69. 206		脐带绕手		
O69. 207		脐带绕腿		
O69. 001		脐带脱垂		
O69. 002		脐带先露		
O69. 401		脐带血管前置		
O69. 503		脐带血肿		
O69. 208		脐带真结		
C67. 700		脐尿管恶性肿瘤		
Q64. 400		脐尿管畸形		
Q64. 401		脐尿管瘘		
Q64. 402		脐尿管囊肿		
Q64. 403		脐尿管未闭		
K42. 901		脐旁疝		
L92. 801		脐肉芽肿		
Q79. 200		脐疝		
K42. 000		脐疝，伴有梗阻，不伴有坏疽		
K42. 100		脐疝，伴有坏疽		
K42. 900		脐疝，不伴有梗阻或坏疽		
L08. 905		脐炎		
R19. 003		脐肿物		
	V19. 300	骑脚踏车人员在非交通事故中的损伤		
	V18. x00	骑脚踏车人员在非碰撞性运输事故中的损伤		
	V19. 900	骑脚踏车人员在交通事故中的损伤		
	V17. x00	骑脚踏车人员在脚踏车与固定或静止物体碰撞中的损伤		
	V15. x00	骑脚踏车人员在脚踏车与火车或铁路车辆碰撞中的损伤		
	V12. x00	骑脚踏车人员在脚踏车与两轮或三轮机动车碰撞中的损伤		
	V16. x00	骑脚踏车人员在脚踏车与其他非机动车辆碰撞中的损伤		

主要编码	附加编码	疾 病 名 称	别 名	备 注
	V11. x00	骑脚踏车人员在脚踏车与其他脚踏车碰撞中的损伤		
	V13. x00	骑脚踏车人员在脚踏车与小汽车、轻型货车或篷车碰撞中的损伤		
	V10. x00	骑脚踏车人员在脚踏车与行人或牲畜碰撞中的损伤		
	V14. x00	骑脚踏车人员在脚踏车与重型运输车或公共汽车碰撞中的损伤		
	V19. 800	骑脚踏车人员在其他特指的运输事故中的损伤		
	V29. 300	骑摩托车人员在非交通事故中的损伤		
	V28. x00	骑摩托车人员在非碰撞性运输事故中的损伤		
	V29. 900	骑摩托车人员在交通事故中的损伤		
	V27. x00	骑摩托车人员在摩托车与固定或静止物体碰撞中的损伤		
	V25. x00	骑摩托车人员在摩托车与火车或铁路车辆碰撞中的损伤		
	V21. x00	骑摩托车人员在摩托车与脚踏车碰撞中的损伤		
	V22. x00	骑摩托车人员在摩托车与两轮或三轮机动车碰撞中的损伤		
	V26. x00	骑摩托车人员在摩托车与其他非机动车辆碰撞中的损伤		
	V23. x00	骑摩托车人员在摩托车与小汽车、轻型货车或篷车碰撞中的损伤		
	V20. x00	骑摩托车人员在摩托车与行人或牲畜碰撞中的损伤		
	V24. x00	骑摩托车人员在摩托车与重型运输车或公共汽车碰撞中的损伤		
	V29. 800	骑摩托车人员在其他特指的运输事故中的损伤		
M61. 502		骑士骨		
	V80. 900	骑手或乘员在其他和未特指的运输事故中的损伤		
	V80. 800	骑手或乘员在与固定或静止物体碰撞中的损伤		

主要编码	附加编码	疾 病 名 称	别 名	备 注
	V80.600	骑手或乘员在与火车或铁路车辆碰撞中的损伤		
	V80.200	骑手或乘员在与脚踏车碰撞中的损伤		
	V80.300	骑手或乘员在与两轮或三轮机动车碰撞中的损伤		
	V80.700	骑手或乘员在与其他非机动车辆碰撞中的损伤		
	V80.500	骑手或乘员在与其他特指的机动车辆碰撞中的损伤		
	V80.400	骑手或乘员在与小汽车、轻型货车、篷车、重型运输车或公共汽车碰撞的损伤		
	V80.100	骑手或乘员在与行人或牲畜碰撞中的损伤		
O07.800		企图流产失败，其他的，伴有其他的并发症		
O07.700		企图流产失败，其他的，并发栓塞		
O07.600		企图流产失败，其他的，并发延迟或过度出血		
O07.900		企图流产失败，其他的，无并发症		
O07.500		企图流产失败，其他或未特指的，并发生殖道和盆腔感染		
Z45.006		起搏器安装术后调整		
T82.904		起搏器综合征		起搏器综合征是指植入了永久性起搏器后，由于心脏起搏不正常产生的心血管或神经系统症状和体征。查：并发症-起搏器（心脏）（电极）（脉冲发生器）T82.9
C90.206		起源于 HHV8 相关多中心性 Castleman 病的大 B 细胞淋巴瘤		
	M97380/3	起源于 HHV8 相关多中心性 Castleman 病的大 B 细胞淋巴瘤		
P26.100		起源于围生期的大量肺出血		
P26.900		起源于围生期的肺出血		
P25.000		起源于围生期的间质肺气肿		
P27.900		起源于围生期的慢性呼吸性疾病		

主要编码	附加编码	疾 病 名 称	别 名	备 注
Z87. 600		起源于围生期的某些情况个人史		
P26. 800		起源于围生期的其他肺出血		
P27. 800		起源于围生期的其他慢性呼吸性疾病		
P26. 000		起源于围生期的气管支气管出血		
P25. 100		起源于围生期的气胸		
P96. 900		起源于围生期的情况		
P25. 300		起源于围生期的心包积气		
P25. 800		起源于围生期的与间质肺气肿有关的其他情况		
P27. 100		起源于围生期的支气管肺发育不良		
P25. 200		起源于围生期的纵隔气肿		
P29. 800		起源于围生期其他的心血管疾患		
P96. 800		起源于围生期其他特指的情况		
P29. 900		起源于围生期心血管疾患		
F43. 802		气功所致精神障碍		气功所致精神障碍系指由于气功操练不当（如每日练习过多），处于气功态时间过长而不能收功的现象，表现为思维、情感及行为障碍，并失去自我控制能力，俗称"走火入魔"。查：反应-应激--特指 F43.8
D38. 100		气管、支气管和肺动态未定或动态未知的肿瘤		
Z85. 100		气管、支气管和肺恶性肿瘤个人史		
Z80. 100		气管、支气管和肺恶性肿瘤家族史		
J39. 802		气管瘢痕		
S10. 004		气管挫伤		
Q32. 100		气管的其他先天性畸形		
D38. 102		气管动态未定肿瘤		
C33. x00		气管恶性肿瘤		
T27. 402		气管化学性烧伤		
J39. 809		气管坏死		
S17. 001		气管挤压伤		
C78. 304		气管继发恶性肿瘤		

主要编码	附加编码	疾 病 名 称	别 名	备 注
A16.402		气管结核		
A15.507		气管结核，病理（+）		
A15.506		气管结核，细菌学（+）		
D14.200		气管良性肿瘤		
C77.104		气管淋巴结继发恶性肿瘤		
T17.400		气管内异物		
J39.804		气管囊肿		
J39.806		气管肉芽肿		
S12.805		气管软骨断裂		
J39.808		气管软化症		
C77.008		气管食管沟淋巴结继发恶性肿瘤		
J86.003		气管食管瘘		
J39.807		气管受压		
T85.606		气管套管脱出		
S23.201		气管脱位		
J39.810		气管息肉		
J39.805		气管狭窄		
D02.100		气管原位癌		
J95.002		气管造口感染		
T81.804		气管造口肉芽		
J95.000		气管造口术功能不全		
J95.005		气管造口术后气道阻塞		
J95.001		气管造口术后气管皮肤瘘		
J95.004		气管造口术后气管食管瘘		如果手术后的瘘管没有指明部位，则编码于瘘-手术后，持续性　T81.8
J95.003		气管造口术后狭窄		
Z43.000		气管造口维护		
Z93.000		气管造口状态		
C78.003		气管支气管继发恶性肿瘤		
C77.105		气管支气管淋巴结继发恶性肿瘤		
A16.303		气管支气管淋巴结结核		
A15.403		气管支气管淋巴结结核，病理（+）		
A15.402		气管支气管淋巴结结核，细菌学（+）		
J40.x01		气管支气管炎		

主要编码	附加编码	疾　病　名　称	别　名	备　注
T85.607		气管植入 T 管断裂		
D38.103		气管肿瘤		
J39.803		气管周围脓肿		
A49.817		气球菌感染		
	V96.000	气球事故伤及乘员		
T59.900		气体、烟雾和蒸气的毒性效应		
T59.800		气体、烟雾和蒸气的毒性效应，其他特指的		
	X67.x00	气体和蒸气的故意自毒及暴露于该类物质，其他的		
	X47.x00	气体和蒸气的意外中毒及暴露于该类物质，其他的		
	Y17.x00	气体和蒸气的中毒及暴露于该类物质，意图不确定的，其他		
A48.000		气性坏疽		
J93.900		气胸		
T81.218		气胸，操作中		
J93.800		气胸，其他的		
T70.800		气压和水压的其他效应		
T70.900		气压和水压的效应		
L24.503		砌砖工刺激性痒病		
R89.100		器官、系统和组织标本的激素水平异常，其他的		
R89.000		器官、系统和组织标本的酶水平异常，其他的		
R89.200		器官、系统和组织标本的其他药物、药剂和生物制剂水平异常，其他的		
R89.800		器官、系统和组织标本的其他异常所见，其他的		
R89.400		器官、系统和组织标本的异常的免疫学所见，其他的		
R89.500		器官、系统和组织标本的异常的微生物学所见，其他的		
R89.600		器官、系统和组织标本的异常的细胞学所见，其他的		
R89.700		器官、系统和组织标本的异常的组织学所见，其他的		
R89.900		器官、系统和组织标本的异常所见，其他的		

主要编码	附加编码	疾 病 名 称	别 名	备 注
R89.300		器官、系统和组织标本的主要为非药用性物质的水平异常，其他的		
A18.800		器官的结核，其他特指的		
	Y83.600	器官的取除（部分）（全部）作为病人异常反应或以后并发症的原因，而在操作当时并未提及意外事故，其他的		
R94.800		器官和系统的功能检查的异常结果，其他的		
Z85.800		器官和系统恶性肿瘤个人史，其他的		
Z52.800		器官和组织的供者，其他的		
Z00.500		器官和组织的可能供者接受的检查		
Z94.800		器官和组织的移植状态，其他的		
Z94.900		器官和组织移植状态		
Z90.800		器官后天性缺失，其他的		
Z80.800		器官或系统恶性肿瘤家族史，其他的		
Z52.900		器官或组织的供者		
B90.800		器官结核的后遗症，其他的		
Q75.200		器官距离过远		
O61.100		器械引产失败		
F06.500		器质性分离性障碍		
F06.000		器质性幻觉症		
F09.x00		器质性或症状性精神障碍		
F06.400		器质性焦虑障碍		
F06.100		器质性紧张性障碍		
F09.x03		器质性精神障碍		
G93.404		器质性脑病		
F06.600		器质性情绪不稳定［衰弱］障碍		
F07.000		器质性人格障碍		
F06.200		器质性妄想性［精神分裂症样］障碍		
F06.300		器质性心境［情感］障碍		
F04.x00		器质性遗忘综合征，非由酒精和其他精神活性物质所致		

主要编码	附加编码	疾 病 名 称	别 名	备 注
N48.400		器质性原因的阳痿		
I70.802		髂动脉闭塞性粥样硬化		
I72.303		髂动脉假性动脉瘤		
I72.302		髂动脉假性动脉瘤破裂		
I72.305		髂动脉扩张		
I72.300		髂动脉瘤		
I72.304		髂动脉瘤破裂		
I74.500		髂动脉栓塞和血栓形成		
I74.505		髂动脉支架闭塞		T82.8编码为心脏和血管假体装置、植入物和移植物的其他并发症，包括由于其引起的栓塞、血栓形成、狭窄等。因此，本条目的编码有误，应修正为T82.818
I77.128		髂动脉支架内再狭窄		T82.8编码为心脏和血管假体装置、植入物和移植物的其他并发症，包括由于其引起的栓塞、血栓形成、狭窄等。因此，本条目的编码有误，应修正为T82.823
I80.103		髂股静脉血栓形成		两个部位都有编码，按编码较小的为主
C41.406		髂骨恶性肿瘤		
S32.300		髂骨骨折		
M76.100		髂肌腱炎		
M76.200		髂嵴骨刺		
M91.003		髂嵴软骨病	布坎南病、布坎南骨软骨症	骨软骨病-髂骨，髂嵴 M91.0
M76.300		髂胫带综合征		
I80.205		髂静脉瘤栓		
I80.206		髂静脉血栓形成		
I87.116		髂静脉压迫综合征		髂静脉受压和（或）存在腔内异常粘连结构所引起的下肢和盆腔静脉回流障碍性疾病。髂静脉压迫不仅造成静脉回流障碍和下肢静脉高压，也是下肢静脉瓣膜功能不全和浅静脉曲张的原因之一，同时是继发髂-股静脉血栓的重要潜在因素
C77.501		髂淋巴结继发恶性肿瘤		
I74.503		髂内动脉闭塞		
I77.127		髂内动脉狭窄		
I80.203		髂内静脉血栓形成		髂静脉栓塞的编码为I82.8
I74.504		髂外动脉闭塞		
I77.126		髂外动脉狭窄		
I80.204		髂外静脉血栓形成		
A18.317		髂窝结核性脓肿		

主要编码	附加编码	疾病名称	别名	备注
A18.318		髂窝淋巴结结核		
L02.205		髂窝脓肿		
S35.500		髂血管损伤		
I72.301		髂总动脉瘤		
I74.501		髂总动脉栓塞		
I77.125		髂总动脉狭窄		
I74.502		髂总动脉血栓形成		
I70.004		髂总动脉粥样硬化		
I87.115		髂总静脉狭窄		
J18.902		迁延性肺炎		
Q14.201		牵牛花综合征		牵牛花综合征为视神经盘的先天性发育异常。Kindler 于 1970 年根据眼底形态犹似一朵盛开的牵牛花而命名。本病少见，我国由严密等首先报道（1985 年），以后继有发现。这种先天性畸形的形成机制尚不清楚，可能是视神经缺损入口缺损的一种类型，也可能与视神经盘中心区胶质发育异常有关。查：畸形－视乳头管（先天性）Q14.2
H33.400		牵引性视网膜脱离		
T56.000		铅及其化合物的毒性效应		
M10.100		铅性痛风		
T56.001		铅中毒		
C91.306	M98341/3	前 T 淋巴细胞白血病		
I22.000		前壁的随后性心肌梗死		
I21.000		前壁急性透壁性心肌梗死		透壁性心肌梗死发生在前壁相关部位编码于 .0，发生在下壁相关部位编码于 .1，发生在其他多个部位编码于 .2，未特指部位编码于 .3，非透壁性编码于 .4
S54.001		前臂尺神经断裂		
S50.101		前臂挫伤		
S50.700		前臂的多处浅表损伤		
S57.900		前臂的挤压伤		
S50.800		前臂的其他浅表损伤		
S50.701		前臂多处擦伤		
S52.700		前臂多处骨折		
S51.700		前臂多处开放性伤口		
S59.700		前臂多处损伤		
C43.603		前臂恶性黑色素瘤		

主要编码	附加编码	疾 病 名 称	别 名	备 注
M71.103		前臂感染性滑囊炎		
M60.003		前臂感染性肌炎		
S52.900		前臂骨折		
Q71.200		前臂和手的先天性缺如		
M71.402		前臂滑膜钙化		
M72.603		前臂坏死性筋膜炎		
S56.801		前臂肌肉和肌腱损伤		查：损伤-肌--前臂
M62.602		前臂肌肉劳损		
M62.403		前臂肌肉挛缩		
M62.502		前臂肌肉萎缩		
M79.103		前臂肌痛		
M65.003		前臂腱鞘脓肿		
M72.403		前臂结节性筋膜炎		
M72.907		前臂筋膜炎		
S51.900		前臂开放性伤口		
S56.001		前臂拇指屈肌断裂		
S56.301		前臂拇指外展肌和肌腱断裂		
M71.003		前臂黏液囊脓肿		
C44.603		前臂皮肤恶性肿瘤		
S52.800		前臂其他部位的骨折		
S57.800		前臂其他部位的挤压伤		
S51.800		前臂其他部位的开放性伤口		
S50.100		前臂其他和未特指部位的挫伤		
S59.800		前臂其他特指的损伤		
S50.900		前臂浅表损伤		
M66.303		前臂屈肌腱自发性破裂		
M79.903		前臂软组织疾患		
M79.503		前臂软组织异物残留		
M66.203		前臂伸肌腱自发性破裂		
S59.900		前臂损伤		
M72.908		前臂纤维瘤病		
S54.101		前臂正中神经断裂		
O32.802		前不均倾		枕横位中胎头以前不均倾势入盆者简称为前不均倾位。前不均倾位不论是否伴有头盆不称，常需以剖宫产结束分娩。查：孕产妇医疗（为）（已知）（可疑的）-先露异常（胎儿）--特指的 NEC　O32.8
D32.003		前床突脑膜瘤		

主要编码	附加编码	疾 病 名 称	别 名	备 注
H20.004		前房积脓性虹膜睫状体炎		
H16.005		前房积脓性角膜溃疡	匐行性角膜溃疡	匐行性角膜溃疡是一种常见的急性化脓性角膜溃疡，因病变呈中央匐行扩展而得名。前房常有积脓，临床表现可有异物感、刺痛感甚或烧灼感。球结膜混合性充血，严重时伴有水肿。查：溃疡－角膜（环状）（卡他性）（中心性）（感染性）（边缘性）（匐行性）（伴有穿孔）H16.0
H21.000		前房积血		
H21.506		前房角后退		
H21.508		前房角破裂		
H40.002		前房角狭窄		在角膜与虹膜之间的夹角叫房角，即前房角，它由前后壁和两壁所夹的隐窝组成。前房角有非常重要的功能，它是房水流出的通路，若房角闭塞，就会使房水流出受阻，眼内压力因房水的积聚而升高，最终导致青光眼的发生。查：变窄－前房角H40.0
H21.104		前房角新生血管		
H21.507		前房角粘连		
H21.303		前房囊肿		
T85.308		前房植入硅管障碍		
I60.200		前交通动脉的蛛网膜下出血		
I67.107		前交通动脉瘤		
I60.201		前交通动脉瘤破裂伴蛛网膜下隙出血		
N42.801		前列腺瘢痕		
N41.300		前列腺膀胱炎		
N42.101		前列腺充血		
N42.100		前列腺充血和出血		
N42.102		前列腺出血		
D40.000		前列腺动态未定或动态未知的肿瘤		
C61.x00		前列腺恶性肿瘤		
Z85.407		前列腺恶性肿瘤个人史		
R86.902		前列腺分泌物异常		
R93.802		前列腺钙化灶		
N42.900		前列腺疾患		
C79.818		前列腺继发恶性肿瘤		

主要编码	附加编码	疾 病 名 称	别 名	备 注
A18.109†	N51.0*	前列腺结核		
N40.x01		前列腺结节		
N42.000		前列腺结石		
D29.100		前列腺良性肿瘤		
N42.802		前列腺囊肿		
N41.200		前列腺脓肿		
N42.800		前列腺其他特指的疾患		
Z90.708		前列腺切除术后状态		
Q55.405		前列腺缺如		
N42.803		前列腺上皮内瘤变		
S37.804		前列腺损伤		
N42.200		前列腺萎缩		
N41.900		前列腺炎性疾病		
N41.800		前列腺炎性疾病，其他的		
D07.500		前列腺原位癌		
N40.x00		前列腺增生		
D40.001		前列腺肿瘤		
Z12.500		前列腺肿瘤的特殊筛查		
N42.901		前列腺肿物		
Q04.200		前脑无裂畸形		
M23.801		前十字韧带松弛		
C96.702		前体 B 细胞淋巴母细胞性淋巴瘤		
C91.304		前体 B 细胞淋巴细胞白血病		
C96.703		前体 T 细胞淋巴母细胞性淋巴瘤		
C91.305		前体 T 细胞淋巴细胞白血病		
C96.707		前体细胞淋巴母细胞型淋巴瘤		
C91.303		前体细胞淋巴细胞白血病		
N75.800		前庭大腺的其他疾病		
C51.001		前庭大腺恶性肿瘤		
N75.801		前庭大腺肥大		
N75.900		前庭大腺疾病		
C79.823		前庭大腺继发恶性肿瘤		
N75.000		前庭大腺囊肿		
N75.100		前庭大腺脓肿		
N75.802		前庭大腺炎		

主要编码	附加编码	疾 病 名 称	别　名	备　注
H81.800		前庭功能的其他疾患		
H81.900		前庭功能疾患		
H81.200		前庭神经元炎		
C72.506		前庭蜗神经恶性肿瘤		
H81.902		前庭系统病变		
H81.303		前庭周围性眩晕		
G54.004		前斜角肌综合征		
R07.301		前胸壁痛		
K07.202		前牙开合		
O44.100		前置胎盘伴有出血		
O44.000		前置胎盘特指为不伴有出血		
P50.000		前置血管所致的胎儿失血		
C38.100		前纵隔恶性肿瘤		
L50.900		荨麻疹		
L50.800		荨麻疹，其他的		
L27.003		荨麻疹型药疹		荨麻疹型药疹较常见。多由血清制品（如破伤风或狂犬疫苗）、呋喃唑酮（痢特灵）、青霉素等引起。临床症状与荨麻疹相似，但持续时间较长，同时可伴有血清病样症状，如发热、关节疼痛、淋巴结肿大、蛋白尿等。若致敏药物排泄缓慢，或生活、工作中不间断接触微量致敏原，可表现为慢性荨麻疹
L95.901		荨麻疹性血管炎	低补体血症性血管炎	荨麻疹性血管炎是一种既表现为持续时间较长的荨麻疹样皮损的白细胞破碎性血管炎，并又伴低补体血症的疾病，发病机制未明，可能系病毒、细菌、寄生虫等过敏原引起的免疫反应性疾病。常以纤维蛋白样变性及白细胞破碎性血管炎而区别于一般性荨麻疹。本病好发于 30~40 岁女性。主要表现有荨麻疹样皮肤损害及血管神经性水肿，伴发热、淋巴结肿大、关节痛及腹痛
L40.003		钱币形银屑病		
L30.000		钱币状皮炎		
B35.401		钱癣		
O63.003		潜伏期延长		从临产规律宫缩开始至宫缩开张 3cm 为潜伏期。初产妇超过 16 小时称为潜伏期延长，经产妇 8 小时。查：分娩（单胎）（对母亲）-并发（被）--产程延长---第一　O63.0
A52.801		潜伏性三期梅毒		

主要编码	附加编码	疾 病 名 称	别　名	备　注
R73.003		潜伏性糖尿病		
A52.800		潜伏性晚期梅毒		
A50.600		潜伏性晚期先天性梅毒		
A66.800		潜伏性雅司病		
A51.500		潜伏性早期梅毒		
A50.100		潜伏性早期先天性梅毒		
	W16.x00	潜水或跳水引起的损伤，除外淹溺和沉没		
T70.300		潜水员病［减压病］		
	M90.3*	潜水员病引起的骨坏死		
B88.100		潜蚤病［沙蚤侵染］		
T33.901		浅表冻伤		
T33.900		浅表冻伤，其他和未特指部位的		
T14.000		浅表损伤		
B36.900		浅部真菌病		
B36.800		浅部真菌病，其他特指的		
H16.102		浅层点状角膜炎		
H16.204		浅层角膜结膜炎		
H16.100		浅层角膜炎，其他不伴有结膜炎的		
K45.002		嵌顿性闭孔疝		
K40.312		嵌顿性腹股沟疝		
K40.313		嵌顿性腹股沟疝伴梗阻		
K40.314		嵌顿性腹股沟斜疝		
K41.302		嵌顿性股疝		
K42.001		嵌顿性脐疝		
K43.002		嵌顿性切口疝		
K46.002		嵌顿性小肠疝		
L60.000		嵌甲		
I82.201		腔静脉瘤栓		
I82.200		腔静脉栓塞和血栓形成		
I63.801		腔隙性脑梗死		腔隙性脑梗死是脑梗死的一种，在长期高血压、动脉硬化的基础上，脑深部的小动脉发生闭塞，引起小范围脑组织缺血坏死。查：梗死，梗死－大脑（出血性）--特指的 NEC　I63.8
	G46.7*	腔隙综合征，其他的		

主要编码	附加编码	疾 病 名 称	别 名	备 注
F20.803		强迫型精神分裂症		
F60.500		强迫型人格障碍		
F42.101		强迫性动作		
F42.901		强迫性神经症		
F42.001		强迫性思维	强迫观念	
F42.900		强迫性障碍	强迫症，强迫综合征	强迫性障碍（obsessive-compulsive disorder，强迫症），以反复出现强迫观念（obsession）为基本特征的一类神经症性障碍。强迫观念是以刻板形式反复进入患者意识领域的思想、表象或意向。这些思想、表象或意向对患者来说，是没有现实意义的，不必要的或多余的；患者意识到这些都是他自己的思想，很想摆脱，但又无能为力，因而感到十分苦恼。强迫动作是反复出现的刻板行为或仪式动作，是患者屈从于强迫观念力求减轻内心焦虑的结果。强迫综合征也称为强迫症，强迫性障碍与强迫综合征都是一类强迫性神经症性障碍
F42.800		强迫性障碍，其他的		
F42.003		强迫状态		
M48.100		强直性骨肥厚［福雷斯蒂尔］	福雷斯蒂尔［Forestier病］、弥漫性特发性骨肥厚	弥漫性特发性骨肥厚（DISH）主要累及脊柱尤其是颈椎，特征是大量表浅的不规则椎体前和侧缘骨质增生相互间融合，形成椎体前广泛肥厚骨块，又称为强直性骨肥厚或Forestier病。本病常见于中老年男性，男女比约为2∶1，男女发病率均随着年龄的增长和体重的增加而增高，45岁以前极少罹患本病。查：骨病-强直性（脊柱） M48.1
M45.x00		强直性脊柱炎		
M40.101		强直性脊柱炎后凸畸形		
E72.301		羟赖氨酸代谢紊乱		
M11.000		羟磷灰石沉着病		
E06.304		桥本甲状腺炎		
E06.302†	G94.8*	桥本脑病		
C63.702		鞘膜恶性肿瘤		
N43.300		鞘膜积液		
N43.200		鞘膜积液，其他的		
N50.818		鞘膜结石		
D29.703		鞘膜良性肿瘤		
N50.819		鞘膜囊肿		
N49.102		鞘膜脓肿		

主要编码	附加编码	疾　病　名　称	别　名	备　注
N49.103		鞘膜炎	睾丸鞘膜炎	
R06.301		切恩-斯托克斯呼吸		
K43.003		切口疝伴肠梗阻		
K09.105		切牙管囊肿		
B44.000		侵入性肺曲霉病		
M15.400		侵蚀性（骨）关节病		
C91.703		侵袭性 NK 细胞白血病		
	M99480/3	侵袭性 NK 细胞白血病		
D39.203		侵袭性葡萄胎		
L95.000		青斑血管炎		
Z00.300		青春发育期的检查		
E30.103		青春期发育过早		
E30.900		青春期疾患		
E30.800		青春期疾患，其他的		
E04.801		青春期甲状腺肿		
N62.x01		青春期乳房肥大		
E30.000		青春期延迟		
N92.200		青春期月经过多		
F20.100		青春型精神分裂症		
H40.900		青光眼		
H40.800		青光眼，其他的		
H40.403		青光眼睫状体炎综合征		青光眼睫状体炎综合征是前部葡萄膜炎伴青光眼的一种特殊形式，主要见于 20~50 岁青壮年，以非肉芽肿性睫状体炎伴明显眼压升高为特征，可有发作性视物模糊、虹视、雾视等症状。查：危象-青光眼睫状体　H40.4
H59.809		青光眼术后滤过泡漏		
H59.808		青光眼术后浅前房		
H59.801		青光眼术后无前房		
H26.202		青光眼性白内障		
B48.400		青霉病		
Z88.000		青霉素过敏个人史		
	Y40.000	青霉素类的有害效应		
T36.000		青霉素类中毒		
G40.301		青少年肌阵挛性癫痫		青少年肌阵挛性癫痫（juvenile myoclonic epilepsy，JME）是一种特发性全身性癫痫综合征。发病主要在儿童和青春期，以肌阵挛发作为突出表现，一般无意识障碍。其遗传方式多样。查：癫痫-肌阵挛--幼年　G40.3

主要编码	附加编码	疾病名称	别名	备注
L12. 201		青少年疱疹样皮炎		
G40. 306		青少年失神癫痫		
M41. 101		青少年特发性脊柱侧弯		
F63. 801		青少年网络成瘾		
Q15. 005		青少年型青光眼		青少年型青光眼是先天性青光眼的一种特殊类型，发病机制复杂，主要有以下两种：①由于胚胎发育过程中中胚层细胞重吸收不完全，残留一层无渗透性的薄膜覆盖在房角表面，阻碍房水外流，导致眼压升高；②由于胚胎早期前房角细胞再重新排列过程中，中胚层错误地进入正常的小梁网，从而影响房水流出
Z88. 821		氢化可的松过敏个人史		
E44. 100		轻度蛋白质-能量营养不良		
N87. 000		轻度宫颈发育不良		
P21. 100		轻度和中度出生窒息		
H54. 300		轻度或无视力缺损，双眼		
F70. 800		轻度精神发育迟缓，其他行为缺陷		
F70. 900		轻度精神发育迟缓，未提及行为缺陷的		
F70. 000		轻度精神发育迟缓，无或轻微行为缺陷的		
F70. 100		轻度精神发育迟缓，需要加以关注或治疗的显著行为缺陷		
	Y91. 000	轻度酒精中毒		
D64. 901		轻度贫血		
F06. 700		轻度认知障碍		
O21. 000		轻度妊娠剧吐		妊娠呕吐要分早晚期，以22孕周为界限
G83. 901		轻度瘫痪		
N90. 000		轻度外阴发育不良		
F32. 000		轻度抑郁发作		
N89. 000		轻度阴道发育不良		
O13. x02		轻度子痫前期		怀孕前血压正常的孕妇在妊娠20周以后出现高血压、蛋白尿，称子痫前期，或称为先兆子痫。查：先兆子痫-轻度 O13
	Y53. 400	轻泻剂的有害效应，其他的		
T47. 400		轻泻剂中毒，其他的		
D56. 902		轻型地中海贫血		
	V59. 300	轻型货车或篷车乘员在非交通事故中的损伤		
	V58. x00	轻型货车或篷车乘员在非碰撞性运输事故中的损伤		

主要编码	附加编码	疾　病　名　称	别　　名	备　　注
	V59.900	轻型货车或篷车乘员在交通事故中的损伤		
	V59.800	轻型货车或篷车乘员在其他特指运输事故中的损伤		
	V57.x00	轻型货车或篷车乘员在轻型货车或篷车与固定或静止物体碰撞中的损伤		
	V55.x00	轻型货车或篷车乘员在轻型货车或篷车与火车或铁路车辆碰撞中的损伤		
	V51.x00	轻型货车或篷车乘员在轻型货车或篷车与脚踏车碰撞中的损伤		
	V52.x00	轻型货车或篷车乘员在轻型货车或篷车与两轮或三轮机动车碰撞中的损伤		
	V56.x00	轻型货车或篷车乘员在轻型货车或篷车与其他非机动车辆碰撞中的损伤		
	V53.x00	轻型货车或篷车乘员在轻型货车或篷车与小汽车、轻型货车或篷车碰撞中的损伤		
	V50.x00	轻型货车或篷车乘员在轻型货车或篷车与行人或牲畜碰撞中的损伤		
	V54.x00	轻型货车或篷车乘员在轻型货车或篷车与重型运输车或公共汽车碰撞中的损伤		
A20.803		轻型鼠疫		
P05.000		轻于胎龄		
F30.000		轻躁狂		
L28.202		轻症痒疹		
K91.101		倾倒综合征		倾倒（dumping）综合征系指胃切除术后，因胃排空过速，餐后出现胃肠道和血管舒缩障碍的一组症候群。也可由于胰岛受刺激而致高胰岛素血症，导致低血糖症候群。本征以 Billroth Ⅱ式胃大部切除术后最常见。胃手术后 10～14 天发病，症状出现在餐后 30 分钟内者，称为早发型倾倒综合征，发病时多伴高血糖，故又称餐后早期高血糖综合征。餐后 1～2 小时发病，伴有低血糖者称为迟发型倾倒综合征，又称餐后低血糖综合征。查：综合征-倾倒（胃切除术后）K91.1

主要编码	附加编码	疾 病 名 称	别 名	备 注
R77.000		清蛋白［白蛋白］异常		
T61.100		鲭亚目鱼中毒		
F34.002		情感性人格障碍		
F60.300		情绪不稳型人格障碍		
R45.700		情绪冲动和紧张状态		
F45.402		情绪性头痛		
T57.300		氰化氢的毒性效应		
T65.000		氰化物的毒性效应		
T36.502		庆大霉素中毒		
I61.802		丘脑出血		
C71.002		丘脑恶性肿瘤		
I63.907		丘脑梗死		
C79.311		丘脑继发恶性肿瘤		
D33.010		丘脑良性肿瘤		
I61.803		丘脑下部出血		
G93.810		丘脑综合征		丘脑综合征（Dejerine-Roussy syndrome）包括：①病变对侧肢体轻瘫；②病变对侧半身感觉障碍（以深感觉为主）；③病变对侧半身自发性疼痛；④对侧肢体共济运动失调；⑤病变对侧不自主运动、意向性震颤如手足徐动、舞蹈样运动等。下丘脑综合征影响内分泌功能，编码于 E23.3
L44.900		丘疹鳞屑性疾患		
L44.800		丘疹鳞屑性疾患，其他特指的		
L28.203		丘疹性荨麻疹	荨麻疹性苔藓、婴儿苔藓	丘疹性荨麻疹是婴幼儿及儿童常见的过敏性皮肤病，但成人也可患病。往往同一家庭中几人同时发病。春秋季节发生较多。本病是一个以症状特点而命名的疾病，实际上本病为虫咬皮炎。临床特点为散在性、性质稍坚硬、顶端有小疱的丘疹。周缘有纺锤形红晕，自觉瘙痒
B38.900		球孢子菌病		
B38.800		球孢子菌病，其他形式的		
B38.400†	G02.1*	球孢子菌病脑膜炎		
R77.100		球蛋白异常		
D31.604		球后良性肿瘤		
H46.x01		球后视神经炎		视神经炎或视神经乳头炎是指视神经任何部位发炎的总称，临床上根据发病的部位不同。视神经炎分为球内和球后两种，前者指视盘炎，后者系球后视神经炎。查：神经炎-球后　H46

主要编码	附加编码	疾　病　名　称	别　名	备　注
G12.203		球麻痹	真性球麻痹	球麻痹即延髓麻痹。因为延髓又叫延髓球，所以，把延髓麻痹称为球麻痹。查：麻痹-延髓性（进行性）　G12.2
O43.105		球拍状胎盘		
K09.104		球上颌囊肿		
Q12.400		球形晶状体		
K00.401		区域性牙齿发育异常		
B44.900		曲霉病		
B44.800		曲霉病，其他形式的		
B44.102†	J17.2*	曲霉菌性肺炎	肺曲霉菌病	
	Y41.400	驱蠕虫药的有害效应		
T37.400		驱蠕虫药中毒		
H52.701		屈光不正		
H52.300		屈光参差和影像不等		
H53.002		屈光参差性弱视		
H52.600		屈光的其他疾患		
H52.700		屈光疾患		
M66.300		屈肌腱自发性破裂		
M48.305		屈梅尔脊柱炎		
M21.200		屈曲变形		
S52.501		屈曲型桡骨下端骨折	史密斯骨折	屈曲型桡骨下端骨折（Smith 骨折）是指桡骨远端骨折，骨折端向掌侧移位并合并下尺桡关节脱位。因损伤畸形与科氏骨折相反，故又被称为反科氏骨折。常由于跌倒时腕关节屈曲、手背着地受伤引起。也可由腕背部受到直接暴力打击发生。较伸直型骨折少见。查：骨折-史密斯（桡骨下端骨折）　S52.5
	Y55.400	祛痰剂的有害效应		
T48.400		祛痰剂中毒		
C76.701		躯干部恶性肿瘤		
D36.704		躯干部良性肿瘤		
D18.005		躯干部血管瘤		
T09.600		躯干创伤性切断		
R22.200		躯干的局部肿胀、肿物和肿块		
D48.707		躯干动态未定肿瘤		
C43.500		躯干恶性黑色素瘤		
T21.600		躯干二度腐蚀伤		
T21.200		躯干二度烧伤		

主要编码	附加编码	疾 病 名 称	别 名	备 注
L03.300		躯干蜂窝织炎		
T21.400		躯干腐蚀伤		
M86.919		躯干骨骨髓炎		
C79.506		躯干骨继发恶性肿瘤		
M85.602		躯干骨囊肿		
T09.200		躯干关节和韧带脱位、扭伤和劳损		
D22.500		躯干黑素细胞痣		
M62.411		躯干肌挛缩		
T09.500		躯干肌肉和肌腱的损伤		
M62.607		躯干肌肉劳损		
L04.100		躯干急性淋巴结炎		
D48.109		躯干结缔组织动态未定肿瘤		
D21.600		躯干结缔组织和其他软组织的良性肿瘤		
C49.600		躯干结缔组织和软组织的恶性肿瘤		
D48.110		躯干结缔组织肿瘤		
I86.814		躯干静脉瘤		
R22.201		躯干局部肿物		
T09.100		躯干开放性伤口		
D18.103		躯干淋巴管瘤		
L72.903		躯干囊肿		
D48.504		躯干皮肤动态未定肿瘤		
C44.500		躯干皮肤恶性肿瘤		
L08.902		躯干皮肤感染		
D17.100		躯干皮肤和皮下组织良性脂肪瘤样肿瘤		
C79.204		躯干皮肤继发恶性肿瘤		
D23.500		躯干皮肤良性肿瘤		
L02.200		躯干皮肤脓肿、疖和痈		
D04.500		躯干皮肤原位癌		
D48.505		躯干皮肤肿瘤		
L72.103		躯干皮脂腺囊肿		
T09.800		躯干其他特指的损伤		
T09.000		躯干浅表损伤		
T21.700		躯干三度腐蚀伤		
T21.300		躯干三度烧伤		

主要编码	附加编码	疾病名称	别名	备注
T21.000		躯干烧伤		
T95.100		躯干烧伤、腐蚀伤和冻伤后遗症		
T09.400		躯干神经、脊神经根和神经丛的损伤		
T09.900		躯干损伤		
T21.500		躯干一度腐蚀伤		
T21.100		躯干一度烧伤		
D03.500		躯干原位黑色素瘤		
D48.708		躯干肿瘤		
D48.207		躯干周围神经动态未定肿瘤		
C47.600		躯干周围神经恶性肿瘤		
D36.103		躯干周围神经和自主神经良性肿瘤		
D48.208		躯干周围神经肿瘤		
D48.209		躯干自主神经动态未定肿瘤		
D48.210		躯干自主神经肿瘤		
F45.000		躯体化障碍		
F06.808		躯体疾病所致精神障碍		躯体疾病所致精神障碍是指由于中枢神经系统以外的各种躯体疾病造成中枢神经系统功能紊乱所导致的精神障碍的总称。查：障碍-精神--由于---全身性医疗情况　F06.9
T74.100		躯体虐待		
F45.300		躯体形式的自主神经功能紊乱		
F45.900		躯体形式障碍		
F45.800		躯体形式障碍，其他的		
Z48.801		取出眼内硅油		因为硅油不属于装置，因此不能分类于Z45.8
Z45.805		取除胆管支架		
Z45.806		取除宫颈管支架		
Z47.001		取除骨折内固定装置		
Z45.304		取除鼓膜置管		
Z45.802		取除喉模		
Z30.504		取除皮下避孕针		
Z45.303		取除人工耳蜗装置		
Z43.602		取除肾盂造瘘管		
Z43.603		取除输尿管支架		
Z45.101		取除输注泵		
Z47.803		取除外固定装置		

主要编码	附加编码	疾 病 名 称	别 名	备 注
Z45.803		取除胃内支架		
Z45.201		取除下腔静脉滤器		
Z30.503		取除子宫内节育器		
K02.900		龋（牙）		
K02.800		龋（牙），其他的		
G93.803		去脑强直		去脑强直（decerebrate rigidity）姿位肌张力障碍的一种表现。是因病变损害，使大脑与中脑和脑桥间的联系中断，影响了上部脑干的功能所致。其主要表现为四肢强直性伸展，上臂内收并内旋，前臂伸直并过分旋前，髋内收、内转，膝伸直，颈后仰呈角弓反张。患者常呈深昏迷状态，伴有呼吸不规律及全身肌肉抽搐。查：病-脑--特指的 G93.8
G93.815		去皮层状态	植物人	去皮层状态是指双侧大脑皮层广泛性损害，引起皮层功能丧失，而皮层下功能保存的一种特殊的意识状态。常见于大脑半球出血、大面积脑梗死、弥漫性脑水肿和急性脑缺氧以及脑外伤、脑炎昏迷后期的遗留症状。主要表现为患者无任何意识活动，不言，不语，不动，无表情，尿便失禁，对呼唤、触压均无反应，无任何自主动作，靠人工进食。对光反射存在，角膜反射存在，咳嗽反射存在。但患者常睁眼凝视，知觉大多丧失，对周围和自身事物毫无所知。可有无意识的哭闹和防御反应，四肢肌张力增高，双上肢屈曲内收，双下肢伸直内旋，呈去皮层强直状态。有明显的睡眠-觉醒周期，而不同于昏迷，或可称为"去皮层性睁眼昏迷"
L24.000		去污剂引起的刺激性接触性皮炎		
	Y46.300	去氧巴比妥盐类的有害效应		
H49.300		全部（外部）眼肌麻痹		
E23.003		全垂体功能减退症		
D61.907		全骨髓病		
Z90.404		全结肠切除术后状态		
G40.308		全面惊厥性癫痫持续状态		
G41.802		全面性癫痫持续状态		
G41.001		全面性强直阵挛性癫痫持续状态		
	Y83.000	全器官移植手术作为病人异常反应或以后并发症的原因，而在操作当时并未提及意外事故		

主要编码	附加编码	疾　病　名　称	别　　名	备　　注
Q93.100		全染色体单体性，（同源）嵌合体（有丝分裂不分离）		
Q93.000		全染色体单体性，减数分裂不分离		
Q92.100		全染色体三体性，（同源）嵌合体（有丝分裂不分离）		
Q92.000		全染色体三体性，减数分裂不分离		
H44.101		全色素膜炎		
	M97240/3	全身 EBV 阳性 T 细胞淋巴增生疾病，童年		
A18.212		全身多发淋巴结结核		
M83.802		全身骨内多发性吸收	米尔克曼病、米尔克曼综合征	米尔克曼病或米尔克曼综合征〔全身骨内多发性吸收〕　M83.8
	Y48.200	全身麻醉药的有害效应，其他的		
T41.201		全身麻醉药中毒		
T41.200		全身麻醉药中毒，其他和未特指的		
E21.002		全身囊性纤维性骨炎		纤维性骨炎是由于慢性肾衰竭继发性甲状旁腺功能亢进，引起的高转运型骨病。主要病因是继发性甲状旁腺功能亢进，使甲状旁腺增生、功能亢进，导致患者低血钙、高血磷，特别是二羟胆骨化醇的缺乏，晚期骨骼病变，皮肤瘙痒，自发性肌腱断裂，软组织钙化等。查：骨炎-纤维性--囊性（全身）　E21.0
L40.100		全身脓疱性银屑病		
G24.807		全身型肌张力障碍	变形性肌张力障碍、进行性综合征	
A44.000		全身性巴尔通体病		
I70.900		全身性的动脉粥样硬化		
G40.400		全身性癫痫和癫痫综合征，其他的		
R61.100		全身性多汗症		
M34.100		全身性钙质沉着综合征〔CR(E)ST〕	CREST 综合征	
M15.902		全身性骨关节炎		
C80.x03		全身性广泛继发恶性肿瘤		
M62.512		全身性肌萎缩		
K08.000		全身性疾病引起的牙脱落		
T04.901		全身性挤压伤		
	Y41.900	全身性抗感染药和抗寄生虫药的有害效应		

主要编码	附加编码	疾 病 名 称	别 名	备 注
	Y41.800	全身性抗感染药和抗寄生虫药的有害效应，其他特指的		
T37.900		全身性抗感染药和抗寄生虫药中毒		
T37.800		全身性抗感染药和抗寄生虫药中毒，其他特指的		
	Y40.900	全身性抗生素的有害效应		
	Y40.800	全身性抗生素的有害效应，其他的		
T36.900		全身性抗生素中毒		
T36.800		全身性抗生素中毒，其他的		
T36.700		全身性抗真菌性抗生素中毒		
R59.100		全身性淋巴结增大		
R60.100		全身性水肿		
A19.902		全身性粟粒型结核		
G40.300		全身性特发性癫痫和癫痫综合征		
R52.901		全身性疼痛		
A21.700		全身性土拉菌病		
	Y40.700	全身性应用的抗真菌性抗生素的有害效应		
M34.804†	G73.7*	全身性硬化性肌病		
M34.900		全身性硬皮病		
M34.800		全身性硬皮病，其他形式的		
E88.101		全身性脂肪营养不良	Seip-Laurence 综合征	进行性脂肪营养不良是一种罕见的以脂肪组织代谢障碍为特征的自主神经系统疾病。临床及组织学特点为缓慢进行性双侧分布、基本对称的、边界清楚的皮下脂肪组织萎缩或消失，有时可合并局限的脂肪组织增生、肥大。由于脂肪萎缩的范围不同，可分为局限性脂肪营养不良（Simons 症或头胸部脂肪营养不良）和全身性脂肪营养不良（Seip-Laurence 综合征）。一种进行性遗传病
R65.900		全身炎症反应综合征		
J43.101		全腺泡性肺气肿		
I50.002		全心衰竭		全心衰竭兼有左、右心衰竭的临床表现，但可以一侧为主。由于右室壁的较左室壁薄，易于扩张，故全心衰竭时右心衰竭的表现常比左心衰竭明显。即使由左心衰竭发展而来的全心衰竭，也常由于右心衰竭的右心排血量减低而肺瘀血相应减轻，左心衰竭症状反而改善，仍以右心衰竭为主要表现

主要编码	附加编码	疾　病　名　称	别　名	备　注
I51.802		全心炎		
D61.903		全血细胞减少		
H44.002		全眼球炎		
J43.100		全叶肺气肿		
E26.900		醛固酮过多症		
E26.800		醛固酮过多症，其他的		
E27.405		醛固酮缺乏症		
C41.010		颧骨恶性肿瘤		
M89.305		颧骨肥大		
S02.401		颧骨骨折		
S02.400		颧骨和上颌骨骨折		
D16.410		颧骨良性肿瘤		
Z41.103		颧骨增高		
A23.300		犬布氏菌病		
T73.800		缺乏的其他效应		
T73.900		缺乏的效应		
D53.803		缺钼性贫血		
D50.900		缺铁性贫血		
D50.800		缺铁性贫血，其他的		
D50.100		缺铁性吞咽困难		
D53.801		缺铜性贫血		
D53.802		缺锌性贫血		
K55.902		缺血性肠病		
K83.018		缺血性胆管炎		缺血性胆管炎是指所有由缺血引起的胆管损伤。查：胆管炎　K83.0
K76.810		缺血性肝病	缺氧性肝－－休克肝，急性肝梗死	缺血性肝病，常继发于低血压或急性心力衰竭。组织学特征为程度不等的肝小叶中央区细胞坏死。临床特点表现为肝酶学在缺血缺氧开始一天内迅速而显著上升，且随着缺血缺氧的纠正又可迅速恢复
N17.002		缺血性肾病		
H47.004		缺血性视神经病变		
K55.901		缺血性小肠炎		
I25.500		缺血性心肌病		
Z82.400		缺血性心脏病和其他循环系统疾病家族史		
G62.808		缺血性周围神经病		
G93.102		缺氧缺血性脑病		

主要编码	附加编码	疾 病 名 称	别 名	备 注
G93.100		缺氧性脑损害，不可归类在他处者		
L81.200		雀斑		
L81.405		雀斑痣		
Z32.100		确认妊娠		
L25.201		染发性皮炎		
L23.400		染料引起的变应性接触性皮炎		
L25.200		染料引起的接触性皮炎		
Q93.300		染色体4短臂缺失		
Q93.400		染色体5短臂缺失	猫叫综合征、累若纳综合征、5号染色体短臂缺失综合征	猫叫综合征（cats cry syndrome）是由于第5号染色体短臂缺失（5p缺失）所引起的染色体缺失综合征，为最典型的染色体缺失综合征之一。临床主要表现为出生时的猫叫样哭声，头面部典型的畸形特征，小头圆脸、宽眼距、小下颌、斜视、宽平鼻梁及低位小耳等，生长落后及严重智力低下。查：综合征-猫叫 Q93.4。国标库将 Q93.401 猫叫综合征独立编码，应合并于此条目
Q97.000		染色体核型 47,XXX		
Q93.500		染色体其他部分缺失		
Q99.900		染色体异常		
Q99.800		染色体异常，其他特指的		
S53.200		桡侧副韧带创伤性破裂		
S53.001		桡肱关节脱位		
C40.004		桡骨恶性肿瘤		
S52.300		桡骨干骨折		
M86.904		桡骨骨髓炎		
M89.924		桡骨骨疣		
S52.801		桡骨骨折		
S53.401		桡骨环状韧带扭伤		桡骨环状韧带位于桡骨关节面的周围，两端附着于尺骨桡切迹的前、后缘，与尺骨桡切迹共同构成一个上口大，下口小的骨纤维环来容纳桡骨头，防止桡骨头脱出
A18.017†	M90.0*	桡骨结核		
M65.400		桡骨茎突腱鞘炎［德奎尔万］		
S52.102		桡骨颈骨折		
D16.003		桡骨良性肿瘤		
S52.100		桡骨上端骨折		

主要编码	附加编码	疾 病 名 称	别　名	备　注
M92.102		桡骨头骨软骨病	布雷斯福德病	布雷斯福德病或布雷斯福德骨软骨病〔桡骨头骨软骨病〕　M92.1
S52.101		桡骨头骨折		
S53.000		桡骨头脱位		
S52.500		桡骨下端骨折		
Q71.400		桡骨纵向短小缺陷		
D36.114		桡神经良性肿瘤		
G56.301		桡神经麻痹		
G56.300		桡神经损害		
Q12.001		绕核性白内障		
B37.901		热带白色念珠菌感染		
L43.301		热带扁平苔藓		
L70.300		热带痤疮		
G04.100		热带痉挛性截瘫	嗜 T-淋巴细胞性病毒相关性脊髓病	
K90.100		热带口炎性腹泻		
L98.401		热带溃疡		
T67.800		热和光的其他效应		
T67.900		热和光的效应		
T67.000		热射病和日射病	中暑	日射病和热射病是由纯物理性原因引起机体体温调节功能障碍的一种急性病。因日光直射头部致使脑及脑膜充血、出血，引起神经系统功能障碍的称日射病。因外界温度高、湿度大，致使产热或吸热增多或散热减少而引起体内积热的称热射病。临床统称为中暑
T67.001		热性发热		
L50.202		热性荨麻疹		
T67.100		热性晕厥		
L98.200		热性中性粒细胞皮肤病〔斯威特〕		
Z22.600		人 T-亲淋巴 1 型病毒〔HTLV-1〕感染的病原携带者		
J09.x01		人感染 H5N1 禽流感		
J09.x02		人感染 H7N9 禽流感		
A28.801		人感染猪链球菌		病-动物传染的，细菌性－－特指类型A28.8
F62.900		人格改变，持久性的		
F48.100		人格解体-现实解体综合征		

主要编码	附加编码	疾 病 名 称	别 名	备 注
F60.900		人格障碍		
F60.800		人格障碍，其他特指的		
T82.601		人工瓣膜心内膜炎		
Z44.000		人工臂的（完全）（部分）安装和调整		
T85.304		人工玻璃体障碍		
I97.806		人工动静脉瘘闭塞		
I97.804		人工动静脉瘘瘤形成		
I97.807		人工动静脉瘘狭窄		
I97.805		人工动静脉瘘血栓形成		
T85.601		人工耳蜗松动		
Z96.201		人工耳蜗植入		
T85.705		人工耳蜗植入感染		
K45.806		人工肛门处疝		
K91.406		人工肛门脱垂		人工肛门脱垂，轻者为黏膜脱垂，常因手术时浆肌层修剪过多所致；重者可有不同程度的瘘口脱出，与造瘘肠段未充分固定或留置过长有关。老年患者由于肠管肌层和腹壁肌层较薄弱，故比较容易发生。便秘或排便过多会加重人工肛门的脱垂，故应首先保持患者排便通畅；人工肛门口经常外敷油性软膏，可保护脱垂黏膜，防止破损和感染；脱出严重者，需手术复位。查：并发症-肠（造口） K91.4
K91.408		人工肛门狭窄		人工肛门手术或称肠造口术是外科常见的一种手术方式，是指因治疗需要，外科医生先在患者腹壁上做一个开口，随后将一段肠管拉出腹腔外并将肠管开口固定在腹壁上，用于排泄粪便，粪便可收集于贴于开口处的特制塑料袋内。根据造口肠段部位的不同可分为回肠造口术、盲肠造口术及结肠造口（横结肠、乙状结肠造口术）。查：狭窄-肠造口 K91.4
T84.805		人工关节置换术后疼痛		
T85.201		人工晶体夹持		
T85.202		人工晶体移位		
T85.903		人工晶体障碍		
Z96.101		人工晶体植入术后		
Z96.601		人工髋关节		
O08.604		人工流产并发穹隆穿孔		
O08.601		人工流产后肠穿孔		

主要编码	附加编码	疾 病 名 称	别 名	备 注
Z09.802		人工流产后随诊检查		
O08.602		人工流产后子宫穿孔		
O08.603		人工流产后子宫韧带血肿		
O07.401		人工流产失败		
	Y83.100	人工内部装置植入手术作为病人异常反应或以后并发症的原因，而在操作当时并未提及意外事故		
O75.500		人工破膜后分娩延迟		
Z31.100		人工授精		
Z37.001		人工授精，单胎活产		
Z37.203		人工授精，双胎活产		
Z37.302		人工授精，一胎活产，一胎死产		
Z33.x01		人工授精妊娠状态		
T85.602		人工听骨移位		
Z44.100		人工腿的（完全）（部分）安装和调整		
Z96.602		人工膝关节		
T82.901		人工心脏瓣膜失常		
L70.802		人工性痤疮		
L50.301		人工性荨麻疹		
T82.809		人工血管闭塞		
T82.702		人工血管感染		
T82.814		人工血管破裂		
T82.810		人工血管吻合口狭窄		
T82.811		人工血管血栓形成		
Z44.200		人工眼的安装和调整		
Z42.801		人工阴道成形术后整形		
Z43.700		人工阴道维护		
T85.702		人工硬脑膜植入感染		
Z43.900		人工造口的维护		
Z43.800		人工造口的维护，其他的		
Z93.900		人工造口状态		
Z93.800		人工造口状态，其他的		
B24.x00		人类免疫缺陷病毒［HIV］病		
Z83.000		人类免疫缺陷病毒［HIV］病家族史		

主要编码	附加编码	疾　病　名　称	别　名	备　注
	F02.4*	人类免疫缺陷病毒［HIV］病性痴呆		
B23.100		人类免疫缺陷病毒［HIV］病造成的（持续的）全身性淋巴结病		
B21.100		人类免疫缺陷病毒［HIV］病造成的伯基特淋巴瘤		
B23.200		人类免疫缺陷病毒［HIV］病造成的不可归类在他处的血液学和免疫学的异常		
B20.900		人类免疫缺陷病毒［HIV］病造成的传染病和寄生虫病		
B21.700		人类免疫缺陷病毒［HIV］病造成的多发性恶性肿瘤		
B20.700		人类免疫缺陷病毒［HIV］病造成的多发性感染		
B21.900		人类免疫缺陷病毒［HIV］病造成的恶性肿瘤		
B22.700		人类免疫缺陷病毒［HIV］病造成的分类于他处的多种疾病		
B20.000		人类免疫缺陷病毒［HIV］病造成的分枝杆菌感染		
B20.200		人类免疫缺陷病毒［HIV］病造成的巨细胞病毒病		
B21.000		人类免疫缺陷病毒［HIV］病造成的卡波西肉瘤		
B20.600		人类免疫缺陷病毒［HIV］病造成的卡氏肺囊虫肺炎［肺孢子虫病］		
B21.300		人类免疫缺陷病毒［HIV］病造成的淋巴造血和有关组织的其他恶性肿瘤		
B22.100		人类免疫缺陷病毒［HIV］病造成的淋巴组织间质性肺炎		
B22.000		人类免疫缺陷病毒［HIV］病造成的脑病		
B20.400		人类免疫缺陷病毒［HIV］病造成的念珠菌病		
B20.300		人类免疫缺陷病毒［HIV］病造成的其他病毒感染		
B20.800		人类免疫缺陷病毒［HIV］病造成的其他传染病和寄生虫病		

主要编码	附加编码	疾 病 名 称	别 名	备 注
B21.800		人类免疫缺陷病毒［HIV］病造成的其他恶性肿瘤		
B21.200		人类免疫缺陷病毒［HIV］病造成的其他类型的非霍奇金淋巴瘤		
B23.800		人类免疫缺陷病毒［HIV］病造成的其他特指的情况		
B20.100		人类免疫缺陷病毒［HIV］病造成的其他细菌感染		
B20.500		人类免疫缺陷病毒［HIV］病造成的其他真菌病		
B22.200		人类免疫缺陷病毒［HIV］病造成的消瘦综合征		
R75.x00		人类免疫缺陷病毒［HIV］的实验室证据		
Z11.400		人类免疫缺陷病毒［HIV］的特殊筛查		
Z71.700		人类免疫缺陷病毒［HIV］的咨询		
B20.005		人类免疫缺陷病毒病性肠结核		
B22.001†	F02.4*	人类免疫缺陷病毒病性痴呆		
B20.301		人类免疫缺陷病毒病性带状疱疹		
B22.701		人类免疫缺陷病毒病性多发性疾病		
B20.003		人类免疫缺陷病毒病性肺结核		
B20.801		人类免疫缺陷病毒病性弓形虫病		
B20.001		人类免疫缺陷病毒病性结核菌感染		
B20.006		人类免疫缺陷病毒病性结核性腹膜炎		
B20.004		人类免疫缺陷病毒病性结核性胸膜炎		
B20.002		人类免疫缺陷病毒病性颈淋巴结结核		
B20.901		人类免疫缺陷病毒病造成寄生虫病		
B23.201		人类免疫缺陷病毒病造成免疫学异常		
E05.400		人为甲状腺毒症		

主要编码	附加编码	疾 病 名 称	别 名	备 注
L98.100		人为性皮炎		
O96.x00		任何产科原因的死亡，发生于分娩后 42 天以上至一年以内		
	Y64.800	任何其他形式的医疗或生物材料被污染		
Z32.000		妊娠（尚）未确认		
O94.x00		妊娠、分娩和产褥期并发症的后遗症		
Z87.500		妊娠、分娩和产褥期并发症个人史		
O26.700		妊娠、分娩和产褥期耻骨联合的不全脱位		
O26.600		妊娠、分娩和产褥期的肝疾患		
O13.x00		妊娠［妊娠引起的］高血压，不伴有有意义的蛋白尿		
O47.100		妊娠 37 整周或以后的假临产		
O47.000		妊娠 37 整周之前的假临产		假临产多发生在分娩前 2~3 周内，此时子宫较敏感，由于胎头下降、子宫底下降，常引起子宫不规则收缩
O34.701		妊娠伴外阴畸形		
O12.100		妊娠蛋白尿		
O99.201		妊娠合并 21-羟化酶缺乏症		
O99.809		妊娠合并白血病		
O98.801		妊娠合并败血症		
O34.801		妊娠合并膀胱膨出		
O98.403		妊娠合并丙型肝炎		
O98.501		妊娠合并病毒性脑炎		
O99.607		妊娠合并肠梗阻		
O26.701		妊娠合并耻骨联合分离		
O99.605		妊娠合并出血性胃炎		
O98.811		妊娠合并传染性肠炎		
O99.202		妊娠合并垂体侏儒		
O99.203		妊娠合并代谢性酸中毒		
O34.001		妊娠合并单角子宫		单角子宫指一侧副中肾管发育完好，形成一发育较好的单角子宫伴有一发育正常输卵管。对侧副中肾管发育完全停止。单角子宫、双角子宫都是子宫畸形。查：妊娠（单胎）（子宫）-并发--畸形---子宫（先天性） O34.0

主要编码	附加编码	疾　病　名　称	别　名	备　注
O99.615		妊娠合并胆囊结石		
O99.616		妊娠合并胆囊息肉		
O99.617		妊娠合并胆囊炎		
O99.204		妊娠合并低蛋白血症		
O99.205		妊娠合并低钾血症		
O36.501		妊娠合并低体重儿		出生体重低于 2500 克的新生儿称为低体重儿。在胎儿阶段，也就是孕后的 8~38 周里，母亲营养不良或疾病因素都可能导致胎儿发育迟缓，在出生时体重过低。查：妊娠（单胎）（子宫）-影响处理，由于--低体重儿　O36.5
O98.301		妊娠合并滴虫性阴道炎		
O99.004		妊娠合并地中海贫血		
O99.306		妊娠合并癫痫		
O99.403		妊娠合并窦性心动过速		
O99.206		妊娠合并杜宾-约翰逊综合征		
O99.301		妊娠合并多发性脑神经疾病		
O99.315		妊娠合并多发性硬化		
O99.802		妊娠合并恶性肿瘤		
O99.404		妊娠合并二尖瓣关闭不全		
O99.405		妊娠合并二尖瓣脱垂		
O99.406		妊娠合并房性期前收缩		
O99.207		妊娠合并肥胖症		
O99.505		妊娠合并肺不张		
O99.506		妊娠合并肺部感染		
O99.507		妊娠合并肺水肿		
O99.813		妊娠合并风湿病		
O99.425		妊娠合并风湿性关节炎		
O99.408		妊娠合并风湿性心脏病		
O98.502		妊娠合并风疹		
O99.623		妊娠合并腹股沟疝		
O99.620		妊娠合并腹膜囊肿		
O99.621		妊娠合并腹膜炎		
O99.812		妊娠合并干燥综合征		
O26.601		妊娠合并肝病		
O99.208		妊娠合并肝豆状核变性		
O26.602		妊娠合并肝功能衰竭		
O26.609		妊娠合并肝囊肿		

主要编码	附加编码	疾 病 名 称	别 名	备 注
O26.603		妊娠合并肝损害		
O98.405		妊娠合并肝炎		
O26.604		妊娠合并肝硬化		
O99.622		妊娠合并肛瘘		
O99.209		妊娠合并高胆红素血症		
O99.210		妊娠合并高泌乳素血症		
O99.211		妊娠合并高雄激素血症		
O10.001		妊娠合并高血压病		
O10.201		妊娠合并高血压性肾病		
O10.101		妊娠合并高血压性心脏病		
O10.301		妊娠合并高血压性心脏病和肾病		
O99.212		妊娠合并高脂血症		
O98.601		妊娠合并弓形虫病		
O34.401		妊娠合并宫颈瘢痕		
O34.402		妊娠合并宫颈非典型性增生		
O34.301		妊娠合并宫颈功能不全		
O34.403		妊娠合并宫颈糜烂		
O34.404		妊娠合并宫颈息肉		
O34.405		妊娠合并宫颈狭窄		
O34.406		妊娠合并宫颈肿瘤		
O99.409		妊娠合并冠状动脉供血不足		
O99.701		妊娠合并过敏性皮炎		
O99.508		妊娠合并过敏性哮喘		
O99.103		妊娠合并过敏性紫癜		
O99.702		妊娠合并黑棘皮病		
O99.703		妊娠合并红皮病		
O99.509		妊娠合并呼吸衰竭		
O98.802		妊娠合并花斑癣		
O99.213		妊娠合并饥饿性酮症		
O99.804		妊娠合并肌肉骨骼疾病		
O98.810		妊娠合并急性传染性肠胃炎		
O99.512		妊娠合并急性呼吸窘迫综合征		
O99.603		妊娠合并急性胃炎		
O99.619		妊娠合并急性胰腺炎		
O99.303		妊娠合并脊髓病		
O98.803		妊娠合并脊髓灰质炎后遗症		
O10.401		妊娠合并继发性高血压		

主要编码	附加编码	疾 病 名 称	别 名	备 注
O99.107		妊娠合并家族性红细胞增多症		
O98.401		妊娠合并甲型肝炎		
O99.214		妊娠合并甲状旁腺功能减退		
O99.215		妊娠合并甲状腺功能减退		
O99.216		妊娠合并甲状腺功能亢进		
O99.217		妊娠合并甲状腺功能障碍		
O99.218		妊娠合并甲状腺炎		
O99.219		妊娠合并甲状腺肿		
O98.302		妊娠合并尖锐湿疣		
O99.307		妊娠合并焦虑症		
O99.704		妊娠合并疖肿		
O99.805		妊娠合并结缔组织疾病		
O98.001		妊娠合并结核病		
O99.705		妊娠合并结节性红斑		
O99.308		妊娠合并截瘫		
O99.311		妊娠合并精神病		
O99.312		妊娠合并精神障碍		
O99.429		妊娠合并颈动脉狭窄		
O36.601		妊娠合并巨大儿		
O98.503		妊娠合并巨细胞病毒感染		
O98.804		妊娠合并菌血症		
O99.109		妊娠合并抗磷脂抗体综合征		
O99.220		妊娠合并库欣综合征		
O99.610		妊娠合并阑尾穿孔		
O99.611		妊娠合并阑尾炎		
O99.108		妊娠合并类白血病反应		
O98.805		妊娠合并利斯特菌病		
O99.801		妊娠合并良性肿瘤		
O98.201		妊娠合并淋病		
O34.802		妊娠合并卵巢囊肿		
O34.806		妊娠合并卵巢扭转		
O99.501		妊娠合并慢性气管炎		
O99.706		妊娠合并玫瑰糠疹		
O98.101		妊娠合并梅毒		
O98.806		妊娠合并霉菌性阴道炎		妊娠期的感染编码区别很大，有的分类到O23.-，有的是O98.-，要加以注意。当指出妊娠合并的传染病和寄生虫病可分类到第一章时，要分类到O98，否则分类到O23.5

主要编码	附加编码	疾 病 名 称	别 名	备 注
O99.614		妊娠合并门脉高压		
O99.806		妊娠合并泌尿生殖系统疾病		
O99.304		妊娠合并面神经麻痹		
O99.305		妊娠合并面神经炎		
O99.302		妊娠合并脑白质病		
O99.430		妊娠合并脑出血		
O99.431		妊娠合并脑梗死		
O99.309		妊娠合并脑瘫		
O99.432		妊娠合并脑血管病		
O99.221		妊娠合并尿崩症		
O99.105		妊娠合并凝血功能异常		
O98.504		妊娠合并疱疹		
O98.807		妊娠合并疱疹病毒感染		
O34.803		妊娠合并盆底僵直		
O23.501		妊娠合并盆腔炎		
O23.502		妊娠合并盆腔粘连		
O99.708		妊娠合并皮炎		
O99.106		妊娠合并脾功能亢进		
O99.008		妊娠合并贫血		
O99.407		妊娠合并频发室性期前收缩		
O99.709		妊娠合并荨麻疹		
O99.313		妊娠合并强迫症		
O99.005		妊娠合并轻度贫血		
O99.002		妊娠合并全血细胞减少		
O99.808		妊娠合并染色体异常		
O98.505		妊娠合并人类乳头状瘤病毒感染		
O99.510		妊娠合并上呼吸道感染		
O99.601		妊娠合并上消化道出血		
O26.801		妊娠合并肾病综合征		
O26.803		妊娠合并肾积水		
O99.810		妊娠合并肾结石		
O99.222		妊娠合并肾上腺皮质功能减退		
O99.223		妊娠合并肾上腺肿物		
O26.802		妊娠合并肾衰竭		
O99.426		妊娠合并肾下腔静脉压迫		
O26.804		妊娠合并肾小球肾炎		

主要编码	附加编码	疾病名称	别名	备注
O99.710		妊娠合并湿疹		
O99.814		妊娠合并视网膜剥离		
O99.410		妊娠合并室上性心动过速		
O99.412		妊娠合并室性期前收缩		
O99.411		妊娠合并室性心动过速		
O23.503		妊娠合并输卵管坏死		
O26.805		妊娠合并输尿管积水		
O34.002		妊娠合并双角子宫		双角子宫是由于副中肾管的尾端已大部融合，纵隔已退化，形成单宫颈、单阴道，子宫底部会合不全，子宫外形呈双角形，故称双角子宫或鞍状子宫。查：妊娠（单胎）（子宫）－并发－－双角子宫 O34.0
O34.601		妊娠合并双阴道畸形		
O34.003		妊娠合并双子宫		
O98.506		妊娠合并水痘		
O36.502		妊娠合并胎盘功能不全		
O99.624		妊娠合并胃穿孔		
O99.604		妊娠合并胃炎		
O98.404		妊娠合并戊型肝炎		
O99.811		妊娠合并系统性红斑狼疮		
O99.807		妊娠合并先天性畸形		
O99.224		妊娠合并先天性肾上腺皮质增生		
O99.609		妊娠合并小肠疝		
O36.504		妊娠合并小样儿		
O99.413		妊娠合并心包积液		
O99.414		妊娠合并心功能不全		
O99.415		妊娠合并心肌病		
O99.416		妊娠合并心肌炎后遗症		
O99.418		妊娠合并心律失常		
O99.419		妊娠合并心血管病		
O99.420		妊娠合并心脏病		
O99.421		妊娠合并心脏扩大		
O99.511		妊娠合并胸水		
O34.804		妊娠合并悬垂腹		
O99.427		妊娠合并血栓形成		
O99.101		妊娠合并血小板减少		

主要编码	附加编码	疾 病 名 称	别 名	备 注
O99.102		妊娠合并血小板减少性紫癜		
O99.104		妊娠合并血友病		
O99.602		妊娠合并牙周炎		
O99.433		妊娠合并烟雾病		
O99.803		妊娠合并眼疾病		
O99.711		妊娠合并痒疹		
O98.402		妊娠合并乙型肝炎		
O34.602		妊娠合并阴道横隔		
O98.808		妊娠合并阴道溶血性链球菌感染		
O34.603		妊娠合并阴道狭窄		
O34.604		妊娠合并阴道纵隔		
O98.809		妊娠合并阴虱		
O99.707		妊娠合并银屑病		
O99.618		妊娠合并硬化性胆管炎		
O99.422		妊娠合并右束支传导阻滞		
O99.423		妊娠合并预激综合征		
O99.428		妊娠合并原发性肺动脉高压		
O99.225		妊娠合并原发性醛固酮增多症		
O99.003		妊娠合并再生障碍性贫血		
O99.502		妊娠合并支气管扩张		
O99.503		妊娠合并支气管炎		
O26.605		妊娠合并脂肪肝		
O34.805		妊娠合并直肠膨出		
O99.314		妊娠合并智力障碍		
O99.006		妊娠合并中度贫血		
O99.007		妊娠合并重度贫血		
O98.406		妊娠合并重症肝炎		
O99.310		妊娠合并重症肌无力		
O26.806		妊娠合并周围神经炎		
O34.201		妊娠合并子宫瘢痕		
O99.434		妊娠合并子宫动静脉瘘		
O34.501		妊娠合并子宫后倾		
O34.004		妊娠合并子宫畸形		
O34.101		妊娠合并子宫韧带良性肿瘤		
O34.102		妊娠合并子宫体肿瘤		
O34.502		妊娠合并子宫脱垂		

主要编码	附加编码	疾病名称	别名	备注
O34.005		妊娠合并子宫纵隔		子宫纵隔是子宫先天发育过程中，腔化不全的表现，表现为宫底有一个结缔组织为主的脊突向宫腔，双宫角深邃，宫腔容积比较小。查：妊娠（单胎）（子宫）-并发--畸形---子宫（先天性）　O34.0
O26.608		妊娠合并自身免疫性肝炎		
O99.424		妊娠合并左束支传导阻滞		
O21.100		妊娠剧吐伴有代谢紊乱		
O21.900		妊娠呕吐		
O26.400		妊娠疱疹		
O24.301		妊娠期伴糖尿病性酮症		
O23.100		妊娠期膀胱感染		
O23.101		妊娠期膀胱炎		
O26.501		妊娠期并发低血压综合征		
O22.500		妊娠期大脑静脉血栓形成		
O13.x01		妊娠期短暂性高血压		
O24.400		妊娠期发生的糖尿病		
O26.606		妊娠期肝内胆汁淤积症		
O23.504		妊娠期宫颈炎		
O99.504		妊娠期合并支气管哮喘		
O22.101		妊娠期会阴静脉曲张		
O26.607		妊娠期急性脂肪肝	产科急性假性黄色肝萎缩	妊娠期急性脂肪肝是妊娠晚期特有的致命性少见疾病。该病起病急骤，病情变化迅速，临床表现与暴发性肝炎相似
O29.600		妊娠期间插管失败或困难		
O29.500		妊娠期间脊髓和硬膜外麻醉的其他并发症		
O29.400		妊娠期间脊髓和硬膜外麻醉诱发的头痛		
O29.300		妊娠期间局部麻醉的中毒反应		
O29.900		妊娠期间麻醉并发症		
O29.000		妊娠期间麻醉的肺部并发症		
O29.800		妊娠期间麻醉的其他并发症		
O29.100		妊娠期间麻醉的心脏并发症		
O29.200		妊娠期间麻醉的中枢神经系统并发症		
O22.900		妊娠期静脉并发症		
O22.800		妊娠期静脉并发症，其他的		
O22.902		妊娠期静脉血栓形成		

主要编码	附加编码	疾病名称	别名	备注
O22.901		妊娠期静脉炎		
O23.400		妊娠期泌尿道感染		
O23.300		妊娠期泌尿道其他部位感染		
O23.901		妊娠期泌尿生殖道感染		
O23.200		妊娠期尿道感染		
O23.900		妊娠期其他的泌尿生殖道感染		
O91.202		妊娠期乳腺炎		
O22.300		妊娠期深静脉血栓形成		
O23.000		妊娠期肾感染		
O23.001		妊娠期肾盂肾炎		
O23.500		妊娠期生殖道感染		
O22.100		妊娠期生殖器静脉曲张		
O24.900		妊娠期糖尿病		
O26.100		妊娠期体重增加过低		
O26.000		妊娠期体重增加过度		
O22.102		妊娠期外阴静脉曲张		
O23.505		妊娠期外阴炎		
O22.000		妊娠期下肢静脉曲张		
O22.200		妊娠期血栓性浅静脉炎		
O22.103		妊娠期阴道静脉曲张		
O23.506		妊娠期阴道炎		
O25.x00		妊娠期营养不良		
O22.400		妊娠期痔		
O22.801		妊娠期子宫旁静脉曲张		
O15.000		妊娠期子痫		
O12.000		妊娠水肿		
O12.200		妊娠水肿伴有蛋白尿		
O21.200		妊娠晚期呕吐		
O20.900		妊娠早期出血		
O20.800		妊娠早期的其他出血		
P96.400		妊娠终止，影响到胎儿和新生儿		
O01.901		妊娠滋养细胞病		
M24.206		韧带钙化		
M67.807		韧带骨化		
M24.207		韧带后天性畸形		
M24.200		韧带疾患		

主要编码	附加编码	疾 病 名 称	别　名	备　注
M24.208		韧带挛缩		
M24.209		韧带内囊肿		
M24.210		韧带松弛		
A83.000		日本脑炎		
B65.200		日本血吸虫引起的血吸虫病		
L57.003		日光性角化病		
L57.802		日光性皮炎		
L56.300		日光性荨麻疹		
T67.002		日射病		
M12.200		绒毛结节性滑膜炎（色素沉着的）		
Z85.406		绒毛膜癌个人史		
L24.205		溶剂类刺激性接触性皮炎		
L24.200		溶剂类引起的刺激性接触性皮炎		
E77.000		溶酶体酶翻译后修饰缺陷		
D59.300		溶血-尿毒症综合征		
D59.902		溶血性黄疸		溶血性黄疸是红细胞本身的内在缺陷或红细胞受外源性因素损伤，使红细胞遭到大量破坏，释放出大量的血红蛋白，致使血浆中非脂型胆红素含量增多，超过肝细胞的处理能力而出现黄疸。查：黄疸-溶血性（后天性）　D59.9
P56.900		溶血性疾病引起的胎儿水肿，其他和未特指的		
D58.901		溶血性贫血		
K00.204		融合齿		
M96.000		融合或关节固定术后假关节		
Q63.101		融合肾		
L83.x01		融合性网状乳头瘤病	古热罗-卡尔托病或综合征、皮肤乳头瘤病	融合性网状乳头瘤病（confluent and reticulate papillomatosis）病因不明，属于皮肤乳头瘤病。原先把它视为一种角化性皮肤病，可能与遗传有关。现在看来为真菌性皮肤病。1932 年首先由 Gougerot 和 Carteaud 描述，他们将本病分为 3 个类型。斑点状乳头瘤病、融合性网状乳头瘤病和钱币状融合性网状乳头瘤病。好发于双乳房间，皮损为扁平疣状色素性角化丘疹，部分融合成网状。查：古热罗-卡尔托病或综合征［融合性网状乳头状瘤］

L83

主要编码	附加编码	疾 病 名 称	别 名	备 注
L24.601		揉面刺激性痒病		
E71.304		肉毒碱棕榈酰转移酶缺乏症		
A05.100		肉毒中毒		
	M80331/3	肉瘤样癌		
J31.003		肉芽肿性鼻炎		
E23.615		肉芽肿性垂体炎		
K75.300		肉芽肿性肝炎		
K50.101		肉芽肿性结肠炎		
K50.104		肉芽肿性盲肠炎		
C84.503		肉芽肿性皮肤松弛症		
H20.102		肉芽肿性葡萄膜炎		
N41.101		肉芽肿性前列腺炎		
K29.605		肉芽肿性胃炎		
B83.900		蠕虫病		
B83.800		蠕虫病，其他特指的		
K00.605		乳齿过早脱落		
S20.000		乳房挫伤		
D05.100		乳房导管原位癌		
N64.500		乳房的其他体征和症状		
Q83.800		乳房的其他先天性畸形		
D05.900		乳房的原位癌		
D48.600		乳房动态未定或动态未知的肿瘤		
C43.501		乳房恶性黑色素瘤		
C50.900		乳房恶性肿瘤		
Z85.300		乳房恶性肿瘤个人史		
Z80.300		乳房恶性肿瘤家族史		
Q83.803		乳房发育不良		
N62.x00		乳房肥大		
N64.801		乳房复旧不全		
N60.000		乳房孤立囊肿		
D22.503		乳房黑素细胞痣		
Z90.100		乳房后天性缺失		
N64.900		乳房疾患		
T85.400		乳房假体和植入物的机械性并发症		
T85.401		乳房假体障碍		

主要编码	附加编码	疾　病　名　称	别　名	备　注
C50.800		乳房交搭跨越恶性肿瘤的损害		
N63.x01		乳房结节		
S21.000		乳房开放性伤口		
D24.x00		乳房良性肿瘤		
D48.506		乳房皮肤动态未定肿瘤		
C44.501		乳房皮肤恶性肿瘤		
D23.502		乳房皮肤良性肿瘤		
D04.501		乳房皮肤原位癌		
D48.507		乳房皮肤肿瘤		
D05.700		乳房其他部位的原位癌		
S20.100		乳房其他和未特指的浅表损伤		
N64.800		乳房其他特指的疾患		
S20.101		乳房浅表损伤		
I97.200		乳房切除术后淋巴水肿综合征		
C50.200		乳房上内象限恶性肿瘤		
C50.400		乳房上外象限恶性肿瘤		
N64.200		乳房萎缩		
N64.802		乳房下垂		
C50.300		乳房下内象限恶性肿瘤		
C50.500		乳房下外象限恶性肿瘤		
Q83.900		乳房先天性畸形		
N60.200		乳房纤维囊性乳腺病		本病是临床上常指的"乳腺增生"
N60.300		乳房纤维硬化		
D05.000		乳房小叶原位癌		
N64.803		乳房血肿		
N61.x00		乳房炎性疾患		
N61.x01		乳房炎性肉芽肿	肉芽肿性小叶性乳腺炎	肉芽肿性乳腺炎是一类以肉芽肿为主要病理特征乳腺慢性炎症，包括多个临床病种，其中一种较为多见，病因不明，肉芽肿性炎症以乳腺小叶为中心
N61.x07		乳房炎性肿物		
C50.600		乳房腋尾部恶性肿瘤		
Q83.801		乳房异位		
N64.501		乳房硬结		
D03.501		乳房原位黑色素瘤		
R92.x00		乳房诊断性影像检查的异常所见		
N64.100		乳房脂肪坏死		
C50.100		乳房中央部恶性肿瘤		
N63.x00		乳房肿块		

主要编码	附加编码	疾 病 名 称	别 名	备 注
Z12. 300		乳房肿瘤的特殊筛查		
N60. 400		乳管扩张症		
L21. 001		乳痂		
R82. 000		乳糜尿		
K90. 000		乳糜泻［腹腔病］		
J94. 000		乳糜性渗出		
I31. 301		乳糜性心包积液		乳糜心包 I31. 3
I89. 807		乳糜胸		
I70. 805		乳内动脉粥样硬化		
D53. 001		乳清酸尿性贫血		
R74. 001		乳酸脱氢酶升高		
E87. 204		乳酸性酸中毒		
E73. 900		乳糖不耐受		
E73. 800		乳糖不耐受，其他的		
N64. 400		乳痛症		
N64. 502		乳头凹陷		
N64. 804		乳头变性		
B34. 400		乳头多瘤空泡病毒感染		
C50. 000		乳头和乳晕恶性肿瘤		
I51. 200		乳头肌断裂，不可归类在他处者		
I23. 500		乳头肌断裂作为急性心肌梗死后的近期并发症		
I51. 803		乳头肌功能不全		乳头肌功能不全指房室瓣腱索所附着的乳头肌由于缺血、坏死、纤维化或其他原因，收缩功能障碍或乳头肌方位改变，导致二尖瓣关闭不全，产生二尖瓣反流。查：功能不良-乳头肌 I51. 8。国标库误分类为 I34. 002
N64. 001		乳头皲裂		
N64. 000		乳头裂和乳头瘘		
N64. 002		乳头瘘		
D24. x01	M85060/0	乳头腺瘤		
N64. 503		乳头溢血		
N64. 504		乳头溢液		乳头溢液（nipple discharge）可分为生理性溢液及病理性溢液。病理性溢液是指非生理情况下，与妊娠哺乳无关的一侧或双侧来自一个或多个导管的自然溢液，间断性、持续性从数月到数年者乳头溢液主要是指病理性溢液。查：排出（物）（自）-乳头 N64. 5

主要编码	附加编码	疾 病 名 称	别 名	备 注
	B97.700	乳头状瘤病毒作为分类于其他章疾病的原因		
	M84801/3	乳头状黏液腺癌		
H71.x04		乳突胆脂瘤		
C30.102		乳突恶性肿瘤		
H70.102		乳突骨疽		
H70.103		乳突瘘		
H70.004		乳突囊肿		
H95.100		乳突切除术后的其他疾患		
H95.000		乳突切除术后空腔的复发性胆脂瘤		
H95.102		乳突切除术后空腔感染		
H95.101		乳突切除术后空腔肉芽形成		
H70.900		乳突炎		
H70.800		乳突炎和有关情况，其他的		
N61.x02		乳腺导管瘘		
C50.803		乳腺恶性肿瘤，内侧		
C50.801		乳腺恶性肿瘤，上部		
C50.804		乳腺恶性肿瘤，外侧		
C50.802		乳腺恶性肿瘤，下部		
A42.802		乳腺放线菌病		
E30.801		乳腺过早发育		
C79.806		乳腺继发恶性肿瘤		
A18.811		乳腺结核		
N61.x03		乳腺脓肿		
N60.202		乳腺纤维囊性增生		
N60.201		乳腺腺病		乳腺腺病是乳腺结构不良症的早期表现。其主要改变是乳腺的腺泡和小导管明显的局灶性增生，并有不同程度的结缔组织增生，小叶结构基本失去正常形态，甚至腺泡上皮细胞散居于纤维基质中。根据病变的发展可分3期：小叶增生、纤维腺病和硬化性腺病。查：乳房（硬化性）腺病 N60.2
I80.802		乳腺血栓性静脉炎		
N61.x04		乳腺炎		
D48.601		乳腺肿瘤		
K00.608		乳牙滞留		
K02.101		乳牙中龋		

主要编码	附加编码	疾 病 名 称	别 名	备 注
N64. 805		乳液囊肿		
O92. 600		乳溢		
C50. 001		乳晕恶性肿瘤		
O92. 400		乳汁过少		
I65. 900		入脑前动脉的闭塞和狭窄		
I65. 800		入脑前动脉的闭塞和狭窄，其他的		
I63. 200		入脑前动脉的闭塞或狭窄引起的脑梗死		
I63. 100		入脑前动脉栓塞引起的脑梗死		
I63. 000		入脑前动脉血栓形成引起的脑梗死		
Q28. 100		入脑前血管的其他畸形		
Q28. 000		入脑前血管动静脉畸形		
A81. 801		朊蛋白病		朊蛋白病又名朊毒体病、朊病毒病、蛋白粒子病，是由变异朊蛋白引起的可传递性的神经系统的变性疾病，已知的人类朊病毒疾病有克雅病、库鲁病等
Q35. 301		软腭穿孔		非创伤性或疾病性的，按先天性分类
S01. 505		软腭穿通伤		
C05. 100		软腭恶性肿瘤		
Q38. 501		软腭发育不全		
Q35. 300		软腭裂		
Q37. 300		软腭裂伴有单侧唇裂		
Q37. 200		软腭裂伴有双侧唇裂		
K13. 714		软腭肿瘤放疗后畸形		
Q77. 000		软骨成长不全		
Q77. 400		软骨发育不全		
M94. 804		软骨肥大		
M11. 200		软骨钙沉着，其他的		
M11. 201		软骨钙质沉着		
M94. 900		软骨疾患		
M89. 201		软骨内骨生长迟缓		
M94. 805		软骨脓肿		
M94. 800		软骨其他特指的疾患		
M94. 300		软骨溶解		
M94. 200		软骨软化		
M94. 806		软骨实质丧失		

主要编码	附加编码	疾 病 名 称	别 名	备 注
Q77.600		软骨外胚层发育不良		
M94.807		软骨萎缩		
M94.808		软骨炎		
J67.300		软木沉着病		
A57.x00		软下疳		
M79.002		软组织风湿		
M79.900		软组织疾患		
M79.800		软组织疾患，其他特指的		
C46.100		软组织卡波西肉瘤		
M79.500		软组织内残留异物		
M60.200		软组织异物肉芽肿，不可归类在他处者		
	Y56.300	润滑药、缓和剂和保护药的有害效应		
T49.300		润滑药、缓和药和保护药中毒		
R86.903		弱精子症		
H53.001		弱视		
C84.100		塞扎里病		
K11.501		腮腺导管结石		
K11.402		腮腺导管瘘		
D37.010		腮腺动态未定肿瘤		
C07.x00		腮腺恶性肿瘤		
Z85.806		腮腺恶性肿瘤个人史		
K11.101		腮腺肥大		
K11.803		腮腺管扩张		
C79.831		腮腺继发恶性肿瘤		
A18.804†	K93.8*	腮腺结核		
D11.000		腮腺良性肿瘤		
C77.005		腮腺淋巴结继发恶性肿瘤		
A18.203		腮腺淋巴结结核		
K09.801		腮腺淋巴上皮囊肿		
K11.401		腮腺瘘		
K11.601		腮腺囊肿		
K11.301		腮腺脓肿		
K11.901		腮腺区肿物		
K11.804		腮腺肉芽肿		
K11.602		腮腺涎液潴留		

主要编码	附加编码	疾 病 名 称	别 名	备 注
K11.207		腮腺炎性假瘤		
D37.011		腮腺肿瘤		
Q18.000		鳃裂窦、瘘和囊肿		
C10.400		鳃裂恶性肿瘤		
Q18.200		鳃裂畸形，其他的		
D10.504		鳃裂良性肿瘤		
G50.800		三叉神经的其他疾患		
C72.503		三叉神经恶性肿瘤		
G50.900		三叉神经疾患		
D33.305		三叉神经良性肿瘤		
G50.802		三叉神经麻痹		
S04.300		三叉神经损伤		
G50.000		三叉神经痛		
T30.700		三度腐蚀伤		
T30.300		三度烧伤		
E21.201		三发性甲状旁腺功能亢进症		甲状旁腺功能亢进症可分为原发性、继发性、三发性三种。原发性甲状旁腺功能亢进症是由于甲状旁腺本身病变（肿瘤或增生）引起的甲状旁腺素（PTH）分泌过多，通过对骨和肾的作用，导致高钙血症和低磷血症。继发性甲状旁腺功能亢进症由于甲状腺以外的各种其他原因导致的低血钙，继发引起甲状旁腺增生，分泌过多PTH。三发性甲状旁腺功能亢进症在继发性甲状旁腺功能亢进症的基础上，由于甲状旁腺受到持久性刺激，过度甲状旁腺增生转变成能自主分泌PTH的腺瘤。查：甲状旁腺功能亢进-特指的NEC E21.2
E27.404		三发性肾上腺皮质功能减退症		
Q24.200		三房心		
I45.300		三分支传导阻滞		
S82.801		三踝骨折		
	Y49.000	三环和四环抗抑郁药的有害效应		
T43.000		三环和四环抗抑郁药中毒		
Q22.800		三尖瓣的其他先天性畸形		
I07.100		三尖瓣关闭不全		
I07.900		三尖瓣疾病		
I07.800		三尖瓣疾病，其他的		

主要编码	附加编码	疾 病 名 称	别 名	备 注
I07.000		三尖瓣狭窄		
I07.200		三尖瓣狭窄伴有关闭不全		
Q22.900		三尖瓣先天性畸形		
I33.010		三尖瓣赘生物		
M75.503		三角肌下滑囊炎		
S93.403		三角韧带断裂		
S93.404		三角韧带扭伤		
	Y47.300	三聚乙醛的有害效应		
T53.200		三氯乙烯的毒性效应		
	V39.300	三轮机动车乘员在非交通事故中的损伤		
	V38.x00	三轮机动车乘员在非碰撞性运输事故中的损伤		
	V39.900	三轮机动车乘员在交通事故中的损伤		
	V39.800	三轮机动车乘员在其他特指运输事故中的损伤		
	V37.x00	三轮机动车乘员在三轮机动车与固定或静止物体碰撞中的损伤		
	V35.x00	三轮机动车乘员在三轮机动车与火车或铁路车辆碰撞中的损伤		
	V31.x00	三轮机动车乘员在三轮机动车与脚踏车碰撞中的损伤		
	V32.x00	三轮机动车乘员在三轮机动车与两轮或三轮机动车碰撞中的损伤		
	V36.x00	三轮机动车乘员在三轮机动车与其他非机动车辆碰撞中的损伤		
	V33.x00	三轮机动车乘员在三轮机动车与小汽车、轻型货车或篷车碰撞中的损伤		
	V30.x00	三轮机动车乘员在三轮机动车与行人或牲畜碰撞中的损伤		
	V34.x00	三轮机动车乘员在三轮机动车与重型运输车或公共汽车碰撞中的损伤		
A52.105†	G01*	三期梅毒性脑膜炎		
A52.701†	H22.0*	三期梅毒性葡萄膜炎		

主要编码	附加编码	疾 病 名 称	别 名	备 注
A52.702†	H32.0*	三期梅毒性视网膜炎		
B52.800		三日疟原虫疟疾伴有其他并发症		
B52.000		三日疟原虫疟疾伴有肾病		
B52.900		三日疟原虫疟疾不伴有并发症		
E80.201		三羧基卟啉病		
P01.502		三胎儿		
Z37.501		三胎活产		
O30.100		三胎妊娠		
Q91.500		三体性 13，（同源）嵌合体（有丝分裂不分离），帕套综合征		
Q91.400		三体性 13，减数分裂不分离，帕套综合征		
Q91.600		三体性 13，易位，帕套综合征		
Q91.100		三体性 18，（同源）嵌合体（有丝分裂不分离），爱德华兹综合征		
Q91.000		三体性 18，减数分裂不分离，爱德华兹综合征		
Q91.200		三体性 18，易位，爱德华兹综合征		
Q90.100		三体性 21，（同源）嵌合体（有丝分裂不分离），唐氏综合征		
Q90.000		三体性 21，减数分裂不分离，唐氏综合征		
Q90.200		三体性 21，易位，唐氏综合征		
S46.300		三头肌肌肉和肌腱损伤		
O43.106		三叶胎盘		
Q52.407		伞状尿道口处女膜病		
G72.403		散发性包涵体肌炎		
G43.106		散发性偏瘫性偏头痛		
H52.200		散光		
H50.100		散开性共同性斜视		
L29.900		瘙痒（症）		
L29.800		瘙痒（症），其他的		
L75.100		色汗症		

主要编码	附加编码	疾 病 名 称	别　名	备　注
H53.500		色觉缺陷		
H53.501		色盲		
L81.900		色素沉着的疾患		
L81.800		色素沉着其他特指的疾患		
Q82.300		色素失调症		
Q82.201		色素性荨麻疹		
H40.101		色素性青光眼		
A95.000		森林黄热病		
A82.000		森林狂犬病		
L23.504		杀虫剂变应性接触性皮炎		
T60.900		杀虫剂的毒性效应		
T60.200		杀虫剂的毒性效应，其他的		
	X68.x00	杀虫剂的故意自毒及暴露于杀虫剂		
	X48.x00	杀虫剂的意外中毒及暴露于杀虫剂		
	Y18.x00	杀虫剂的中毒及暴露于杀虫剂，意图不确定的		
T60.400		杀啮齿类剂的毒性效应		
T60.401		杀鼠剂中毒		
A49.807		沙雷菌感染		
A96.900		沙粒病毒性出血热		
A96.800		沙粒病毒性出血热，其他的		
K31.803		沙漏状胃痉挛		
A02.100		沙门菌败血症		
A02.000		沙门菌肠炎		
A02.201†	J17.0*	沙门菌肺炎		
A02.900		沙门菌感染		
A02.800		沙门菌感染，其他特指的		
A02.202†	M01.3*	沙门菌关节炎		
A02.002		沙门菌伦敦血清型肠炎		伦敦血清型属 E 群
A02.203†	G01*	沙门菌脑膜炎		
A02.003		沙门菌胃肠炎		
A71.900		沙眼		
B94.000		沙眼的后遗症		
A71.101		沙眼性角膜炎		
C31.801		筛窦蝶窦恶性肿瘤		

主要编码	附加编码	疾 病 名 称	别 名	备 注
C31.100		筛窦恶性肿瘤		
S02.103		筛窦骨折		
J34.103		筛窦囊肿		
J33.804		筛窦息肉		
T17.002		筛窦异物		
C41.006		筛骨恶性肿瘤		
D16.403		筛骨良性肿瘤		
G50.002		筛前神经痛		筛前神经为三叉神经的上支，起于眼神经的鼻睫状神经的延续
L55.900		晒斑［晒伤］		
L55.800		晒斑［晒伤］，其他的		
T39.802		山豆根中毒		山豆根功能：清热解毒，利咽消肿。主治：热毒上攻，咽喉肿痛。查：中毒－药物－－见药物和化学制剂表－－－镇痛药（止痛药） T39.8
	X33.x00	闪电的受害者		
H43.201		闪辉性玻璃体液化	玻璃体胆固醇沉着变性	闪辉性玻璃体液化表现为无数黄白色、金色或多色的胆固醇结晶位于玻璃体或前房，见于反复严重外伤或手术后伴大量眼内出血的眼。常有玻璃体后脱离，结晶渐沉积于下方。眼底检查时，玻璃体内闪光的结晶随眼球飘动。查：沉积，沉着－结晶，玻璃（体）（液） H43.2
T85.806		疝补片排斥反应		
A01.000		伤寒		
Z22.000		伤寒带菌者		
A01.003		伤寒杆菌性败血症		
Z86.101		伤寒个人史		
	Y58.100	伤寒和副伤寒疫苗的有害效应		
A01.001†	K77.0*	伤寒性肝炎		查：伤寒（任何部位）A01.0，没有星号编码 K77.0*（分类于他处的传染病和寄生虫病引起的肝疾患）。再查：肝炎－见于－－流行性腮腺炎 B26.8+K77.0*。核对一卷 K77.0* 是分类于他处的传染病和寄生虫病引起的肝疾患，根据编码规则伤寒性肝炎编码应是 A01.0+ K77.0*。伤寒受累的器官都可以按这方式查找
A01.002†	G01*	伤寒性脑膜炎		
O71.600		伤及骨盆关节和韧带的产科损害		
O71.500		伤及盆腔器官的其他产科损伤		

主要编码	附加编码	疾 病 名 称	别 名	备 注
B87.100		伤口蝇蛆病		
S40.001		上臂挫伤		
S46.702		上臂多发肌腱损伤		
S44.701		上臂多发神经损伤		
S45.701		上臂多发血管损伤		
C43.602		上臂恶性黑色素瘤		
M71.102		上臂感染性滑囊炎		
M60.002		上臂感染性肌炎		
Q71.100		上臂和前臂先天性缺如伴有手的存在		
M71.401		上臂滑膜钙化		
M72.602		上臂坏死性筋膜炎		
M62.601		上臂肌肉劳损		
M62.402		上臂肌肉挛缩		
M62.501		上臂肌肉萎缩		
M79.102		上臂肌痛		
S47.x01		上臂挤压伤		
M65.002		上臂腱鞘脓肿		
M72.402		上臂结节性筋膜炎		
M72.905		上臂筋膜炎		
S41.100		上臂开放性伤口		
M71.002		上臂黏液囊脓肿		
C44.602		上臂皮肤恶性肿瘤		
S44.501		上臂皮感觉神经损伤		
S45.301		上臂浅表静脉损伤		
M66.302		上臂屈肌腱自发性破裂		
M79.902		上臂软组织疾患		
M79.502		上臂软组织异物残留		
M66.202		上臂伸肌腱自发性破裂		
S44.901		上臂神经损伤		
S49.901		上臂损伤		
M72.906		上臂纤维瘤病		
S44.101		上臂正中神经断裂		
C00.300		上唇内面恶性肿瘤		
C00.301		上唇内面颊侧面恶性肿瘤		
C00.304		上唇内面口腔面恶性肿瘤		
C00.303		上唇内面黏膜恶性肿瘤		

主要编码	附加编码	疾病名称	别名	备注
C00.302		上唇内面系带恶性肿瘤		
K10.808		上腭穿孔		
K12.117		上腭炎性肿物		
R10.101		上腹痛		
C31.000		上颌窦恶性肿瘤		
J32.003		上颌窦瘘		
J34.104		上颌窦囊肿		
J32.004		上颌窦脓肿		
B44.804		上颌窦曲霉病		
J32.801		上颌窦筛窦炎		
J33.805		上颌窦息肉		
T17.001		上颌窦异物		
C41.011		上颌骨恶性肿瘤		
K07.005		上颌骨发育不全		
K07.004		上颌骨骨质增生		
T84.301		上颌骨假体露出		
D16.411		上颌骨良性肿瘤		
K09.204		上颌骨囊肿		
K07.103		上颌后缩		
K07.104		上颌前突		
C03.001		上颌软组织恶性肿瘤		
C39.000		上呼吸道的恶性肿瘤		
J39.300		上呼吸道过敏反应		
J39.900		上呼吸道疾病		
J39.800		上呼吸道疾病，其他特指的		
H02.400		上睑下垂		
S83.603		上胫腓关节扭伤		
	M85751/3	上皮/间叶混合性化生性癌		
H18.501		上皮性角膜营养不良		
R94.203		上气道阻力综合征		
Q26.901		上腔静脉畸形		
S25.200		上腔静脉损伤		
I82.202		上腔静脉血栓形成		
I87.106		上腔静脉综合征	上腔静脉阻塞综合征	上腔静脉综合征又称上腔静脉阻塞综合征，国标库 I87.107 上腔静脉阻塞综合征与此条目重复，合并于此条目中
Q21.103		上腔型房间隔缺损（高位缺损或静脉窦缺损）		

主要编码	附加编码	疾 病 名 称	别 名	备 注
I67.604		上矢状窦非脓性血栓形成		
K07.105		上下颌前突畸形		
I87.114		上下腔静脉回流障碍综合征		
K92.208		上消化道出血		
K27.503		上消化道穿孔		
Q40.800		上消化道其他特指的先天性畸形		
Q40.900		上消化道先天性畸形		
H50.201		上斜视		
G04.910		上行性脊髓炎		
C03.000		上牙龈恶性肿瘤		
C34.100		上叶，支气管或肺的恶性肿瘤		
C43.600		上肢（包括肩）恶性黑色素瘤		
D22.600		上肢（包括肩）黑素细胞痣		
C49.100		上肢（包括肩）结缔组织和软组织恶性肿瘤		
C44.600		上肢（包括肩）皮肤恶性肿瘤		
D23.600		上肢（包括肩）皮肤良性肿瘤		
D04.600		上肢（包括肩）皮肤原位癌		
D03.600		上肢（包括肩）原位黑色素瘤		
C47.100		上肢（包括肩）周围神经恶性肿瘤		
Q74.000		上肢（包括上肢带骨）的其他先天性畸形		
Z42.301		上肢瘢痕修复		
T11.001		上肢擦伤		
Z42.302		上肢残端修整		外科手术-再建（损伤愈合或手术后）--上肢　Z42.3
C40.000		上肢长骨和肩胛骨恶性肿瘤		
D16.001		上肢长骨良性肿瘤		
T11.600		上肢创伤性切断		
G56.900		上肢单神经病		
G83.200		上肢单瘫		
T35.400		上肢的冻伤		
R22.300		上肢的局部肿胀、肿物和肿块		

主要编码	附加编码	疾 病 名 称	别 名	备 注
Q71.800		上肢的其他短小缺陷		
I72.100		上肢动脉瘤		
I74.201		上肢动脉栓塞		
I74.200		上肢动脉栓塞和血栓形成		
I77.108		上肢动脉狭窄		
I74.202		上肢动脉血栓形成		
I77.604		上肢动脉炎		直接按动脉炎编码 I77.6
I70.201		上肢动脉粥样硬化		
I70.202		上肢动脉粥样硬化性坏疽		
D48.717		上肢动态未定肿瘤		
C40.100		上肢短骨恶性肿瘤		
D16.100		上肢短骨良性肿瘤		
Q71.900		上肢短小缺陷		
C76.400		上肢恶性肿瘤		
L03.103		上肢蜂窝织炎		
D48.018		上肢骨动态未定肿瘤		
C79.507		上肢骨继发恶性肿瘤		
E21.005		上肢骨囊性纤维性骨炎		
T10.x00		上肢骨折		
D48.019		上肢骨肿瘤		
T11.200		上肢关节和韧带脱位、扭伤和劳损		
Z89.800		上肢和下肢后天性缺失［任何水平］		
T05.600		上肢和下肢任何组合的创伤性切断［任何水平］		
T11.500		上肢肌肉和肌腱的损伤		
T92.500		上肢肌肉和肌腱损伤后遗症		
L04.200		上肢急性淋巴结炎		
T92.600		上肢挤压伤和创伤性切断后遗症		
I72.101		上肢假性动脉瘤		
I72.103		上肢假性动脉瘤破裂		
D48.131		上肢结缔组织动态未定肿瘤		
D21.100		上肢结缔组织和其他软组织良性肿瘤，包括肩		
D48.132		上肢结缔组织肿瘤		
I87.102		上肢静脉狭窄		

主要编码	附加编码	疾 病 名 称	别 名	备 注
I82.806		上肢静脉血栓形成		
I80.803		上肢静脉炎		
I87.101		上肢静脉阻塞		
R22.301		上肢局部肿物		
T11.100		上肢开放性伤口		
T92.000		上肢开放性伤口后遗症		
D36.714		上肢良性肿瘤		
I89.004		上肢淋巴水肿		
D48.514		上肢皮肤动态未定肿瘤		
L08.903		上肢皮肤感染		
T11.101		上肢皮肤裂伤		
L02.403		上肢皮肤脓肿、疖和痈		
D48.515		上肢皮肤肿瘤		
G56.800		上肢其他单神经病		
M92.300		上肢其他的幼年型骨软骨病		
T11.800		上肢其他特指的损伤		
T92.800		上肢其他特指损伤的后遗症		
T11.000		上肢浅表损伤		
I73.802		上肢缺血		
T95.200		上肢烧伤、腐蚀伤和冻伤后遗症		
I82.805		上肢深静脉血栓形成		
T11.300		上肢神经的损伤		
T92.400		上肢神经损伤后遗症		
T11.102		上肢撕脱伤		撕脱伤如果是皮肤和肌肉的损伤，按该部位的损伤分类，如果没有说明按截断伤处理
T11.900		上肢损伤		
T92.900		上肢损伤的后遗症		
T92.300		上肢脱位、扭伤和劳损后遗症		
Q71.000		上肢先天性完全缺如		
T11.400		上肢血管的损伤		
I80.804		上肢血栓性静脉炎		
T87.000		上肢再植（部位）的并发症		
T87.001		上肢再植术后感染		
E65.x03		上肢脂肪堆积		
D48.718		上肢肿瘤		

主要编码	附加编码	疾 病 名 称	别 名	备 注
M79.801		上肢肿胀		
D48.211		上肢周围神经动态未定肿瘤		
D36.111		上肢周围神经和自主神经良性肿瘤		
D48.212		上肢周围神经肿瘤		
D48.213		上肢自主神经动态未定肿瘤		
D48.214		上肢自主神经肿瘤		
L81.703		尚贝格色素皮肤病	进行性色素性紫癜性皮肤病	
T30.000		身体烧伤		
T95.900		烧伤、腐蚀伤和冻伤后遗症		
T95.800		烧伤、腐蚀伤和冻伤后遗症，其他特指的		
T26.200		烧伤伴有导致眼球破裂和破坏		
M61.301		烧伤后肌肉骨化		
Z50.801		烧伤后康复治疗		
G44.201		少发复发性紧张型头痛		
G44.202		少发复发性紧张型头痛伴颅骨膜压痛		
M08.400		少关节性幼年型关节炎		
L74.401		少汗症		
N46.x02		少精症		少精子症是指精液中的精子数目低于正常具有生育能力男性的一种病症
R34.x01		少尿		
Q87.004		哨型面综合征		
K13.205		舌白斑		
K13.206		舌白色水肿		白色水肿（leukoedema），少自觉症状，故极少因此而就诊，然而却很容易在口腔科临床上发现。白色水肿可能是正常黏膜变异，也可能与烟、酒、烫食刺激有关，双侧颊黏膜呈半透明苍白色，状似手指在水中浸泡过度后的皮肤。颊黏膜间线区往往是水肿最隆起的部位，水肿区域表面光滑，界限模糊，有时可扩散至口角区与上下唇；但有时由于水肿明显而出现若干纵型或不规则皱褶。触诊柔软也无压痛。白色水肿一般不需治疗。查：白色水肿，口腔上皮　K13.2
K14.808		舌瘢痕		
C02.000		舌背面恶性肿瘤		

主要编码	附加编码	疾　病　名　称	别　名	备　注
L43.902		舌扁平苔藓		扁平苔藓（lichen planus）是一种皮肤黏膜慢性炎性疾病，是口腔黏膜的常见病之一。其病因目前尚无定论。可能与感染、精神、内分泌、系统性疾病、遗传及免疫等因素有关
C02.400		舌扁桃体恶性肿瘤		
D10.101		舌扁桃体良性肿瘤		
K14.802		舌出血		
K14.900		舌的疾病		
Q38.300		舌的其他先天性畸形		
C02.900		舌恶性肿瘤		
Z85.803		舌恶性肿瘤个人史		
K14.803		舌肥大		
C02.200		舌腹面恶性肿瘤		
C01.x01		舌根背面恶性肿瘤		
D37.008		舌根动态未定肿瘤		
C01.x00		舌根恶性肿瘤		
R59.003		舌根淋巴结肿大		
D37.009		舌根肿瘤		
J38.721		舌骨大角综合征		舌骨大角综合征是指由舌骨及其周围病变引起的以舌骨大角区域疼痛为主要特征的症候群，常伴有咽、面、耳等多个部位疼痛，临床上易与颈动脉鞘膜炎、喉上神经炎、茎突过长、颈椎病、慢性咽炎及咽异感症相混淆。查：病，疾病-另见综合征-喉　J38.7
S12.803		舌骨断裂		
T84.601		舌骨固定物植入感染		
C10.102		舌会厌褶恶性肿瘤		
K14.807		舌肌阵挛		
C79.802		舌继发恶性肿瘤		
C02.101		舌尖恶性肿瘤		
K14.809		舌尖瘘管		
C02.800		舌交搭跨越恶性肿瘤的损害		
A18.802†	K93.8*	舌结核		
K14.003		舌溃疡		
K13.207		舌良性过度角化症		
D10.100		舌良性肿瘤		
Q38.304		舌裂		

主要编码	附加编码	疾 病 名 称	别 名	备 注
S01.501		舌裂伤		
K13.210		舌鳞状上皮增生		
K14.805		舌囊肿		
K14.001		舌脓肿		
K14.800		舌其他的疾病		
C02.300		舌前三分之二部位的恶性肿瘤		
K14.801		舌肉芽肿		
K14.300		舌乳头肥大		
K14.400		舌乳头萎缩		
K14.004		舌乳突炎		
S09.906		舌损伤		
K14.600		舌痛		
K14.804		舌萎缩		
C02.201		舌系带恶性肿瘤		
Q38.100		舌系带过短		
K12.212		舌下间隙感染		
I86.000		舌下静脉曲张		
K11.604		舌下囊肿		
C72.510		舌下神经恶性肿瘤		
G52.300		舌下神经疾患		
D33.312		舌下神经良性肿瘤		
G52.302		舌下神经麻痹		
S04.801		舌下神经损伤		舌下神经又称第十二神经，为躯体运动神经。起核是舌下神经核，纤维由延髓的前外侧沟出脑，经舌下神经管出颅腔。舌下神经支配全部舌内肌和舌外肌
G52.301		舌下神经痛		
C08.100		舌下腺恶性肿瘤		
C79.835		舌下腺继发恶性肿瘤		
D11.702		舌下腺良性肿瘤		
K11.603		舌下腺囊肿		
D00.009		舌下腺原位癌		
C72.507		舌咽神经恶性肿瘤		
G52.100		舌咽神经疾患		
D33.309		舌咽神经良性肿瘤		
G52.102		舌咽神经麻痹		
S04.803		舌咽神经损伤		舌咽神经又称第九神经，是混合神经，分支有鼓室神经、颈动脉窦支、舌支、咽支、茎突咽肌支、扁桃体支

主要编码	附加编码	疾 病 名 称	别 名	备 注
G52.101		舌咽神经痛		
K14.000		舌炎		
K14.002		舌炎性肿块		
K14.301		舌叶乳头增生		
T86.802		舌移植皮瓣坏死		
T18.002		舌异物		
D00.004		舌原位癌		
C02.100		舌缘恶性肿瘤		
K14.901		舌肿物		
T63.000		蛇毒液的毒性效应		包括为毒蛇咬伤吸吮而中毒的患者
F91.200		社会化的品行障碍		
F40.100		社交恐怖		
F60.200		社交紊乱型人格障碍		
J15.902		社区获得性肺炎，非重症		
J15.903		社区获得性肺炎，重症		
N50.820		射精管梗阻		
N50.821		射精管囊肿		
	Y35.100	涉及爆炸物的依法处置		
	Y36.400	涉及常规战争的火器发射和其他形式的作战行动		
	W06.x00	涉及床上的跌落		
	Y35.300	涉及钝器的依法处置		
T94.000		涉及多个身体部位损伤的后遗症		
	Y36.100	涉及飞行器被破坏的作战行动		
	Y36.700	涉及非常规战争的化学武器或其他形式的作战行动		
	V87.900	涉及非机动车辆（碰撞性）（非碰撞性）运输事故中的人员损伤（交通性），其他特指的		
	V88.900	涉及非机动车辆（碰撞性）（非碰撞性）运输事故中的人员损伤，非交通性，其他特指的		
Z47.000		涉及骨折板和其他内固定装置的随诊医疗		
	Y36.500	涉及核武器的作战行动		
	Y35.000	涉及火器发射的依法处置		

主要编码	附加编码	疾 病 名 称	别 名	备 注
	V87.800	涉及机动车辆非碰撞性运输事故中的人员损伤（交通性），其他特指的		
	V88.800	涉及机动车辆非碰撞性运输事故中的人员损伤，非交通性，其他特指的		
	W02.x00	涉及溜冰、滑雪、溜旱冰或滑板时的跌倒		
	W05.x00	涉及轮椅上的跌落		
D89.900		涉及免疫机制的疾患		
	N16.2*	涉及免疫机制的血液疾病和疾患引起的肾小管-间质疾患		
D89.800		涉及免疫机制其他特指的疾患，不可归类在他处者		
	Y36.300	涉及炮火、大火和热物质的作战行动		
	Y36.200	涉及其他爆炸和弹片的作战行动		
	W08.x00	涉及其他家具上的跌落		
	Y35.600	涉及其他特指手段的依法处置		
	Y35.200	涉及气体的依法处置		
M76.301		涉及髂胫带弹响髋		
M76.302		涉及髂胫带弹响膝		
Z42.200		涉及躯干其他部位整形手术的随诊医疗		
Z42.100		涉及乳房整形手术的随诊医疗		
	Y35.400	涉及锐器的依法处置		
Z42.300		涉及上肢整形手术的随诊医疗		
Z42.800		涉及身体其他部位整形手术的随诊医疗		
	Y36.600	涉及生物武器的作战行动		
Z50.900		涉及使用康复操作的医疗		
Z50.800		涉及使用其他康复操作的医疗		
	Y36.000	涉及水中武器爆炸的作战行动		
Z42.000		涉及头和颈整形手术的随诊医疗		
Z42.400		涉及下肢整形手术的随诊医疗		
	W07.x00	涉及椅子上的跌落		
	W09.x00	涉及运动场设施上的跌落		
Q87.300		涉及早期过度生长的先天性畸形综合征		

主要编码	附加编码	疾 病 名 称	别　　名	备　　注
Z42.900		涉及整形手术的随诊医疗		
T62.100		摄入浆果类的毒性效应		
T62.000		摄入蘑菇类的毒性效应		
T62.200		摄入其他植物（或植物的某些部分）的毒性效应		
E63.100		摄入食物结构失衡		
L27.200		摄入食物引起的皮炎		
T62.800		摄入食物中其他特指有害物质的毒性效应		
T62.900		摄入食物中有害物质的毒性效应		
Z03.600		摄入物质引起可疑毒性效应的观察		
M66.200		伸肌腱自发性破裂		
S52.502		伸直型桡骨下端骨折	柯莱斯骨折	伸直型桡骨下端骨折（Colles 骨折）。1814 年，爱尔兰医师 Colles 详细阐述了这种常见骨折的特点，并命名为 Colles 骨折。多为腕关节处于背伸位、手掌着地、前臂旋前时受伤。以手法复位外固定治疗为主，部分需要手术治疗。查：骨折-柯莱斯（反向性）　S52.5
E34.300		身材矮小症，不可归类在他处者		
Z91.600		身体创伤个人史，其他的		
T14.200		身体骨折		未指明开放性或闭合性的骨折应归类为闭合性
L27.801		砷过敏性皮炎		
T57.001		砷化物中毒		
T57.000		砷及其化合物的毒性效应		
L85.804		砷角化病		
L74.200		深部痱		
H16.301		深层角膜炎		
L93.202		深在性红斑狼疮		
M35.203		神经贝赫切特病		
M79.209		神经病理性疼痛		
	M14.6*	神经病性关节病		
	M49.4*	神经病性脊椎病		
E85.100		神经病性家族遗传性淀粉样变		
R94.103		神经刺激反应异常		
M54.100		神经根病		

主要编码	附加编码	疾 病 名 称	别 名	备 注
G54.900		神经根和神经丛疾患		
G54.800		神经根和神经丛疾患，其他的		
G04.912		神经根脊髓炎		脊神经根炎为各种原因所致脊神经根的炎性或变性病变的总称。查：脊髓神经根炎 G04.9 或神经根脊髓炎 G04.9
M54.106		神经根痛		
M47.201		神经根型颈椎病		
M47.203		神经根型胸椎病		
M47.204		神经根型腰椎病		
G54.901		神经根压迫症		
M54.105		神经根炎		
M54.107		神经根综合征		
F34.101		神经官能性抑郁症	神经症性抑郁	
F48.901		神经官能症	神经症	
M79.206		神经肌肉痛		
M41.400		神经肌肉性脊柱侧弯		
E75.100		神经节苷脂贮积症，其他的		
C79.828		神经节继发恶性肿瘤		
	Y51.200	神经节阻滞药的有害效应，不可归类在他处者		
T44.200		神经节阻滞药中毒，不可归类在他处者		
H16.805		神经麻痹性角膜炎		神经麻痹性角膜炎为三叉神经遭受外伤、手术、炎症或肿瘤等破坏时，失去神经支配的角膜敏感性下降以及营养障碍，对外界有害因素的防御能力减弱，因而角膜上皮出现干燥，易受机械性损伤。查：角膜炎−特指的 NEC H16.8
A52.300		神经梅毒		
	M82402/1	神经内分泌肿瘤		
D22.901		神经皮肤黑变病	兽皮痣	神经皮肤黑变病是一种罕见的神经皮肤综合征，是由于胚胎神经外胚层成黑色素细胞发育异常而致的遗传性疾病。以巨大的或多发的黑色素细胞痣和中枢神经系统大量的黑色素细胞增殖为特征。皮肤损害多在出生时即有，表现为多处大片轻度浸润的，并常有少量毛发的黑色素痣，甚至遮盖整个躯干，或似帽子、肩垫、衣袖或长裤状。查：黑变病［黑色素沉着病］L81.4。根据国际罕见病网，将其归类于黑素细胞痣中，其编码可扩展为 D22.900 M87200/0。国标码有误分类至 Q82.813

主要编码	附加编码	疾病名称	别名	备注
E75.300		神经鞘脂贮积症		
E75.200		神经鞘脂贮积症，其他的		
M79.204		神经束膜炎		
F48.000		神经衰弱		
T14.400		神经损伤		
T81.217		神经损伤，操作中		
M79.207		神经痛		
M79.200		神经痛和神经炎		
G54.500		神经痛性肌萎缩	麻痹性臂丛神经炎	
G31.900		神经系统的变性性疾病		
G97.900		神经系统的操作后疾患		
G97.800		神经系统的其他操作后疾患		
G98.x00		神经系统的其他疾患，不可归类在他处者		
A17.800†		神经系统的其他结核		
Z86.600		神经系统和感觉器官疾病个人史		
C79.400		神经系统继发性恶性肿瘤，其他和未特指部位的		
A17.900†	G99.8*	神经系统结核		
G31.800		神经系统其他特指的变性疾病		
Q07.800		神经系统其他特指的先天性畸形		
Q07.900		神经系统先天性畸形		
T85.100		神经系统植入的电子刺激器的机械性并发症		
Q85.000		神经纤维瘤病（非恶性）		
L98.101		神经性表皮脱落		
H93.102		神经性耳鸣	感音神经性耳鸣	神经性耳鸣强调的是患者的主观感受，指人们在没有任何外界刺激条件下所产生的异常声音感觉，如感觉耳内有蝉鸣声、嗡嗡声、嘶嘶声等单调或混杂的响声。如果是持续性耳鸣，尤其是伴有耳聋、眩晕、头痛等其他症状。可分为感音性（源于耳蜗）、周围神经性（源于听神经）及中枢神经性耳鸣。查：耳鸣（听得见的）（主观的）　H93.1
G71.101		神经性肌强直	Isaacs 综合征、连续性肌纤维活动、伴肌肉松弛障碍的肌颤搐	

主要编码	附加编码	疾 病 名 称	别 名	备 注
F50.502		神经性呕吐		
L90.804		神经性皮肤萎缩		
F50.200		神经性贪食		
L65.802		神经性脱发		
F50.000		神经性厌食		
M79.208		神经炎		
H16.203		神经营养性角膜结膜炎		
E75.400		神经元蜡样脂褐质贮积症		
N31.901		神经源性膀胱		要与脊髓病性膀胱 G95.8 区分，同时马尾综合征引起的神经源性膀胱，分类到 G83.4
K59.200		神经源性肠		
K56.001		神经源性肠梗阻		
R57.803		神经源性休克		
F48.900		神经症性障碍		
F48.800		神经症性障碍，其他特指的		
R45.000		神经质		
R68.803		神游症		
C64.x00		肾（除外肾盂）恶性肿瘤		
N28.805		肾包膜下积液		
N28.901		肾病		
N14.100		肾病，其他药物、药剂和生物制品诱发的		
N04.903		肾病型肾炎		
N04.900		肾病综合征		
N04.501		肾病综合征，膜增殖性肾小球肾炎 I 型		
N04.601		肾病综合征，膜增殖性肾小球肾炎 II 型		
N04.502		肾病综合征，膜增殖性肾小球肾炎 III 型		
N04.800		肾病综合征，其他的		
N04.801		肾病综合征，增殖性肾小球肾炎		
N04.102		肾病综合征伴节段硬化性肾小球肾炎		
N04.101		肾病综合征伴局灶硬化性肾小球肾		
N04.001		肾病综合征伴微小病变性肾小球肾炎		

主要编码	附加编码	疾 病 名 称	别 名	备 注
N04.100		肾病综合征伴有局灶性和节段性肾小球损害		
N04.400		肾病综合征伴有弥漫性毛细血管内增生性肾小球肾炎		
N04.200		肾病综合征伴有弥漫性膜性肾小球肾炎		
N04.500		肾病综合征伴有弥漫性肾小球系膜毛细血管性肾小球肾炎		
N04.300		肾病综合征伴有弥漫性肾小球系膜性增生性肾小球肾炎		
N04.700		肾病综合征伴有弥漫性新月形肾小球肾炎		
N04.600		肾病综合征伴有密集沉积物病		
N04.000		肾病综合征伴有轻微的肾小球异常		
R93.401		肾超声检查异常		
N28.806		肾出血		
T81.032		肾穿刺后血肿		
S37.002		肾挫伤		
Q85.903		肾错构瘤		
Q63.800		肾的其他特指先天性畸形		
	N29.0*	肾的晚期梅毒		
I77.010		肾动静脉瘘		
N28.003		肾动脉闭塞		
I70.100		肾动脉的动脉粥样硬化		
Q27.200		肾动脉的其他先天性畸形		
I72.200		肾动脉瘤		
N28.004		肾动脉栓塞		
I70.101		肾动脉狭窄		
I77.301		肾动脉纤维肌肉发育不良		
N28.005		肾动脉血栓形成		
I12.902		肾动脉硬化		
R93.402		肾动脉走行异常		
D41.000		肾动态未定或动态未知的肿瘤		
Z85.501		肾恶性肿瘤个人史		
Q61.400		肾发育不良		
Q60.500		肾发育不全		
N28.807		肾肥大		

主要编码	附加编码	疾 病 名 称	别 名	备 注
N28.808		肾钙化		
N15.901		肾感染		
N28.001		肾梗死		
R94.400		肾功能检查的异常结果		
M10.300		肾功能损害引起的痛风		
C79.000		肾和肾盂继发性恶性肿瘤		
N15.100		肾和肾周脓肿		
N28.900		肾和输尿管的疾患		
Z84.100		肾和输尿管疾患家族史		
N28.800		肾和输尿管其他特指的疾患		
Z90.500		肾后天性缺失		
N13.600		肾积脓		
N13.204		肾积水伴结石性肾盂肾炎		
N13.201		肾积水伴肾结石		
N13.203		肾积水伴肾输尿管结石		
N13.202		肾积水伴输尿管结石		
I72.201		肾假性动脉瘤		
N23.x00		肾绞痛		
A18.103†	N29.1*	肾结核		
N20.000		肾结石		
N13.601		肾结石伴有积水和感染		
N20.200		肾结石伴有输尿管结石		
I86.811		肾静脉瘤		
I82.302		肾静脉瘤栓		
I82.300		肾静脉栓塞和血栓形成		
I82.301		肾静脉血栓形成		
D30.000		肾良性肿瘤		
N28.809		肾瘘		
N26.x00		肾挛缩		
N15.101		肾脓肿		
A43.802		肾诺卡菌病		
N28.810		肾憩室		
Q60.200		肾缺如		
N28.002		肾缺血		
N28.000		肾缺血和肾梗死		
N15.801		肾肉芽肿		

主要编码	附加编码	疾 病 名 称	别 名	备 注
E27.401		肾上腺出血		
E27.900		肾上腺的疾患		
D44.100		肾上腺动态未定或动态未知的肿瘤		
C74.900		肾上腺恶性肿瘤		
E27.406		肾上腺钙化		
E27.402		肾上腺坏死		
E71.303		肾上腺脊髓周围神经病		肾上腺脑白质营养不良（adrenoleukodys-trophy，ALD）是 X 连锁隐性遗传病，是一种最常见的过氧化物酶体病，主要累及肾上腺和脑白质，半数以上的患者于儿童或青少年期起病，主要表现为进行性的精神运动障碍，视力及听力下降和（或）肾上腺皮质功能低下等。根据 ALD 的发病年龄及临床表现分为 7 型：儿童脑型、青少年脑型、成人脑型、肾上腺脊髓神经病型（adrenomyeloneuropathy，AMN）、Addison 型、无症状型和杂合子型。查：肾上腺脑白质营养不良　E71.3
C79.700		肾上腺继发性恶性肿瘤		
E27.810		肾上腺假性囊肿		
A18.700†	E35.1*	肾上腺结核		
D35.000		肾上腺良性肿瘤		
Z86.002		肾上腺良性肿瘤个人史		
E27.801		肾上腺囊肿		
E27.809		肾上腺囊肿伴囊内出血		
E71.301		肾上腺脑白质营养不良		
E27.802		肾上腺脓肿		
C74.000		肾上腺皮质恶性肿瘤		
E27.202		肾上腺皮质功能减退危象		
E27.407		肾上腺皮质功能减退症		
E27.400		肾上腺皮质功能减退症，其他和未特指的		
E27.001		肾上腺皮质功能亢进，与库欣综合征无关		
E24.902		肾上腺皮质功能亢进症		
E27.000		肾上腺皮质活动过度，其他的		
E27.805		肾上腺皮质结节样增生		
E27.803		肾上腺皮质增生		
E27.800		肾上腺其他特指的疾患		

主要编码	附加编码	疾 病 名 称	别 名	备 注
Z88.822		肾上腺素过敏个人史		
C74.100		肾上腺髓质恶性肿瘤		
E27.500		肾上腺髓质功能亢进		
E27.501		肾上腺髓质增生		
S37.803		肾上腺损伤		
D35.001		肾上腺无功能腺瘤		
Q89.100		肾上腺先天性畸形		
E25.900		肾上腺性征疾患		
E25.800		肾上腺性征疾患，其他的		
E25.902		肾上腺性征综合征		
E27.804		肾上腺炎		
D09.303		肾上腺原位癌		
R93.501		肾上腺增粗		
E25.901		肾上腺增生伴女性男性化		
D44.101		肾上腺肿瘤		
E27.901		肾上腺肿物		
N20.002		肾石病		
C68.801		肾输尿管恶性肿瘤		
N13.603		肾输尿管结石伴有积水和感染		
N19.x00		肾衰竭		
S37.000		肾损伤		
	Y84.100	肾透析作为病人异常反应或以后并发症的原因，而在操作当时并未提及意外事故		
R39.200		肾外性尿毒症		
N28.811		肾危象		
I15.103		肾萎缩伴有高血压		
N19.x02		肾无功能		
N28.812		肾下垂		
I74.005		肾下腹主动脉闭塞		
Q63.900		肾先天性畸形		
I12.904		肾小动脉硬化症		
N12.x03		肾小管病变		
N25.900		肾小管功能损害所致的疾患		
N25.800		肾小管功能损害所致的其他疾患		
N15.900		肾小管-间质疾病		

主要编码	附加编码	疾 病 名 称	别 名	备 注
N15.800		肾小管－间质疾病，其他特指的		
N12.x00		肾小管－间质肾炎		
N25.802		肾小管酸中毒		
N25.803		肾小管酸中毒Ⅰ型		
N25.804		肾小管酸中毒Ⅱ型		
N25.805		肾小管酸中毒Ⅲ型		
N25.806		肾小管酸中毒Ⅳ型		
R94.401		肾小球滤过率下降		
N05.803		肾小球肾病		
N26.x01		肾小球硬化		
D69.005†	N08.2*	肾型过敏性紫癜	过敏性紫癜肾、过敏紫癜性肾炎，紫癜性肾炎	肾型过敏性紫癜系指过敏性紫癜以坏死性小血管炎为主要病理改变的全身性疾病引起的肾损害。肾型过敏性紫癜临床表现除有皮肤紫癜、关节肿痛、腹痛、便血外，肾脏受累主要表现为血尿和蛋白尿，部分重症患者可引起肾功能受损。查：疾患－肾小球（见于）－－亨诺克（－舍恩莱茵）紫癜 D69.0† N08.2*
N25.004		肾性矮小症		
I15.102		肾性高血压		肾性高血压主要是由于肾脏实质性病变和肾动脉病变引起的血压升高，在症状性高血压中称为肾性高血压。其发病机制与病理特点：一是肾实质病的病理特点表现为肾小球玻璃样变性、间质组织和结缔组织增生、肾小管萎缩、肾细小动脉狭窄，造成了肾脏既有实质性损害，也有血液供应不足；二是肾动脉壁的中层黏液性肌纤维增生，形成多数小动脉瘤，使肾小动脉内壁呈串珠样突出，造成肾动脉呈节段性狭窄；三是非特异性大动脉炎，引起肾脏血流灌注不足。查：高血压（急进型）（良性）（原发性）（特发性）（恶性）（全身性）-继发性 NEC－－由于－－－肾脏疾患 NEC I15.1
N25.001		肾性佝偻病		
N25.002†	M90.8*	肾性骨病		
N25.003†	M90.8*	肾性骨软化		
N25.000		肾性骨营养不良		
N25.100		肾性尿崩症		
E74.801		肾性糖尿		
Q63.201		肾旋转不良		

主要编码	附加编码	疾 病 名 称	别 名	备 注
S35.400		肾血管损伤		
I15.000		肾血管性高血压		
N28.813		肾炎性肿物		
N05.800		肾炎综合征，其他的		
N05.100		肾炎综合征伴有局灶性和节段性肾小球损害		
N05.400		肾炎综合征伴有弥漫性毛细血管内增生性肾小球肾炎		
N05.200		肾炎综合征伴有弥漫性膜性肾小球肾炎		
N05.500		肾炎综合征伴有弥漫性肾小球系膜毛细血管性肾小球肾炎		
N05.300		肾炎综合征伴有弥漫性肾小球系膜增生性肾小球肾炎		
N05.700		肾炎综合征伴有弥漫性新月形肾小球肾炎		
N05.600		肾炎综合征伴有密集沉积物病		
N05.000		肾炎综合征伴有轻微的肾小球异常		
T86.100		肾移植失败和排斥		
T86.107		肾移植术后少尿		
Z94.000		肾移植状态		
N26.x02		肾硬化		
C68.802		肾盂膀胱恶性肿瘤		
D41.100		肾盂动态未定或动态未知的肿瘤		
C65.x00		肾盂恶性肿瘤		
Q62.300		肾盂和输尿管的其他梗阻性缺陷		
N13.301		肾盂积水		
N13.300		肾盂积水，其他的		
N13.200		肾盂积水伴有肾和输尿管结石梗阻		
N13.000		肾盂积水伴有输尿管肾盂连接处梗阻		
N13.100		肾盂积水伴有输尿管狭窄，不可归类在他处者		
C79.001		肾盂继发恶性肿瘤		
N28.802		肾盂扩张		
D30.100		肾盂良性肿瘤		

主要编码	附加编码	疾 病 名 称	别 名	备 注
N28.804		肾盂瘘		
N12.x02		肾盂肾炎		
C68.805		肾盂输尿管恶性肿瘤		
C65.x01		肾盂输尿管连接处恶性肿瘤		
N13.501		肾盂输尿管连接处狭窄		
N28.803		肾盂息肉		
T83.001		肾盂引流管阻塞		
D09.102		肾盂原位癌		
D41.101		肾盂肿瘤		
D09.101		肾原位癌		
Z93.601		肾造口术状态		
Z43.601		肾造口维护		
T83.002		肾造瘘管移位		
C65.x02		肾盏恶性肿瘤		
N28.814		肾盏憩室		
R93.403		肾占位性病变		
N18.000		肾终末期疾病		
D41.001		肾肿瘤		
N28.815		肾肿物		
C48.001		肾周恶性肿瘤		
N28.816		肾周积液		
N15.102		肾周脓肿		
B90.102†	N29.1*	肾自截		肾自截是肾结核病灶内大量钙盐沉积，致使整个肾脏的多个干酪空洞发生广泛钙化，为肾结核终末期病变。查：钙化-肾--结核性　B90.1† N29.1*
L51.802		渗出性多形红斑		
H31.404		渗出性脉络膜脱离		
H33.505		渗出性视网膜脱离		
D37.402		升结肠动态未定肿瘤		
C18.200		升结肠恶性肿瘤		
C18.802		升结肠横结肠恶性肿瘤		
D12.200		升结肠良性肿瘤		
K63.501		升结肠息肉		
D37.403		升结肠肿瘤		
I71.003		升主动脉夹层		
I71.206		升主动脉假性动脉瘤		

主要编码	附加编码	疾 病 名 称	别 名	备 注
I71.203		升主动脉扩张		
I71.201		升主动脉瘤		
I70.003		升主动脉狭窄		
Z76.201		生病母亲健康婴儿监督和照料		
R62.801		生长发育迟缓		
E34.304		生长激素不反应性侏儒症	Laron 综合征；原发性生长激素（GH）不敏感综合征；垂体性侏儒症	生长激素不反应性侏儒症是指自儿童期起病的腺垂体生长激素缺乏而导致生长发育障碍。其病因可为特发性或继发性；可由于垂体本身疾病所致（垂体性），也可由于下丘脑功能障碍导致垂体生长激素缺乏（下丘脑性）；可为单一性生长激素缺乏，也可伴有腺垂体其他激素缺乏。查：侏儒症-垂体性 E23.0
E22.002		生长激素过度分泌综合征	垂体性巨人症/巨人症	
E23.009		生长激素缺乏症		
L98.000		生脓性肉芽肿		
M99.900		生物力学损害		
M99.800		生物力学损害，其他的		
D81.801		生物素依赖羧化酶缺乏		
Z31.400		生育调查和检验		
Z31.900		生育问题		
Z31.800		生育问题，其他的		
T83.600		生殖道中的假体装置、植入物和移植物引起的感染和炎症性反应		
T83.400		生殖道中其他假体装置、植入物和移植物的机械性并发症		
F52.200		生殖器反应丧失		
Z85.400		生殖器官恶性肿瘤个人史		
Z80.400		生殖器官恶性肿瘤家族史		
Z90.700		生殖器官后天性缺失		
D18.108		生殖器官淋巴管瘤		
D18.008		生殖器官血管瘤		
A60.000		生殖器和泌尿生殖道的疱疹病毒感染		
A60.001		生殖器疱疹		
Z84.201		生殖系统疾病家族史		
A18.102		生殖系统结核		

主要编码	附加编码	疾 病 名 称	别 名	备 注
H83.301		声创伤		声创伤是噪声诱发的听力损失。查：创伤（另见，损伤）-声　H83.3
J38.301		声带白斑		
J38.310		声带瘢痕粘连		
J38.311		声带不典型性增生		
J38.302		声带出血		
S10.002		声带挫伤		
J38.300		声带的其他疾病		
C32.001		声带恶性肿瘤		
J38.313		声带肥厚		
J38.303		声带固定		
J38.100		声带和喉的息肉		
J38.000		声带和喉麻痹		
J38.309		声带角化症		
A16.403		声带结核		
A15.505		声带结核，病理（+）		
A15.504		声带结核，细菌学（+）		
J38.200		声带结节		
D14.102		声带良性肿瘤		
J38.002		声带麻痹		
J38.304		声带囊肿		
J38.305		声带脓肿		
B44.801		声带曲霉病		
J38.401		声带任克氏间隙水肿		
J38.312		声带肉芽肿		
J38.402		声带水肿		
J38.307		声带松弛		
J38.102		声带息肉		
J38.201		声带炎		
D02.002		声带原位癌		
J38.308		声带肿物		这里的肿物没有分类到.8或.9，而是归类到.3
C32.000		声门恶性肿瘤		
D14.103		声门良性肿瘤		
C32.100		声门上恶性肿瘤		
J38.719		声门狭窄		
C32.200		声门下恶性肿瘤		

主要编码	附加编码	疾 病 名 称	别 名	备 注
R49.001		声嘶		
A83.300		圣路易斯脑炎		
K04.703		剩余牙根脓肿		
R48.001		失读		
R48.100		失认		
G41.101		失神性癫痫持续状态		
R49.100		失声		
R57.101		失血性休克		
N28.817		失盐综合征	失盐性肾炎、Thorn 综合征	失盐综合征：各年龄均可发病，以青年男性多见。本征最多见于慢性肾盂肾炎，其次为肾髓质囊性病、多囊肾、肾钙化，儿童病例也可见于双侧肾发育不全、尿路梗阻性肾病或幼年肾结核等。查：肾炎-盐丢失性或消瘦 NEC　N28.8
R48.200		失用		
M81.200		失用性骨质疏松		
M80.200		失用性骨质疏松伴有病理性骨折		
M62.510		失用性肌肉萎缩	废用性肌萎缩	
H50.003		失用性内斜视		
H53.000		失用性弱视		
H50.102		失用性外斜视		
H50.805		失用性斜视		
B85.200		虱病		
A68.000		虱媒介的回归热		
E31.001		施密特综合征		
M51.400		施莫尔结		
F65.500		施虐受虐症		
H35.503		施塔加特病		
L90.100		施韦宁格-布齐皮肤松弛		
M85.202		狮面骨		
L30.902		湿疹		
L30.905		湿疹样皮炎		
L30.203		湿疹样疹	湿疹	湿疹由各种内外因素引起的，在急性阶段以丘疱疹为主，在慢性阶段以表皮肥厚和苔藓样变为主的瘙痒性皮肤病。当一个局限性湿疹红肿糜烂，渗液较多，倘若处理不当，或食用刺激性食物，促使病情加重，可突然在全身泛发很多类似小片，此即自身过敏性湿疹，亦可称为湿疹样疹。湿疹样疹　L30.2

主要编码	附加编码	疾　病　名　称	别　名	备　注
K92.203		十二指肠出血		
D37.202		十二指肠动态未定肿瘤		
C17.000		十二指肠恶性肿瘤		
K31.500		十二指肠梗阻		
B76.000		十二指肠钩虫病		
C78.401		十二指肠继发恶性肿瘤		
I86.812		十二指肠静脉曲张伴出血		
D13.200		十二指肠良性肿瘤		
K31.604		十二指肠瘘		
K63.807		十二指肠囊肿		
K57.104		十二指肠憩室		
K57.003		十二指肠憩室伴穿孔		
K57.101		十二指肠憩室梗阻性黄疸综合征		十二指肠憩室梗阻性黄疸综合征（lemmel syndrome）是指患十二指肠憩室并压迫胆总管，影响胆汁和胰液的排泄而发生梗阻性黄疸或胰腺炎病征。查：憩室-十二指肠　K57.1
K57.108		十二指肠憩室炎		
K31.818		十二指肠球变形		
K26.401		十二指肠球部溃疡伴出血		
K26.501		十二指肠球部溃疡伴穿孔		
K31.702		十二指肠球部息肉		
K29.801		十二指肠球炎		
K29.802		十二指肠乳头炎		
S36.405		十二指肠损伤		
K31.701		十二指肠息肉		
K31.501		十二指肠狭窄		
Q41.000		十二指肠先天性缺如、闭锁和狭窄		
K29.800		十二指肠炎		
T18.301		十二指肠异物		
K31.502		十二指肠淤积	十二指肠壅积症	十二指肠淤积症（duodenal stasis）是指各种原因引起的十二指肠阻塞，以致十二指肠阻塞部位的近端扩张、食糜壅积而产生的临床综合征。查：停滞-十二指肠　K31.5
D01.405		十二指肠原位癌		
K66.008		十二指肠粘连		
D37.203		十二指肠肿瘤		

主要编码	附加编码	疾 病 名 称	别 名	备 注
K31.903		十二指肠肿物		
Q24.804		十字交叉心		十字交叉心是一类复杂先天性心脏畸形，病理特征为体、肺静脉血流轴在心脏房室水平发生空间位置上的左右交叉，在心脏平面上成十字，并常伴有房室连接或心室大动脉连接关系异常及其他心内畸形。查：畸形-心包（先天性） Q24.8
J62.804		石匠哮喘		
J61.x01		石棉肺		
J61.x00		石棉和其他矿物纤维引起的肺尘埃沉着病		
J63.301		石墨尘肺		
J63.300		石墨纤维化（肺的）		
T52.000		石油产品的毒性效应		
	M82300/2	实体型导管原位癌		
Z01.700		实验室检查		
L88.x02		蚀疮性脓皮症		
K22.803		食管白斑		
C16.001		食管贲门连接处恶性肿瘤		
K22.601		食管贲门黏膜撕裂综合征	马洛里-韦斯氏综合征	
Q39.100		食管闭锁伴有气管食管瘘		
Q39.000		食管闭锁不伴有瘘		
Z90.402		食管部分切除术后状态		
K22.808		食管肠上皮化生		
K22.804		食管出血		
K22.300		食管穿孔		
T81.201		食管穿孔，操作中		
Q39.800		食管的其他先天性畸形		
D37.701		食管动态未定肿瘤		
C15.900		食管恶性肿瘤		
Z85.001		食管恶性肿瘤个人史		
K21.901		食管反流		
T28.600		食管腐蚀伤		
K22.200		食管梗阻		
K22.900		食管疾病		
C78.801		食管继发恶性肿瘤		
C15.800		食管交搭跨越恶性肿瘤的损害		

主要编码	附加编码	疾 病 名 称	别 名	备 注
K91.817		食管结肠吻合口狭窄		
K22.401		食管痉挛		
I85.901		食管静脉瘤		
I85.000		食管静脉曲张伴有出血		
I85.900		食管静脉曲张不伴有出血		
T81.028		食管静脉曲张术后出血		
K50.801		食管克罗恩病		食管克罗恩病（Crohn disease）是一种胃肠道的慢性、非特异性的全壁层肉芽肿性炎症，口腔、咽部可见溃疡，会阴部亦可出现溃疡。少数食管克罗恩病患者无症状，往往经内镜或 X 线检查才发现和进一步进行检查确诊。累及到食管是疾病的较晚期的病程
K91.813		食管空肠吻合口瘘		
K91.812		食管空肠吻合口狭窄		
K91.814		食管空肠吻合口炎		
K22.100		食管溃疡		
K22.806		食管扩张		
D13.000		食管良性肿瘤		
K44.901		食管裂孔疝		
C77.106		食管淋巴结继发恶性肿瘤		
K22.801		食管隆起性病变		
K22.811		食管瘘		
K22.204		食管挛缩		
K22.103		食管糜烂		
T18.100		食管内异物		
K22.805		食管囊肿		
K22.809		食管黏膜剥脱症		
K22.812		食管黏膜不典型增生		
S27.801		食管黏膜擦伤		
B37.804		食管念珠菌病		
A18.208		食管旁淋巴结结核		
K22.301		食管破裂		
Q39.400		食管蹼		
K22.800		食管其他特指的疾病		
Q39.600		食管憩室		
Z90.401		食管切除术后状态		
C15.300		食管上三分之一的恶性肿瘤		

主要编码	附加编码	疾 病 名 称	别 名	备 注
T28.100		食管烧伤		
K91.816		食管十二指肠吻合口瘘		
K22.203		食管受压		
C16.002		食管胃连接处恶性肿瘤		
Q40.209		食管胃黏膜异位		
K91.810		食管胃吻合口瘘		
K91.809		食管胃吻合口狭窄		
K91.811		食管胃吻合口炎		
J86.008		食管胃支气管瘘		
K91.815		食管吻合口瘘		
K22.807		食管息肉		
K22.205		食管狭窄		
C15.500		食管下三分之一的恶性肿瘤		
Q39.900		食管先天性畸形		
J86.006		食管胸膜皮肤瘘		
J86.005		食管胸腔瘘		
K20.x00		食管炎		
S27.811		食管异物穿孔		
D00.100		食管原位癌		
K22.400		食管运动障碍		
J86.007		食管支气管瘘		
C15.400		食管中三分之一的恶性肿瘤		
C15.801		食管中上段恶性肿瘤		
C15.802		食管中下段恶性肿瘤		
D37.702		食管肿瘤		
K22.901		食管肿物		
Q39.801		食管重复畸形		
J86.004		食管纵隔瘘		
T62.001		食入毒蘑菇中毒		
J69.000		食物和呕吐物引起的肺炎		
L23.600		食物接触皮肤引起的变应性接触性皮炎		
L24.600		食物接触皮肤引起的刺激性接触性皮炎		
L25.400		食物接触皮肤引起的接触性皮炎		
A05.200		食物媒介的产气荚膜梭状芽孢杆菌［韦尔希梭状芽孢菌］食物中毒		

主要编码	附加编码	疾 病 名 称	别 名	备 注
A05. 300		食物媒介的副溶血性弧菌食物中毒		
A05. 400		食物媒介的蜡样芽孢杆菌食物中毒		
A05. 000		食物媒介的葡萄球菌性食物中毒		
	X53. x00	食物缺乏		
A05. 800		食物中毒，其他特指的细菌性		
R63. 000		食欲缺乏		
	Y57. 000	食欲抑制剂的有害效应		
T50. 500		食欲抑制剂中毒		
L51. 101		史蒂文斯-约翰逊综合征		
D32. 007		矢状窦旁脑膜瘤		
F11. 700		使用阿片类物质引起的残留性和迟发性精神病性障碍		
F11. 300		使用阿片类物质引起的戒断状态		
F11. 400		使用阿片类物质引起的戒断状态伴有谵妄		
F11. 900		使用阿片类物质引起的精神和行为障碍		
F11. 500		使用阿片类物质引起的精神性障碍		
F11. 800		使用阿片类物质引起的其他精神和行为障碍		
F11. 200		使用阿片类物质引起的依赖综合征		
F11. 600		使用阿片类物质引起的遗忘综合征		
Z92. 201		使用阿司匹林个人史		
F12. 700		使用大麻类物质引起的残留性和迟发性精神病性障碍		
F12. 300		使用大麻类物质引起的戒断状态		
F12. 400		使用大麻类物质引起的戒断状态伴有谵妄		
F12. 900		使用大麻类物质引起的精神和行为障碍		
F12. 500		使用大麻类物质引起的精神性障碍		

主要编码	附加编码	疾 病 名 称	别 名	备 注
F12.800		使用大麻类物质引起的其他精神和行为障碍		
F12.200		使用大麻类物质引起的依赖综合征		
F12.600		使用大麻类物质引起的遗忘综合征		
F19.000		使用多种药物和其他精神活性物质急性中毒引起的精神和行为障碍		
F19.700		使用多种药物和其他精神活性物质引起的残留性和迟发性精神病性障碍		
F19.300		使用多种药物和其他精神活性物质引起的戒断状态		
F19.400		使用多种药物和其他精神活性物质引起的戒断状态伴有谵妄		
F19.900		使用多种药物和其他精神活性物质引起的精神和行为障碍		
F19.500		使用多种药物和其他精神活性物质引起的精神性障碍		
F19.800		使用多种药物和其他精神活性物质引起的其他精神和行为障碍		
F19.200		使用多种药物和其他精神活性物质引起的依赖综合征		
F19.600		使用多种药物和其他精神活性物质引起的遗忘综合征		
F18.000		使用挥发性溶剂急性中毒引起的精神和行为障碍		
F18.700		使用挥发性溶剂引起的残留性和迟发性精神病性障碍		
F18.300		使用挥发性溶剂引起的戒断状态		
F18.400		使用挥发性溶剂引起的戒断状态伴有谵妄		
F18.900		使用挥发性溶剂引起的精神和行为障碍		
F18.500		使用挥发性溶剂引起的精神性障碍		
F18.800		使用挥发性溶剂引起的其他精神和行为障碍		

主要编码	附加编码	疾　病　名　称	别　　名	备　　注
F18.200		使用挥发性溶剂引起的依赖综合征		
F18.600		使用挥发性溶剂引起的遗忘综合征		
F10.700		使用酒精引起的残留性和迟发性精神病性障碍		
F10.300		使用酒精引起的戒断状态		
F10.400		使用酒精引起的戒断状态伴有谵妄		
F10.900		使用酒精引起的精神和行为障碍		
F10.500		使用酒精引起的精神性障碍		
F10.800		使用酒精引起的其他精神和行为障碍		
F10.200		使用酒精引起的依赖综合征		
F10.600		使用酒精引起的遗忘综合征		
F14.700		使用可卡因引起的残留性和迟发性精神病性障碍		
F14.300		使用可卡因引起的戒断状态		
F14.400		使用可卡因引起的戒断状态伴有谵妄		
F14.900		使用可卡因引起的精神和行为障碍		
F14.500		使用可卡因引起的精神性障碍		
F14.200		使用可卡因引起的依赖综合征		
F14.600		使用可卡因引起的遗忘综合征		
F14.800		使用可卡因质引起的其他精神和行为障碍		
F15.000		使用其他兴奋剂（包括咖啡因）急性中毒引起的精神和行为障碍		
F15.700		使用其他兴奋剂（包括咖啡因）引起的残留性和迟发性精神病性障碍		
F15.300		使用其他兴奋剂（包括咖啡因）引起的戒断状态		
F15.400		使用其他兴奋剂（包括咖啡因）引起的戒断状态伴有谵妄		
F15.900		使用其他兴奋剂（包括咖啡因）引起的精神和行为障碍		

主要编码	附加编码	疾 病 名 称	别 名	备 注
F15.500		使用其他兴奋剂（包括咖啡因）引起的精神性障碍		
F15.800		使用其他兴奋剂（包括咖啡因）引起的其他精神和行为障碍		
F15.200		使用其他兴奋剂（包括咖啡因）引起的依赖综合征		
F15.600		使用其他兴奋剂（包括咖啡因）引起的遗忘综合征		
F17.000		使用烟草急性中毒引起的精神和行为障碍		
F17.700		使用烟草引起的残留性和迟发性精神病性障碍		
F17.300		使用烟草引起的戒断状态		
F17.400		使用烟草引起的戒断状态伴有谵妄		
F17.900		使用烟草引起的精神和行为障碍		
F17.500		使用烟草引起的精神性障碍		
F17.200		使用烟草引起的依赖综合征		
F17.600		使用烟草引起的遗忘综合征		
F17.800		使用烟草质引起的其他精神和行为障碍		
F13.700		使用镇静剂或催眠剂引起的残留性和迟发性精神病性障碍		
F13.300		使用镇静剂或催眠剂引起的戒断状态		
F13.400		使用镇静剂或催眠剂引起的戒断状态伴有谵妄		
F13.900		使用镇静剂或催眠剂引起的精神和行为障碍		
F13.500		使用镇静剂或催眠剂引起的精神性障碍		
F13.200		使用镇静剂或催眠剂引起的依赖综合征		
F13.600		使用镇静剂或催眠剂引起的遗忘综合征		
F13.800		使用镇静剂或催眠剂质引起的其他精神和行为障碍		
F16.000		使用致幻剂急性中毒引起的精神和行为障碍		

主要编码	附加编码	疾 病 名 称	别　名	备　注
F16.700		使用致幻剂引起的残留性和迟发性精神病性障碍		
F16.300		使用致幻剂引起的戒断状态		
F16.400		使用致幻剂引起的戒断状态伴有谵妄		
F16.900		使用致幻剂引起的精神和行为障碍		
F16.500		使用致幻剂引起的精神性障碍		
F16.200		使用致幻剂引起的依赖综合征		
F16.600		使用致幻剂引起的遗忘综合征		
F16.800		使用致幻剂质引起的其他精神和行为障碍		
A49.816		屎肠球菌感染		
T65.100		士的年及其盐类的毒性效应		
	V82.600	市内有轨电车乘员从市内有轨电车上跌落造成的损伤		
	V82.500	市内有轨电车乘员在市内有轨电车上跌倒造成的损伤		
	Y86.x00	事故的后遗症，其他的		
Z04.300		事故后接受的检查和观察，其他的		
	Y33.x00	事件，其他特指的意图不确定		
	Y34.x00	事件，意图不确定的		
Q04.400		视（神经）中隔发育不良		
H47.400		视交叉疾患		
H47.401		视交叉综合征		视交叉综合征很少是由其本身疾病引起，大多数是由于附近组织疾病的侵犯所致，其中以肿瘤压迫为多见，因受损部位不同，所发生的视野改变也常有变化，表现为双颞侧偏盲。一般而言，多为第三脑室病变，下面损害为垂体瘤所致，后下面则考虑颅咽管瘤，前下面还应排除脑膜炎、蛛网膜炎等，前面损害可能是脑膜瘤引起，上面损害大多由于 Willio 血管环或大脑前动脉发生的血管瘤。查：疾患-视（觉）--交叉　H47.4
Z46.202		视觉代替装置		
R94.101		视觉激发电位异常		
Z01.002		视觉检查		
G40.802		视觉敏感性癫痫		
H53.103		视觉性晕		

主要编码	附加编码	疾 病 名 称	别 名	备 注
H53.900		视觉障碍		
H53.800		视觉障碍，其他的		
H54.900		视力缺损，双眼		
H47.700		视路疾患		
H47.500		视路疾患，其他的		
Q14.202		视盘发育不良		
H47.302		视盘前膜		视盘前膜：大多是原始上皮乳头的神经胶质组织未被完全吸收而残留的薄膜，视盘表面有半透明的白色膜状物，像薄纱样隐约遮蔽着视盘，或者有时像蜘蛛网样覆盖在视盘前面，多数在视盘的生理凹陷处。它是由胚胎期间伴随着血管进入眼内的结缔组织组成。查：疾患-视（觉）--乳头［视神经盘］ H47.3
H47.101		视盘水肿		
Q14.203		视盘小凹		先天性视盘小凹是一种罕见的视神经盘的先天异常，发生的频率约为眼病患者的万分之一。查：畸形-视乳头管（先天性） Q14.2
H46.x02		视盘炎	视神经乳头炎	视神经炎或视神经乳头炎是指视神经任何部位发炎的总称，临床上根据发病的部位不同。视神经炎分为球内和球后两种，前者指视盘炎，后者系球后视神经炎。查：神经盘炎-视 H46
H47.304		视盘肿物		
H47.600		视皮层疾患		
G93.811		视丘反应综合征		
C72.300		视神经恶性肿瘤		
S04.000		视神经和视路损伤		
H47.000		视神经疾患，不可归类在他处者		
G36.000		视神经脊髓炎［德维克］	Devic 病、Devic 综合征	
A18.503†	H48.8*	视神经结核		
D33.302		视神经良性肿瘤		
H47.001		视神经麻痹		
B37.807†	H48.8*	视神经念珠菌感染		神经的感染可按神经炎为主导词，然后查球后视神经
H47.301		视神经盘玻璃疣		
H47.300		视神经盘的其他疾患		
H47.202		视神经盘颞侧苍白		

主要编码	附加编码	疾 病 名 称	别 名	备 注
H47.100		视神经盘水肿		
Q14.200		视神经盘先天性畸形		
H47.002		视神经鞘膜内出血		
H30.901		视神经视网膜炎		
H47.003		视神经受压		
H47.200		视神经萎缩		
H46.x00		视神经炎		
H34.201		视网膜部分性动脉阻塞		
H34.804		视网膜部分性静脉阻塞		
H35.700		视网膜层分离		
H35.600		视网膜出血		
S05.605		视网膜穿通伤		
H35.011		视网膜大动脉瘤		
R94.106		视网膜电图异常		
H34.203		视网膜动脉供血不足		
H34.204		视网膜动脉栓塞		
H35.013		视网膜动脉炎		
I70.801		视网膜动脉粥样硬化		
H34.200		视网膜动脉阻塞，其他的		
H33.300		视网膜断裂不伴有脱离		
C69.200		视网膜恶性肿瘤		
Q14.101		视网膜发育不良		
H34.202		视网膜分支动脉阻塞		
H34.801		视网膜分支静脉阻塞		
H35.806		视网膜黑变病	视网膜痣样色素沉着	视网膜黑变病（melanretinae）为罕见病，系先天性色素异常，为视网膜色素上皮的色素细胞增殖所致。查：病-视网膜--特指的　H35.8
H35.808		视网膜坏死		
H35.307		视网膜黄斑变性		
H35.900		视网膜疾患		
A18.501†	H32.0*	视网膜结核		
H35.014		视网膜静脉炎		
H35.002		视网膜静脉周围炎	青年复发性视网膜玻璃体积血、Eales病	
H34.802		视网膜静脉阻塞		
D31.200		视网膜良性肿瘤		

主要编码	附加编码	疾 病 名 称	别　名	备　注
H33.304		视网膜裂孔		
H33.101		视网膜囊肿		
H33.102		视网膜劈裂症		
H33.100		视网膜劈裂症及视网膜囊肿		
H33.303		视网膜破裂		
H35.800		视网膜其他特指的疾患		
H35.807		视网膜前机化膜		
H33.301		视网膜缺损		
H35.501		视网膜色素变性		
H35.702		视网膜色素上皮脱离		
S05.809		视网膜损伤		
H33.500		视网膜脱离，其他的		
H33.000		视网膜脱离伴视网膜断裂		
H35.009		视网膜微动脉瘤		
H35.805		视网膜萎缩		
Q14.100		视网膜先天性畸形		
H35.012		视网膜新生血管		
G43.803		视网膜性偏头痛		
H35.001		视网膜血管病变		视网膜血管病变是由眼部或全身性血管疾病引起的视网膜出血、渗出、水肿、缺血或梗死。血管性视网膜病变包括高血压性视网膜病变、糖尿病性视网膜病变、视网膜中央动脉阻塞和视网膜中央静脉阻塞
H35.007		视网膜血管曲张		
H35.008		视网膜血管炎		
H34.900		视网膜血管阻塞		
H34.800		视网膜血管阻塞，其他的		
H30.903		视网膜炎		
H35.502		视网膜营养障碍		
S05.808		视网膜震荡		
H34.803		视网膜中心性静脉阻塞		
H34.100		视网膜中央动脉阻塞		
H53.104		视物变形		
H53.801		视物模糊		
H53.400		视野缺损		
Z50.600		视轴矫正训练		
O66.400		试产失败		
O66.401		试产失败后剖宫产		

主要编码	附加编码	疾 病 名 称	别 名	备 注
Z31. 200		试管内授精		
N98. 200		试管内授精后企图植入受精卵的并发症		
Z37. 002		试管婴儿，单胎活产		
Z37. 502		试管婴儿，三胎活产		
Z37. 204		试管婴儿，双胎活产		
Z37. 303		试管婴儿，一胎活产，一胎死产		
Z33. x02		试管婴儿妊娠状态		
G93. 801		室管膜病		
G04. 906		室管膜炎		
I51. 706		室间隔肥大		
Q21. 802		室间隔膨胀瘤		
Q21. 000		室间隔缺损		
T82. 503		室间隔缺损手术后残余漏		
I23. 200		室间隔缺损作为急性心肌梗死后的近期并发症		
I44. 301		室内传导阻滞	室内阻滞	室内传导阻滞（intraventricular block）是指希氏束分叉以下部位的传导阻滞。室内传导系统由三个部分组成：右束支、左前分支和左后分支，室内传导系统的病变可波及单支、双支或三支。右束支传导阻滞较为常见。查：阻滞（传导）-房室（不完全）（部分）--特指的 NEC　I44. 3
I47. 100		室上性心动过速		
I47. 200		室性心动过速		
I49. 802		室性心律失常		
I49. 302		室性自搏		
T88. 600		适当应用正确药物或药剂的有害效应引起的过敏性休克		
F43. 200		适应障碍		
D75. 806		嗜碱粒细胞增多症		
C92. 703		嗜碱细胞白血病		
A49. 811		嗜麦芽窄食单胞菌感染性菌血症		
R40. 000		嗜眠		
K52. 804		嗜酸粒细胞性胃肠炎		
C92. 706		嗜酸细胞白血病		
N30. 807		嗜酸细胞性膀胱炎		

主要编码	附加编码	疾 病 名 称	别 名	备 注
J82. x01		嗜酸细胞性肺炎		
L98. 300		嗜酸细胞性蜂窝织炎［韦尔斯］		
B83. 202†	G05. 2*	嗜酸细胞性脑膜脑炎		
D76. 006		嗜酸细胞性肉芽肿		
M60. 901		嗜酸性肌筋膜炎		
K65. 807		嗜酸性粒细胞性腹膜炎		嗜酸粒细胞性腹膜炎的病变主要在黏膜层及黏膜下层。但有的浆膜下也可以发生同样病变，形成腹膜炎，并可出现腹水。病理表现为浆膜增厚、水肿及嗜酸性粒细胞、淋巴细胞和浆细胞浸润。临床表现除腹水外，症状和体征不明显。腹水中有大量嗜酸粒细胞（50%），本病为自限性疾病，用肾上腺皮质激素治疗效果显著。查：腹膜炎-增生性，慢性 K65.8
K52. 803		嗜酸性粒细胞性胃炎		
D72. 100		嗜酸性粒细胞增多		
M35. 801		嗜酸性粒细胞增多-肌痛综合征		
L30. 804		嗜酸性粒细胞增多性皮病		
M79. 303		嗜酸性脂膜炎		
G00. 000		嗜血杆菌脑膜炎		
	M82401/1	嗜银细胞瘤		
D76. 100		噬红细胞性淋巴细胞与组织细胞增多症		
D76. 200		噬红细胞综合征，与感染有关的		
D76. 101		噬血细胞综合征		
Z42. 304		手部瘢痕修复		
C76. 402		手部恶性肿瘤		
M71. 403		手部滑膜钙化		
M62. 404		手部肌挛缩		
S60. 902		手擦伤		
S60. 202		手挫伤		
D48. 724		手动态未定肿瘤		
S60. 701		手多发浅表损伤		
C43. 606		手恶性黑色素瘤		
O83. 200		手法助产的分娩，其他的		
L03. 106		手蜂窝织炎		
M71. 104		手感染性滑囊炎		

主要编码	附加编码	疾 病 名 称	别 名	备 注
M60.004		手感染性肌炎		
M19.904		手骨间关节病		
M66.107		手骨间关节滑膜破裂		
M25.004		手骨间关节积血		
M25.407		手骨间关节积液		
M24.605		手骨间关节强硬		
M25.504		手骨间关节痛		
M24.904		手骨间关节紊乱		
M71.503		手骨间关节粘连性滑囊炎		
M25.408		手骨间关节肿胀		
S62.801		手骨折		
T92.204		手骨折后畸形		
M71.304		手关节滑膜囊肿		
M65.904		手关节滑膜炎		
S63.701		手关节扭伤		
R61.001		手汗症		手汗症为相当常见的一种原因不明的功能性局部异常多汗。因为人种上的特异性,生长在亚热带地区的年轻人,特别容易有此毛病。汗腺的分泌是经由交感神经所控制的,而手汗症即是因不明原因的交感神经过度紧张,例如紧张、兴奋、压力或夏天高温造成手掌排汗异常增加所致。查:多汗-局部性 R61.0
Q71.300		手和手指的先天性缺如		
Z89.100		手和腕后天性缺失		
M70.000		手和腕慢性碎裂音滑膜炎		
D22.602		手黑素细胞痣		
M70.100		手滑囊炎		
M72.604		手坏死性筋膜炎		
M62.503		手肌肉萎缩		
M79.104		手肌痛		
S67.801		手挤压伤		
M65.004		手腱鞘脓肿		
C49.103		手结缔组织恶性肿瘤		
D21.102		手结缔组织良性肿瘤		
M72.404		手结节性筋膜炎		
M72.909		手筋膜炎		
M86.602		手慢性化脓性骨髓炎		

主要编码	附加编码	疾 病 名 称	别 名	备 注
M70.002		手慢性碎裂音滑膜炎		
M71.004		手黏液囊脓肿		
C44.606		手皮肤恶性肿瘤		
D23.602		手皮肤良性肿瘤		
S63.700		手其他和未特指部位的扭伤和劳损		
S60.901		手浅表损伤		
	W32.x00	手枪发射		
	Y22.x00	手枪发射，意图不确定的		
M66.304		手屈肌腱自发性破裂		
M21.201		手屈曲畸形		
M79.904		手软组织疾患		
M79.504		手软组织异物残留		
M66.204		手伸肌腱自发性破裂		
C47.102		手神经恶性肿瘤		
Z48.900		手术的随诊医疗		
Z48.000		手术敷料和缝线的维护		
T98.300		手术和医疗并发症的后遗症，不可归类在他处者		
	Y88.300	手术和医疗操作的后遗症作为病人异常反应或以后并发症的原因，而在操作当时并未提及意外事故		
T88.900		手术和医疗的并发症		
T88.800		手术和医疗其他特指的并发症，不可归类在他处者		
T81.411		手术后败血症		
L90.505		手术后瘢痕		
T81.019		手术后膀胱出血		
T81.004		手术后鼻出血		
T81.005		手术后扁桃体出血		
K91.303		手术后肠肠吻合口狭窄		
T81.015		手术后肠出血		
K63.209		手术后肠腹壁瘘		
K91.300		手术后肠梗阻		
K63.213		手术后肠瘘		
T81.016		手术后肠吻合口出血		
K63.210		手术后肠吻合口瘘		

主要编码	附加编码	疾病名称	别名	备注
K91.821		手术后肠吻合口炎		
K91.820		手术后肠粘连		
E89.301		手术后垂体功能减退		
K63.215		手术后大肠瘘		
T81.404		手术后胆道感染		
K91.840		手术后胆管闭锁		
T81.013		手术后胆管出血		
K91.823		手术后胆管十二指肠吻合口狭窄		
K91.822		手术后胆管狭窄		
T81.014		手术后胆囊出血		
K82.305		手术后胆囊瘘		
K83.304		手术后胆总管肠瘘		
K83.305		手术后胆总管小肠瘘		
E89.101		手术后低血糖昏迷		
E89.102		手术后低胰岛素血症		
Z51.102		手术后恶性肿瘤化学治疗		
T81.402		手术后耳部感染		
T81.412		手术后发热		
J95.811		手术后肺水肿		
T81.407		手术后腹壁脓肿		
K91.837		手术后腹膜炎		
T81.408		手术后腹内脓肿		
T81.501		手术后腹内异物遗留		
T81.010		手术后腹腔出血		
T81.806		手术后腹痛		
K91.827		手术后肝管-空肠吻合口狭窄		
K91.841		手术后肝管狭窄		手术后并发症，一般不归入各系统疾病内，而是归入到各系统操作后并发症类目，除非另有特指
K91.825		手术后肝衰竭		
K83.306		手术后肝总管肠瘘		
K91.826		手术后肝总管狭窄		
K83.307		手术后肝总管小肠瘘		
K91.824		手术后肛门括约肌失禁		
E89.501		手术后睾丸功能减退		
H59.810		手术后巩膜坏死		

主要编码	附加编码	疾 病 名 称	别 名	备 注
H59.806		手术后虹膜嵌顿		
H59.807		手术后虹膜脱垂		手术后产生的并发症，如果索引中有指示，按索引情况归类于身体系统。对于索引没有指出的并发症，应归类于章节后操作后疾患的编码
J95.805		手术后喉水肿		
J95.501		手术后喉狭窄		
J95.809		手术后喉粘连		
G00.904		手术后化脓性脑膜炎		
Z54.000		手术后恢复期		
K63.208		手术后回肠瘘		
I97.802		手术后会阴部静脉回流障碍		
M96.400		手术后脊柱前凸		
E89.201		手术后甲状旁腺功能减退		
T81.007		手术后甲状腺出血		
E89.001		手术后甲状腺功能减退		
E07.805		手术后甲状腺瘘		
K63.205		手术后结肠瘘		手术后的持续性瘘管要根据索引分类到具体部位
K63.212		手术后结肠直肠瘘		
H59.803		手术后结膜瘘		
K63.207		手术后空肠瘘		
T81.401		手术后口腔感染		
I97.801		手术后淋巴水肿		通常是下肢深静脉术后梗阻，下肢呈淋巴性水肿
T81.023		手术后颅内血肿		
H59.805		手术后脉络膜视网膜瘢痕		
H31.402		手术后脉络膜脱离		
J95.300		手术后慢性肺功能不全		
K63.206		手术后盲肠瘘		
K91.202		手术后盲袢综合征		盲袢综合征（blind loop syndrome）是指小肠内容物在肠腔内停滞和细菌过度繁殖引起的腹泻、贫血、吸收不良和体重减轻的综合征。主要见于胃切除、胃肠吻合术后导致盲袢或盲袋（即肠袢）的形成并发生淤滞而引起。查：综合征-盲袢--手术后　K91.2
G91.803		手术后脑积水		
G96.003		手术后脑脊液漏		

主要编码	附加编码	疾 病 名 称	别 名	备 注
E89.303		手术后尿崩症		
T81.020		手术后尿道出血		
N36.004		手术后尿道会阴瘘		
N99.101		手术后尿道狭窄		
N36.005		手术后尿道直肠瘘		
N99.808		手术后尿道综合征		
N99.803		手术后尿潴留		
T81.017		手术后盆腔出血		
N99.401		手术后盆腔腹膜粘连		
T81.409		手术后盆腔脓肿		
T81.813		手术后皮肤坏死		
T81.807		手术后皮下瘘		
T81.809		手术后皮下气肿		
J95.808		手术后气管狭窄		
J95.804		手术后气胸		
T81.021		手术后前列腺出血		
T81.406		手术后切口感染		
T81.024		手术后切口血肿		
T81.810		手术后伤口持续性瘘		
T81.022		手术后伤口出血		
T81.808		手术后伤口肉芽肿		
T81.811		手术后伤口愈合不良		
T81.812		手术后伤口脂肪液化		
T81.018		手术后肾出血		
E89.601		手术后肾上腺皮质功能减退		
N99.001		手术后肾衰竭		
J95.806		手术后声带麻痹		
J95.807		手术后声带粘连		
K31.609		手术后十二指肠瘘		
K22.813		手术后食管瘘		
K31.605		手术后食管胃瘘		
K22.208		手术后食管狭窄		
K20.x03		手术后食管炎		
H59.804		手术后视网膜瘢痕		
T81.003		手术后视网膜出血		
N13.502		手术后输尿管膀胱吻合口梗阻		

主要编码	附加编码	疾　病　名　称	别　名	备　注
N28.822		手术后输尿管瘘		
N28.823		手术后输尿管粘连		
K91.818		手术后胃肠功能紊乱		
K91.819		手术后胃肠吻合口狭窄		
K91.829		手术后胃肠吻合口炎		
T81.011		手术后胃出血		
K31.608		手术后胃大肠瘘		
K31.606		手术后胃瘘		
K91.828		手术后胃排空障碍		
K91.830		手术后胃瘫综合征		术后胃瘫综合征（postsurgical gastroparesis syndrome，PGS）指腹部手术后胃肠动力紊乱所致的非机械性胃排空障碍，以胃流出道非机械性梗阻为主的一种功能性疾病。查：功能障碍-胃（造口）K91.8
T81.012		手术后胃吻合口出血		
K31.607		手术后胃小肠瘘		
T81.502		手术后吻合口缝线残留		
K91.200		手术后吸收不良，不可归类在他处者		
M81.300		手术后吸收不良性骨质疏松		
M80.300		手术后吸收不良性骨质疏松伴有病理性骨折		
T81.405		手术后膝关节感染		
I80.209		手术后下肢深静脉血栓形成		
K91.302		手术后小肠储袋梗阻		
K63.211		手术后小肠结肠瘘		
K63.216		手术后小肠瘘		
N82.201		手术后小肠阴道瘘		
I97.803		手术后心力衰竭		
T81.008		手术后胸腔出血		
T81.403		手术后胸腔感染		
J95.801		手术后胸腔积液		
T81.102		手术后休克		
T81.006		手术后咽出血		
J39.223		手术后咽瘘		
T81.002		手术后眼前房出血		
M96.802		手术后腰椎间盘粘连		
K86.815		手术后胰腺瘘		

主要编码	附加编码	疾 病 名 称	别 名	备 注
N99. 201		手术后阴道狭窄		
T81. 001		手术后硬脑膜外出血		
K91. 831		手术后幽门梗阻		
J95. 810		手术后支气管吻合口狭窄		
J86. 009		手术后支气管胸膜瘘		
Z98. 800		手术后状态，其他特指的		
T81. 503		手术后子宫内异物遗留		
Z51. 101		手术前恶性肿瘤化学治疗		
T81. 504		手术切口异物肉芽肿		
T81. 505		手术切口异物遗留		
T81. 300		手术伤口破裂，不可归类在他处者		
T81. 009		手术中肺出血		
S61. 902		手套撕脱伤		
M79. 601		手痛		
Q68. 100		手先天性变形		
M72. 910		手纤维瘤病		
B35. 200		手癣		
D03. 602		手原位黑色素瘤		
S68. 400		手在腕水平的创伤性切断		
S68. 300		手指（一部分）伴有腕和手其他部分的合并创伤性切断		
M20. 000		手指变形		
S60. 100		手指挫伤伴有指甲损害		
S60. 000		手指挫伤不伴有指甲损害		
S62. 700		手指多处骨折		
S63. 200		手指多处脱位		
M86. 907		手指骨髓炎		
S62. 600		手指骨折，其他的		
S67. 001		手指挤压伤		
S61. 100		手指开放性伤口伴有指甲损害		
S61. 000		手指开放性伤口不伴有指甲损害		
M20. 005		手指挛缩		
S63. 600		手指扭伤和劳损		
M20. 006		手指钮孔状变形		
S60. 801		手指浅表异物		

主要编码	附加编码	疾 病 名 称	别 名	备 注
M20.007		手指天鹅颈状变形		
S65.500		手指血管损伤，其他的		
S64.400		手指指神经损伤，其他的		
M79.804		手肿胀		
S62.000		手舟［舟状］骨骨折		
R29.000		手足搐搦		
B08.401		手足口病	发疹性水疱性口腔炎	
G80.302		手足徐动型脑性瘫痪		
R25.802		手足徐动症		
G80.306		手足徐动症	指划运动易变性痉挛	根据临床表现分为三型：①双侧手足徐动症；②舞蹈手足徐动症；③单侧及假性手足徐动症
Z34.000		首次正常妊娠的监督		
L89.000		受压区Ⅰ期压疮		
L89.100		受压区Ⅱ期压疮		
L89.200		受压区Ⅲ期压疮		
L89.300		受压区Ⅳ期压疮		
L89.900		受压区压疮		
O02.800		受孕的其他特指的异常产物		
O02.900		受孕的异常产物		
Z39.100		授乳母亲的医疗照顾和检查		
S13.104		枢椎脱位		
T42.403		舒乐安定中毒	艾司唑仑中毒	
Q55.400		输精管、附睾、精囊和前列腺的其他畸形		
Q55.300		输精管闭锁		
Q55.403		输精管发育不良		
N50.822		输精管梗阻		
C79.815		输精管继发恶性肿瘤		
A18.110†	N51.8*	输精管结核		
Z30.203		输精管绝育		
N50.823		输精管囊肿		
S37.801		输精管损伤		
N50.824		输精管狭窄		
N49.104		输精管炎		
O00.103		输卵管残端妊娠破裂		

主要编码	附加编码	疾病名称	别名	备注
N83.601		输卵管出血		
Z31.401		输卵管吹气术		
N80.200		输卵管的子宫内膜异位症		
D39.705		输卵管动态未定肿瘤		
C57.000		输卵管恶性肿瘤		
Q50.600		输卵管和阔韧带的其他先天性畸形		
D28.200		输卵管和子宫韧带良性肿瘤		
O00.104		输卵管壶腹部妊娠		
O00.105		输卵管壶腹部妊娠流产		
O00.106		输卵管壶腹部妊娠破裂		
N83.808		输卵管坏死		
N70.103		输卵管积水		
O00.107		输卵管间质部妊娠		
O00.108		输卵管间质部妊娠流产		
O00.109		输卵管间质部妊娠破裂		
A18.113†	N74.1*	输卵管结核		
Z30.202		输卵管绝育		
Z92.001		输卵管绝育史		
Z33.x03		输卵管绝育术后妊娠状态		
C57.801		输卵管卵巢恶性肿瘤		
N70.905		输卵管卵巢脓肿		
N83.809		输卵管囊肿		
N83.503		输卵管扭转		
N83.810		输卵管旁囊肿		
Q50.400		输卵管胚胎性囊肿		
N97.100		输卵管起因的女性不孕症		
O00.100		输卵管妊娠		
O00.101		输卵管妊娠流产		
O00.102		输卵管妊娠破裂		
O00.110		输卵管伞部妊娠		
O00.111		输卵管伞部妊娠流产		
O00.112		输卵管伞端妊娠破裂		
S37.500		输卵管损伤		
N83.401		输卵管脱垂		
O00.113		输卵管峡部妊娠		
O00.114		输卵管峡部妊娠流产		

主要编码	附加编码	疾 病 名 称	别 名	备 注
O00.115		输卵管峡部妊娠破裂		
N83.600		输卵管血肿		
N70.904		输卵管炎		
N70.900		输卵管炎和卵巢炎		
D07.302		输卵管原位癌		
Z35.806		输卵管再通术后妊娠监督		
N73.603		输卵管粘连		
D39.706		输卵管肿瘤		
N83.902		输卵管肿物		
N70.906		输卵管周围炎		
C68.804		输尿管膀胱恶性肿瘤		
N99.805		输尿管膀胱吻合口狭窄		
Q62.100		输尿管闭锁和狭窄		
Q62.600		输尿管错位		
Q62.800		输尿管的其他先天性畸形		
D41.200		输尿管动态未定或动态未知的肿瘤		
C66.x00		输尿管恶性肿瘤		
Z85.502		输尿管恶性肿瘤个人史		
N28.824		输尿管腹壁瘘		
N13.503		输尿管梗阻		
N28.825		输尿管坏死		
N13.400		输尿管积水		
C79.102		输尿管继发恶性肿瘤		
A18.106†	N29.1*	输尿管结核		
N20.100		输尿管结石		
N13.602		输尿管结石伴有积水和感染		
C67.600		输尿管口恶性肿瘤		
N28.826		输尿管扩张		
D30.200		输尿管良性肿瘤		
N28.827		输尿管瘘		
Z96.001		输尿管内支架		
N28.828		输尿管囊肿		
N13.500		输尿管扭结和狭窄不伴有肾盂积水		
N28.829		输尿管膨出		
N28.830		输尿管破裂		

主要编码	附加编码	疾 病 名 称	别　名	备　注
N28.831		输尿管憩室		
Q62.400		输尿管缺如		
N28.832		输尿管疝		
N13.604		输尿管肾盂连接处狭窄伴有感染		
S37.100		输尿管损伤		
T81.214		输尿管损伤，操作中		
N28.833		输尿管息肉		
N13.504		输尿管狭窄		
N13.605		输尿管狭窄伴有感染		
N28.834		输尿管炎		
N82.102		输尿管阴道瘘		
D09.103		输尿管原位癌		
N99.806		输尿管造口狭窄		
Z93.602		输尿管造术状态		
R93.404		输尿管占位性病变		
T83.101		输尿管支架断裂		
T83.103		输尿管支架管阻塞		
T83.102		输尿管支架移位		
N28.835		输尿管直肠瘘		
D41.201		输尿管肿瘤		
N28.902		输尿管肿物		
N28.838		输尿管周围炎		
N80.804		输尿管子宫内膜异位症		
K91.836		输入袢综合征		输入袢综合征（afferent loop syndrome）系指 Billroth Ⅱ 式胃切除术、结肠前吻合术后，因输入袢发生梗阻引起胆汁或胰液的淤滞。有急性、慢性梗阻两种类型，前者多为完全性梗阻，后者为可复性、部分梗阻。查：综合征-输入性肠袢梗阻 NEC K91.8
T80.903		输血反应		
B19.901		输血后肝炎		
B16.903		输血后乙型病毒性肝炎		
T80.901		输液反应		
T80.202		输液后感染		
T80.900		输注、输血和治疗性注射后的并发症		

主要编码	附加编码	疾 病 名 称	别 名	备 注
T80.200		输注、输血和治疗性注射后的感染		
T80.000		输注、输血和治疗性注射后的空气栓塞		
T80.800		输注、输血和治疗性注射后的其他并发症		
T80.100		输注、输血和治疗性注射后的血管并发症		
Z45.100		输注泵的调整和管理		
T82.812		输注泵植入疼痛		
T80.201		输注后败血症		
Z22.102		鼠伤寒带菌者		
A02.004		鼠伤寒沙门菌肠炎	鼠伤寒	
A25.900		鼠咬热		
A20.900		鼠疫		
A20.800		鼠疫，其他形式的		
	Y58.300	鼠疫疫苗的有害效应		
Z29.101		术后免疫治疗		
I45.401		束支传导阻滞		
M20.508		竖起趾		
R54.x00		衰老		
I63.401		栓塞性偏瘫		血栓性是指血栓形成，栓塞性是指栓子性，两者编码有区别
Q64.707		双膀胱		
T05.200		双臂创伤性切断［任何水平］		
Q36.004		双侧 I 度唇裂		
Q36.005		双侧 II 度唇裂		
Q36.006		双侧 III 度唇裂		
Q36.003		双侧不完全唇裂		
Q35.101		双侧部分硬腭裂		
H90.000		双侧传导性听觉丧失		
Q36.000		双侧唇裂		
M18.200		双侧第一腕掌关节的创伤后关节病		
M18.000		双侧第一腕掌关节的原发性关节病		
M18.400		双侧第一腕掌关节其他的继发性关节病		

主要编码	附加编码	疾 病 名 称	别 名	备 注
K40.204		双侧腹股沟疝（一侧直疝、一侧斜疝）		
K40.000		双侧腹股沟疝，伴有梗阻，不伴有坏疽		
K40.100		双侧腹股沟疝，伴有坏疽		
K40.200		双侧腹股沟疝，不伴有梗阻或坏疽		
K40.201		双侧腹股沟斜疝		
K40.001		双侧腹股沟斜疝伴梗阻		
K40.101		双侧腹股沟斜疝伴坏死		
K40.202		双侧腹股沟直疝		
K40.002		双侧腹股沟直疝伴梗阻		
K40.102		双侧腹股沟直疝伴坏死		
Q53.201		双侧腹腔型隐睾		
H90.300		双侧感音神经性听觉丧失		
Q53.200		双侧睾丸未降		
K41.000		双侧股疝，伴有梗阻，不伴有坏疽		
K41.100		双侧股疝，伴有坏疽		
K41.200		双侧股疝，不伴有梗阻或坏疽		
K40.203		双侧滑动性腹股沟斜疝		
Q36.002		双侧混合型唇裂		
H90.600		双侧混合性传导性和感音神经性听觉丧失		
Z90.705		双侧卵巢切除术后状态		
Q60.400		双侧肾发育不全		
Q60.100		双侧肾缺如		
G80.301		双侧手足徐动症		
Z90.707		双侧输卵管卵巢切除术后状态		
Q36.001		双侧完全唇裂		
Q35.901		双侧完全性腭裂		
N27.100		双侧小肾		
I45.200		双分支传导阻滞		
S82.802		双踝骨折		
Q51.300		双角子宫		
Q43.402		双阑尾		
Z37.202		双卵双胎活产		
Q64.702		双尿道		

主要编码	附加编码	疾 病 名 称	别 名	备 注
Q64.703		双尿道口		
Q20.802		双腔心		
Q20.400		双入口心室		
Z89.300		双上肢［任何水平］后天性缺失		
G83.000		双上肢瘫		
Q63.002		双肾双肾盂		
Q62.501		双肾盂双输尿管		
K00.201		双生牙		
T05.000		双手创伤性切断		
Z37.200		双胎，均为活产		
Z37.400		双胎，均为死产		
Z38.500		双胎，未特指出生地点		
Z37.301		双胎，一胎活产，一胎葡萄胎		
Z37.300		双胎，一为活产，一为死产		
Z38.300		双胎，在医院内出生		
Z38.400		双胎，在医院外出生		
P01.501		双胎儿		
O66.101		双胎交锁难产		若第一胎儿为臀先露、第二胎儿为头先露，分娩时第一胎儿头部尚未娩出，第二胎儿的头部已降入骨盆腔内，两个胎头的颈交锁在一起，称胎头交锁。查：分娩（单胎）（对母亲）-梗阻性--被或由于---双胎交锁　O66.1
O66.100		双胎交锁引起的梗阻性分娩		
O69.209		双胎脐带缠绕		
O30.000		双胎妊娠		
O31.201		双胎妊娠一胎宫内死亡		
O43.001		双胎输血综合征		
P50.500		双胎之另一胎儿的脐带断端所致的胎儿失血		
K07.102		双突颌畸形	双颌前突	
Z89.700		双下肢后天性缺失［任何水平，除外仅趾］		
F31.802		双相情感障碍，快速循环型		
F31.200		双相情感障碍，目前为伴有精神病性症状的躁狂发作		
F31.500		双相情感障碍，目前为伴有精神病性症状的重度抑郁发作		

主要编码	附加编码	疾 病 名 称	别 名	备 注
F31.100		双相情感障碍，目前为不伴有精神病性症状的躁狂发作		
F31.400		双相情感障碍，目前为不伴有精神病性症状的重度抑郁发作		
F31.700		双相情感障碍，目前为缓解状态		
F31.600		双相情感障碍，目前为混合性发作		
F31.300		双相情感障碍，目前为轻度或中度抑郁发作		
F31.000		双相情感障碍，目前为轻躁狂发作		
F31.301		双相情感障碍，目前为中度抑郁发作		
F31.800		双相情感障碍，其他的		
F31.900		双相情感障碍，未特指		
F31.901		双相情感障碍Ⅰ型		
T05.500		双小腿创伤性切断〔任何水平〕		
H53.300		双眼视力的其他疾患		
H51.900		双眼运动疾患		
H51.800		双眼运动疾患，其他特指的		
O43.107		双叶胎盘		
Q52.100		双阴道		
D57.200		双杂合镰状细胞形成疾患		
F64.100		双重异装症		
Q51.200		双子宫，其他的		
Q51.100		双子宫伴有双宫颈和双阴道		
T05.300		双足创伤性切断		
B01.800		水痘伴有其他并发症		
B01.900		水痘不伴有并发症		
B01.200†	J17.1*	水痘肺炎		
B01.801		水痘肝炎		
B01.000†	G02.0*	水痘脑膜炎		
B01.100†	G05.1*	水痘脑炎		
L23.501		水泥变应性接触性皮炎		
J63.802		水泥尘肺		
	X54.x00	水缺乏		

主要编码	附加编码	疾 病 名 称	别 名	备 注
	V94. x00	水上运输事故，其他的		
	Y45. 100	水杨酸盐类的有害效应		
T39. 000		水杨酸盐类中毒		
E87. 701		水中毒		
R60. 900		水肿		
M86. 804		水肿性波特瘤		
F51. 400		睡惊症［夜惊症］		
G47. 300		睡眠呼吸暂停		
G47. 200		睡眠-觉醒节律障碍		
G47. 900		睡眠障碍		
G47. 800		睡眠障碍，其他的		
F51. 300		睡行症［夜游症］		
R41. 100		顺行性遗忘		
R96. 000		瞬间死亡		
B74. 900		丝虫病		
B74. 800		丝虫病，其他的		
B74. 901		丝虫病性乳糜尿		
B74. 902		丝虫性象皮病		
H16. 103		丝状角膜炎		
L13. 101		斯内登-威尔金森病	Sneddon-Wilkison 病、角质层下小脓疱性皮肤病	角层下脓疱性皮肤病是一种慢性良性复发性脓疱性皮肤病，中年妇女多见，病理变化为角层下脓疱，1956 年由 Sneddon 和 Wilkinson 等首先报道。本病与祖国医学文献中记载的"登豆疮"相类似。查：斯内登-威尔金森病或综合征［角质层下小脓疱性皮炎］ L13.1
Q85. 805		斯特奇-卡利舍-韦伯综合征		
R99. x01		死亡		
R96. 100		死亡发生于症状起始后 24 小时以内，另无解释		
	Y40. 400	四环素类的有害效应		
T36. 400		四环素类中毒		
T53. 000		四氯化碳的毒性效应		
T53. 300		四氯乙烯的毒性效应		
O30. 200		四胎妊娠		
S76. 100		四头肌和肌腱损伤		
M21. 700		四肢（后天性）长度不等		
Q74. 800		四肢的其他特指先天性畸形		

主要编码	附加编码	疾 病 名 称	别 名	备 注
I70.200		四肢动脉的动脉粥样硬化		
I74.401		四肢动脉栓塞		
I74.400		四肢动脉栓塞和血栓形成		
I74.402		四肢动脉血栓形成		
Q73.100		四肢短肢〔海豹肢畸形〕		
C40.900		四肢骨和关节软骨恶性肿瘤		
C40.800		四肢骨和关节软骨交搭跨越恶性肿瘤的损害		
C40.901		四肢关节软骨恶性肿瘤		
M21.900		四肢后天性变形		
Z89.900		四肢后天性缺失		
L72.905		四肢囊肿		
D17.200		四肢皮肤和皮下组织良性脂肪瘤样肿瘤		
C79.205		四肢皮肤继发恶性肿瘤		
L72.104		四肢皮脂腺囊肿		
Q73.800		四肢其他短小缺陷		
M21.800		四肢其他特指的后天性变形		
G82.500		四肢瘫痪		
Q74.900		四肢先天性畸形		
Q73.000		四肢先天性缺如		
G82.000		松弛性截瘫		
G81.000		松弛性偏瘫		
G82.300		松弛性四肢瘫痪		
D44.500		松果体动态未定或动态未知的肿瘤		
C75.300		松果体恶性肿瘤		
E34.802		松果体功能障碍		
D35.400		松果体良性肿瘤		
E34.801		松果体囊肿		
E34.805		松果体区肿物		
D44.501		松果体肿瘤		
L24.801		松毛虫皮炎		
L24.206		松脂刺激性接触性皮炎		
A03.300		宋内志贺菌引起的细菌性痢疾		
R48.000		诵读困难和失读（症）		
T42.302		速可眠中毒	司可巴比妥中毒	

主要编码	附加编码	疾 病 名 称	别 名	备 注
L70. 202		粟粒坏死性痤疮		
A19. 900		粟粒型结核		
A19. 800		粟粒型结核，其他的		
L23. 502		塑料变应性接触性皮炎		
T17. 501		塑型性支气管炎		
	Y43. 500	酸化和碱化剂的有害效应		
L24. 504		酸类刺激性接触性皮炎		
E83. 302		酸性磷酸酶缺乏		
T54. 202		酸性物质中毒		
E87. 200		酸中毒		
I22. 900		随后性心肌梗死		
I22. 800		随后性心肌梗死，其他部位的		
Z09. 900		随诊检查，其他的情况治疗后的		
Z09. 700		随诊检查，其他情况的联合治疗后的		
Z09. 800		随诊检查，其他情况的其他治疗后的		
Z09. 100		随诊检查，其他情况放射治疗后的		
Z09. 200		随诊检查，其他情况化学治疗后的		
Z09. 000		随诊检查，其他情况手术后的		
Z48. 800		随诊医疗，其他特指手术的		
Q61. 500		髓部囊性肾		
M51. 102†	G55. 1*	髓核疝性神经炎		
C90. 200		髓外浆细胞瘤		
D61. 908		髓性再生不良		查：发育不全（症）－骨髓（髓样）D61.9
C92. 900		髓样白血病		
C92. 700		髓样白血病，其他的		
	M98980/3	髓样白血病伴唐氏综合征		
	M99670/3	髓样和淋巴样肿瘤，FGFR1		
	M99650/3	髓样和淋巴样肿瘤，伴PDGFRA重排		
C92. 300		髓样肉瘤		
	M99660/3	髓样肿瘤伴PDGFRB重排		
Q61. 501		髓质海绵肾		

主要编码	附加编码	疾　病　名　称	别　名	备　注
T14.900		损伤		
Z91.601		损伤个人史		
T94.100		损伤后遗症		
K83.804		缩窄性十二指肠乳头炎		缩窄性十二指肠乳头炎是 Oddi 括约肌狭窄和法特乳头炎的总称，其病因多样化，与胆石症、胆道寄生虫、胆管炎、胰腺炎等有关。查：病－胆总管－－特指的 NEC K83.8
I42.501		缩窄性心肌病		
Q87.302		索托斯综合征	Sotos 综合征	
S42.700		锁骨、肩胛骨和肱骨多处骨折		
D48.006		锁骨动态未定肿瘤		
M86.901		锁骨骨髓炎		
S42.000		锁骨骨折		
Q74.002		锁骨颅骨发育不良		
C77.007		锁骨上淋巴结继发恶性肿瘤		
A18.206		锁骨上淋巴结结核		
R59.007		锁骨上淋巴结肿大		
I77.005		锁骨下动静脉瘘		
I74.801		锁骨下动脉闭塞		
G45.801		锁骨下动脉盗血综合征		
I72.805		锁骨下动脉假性动脉瘤		
I72.804		锁骨下动脉瘤		
S25.101		锁骨下动脉损伤		
I77.102		锁骨下动脉狭窄		
I74.802		锁骨下动脉血栓形成		
I70.804		锁骨下动脉粥样硬化		
E04.904		锁骨下甲状腺肿		
S25.301		锁骨下静脉损伤		
I82.803		锁骨下静脉血栓形成		
C77.302		锁骨下淋巴结继发恶性肿瘤		
D48.007		锁骨肿瘤		
M89.901		锁骨肿物		
T56.801		铊中毒		
	W77.x00	塌方、坠落土块和其他物质引起对呼吸的威胁		
O36.801		胎动减少		

主要编码	附加编码	疾 病 名 称	别 名	备 注
O35.201		胎儿 α 地中海贫血	海洋性贫血	地中海贫血是一组由于遗传性的原因，导致构成血红蛋白的珠蛋白链的合成受到部分或完全抑制而引起的溶血性疾病。地中海贫血中最常见的类型是 α 地中海贫血和 β 地中海贫血。α 地中海贫血是由于构成血红蛋白的 α 珠蛋白基因的缺失或功能缺陷而导致 α 珠蛋白链合成障碍所引起的一组溶血性贫血。查：妊娠（单胎）（子宫）-影响处理，由于--胎儿（可疑的）---遗传性疾病　O35.2
O35.202		胎儿 β 地中海贫血		
O35.002		胎儿侧脑室增宽		
O35.801		胎儿唇腭裂		
O35.802		胎儿单脐动脉		一般情况下，胎儿的脐带血管有 2 条脐动脉，1 条脐静脉。而胎儿只有 1 条脐动脉，叫作单脐动脉。一般认为，单脐动脉是胎儿异常发育的标记之一，不过，仅仅只有单脐动脉一个标记，不提示胎儿发育异常，也不提示胎儿染色体异常。查：妊娠（单胎）（子宫）-影响处理，由于--胎儿（可疑的）---异常或损害----特指的 NEC　O35.8
O66.300		胎儿的其他异常引起的梗阻性分娩		
O35.803		胎儿耳畸形		
O35.804		胎儿肺畸形		
O35.805		胎儿腹裂		
O35.806		胎儿腹腔囊肿		
O35.807		胎儿腹水		
O35.808		胎儿肝占位		
O35.809		胎儿膈疝		
P60.x00		胎儿和新生儿播散性血管内凝血		
P53.x00		胎儿和新生儿出血性疾病		
P52.400		胎儿和新生儿大脑内（非创伤性）出血		
P55.100		胎儿和新生儿的 ABO 同种免疫		
P55.000		胎儿和新生儿的 Rh 同种免疫		
P77.x00		胎儿和新生儿的坏死性小肠结肠炎		
P52.900		胎儿和新生儿的颅内（非创伤性）出血		

主要编码	附加编码	疾病名称	别名	备注
P52.300		胎儿和新生儿的脑室内（非创伤性）出血		
P70.800		胎儿和新生儿的其他暂时性碳水化合物代谢疾患		
P55.900		胎儿和新生儿的溶血性疾病		
P70.900		胎儿和新生儿的暂时性碳水化合物代谢疾患		
P52.000		胎儿和新生儿脑室内（非创伤性）出血，Ⅰ度		
P52.100		胎儿和新生儿脑室内（非创伤性）出血，Ⅱ度		
P52.200		胎儿和新生儿脑室内（非创伤性）出血，Ⅲ度		
P55.800		胎儿和新生儿其他的溶血性疾病		
P52.800		胎儿和新生儿其他颅内（非创伤性）出血		
P03.900		胎儿和新生儿受产程和分娩并发症的影响		
P03.800		胎儿和新生儿受产程和分娩的其他特指并发症的影响		
P03.100		胎儿和新生儿受产程和分娩中其他先露异常、胎位异常和（胎盆）不称的影响		
P01.700		胎儿和新生儿受产程开始前先露异常的影响	面先露分娩新生儿	
P03.200		胎儿和新生儿受产钳术的影响		
P01.500		胎儿和新生儿受多胎妊娠的影响		
P01.000		胎儿和新生儿受宫颈功能不全的影响		
P03.500		胎儿和新生儿受急产的影响		
P04.600		胎儿和新生儿受母体暴露于环境中化学物质的影响		
P00.200		胎儿和新生儿受母体传染病和寄生虫病的影响		
P00.701		胎儿和新生儿受母体放射性照射影响		
P00.000		胎儿和新生儿受母体高血压疾患的影响		
P04.800		胎儿和新生儿受母体内其他有害物质的影响		

主要编码	附加编码	疾 病 名 称	别 名	备 注
P04.900		胎儿和新生儿受母体内有害物质的影响		
P00.800		胎儿和新生儿受母体其他情况的影响		
P01.800		胎儿和新生儿受母体其他妊娠并发症的影响		
P00.300		胎儿和新生儿受母体其他循环和呼吸疾病的影响		
P04.100		胎儿和新生儿受母体其他药物的影响		
P00.700		胎儿和新生儿受母体其他医疗操作的影响，不可归类在他处者		
P00.900		胎儿和新生儿受母体情况的影响		
P01.900		胎儿和新生儿受母体妊娠并发症的影响		
P00.100		胎儿和新生儿受母体肾和泌尿道疾病的影响		
P04.300		胎儿和新生儿受母体使用酒精的影响		
P04.200		胎儿和新生儿受母体使用烟草的影响		
P04.500		胎儿和新生儿受母体使用营养性、化学性物质的影响		
P00.600		胎儿和新生儿受母体手术操作的影响		
P01.600		胎儿和新生儿受母体死亡的影响		
P00.500		胎儿和新生儿受母体损伤的影响		
P04.400		胎儿和新生儿受母体药瘾的影响		
P00.400		胎儿和新生儿受母体营养性疾患的影响		
P04.000		胎儿和新生儿受母体在妊娠、产程和分娩中的感觉丧失和痛觉缺失的影响		
P03.400		胎儿和新生儿受剖宫产术的影响		
P02.600		胎儿和新生儿受脐带其他情况的影响		

主要编码	附加编码	疾 病 名 称	别 名	备 注
P02.500		胎儿和新生儿受脐带其他压迫的影响		
P02.400		胎儿和新生儿受脐带脱垂的影响		
P02.000		胎儿和新生儿受前置胎盘的影响	母体前置胎盘新生儿	
P02.800		胎儿和新生儿受胎膜其他异常的影响		
P02.900		胎儿和新生儿受胎膜异常的影响		
P01.100		胎儿和新生儿受胎膜早破的影响	母体胎膜早破新生儿	
P02.100		胎儿和新生儿受胎盘剥离和出血的其他形式的影响		
P02.200		胎儿和新生儿受胎盘其他形态和功能异常的影响		
P02.300		胎儿和新生儿受胎盘输血综合征的影响		
P03.000		胎儿和新生儿受臀位分娩和胎臀牵引术的影响		
P01.300		胎儿和新生儿受羊水过多的影响	母体羊水过多新生儿	
P01.200		胎儿和新生儿受羊水过少的影响	母体羊水过少新生儿	
P01.400		胎儿和新生儿受异位妊娠的影响腹腔妊娠		
P03.300		胎儿和新生儿受真空吸引器［吸杯］分娩的影响		
P03.600		胎儿和新生儿受子宫收缩异常的影响		
P52.600		胎儿和新生儿小脑（非创伤性）和后颅凹出血		
P93.x00		胎儿和新生儿用药引起的反应和中毒		
P52.500		胎儿和新生儿蛛网膜下（非创伤性）出血		
O35.203		胎儿亨廷顿舞蹈病		亨廷顿舞蹈症是一种家族显性遗传性疾病。患者由于基因突变或者第四对染色体内脱氧核糖核酸（DNA）基质之CAG三核甘酸重复序列过度扩张，造成脑部神经细胞持续退化，机体细胞错误地制造一种名为"亨廷顿蛋白质"的有害物质。查：妊娠（单胎）（子宫）-影响处理，由于--胎儿（可疑的）---遗传性疾病O35.2

主要编码	附加编码	疾 病 名 称	别 名	备 注
Z36.201		胎儿肌肉活检		
O35.003		胎儿脊柱裂		
O35.810		胎儿颈部囊性淋巴管瘤		
Z36.802		胎儿镜检查		
Q86.000		胎儿酒精综合征（畸形的）		
O35.204		胎儿克拉伯病	婴儿家族性弥散性硬化、Krabbe病	克拉伯病，由丹麦儿科医师 Krabbe 于 1916 年首先报道。依据其临床特点，亦称为婴儿家族性弥漫性硬化，克拉伯病为常染色体隐性遗传代谢性疾病，突变基因位于 14p。克拉伯病的基因缺陷引起半乳糖脑苷-β-半乳糖苷酶缺乏，是导致主要累及脑白质的遗传代谢性疾病。本病预后极差，婴儿型患者常于 1 岁之内病故。晚发者可生存至 10 岁左右
O35.811		胎儿联体双胎畸形		
O43.002		胎儿母体输血综合征		胎儿母体输血综合征（fetomaternal hemor-rhage，FMH）指因某种原因胎儿血液通过胎盘时发生出血，其血液通过绒毛间隙进入母体血循环，引起胎儿贫血或母体溶血性输血反应的一组症候群
O35.004		胎儿脑发育异常		
O35.005		胎儿脑积水		
O35.006		胎儿脑脊膜膨出		
O35.007		胎儿脑囊肿		
O35.812		胎儿尿道下裂		
Z36.202		胎儿皮肤活检		
O35.813		胎儿皮下组织增厚		
O35.814		胎儿脐膨出		
O35.815		胎儿脐血流异常		
O35.101		胎儿染色体异常		
O35.816		胎儿软骨畸形		
O35.008		胎儿神经管缺陷		
O35.817		胎儿肾畸形		
O36.503		胎儿生长发育迟缓		
P05.900		胎儿生长缓慢	胎儿宫内生长迟缓	
P50.900		胎儿失血		
P50.800		胎儿失血，其他的		
P61.300		胎儿失血所致的先天性贫血		
P02.700		胎儿受绒（毛）膜羊膜炎的影响		

主要编码	附加编码	疾 病 名 称	别 名	备 注
O36.201		胎儿水肿		
P83.302		胎儿水肿		
P95.x00		胎儿死亡		
O35.701		胎儿损害由于子宫内避孕器妊娠		
O35.009		胎儿无脑畸形		
O35.102		胎儿先天愚型		先天愚型是染色体的异常。O34 和 O35 两个类目的编码首先要确定疾病的性质，然后在卷一中确定其编码的亚目
O35.818		胎儿消化道闭锁		
O36.303		胎儿心律异常		
O35.819		胎儿心脏畸形		
O35.820		胎儿胸腔积液		
O35.205		胎儿血友病		
O35.821		胎儿眼附器畸形		
P39.200		胎儿羊膜腔内感染，不可归类在他处者		
O35.206		胎儿遗传性疾病		
Q86.100		胎儿乙内酰脲综合征		
P05.200		胎儿营养不良		
O35.822		胎儿幽门梗阻		
O35.823		胎儿肢体畸形		
P76.000		胎粪堵塞综合征		
E84.101†	P75*	胎粪性肠梗阻		
P78.002		胎粪性腹膜炎		
Q82.505		胎记		
D26.702		胎膜良性肿瘤		
O41.101		胎膜炎		
O42.900		胎膜早破		
O42.200		胎膜早破，由于治疗而使产程延迟		
O42.100		胎膜早破，在 24 小时以后产程开始		
O42.000		胎膜早破，在 24 小时之内产程开始		
O72.201		胎膜滞留伴出血		
O73.101		胎膜滞留不伴出血	胎膜部分残留	
O46.801		胎盘边缘血窦破裂		

主要编码	附加编码	疾 病 名 称	别 名	备 注
D39.200		胎盘动态未定或动态未知的肿瘤		
C58.x00		胎盘恶性肿瘤		
O43.801		胎盘梗死		
O43.803		胎盘功能障碍		
O43.802		胎盘坏死		
O43.100		胎盘畸形		
O43.900		胎盘疾患		
O43.800		胎盘疾患，其他的		
O43.806		胎盘老化		
D26.701		胎盘良性肿瘤		
O43.109		胎盘囊肿		
O43.807		胎盘囊肿		
O43.000		胎盘输血综合征		
P50.200		胎盘所致的胎儿失血		
O43.804		胎盘纤维化		
O43.110		胎盘血管瘤		
O43.805		胎盘血肿		
O41.102		胎盘炎		
O45.001		胎盘早剥伴播散性血管内凝血		
O45.900		胎盘早期剥离		
O45.800		胎盘早期剥离，其他的		
O45.000		胎盘早期剥离伴有凝血缺陷		
O72.001		胎盘粘连伴出血		
O72.002		胎盘滞留伴出血		
O73.102		胎盘滞留不伴出血	胎盘部分残留	
O73.000		胎盘滞留不伴有出血		
D39.201		胎盘肿瘤		
O65.400		胎盆不称引起的梗阻性分娩		
O36.401		胎死宫内		
O64.000		胎头旋转不全引起的梗阻性分娩		
O83.000		胎臀牵引术		
O64.800		胎位不正和先露异常引起的梗阻性分娩，其他的		
O64.900		胎位不正和先露异常引起的梗阻性分娩		
L28.003		苔藓		

主要编码	附加编码	疾 病 名 称	别 名	备 注
L28.002		苔藓样皮炎		
L43.200		苔藓样药物反应		
N48.807		泰森腺囊肿		
R63.200		贪食		
R09.300		痰异常		
J63.803		炭黑尘肺		
A22.900		炭疽		
A22.800		炭疽，其他形式的		
A22.801†	G01*	炭疽脑膜炎		
A22.700		炭疽性败血症		
E74.900		碳水化合物代谢紊乱		
E74.800		碳水化合物代谢紊乱，其他特指的		
K90.403		碳水化合物吸收不良		
T50.200		碳酸脱水酶抑制剂、苯并噻二嗪类和其他利尿剂中毒		
	Y54.200	碳酸脱水酶抑制剂的有害效应		
O28.502		唐氏筛查高风险		唐氏筛查是一种通过抽取孕妇血清，检测母体血清中甲型胎儿蛋白、绒毛促性腺激素和游离雌三醇的浓度，并结合孕妇的预产期、体重、年龄、体重和采血时的孕周等，计算生出先天缺陷胎儿的危险系数的检测方法。唐氏综合征又叫做21三体综合征、先天愚型，是指患者的第21对染色体比正常人多出一条（正常人为一对），是最常见的染色体非整倍体疾病。查：异常的-所见--产前筛选，母亲---染色体NEC O28.5
Q90.900		唐氏综合征[先天愚型]	21三体综合征	
Z82.701		唐氏综合征家族史		
	Y42.000	糖（肾上腺）皮质激素类及其合成的类似物的有害效应		
T38.000		糖[肾上腺]皮质激素类及其合成的类似物中毒		
E76.900		糖胺聚糖代谢紊乱		
E76.800		糖胺聚糖代谢紊乱，其他的		
E74.901		糖代谢紊乱		
E77.900		糖蛋白代谢紊乱		
E77.800		糖蛋白代谢紊乱，其他的		
E77.100		糖蛋白递降分解缺陷		
D55.200		糖酵解酶代谢紊乱性贫血		
R81.x00		糖尿		

主要编码	附加编码	疾 病 名 称	别 名	备 注
E13.800		糖尿病伴并发症，其他特指的		
E14.800		糖尿病伴有并发症		
E14.700		糖尿病伴有多个并发症		
E13.700		糖尿病伴有多个并发症，其他特指的		
E14.000		糖尿病伴有昏迷		所有糖尿病性的并发症需要指出糖尿病类型才能准确分类，如果不细分种类，会导致糖尿病分类过粗
E13.000		糖尿病伴有昏迷，其他特指的		
E14.600		糖尿病伴有其他特指的并发症		
E13.600		糖尿病伴有其他特指的并发症，其他特指的		
E14.400		糖尿病伴有神经的并发症		
E13.400		糖尿病伴有神经的并发症，其他特指的		
E14.200		糖尿病伴有肾的并发症		
E13.200		糖尿病伴有肾的并发症，其他特指的		
E14.100		糖尿病伴有酮症酸中毒		
E13.100		糖尿病伴有酮症酸中毒，其他特指的		
E14.300		糖尿病伴有眼的并发症		
E13.300		糖尿病伴有眼的并发症，其他特指的		
E14.500		糖尿病伴有周围循环并发症		
E13.500		糖尿病伴有周围循环并发症，其他特指的		
E14.900		糖尿病不伴有并发症		
E13.900		糖尿病不伴有并发症，其他特指的		
	G59.0*	糖尿病单一神经病变		
Z13.100		糖尿病的特殊筛查		
	G63.2*	糖尿病多发神经病变		
Z83.300		糖尿病家族史		
P70.100		糖尿病母亲的婴儿综合征		
R73.002		糖尿病前期		
	H36.0*	糖尿病视网膜病		
	H28.0*	糖尿病性白内障		
	M14.2*	糖尿病性关节病		
	N08.3*	糖尿病引起的肾小球疾患		
E24.801		糖皮质激素过度敏感综合征		

主要编码	附加编码	疾　病　名　称	别　名	备　注
E74.000		糖原贮积病		糖原贮积症（glycogen storage，GSD）为常染色体隐性遗传疾病，主要病因为先天性糖代谢酶缺陷所造成的糖原代谢障碍，其特征是组织糖原浓度异常和（或）糖原分子结构异常，分为肝型糖原生成病和肌型糖尿累积病两类。根据临床表现和生化特征，共分为13型，其中以I型GSD最为多见
E74.007†	G73.6*	糖原贮积症肌病		
B68.900		绦虫病		
B71.900		绦虫感染		
B71.800		绦虫感染，其他特指的		
Q20.101		陶-宾综合征		
J62.801		陶工尘肺		
K00.203		套叠齿		
O66.200		特大胎儿引起的梗阻性分娩		
P08.000		特大婴儿	巨大儿	
F40.200		特定的（孤立的）恐怖		
F81.200		特定性计算技能障碍		
F81.100		特定性拼写障碍		
F80.000		特定性言语构音障碍		
F81.000		特定性阅读障碍		
F82.x00		特定性运动功能发育障碍		
D47.300		特发性（出血性）血小板增多症		
I10.x00		特发性（原发性）高血压		
I95.000		特发性低血压		
G24.200		特发性非家族性张力失常		
J84.104		特发性肺间质纤维化		
M81.500		特发性骨质疏松		
M80.500		特发性骨质疏松伴有病理性骨折		
G40.502		特发性光敏性枕叶癫痫	光敏性癫痫	癫痫的临床类型及表现复杂多样。看电视诱发癫痫是反射性癫痫一种特殊类型，属于视觉反射性癫痫范畴。电视或电脑屏幕的闪烁类似脑电图检查中的闪光刺激试验，可引起癫痫患者某一部位神经元兴奋，从而引起癫痫发作称为光敏性癫痫，是最常见的反射性癫痫之一。查：癫痫-与下列原因有关--应激　G40.5
G24.102		特发性肌张力异常		
K85.000		特发性急性胰腺炎		
M41.200		特发性脊柱侧弯，其他的		

主要编码	附加编码	疾 病 名 称	别 名	备 注
G24.100		特发性家族性张力失常		
E20.000		特发性甲状旁腺功能减退症		
G60.300		特发性进行性神经病		
G24.400		特发性口面运动障碍		
K76.602		特发性门脉高压		
L90.401		特发性弥漫性皮肤萎缩		
G24.104		特发性扭转性肌张力障碍		
L90.300		特发性皮肤萎缩		
L50.100		特发性荨麻疹		
G40.303		特发性全面性癫痫		
E26.001		特发性醛固酮增多症		原发性醛固酮增多症（原醛症）是由于肾上腺皮质发生病变从而分泌过多的醛固酮，导致水钠潴留，血容量增多，肾素-血管紧张素系统的活性受抑制，临床表现为高血压、低血钾为主要特征的综合征。根据病因病理变化和生化特征，原醛症有五种类型：①肾上腺醛固酮腺瘤；②特发性醛固酮增多症；③糖皮质激素可抑制性醛固酮增多症；④原发性肾上腺皮质增生；⑤醛固酮生成腺癌。查：醛固酮过多症-原发性由于（双侧）肾上腺增生　E26.0
D72.102		特发性嗜酸性粒细胞增多症		
M10.000		特发性痛风		
M87.000		特发性无菌性骨坏死		
I48.x05		特发性心房颤动		
D69.300		特发性血小板减少性紫癜	免疫性血小板减少性紫癜，自身免疫性血小板减少性紫癜	
D75.200		特发性血小板增多症		
K03.201		特发性牙腐蚀		
D61.300		特发性再生障碍性贫血		
G25.000		特发性震颤		
K90.002		特发性脂肪痢		脂肪痢发生在幼儿者称小儿脂痢病，发生在成人则称为特发性脂痢。患者消瘦、营养不良、腹泻、呈脂肪便。本病病因可能与遗传有关的代谢异常及免疫因素有关。本病是麸质过敏性肠病，过敏原是麦胶蛋白。患者空肠黏膜上皮的绒毛及微绒毛呈明显萎缩，黏膜表面扁平。黏膜固有层显慢性炎性改变，有淋巴细胞、浆细胞，有时有嗜酸性粒细胞浸润。如患者饮食不含麸质类食物，则上述肠黏膜病变可以恢复。查：脂肪泻-特发性　K90.0

主要编码	附加编码	疾病名称	别名	备注
G90.000		特发性周围自主神经病		
O31.800		特发于多胎妊娠的其他并发症		
P83.300		特发于胎儿和新生儿的其他和未特指的水肿		
P83.800		特发于胎儿和新生儿体被的其他特指的情况		
P83.900		特发于胎儿和新生儿体被的情况		
P39.900		特发于围生期的感染		
P39.800		特发于围生期的其他特指感染		
K45.808		特赖茨窝上疝		
Q96.900		特纳综合征		
Q96.800		特纳综合征的其他变型		
R94.102		特殊感觉功能检查异常结果		
Z01.900		特殊检查		
Z01.800		特殊检查，其他特指的		
Z13.900		特殊筛查		
Z11.600		特殊筛查，其他原虫病和蠕虫病的		
Z12.900		特殊筛查，肿瘤的		
I42.904		特异性心肌病		
L20.900		特应性皮炎		
L20.800		特应性皮炎，其他的		
L20.803		特应性神经性皮炎		
M65.010		特指部位腱鞘脓肿		
G40.500		特指的癫痫综合征		
K74.601		特指肝硬化		
S02.810		特指开放性颅骨和面骨骨折		
T65.501		特指硝酸及酯类毒性效应		
R52.900		疼痛		
M62.822		疼痛性肌痉挛综合征	Satoyoshi 综合征	
E88.202		疼痛性脂肪过多症		
O60.100		提前自然临产伴有早产		
O60.200		提前自然临产伴有足月产		
Q84.800		体被的其他特指先天性畸形		
Q84.900		体被先天性畸形		
F20.801		体感异常性精神分裂症		
B85.100		体虱引起的虱病		

主要编码	附加编码	疾 病 名 称	别 名	备 注
Z49.100		体外透析		
I95.101		体位性低血压		
M70.901		体位性劳损		
B35.400		体癣		
E87.700		体液过多		
R60.901		体液潴留		
Z10.300		体育比赛队的常规一般性健康查体		
E34.400		体质性高身材		
D61.000		体质性再生障碍性贫血		
B03.x00		天花		世界卫生组织宣布于 1980 年已消灭天花。此码放在常见疾病中仅以示重视
B94.802		天花后遗症		
Z20.802		天花接触者		
L10.900		天疱疮		
L10.800		天疱疮，其他特指的		
	Y44.600	天然血液和血液制品的有害效应		
Q93.501		天使综合征	安格曼综合征	安格曼综合征　Q93.5
L44.200		条纹状苔藓		
E83.100		铁代谢紊乱		
J63.100		铁矾土纤维化（肺的）		
T45.400		铁及其化合物中毒		
D64.300		铁粒幼细胞贫血，其他的		
	V81.900	铁路事故中火车或铁路车辆乘员的损伤		
	V81.800	铁路事故中火车或铁路车辆乘员的损伤，其他特指的		
E61.100		铁缺乏		
L81.801		铁色素沉着		
	Y44.000	铁制剂和其他抗血红蛋白过少性贫血制剂的有害效应		
H74.200		听骨不连续性和脱位		
H74.201		听骨链中断		查：不连续性，听骨　H74.2
H74.300		听骨其他后天性异常		
Z46.201		听觉代替装置		安装-装置--代替---听觉　Z46.2
H91.900		听觉丧失		
H91.800		听觉丧失，其他特指的		

主要编码	附加编码	疾　病　名　称	别　名	备　注
H93.200		听觉异常，其他特指的		
Z01.102		听力检查		
C72.400		听神经恶性肿瘤		
H93.300		听神经疾患		
D33.308		听神经良性肿瘤		
S04.600		听神经损伤		
H93.301		听神经炎		
Q16.300		听小骨先天性畸形		
F98.800		通常在童年和青少年期发病的其他特指的行为和情绪障碍		
F98.900		通常在童年和青少年期发病的行为和情绪障碍		
T98.000		通过自然腔口进入的异物效应的后遗症		
R94.201		通气功能障碍		
R06.400		通气过度		
F93.300		同胞竞争障碍		
O81.500		同时借助产钳和真空吸引器分娩		
H51.000		同向性注视麻痹		
G37.500		同心性硬化［鲍洛］		
Z84.300		同血缘家族史		
Q96.300		同源嵌合体，45,X/46,XX 或 XY，特纳综合征		
Q96.400		同源嵌合体，45,X/其他细胞系，伴有异常的性染色体，特纳综合征		
Q97.200		同源嵌合体，细胞系伴有不同数量的 X 染色体		
P57.000		同种免疫引起的核黄疸		
P56.000		同种免疫引起的胎儿水肿		
E83.000		铜代谢紊乱		
T56.400		铜及其化合物的毒性效应		
A41.502		铜绿假单胞菌败血症	绿脓杆菌败血症	铜绿假单胞菌为革兰阴性杆菌，故查：败血症-革兰阴性（病原体）　A41.5
A04.802		铜绿假单胞菌肠炎	绿脓杆菌肠炎	
A49.814		铜绿假单胞菌感染		
J15.101		铜绿假单胞菌性肺炎	绿脓杆菌性肺炎	绿脓杆菌（p. aeruginosa）或称铜绿色假单胞菌，能引起化脓性病变。感染后因脓汁和渗出液等病料呈绿色，故名绿脓杆菌（p. aeruginosa）属假单胞菌属

主要编码	附加编码	疾 病 名 称	别　　名	备　　注
E61.000		铜缺乏		
T56.401		铜中毒		
F94.100		童年反应性依恋障碍		
F84.000		童年孤独症		
F93.100		童年恐怖性焦虑障碍		
F93.000		童年离别焦虑障碍		
F64.200		童年期性身份障碍		
F94.800		童年其他社会功能障碍		
F93.900		童年情绪障碍		
F93.800		童年情绪障碍，其他特指的		
F94.900		童年社会功能障碍		
F93.200		童年社交性焦虑障碍		
Z13.400		童年时某些发育障碍的特殊筛查		
F94.200		童年脱抑制性依恋障碍		
F84.300		童年瓦解性障碍，其他的		
T52.400		酮类的毒性效应		
R82.401		酮尿		
E88.802		酮症		当胰岛素依赖型糖尿病患者胰岛素治疗中断或剂量不足，非胰岛素依赖型糖尿病人遭受各种应激时，糖尿病代谢紊乱加重，脂肪分解加快，酮体生成增多超过利用而积聚时，血中酮体堆积，称为酮血症，其临床表现称为酮症。查：酮病　E88.8
H21.402		瞳孔闭合		
H21.401		瞳孔闭锁		
H57.000		瞳孔功能异常		
H21.504		瞳孔后粘连		
H52.501		瞳孔括约肌麻痹		
H21.400		瞳孔膜		
H57.002		瞳孔散大		
H57.001		瞳孔缩小		
H21.505		瞳孔移位		
M95.404		桶状胸		
M10.900		痛风		
M10.903		痛风结节	痛风石	在痛风患者的发病过程中，会出现一种坚硬如石的结节，称为痛风石。这种尿酸钠结晶沉积于软组织，引起慢性炎症及纤维组织增生形成的结节肿。痛风石最常见于

主要编码	附加编码	疾 病 名 称	别 名	备 注
				耳轮，亦多见于踇趾的第一跖趾关节、指、腕、肘及膝关节等处，少数患者可出现在鼻软骨、舌、声带、眼睑、主动脉、心瓣膜和心肌。在关节附近的骨骼中侵入骨质，形成骨骼畸形，或使骨质遭受损毁。这种痛风结节也可在关节附近的滑囊膜、腱鞘与软骨内发现。查：痛风（性）-痛风石性 NEC M10.9。国标库误将指关节痛风结节归类于 M10.006 中。现合并于此编码
M10.901		痛风体质		
M10.002		痛风性关节炎		
M10.003		痛风性滑囊炎		
M10.005†	N22.8*	痛风性肾结石		
N94.600		痛经		
T39.801		痛可宁中毒		
L90.504		痛性瘢痕		
R07.101		痛性呼吸		
R25.201		痛性肌痉挛		
R25.200		痛性痉挛和痉挛		
R30.900		痛性排尿		
M89.000		痛性神经营养不良		
H49.807		痛性眼肌麻痹	Tolosa-Hunt 综合征，托洛萨－亨特综合征	痛性眼肌麻痹综合征是发生在海绵窦、眶上裂的非特异性炎症，为大量淋巴细胞、浆细胞和成纤维细胞为主组成的肉芽肿样病变，引起某些脑神经（动眼神经、滑车神经、展神经、三叉神经第 1、2 支）受压和颈内动脉狭窄。以头痛及眼肌麻痹为主要表现，可以缓解和复发，易与海绵窦附近病变混淆。考虑是病毒感染性眶上裂炎症所致，疼痛是因为累及三叉神经。查：眼肌麻痹-外 NEC　H49.8
C76.000		头、面和颈部恶性肿瘤		
D21.000		头、面和颈部结缔组织和其他软组织的良性肿瘤		
C49.000		头、面和颈部结缔组织和软组织恶性肿瘤		
C77.000		头、面和颈部淋巴结继发性的恶性肿瘤		
D17.000		头、面和颈部皮肤和皮下组织良性脂肪瘤样肿瘤		
C47.000		头、面和颈部周围神经恶性肿瘤		

主要编码	附加编码	疾 病 名 称	别 名	备 注
	Y40.100	头孢菌素和其他 β 内酰胺类抗生素的有害效应		
T36.100		头孢菌素和其他 β 内酰胺类抗生素中毒		
T36.101		头孢类抗菌素中毒		
S08.900		头部的创伤性切断		
R22.000		头部的局部肿胀、肿物和肿块		
S01.900		头部的开放性伤口		
S00.900		头部的浅表损伤		
S09.900		头部的损伤		
T34.000		头部冻伤伴有组织坏死		
S01.700		头部多处开放性伤口		
S00.700		头部多处浅表损伤		
S09.700		头部多处损伤		
L03.801		头部蜂窝织炎		蜂窝织炎是皮下、筋膜下、肌间隙或深部蜂窝组织的一种急性弥漫性化脓性感染。常由溶血性链球菌、葡萄球菌或厌氧菌引起。病变易扩散，与正常组织无明显界限。表浅者局部红肿、压痛明显；病变深者，除局部红肿、压痛外，常伴有严重的全身中毒症状。查：蜂窝织炎-头部 NEC L03.8
S03.501		头部关节和韧带扭伤和劳损		
S09.101		头部肌腱损伤		
S09.100		头部肌肉和肌腱损伤		
S07.900		头部挤压伤		
L02.803		头部疖		
D48.101		头部结缔组织动态未定肿瘤		
D48.102		头部结缔组织肿瘤		
R22.001		头部局部肿物		
T90.100		头部开放性伤口后遗症		
D36.701		头部良性肿瘤		
C79.201		头部皮肤继发恶性肿瘤		
S08.800		头部其他部位的创伤性切断		
S07.800		头部其他部位的挤压伤		
S01.800		头部其他部位的开放性伤口		
S00.800		头部其他部位的浅表损伤		
S03.300		头部其他和未特指部位的脱位		
S03.500		头部其他和未特指部位关节和韧带扭伤和劳损		

主要编码	附加编码	疾　病　名　称	别　名	备　注
S09.800		头部其他特指的损伤		
T90.800		头部其他特指损伤的后遗症		
T33.000		头部浅表冻伤		
T90.000		头部浅表损伤后遗症		T90~T98 这些类目是用于表明在类目 S00~S99 和 T00~T88 中的情况是后遗症的原因。而"后遗症"包括特指为后遗症或晚期效应者，以及在急性损伤后一年或更长时间仍然存在的那些情况。T90~T98 如果指出了残余情况的性质，则要将残余情况作为主要编码。如陈旧性骨折如果指出了残余情况是骨折愈合不良，则要将这些情况作为主要编码
L63.000		头部全秃		
T90.900		头部损伤的后遗症		
S03.301		头部脱位		
D18.001		头部血管瘤		
S09.000		头部血管损伤，不可归类在他处者		
L02.804		头部痈		
M95.200		头的其他后天性变形		
Z41.000		头发移植		
T35.200		头和颈部的冻伤		
Z90.000		头和颈部分后天性缺失		缺损或缺失除个别特殊部位外，一般都放在 Z90.-
T20.000		头和颈的烧伤		
T20.600		头和颈二度腐蚀伤		
T20.200		头和颈二度烧伤		
T20.400		头和颈腐蚀伤		
T20.700		头和颈三度腐蚀伤		
T20.300		头和颈三度烧伤		
T95.000		头和颈烧伤、腐蚀伤和冻伤后遗症		
T20.500		头和颈一度腐蚀伤		
T20.100		头和颈一度烧伤		
Z42.005		头颈部瘢痕修复		
D48.701		头颈部动态未定肿瘤		
M89.916		头颈部骨肿物		
M62.605		头颈部肌肉劳损		
M62.507		头颈部肌萎缩		
A18.201		头颈部结核性淋巴结炎		

主要编码	附加编码	疾　病　名　称	别　名	备　注
L72.901		头颈部囊肿		
D48.502		头颈部皮肤动态未定肿瘤		
D48.503		头颈部皮肤肿瘤		
M79.510		头颈部软组织异物残留		
D48.702		头颈部肿瘤		
D48.203		头颈部周围神经动态未定肿瘤		
D48.204		头颈部周围神经肿瘤		
D48.205		头颈部自主神经动态未定肿瘤		
D48.206		头颈部自主神经肿瘤		
M62.410		头颈肌挛缩		
L72.102		头颈皮脂腺囊肿		
I77.001		头面部动静脉瘘		
L08.901		头面颈部皮肤感染		
O65.401		头盆不称难产		
P03.101		头盆不称新生儿		
S00.002		头皮擦伤		
P12.900		头皮产伤		
P12.800		头皮产伤，其他的		
S00.001		头皮挫伤		
L03.802		头皮蜂窝织炎		
C43.400		头皮和颈部恶性黑色素瘤		
D22.400		头皮和颈部黑素细胞痣		
C44.400		头皮和颈部皮肤恶性肿瘤		
D23.400		头皮和颈部皮肤良性肿瘤		
D04.400		头皮和颈部皮肤原位癌		
D03.400		头皮和颈部原位黑色素瘤		
S01.000		头皮开放性伤口		
L21.002		头皮糠疹		
S01.001		头皮裂伤		
L02.801		头皮脓肿		
L21.000		头皮皮脂溢		
S00.000		头皮浅表损伤		
S08.000		头皮撕脱		
S00.004		头皮血肿		
S00.003		头皮异物		
R22.002		头皮肿物		
B85.000		头虱引起的虱病		

主要编码	附加编码	疾 病 名 称	别　名	备　注
R51. x00		头痛		
G44. 800		头痛综合征，其他特指的		
O80. 000		头位顺产		O80 类目指在最低限度或完全没有帮助的情况下的分娩，有或没有会阴切开术
B35. 001		头癣		
R42. x00		头晕和眩晕		
S92. 201		骰骨骨折		
G93. 002		透明隔囊肿		
Z49. 200		透析，其他特指的		
Z49. 000		透析的准备性医疗		
T80. 801		透析失衡综合征	平衡失调综合征	是指在血液透析（通常仅指人工肾透析）以后，由于有效透析致体液容量及化学渗透平衡校正过速引起，影响了细胞内外渗透压的平衡，并由此引起一系列与肾功能衰竭本身无直接关系的症候群
Q17. 500		凸耳		
H91. 200		突发特发性听觉丧失		
H53. 102		突然视力丧失		
H05. 200		突眼性情况		
A21. 900		土拉菌病		
A21. 800		土拉菌病，其他形式的		
H02. 200		兔眼	眼睑闭合不全、睑裂闭合不全	眼睑闭合不全是指上下眼睑不能完全闭合致使眼球暴露，俗称"兔眼"。兔眼可见于先天性上、下眼睑过短或缺损，各种原因所引起的睑外翻或角膜葡萄、牛眼、眶占位性病变、甲状腺功能亢进及眼眶蜂窝织炎等所致的眼球突出患者，也可发生于全身麻醉或重度昏迷时
L03. 108		腿蜂窝织炎		
M46. 802		退行性脊柱炎		
I35. 804		退行性主动脉瓣疾患		
O41. 103		蜕膜炎		
R13. x00		吞咽困难		
P58. 500		吞咽母血引起的新生儿黄疸		
P78. 200		吞咽母血引起的新生儿呕血和黑粪		
Z42. 204		臀部瘢痕修复		
S30. 003		臀部挫伤		
C43. 506		臀部恶性黑色素瘤		
C76. 306		臀部恶性肿瘤		

主要编码	附加编码	疾 病 名 称	别 名	备 注
C49.501		臀部结缔组织恶性肿瘤		
D21.501		臀部结缔组织良性肿瘤		
D36.711		臀部良性肿瘤		
C44.506		臀部皮肤恶性肿瘤		臀部皮肤恶性肿瘤放在躯干，而臀部结缔组织恶性肿瘤归类到骨盆
D23.506		臀部皮肤良性肿瘤		
L02.300		臀部皮肤脓肿、疖和痈		
S39.912		臀部软组织损伤		
S31.006		臀部异物		
E65.x11		臀部脂肪堆积		
R22.207		臀部肿物		
D48.723		臀动态未定肿瘤		
D22.511		臀黑素细胞痣		
M76.000		臀肌腱炎		
M62.405		臀肌挛缩		
D48.125		臀结缔组织动态未定肿瘤		
D48.126		臀结缔组织肿瘤		
G57.002		臀上皮神经卡压综合征	臀上皮神经损伤、臀上皮神经痛、臀上皮神经炎、臀上皮神经病	臀上皮神经为感觉神经，由 L_{1-3} 脊神经后支的外侧支所发出的一组皮肤分支，分布于臀上外侧以至股骨大转子区皮肤，司该区皮肤的感觉。臀上皮神经炎以臀上神经走行疼痛为主要临床表现。因臀上皮神经受损而产生的腰、腿、臀疼痛综合征。查：损害－神经－－臀 G57.0。国标库 G57.102 臀上皮神经炎合并于此条目中
O83.101		臀位分娩		
P03.001		臀位分娩新生儿		
O80.100		臀位顺产		
O83.100		臀位助产，其他特指的		
O32.101		臀先露		
O64.101		臀先露难产		
O64.100		臀先露引起的梗阻性分娩		
G83.803		托德瘫痪	托德氏麻痹	托德麻痹是一种发生在癫痫患者身上的神经系统的异常，即是在癫痫发生出现的短暂瘫痪。托德瘫痪可以是局部的也可以是全身的，但通常只发生在身体的一侧。它最常见于全身强直阵挛发作（大发作）以后，并在癫痫的发作后，可能会持续几个小时或偶尔持续几天
I84.102		脱垂性内痔		
L65.902		脱发		

主要编码	附加编码	疾　病　名　称	别　名	备　注
L66.200		脱发性毛囊炎		
K62.200		脱肛		
E86.x01		脱水		
T67.300		脱水性中暑衰竭		
G37.901		脱髓鞘病		
G60.001		脱髓鞘型腓骨肌萎缩		
G37.802		脱髓鞘性白质脑病		
G37.804		脱髓鞘性脊髓病		
G37.803		脱髓鞘性脑病		
T14.300		脱位、扭伤和劳损		
J84.801		脱屑性间质性肺炎		
K05.106		脱屑性龈炎		
M95.006		驼峰鼻		
K11.700		唾液分泌障碍		
S09.907		唾液腺损伤		
R85.901		唾液异常		
F98.803		挖鼻孔		
E70.301		瓦登伯格综合征	Waardenburg 综合征；内眦皱裂耳聋综合；耳聋白发眼病综合征	瓦登伯格症候群（Waardenburg syndrome，瓦氏症候群），是一种临床罕见的常染色体显性遗传性疾病，主要表现为皮肤、毛发和眼睛的色素异常、感觉神经性耳聋及其他临床表现。查：局部白化病　E70.3
C14.200		瓦尔代尔扁桃体环恶性肿瘤		
C88.000		瓦尔登斯特伦巨球蛋白血症		巨球蛋白血症（macroglobulinemia，WM），是一种血液系统疾病，是一种侵犯正常情况下合成和分泌 IgM 的 B 淋巴浆细胞恶性增生性疾病，以恶性细胞合成并分泌大量单克隆免疫球蛋白致血中 IgM 水平增高为特征的一种病症。它的许多症状是由于血浆中运行的大量高分子巨球蛋白而产生的
I66.304†	G46.3*	瓦伦贝格综合征		
Z44.300		外部假乳房的安装和调整		
B88.300		外部水蛭病		
J70.900		外部物质引起的呼吸性情况		
J70.800		外部物质引起的呼吸性情况，其他特指的		
M23.305		外侧半月板后角损伤		
M23.304		外侧半月板前角损伤		
M23.306		外侧半月板损伤		

主要编码	附加编码	疾 病 名 称	别 名	备 注
M23.804		外侧副韧带松弛		
C00.200		外唇的恶性肿瘤		
B02.801†	H62.1*	外耳带状疱疹		
H60.400		外耳胆脂瘤		
C43.201		外耳道恶性黑色素瘤		
D22.201		外耳道黑素细胞痣		
H61.805		外耳道坏死		
H61.804		外耳道角化症		角化症是一种严重的皮肤病，可以引起严重的皮肤粗糙。查：病-耳道 H61.9。核对卷一：H61.9 外耳未特指的疾患，修正编码为：H61.8 外耳其他特指的疾患
D23.201		外耳道良性肿瘤		
H61.806		外耳道囊肿		
C44.201		外耳道皮肤恶性肿瘤		
D04.201		外耳道皮肤原位癌		
H60.403		外耳道肉芽肿		查：肉芽肿-耳
H61.802		外耳道外生骨疣		
H60.901		外耳道炎		
D03.201		外耳道原位黑色素瘤		
B49.x11		外耳道真菌病		
T85.604		外耳道支架短缩		
H61.901		外耳道肿物		
N80.801		外耳道子宫内膜异位症		
H60.100		外耳蜂窝织炎		
H61.900		外耳疾患		
H60.001		外耳疖		
H61.803		外耳瘘		
H60.000		外耳脓肿		
H61.800		外耳其他特指的疾患		
H60.401		外耳肉芽肿		
H61.000		外耳软骨膜炎		
H60.501		外耳湿疹		
H60.900		外耳炎		
H60.800		外耳炎，其他特指的		
H60.002		外耳痈		
H60.402		外耳阻塞性角化病		
M20.100		外翻（后天性）		
M21.000		外翻变形，不可归类在他处者		

主要编码	附加编码	疾　病　名　称	别　名	备　注
L74.900		外分泌汗腺疾患		
L74.800		外分泌汗腺疾患，其他的		
C53.100		外宫颈恶性肿瘤		
G57.300		外腘神经损害		
S82.600		外踝骨折		
	Y83.900	外科操作作为病人异常反应或以后并发症的原因，而在操作当时并未提及意外事故		
	Y83.800	外科操作作为病人异常反应或以后并发症的原因，而在操作当时并未提及意外事故，其他特指的		
I61.006		外囊出血		外囊是位于屏状核与壳之间的白质，白质在大脑皮质的深面。查：出血-脑内（非创伤性）--深部　I61.0
Q82.400		外胚层发育不良症（无汗的）		外胚层发育不良综合征是一种与遗传因素有关的疾病，男性发病率明显高于女性。由于外胚层发育缺损，累及皮肤及其附属结构如牙和眼，间或波及中枢神经系统。本病在临床上分为有汗型和闭汗型两类，以闭汗型症状较重。因外胚层发育缺损累及皮肤，无法调节体温，所以夏季体温升高，症状与暑热症非常相似。同时，患儿还表现为指趾甲发育不良，甲板粗糙，中央凹陷。由于汗腺和皮脂腺比正常人少，所以患儿皮肤菲薄、干燥。此外还有毛发稀少、角膜干燥等症状。查：外胚层发育不良症（无汗的）　Q82.4
M87.201		外伤后腕舟骨骨质疏松及萎缩	普赖泽尔病	普赖泽尔病［外伤后腕骨骨质疏松及萎缩］　M87.2
N48.402		外伤后阳痿		
H26.100		外伤性白内障		
M61.000		外伤性骨化性肌炎		
G21.201		外伤性帕金森综合征		
K08.102		外伤性牙齿缺失		
C00.002		外上唇唇红缘恶性肿瘤		
C00.000		外上唇恶性肿瘤		
C00.001		外上唇口红区恶性肿瘤		
M77.100		外上髁炎		
P15.500		外生殖器产伤		
S38.200		外生殖器创伤性切断		
S30.200		外生殖器挫伤		

主要编码	附加编码	疾 病 名 称	别 名	备 注
S31.500		外生殖器的开放性伤口，其他和未特指的		
S38.000		外生殖器挤压伤		
C83.812	M96730/3	外套细胞性淋巴瘤	套细胞淋巴瘤	
C00.102		外下唇唇红缘恶性肿瘤		
C00.100		外下唇恶性肿瘤		
C00.101		外下唇口红区恶性肿瘤		
H50.803		外斜 A 征	A 型外斜视、外斜 A 现象、A-外斜、分开性斜视 A 综合征	外斜 A 征（exotropia A sign），即向正上方看时外斜度数变小，甚至消失，而向正下方看时外斜度数增大。看远看近外斜度数无变化，常有上斜肌功能过强，内收眼位时眼球内陷。患者可有下颌内收表现、双眼固视野小，常有恐怖状。查：斜视（交替性）（先天性）（非麻痹性）-特指的 NEC H50.8
H50.801		外斜 V 征	V 型外斜视、外斜 V 现象、V-外斜、分开性斜视 V 综合征	外斜 V 征（exotropia V sign），即向正上方看时外斜度数增大，而向正下方看时外斜度数减少，甚至消失，外斜度看远大于看近（分开过强），常有下斜肌功能过强，患者可有下颌上抬现象。查：斜视（交替性）（先天性）（非麻痹性）-特指的 NEC H50.8
T15.800		外眼其他和多处部位内异物		
T15.900		外眼异物		
	Y89.900	外因的后遗症		
T98.100		外因的其他和未特指效应的后遗症		
T75.800		外因的其他特指效应		
T71.x00		外因性窒息		
N90.400		外阴白斑		
N90.811		外阴白癜风		
N90.802		外阴瘢痕		
A51.304		外阴扁平湿疣		
N90.803		外阴陈旧性裂伤		
Q52.700		外阴的其他先天性畸形		
D39.701		外阴动态未定肿瘤		
C51.900		外阴恶性肿瘤		
Z85.401		外阴恶性肿瘤个人史		
N90.300		外阴发育不良		
N90.600		外阴肥大		
N76.201		外阴蜂窝织炎		

主要编码	附加编码	疾 病 名 称	别 名	备 注
N90.401		外阴干皱症		
N90.900		外阴和会阴的非炎性疾患		
N90.800		外阴和会阴其他特指的非炎性疾患		
T19.200		外阴和阴道内异物		
B37.300†	N77.1*	外阴和阴道念珠菌病		
C79.822		外阴继发恶性肿瘤		
N90.804		外阴假性湿疣		假性湿疣是指发生于男女性外生殖器部位易与尖锐湿疣混淆的一组皮肤黏膜的病变。这组病变主要包括阴茎珍珠状丘疹、系带旁丘疹和绒毛状小阴唇
A63.002		外阴尖锐湿疣		
C51.800		外阴交搭跨越恶性肿瘤的损害		
N90.402		外阴角化症		
N76.401		外阴疖		
I86.300		外阴静脉曲张		
N76.600		外阴溃疡		
D28.000		外阴良性肿瘤		
N90.301		外阴鳞状上皮增生		鳞状上皮细胞增生是以外阴瘙痒为主要症状但病因不明的外阴疾病，以往称为增生性营养不良。此外，任何原因不明的外阴瘙痒，在长期抓和摩擦后，亦可导致鳞状上皮细胞增生，临床上又称慢性单纯性苔藓或神经性炎。查：增生（性）-外阴--上皮　N90.3
N90.700		外阴囊肿		
N90.805		外阴皮赘		
L29.200		外阴瘙痒（症）		
N90.302		外阴上皮内肿瘤		
	M80773/2	外阴上皮内肿瘤，Ⅲ级		
N90.001		外阴上皮内肿瘤Ⅰ级		外阴上皮内瘤变（VIN）是一组外阴病变，是外阴癌的前期病变。VIN分为1级（轻度不典型增生）：上皮过度增生和异型细胞的改变，局限于上皮的下1/3；2级（中度不典型增生）：上皮层上述变化发生于上皮的下2/3；3级（重度不典型增生或原位癌）：上皮层的变化超过2/3。原位癌的不典型增生累及整个上皮层，但未穿透基底膜。查：肿瘤（形成）-上皮内--外阴（外阴上皮内肿瘤）---Ⅰ级　N90.0
N90.101		外阴上皮内肿瘤Ⅱ级		

主要编码	附加编码	疾 病 名 称	别 名	备 注
L30. 903		外阴湿疹		
N90. 806		外阴水肿		
N90. 500		外阴萎缩		
N84. 300		外阴息肉		
N90. 501		外阴狭窄		
N90. 810		外阴象皮病	慢性肥厚性外阴炎	外阴象皮病（elephantiasisofvulva）系外阴皮肤局限性或弥漫性肿大、增厚所致。查：象皮肿（非丝虫性）-外阴（非丝虫性） N90. 8
N90. 807		外阴血肿		
N76. 801		外阴炎性肿块		
T19. 201		外阴异物		
N90. 403		外阴营养不良		外阴营养不良包括萎缩型营养障碍及增生型营养障碍。目前趋向于认为女阴部位的良性角化性病变成为白色角化病，将女阴部位的间变性病损称为女阴白斑病。查：营养不良，营养障碍-外阴 N90. 4
N90. 404		外阴硬化性苔藓		
D07. 100		外阴原位癌		
D39. 702		外阴肿瘤		
N76. 400		外阴肿脓		
N90. 902		外阴肿物		
N80. 603		外阴子宫内膜异位症		
J45. 007		外源性支气管哮喘		
	Y83. 300	外造口形成手术作为病人异常反应或以后并发症的原因，而在操作当时并未提及意外事故		
I84. 400		外痔伴有其他并发症		
I84. 500		外痔不伴有并发症		
C84. 405		外周 T-细胞淋巴瘤，AILD		
C84. 402		外周 T-细胞淋巴瘤，多形性小细胞		
C84. 403		外周 T-细胞淋巴瘤，多形性中等细胞和大细胞		
Q77. 500		弯曲变形性发育不良（骨骼）		
A04. 500		弯曲菌肠炎		
E23. 203		完全性垂体性尿崩症		
Q20. 302		完全性大动脉转位		
Q21. 205		完全性房室隔缺损		

主要编码	附加编码	疾 病 名 称	别 名	备 注
OO4.800		完全性或未特指的医疗性流产，伴有其他并发症		
OO4.500		完全性或未特指的医疗性流产，并发生殖道和盆腔感染		
OO4.700		完全性或未特指的医疗性流产，并发栓塞		
OO4.600		完全性或未特指的医疗性流产，并发延迟或过度出血		
OO4.900		完全性或未特指的医疗性流产，无并发症		
OO3.800		完全性或未特指的自然流产，伴有其他的并发症		
OO3.500		完全性或未特指的自然流产，并发生殖道和盆腔感染		
OO3.700		完全性或未特指的自然流产，并发栓塞		
OO3.600		完全性或未特指的自然流产，并发延迟或过度出血		
OO3.900		完全性或未特指的自然流产，无并发症		
OO6.801		完全性流产，伴有并发症		
OO6.800		完全性流产，伴有其他的并发症		
OO6.500		完全性流产，并发生殖道和盆腔感染		
OO6.700		完全性流产，并发栓塞		
OO6.600		完全性流产，并发延迟或过度出血		
OO5.801		完全性流产，其他的，伴有并发症		
OO5.800		完全性流产，其他的，伴有其他的并发症		
OO5.500		完全性流产，其他的，并发生殖道和盆腔感染		
OO5.700		完全性流产，其他的，并发栓塞		
OO5.600		完全性流产，其他的，并发延迟或过度出血		
OO5.900		完全性流产，其他的，无并发症		
OO6.900		完全性流产，无并发症		
OO1.001		完全性葡萄胎		

主要编码	附加编码	疾 病 名 称	别 名	备 注
O44.003		完全性前置胎盘		
O44.103		完全性前置胎盘伴出血		
I45.102		完全性右束支传导阻滞		
N81.300		完全性子宫阴道脱垂		
O03.801		完全性自然流产，伴有并发症		
O03.601		完全性自然流产并发出血		
O03.501		完全性自然流产并发盆腔感染		
O03.701		完全性自然流产并发栓塞		
O03.602		完全性自然流产并发延迟出血		
O03.502		完全性自然流产并发子宫内感染		
I44.602		完全性左束支传导阻滞		
D46.400		顽固性贫血		
D46.200		顽固性贫血伴有胚细胞过多		
D46.100		顽固性贫血伴有铁粒幼细胞		
D46.300		顽固性贫血伴有转化中的胚细胞过多		
D46.000		顽固性贫血不伴有铁粒幼细胞，如此述及的		
	F00.1*	晚发性阿尔茨海默病性痴呆		
F20.802		晚发性精神分裂症		晚发性与非晚发性精神分裂症两组在诱因、家族史、治疗至痊愈时间以及治疗效果等方面并无显著差异。从精神病理学的角度来说，支持精神分裂症是一个独立的疾病单元
G11.200		晚期发病的小脑性共济失调		
A52.900		晚期梅毒		
A52.700		晚期梅毒，其他有症状性的		
O04.902		晚期人工流产		
A50.700		晚期先天性梅毒		
A50.300		晚期先天性梅毒性眼病		
A50.400		晚期先天性神经梅毒［青少年神经梅毒］		
O04.804		晚期医疗性流产并发脓毒性休克		
O04.502		晚期医疗性流产并发盆腔感染		
M89.310		腕背隆突综合征		腕背隆突综合征系指第2、3掌骨基底部背侧的骨质增生，而表现为第2、3掌腕关节背侧隆突畸形及疼痛等临床症状。查：增生-骨　M89.3

主要编码	附加编码	疾　病　名　称	别　名	备　注
S60.201		腕部挫伤		
C43.605		腕部恶性黑色素瘤		
C44.605		腕部皮肤恶性肿瘤		
M89.904		腕骨病变		
C40.101		腕骨恶性肿瘤		
M86.906		腕骨骨髓炎		
S62.101		腕骨骨折		
S62.100		腕骨骨折，其他特指的		
D16.101		腕骨良性肿瘤		
M19.903		腕关节关节病		
M71.303		腕关节滑膜囊肿		
M66.106		腕关节滑膜破裂		
M65.903		腕关节滑膜炎		
M25.003		腕关节积血		
M25.405		腕关节积液		
M25.604		腕关节僵硬		
A18.029†	M01.1*	腕关节结核		
M72.803		腕关节筋膜脓肿		
M25.805		腕关节囊肿		
S63.501		腕关节扭伤		
S63.500		腕关节扭伤和劳损		
M24.604		腕关节强硬		
M25.503		腕关节痛		
S63.000		腕关节脱位		
M24.903		腕关节紊乱		
M24.003		腕关节游离体		
M71.502		腕关节粘连性滑囊炎		
M25.406		腕关节肿胀		
M77.200		腕关节周围炎		
G56.000		腕管综合征		
S61.900		腕和手的开放性伤口		
S60.800		腕和手的其他浅表损伤		
S60.900		腕和手的浅表损伤		
S69.900		腕和手的损伤		
T34.500		腕和手冻伤伴有组织坏死		
S61.700		腕和手多处开放性伤口		
S60.700		腕和手多处浅表损伤		

主要编码	附加编码	疾 病 名 称	别 名	备 注
S69.700		腕和手多处损伤		
T23.600		腕和手二度腐蚀伤		
T23.200		腕和手二度烧伤		
T23.400		腕和手腐蚀伤		
S68.800		腕和手其他部位的创伤性切断		
S60.200		腕和手其他部位的挫伤		
S61.800		腕和手其他部位的开放性伤口		
S62.800		腕和手其他和未特指部位的骨折		
S67.800		腕和手其他和未特指部位的挤压伤		
S69.800		腕和手其他特指的损伤		
T33.500		腕和手浅表冻伤		
T23.700		腕和手三度腐蚀伤		
T23.300		腕和手三度烧伤		
S68.900		腕和手水平的创伤性切断		
T92.200		腕和手水平骨折后遗症		
T23.000		腕和手未特指程度的烧伤		
T23.500		腕和手一度腐蚀伤		
T23.100		腕和手一度烧伤		
S63.300		腕和腕关节韧带创伤性破裂		
M70.101		腕滑囊炎		
M21.300		腕或足（后天性）下垂		
M77.804		腕肌腱端病		
T84.801		腕假体装置术后皮肤破溃		
M70.001		腕慢性碎裂音滑膜炎		
Z89.200		腕以上的上肢后天性缺失		
C48.104		网膜恶性肿瘤		
C45.103		网膜间皮瘤		
D20.101		网膜良性肿瘤		
K66.801		网膜囊肿		
K65.010		网膜脓肿		
L41.500		网状副银屑病		
L66.400		网状红斑性毛囊炎		
	M96551/3	网状淋巴细胞减少型霍奇金病，经典型		
R23.101		网状青斑症		网状青斑症是一种由多种原因引起的皮肤局部血液循环失调性血管疾病。以皮肤出

主要编码	附加编码	疾 病 名 称	别　名	备　注
				现持续性青紫色网状变化为其临床特征。持久的功能性血管改变发展成器质性病变时称为网状青斑血管炎。对于原发性网状青斑症的原因不清楚，继发性网状青斑症可以继发于许多疾病，如结节性动脉周围炎、类风湿性血管炎、系统性红斑狼疮、风湿热、皮肌炎等。但病因和发病机制目前尚不清楚。查：青斑（环状）（网状）R23.1
C83.301		网状细胞肉瘤		
D76.302		网状组织细胞瘤		
F22.002		妄想狂		
F60.801		妄想狂样人格障碍		
F22.000		妄想性障碍		
F23.001		妄想阵发，急性妄想发作		
Z91.800		危险因素个人史，其他特指的不可归类在他处者		
P27.000		威尔逊-米基迪综合征		
D82.000		威斯科特-奥尔德里奇综合征		
A41.806		微球菌属性败血症		微球菌属为革兰阳性菌
H50.403		微斜视		
D59.403		微血管病性溶血性贫血		微血管病性溶血性贫血是微小血管病变引起红细胞破碎而发生的溶血性贫血综合征。查：贫血-溶血性--微血管病性D59.4
O35.900		为（可疑）胎儿异常和损害给予的孕产妇医疗		
O36.000		为Rh因子同种免疫给予的孕产妇医疗		
Z02.400		为办驾驶执照接受的检查		
Z02.600		为保险目的接受的检查		
O32.000		为不稳定产式给予的孕产妇医疗		
Z02.500		为参加体育运动接受的检查		
O32.500		为多胎妊娠伴有一个或多个胎儿先露异常给予的孕产妇医疗		
O35.600		为辐射所致胎儿的（可疑）损害给予的孕产妇医疗		
O32.600		为复合先露给予的孕产妇医疗		
O36.700		为腹腔妊娠中能活胎儿给予的孕产妇医疗		

主要编码	附加编码	疾 病 名 称	别 名	备 注
O34.300		为宫颈功能不全给予的孕产妇医疗		
O34.400		为宫颈其他异常给予的孕产妇医疗		
O33.300		为骨盆出口狭窄引起的胎盆不称给予的孕产妇医疗		
O33.000		为骨盆骨变形引起的胎盆不称给予的孕产妇医疗		
O33.200		为骨盆入口狭窄引起的胎盆不称给予的孕产妇医疗		
Z01.503		为过敏性疾病皮肤试验		
O32.200		为横产式和斜产式给予的孕产妇医疗		
Z02.200		为进入居住机构接受的检查		
O35.400		为酒精所致胎儿的（可疑）损害给予的孕产妇医疗		
O33.100		为均小骨盆引起的胎盆不称给予的孕产妇医疗		
Z27.300		为抗白喉-破伤风-百日咳伴有脊髓灰质炎采取必要的免疫［DTP+脊灰］		
Z27.200		为抗白喉-破伤风-百日咳伴有伤寒-副伤寒采取必要的免疫［DTP+TAB］		
Z27.100		为抗白喉-破伤风-百日咳联合采取必要的免疫［DTP］		
Z24.600		为抗病毒性肝炎采取必要的免疫		
Z26.900		为抗传染病采取必要的免疫		
Z27.900		为抗多种传染病采取必要的联合免疫		
Z24.300		为抗黄热病采取必要的免疫		
Z27.000		为抗霍乱伴有伤寒-副伤寒采取必要的免疫［霍乱+TAB］		
Z24.000		为抗脊髓灰质炎采取必要的免疫		
Z24.100		为抗节肢动物媒介的病毒性脑炎采取必要的免疫		
Z23.200		为抗结核采取必要的免疫［BCG］		
Z24.200		为抗狂犬病采取必要的免疫		
Z26.000		为抗利什曼病采取必要的免疫		

主要编码	附加编码	疾 病 名 称	别 名	备 注
Z25.100		为抗流感采取必要的免疫		
Z27.400		为抗麻疹－流行性腮腺炎－风疹采取必要的免疫［MMR］		
Z23.800		为抗其他单一的细菌性疾病采取必要的免疫		
Z27.800		为抗其他多种传染病采取必要的联合免疫		
Z25.800		为抗其他特指的单一的病毒性疾病采取必要的免疫		
Z26.800		为抗其他特指的单一的传染病采取必要的免疫		
Z23.300		为抗鼠疫采取必要的免疫		
Z23.400		为抗土拉菌病［兔热病］采取必要的免疫		
Z00.600		为临床研究项目的正常比较和对照接受的检查		
O32.300		为面先露、额先露和颏先露给予的孕产妇医疗		
O35.300		为母体病毒性疾病对胎儿（可疑）损害给予的孕产妇医疗		
O33.400		为母体和胎儿混合性原因的胎盆不称给予的孕产妇医疗		
O33.600		为脑积水胎儿引起的胎盆不称给予的孕产妇医疗		
O34.800		为盆腔器官其他异常给予的孕产妇医疗		
O34.900		为盆腔器官异常给予的孕产妇医疗		
O35.800		为其他（可疑）胎儿异常和损害给予的孕产妇医疗		
O33.700		为其他胎儿变形引起的胎盆不称给予的孕产妇医疗		
O36.800		为其他特指的胎儿问题给予的孕产妇医疗		
Z04.800		为其他特指原因接受的检查和观察		
O36.100		为其他同种免疫给予的孕产妇医疗		
O35.700		为其他医疗操作所致胎儿的（可疑）损害给予的孕产妇医疗		
O33.800		为其他原因的胎盆不称给予的孕产妇医疗		

主要编码	附加编码	疾 病 名 称	别 名	备 注
O34.500		为妊娠子宫其他异常给予的孕产妇医疗		
Z02.000		为入学接受的检查		
Z51.400		为随后治疗的准备医疗，不可归类在他处者		
O35.100		为胎儿（可疑）染色体异常给予的孕产妇医疗		
O35.200		为胎儿（可疑）遗传性疾病给予的孕产妇医疗		
O35.000		为胎儿（可疑）中枢神经系统畸形给予的孕产妇医疗		
O36.400		为胎儿宫内死亡给予的孕产妇医疗		
O36.600		为胎儿过度生长给予的孕产妇医疗		
O32.800		为胎儿其他先露异常给予的孕产妇医疗		
O36.300		为胎儿缺氧体征给予的孕产妇医疗		
O36.500		为胎儿生长不良给予的孕产妇医疗		
O36.200		为胎儿水肿给予的孕产妇医疗		
O36.900		为胎儿问题给予的孕产妇医疗		
O32.900		为胎儿先露异常给予的孕产妇医疗		
O33.900		为胎盆不称给予的孕产妇医疗	胎盆不称，头盆不称	
O33.500		为特大胎儿引起的胎盆不称给予的孕产妇医疗		
Z41.100		为体表不能接受的外貌而进行的其他整形外科手术		
O32.100		为臀先露给予的孕产妇医疗		
O34.700		为外阴和会阴异常给予的孕产妇医疗		
Z01.502		为细菌性疾病皮肤试验		
Z02.900		为行政管理目的接受的检查		
Z02.800		为行政管理目的接受的其他检查		
Z71.200		为寻求解释调查结果的人		
O35.500		为药物所致胎儿的（可疑）损害给予的孕产妇医疗		
O34.200		为以前的子宫手术瘢痕给予的孕产妇医疗		

主要编码	附加编码	疾　病　名　称	别　　名	备　　注
O34.600		为阴道异常给予的孕产妇医疗		
Z51.100		为肿瘤化学治疗疗程		
O34.100		为子宫体肿瘤给予的孕产妇医疗		
O34.000		为子宫先天性畸形给予的孕产妇医疗		
O32.400		为足月头高给予的孕产妇医疗		
I67.902†	G46.3*	韦伯-莱登综合征		
M31.300		韦格纳肉芽肿病	肉芽肿性血管炎	韦格纳肉芽肿（Wegener granulomatosis，WG）。是一种坏死性肉芽肿性血管炎，属自身免疫性疾病。该病病变累及小动脉、静脉及毛细血管，偶尔累及大动脉，其病理以血管壁的炎症为特征，主要侵犯上、下呼吸道和肾脏，通常以鼻黏膜和肺组织的局灶性肉芽肿性炎症为开始，继而进展为血管的弥漫性坏死性肉芽肿性炎症。临床常表现为鼻和副鼻窦炎、肺病变和进行性肾功能衰竭。还可累及关节、眼、皮肤，亦可侵及眼、心脏、神经系统及耳等。治疗可分为3期，即诱导缓解、维持缓解以及控制复发。目前认为未经治疗的 GPA 患者的预后较差。查：肉芽肿病-韦格纳　M31.3
M31.302†	J99.1*	韦格纳肉芽肿病累及肺		韦格纳肉芽肿或韦格纳综合征-伴有累及肺　M31.3+J99.1*
M31.303†	N08.5*	韦格纳肉芽肿病相关肾小球肾炎		肾小球肾炎-见于--韦格纳肉芽肿病　M31.3+N08.5*
E51.200		韦尼克脑病		
F80.202		韦尼克失语		
G40.405		韦斯特综合征		
P78.000		围生期肠穿孔		
P78.900		围生期消化系统疾患		
P78.800		围生期消化系统疾患，其他特指的		
P61.900		围生期血液疾患		
P61.800		围生期血液疾患，其他特指的		
T88.703		维甲酸综合征		维甲酸综合征（reti-noic acid syndrome，RAS）为全反式维甲酸（all-trans-retin-oicacid，ATRA）综合征的简称，是维甲酸诱导治疗急性早幼粒细胞白血病（APL，亦称 AML-M$_3$ 型）时发生的严重并发症。查：并发症-治疗性--药物和药剂　T88.7

主要编码	附加编码	疾 病 名 称	别 名	备 注
E67.000		维生素 A 过多症		
E50.900		维生素 A 缺乏病		
E50.100		维生素 A 缺乏病伴有比托斑点及结膜干燥症		
E50.600		维生素 A 缺乏病伴有角膜干眼性瘢痕		
E50.200		维生素 A 缺乏病伴有角膜干燥症		
E50.300		维生素 A 缺乏病伴有角膜溃疡和干燥症		
E50.400		维生素 A 缺乏病伴有角膜软化症		
E50.000		维生素 A 缺乏病伴有结膜干燥症		
E50.500		维生素 A 缺乏病伴有夜盲症		
E50.800		维生素 A 缺乏病的其他表现		
E50.700		维生素 A 缺乏病的其他眼部表现		
E50.701†	H19.8*	维生素 A 缺乏干眼症		
E50.801†	L86*	维生素 A 缺乏合并皮肤干燥病		
E64.100		维生素 A 缺乏后遗症		
T45.201		维生素 A 中毒		
E53.900		维生素 B 缺乏病		
	Y44.100	维生素 B_{12}、叶酸和其他抗巨幼细胞性贫血制剂的有害效应		
D51.900		维生素 B_{12} 缺乏性贫血		
D51.800		维生素 B_{12} 缺乏性贫血，其他的		
D51.901†	G32.0*	维生素 B_{12} 缺乏性贫血性脊髓后侧索硬化		查：变性-混合（脊髓）（亚急性）--由于---维生素 B_{12} 缺乏----贫血 D51.9† G32.0*
E53.803†	G63.4*	维生素 B_{12} 缺乏性周围神经病		查神经病-周围的。要转查多神经病
E53.804		维生素 B_{12} 缺乏症		
E64.200		维生素 C 缺乏后遗症		
D53.200		维生素 C 缺乏性贫血		
E67.300		维生素 D 过多症		
E55.900		维生素 D 缺乏病		
D53.804		维生素 D 缺乏性贫血		

主要编码	附加编码	疾 病 名 称	别 名	备 注
E55.002		维生素 D 缺乏性手足搐搦症		临床表现手足搐搦症，没有查到，按病因分类到维生素 D 缺乏
T45.202		维生素 D 中毒		
E56.000		维生素 E 缺乏病		
E56.100		维生素 K 缺乏病		
D68.401		维生素 K 依赖因子缺乏症		
	Y57.700	维生素类的有害效应，不可归类在他处者		
T45.200		维生素类中毒，不可归类在他处者		
E56.900		维生素缺乏病		
E56.800		维生素缺乏病，其他的		
E56.901†	G63.4*	维生素缺乏性多神经炎		
C41.405		尾骨恶性肿瘤		
S32.200		尾骨骨折		
M43.805		尾骨畸形		
D16.804		尾骨良性肿瘤		
M53.301		尾骨痛		
M53.210		尾骨运动过度		
B65.300		尾蚴性皮炎		
A92.200		委内瑞拉马型热		
O02.000		萎缩卵和非葡萄胎		
L90.600		萎缩纹		
J31.004		萎缩性鼻炎		
L70.203		萎缩性痤疮		
M15.901		萎缩性多关节炎		
M19.910		萎缩性关节炎		
G71.102		萎缩性肌强直		
M45.x02		萎缩性脊柱炎		
K14.401		萎缩性舌炎		
J31.204		萎缩性咽炎		
R62.800		未达到其他预期正常生理发育水平		
R62.900		未达到预期的正常生理发育水平		
A30.000		未定类麻风		
K52.300		未定型结肠炎		

主要编码	附加编码	疾 病 名 称	别 名	备 注
C83.600		未分化（弥漫性）非霍奇金淋巴瘤		
F45.100		未分化的躯体形式障碍		
C95.003		未分化细胞白血病		
F20.300		未分化型精神分裂症		
	Y63.600	未给予必要的药物、药剂或生物制品		
	Y66.x00	未给予手术和医疗		
Z53.900		未进行操作		
Z28.900		未进行免疫		
K07.400		未特指的错（殆）	咬合不正	咬合不正的种类也就是牙颌矫正的治疗内容，包括牙列拥挤、空隙牙列、犬齿外突、先天缺齿或多生牙、牙齿倾斜等。查：错殆 K07.4。国标库把咬合不正独立分类，现合并于此编码中
Z71.100		未作诊断而具有恐惧主诉的人		
R43.200		味觉倒错		
G50.801		味觉性出汗综合征	耳颞神经综合征、Frey综合征	
H53.101		畏光		
Z90.300		胃部分后天性缺失		
Z12.000		胃部肿瘤的特殊筛查		
K92.200		胃肠出血		
Z93.400		胃肠道的其他人工造口状态		
C26.901		胃肠道恶性肿瘤		
Z80.001		胃肠道恶性肿瘤家族史		
T85.500		胃肠道假体装置、植入物和移植物的机械性并发症		
I78.802		胃肠道毛细血管扩张症		
B37.805		胃肠道念珠菌感染		
K91.835		胃肠道手术后腹泻		
K92.901		胃肠功能紊乱		
B46.200		胃肠毛霉病		
R14.x00		胃肠气胀及有关情况		
F45.308		胃肠神经官能症		
K91.000		胃肠手术后呕吐		
A22.200		胃肠炭疽		
A21.300		胃肠土拉菌病		
	Y48.100	胃肠外麻醉药的有害效应		

主要编码	附加编码	疾 病 名 称	别 名	备 注
K91.832		胃肠吻合口功能障碍		
K91.833		胃肠吻合口水肿		
K91.834		胃肠吻合口炎		
K91.842		胃肠吻合术后输出袢梗阻		输出袢梗阻（efferent loop obstruction）见于胃大部切除、胃空肠吻合术后，患者呕吐大量胆汁，钡餐检查可见钡剂入空肠输入袢，不入空肠输出袢，输入袢空肠口通畅，而输出袢空肠口为肠黏膜所堵塞。这种排空障碍多为机械原因所致，如炎性包块等。也可能为胃酸刺激空肠引起肠痉挛所致。查：综合征-胃空肠袢梗阻　K91.8
L50.803		胃肠型荨麻疹		
A09.901		胃肠炎		
A09.900		胃肠炎和结肠炎		
K92.201		胃出血		
K31.814		胃穿孔		
T81.203		胃穿孔，操作中		
Q85.906		胃错构瘤		
C16.600		胃大弯恶性肿瘤		
C16.100		胃底恶性肿瘤		
I86.401		胃底静脉曲张伴出血		
C16.804		胃底胃体恶性肿瘤		
S35.202		胃动脉损伤		
D37.100		胃动态未定或动态未知的肿瘤		
C16.301		胃窦恶性肿瘤		
C16.803		胃窦胃体恶性肿瘤		
C16.900		胃恶性肿瘤		如果部位有具体定位，则不编码于.9
Z85.002		胃恶性肿瘤个人史		
T45.002		胃复安中毒	甲氧氯普胺中毒	
K31.603		胃腹壁瘘		
B76.901		胃钩虫病		
K31.900		胃和十二指肠疾病		
K31.600		胃和十二指肠瘘		
K31.800		胃和十二指肠其他特指的疾病		
K31.700		胃和十二指肠息肉		
T28.701		胃化学性烧伤		
K31.815		胃黄色斑		

主要编码	附加编码	疾 病 名 称	别　名	备　注
	Y84.500	胃或十二指肠探子的插入作为病人异常反应或以后并发症的原因，而在操作当时并未提及意外事故		
C78.802		胃继发恶性肿瘤		
C45.703		胃间皮瘤		
C16.800		胃交搭跨越恶性肿瘤的损害		
K31.602		胃结肠瘘		
A18.812†	K93.8*	胃结核		
K31.808		胃结石		
K31.807		胃痉挛		
I86.400		胃静脉曲张		
K31.601		胃空肠结肠瘘		
C16.902		胃溃疡癌变		如果部位有具体定位，则不编码于.10
D13.100		胃良性肿瘤		
C77.201		胃淋巴结继发恶性肿瘤		
K31.809		胃麻痹		
E16.400		胃泌素分泌异常		
T18.200		胃内异物		
K31.810		胃囊肿		
K31.905		胃黏膜病变		
K31.801		胃黏膜肠上皮化生		
K29.606		胃黏膜肥厚		
K31.816		胃黏膜脱垂		
K31.812		胃扭转		
K31.901		胃排空障碍		按幽门梗阻分类
K31.813		胃破裂		
Q40.200		胃其他特指的先天性畸形		
K31.400		胃憩室		
K31.200		胃沙漏状狭窄及缩窄		
F45.310		胃神经官能症		
I72.807		胃十二指肠动脉假性动脉瘤		
K29.900		胃十二指肠炎		
K21.000		胃-食管反流性疾病伴有食管炎		
K21.900		胃-食管反流性疾病不伴有食管炎		
K22.600		胃-食管撕裂-出血综合征		

主要编码	附加编码	疾 病 名 称	别 名	备 注
K91.100		胃手术后综合征		
K31.804		胃酸过多		
K31.805		胃酸缺乏		
S36.300		胃损伤		
C16.200		胃体恶性肿瘤		
R10.102		胃痛		
K31.703		胃息肉		
K31.806		胃狭窄		
K31.811		胃下垂		
Q40.300		胃先天性畸形		
C16.500		胃小弯恶性肿瘤		
K25.902		胃小弯溃疡		
K31.820		胃-心综合征		
K29.700		胃炎		
K29.600		胃炎，其他的		
D00.200		胃原位癌		
Z43.100		胃造口维护		
Z93.100		胃造口状态		
K66.003		胃粘连		
R93.303		胃占位性病变		
D37.101		胃肿瘤		
K31.902		胃肿物		
Q40.201		胃重复畸形		
K31.819		胃潴留		
R12.x00		胃灼热		
R63.300		喂养困难和照管不当		新生儿喂养不当的编码为 P92.-
D59.103		温抗体型自身免疫性溶血性贫血		查：病，疾病-溶血性（胎儿）（新生儿）--自身免疫性（冷型）（温型）D59.1
L81.802		文身色素沉着		
Z41.801		文身		
G23.200		纹状体黑质变性		
A83.800		蚊媒介病毒性脑炎，其他的		
A92.900		蚊媒介的病毒性发热		
A92.800		蚊媒介的病毒性发热，其他特指的		
A83.900		蚊媒介的病毒性脑炎		

主要编码	附加编码	疾 病 名 称	别 名	备 注
	Y83.200	吻合、分流或移植手术作为病人异常反应或以后并发症的原因，而在操作当时并未提及意外事故		
I20.807		稳定劳力性心绞痛		
I20.801		稳定型心绞痛		
	M97612/3	沃尔丹斯特伦巨球蛋白血症		
C57.702		沃尔夫管恶性肿瘤		
C57.701		沃尔夫体恶性肿瘤		
E75.505		沃尔曼病		
A39.100†	E35.1*	沃-弗综合征		沃-弗综合征（Waterhouse-Friederichsen syndrome），又称出血性肾上腺综合征。爆发性脑膜炎球菌败血症是爆发性流行性脑脊髓膜炎的一个类型，表现为沃-弗综合征，即周围循环衰竭、休克、弥散性血管内凝血 DIC、两肾上腺严重出血、肾上腺皮质功能衰竭
R26.301		卧床不起		
I20.004		卧位型心绞痛		
E78.602		无 β 脂蛋白血症		查：血 β-脂蛋白缺乏症　E78.6
D58.003		无胆色素尿性黄疸		
Q24.510		无顶冠状静脉窦综合征		无顶冠状静脉窦综合征是指冠状静脉窦与左心房之间的顶壁部分或全部缺如，心脏静脉直接与左心房相通
	V96.900	无动力飞行器事故伤及乘员		
	V96.800	无动力飞行器事故伤及乘员，其他的		
	V96.200	无动力滑翔机事故伤及乘员		
T14.002		无毒蜘蛛咬伤		
L74.400		无汗症		
Q13.101†	H42.8*	无虹膜青光眼		
J63.800		无机粉尘引起的肺尘埃沉着病，其他特指的		
T57.900		无机物的毒性效应		
T57.800		无机物质的毒性效应，其他特指的		
M33.104		无肌病性皮肌炎		
Q06.000		无脊髓畸形		
H27.000		无晶状体		
H40.502		无晶状体性青光眼		由于各种导致无晶状体的青光眼，属难治性青光眼之一。查：青光眼-见于--晶状体疾患　H40.5

主要编码	附加编码	疾 病 名 称	别 名	备 注
N46. x01		无精症		无精子症是指多次精液检查（一般3次以上）均未发现精子
D69. 405		无巨核细胞性血小板减少性紫癜		查：发育不全（症）-巨核细胞　D69.4
G03. 001		无菌性脑膜炎	Mollaret 脑膜炎	
S25. 100		无名动脉或锁骨下动脉损伤		
I72. 806		无名动脉瘤		
I77. 104		无名动脉狭窄		
I77. 103		无名动脉迂曲		
S25. 300		无名静脉或锁骨下静脉损伤		
I87. 103		无名静脉狭窄	头臂静脉狭窄	无名静脉又称头臂静脉，国标库 I87.105 头臂静脉狭窄与些条目重复，合并于此条目
I87. 104		无名静脉阻塞	头臂静脉阻塞	
Q00. 000		无脑儿		
Q04. 305		无脑回		
R34. x02		无尿		
R34. x00		无尿和少尿		
R98. x00		无人在场的死亡		
O92. 300		无乳		
Q83. 200		无乳头		
Q38. 303		无舌症		
Q04. 100		无嗅脑畸形		
K08. 200		无牙牙槽嵴萎缩		
K08. 201		无牙牙槽突萎缩		
K00. 000		无牙症	先天性牙缺失	
Q16. 200		无咽鼓管		
Q11. 100		无眼畸形，其他的		
N31. 000		无抑制神经病性膀胱，不可归类在他处者		
Z51. 300		无诊断报告的输血		
Z21. x00		无症状的人类免疫缺陷病毒［HIV］感染状态		
A20. 802		无症状鼠疫		
I25. 600		无症状心肌缺血		
N39. 001		无症状性菌尿		
A52. 200		无症状性神经梅毒		
O30. 801		五胎妊娠		

主要编码	附加编码	疾 病 名 称	别 名	备 注
G25.500		舞蹈症，其他的		
E72.303		戊二酸尿症		
E72.302		戊二酸血症		
Z22.505		戊型肝炎抗体阳性		
Z50.100		物理治疗，其他的		
T65.900		物质的毒性效应		
T65.800		物质的毒性效应，其他特指		
A77.200		西伯利亚立克次体性斑疹热		
Q03.000		西尔维于斯导水管［中脑导水管］畸形		
Q03.002		西尔维于斯导水管梗阻		
Q03.001		西尔维于斯导水管狭窄		
A83.100		西方马脑炎		
A92.300		西尼罗河病毒感染		
L57.300		西瓦特皮肤异色病		
B66.900		吸虫感染		
B66.800		吸虫感染，其他特指的		
	W80.x00	吸入和咽下其他物体引起的呼吸道梗阻		
	W79.x00	吸入或咽下食物引起的呼吸道梗阻		
	W78.x00	吸入胃内容物		
J69.001		吸入性肺炎		
	Y48.000	吸入性麻醉药的有害效应		
T41.000		吸入性麻醉药中毒		
M83.200		吸收不良引起的成人骨软化症		
F98.801		吸吮拇指		
O81.401		吸引器助产分娩		
P03.301		吸引器助产新生儿		
J62.803		矽肺	硅肺	
Q85.801		息肉-色素沉着-脱发-爪甲营养不良综合征	Cronkhite-Canda 综合征	息肉-色素沉着-脱发-爪甲营养不良综合征（polyposispig-mentation-alopecia-onycholrophia syndrome）临床极为罕见，病因尚不清楚，临床以胃肠道多发息肉伴皮肤色素沉着、脱发、指（趾）甲萎缩等为主要特征。目前缺乏特异性治疗方法，主要是对症治疗、营养支持和激素治疗
N30.808		息肉样膀胱炎		
J63.500		锡沉着病		

主要编码	附加编码	疾　病　名　称	别　名	备　注
T56.600		锡及其化合物的毒性效应		
M70.504		膝半膜肌肉滑囊炎		
M23.001		膝半月板囊肿		
C43.704		膝部恶性黑色素瘤		
C44.704		膝部皮肤恶性肿瘤		
S80.901		膝部血肿		
S80.000		膝挫伤		
S83.700		膝的多处结构的损伤		
M23.500		膝的慢性不稳定性疾患		
S83.600		膝的其他和未特指部位的扭伤和劳损		
M70.500		膝的其他滑囊炎		
S83.101		膝关节半脱位		
M17.900		膝关节病		
M24.306		膝关节病理性不全脱位		
M24.305		膝关节病理性脱位		
M93.202		膝关节分离性骨软骨病		
S83.401		膝关节副韧带劳损		
M86.911		膝关节骨髓炎		
M89.909		膝关节骨肿物		
M71.307		膝关节滑膜囊肿		
M66.110		膝关节滑膜破裂		
M23.808		膝关节滑膜嵌顿		滑膜嵌顿是指关节在活动时，滑膜被夹在组成关节的骨骼之间，而形成嵌顿，明显表现为疼痛剧烈，关节活动受限。查：紊乱-关节（内）--膝---特指的 NEC M23.8
M65.906		膝关节滑膜炎		
M62.819		膝关节肌肥大		
M60.006		膝关节肌间脓肿		
M25.006		膝关节积血		
M25.411		膝关节积液		
T84.004		膝关节假体障碍		
T84.502		膝关节假体植入感染		
M25.607		膝关节僵硬		
A18.034†	M01.1*	膝关节结核		
A18.035†	M01.1*	膝关节结核性滑膜炎		
M24.502		膝关节挛缩		

主要编码	附加编码	疾 病 名 称	别 名	备 注
M86.605		膝关节慢性化脓性骨髓炎		
M23.900		膝关节内紊乱		
M23.800		膝关节内紊乱，其他的		
M23.805		膝关节囊韧带松弛		
M25.808		膝关节囊肿		
S83.601		膝关节扭伤		
M24.607		膝关节强硬		
M21.202		膝关节屈曲畸形		
S83.300		膝关节软骨撕裂，近期的		
M79.507		膝关节软组织异物残留		
S83.501		膝关节十字韧带劳损		
M23.810		膝关节锁定		
M25.506		膝关节痛		
S83.100		膝关节脱位		
M23.400		膝关节游离体		
M23.811		膝关节粘连		
M71.506		膝关节粘连性滑囊炎		
T84.807		膝关节置换术后疼痛		
M25.412		膝关节肿胀		
T34.700		膝和小腿冻伤伴有组织坏死		
T33.700		膝和小腿浅表冻伤		
Z89.500		膝或膝以下小腿后天性缺失		
M76.803		膝肌腱端病		
S87.000		膝挤压伤		
S81.000		膝开放性伤口		
S83.201		膝内侧半月板损伤		
M23.600		膝韧带的其他自然破裂		
M23.809		膝韧带囊肿		
M23.806		膝韧带松弛		
S83.202		膝外侧半月板损伤		
O64.804		膝先露难产		
Q68.200		膝先天性变形		
Q74.100		膝先天性畸形		
Z89.600		膝以上大腿后天性缺失		
M79.401		膝脂肪垫肥大		
G51.100		膝状神经节炎	Hunt 综合征、Ramsay Hunt 综合征	膝状神经节炎是一种常见的周围性面瘫，发病率仅次于贝尔面瘫。1907 年 Ramsay Hunt 首先报道因面神经膝状节疱疹性引起

主要编码	附加编码	疾 病 名 称	别 名	备 注
				的一组特殊症状的病例，后被称为 Hunt 综合征。主要表现为一侧耳部剧痛、耳部疱疹，同侧周围性面瘫，可伴有听力和平衡障碍。本病由潜伏在面神经膝状神经节内的水痘带状疱疹病毒，于机体免疫功能降低时再活化引起，除侵犯膝状神经节外，还可累及邻近的前庭蜗（听）神经
F63.900		习惯和冲动障碍		
F63.800		习惯和冲动障碍，其他的		
N96.x00		习惯性流产		
O03.902		习惯性流产伴近期流产		
O26.200		习惯性流产者的妊娠医疗		
K03.103		习惯性牙磨损		
E23.004		席恩综合征	产后腺垂体功能减退症	希恩病或希恩综合征［产后全垂体功能减退综合征］ E23.0
N02.302		系膜增生性 IgA 肾病		
N05.301		系膜增生性肾小球肾炎		
M32.900		系统性红斑狼疮		
M32.100†		系统性红斑狼疮，累及器官或系统		
M32.800		系统性红斑狼疮，其他形式的		
	G63.5*	系统性结缔组织疾患引起的多神经病		
	N16.4*	系统性结缔组织疾患引起的肾小管-间质疾患		
	N08.5*	系统性结缔组织疾患引起的肾小球疾患		
M31.804		系统性血管炎		系统性血管炎（systemic vasculitis）是一组以血管的炎症与坏死为主要病理改变的炎性疾病。临床表现因受累血管的类型、大小、部位及病理特点不同而表现各异。常累及全身多个系统，引起多系统多脏器功能障碍，但也可局限于某一脏器。系统性血管炎常累及的部位为皮肤、肾脏、肺、神经系统等。查：血管炎［脉管炎］-坏死性--特指的 NEC M31.8
Q74.008		细长指		
	B96.800	细菌性病原体作为分类于其他章疾病的原因，其他特指的		
A04.900		细菌性肠道感染		
A04.800		细菌性肠道感染，其他特指的		
J15.900		细菌性肺炎		

主要编码	附加编码	疾病名称	别名	备注
J15.800		细菌性肺炎，其他的		
K65.016		细菌性腹膜炎		
A04.902		细菌性腹泻		
K75.003		细菌性肝脓肿		
A49.900		细菌性感染		
A49.800		细菌性感染，其他的		
A48.800		细菌性疾病，其他特指的		
Z22.300		细菌性疾病带菌者，其他特指的		
Z11.200		细菌性疾病的特殊筛查，其他的		
H16.006		细菌性角膜溃疡		
H16.803		细菌性角膜炎		
A04.901		细菌性结肠炎		
A03.900		细菌性痢疾		
A03.800		细菌性痢疾，其他的		
G04.200		细菌性脑膜脑炎和脊髓脊膜炎，不可归类在他处者		
G00.900		细菌性脑膜炎		
G00.800		细菌性脑膜炎，其他的		
A05.900		细菌性食物中毒		
I30.102		细菌性心包炎		
I33.005		细菌性心内膜炎		
J15.901		细菌性支气管肺炎		
	Y58.900	细菌疫苗类的有害效应，其他和未特指的		
B67.400		细粒棘球蚴感染		
B67.300		细粒棘球蚴感染，其他部位和多部位的		
B34.300		细小病毒感染		
	B97.600	细小病毒作为分类于其他章疾病的原因		
C34.902		细支气管恶性肿瘤		
J47.x02		细支气管扩张		
T17.802		细支气管内异物		
Q71.600		虾爪状手		
K83.017		狭窄性胆管炎		
S39.003		下背部软组织损伤		
S30.000		下背和骨盆挫伤		

主要编码	附加编码	疾 病 名 称	别 名	备 注
S31.000		下背和骨盆开放性伤口		
S34.802		下背神经损伤		
M54.500		下背痛		
S35.901		下背血管损伤		
S34.601		下背周围神经损伤		
I22.100		下壁的随后性心肌梗死		
I21.100		下壁急性透壁性心肌梗死		
C00.400		下唇内面恶性肿瘤		
C00.401		下唇内面颊侧面恶性肿瘤		
C00.404		下唇内面口腔面恶性肿瘤		
C00.403		下唇内面黏膜恶性肿瘤		
C00.402		下唇内面系带恶性肿瘤		
R10.301		下腹痛		
K07.007		下颌发育不全		
C41.100		下颌骨恶性肿瘤		下颌骨非齿源性恶性肿瘤编码为 C03.1
S02.600		下颌骨骨折		
K07.006		下颌骨骨质增生		
C79.505		下颌骨继发恶性肿瘤		
T84.701		下颌骨假体植入感染		
K10.213		下颌骨局限坏死		
D16.500		下颌骨良性肿瘤		
T84.602		下颌骨内固定物植入感染		
E21.003		下颌骨囊性纤维性骨炎		
K09.205		下颌骨囊肿		
Q75.400		下颌骨颜面发育不全		
K07.106		下颌后缩		
K07.901		下颌畸形		
K07.008		下颌角肥大		
K07.009		下颌角肥大伴咬肌肥大		包括咬肌、颞肌、翼内肌、翼外肌等。所以咬肌肥大的发生一般又认为与人咀嚼习惯和饮食习惯有关。如饮食中经常吃硬的食物或有吃零食、吃口香糖习惯有关。也有人认为咬肌肥大与遗传因素有关，事实上从临床上看确有家族性咬肌肥大的现象。咬肌肥大多伴有下颌角肥大、下颌角外翻等情况发生，所以临床上又将咬肌肥大称为下颌角肥大或咬肌良性肥大，临床上单纯去除肥大咬肌的情况比较少，如咬肌确实肥大一般手术多在去除下颌角的同时去除部分咬肌。查：增生-下颌骨，下颌　K07.0

主要编码	附加编码	疾 病 名 称	别 名	备 注
A18.004†	M90.0*	下颌结核		
K10.001		下颌隆凸		
K07.107		下颌偏斜		
K13.715		下颌前庭沟过浅		前庭沟过浅多见于下颌，一般是由于严重牙周病引起的牙槽骨吸收变平（低）所致，也可见于老年性牙槽骨萎缩患者。表现为黏膜软组织正常，但牙槽骨高度变低。偶尔见于外伤和炎症引起前庭沟过浅，但局部往往有软组织缺损和广泛的瘢痕挛缩。查：萎缩-牙槽或牙槽嵴（无牙）K08.2
K07.108		下颌前突		
C03.101		下颌软组织恶性肿瘤		
C08.000		下颌下腺恶性肿瘤		
K10.212		下颌炎性窦道		
E65.x05		下颌脂肪袋		
N21.900		下泌尿道结石		
N21.800		下泌尿道结石，其他的		
A54.100		下泌尿生殖道的淋球菌感染伴有尿道周和副腺的脓肿		
A54.000		下泌尿生殖道的淋球菌感染不伴有尿道周或副腺的脓肿		
A56.000		下泌尿生殖道的衣原体感染		
C49.402		下腔静脉恶性肿瘤		
Q62.601		下腔静脉后输尿管		
Q26.902		下腔静脉畸形		
T82.801		下腔静脉滤器血栓形成		
I82.204		下腔静脉栓塞		
S35.100		下腔静脉损伤		
I87.112		下腔静脉狭窄		
I82.203		下腔静脉血栓形成		
T82.501		下腔静脉支架脱落		
I87.111		下腔静脉综合征		
I87.113		下腔静脉阻塞		
Q21.105		下腔型房间隔缺损（低位缺损）		
E23.300		下丘脑功能不良，不可归类在他处者		
E23.302		下丘脑综合征		下丘脑综合征（hypothalamus syndrome）系由多种病因累及下丘脑所致的疾病，可

主要编码	附加编码	疾　病　名　称	别　名	备　注
				以因先天遗传或后天性、器质性（如颅咽管瘤）或功能性（如各种原因导致严重精神创伤）等多种原因引发。主要临床表现有内分泌代谢功能失调，自主神经功能紊乱，以及睡眠、体温调节和性功能障碍，尿崩症，多食肥胖或厌食消瘦，精神失常，癫痫等症群。查：功能不良－下丘脑 NEC　E23.3
K92.209		下消化道出血		
H50.202		下斜视		
C03.100		下牙龈恶性肿瘤		
C13.901		下咽壁恶性肿瘤		
C13.900		下咽恶性肿瘤		
C13.200		下咽后壁恶性肿瘤		
C13.800		下咽交搭跨越恶性肿瘤的损害		
D00.008		下咽原位癌		
C34.300		下叶，支气管或肺的恶性肿瘤		
Q74.200		下肢（包括骨盆带）的其他先天性畸形		
C43.700		下肢（包括髋）恶性黑色素瘤		
D22.700		下肢（包括髋）黑素细胞痣		
C49.200		下肢（包括髋）结缔组织和软组织恶性肿瘤		
C44.700		下肢（包括髋）皮肤恶性肿瘤		
D23.700		下肢（包括髋）皮肤良性肿瘤		
D04.700		下肢（包括髋）皮肤原位癌		
D03.700		下肢（包括髋）原位黑色素瘤		
C47.200		下肢（包括髋）周围神经恶性肿瘤		
M76.800		下肢（不包括足）的其他肌腱端病		
Z42.401		下肢瘢痕修复		
Z42.403		下肢残端修整		
C40.200		下肢长骨恶性肿瘤		
D16.200		下肢长骨良性肿瘤		
T13.600		下肢创伤性切断		

主要编码	附加编码	疾 病 名 称	别 名	备 注
G57.900		下肢单神经病		
G83.100		下肢单瘫		
T35.500		下肢的冻伤		
R22.400		下肢的局部肿胀、肿物和肿块		
Q72.800		下肢的其他短小缺陷		
I77.013		下肢动静脉瘘		
I72.400		下肢动脉瘤		
I74.301		下肢动脉栓塞		
I74.300		下肢动脉栓塞和血栓形成		
I77.129		下肢动脉狭窄		
I74.302		下肢动脉血栓形成		
I77.605		下肢动脉炎		
I70.204		下肢动脉硬化闭塞症		
I70.203		下肢动脉粥样硬化		
I70.205		下肢动脉粥样硬化性坏疽		
D48.719		下肢动态未定肿瘤		
C40.300		下肢短骨恶性肿瘤		
D16.300		下肢短骨良性肿瘤		
Q72.900		下肢短小缺陷		
T01.302		下肢多处裂伤		
C76.500		下肢恶性肿瘤		
L03.107		下肢蜂窝织炎		
D48.020		下肢骨动态未定肿瘤		
C79.508		下肢骨继发恶性肿瘤		
E21.006		下肢骨囊性纤维性骨炎		
T12.x00		下肢骨折		
D48.021		下肢骨肿瘤		
T13.203		下肢关节和韧带劳损		
T13.202		下肢关节和韧带扭伤		
T13.201		下肢关节和韧带脱位		
T13.200		下肢关节和韧带脱位、扭伤和劳损		
I80.002		下肢化脓性浅表血栓静脉炎		
M76.900		下肢肌腱端病		
T13.502		下肢肌腱损伤		
T13.500		下肢肌肉和肌腱的损伤		
T93.500		下肢肌肉和肌腱损伤后遗症		

主要编码	附加编码	疾　病　名　称	别　名	备　注
T13.501		下肢肌肉损伤		
L04.300		下肢急性淋巴结炎		
T93.600		下肢挤压伤和创伤性切断后遗症		
I72.401		下肢假性动脉瘤		
I72.402		下肢假性动脉瘤破裂		
D48.133		下肢结缔组织动态未定肿瘤		
D21.200		下肢结缔组织和其他软组织良性肿瘤，包括髋		
D48.134		下肢结缔组织肿瘤		
I87.201		下肢静脉功能不全		
I87.805		下肢静脉回流障碍		
I83.901		下肢静脉瘤		
I83.101		下肢静脉曲张伴静脉炎		
I83.000		下肢静脉曲张伴有溃疡		
I83.200		下肢静脉曲张伴有溃疡和炎症		
I83.100		下肢静脉曲张伴有炎症		
I83.900		下肢静脉曲张不伴有溃疡或炎症		
I87.118		下肢静脉狭窄		
I80.303		下肢静脉血栓形成		
I80.301		下肢静脉炎		
I80.300		下肢静脉炎和血栓性静脉炎		
I87.119		下肢静脉阻塞		
R22.401		下肢局部肿物		
T13.100		下肢开放性伤口		
T93.000		下肢开放性伤口后遗症		
L97.x00		下肢溃疡，不可归类在他处者		
D36.715		下肢良性肿瘤		这是未特指部位的编码。皮肤和结缔组织有不同编码
C77.401		下肢淋巴结继发恶性肿瘤		
D48.516		下肢皮肤动态未定肿瘤		
L08.904		下肢皮肤感染		
L02.402		下肢皮肤脓肿、疖和痈		
T13.101		下肢皮肤撕裂伤		
T01.301		下肢皮肤套脱伤		
D48.517		下肢皮肤肿瘤		
G57.800		下肢其他单神经病		

主要编码	附加编码	疾　病　名　称	别　名	备　注
T93.200		下肢其他骨折的后遗症		
I80.200		下肢其他深部脉管的静脉炎和血栓性静脉炎		
T13.800		下肢其他特指的损伤		
T93.800		下肢其他特指损伤的后遗症		
I80.001		下肢浅表静脉炎		
I80.000		下肢浅表脉管的静脉炎和血栓性静脉炎		
T13.000		下肢浅表损伤		
I73.803		下肢缺血		
T95.300		下肢烧伤、腐蚀伤和冻伤后遗症		
I87.202		下肢深静脉瓣膜功能不全		
I80.208		下肢深静脉栓塞		
I80.207		下肢深静脉血栓形成		
I80.201		下肢深静脉血栓性静脉炎		
I80.202		下肢深静脉炎		
T13.300		下肢神经的损伤		
T93.400		下肢神经损伤后遗症		
M79.203		下肢神经痛		
R60.001		下肢水肿		
T13.900		下肢损伤		
T93.900		下肢损伤的后遗症		
T93.300		下肢脱位、扭伤和劳损后遗症		
Q72.000		下肢先天性完全缺如		
T13.400		下肢血管的损伤		
I80.302		下肢血栓性静脉炎		
T13.001		下肢血肿		
T87.100		下肢再植（部位）的并发症		
T87.101		下肢再植术后感染		
D48.720		下肢肿瘤		
M79.802		下肢肿胀		
D48.215		下肢周围神经动态未定肿瘤		
D36.112		下肢周围神经和自主神经良性肿瘤		
D48.216		下肢周围神经肿瘤		
D48.217		下肢自主神经动态未定肿瘤		
D48.218		下肢自主神经肿瘤		

主要编码	附加编码	疾 病 名 称	别 名	备 注
R50.901		夏季热	暑热证	夏季热是婴幼儿时期的一种特有疾病。临床以入夏长期发热、口渴多饮、多尿、汗闭为特征。因本病有严格的季节性，发病于夏季，故名夏季热。查：热性发热（原因不明）　R50.9
A52.103†	M14.6*	夏科关节病		
G90.302		夏伊-德雷格尔综合征	进行性自主神经功能衰竭、特发性直立性低血压、神经源性直立性低血压	夏伊-德雷格尔综合征（SDS）是以自主神经功能症状为突出表现的多系统受累的变性病，临床上突出表现为直立性低血压及其他自主神经功能紊乱，并伴小脑、基底核或脊髓运动神经元变性所引起的神经异常。临床表现除直立性低血压外，尚有发汗障碍、阳痿等其他自主神经功能障碍及锥体系、锥体外系、小脑性共济失调等
T36.102		先锋霉素中毒		
Q43.100		先天无神经节性巨结肠〔赫希施斯普龙病〕		
Q16.100		先天性（外）耳道缺如、闭锁和狭窄		
I45.804		先天性 QT 间期延长		
Q84.400		先天性白甲		
Q12.000		先天性白内障		
Q18.801		先天性半面短小症		
Q67.404		先天性半面萎缩		
Q64.304		先天性膀胱尿道口处狭窄		
Q64.600		先天性膀胱憩室		
Q62.700		先天性膀胱-输尿管-肾反流		
Q55.605		先天性包皮囊肿		
L05.901		先天性背部皮肤窦道		
Q10.404		先天性鼻泪管缺如		
Q34.801		先天性鼻咽闭锁		
Q30.300		先天性鼻中隔穿孔		
Q67.403		先天性鼻中隔偏曲		
Q67.406		先天性扁鼻		
Q74.105		先天性髌骨缺如		
Q74.106		先天性髌骨脱位		
Q70.001		先天性并指伴骨连接		
Q70.201		先天性并趾伴骨连接		
P35.300		先天性病毒性肝炎		
P35.900		先天性病毒性疾病		

主要编码	附加编码	疾 病 名 称	别 名	备 注
P35.800		先天性病毒性疾病，其他的		
Q14.001		先天性玻璃体发育异常		
Q14.002		先天性玻璃体混浊		
Q51.803		先天性残角子宫		
Q68.101		先天性铲状手		
Q43.102		先天性长段型巨结肠		
Q43.300		先天性肠固定畸形		
Q27.811		先天性肠系膜血管畸形		
Q43.301		先天性肠旋转不良		
Q43.104		先天性超短段型巨结肠		
Q71.501		先天性尺骨缺如		
Q74.005		先天性尺桡关节融合		
Q76.405		先天性齿突发育不良		
Q76.406		先天性齿状突移位		
Q52.408		先天性处女膜增厚		
P37.900		先天性传染病和寄生虫病		
P37.800		先天性传染病和寄生虫病，其他特指的		
Q66.802		先天性锤状趾		
D61.001		先天性纯红细胞再生障碍性贫血	布拉克凡-戴蒙德综合征	
Q38.004		先天性唇瘘		
Q42.901		先天性大肠闭锁		
Q42.903		先天性大肠缺如		
Q42.902		先天性大肠狭窄		
Q27.810		先天性大肠血管畸形		
Q15.801		先天性大角膜		
Q28.301		先天性大脑动静脉畸形		
Q28.201		先天性大脑动静脉瘤		
Q28.302		先天性大脑动脉瘤		
Q28.303		先天性大脑后动脉缺失		
Q04.600		先天性大脑囊肿		
Q28.304		先天性大脑中动脉动脉瘤		
Q80.300		先天性大疱性鱼鳞病样红皮病		
Q55.003		先天性单睾丸		
Q61.000		先天性单个肾囊肿		
Q44.301		先天性胆管闭塞性黄疸		

主要编码	附加编码	疾　病　名　称	别　　名	备　　注
Q44.502		先天性胆管畸形		
Q44.504		先天性胆管扩张症		
Q44.300		先天性胆管狭窄		
Q44.101		先天性胆囊闭锁		
Q44.001		先天性胆囊不发育		
Q44.002		先天性胆囊发育不全		
Q27.804		先天性胆囊血管畸形		
Q44.201		先天性胆总管闭锁		后天性的为 K83.1。在索引查找时，首先出现的是先天性，后天性作为下一级修饰词，也就是假定首先是先天性的
Q44.501		先天性胆总管畸形		
Q44.503		先天性胆总管扩张		
Q44.400		先天性胆总管囊肿		
H02.001		先天性倒睫		
Q74.201		先天性骶髂关节融合		
Q04.603		先天性第三脑室囊肿		
Q66.701		先天性第四跖骨短畸形		
Q76.418		先天性第五腰椎骶化		
E00.900		先天性碘缺乏综合征		
E00.200		先天性碘缺乏综合征，混合型		
E00.100		先天性碘缺乏综合征，黏液水肿型		
E00.000		先天性碘缺乏综合征，神经病型		
Q27.301		先天性动静脉瘘		
Q43.101		先天性短段型巨结肠		
Q43.810		先天性短结肠		
Q76.100		先天性短颈综合征	克利佩尔-费尔综合征	
Q71.801		先天性短上肢		
Q39.802		先天性短食管		
Q72.801		先天性短下肢		
Q77.301		先天性多发性骨骺发育不良		
Q74.300		先天性多发性关节弯曲		
Q78.102		先天性多骨纤维发育不良		结构不良-多骨纤维性　Q78.1
Q84.201		先天性多毛症		
Q75.805		先天性额骨变形		
P37.300		先天性恶性疟		

主要编码	附加编码	疾　病　名　称	别　名	备　注
Q38.502		先天性腭瘘		
Q38.801		先天性腭咽闭合不全		
Q17.303		先天性耳垂畸形		
Q17.801		先天性耳垂裂		
Q17.802		先天性耳垂缺如		
Q17.302		先天性耳郭畸形		
Q18.101		先天性耳郭瘘		
H90.501		先天性耳聋		
Q17.003		先天性耳前附件		
Q18.102		先天性耳前瘘管		
Q18.103		先天性耳前囊肿		
Q17.002		先天性耳赘		
Q24.602		先天性二度房室阻滞		
Q23.300		先天性二尖瓣关闭不全		
Q23.901		先天性二尖瓣畸形		
Q23.803		先天性二尖瓣腱索过长		
Q23.805		先天性二尖瓣裂		
Q23.802		先天性二尖瓣脱垂		
Q23.200		先天性二尖瓣狭窄		
Q74.103		先天性发育不全髌骨		
G11.000		先天性非进行性共济失调		
Q82.500		先天性非肿瘤性痣		
Q40.000		先天性肥大性幽门狭窄		
Q72.601		先天性腓骨缺如		
Q68.401		先天性腓骨弯曲		
Q25.701		先天性肺动静脉瘘		
Q22.200		先天性肺动脉瓣关闭不全		
Q22.301		先天性肺动脉瓣畸形		
Q22.302		先天性肺动脉瓣缺如		
Q25.601		先天性肺动脉瓣上狭窄		
Q22.100		先天性肺动脉瓣狭窄		
Q22.101		先天性肺动脉瓣下狭窄		
Q25.702		先天性肺动脉发育不全		
Q25.703		先天性肺动脉缺如		
Q25.704		先天性肺动脉异常		
Q33.601		先天性肺发育异常		

主要编码	附加编码	疾 病 名 称	别　名	备　注
Q26.801		先天性肺静脉狭窄		
Q33.001		先天性肺囊性病变		
Q33.002		先天性肺囊状腺样畸形		
P27.802		先天性肺纤维化		
P23.900		先天性肺炎		
P23.800		先天性肺炎，其他病原体引起的		
P23.600		先天性肺炎，其他细菌性病原体引起的		
Q33.301		先天性肺叶缺如		
Q76.601		先天性分叉肋		
P35.000		先天性风疹综合征		
Q55.402		先天性附睾分离		
G71.105		先天性副肌强直		
Q79.301		先天性腹壁缺损		
Q27.812		先天性腹腔动脉畸形		
Q27.304		先天性肝动静脉瘘		
Q44.701		先天性肝内胆管发育不良征		
Q44.705		先天性肝囊肿		
Q44.703		先天性肝纤维化		
Q27.805		先天性肝血管畸形		
P78.803		先天性肝硬化		
Q44.702		先天性肝脏畸形		
Q43.601		先天性肛瘘		
Q43.901		先天性肛门畸形		
E80.602		先天性高胆红素血症		
Q68.803		先天性高肩胛症		
E87.206		先天性高乳酸血症	先天性乳酸中毒	先天性高乳酸血症是一类代谢缺陷的总称，包括了丙酮酸脱氢酶复合酶、丙酮酸氧化或糖原异生系统中的酶活性缺乏。查：酸中毒（乳酸性）（呼吸性）-代谢性NEC　E87.2
D74.000		先天性高铁血红蛋白血症		
Q74.104		先天性高位髌骨		
Q25.401		先天性高主动脉弓		
Q27.815		先天性睾丸血管畸形		
Q79.101		先天性膈畸形		
Q79.102		先天性膈膨升		

主要编码	附加编码	疾 病 名 称	别 名	备 注
Q79.103		先天性膈缺如		
Q79.000		先天性膈疝		
P37.100		先天性弓形虫病		
Q68.501		先天性弓形腿		
Q66.702		先天性弓形足		
Q51.804		先天性宫颈闭锁		
Q51.502		先天性宫颈不发育		
Q51.801		先天性宫颈发育不良		宫颈缺如或不发育编码于 Q51.5
Q51.805		先天性宫颈隔		
Q51.901		先天性宫颈畸形		
Q51.501		先天性宫颈缺如		
Q51.806		先天性宫颈狭窄		
Q72.401		先天性股骨缺如		
Q68.300		先天性股骨弯曲		
Q68.801		先天性关节畸形		
Q24.509		先天性冠状动静脉瘘		
Q24.505		先天性冠状动脉动脉瘤		
Q24.506		先天性冠状动脉发育不良		
Q24.507		先天性冠状动脉肺动脉瘘		
Q24.508		先天性冠状动脉畸形		
D58.204		先天性海因茨小体性贫血		
G70.200		先天性和发育性肌无力		
Q12.002		先天性核性白内障		
Q07.801		先天性颌动瞬目综合征		
D64.400		先天性红细胞生成不良性贫血		
E80.001		先天性红细胞生成性卟啉病		
Q13.200		先天性虹膜畸形，其他的		
Q31.804		先天性喉闭锁		
P28.801		先天性喉喘鸣		
Q31.805		先天性喉隔		
Q31.301		先天性喉囊肿		喉囊肿分喉气囊肿与黏膜囊肿。喉囊肿是喉室黏膜的向外膨出。喉内型囊肿使假声带移位和增大，导致嘶哑和气道阻塞。喉外型囊肿通过甲状舌骨膜向外膨出，在颈部形成一肿块。查：喉膨出（先天性）（喉室） Q31.3
Q31.500		先天性喉软骨软化病		作为新生儿的疾病，它不能单纯放到软骨软化中

主要编码	附加编码	疾 病 名 称	别 名	备 注
Q31.806		先天性喉狭窄		
Q64.200		先天性后尿道瓣		
Q68.813		先天性踝关节畸形		
Q76.402		先天性寰枢椎畸形		
Q76.401		先天性寰枕畸形		
Q41.203		先天性回肠闭锁		
Q41.201		先天性回肠缺如		
Q41.202		先天性回肠狭窄		
Q31.801		先天性会厌裂		
G71.200		先天性肌病		
G71.104		先天性肌强直	Thomsen 病	
Q79.804		先天性肌萎缩		
Q28.105		先天性基底动脉畸形		
Q89.900		先天性畸形		
Q89.800		先天性畸形，其他特指的		
Z13.700		先天性畸形、变形和染色体异常的特殊筛查		
Z87.700		先天性畸形、变形和染色体异常个人史		
Z82.700		先天性畸形、变形和染色体异常家族史		
Q06.801		先天性脊髓栓系综合征		脊髓拴系综合征是一组发育畸形，包括脊髓圆锥被一种或几种硬膜内异常病变束缚，如粗短的终丝、纤维粘连、脊髓脊膜膨出、硬膜内脂肪瘤、硬膜内上皮样囊肿及脊髓纵裂畸形等。查：畸形－脑脊膜--脊髓 Q06.9。核对一卷特指的 Q06.8
Q27.801		先天性脊髓血管畸形		
Q76.409		先天性脊柱扁椎骨		
Q67.501		先天性脊柱侧凸		
Q67.502		先天性脊柱后凸侧弯		
Q76.412		先天性脊柱后凸畸形		
Q76.411		先天性脊柱前凸畸形		
Q76.408		先天性脊柱融合		
Q76.201		先天性脊柱脱位		
Q76.202		先天性脊椎滑脱		
Q76.200		先天性脊椎前移症		
Q76.413		先天性脊椎缺失		

主要编码	附加编码	疾 病 名 称	别 名	备 注
P37. 901		先天性寄生虫病		
Q84. 501		先天性甲肥厚		
Q84. 601		先天性甲营养不良		
E20. 802		先天性甲状旁腺功能减退症		
E03. 000		先天性甲状腺功能减退症伴有弥漫性甲状腺肿		
E03. 100		先天性甲状腺功能减退症不伴有甲状腺肿		
E03. 001		先天性甲状腺肿		
Q75. 001		先天性尖头		
Q68. 802		先天性肩关节脱位		
Q68. 804		先天性肩胛骨变形		
Q10. 200		先天性睑内翻		
Q10. 100		先天性睑外翻		
Q25. 302		先天性降主动脉狭窄		
Q13. 301		先天性角膜白斑		
Q13. 300		先天性角膜混浊		
Q13. 401		先天性角膜畸形		
Q13. 400		先天性角膜畸形，其他的		
Q42. 803		先天性结肠闭锁		
Q43. 201		先天性结肠扩张		
Q43. 811		先天性结肠憩室		
P37. 000		先天性结核病		
Q10. 302		先天性睫毛倾斜度异常综合征		
Q75. 807		先天性茎突过长		
Q12. 900		先天性晶状体畸形		
Q12. 800		先天性晶状体畸形，其他的		
Q12. 100		先天性晶状体移位		
Q28. 104		先天性颈内动脉动脉瘤		
Q76. 407		先天性颈椎横突过长		
Q76. 403		先天性颈椎畸形		
Q76. 404		先天性颈椎体融合		
Q74. 202		先天性胫腓骨纤维结构不良		
Q68. 400		先天性胫骨和腓骨弯曲		
Q72. 501		先天性胫骨缺如		
Q68. 402		先天性胫骨弯曲		
Q72. 502		先天性胫骨纵向短小缺陷		

主要编码	附加编码	疾 病 名 称	别 名	备 注
Q27.400		先天性静脉扩张		
Q63.301		先天性巨大肾		
Q04.801		先天性巨大硬脊膜囊		
Q43.105		先天性巨结肠类源病		
Q43.808		先天性巨阑尾		
Q43.804		先天性巨十二指肠		
Q62.200		先天性巨输尿管		
Q40.203		先天性巨胃		
P35.100		先天性巨细胞病毒感染		
Q74.009		先天性巨指		
Q74.204		先天性巨趾		
Q55.203		先天性可回缩睾丸		
Q41.102		先天性空肠闭锁		
Q41.104		先天性空肠缺如		
Q41.101		先天性空肠狭窄		
Q38.601		先天性口畸形		
Q65.500		先天性髋半脱位		
Q65.300		先天性髋半脱位，单侧		
Q65.400		先天性髋半脱位，双侧		
Q65.801		先天性髋关节发育不良		
Q78.404		先天性髋关节滑膜骨软骨瘤病		
Q65.802		先天性髋臼发育不良		
Q65.803		先天性髋内翻		
Q65.200		先天性髋脱位		
Q65.000		先天性髋脱位，单侧		
Q65.100		先天性髋脱位，双侧		
Q65.804		先天性髋外翻		
Q10.701		先天性眶距增宽症		眶距增宽症是指两侧眼眶间距离过大的一种疾病。多系先天性原因所致，常继发于其他先天畸形，如颜面正中裂、克鲁宗（Crouzon）综合征、阿佩尔（Apert）综合征等。诊断以两侧眶内壁间距（iod）的测量为准，还应结合面部的其他症状及面部各部分的比例关系进行判断。查：异常-眶（眼）　Q10.7
Q50.602		先天性阔韧带缺失		
Q76.602		先天性肋骨融合		
Q10.601		先天性泪道畸形		

主要编码	附加编码	疾 病 名 称	别 名	备 注
Q10.402		先天性泪点缺失		
Q10.500		先天性泪管狭窄		
Q10.401		先天性泪器发育不全		
Q10.403		先天性泪小点闭锁		
Q10.602		先天性泪小阜畸形		
Q89.801		先天性淋巴管畸形		
Q67.402		先天性颅骨凹陷		
Q50.503		先天性卵巢冠囊肿		
Q50.501		先天性卵巢旁囊肿		
Q27.814		先天性卵巢血管畸形		
Q43.001		先天性卵黄管囊肿		卵黄管囊肿（vitelline cyst）为胚胎残留物所形成，亦为卵黄肠导管部分未闭所形成，其内衬上皮为高柱状或扁平上皮，可有分泌空泡，囊液多为无色黏稠液体，卵黄管囊肿可发生腺癌。查：卵黄管永存 Q43.0
D58.101		先天性卵形红细胞症		
H49.901		先天性麻痹性斜视		
Q66.601		先天性马蹄外翻足		
Q66.803		先天性马蹄足		
Q06.300		先天性马尾畸形，其他的		
Q14.301		先天性脉络膜缺损		
Q43.807		先天性盲袢综合征		
Q84.100		先天性毛发形态障碍，不可归类在他处者		
Q84.202		先天性眉畸形		
A50.900		先天性梅毒		
A50.402†	G01*	先天性梅毒性脑膜炎		
Q75.801		先天性面骨畸形		
H50.005		先天性内斜视		
Q10.303		先天性内眦赘皮		
Q55.201		先天性男性中肾管囊肿		
Q33.000		先天性囊性肺		
Q28.203		先天性脑动静脉瘘		
Q04.902		先天性脑发育异常		
Q04.802		先天性脑灰质异位症		
Q03.900		先天性脑积水		
Q03.800		先天性脑积水，其他的		
Q01.901		先天性脑疝		

主要编码	附加编码	疾 病 名 称	别 名	备 注
Q04.803		先天性脑透明隔异常		透明隔是两侧侧脑室前角间的间隔，如果在胚胎期融合不全，产生一个潜在的间隙，即透明隔间腔或称第五脑室。可存在于大部分的新生儿中，少数永存于成年，属正常变异。如果透明隔间腔内液体过多，具有张力，向外膨隆突出，称透明隔囊肿。此外，透明隔还可缺如。通常透明隔发育异常时临床上可无症状，少数患者可出现有些非特异症状，如锥体束征阳性。还有少数患者可能有癫痫发作等表现，透明隔缺如时可能有智力发育异常
Q04.307		先天性脑萎缩		
Q84.101		先天性念珠状发		
Q64.301		先天性尿道瓣膜性狭窄		
Q64.302		先天性尿道闭锁		
Q54.001		先天性尿道冠部下裂		
Q64.701		先天性尿道畸形		
Q64.705		先天性尿道憩室		
Q64.303		先天性尿道狭窄		
Q64.704		先天性尿道直肠瘘		
P37.400		先天性疟疾，其他的		
P35.200		先天性疱疹病毒［单纯疱疹］感染		
Q27.816		先天性盆腔血管畸形		
Q84.801		先天性皮肤发育不全		
Q82.807		先天性皮肤赘片		
Q89.003		先天性脾大		
Q89.004		先天性脾缺如		
Q27.807		先天性脾血管畸形		
P61.400		先天性贫血，其他的不可归类在他处者		
Q66.500		先天性平足		
Q43.103		先天性普通型巨结肠		
Q27.808		先天性脐动脉畸形		
Q27.001		先天性脐动脉缺如		
Q27.000		先天性脐动脉缺如和发育不全		
Q43.002		先天性脐窦		脐窦是脐部形成的窦道，时常排出少量黏液，严重者则成瘘管，其口与小肠相通，持续排出恶臭分泌物，并含有粪汁。多为卵黄管残留症或脐尿管不全继发感染所致。一般说脐窦就是卵黄管残留症。查：不完全-闭合--卵黄管　Q43.0

主要编码	附加编码	疾 病 名 称	别 名	备 注
Q79.501		先天性脐畸形		
Q43.003		先天性脐瘘		如卵黄管完全关闭，则脐部与小肠之间有管道相通，称为脐肠瘘。查：脐肠系膜管，永存 Q43.0
Q79.201		先天性脐膨出		
Q43.004		先天性脐茸		有时卵黄管虽然全部闭锁，但在脐部有少量的黏膜残留，就会形成鲜红色的息肉样物，经常有黏液样分泌物，称为脐茸。查：卵黄管永存 Q43.0
Q32.101		先天性气管发育异常		
Q32.000		先天性气管软化		
Q39.200		先天性气管食管瘘不伴有闭锁		
Q32.102		先天性气管狭窄		
Q30.001		先天性前鼻孔狭窄		
Q75.806		先天性前额畸形		
Q26.000		先天性腔静脉狭窄		
P83.500		先天性鞘膜积液		
Q15.000		先天性青光眼		
Q15.803		先天性球形角膜		
Q15.002		先天性球形角膜伴青光眼		
Q27.306		先天性躯干部动静脉瘘		
Q43.106		先天性全结肠型巨结肠		
Q71.802		先天性桡尺骨缺如		
Q71.401		先天性桡骨缺如		
D58.001		先天性溶血性贫血	先天性溶血性黄疸	
E73.000		先天性乳糖缺乏		
Q83.802		先天性乳头内陷		
Q28.002		先天性入脑前动静脉畸形		
Q28.001		先天性入脑前动静脉瘤		畸形-动静脉，动脉瘤（先天性）--入脑前血管（未破裂） Q28.0
Q28.106		先天性入脑前动脉瘤		
Q18.001		先天性鳃裂瘘管		
Q18.002		先天性鳃裂囊肿		
Q24.603		先天性三度房室阻滞		
Q22.801		先天性三尖瓣关闭不全		
Q22.802		先天性三尖瓣缺如		
Q22.400		先天性三尖瓣狭窄		
Q75.002		先天性三角头		

主要编码	附加编码	疾 病 名 称	别 名	备 注
Q10.000		先天性上睑下垂		
Q27.307		先天性上肢动静脉瘘		
Q68.807		先天性上肢畸形		
Q27.817		先天性上肢血管畸形		
Q38.301		先天性舌发育不全		
Q27.802		先天性舌血管畸形		
Q07.802		先天性神经发育不全		
N04.902		先天性肾病综合征		
Q27.305		先天性肾动静脉瘘		
Q27.100		先天性肾动脉狭窄		
Q63.801		先天性肾结石		
E25.004		先天性肾上腺皮质增生症		
E25.000		先天性肾上腺性征疾患伴有酶缺乏		
P96.000		先天性肾衰竭		
Q60.501		先天性肾萎缩		
Q27.806		先天性肾血管畸形		
Q63.202		先天性肾移位		
Q62.000		先天性肾盂积水		
Q63.901		先天性肾盂畸形		
Q62.101		先天性肾盂输尿管连接部梗阻		
Q23.401		先天性升主动脉发育不良		
Q31.803		先天性声带沟		
Q31.802		先天性声门关闭不全		
Q31.100		先天性声门下狭窄		
Q43.805		先天性十二指肠瓣膜		
Q41.003		先天性十二指肠闭锁		
Q41.001		先天性十二指肠缺如		
Q41.002		先天性十二指肠狭窄		
Q39.500		先天性食管扩张		
Q40.100		先天性食管裂孔疝		
Q39.803		先天性食管囊肿		
Q39.501		先天性食管失弛缓症		
Q39.300		先天性食管狭窄		
Q39.602		先天性食管中段憩室		
Q14.103		先天性视网膜动脉瘤		
Q14.102		先天性视网膜色素异常		

主要编码	附加编码	疾 病 名 称	别 名	备 注
Q55.401		先天性输精管缺失		
Q50.603		先天性输卵管闭锁		
Q50.601		先天性输卵管缺失		
Q62.103		先天性输尿管膀胱开口处狭窄		
Q62.301		先天性输尿管积水		
Q62.801		先天性输尿管畸形		
Q62.602		先天性输尿管开口移位		
Q62.201		先天性输尿管扩张		
Q62.104		先天性输尿管狭窄		
Q10.304		先天性双行睫		
Q25.402		先天性双主动脉弓		
Q51.201		先天性双子宫单宫颈		
Q68.805		先天性锁骨变形		
Q68.806		先天性锁骨畸形		
Q74.004		先天性锁骨假关节		
Q67.401		先天性塌鼻		
Q13.201		先天性瞳孔闭锁		
Q13.202		先天性瞳孔大小不等		
Q13.203		先天性瞳孔异位		
Q54.400		先天性痛性阴茎勃起		
Q27.302		先天性头颈部动静脉瘘		
Q27.819		先天性头颈部血管畸形		
Q84.000		先天性秃发		
Q68.500		先天性腿长骨弯曲		
Q67.407		先天性驼峰鼻		
Q87.806		先天性歪嘴哭综合征		歪嘴哭综合征是一种先天畸形的特殊面容，患儿多伴有眼、耳等畸形，同时伴有先天性心脏病，如动脉导管未闭、室间隔缺损、房间隔缺损等，以伴有先天性心脏病多见，因此在临床上发现有此面容，要注意是否有"先心"，诊断可做面部肌电图，以除外面瘫，因为其歪嘴不是面瘫所致，而是面肌发育不良。查：综合征-先天性--影响多个系统　Q87.8
Q16.102		先天性外耳道闭锁		
Q16.101		先天性外耳道缺如		
Q16.103		先天性外耳道狭窄		
Q17.901		先天性外耳畸形		
Q18.104		先天性外耳囊肿		

主要编码	附加编码	疾 病 名 称	别 名	备 注
H50. 104		先天性外斜视		
Q52. 703		先天性外阴囊肿		
Q76. 419		先天性尾骨畸形		
Q40. 204		先天性胃壁肌层缺损		
Q40. 205		先天性胃黏膜异位		
Q40. 206		先天性胃扭转		
Q40. 207		先天性胃憩室		
Q27. 803		先天性胃血管畸形		
Q40. 208		先天性胃移位		
Q16. 000		先天性无（耳）郭		
Q44. 004		先天性无胆囊		
Q16. 901		先天性无耳		
Q12. 300		先天性无晶状体		
Q50. 000		先天性无卵巢		
Q83. 000		先天性无乳房和乳头		
G60. 801		先天性无痛无汗症	遗传性感觉和自主神经障碍（HSAN）Ⅳ型	
Q52. 000		先天性无阴道		
Q68. 201		先天性膝关节脱位		
Q78. 405		先天性膝滑膜骨软骨瘤病		
Q74. 101		先天性膝内翻		
Q74. 102		先天性膝外翻		
Q74. 010		先天性狭窄性腱鞘炎		
Q27. 308		先天性下肢动静脉瘘		
Q74. 203		先天性下肢骨假关节		
Q68. 812		先天性下肢畸形		
Q27. 818		先天性下肢血管畸形		
Q61. 801		先天性纤维囊性肾		
Q41. 903		先天性小肠闭锁		
Q43. 802		先天性小肠黏膜异位		
Q41. 902		先天性小肠缺如		
Q41. 901		先天性小肠狭窄		
Q27. 809		先天性小肠血管畸形		
Q10. 306		先天性小睑裂综合征		
Q15. 802		先天性小角膜		
Q28. 305		先天性小脑动静脉畸形		

主要编码	附加编码	疾 病 名 称	别 名	备 注
Q40.202		先天性小胃畸形		
Q68.002		先天性斜颈		
Q24.807		先天性心包囊肿		
Q24.808		先天性心包缺损		
Q20.601		先天性心耳畸形		
I42.401		先天性心肌病		
Q21.207		先天性心内膜垫缺损		
Q24.809		先天性心室肥厚		
Q24.600		先天性心脏传导阻滞		
Q24.810		先天性心脏肥大		
Q24.900		先天性心脏畸形		
Q67.802		先天性胸壁变形		
Q79.805		先天性胸大肌缺如		
Q76.801		先天性胸廓发育畸形		
Q68.001		先天性胸锁乳突肌性斜颈		
E32.002		先天性胸腺肥大		
Q89.209		先天性胸腺囊肿		
Q76.414		先天性胸椎畸形		
Q76.416		先天性胸椎脱位		
D69.401		先天性血小板减少症		
Q38.701		先天性咽憩室		
Q39.601		先天性咽食管憩室		
Q18.902		先天性颜面畸形		
Q10.307		先天性眼睑缺如		
Q66.805		先天性仰趾足		内翻和外翻分别编码为 Q66.1 和 Q66.4
Q76.203		先天性腰骶脊椎前移症		
Q76.417		先天性腰椎畸形		
Q27.303		先天性腋动静脉瘘		
Q24.601		先天性一度房室阻滞		
Q52.402		先天性阴道闭锁		
Q52.404		先天性阴道努克管囊肿		
Q52.403		先天性阴道狭窄		
Q52.601		先天性阴蒂肥大		
Q55.603		先天性阴茎屈曲畸形		
Q55.604		先天性阴茎下弯		
Q55.801		先天性阴茎阴囊融合		

主要编码	附加编码	疾　病　名　称	别　名	备　注
Q87.005		先天性隐眼综合征		
Q28.202		先天性硬脑膜动静脉瘘		
Q40.002		先天性幽门闭锁		
Q40.003		先天性幽门痉挛		
Q40.001		先天性幽门狭窄		
Q24.811		先天性右心房憩室		
Q80.900		先天性鱼鳞病		鱼鳞病分先天性和后天性，后天性编码为L85.0
Q80.800		先天性鱼鳞病，其他的		
Q12.801		先天性圆锥形晶状体		
D61.006		先天性再生障碍性贫血		
Q63.302		先天性增生性肾		
P94.200		先天性张力过低		
P94.100		先天性张力过高		
Q75.809		先天性枕骨大孔区畸形		
Q01.801		先天性枕骨大孔疝		
Q32.402		先天性支气管闭锁		
Q32.401		先天性支气管畸形		
Q33.400		先天性支气管扩张		
Q33.003		先天性支气管囊肿		
Q32.200		先天性支气管软化		
Q32.300		先天性支气管狭窄		
Q43.602		先天性直肠瘘		
Q52.200		先天性直肠阴道瘘		
Q68.102		先天性指畸形		
Q38.003		先天性重唇		
G70.201		先天性重症肌无力		
Q27.309		先天性周围血管动静脉瘤		
Q68.808		先天性肘关节发育不良		
Q68.809		先天性肘关节畸形		
Q68.810		先天性肘关节脱位		
Q68.811		先天性肘外翻		
Q04.604		先天性蛛网膜囊肿		
Q23.804		先天性主动脉瓣瓣上隔膜		
Q23.101		先天性主动脉瓣二叶瓣畸形		
Q23.100		先天性主动脉瓣关闭不全		
Q25.301		先天性主动脉瓣上狭窄		

主要编码	附加编码	疾 病 名 称	别 名	备 注
Q23.801		先天性主动脉瓣脱垂		
Q23.000		先天性主动脉瓣狭窄		
Q25.403		先天性主动脉窦动脉瘤破裂		
Q25.404		先天性主动脉弓断离		
Q25.405		先天性主动脉弓发育不良		
Q25.406		先天性主动脉扩张		
Q24.400		先天性主动脉下狭窄		
Q25.407		先天性主动脉右位		
Q68.103		先天性爪形手		
Q76.415		先天性椎板闭合不全		
Q28.103		先天性椎动脉畸形		
Q67.503		先天性姿势性脊柱侧凸		
Q51.701		先天性子宫尿道瘘		
Q51.001		先天性子宫缺失		
Q27.813		先天性子宫血管畸形		
Q51.702		先天性子宫直肠瘘		
Q66.801		先天性足畸形		
Q66.301		先天性踇内翻		
Q66.804		先天性踇外翻		
Z87.701		先天异常疾病个人史		
O20.000		先兆流产		
O60.001		先兆早产不伴分娩		
O14.900		先兆子痫		
D65.x03		纤维蛋白溶解性紫癜		
I30.801		纤维蛋白性心包炎		
D68.201		纤维蛋白原缺乏血症		
M79.700		纤维肌痛		
M72.921		纤维瘤病		
	M97590/3	纤维母细胞网状细胞肿瘤		
K06.809		纤维性牙龈瘤		
J94.100		纤维胸		
M79.704		纤维织炎		
K11.500		涎石病		
K11.807		涎腺导管阻塞		
K11.800		涎腺的其他疾病		
Z80.801		涎腺恶性肿瘤家族史		

主要编码	附加编码	疾 病 名 称	别 名	备 注
A42.801		涎腺放线菌病		
K11.806		涎腺管扩张		
K11.801		涎腺管狭窄		
Q38.400		涎腺和导管先天性畸形		
K11.900		涎腺疾病		
K11.805		涎腺良性淋巴上皮损害		
K11.400		涎腺瘘		
K11.600		涎腺黏液囊肿		
K11.300		涎腺脓肿		
K11.000		涎腺萎缩		
K11.200		涎腺炎		
K11.100		涎腺增生		
K11.902		涎腺肿物		
Z04.400		嫌疑强奸和诱奸后接受的检查和观察		
M31.700		显微镜下多脉管炎		
M31.702^{+}	G63.5*	显微镜下多血管炎性周围神经病		
E88.806		线粒体 DNA 缺失		线粒体 DNA 缺失细胞（RHO0、ρ0）是指一类线粒体内 DNA 缺失、无线粒体功能、依靠糖酵解存活的细胞系。关于线粒体基因表达的调控和核基因的作用目前了解得很少，特别是线粒体基因组及其功能对线粒体核基因表达的影响这些基因的缺失，使线粒体呼吸链上主要的酶不能转录和表达，引起呼吸复合物在分子装配上的损害，使细胞内能量的产生减少。查：紊乱-代谢--特指的　E88.8
G71.300		线粒体肌病，不可归类在他处者		
G71.301		线粒体脑肌病		
E13.902		线粒体糖尿病		
L12.202		线状 IgA 大疱性皮炎		
L94.100		线状硬皮病		
E85.400		限定于器官的淀粉样变		
I42.500		限制型心肌病，其他的		
J12.000		腺病毒肺炎		
B34.000		腺病毒感染		
A08.200		腺病毒性肠炎		
B30.000^{+}	H19.2*	腺病毒性角膜结膜炎		

主要编码	附加编码	疾 病 名 称	别 名	备 注
B30.100†	H13.1*	腺病毒性结膜炎		
A85.101†	G05.1*	腺病毒性脑脊髓炎		
A87.100†	G02.0*	腺病毒性脑膜炎		
A85.100†	G05.1*	腺病毒性脑炎		
	B97.000	腺病毒作为分类于其他章疾病的原因		
D81.300		腺苷脱氨酶［ADA］缺乏		
	M82202/0	腺瘤病		
	M82202/3	腺瘤病癌变		
	M82102/2	腺瘤样息肉内的原位癌		
A20.000		腺鼠疫［腹股沟淋巴结鼠疫］		
N30.809		腺性膀胱炎		
J35.808		腺样体残体		
C11.101		腺样体恶性肿瘤		
J35.200		腺样体肥大		
J35.809		腺样体赘生物		
D75.105		相对性红细胞增多症		
M24.203		项韧带肥厚		
L23.503		橡胶变应性接触性皮炎		
L23.101		橡皮膏变应性接触性皮炎		
K30.x00		消化不良		
K92.210		消化道出血		
K27.504		消化道穿孔		
T18.900		消化道内异物		
Z90.400		消化道其他部分后天性缺失		
T28.700		消化道其他部位的腐蚀伤		
T28.200		消化道其他部位的烧伤		
R93.300		消化道其他部位诊断性影像检查的异常所见		
T18.800		消化道其他和多处部位内异物		
Z43.400		消化道其他人工造口的维护		
D37.700		消化器官，其他的动态未定或动态未知的肿瘤		
D37.900		消化器官动态未定或动态未知的肿瘤		
Z85.000		消化器官恶性肿瘤个人史		
Z80.000		消化器官恶性肿瘤家族史		

主要编码	附加编码	疾 病 名 称	别 名	备 注
R85.100		消化器官和腹腔标本的激素水平异常		
R85.000		消化器官和腹腔标本的酶水平异常		
R85.200		消化器官和腹腔标本的其他药物、药剂和生物制剂水平异常		
R85.800		消化器官和腹腔标本的其他异常所见		
R85.400		消化器官和腹腔标本的异常的免疫学所见		
R85.500		消化器官和腹腔标本的异常的微生物学所见		
R85.600		消化器官和腹腔标本的异常的细胞学所见		
R85.700		消化器官和腹腔标本的异常的组织学所见		
R85.900		消化器官和腹腔标本的异常所见		
R85.300		消化器官和腹腔标本的主要为非药用性物质的水平异常		
C78.809		消化器官继发性恶性肿瘤		
C78.800		消化器官继发性恶性肿瘤，其他和未特指的		
D01.700		消化器官其他特指的原位癌		
D01.900		消化器官原位癌		
D37.901		消化器官肿瘤		
C26.900		消化系统部位不明确的恶性肿瘤		
K91.900		消化系统的操作后疾患		
K92.900		消化系统的疾病		
K91.800		消化系统的其他操作后疾患		
O99.600		消化系统疾病并发于妊娠、分娩和产褥期		
Z87.100		消化系统疾病个人史		
Z83.700		消化系统疾病家族史		
C26.800		消化系统交搭跨越恶性肿瘤的损害		
D13.900		消化系统内不明确部位的良性肿瘤		
K92.800		消化系统其他特指的疾病		

主要编码	附加编码	疾 病 名 称	别 名	备 注
Q45.800		消化系统其他特指的先天性畸形		
Q45.900		消化系统先天性畸形		
K27.901		消化性溃疡		
K27.501		消化性溃疡伴穿孔		
K27.900		消化性溃疡不伴有出血		
E42.x00		消瘦性夸希奥科病		
T65.500		硝化甘油和其他硝酸及酯类的毒性效应		
T42.405		硝基安定中毒	硝西泮中毒	
T46.301		硝酸甘油中毒		
L41.300		小斑块副银屑病		
K63.806		小肠不典型增生		
Z90.403		小肠部分切除术后状态		
Q41.900		小肠部位先天性缺如、闭锁和狭窄		
K63.108		小肠穿孔		
D37.200		小肠动态未定或动态未知的肿瘤		
C17.900		小肠恶性肿瘤		
Z85.003		小肠恶性肿瘤个人史		
K57.401		小肠和大肠憩室病伴腹膜炎		
K57.400		小肠和大肠憩室病伴有穿孔和脓肿		
K57.500		小肠和大肠憩室病不伴有穿孔或脓肿		
C78.400		小肠继发性恶性肿瘤		
C17.800		小肠交搭跨越恶性肿瘤的损害		
A04.600		小肠结肠耶尔森菌性小肠炎		
K50.000		小肠克罗恩病		
K63.302		小肠溃疡		
D13.301		小肠良性肿瘤		
D13.300		小肠良性肿瘤，其他和未特指部位的		
I89.006		小肠淋巴管扩张		
K55.802		小肠毛细血管扩张		如果查毛细血管扩张，就会分类到I78.1中，但肠血管疾患在K55，所以放在此处
T18.300		小肠内异物		
K63.802		小肠囊肿		

主要编码	附加编码	疾 病 名 称	别 名	备 注
K63.303		小肠黏膜糜烂		
K63.001		小肠脓肿		小肠：上起幽门，下接盲肠，在成人全长5~7m，分十二指肠，空肠与回肠三部。查：脓肿-肠 NEC　K63.0
Q41.800		小肠其他特指部位的先天性缺如、闭锁和狭窄		
K57.001		小肠憩室伴脓肿		
K57.002		小肠憩室病伴腹膜炎		
K57.000		小肠憩室病伴有穿孔和脓肿		
K57.100		小肠憩室病不伴有穿孔或脓肿		
K57.106		小肠憩室炎		
K63.805		小肠肉芽肿		
K46.905		小肠疝		
S36.400		小肠损伤		
K90.901		小肠吸收不良综合征（非手术性）		小肠吸收不良综合征系各种原因引起的小肠消化，吸收功能减损，以致营养物质不能正常吸收，而从粪便中排泄，引起营养缺乏的临床综合征，亦称消化吸收不良综合征。查：综合征-吸收不良　K90.9
K63.803		小肠息肉		
D01.402		小肠原位癌		
K91.401		小肠造口术后功能障碍		
D37.201		小肠肿瘤		
K63.804		小肠肿物		
Q43.403		小肠重复畸形		
Q18.700		小唇		
A07.000		小袋纤毛虫病		
K52.917		小儿肠炎		
Q17.200		小耳畸形		
C83.100		小核裂细胞（弥漫性）非霍奇金淋巴瘤		
C82.100		小核裂细胞和大细胞混合型滤泡性非霍奇金淋巴瘤		
C82.000		小核裂细胞滤泡性非霍奇金淋巴瘤		
	M96950/3	小核裂细胞滤泡性淋巴瘤	滤泡性淋巴瘤，Ⅰ级	
K07.010		小颌畸形		
	M97581/3	小结树突细胞肉瘤		

主要编码	附加编码	疾 病 名 称	别 名	备 注
K07.011		小颏畸形		
Q18.500		小口畸形		
C83.001		小淋巴细胞性淋巴瘤	恶性淋巴瘤、小 B 淋巴细胞性	
Q50.303		小卵巢		
C71.602		小脑扁桃体恶性肿瘤		
G31.904		小脑变性		
I61.400		小脑的脑内出血		
I66.302		小脑动脉闭塞		
I66.300		小脑动脉闭塞和狭窄		
I67.111		小脑动脉瘤		
I66.301		小脑动脉狭窄		
D43.104		小脑动态未定肿瘤		
C71.600		小脑恶性肿瘤		
I63.904		小脑梗死		
G11.901		小脑共济失调		
G11.300		小脑共济失调伴有脱氧核糖核酸［DNA］修复缺陷		
I60.601		小脑后下动脉动脉瘤破裂伴蛛网膜下隙出血		
I66.303		小脑后下动脉血栓形成		
C79.309		小脑继发恶性肿瘤		
D33.101		小脑良性肿瘤		
G93.503		小脑幕裂孔疝	小脑幕切迹疝、颞叶钩回疝	小脑幕裂孔疝常由幕上病变引起，是病灶侧的颞叶钩回部分的脑组织被挤入小脑幕裂孔内，挤压中脑脑池，从而使脑脊液循环通路受阻，进一步加重颅内压增高，形成恶性循环。与枕骨大孔疝同属常见脑疝，是颅内压增高的严重后果。查：疝形成-脑 G93.5
D32.018		小脑幕脑膜瘤		
D32.019		小脑脑桥角脑膜瘤		
G31.903		小脑萎缩		
G04.919		小脑炎		
C71.601		小脑蚓部恶性肿瘤		
D33.102		小脑蚓部良性肿瘤		
D43.105		小脑肿瘤		
	G46.4*	小脑卒中发作综合征		
L30.302		小脓疱性湿疹		

主要编码	附加编码	疾 病 名 称	别 名	备 注
H16.201		小泡性角膜结膜炎		
K12.114		小疱性口炎		
	V49.300	小汽车乘员在非交通事故中的损伤		
	V48.x00	小汽车乘员在非碰撞性运输事故中的损伤		
	V49.900	小汽车乘员在交通事故中的损伤		
	V49.800	小汽车乘员在其他特指运输事故中的损伤		
	V47.x00	小汽车乘员在小汽车与固定或静止物体碰撞中的损伤		
	V45.x00	小汽车乘员在小汽车与火车或铁路车辆碰撞中的损伤		
	V41.x00	小汽车乘员在小汽车与脚踏车碰撞中的损伤		
	V42.x00	小汽车乘员在小汽车与两轮或三轮机动车碰撞中的损伤		
	V46.x00	小汽车乘员在小汽车与其他非机动车辆碰撞中的损伤		
	V43.x00	小汽车乘员在小汽车与小汽车、轻型货车或篷车碰撞中的损伤		
	V40.x00	小汽车乘员在小汽车与行人或牲畜碰撞中的损伤		
	V44.x00	小汽车乘员在小汽车与重型运输车或公共汽车碰撞中的损伤		
	V87.300	小汽车和公共汽车之间碰撞造成的人员损伤（交通性）		
	V88.300	小汽车和公共汽车之间碰撞造成的人员损伤，非交通性		
	V87.000	小汽车和两轮或三轮机动车之间碰撞造成的人员损伤（交通性）		
	V88.000	小汽车和两轮或三轮机动车之间碰撞造成的人员损伤，非交通性		
	V87.200	小汽车和轻型货车或篷车之间碰撞造成的人员损伤（交通性）		
	V88.200	小汽车和轻型货车或篷车之间碰撞造成的人员损伤，非交通性		

主要编码	附加编码	疾 病 名 称	别 名	备 注
	V87.400	小汽车和重型运输车之间碰撞造成的人员损伤（交通性）		
	V88.400	小汽车和重型运输车之间碰撞造成的人员损伤，非交通性		
M77.002		小球队员肘		
C85.706		小神经胶质细胞瘤		
N27.900		小肾		
Q02.x00		小头畸形		
S80.101		小腿挫伤		
S80.800		小腿的其他浅表损伤		
S82.700		小腿多处骨折		
S81.700		小腿多处开放性伤口		
S80.700		小腿多处浅表损伤		
S89.700		小腿多处损伤		
C43.703		小腿恶性黑色素瘤		
M71.107		小腿感染性滑囊炎		
S82.900		小腿骨折		
Q72.200		小腿和足先天性缺如		
M71.406		小腿滑膜钙化		
M72.607		小腿坏死性筋膜炎		
M62.604		小腿肌肉劳损		
M62.407		小腿肌肉挛缩		
M62.505		小腿肌肉萎缩		
M79.107		小腿肌痛		
S87.801		小腿挤压伤		
M65.007		小腿腱鞘脓肿		
M72.407		小腿结节性筋膜炎		
M72.915		小腿筋膜炎		
S81.900		小腿开放性伤口		
M71.007		小腿黏液囊脓肿		
C44.703		小腿皮肤恶性肿瘤		
S82.800		小腿其他部位的骨折		
S81.800		小腿其他部位的开放性伤口		
S80.100		小腿其他和未特指部位的挫伤		
S87.800		小腿其他和未特指部位的挤压伤		
S89.800		小腿其他特指的损伤		

主要编码	附加编码	疾　病　名　称	别　名	备　注
S80.900		小腿浅表损伤		
M66.307		小腿屈肌腱自发性破裂		
M79.907		小腿软组织疾患		
M66.207		小腿伸肌腱自发性破裂		
S88.900		小腿水平的创伤性切断		
S86.701		小腿水平多发性肌腱损伤		
S86.301		小腿水平腓侧肌群肌腱损伤		
S86.901		小腿水平肌肉损伤		
S86.201		小腿水平前部肌群肌腱损伤		
S81.901		小腿撕脱伤		
S89.900		小腿损伤		
M72.916		小腿纤维瘤病		
C83.000		小细胞（弥漫性）非霍奇金淋巴瘤		
D50.801		小细胞低色素性贫血		
C83.200		小细胞和大细胞混合型（弥漫性）非霍奇金淋巴瘤		
	M80411/3	小细胞神经内分泌癌		
D37.016		小涎腺动态未定肿瘤		
C06.901		小涎腺恶性肿瘤		
D10.308		小涎腺良性肿瘤		
D37.017		小涎腺肿瘤		
Q24.901		小心脏		
Q11.200		小眼畸形		
P05.101		小样儿		
J43.200		小叶中心性肺气肿		
C51.100		小阴唇恶性肿瘤		
Q55.602		小阴茎		
I83.905		小隐静脉曲张		
P05.100		小于胎龄		
Q43.803		小左结肠综合征		
J45.900		哮喘		
J46.x00		哮喘持续状态		
Z82.500		哮喘和其他慢性下呼吸道疾病家族史		
J44.807		哮喘-慢阻肺重叠综合征		
J45.901		哮喘性支气管炎		

主要编码	附加编码	疾 病 名 称	别 名	备 注
A18.025†	M90.0*	楔骨结核		
S92.203		楔状骨骨折（足）		
T63.200		蝎子毒液的毒性效应		
R27.801		协调缺乏		
R27.800		协调缺乏，其他和未特指的		
D21.602		胁腹结缔组织良性肿瘤		
G52.802		斜方肌麻痹		
M43.600		斜颈		落枕也是这个编码
D32.020		斜坡脑膜瘤		
H50.900		斜视		
H50.400		斜视，其他和未特指的		
H50.800		斜视，其他特指的		
O32.202		斜位		
Q67.300		斜形头		
C21.200		泄殖腔肛源区恶性肿瘤		
C38.001		心包恶性肿瘤		
I31.101		心包钙化		
I31.200		心包积血，不可归类在他处者		
I23.000		心包积血作为急性心肌梗死后的近期并发症		
I31.300		心包积液（非炎性）		
I31.900		心包疾病		
C45.200		心包间皮瘤		
D15.103		心包良性肿瘤		
I31.800		心包其他特指的疾病		
I31.902		心包炎		
I31.001		心包粘连		
I23.300		心壁破裂不伴有心包积血作为急性心肌梗死后的近期并发症		
	Y84.000	心导管插入术作为病人异常反应或以后并发症的原因，而在操作当时并未提及意外事故		
R94.303		心电图异常		
R94.306		心电向量图异常		
R00.100		心动过缓		
R00.000		心动过速		

主要编码	附加编码	疾 病 名 称	别 名	备 注
I42.802		心动过速性心肌病		心动过速性心肌病是由持续或频繁发作的心动过速引起心肌重构导致心脏扩大、心功能异常
I51.303		心耳血栓		
Q20.600		心耳异构		
I23.600		心房、心耳和心室的血栓形成作为急性心肌梗死后的近期并发症		
I25.302		心房壁瘤		
I48.x01		心房颤动		
I48.x00		心房颤动和扑动		
C38.002		心房恶性肿瘤		
I51.707		心房肥大		
I49.100		心房过早除极		
D15.101		心房良性肿瘤		
I48.x03		心房扑动		
I51.302		心房血栓		
I51.902		心房肿物		
T86.300		心-肺移植失败和排斥		
I50.902		心功能Ⅰ级		
I50.903		心功能Ⅱ级		
I50.904		心功能Ⅲ级		
I50.905		心功能Ⅳ级		
Z94.300		心和肺移植状态		
I51.500		心肌变性		
I42.900		心肌病		原发性心肌病分为扩张型、肥厚型和限制型，如果有具体分型编码于相应位置
I42.800		心肌病，其他的		
I51.708		心肌肥厚		
I20.005		心肌梗死后心绞痛		
I20.006		心肌梗死前综合征		心肌梗死前综合征是指在有明显心肌梗死发生之前的临床表现。这是一种严重的不稳定状态，从临床角度看，这些患者必须进行积极的治疗。当冠状动脉发生阻塞的速度超过其侧支循环的形成，心肌缺血严重时，临床上即有持续时间超过15分钟的心绞痛，发作次数增加，尤其在近4周内明显者，但心电图上尚无心肌梗死图形和血清酶方面的改变，统称为心肌梗死前综合征。查：综合征-心肌梗死前　I20.0

主要编码	附加编码	疾 病 名 称	别 名	备 注
D15.104		心肌良性肿瘤		
R74.803		心肌酶谱异常		
I50.906		心肌损害		
I51.400		心肌炎		
I51.403		心肌炎后遗症		查：心肌炎（陈旧性）
I51.502		心肌脂肪变性		
R00.200		心悸		
I51.304		心尖部血栓		
I42.201		心尖肥厚型心肌病		
I42.801		心尖球囊样综合征		心尖球囊样综合征（apical ballooning syndrome，ABS）是一组以可逆性心尖球囊样室壁运动异常，伴随胸痛、类似急性心肌梗死的心电图 ST 段改变、心肌酶学增高、无冠状动脉阻塞等为特点的综合征
Q21.800		心间隔的其他先天性畸形		
I51.000		心间隔缺损，后天性		
Q21.900		心间隔先天性畸形		
I20.900		心绞痛		
I20.800		心绞痛，其他类型的		
I20.100		心绞痛伴有确证的痉挛		
F39.x00		心境［情感］障碍	情感性精神障碍	
F34.900		心境［情感］障碍，持久的		
F38.800		心境［情感］障碍，其他特指的		
Z91.400		心理创伤个人史，不可归类在他处者		
F89.x00		心理发育障碍		
T74.300		心理上的虐待		
Z50.400		心理治疗，不可归类在他处者		
Z09.300		心理治疗后的随诊检查		
Z54.300		心理治疗后恢复期		
I50.900		心力衰竭		
Z88.823		心律平过敏个人史		
I49.900		心律失常		
I49.800		心律失常，其他特指的		
R94.307		心内电生理学检查异常		
I42.400		心内膜弹力纤维增生症		
D15.105		心内膜良性肿瘤		

主要编码	附加编码	疾　病　名　称	别　名	备　注
I42.300		心内膜心肌（嗜酸性）病		
I42.301		心内膜心肌纤维化		
I35.803		心内膜炎伴主动脉瓣穿孔		
I35.101		心内膜炎伴主动脉瓣关闭不全		疾病具有伴随情况按以下处理原则：①具有合并编码者，采用合并编码。②没有合并编码且无特殊说明者，编码时可选用两个疾病编码中较小的，因为通常它更具有特异性
I51.300		心内血栓形成，不可归类在他处者		
R07.200		心前区痛		
Q20.900		心腔和心连接的先天性畸形		
Q20.800		心腔和心连接其他的先天性畸形		
I25.301		心室壁瘤		
I49.001		心室颤动		
I49.000		心室颤动和扑动		
Q20.300		心室动脉连接不协调		
I51.709		心室肥大		
I49.300		心室过早除极		
Q24.806		心室肌致密化不全		
I51.801		心室假腱索		
D15.102		心室良性肿瘤		
I49.002		心室扑动		
I51.301		心室血栓		
Q24.814		心室异常肌束		
D15.106		心外膜良性肿瘤		
R94.300		心血管功能检查的异常结果		
I51.600		心血管疾病		
Z13.600		心血管疾患的特殊筛查		
A52.000†	I98.0*	心血管梅毒		
F45.304		心血管性神经官能症		
F50.401		心因性暴食		
F45.301		心因性多尿症		
F45.307		心因性呃逆		
F45.901		心因性幻觉症		
F44.801		心因性精神错乱		此码是神经症、应激相关的障碍，它不同于 F29 的精神错乱，F29 指精神分裂。查：状态-精神错乱（心因性）　F44.8

主要编码	附加编码	疾 病 名 称	别 名	备 注
F50.501		心因性呕吐		
F45.801		心因性瘙痒症		
F45.305		心因性吞气症		
F50.801		心因性无食欲		
F52.201		心因性阳痿		
F44.802		心因性意识障碍		
F44.402		心因性运动障碍		
R01.200		心音，其他的		
R94.305		心音图异常		
K76.101		心源性肝硬化		
I50.104		心源性哮喘		
R57.000		心源性休克		
C38.800		心脏、纵隔和胸膜交搭跨越恶性肿瘤的损害		
I38.x01		心脏瓣膜病		
I38.x02		心脏瓣膜穿孔		
I38.x03		心脏瓣膜钙化		
T82.000		心脏瓣膜假体的机械性并发症		
T82.600		心脏瓣膜假体引起的感染和炎症性反应		
I51.900		心脏病		
I51.800		心脏病，其他不明确的		
Z50.000		心脏病康复		
R00.801		心脏搏动异常		
R00.800		心脏搏动异常，其他和未特指的		
T81.202		心脏穿孔，操作中		
I45.500		心脏传导阻滞，其他特指的		
T82.100		心脏电子装置的机械性并发症		
I25.300		心脏动脉瘤		
D48.711		心脏动态未定肿瘤		
C38.000		心脏恶性肿瘤		
I51.700		心脏肥大		
R93.100		心脏和冠状循环诊断性影像检查的异常所见		
T82.900		心脏和血管假体装置、植入物和移植物的并发症		

主要编码	附加编码	疾 病 名 称	别 名	备 注
T82.800		心脏和血管假体装置、植入物和移植物的其他并发症		
T82.700		心脏和血管装置、植入物和移植物引起的感染和炎症性反应，其他的		
T82.500		心脏和血管装置及植入物的机械性并发症，其他的		
R09.201		心脏呼吸衰竭		
B67.903		心脏棘球蚴病		
C79.808		心脏继发恶性肿瘤		
D15.100		心脏良性肿瘤		
M10.004†	I43.8*	心脏尿酸盐痛风石		
S26.800		心脏其他损伤		
Q24.800		心脏其他特指的先天性畸形		
T82.101		心脏起搏器导线突出		
Z45.000		心脏起搏器的调整和管理		
T82.102		心脏起搏器电极功能异常		
T82.103		心脏起搏器电极移位		
T82.903		心脏起搏器失灵		
T82.703		心脏起搏器植入感染		
I97.000		心脏切开术后综合征		
Q24.815		心脏缺如		
F45.306		心脏神经官能症	功能性心脏不适	
I97.001		心脏手术后低心排综合征		低心排综合征（low cardiac output）是指心脏手术后心排血量明显减少，患者出现低血压，脉压减小，少尿，四肢厥冷，青紫等表现。查：综合征－心切开术后 I97.0
I97.102		心脏手术后心力衰竭		
S26.900		心脏损伤		
E74.008†	I43.1*	心脏糖原贮积症		
I46.900		心脏停搏		
I46.000		心脏停搏复苏成功		
I97.100		心脏外科手术后的其他功能性障碍		
	Y52.000	心脏兴奋苷和相似作用药的有害效应		
T46.000		心脏兴奋苷和相似作用药中毒		
I31.901		心脏压塞		

主要编码	附加编码	疾 病 名 称	别 名	备 注
T86.200		心脏移植失败和排斥		
Z94.100		心脏移植状态		
S26.813		心脏异物		
R01.100		心脏杂音		
D48.712		心脏肿瘤		
I51.901		心脏肿物		
M92.402		辛丁-拉森软骨病	髌骨次级骨化中心	骨软骨病-辛丁-拉森［髌骨］ M92.4
E83.200		锌代谢紊乱		
T56.500		锌及其化合物的毒性效应		国标库 T56.501 锌及其化合物毒性效应条目与亚目重复，合并于此条目
T45.501		新抗凝片中毒		
G40.102		新皮质癫痫		
P37.200		新生儿（播散性）利斯特菌病		
P55.101		新生儿 ABO 溶血性黄疸		
P55.102		新生儿 ABO 溶血性贫血		
P55.801		新生儿 MNS 溶血症		
P55.002		新生儿 RH 溶血症		
P36.901		新生儿败血症		
P92.001		新生儿贲门松弛		小婴儿胃的贲门（近食管处）括约肌发育不完善，造成贲门松弛，而幽门（近十二指肠处）括约肌发育相对完善，这样就使胃的出口紧而入口松，平卧时胃内容物容易反流入食管而溢奶。查：起源于围生期的情况-呕吐（另见起源于围生期的情况，剧吐)--新生儿 P92.0
P54.802		新生儿鼻出血		
P59.801		新生儿病理性黄疸		
A04.301		新生儿肠出血性大肠杆菌肠炎		大肠埃希杆菌：俗称大肠杆菌，根据菌体抗原的不同，可将其分为 150 多型，其中有 16 个血清型为致病性大肠杆菌，尤其对婴儿和幼畜（禽），常引起严重腹泻和败血症。根据不同的生物学特性将致病性大肠杆菌分为 6 类：肠致病性大肠杆菌、肠产毒性大肠杆菌、肠侵袭性大肠杆菌、肠出血性大肠杆菌、肠黏附性大肠杆菌和弥散黏附性大肠杆菌。查：小肠炎-传染性--由于---肠病毒----肠出血性 A04.3
P78.001		新生儿肠穿孔		
P76.900		新生儿肠梗阻		

主要编码	附加编码	疾　病　名　称	别　名	备　注
P76.801		新生儿肠麻痹		
P29.301		新生儿持续性肺动脉高压		
P54.900		新生儿出血		
P54.800		新生儿出血，其他特指的		
A04.402		新生儿大肠杆菌肠炎		由于 A04 的分类轴心是肠道感染的细菌，查：小肠炎-传染性--由于---大肠杆菌 A04.4，没有"新生儿"修饰词也不影响编码
P91.000		新生儿大脑缺血		
P91.300		新生儿大脑兴奋增盛		
P91.400		新生儿大脑抑制		
P91.900		新生儿大脑障碍		
L01.006		新生儿大疱性脓疱疮	新生儿脓疱病	
P74.402		新生儿代谢性碱中毒		
P57.901		新生儿胆红素脑病		
P78.801		新生儿胆囊结石		
P22.900		新生儿的呼吸窘迫		
P28.900		新生儿的呼吸性情况		
P22.800		新生儿的其他呼吸窘迫		
P28.400		新生儿的其他呼吸暂停		
P92.800		新生儿的其他喂养问题		
P51.900		新生儿的脐带出血		
P36.900		新生儿的细菌性脓毒症		
P71.900		新生儿的暂时性钙和镁代谢紊乱		
P71.100		新生儿低钙血症，其他的		
P74.302		新生儿低钾血症		
P74.801		新生儿低磷血症		
P74.401		新生儿低氯血症		
P71.200		新生儿低镁血症		
P74.201		新生儿低钠血症		
P61.601		新生儿低凝血酶原血症		
P80.900		新生儿低温症		
P70.400		新生儿低血糖症，其他的		
P29.802		新生儿低血压		
P20.902		新生儿低氧血症		
P83.901		新生儿骶尾肿物		
P74.001		新生儿短暂性代谢性酸中毒		

主要编码	附加编码	疾 病 名 称	别 名	备 注
P22.100		新生儿短暂性呼吸急促		
P29.400		新生儿短暂性心肌缺血		
P96.801		新生儿多器官功能损害		
P81.902		新生儿发热		
P92.100		新生儿反胃和反刍		
P83.401		新生儿非感染性乳腺炎		
P28.102		新生儿肺不张		
P25.801		新生儿肺大疱		
P78.100		新生儿腹膜炎，其他的		
P78.802		新生儿腹胀		
P59.201		新生儿肝炎		
P39.000		新生儿感染性乳腺炎		
P59.901		新生儿高胆红素血症		
P74.301		新生儿高钾血症		
P74.501		新生儿高酪氨酸血症		
P29.200		新生儿高血压		
P54.100		新生儿黑粪症		
P83.801		新生儿红斑		
P00.814		新生儿红斑狼疮		
P61.100		新生儿红细胞增多症		
P91.100		新生儿后天性脑室周围囊肿		
P22.000		新生儿呼吸窘迫综合征	新生儿肺透明膜病	肺透明膜病（hyaline membrane disease，HMD）又名特发性呼吸窘迫综合征或新生儿呼吸窘迫综合征（respiratory distress syndrome，RDS），系指生后不久由于进行性肺不张而出现的进行性呼吸困难、发绀、呼气性呻吟、吸气性三凹及呼吸衰竭；病理上以终末细支气管至肺泡壁上附有嗜伊红性透明膜为特征。一般见于早产儿，主要因表面活性物质不足而导致肺不张，故又称"表面活性物质缺乏综合征"。它是引起早产儿早期呼吸困难及死亡的最常见原因。国标库将 P22.001 新生儿肺透明膜病独立编码，现合并到此条目
P22.801		新生儿呼吸困难		
P28.500		新生儿呼吸衰竭		
P74.002		新生儿呼吸性酸中毒		
G00.902		新生儿化脓性脑膜炎		
P77.x01		新生儿坏死性小肠结肠炎		
P80.801		新生儿环境性低体温		

主要编码	附加编码	疾　病　名　称	别　名	备　注
P81.000		新生儿环境性高温		
P59.900		新生儿黄疸		
P59.800		新生儿黄疸，其他特指原因所致的		
P93.x02		新生儿灰白综合征		
P91.500		新生儿昏迷		
P94.900		新生儿肌张力疾患		
P15.901		新生儿挤压综合征		因新生儿凝血功能不健全，在急产、产程延长等情况下，使局部浅表静脉受压，毛细血管通透性增加，形成瘀点、瘀斑，以头面部较多。多见于出生后数小时至3天的新生儿。查：起源于围生期的情况-压力，压迫--出生，胎儿或新生儿NEC　P15.9
P72.000		新生儿甲状腺肿，不可归类在他处者		
P74.300		新生儿钾平衡失调		
P39.100		新生儿结膜炎和泪囊炎		
P92.200		新生儿进食缓慢		
P90.x00		新生儿惊厥		
P36.902		新生儿菌血症		
P55.001		新生儿抗D抗体增高		
P96.300		新生儿宽颅缝		
P39.101		新生儿泪囊炎		
P96.301		新生儿颅骨软化		
P39.801		新生儿颅内感染		
P91.801		新生儿颅内静脉窦血栓形成		
P39.300		新生儿泌尿道感染		
P92.500		新生儿母乳喂养困难		
P59.301		新生儿母乳性黄疸		
P74.200		新生儿钠平衡失调		
P91.200		新生儿脑白质软化		
P37.500		新生儿念珠菌病		
P71.000		新生儿牛乳性低钙血症		
P39.401		新生儿脓皮病		
P92.000		新生儿呕吐		
P54.000		新生儿呕血		
P54.500		新生儿皮肤出血		
P39.400		新生儿皮肤感染		

主要编码	附加编码	疾 病 名 称	别 名	备 注
P39.402		新生儿皮肤霉菌感染		
L20.806		新生儿皮肤湿疹		
P83.802		新生儿皮下脂肪坏疽		并非产伤性皮下脂肪坏死，还应归类于新生儿疾病
A33.x00		新生儿破伤风		与ICD-9分类不同，该疾病没有分类到围生期疾病中
P80.800		新生儿其他的低温症		
P94.800		新生儿其他的肌张力疾患		
P51.800		新生儿其他的脐带出血		
P36.800		新生儿其他的细菌性脓毒症		
P74.800		新生儿其他的暂时性代谢紊乱		
P74.400		新生儿其他的暂时性电解质失调		
P72.200		新生儿其他的暂时性甲状腺功能疾患，不可归类在他处者		
P28.100		新生儿其他和未特指的肺不张		
P76.800		新生儿其他特指的肠梗阻		
P91.800		新生儿其他特指的大脑障碍		
P28.800		新生儿其他特指的呼吸性情况		
P81.800		新生儿其他特指的体温调节障碍		
P72.800		新生儿其他特指的暂时性内分泌疾患		
P51.000		新生儿脐带大量出血		
P02.602		新生儿脐带过短		
P51.801		新生儿脐带结扎滑脱		
P02.501		新生儿脐带绕颈		
P83.600		新生儿脐息肉		
P38.x01		新生儿脐炎		
P38.x00		新生儿脐炎伴有或不伴有轻度出血		
P83.803		新生儿荨麻疹		
Q15.003		新生儿青光眼		
P28.200		新生儿青紫发作		
P21.102		新生儿轻度窒息		
P96.802		新生儿缺血缺氧性肾损害		
P29.401		新生儿缺血缺氧性心肌损害		
P91.600		新生儿缺氧缺血性脑病		

主要编码	附加编码	疾 病 名 称	别 名	备 注
P83.400		新生儿乳房肿胀		
P54.400		新生儿肾上腺出血		
P59.902		新生儿生理性黄疸		
P22.101		新生儿湿肺		新生儿湿肺又称新生儿暂时性呼吸困难或第Ⅱ型呼吸窘迫综合征，是一种自限性疾病。出生后出现短暂性气促，与新生儿呼吸窘迫综合征及羊水吸入综合征稍相似，但多见于足月儿或足月剖宫产儿，其症状很快消失，预后良好。查：呼吸急促
P96.200		新生儿使用治疗性药物所致的脱瘾性症状		
P54.801		新生儿视网膜出血		
P71.300		新生儿手足搐搦不伴有钙或镁的缺乏		
P02.301		新生儿双胎输血综合征		影响母体的编码是 O43.0
P83.301		新生儿水肿		
P96.803		新生儿死亡		
P20.901		新生儿酸中毒		
P24.002		新生儿胎粪吸入性肺炎		
P24.001		新生儿胎粪吸入综合征		
P78.901		新生儿胎粪延迟排出		
P70.200		新生儿糖尿病		
P81.900		新生儿体温调节障碍		
L00.x01		新生儿天疱疮		
P27.801		新生儿通气机肺		
P12.400		新生儿头皮监测性损伤		
P39.403		新生儿臀炎		
P74.100		新生儿脱水		
P81.901		新生儿脱水热		
P70.401		新生儿顽固性低血糖		
P74.000		新生儿晚期代谢性酸中毒		
P54.300		新生儿胃肠道出血，其他的		
P92.300		新生儿喂养不足		
P92.400		新生儿喂养过量		
P92.900		新生儿喂养问题		
B33.201†	I41.1*	新生儿无菌性心肌炎		新生儿无菌性心肌炎实际上是柯萨奇病毒性心肌炎
P81.001		新生儿捂热综合征		
P24.300		新生儿吸入奶和反流食物		
P24.000		新生儿吸入胎粪		

主要编码	附加编码	疾 病 名 称	别 名	备 注
P24.901		新生儿吸入性肺炎		
P24.200		新生儿吸入血液		
P24.100		新生儿吸入羊水和黏液		
P24.900		新生儿吸入综合征		
P24.800		新生儿吸入综合征，其他的		
P78.804		新生儿消化性溃疡		
P29.000		新生儿心力衰竭		
P29.100		新生儿心律失常		
P96.804		新生儿休克		
P61.001		新生儿血小板减少性紫癜		
K00.602		新生儿牙		
P24.101		新生儿羊水吸入性肺炎		
P24.102		新生儿羊水吸入综合征		
P39.102		新生儿衣原体性结膜炎		
P54.600		新生儿阴道出血		
P00.401		新生儿营养不良		
P83.000		新生儿硬化病〔硬肿症〕		
P93.x01		新生儿用药中毒		
P28.000		新生儿原发性肺不张		
P28.300		新生儿原发性睡眠呼吸暂停		
P76.100		新生儿暂时性肠梗阻		
P74.900		新生儿暂时性代谢紊乱		
P71.902		新生儿暂时性钙代谢紊乱		
P72.100		新生儿暂时性甲状腺功能亢进症		
P74.500		新生儿暂时性酪氨酸血症		
P71.901		新生儿暂时性镁代谢紊乱		
P72.900		新生儿暂时性内分泌疾患		
P78.805		新生儿暂时性胃扭转		
P54.200		新生儿直肠出血		
P83.100		新生儿中毒性红斑		
P91.802		新生儿中毒性脑病		
P21.101		新生儿中度窒息		
D48.902		新生物		
H40.501		新生血管性青光眼	出血性青光眼	新生血管性青光眼是指虹膜和小梁表面有新生的纤维血管膜，导致周边虹膜前粘连，阻碍房水排出引起的青光眼。由于新生血管容易破裂，反复发生前房积血。查：青光眼-继发性--眼疾患 H40.5

主要编码	附加编码	疾　病　名　称	别　名	备　注
A41.803		新型隐球菌败血症		新型隐球菌（cuyitococcus neofonmans）又名溶组织酵母菌，它通常是条件致病菌。可分类到特指病原体的败血症。查：败血症-特指的病原体　A41.8
N05.701		新月体形肾小球肾炎		
N02.701		新月体性 IgA 肾病		
T50.700		兴奋药和阿片样物质受体拮抗剂中毒		
F30.901		兴奋躁动状态		
A38.x00		猩红热		
L53.801		猩红热样红斑		
D59.602		行军性血红蛋白尿		行军性血红蛋白尿是由于手心、足底或身体其他部位与坚硬物体反复剧烈撞击，造成红细胞机械性损伤，从而导致一过性血管内溶血和血红蛋白尿的一种病症。查：血红蛋白尿-行军性　D59.6
	V09.100	行人在非交通事故中的损伤		
	V09.300	行人在交通事故中的损伤		
	V09.200	行人在涉及其他和未特指机动车辆的交通事故中的损伤		
	V09.000	行人在涉及其他和未特指机动车辆的非交通事故中的损伤		
	V05.x00	行人在与火车或铁路车辆碰撞中的损伤		
	V01.x00	行人在与脚踏车碰撞中的损伤		
	V02.x00	行人在与两轮或三轮摩托车碰撞中的损伤		
	V06.x00	行人在与其他非机动车辆碰撞中的损伤		
	V03.x00	行人在与小汽车、轻型货车或篷车碰撞中的损伤		
	V04.x00	行人在与重型运输车或公共汽车碰撞中的损伤		
	V09.900	行人在运输事故中的损伤		
R26.200		行走困难，不可归类在他处者		
Q56.400		性别不清		
F66.000		性成熟障碍		
A64.x00		性传播疾病		
Q99.801		性发育畸形		

主要编码	附加编码	疾 病 名 称	别 名	备 注
Q99.001		性反转综合征	46, XX 男性综合征	性反转综合征性畸形是指性分化异常导致不同程度的性别畸形。这种性分化异常由决定性别的控制基因的异常所引起，表现为表型性别不能确定的中间性状态，或表型性别与性腺性别或遗传性别相矛盾的现象。性畸形分两类，即真两性畸形和假两性畸形。查：两性同体，两性畸形（真）-46, XX/46, XY Q99.0
F52.300		性高潮功能障碍		
F52.800		性功能障碍，非由器质性障碍或疾病引起，其他的		
F52.900		性功能障碍，非由器质性障碍或疾病引起的		
F66.200		性关系障碍		
N93.000		性交后出血和接触性出血		
N94.100		性交疼痛		
D64.001		性连锁遗传低色素铁粒幼细胞贫血		
Q80.100		性联鱼鳞病		
T74.200		性虐待		
F65.600		性偏好多相障碍		
F65.900		性偏好障碍		
F65.800		性偏好障碍，其他的		
Q98.900		性染色体异常，男性表型		
Q97.900		性染色体异常，女性表型		
Q98.800		性染色体异常，其他特指的，男性表型		
Q97.800		性染色体异常，其他特指的，女性表型		
F64.900		性身份障碍		
F64.800		性身份障碍，其他的		
F66.900		性心理发育障碍		
F66.800		性心理发育障碍，其他的		
F52.100		性厌恶和性乐缺乏		
Q87.807		性幼稚-肥胖-多趾畸形综合征	小儿洛-穆-比综合征	
F52.000		性欲减退或缺失		
F52.700		性欲亢进		
F52.001		性欲缺失	性欲抑制	
E30.100		性早熟		

主要编码	附加编码	疾　病　名　称	别　名	备　注
Z70.900		性咨询		
Z70.800		性咨询，其他的		
R45.600		凶暴		
M95.406		胸壁凹陷		
S20.803		胸壁擦伤		
S20.201		胸壁挫伤		
J86.013		胸壁窦道		
S21.700		胸壁多处开放性伤口		
C43.502		胸壁恶性黑色素瘤		
L03.301		胸壁蜂窝织炎		
D22.501		胸壁黑素细胞痣		
M95.405		胸壁畸形		
D48.115		胸壁结缔组织动态未定肿瘤		
D48.116		胸壁结缔组织肿瘤		
A18.412		胸壁结核		临床诊断胸壁结核一般指胸壁皮肤结核
D36.717		胸壁良性肿瘤		
C77.303		胸壁淋巴结继发恶性肿瘤		
J86.012		胸壁瘘		
S20.801		胸壁浅表损伤		
M79.511		胸壁异物		
R22.202		胸壁肿物		
T35.300		胸部、腹部、下背和骨盆的冻伤		
Z42.201		胸部瘢痕修复		
T04.700		胸部伴有腹部、下背和骨盆及四肢的挤压伤		
S20.200		胸部挫伤		
S21.900		胸部的开放性伤口		
T34.200		胸部冻伤伴有组织坏死		
S20.700		胸部多处浅表损伤		
S29.700		胸部多处损伤		
S25.700		胸部多处血管损伤		
C76.100		胸部恶性肿瘤		
S28.000		胸部挤压伤		
S24.100		胸部脊髓其他和未特指的损伤		
S24.001		胸部脊髓水肿		
S24.101		胸部脊髓损伤		

主要编码	附加编码	疾 病 名 称	别 名	备 注
S24.000		胸部脊髓震荡和水肿		
S24.400		胸部交感神经损伤		
D21.300		胸部结缔组织和其他软组织良性肿瘤		
C49.300		胸部结缔组织和软组织恶性肿瘤		除乳房、心脏、纵隔、胸腺外
S27.806		胸部淋巴管损伤		
S23.501		胸部扭伤		
S20.301		胸部皮肤擦伤		
C44.502		胸部皮肤恶性肿瘤		
S21.800		胸部其他部位的开放性伤口		
S23.500		胸部其他和未特指部位的扭伤和劳损		
S20.800		胸部其他和未特指部位的浅表损伤		
S23.200		胸部其他和未特指部位的脱位		
S24.500		胸部其他神经的损伤		
S29.800		胸部其他特指的损伤		
S25.800		胸部其他血管的损伤		
S27.500		胸部气管损伤		
T33.200		胸部浅表冻伤		
S20.802		胸部浅表损伤		
S24.600		胸部神经的损伤		
C15.100		胸部食管恶性肿瘤		
S27.802		胸部食管损伤		
S29.900		胸部损伤		
S25.900		胸部血管的损伤		
C47.300		胸部周围神经恶性肿瘤		
S24.300		胸部周围神经损伤		
A18.810†	M63.0*	胸大肌结核		M63.0*为分类于他处的细菌性疾病引起的肌炎
I89.804		胸导管断裂		
I89.003		胸导管梗阻		
T81.212		胸导管损伤，操作中		
S28.100		胸的部分创伤性切断		
Q67.800		胸的其他先天性变形		
M54.600		胸段背痛		
D32.103		胸段脊膜瘤		

主要编码	附加编码	疾　病　名　称	别　名	备　注
Q05.100		胸段脊柱裂伴有脑积水		
Q05.600		胸段脊柱裂不伴有脑积水		
J86.010		胸腹瘘		
I71.600		胸腹主动脉瘤，未提及破裂		
I71.500		胸腹主动脉瘤破裂		
M95.407		胸骨凹陷		
M89.915		胸骨病变		
D48.008		胸骨动态未定肿瘤		
C41.301		胸骨恶性肿瘤		
M86.920		胸骨骨髓炎		
S22.200		胸骨骨折		
E04.103		胸骨后甲状腺囊肿		
E04.901		胸骨后甲状腺肿		
E04.903		胸骨后结节性甲状腺肿		
D16.701		胸骨良性肿瘤		
T84.203		胸骨内固定钢丝断裂		
S23.401		胸骨扭伤和劳损		
C77.101		胸骨旁淋巴结继发恶性肿瘤		
S23.203		胸骨脱位		
Q76.700		胸骨先天性畸形		
D48.009		胸骨肿瘤		
T91.200		胸和骨盆的其他骨折后遗症		
M95.400		胸和肋的后天性变形		
S21.200		胸后壁开放性伤口		
S20.400		胸后壁其他浅表损伤		
M62.606		胸肌劳损		
G54.002		胸廓出口综合征		胸廓出口综合征是锁骨下动、静脉和臂丛神经在胸廓上口受压迫而产生的一系列症状，如手臂冰凉、容易疲劳或肩手臂或手有钝性疼痛，做上肢超过头部的活动时困难等
Q76.800		胸廓的其他先天性畸形		
Q76.900		胸廓先天性畸形		
J92.000		胸膜斑伴有石棉沉着		
J92.900		胸膜斑不伴有石棉沉着		
C38.401		胸膜壁层恶性肿瘤		
Q85.908		胸膜错构瘤		

主要编码	附加编码	疾 病 名 称	别 名	备 注
D38.200		胸膜动态未定或动态未知的肿瘤		
C38.400		胸膜恶性肿瘤		
J92.901		胸膜肥厚		
J94.806		胸膜钙化		
B67.905		胸膜棘球蚴病		
C78.200		胸膜继发性恶性肿瘤		
C45.000		胸膜间皮瘤		
D19.000		胸膜间皮组织良性肿瘤		
A16.504		胸膜结核瘤		
A15.609		胸膜结核瘤，病理（+）		
A15.608		胸膜结核瘤，细菌学（+）		
D15.701		胸膜良性肿瘤		
J94.900		胸膜情况		
J94.800		胸膜情况，其他特指的		
S27.600		胸膜损伤		
J94.101		胸膜纤维化		
J94.807		胸膜纤维样增生		
R09.100		胸膜炎		
Q34.000		胸膜异常		
J94.805		胸膜粘连		
D38.201		胸膜肿瘤		
J94.901		胸膜肿物		
Z85.807		胸内恶性肿瘤个人史		
A16.302		胸内淋巴结结核		
A15.405		胸内淋巴结结核，病理（+）		
A15.404		胸内淋巴结结核，细菌学（+）		
T06.500		胸内器官伴有腹内和盆腔内器官的损伤		
S27.900		胸内器官的损伤		
S27.700		胸内器官多处损伤		
S27.800		胸内器官损伤，其他特指的		
T91.400		胸内器官损伤后遗症		
S21.100		胸前壁开放性伤口		
S20.300		胸前壁其他浅表损伤		
D48.709		胸腔动态未定肿瘤		

主要编码	附加编码	疾 病 名 称	别　名	备　注
J98.802		胸腔感染		
J94.804		胸腔积液		
J90.x00		胸腔积液，不可归类在他处者		
C79.807		胸腔继发恶性肿瘤		
D36.706		胸腔良性肿瘤		
D18.105		胸腔淋巴管瘤		
C77.100		胸腔内淋巴结继发性的恶性肿瘤		
A15.400		胸腔内淋巴结结核，经细菌学和组织学所证实		
A16.300		胸腔内淋巴结结核，未提及细菌学或组织学的证实		
D17.400		胸腔内器官良性脂肪瘤样肿瘤		
D15.900		胸腔内器官良性肿瘤		
D15.700		胸腔内器官良性肿瘤，其他特指的		
J95.100		胸腔手术后的急性肺功能不全		
T81.211		胸腔损伤，操作中		
D18.011		胸腔血管瘤		
R93.801		胸腔占位性病变		
D48.710		胸腔肿瘤		
J98.901		胸腔肿物		
G54.300		胸神经根疾患，不可归类在他处者		
M54.102		胸神经根炎		
R84.904		胸水异常		
M66.104		胸锁关节滑膜破裂		
S43.601		胸锁关节扭伤		
S43.600		胸锁关节扭伤和劳损		
S43.200		胸锁关节脱位		
Q68.000		胸锁乳突肌先天性变形		
R07.400		胸痛		
R07.300		胸痛，其他的		
J86.011		胸胃瘘		
E32.900		胸腺病		
E32.800		胸腺病，其他的		
C83.309		胸腺大 B 细胞淋巴瘤		
	M96791/3	胸腺大 B 细胞淋巴瘤		

主要编码	附加编码	疾　病　名　称	别　名	备　注
D38.400		胸腺动态未定或动态未知的肿瘤		
C37.x00		胸腺恶性肿瘤		
Z85.205		胸腺恶性肿瘤个人史		
D15.000		胸腺良性肿瘤		
	M85800/1	胸腺瘤		
E32.801		胸腺囊肿		
E32.100		胸腺脓肿		
S27.807		胸腺损伤		
E32.802		胸腺萎缩		
E32.001		胸腺增生		
D38.401		胸腺肿瘤		
M53.206		胸腰椎不稳定		
M48.803		胸腰椎后纵韧带骨化		
M51.302		胸腰椎间盘变性		
M48.004		胸腰椎椎管狭窄		
M51.203		胸腰椎椎间盘突出		
M41.300		胸源性脊柱侧弯		
I71.007		胸主动脉夹层		
I71.202		胸主动脉假性动脉瘤		
I71.200		胸主动脉瘤，未提及破裂		
I71.100		胸主动脉瘤破裂		
S25.000		胸主动脉损伤		
I77.111		胸主动脉狭窄		
M53.205		胸椎不稳定		
S22.100		胸椎多处骨折		
C41.202		胸椎恶性肿瘤		
S22.000		胸椎骨折		
M47.803		胸椎关节强硬		
M47.102†	G99.2*	胸椎关节强硬伴脊髓病		
M48.802		胸椎后纵韧带骨化		
M43.004		胸椎滑脱		
M46.002		胸椎肌腱端炎		
M51.301		胸椎间盘变性		
S23.000		胸椎间盘创伤性破裂		
M51.201		胸椎间盘突出		
M51.001†	G99.2*	胸椎间盘突出伴脊髓病		

主要编码	附加编码	疾 病 名 称	别 名	备 注
A18.006†	M49.0*	胸椎结核		
S23.300		胸椎扭伤和劳损		
M46.502		胸椎脓肿		
S24.200		胸椎神经根损伤		
M48.902		胸椎退行性病变		
S23.100		胸椎脱位		
M48.502		胸椎楔形变		
M43.005		胸椎腰椎滑脱		
M51.002†	G99.2*	胸椎腰椎椎间盘突出伴脊髓病		
M48.003		胸椎椎管狭窄		
M48.302		胸椎椎间盘创伤性退变		
M46.402		胸椎椎间盘炎		
E29.106		雄激素部分缺乏综合征		
E34.500		雄激素抵抗综合征		
E29.002		雄激素分泌过多		
E28.100		雄激素过多		
	Y42.700	雄激素类及其促组成代谢的同类药的有害效应		
T38.700		雄激素类及其促组成代谢的同类药中毒		
L64.900		雄激素性脱发		
L64.800		雄激素性脱发，其他的		
R57.900		休克		
R57.800		休克，其他的		
	Y84.300	休克治疗作为病人异常反应或以后并发症的原因，而在操作当时并未提及意外事故		
	Y47.400	溴化合物的有害效应		
T60.101		溴氰菊酯中毒		
L73.100		须部假性毛囊炎		
L73.804		须疮		
B35.002		须癣		
B35.000		须癣和头癣		
J15.600		需氧的革兰氏阳性细菌性肺炎，其他的		
D32.008		嗅沟脑膜瘤		
R43.100		嗅觉倒错		
R43.801		嗅觉和味觉障碍		

主要编码	附加编码	疾 病 名 称	别 名	备 注
R43.800		嗅觉和味觉障碍，其他和未特指的		
R43.000		嗅觉丧失		
C72.201		嗅球恶性肿瘤		
C72.200		嗅神经恶性肿瘤		
G52.000		嗅神经疾患		
D33.301		嗅神经良性肿瘤		
S04.802		嗅神经损伤		嗅神经又称第一神经，为特殊内脏感觉神经，始于鼻腔的嗅黏膜由鼻中隔上部和上鼻甲黏膜内的嗅细胞的中枢支聚集成15~20条嗅丝，即嗅神经穿筛孔进入颅前窝，终于嗅球。嗅神经受损会出现嗅觉障碍，脑脊液亦可流入鼻腔
	Y20.x00	悬吊、绞勒和窒息，意图不确定的		
	V96.100	悬吊滑翔机事故伤及乘员		
E78.204		悬浮 β 脂蛋白血症		
K13.710		悬雍垂（腭垂）肥大		
K13.711		悬雍垂（腭垂）息肉		
C05.200		悬雍垂恶性肿瘤		
B75.x00		旋毛虫病		
H50.401		旋转斜视		
M75.100		旋转袖综合征		
F94.000		选择性缄默症		
D51.100		选择性维生素 B_{12} 吸收不良伴有蛋白尿引起的维生素 B_{12} 缺乏性贫血		
H81.901		眩晕综合征		
M70.202		学生肘		
F81.900		学习技能发育障碍		
	X36.x00	雪崩、山崩和其他地面运动受害者		
R74.802		血淀粉酶增高		
T81.033		血管穿刺后血肿		
	Y52.400	血管紧张素转换酶抑制剂的有害效应		
T46.400		血管紧张素转换酶抑制剂中毒		
I73.902		血管痉挛		
D18.109		血管淋巴管瘤		

主要编码	附加编码	疾　病　名　称	别　名	备　注
D18.000		血管瘤，任何部位		
N48.403		血管瘘性阳痿		血管性阳痿包括动脉性和静脉性阳痿。阴茎静脉漏是一种因为阴茎内的海绵体有损伤裂口而导致阴茎在充血时血液往龟头或其他血管渗漏的情况。查：阳痿（性的）（心因性的）-器质性原因 NEC　N48.4
D47.702		血管免疫母细胞淋巴结病		
	M97051/3	血管免疫母细胞性 T 细胞淋巴瘤		
C84.401		血管免疫母细胞性 T-细胞淋巴瘤		
	M97052/3	血管免疫母细胞性淋巴瘤		
C83.308		血管内大 B 细胞淋巴瘤		
	M96802/3	血管内大 B 细胞淋巴瘤		
C85.715		血管内皮瘤病	血管内皮大 B 细胞淋巴瘤	
Q82.811		血管内血管瘤病		
T81.210		血管破裂，操作中		
T78.300		血管神经性水肿		
R57.802		血管舒张性休克		
T14.500		血管损伤		
Z45.200		血管通路装置的调整和管理		
T82.400		血管透析导管的机械性并发症		
L94.500		血管萎缩性皮肤异色病		
F01.900		血管性痴呆		
F01.800		血管性痴呆，其他的		
H93.101		血管性耳鸣	搏动性耳鸣	血管性耳鸣，病人能听到自己动脉中流动的血液搏动声音，与心跳频率同步。大多数情况是单侧的，并且按压同侧颈动脉时耳鸣消失或显著减轻。侧卧时也能减轻耳鸣（侧卧于哪一侧因人而异）。严重患者还能听到眼球转动的声音。其病因可能有 10 多种，例如高血压，低血压，中耳炎，血管瘤等，甚至智齿手术也可引起耳鸣。有些病因引起的耳鸣能自行消失，而有些则要伴随终生。血管性耳鸣不影响听力。查：耳鸣（听得见的）（主观的）　H93.1
G95.100		血管性脊髓病		
G21.400		血管性帕金森综合征		
G44.100		血管性头痛，不可归类在他处者		

主要编码	附加编码	疾 病 名 称	别 名	备 注
D69.007		血管性紫癜		
I77.603		血管炎		
M31.703†	N08.5*	血管炎性肾小球肾炎		
T82.300		血管移植物的机械性并发症，其他的		
J30.000		血管运动性鼻炎		
Q82.506		血管痣		
C85.704		血管中心性 T-细胞淋巴瘤		
C88.701		血管中心性免疫增生性病变，恶性		
	M97660/3	血管中心性免疫增生性病变，恶性		
D47.701		血管中心性免疫增生性损害		
D58.200		血红蛋白病，其他的		
	M90.4*	血红蛋白病引起的骨坏死		
R82.300		血红蛋白尿		
D59.600		血红蛋白尿，其他外因性溶血症引起的		
D59.604		血红蛋白尿伴溶血性贫血		
D58.205		血红蛋白增高		查：异常的-血红蛋白（病） D58.2
D58.201		血红蛋白-C 病		
D58.202		血红蛋白-D 病		
D58.203		血红蛋白-E 病		
D57.201		血红蛋白-SC 病		
D57.202		血红蛋白-SD 病		
D57.203		血红蛋白-SE 病		
D57.001		血红蛋白-SS 病伴危象		血红蛋白 S 病根据血红蛋白 S 病基因型的不同，可分为三种临床类型：①纯合子状态：镰状细胞贫血或 SS 病；②杂合子状态：镰状细胞特征；③混合杂合子状态：血红蛋白 S 与其他异常血红蛋白的双杂合子状态，包括血红蛋白 S-β 珠蛋白生成障碍性贫血、血红蛋白 C 病、血红蛋白 D 病等。查：镰状细胞性贫血-伴有危象 D57.0
R94.402		血肌酐升高		
	Y44.700	血浆代用品的有害效应		
E88.000		血浆蛋白代谢紊乱，不可归类在他处者		
R77.800		血浆蛋白的其他特指异常		

主要编码	附加编码	疾 病 名 称	别　名	备　注
R77.900		血浆蛋白异常		
R70.100		血浆黏［滞］度异常		
N50.102		血精		血精是性交时射出红色精液，多见于精囊炎。本病常与前列腺炎并发，其感染途径多为尿道和前列腺感染直接蔓延，其次是淋巴感染和血行感染。查：血性精液 N50.1
R78.801		血锂异常		血中发现-锂（水平异常） R78.8
R31.x00		血尿		
N02.102		血尿，局灶和节段性肾小球损害		
N02.401		血尿，弥漫性毛细血管内增殖性肾炎		
N02.203		血尿，弥漫性膜性肾小球损害		
N02.301		血尿，弥漫性肾小球系膜增殖性肾小球损害		
N02.502		血尿，膜增殖性肾小球损害		
N02.001		血尿，肾小球轻微病变		
N02.702		血尿，新月体［形］肾小球肾炎		
J94.201		血气胸		
R79.805		血气异常		
T80.601		血清病		
T80.602		血清病样反应		
T80.600		血清反应，其他的		
T80.603		血清反应性荨麻疹		
M05.900		血清反应阳性的类风湿性关节炎		
M05.800		血清反应阳性的类风湿性关节炎，其他的		
M06.000		血清反应阴性的类风湿性关节炎		
Z88.700		血清和疫苗过敏个人史		
R74.801		血清碱性磷酸酶异常		
R74.900		血清酶水平异常		
R74.800		血清酶水平异常，其他的		
R76.900		血清免疫学异常所见		
R76.800		血清免疫学异常所见，其他特指的		
R79.804		血清肉毒碱缺乏		

主要编码	附加编码	疾 病 名 称	别 名	备 注
M02.201		血清性关节炎		
G61.100		血清性神经病变		
T80.604		血清性药疹		
T80.500		血清引起的过敏性休克		
R57.100		血容量不足性休克		
E86.x00		血容量缺失		
E83.101		血色病		查：血色素沉着病［血色病］（糖尿病性）（遗传性）（肝）（心肌）（原发性原因不明性）（继发性）　E83.1
E83.103		血色病性心肌病		
I73.100		血栓闭塞性血管炎［伯格］		
	Y44.500	血栓溶解药的有害效应		
D68.600		血栓形成倾向，其他的		
I63.301		血栓形成性脑软化		
I80.902		血栓性静脉炎		
I84.000		血栓性内痔		
I63.302		血栓性偏瘫		查：偏瘫-血栓形成
I84.300		血栓性外痔		
M31.100		血栓性微血管病		
M31.101		血栓性血小板减少性紫癜		
M31.102†	N08.5*	血栓性血小板减少性紫癜相关肾小球肾炎		
I84.700		血栓性痔		
R73.900		血糖过多		
E89.801		血透失衡综合征	失衡综合征	失衡综合征（disequilibrium syndrome, DS）是透析过程中或透析结束后不久出现的以神经系统症状为主要表现的综合征。查：并发症-外科操作--代谢性---特指的NEC　E89.8
B65.900		血吸虫病		
B65.800		血吸虫病，其他的		
	N22.0*	血吸虫病［裂体吸虫病］引起的泌尿道结石		
Z86.102		血吸虫病个人史		
B65.202†	K77.0*	血吸虫病性肝硬化		
B65.903†	K77.0*	血吸虫性肝炎		
K74.622		血吸虫性肝硬化		血吸虫性肝硬化是晚期血吸虫病引起的慢性肝病。实质上是非硬化性肝纤维化，而非真正的肝硬化。长期称为血吸虫病性肝

主要编码	附加编码	疾 病 名 称	别 名	备 注
				硬化的原因是肝脏因纤维化而致质地变硬，临床表现与一般肝硬化相似，因而血吸虫病性肝硬化的名称沿用至今。但从病理学的角度看，称为血吸虫性肝纤维化较为确切。查：硬化-肝（慢性）（肝脾的）（肥大性）（结节性）（脾大性）　K74.6
D69.101		血小板功能不全		
D69.600		血小板减少		
D69.400		血小板减少，其他原发性的		
D69.406		血小板减少性紫癜		
D75.201		血小板增多		
D69.100		血小板质量缺陷		
J94.200		血胸		
R03.000		血压读数升高，无高血压诊断者		
Z01.300		血压检查		
D75.900		血液和造血器官的疾病		
O99.100		血液和造血器官的其他疾病及涉及免疫机制的某些疾患并发于妊娠、分娩和产褥期		
Z86.200		血液和造血器官疾病和某些涉及免疫机制的疾患个人史		
D75.800		血液和造血器官其他特指的疾病		
R79.900		血液化学的异常所见		
R79.800		血液化学其他特指的异常所见		
Z13.000		血液及造血器官疾病和某些涉及免疫机制的疾患的特殊筛查		
Z83.200		血液及造血器官疾病和某些涉及免疫机制的疾患家族史		
R79.000		血液矿物质水平异常		
	Y84.700	血液取样作为病人异常反应或以后并发症的原因，而在操作当时并未提及意外事故		
Z49.101		血液透析	肾透析	
T80.902		血液透析并发症		
Z99.201		血液透析状态	肾透析状态	
D66.x02		血友病		血友病（hemophilia）是一组由于血液中某些凝血因子缺乏而导致患者产生严重凝血障碍的遗传性出血性疾病。分为：①血

主要编码	附加编码	疾 病 名 称	别 名	备 注
				友病 A（血友病甲），即因子Ⅷ促凝成分（Ⅷ：C）缺乏症；②血友病 B（血友病乙），即因子Ⅸ缺乏症；③血友病 C（血友病丙），即因子ⅩⅠ（FⅪ）缺乏症。查：血友病（家族性）（遗传性） D66
D66.x01		血友病 A 型	AGH 缺乏症	血友病 A（血友病甲），即因子Ⅷ促凝成分（Ⅷ：C）缺乏症，是一种性联隐性遗传疾病，女性传递，男性发病。查：血友病（家族性）（遗传性）-A D66
D67.x01		血友病 B 型	PTC 缺乏症、凝血活酶成分缺乏症	血友病 B（血友病乙），即因子Ⅸ缺乏症，为性联隐性遗传，其发病数量较血友病 A 少。但本型中有出血症状的女性传递者比血友病 A 多见。查：血友病（家族性）（遗传性）-B D67
D68.101		血友病 C 型		
Z83.201		血友病家族史		
D66.x03†	M36.2*	血友病性关节炎		
K75.002		血源性肝脓肿		
	Y90.900	血中存在酒精		
R78.100		血中发现阿片药物		
R78.500		血中发现精神药物		
R78.000		血中发现酒精		
R78.200		血中发现可卡因		
R78.600		血中发现类固醇剂		
R78.400		血中发现其他可能成瘾的药物		
R78.800		血中发现通常不出现的其他特指物质		
R78.900		血中发现通常不出现的物质		
R78.300		血中发现致幻剂		
R78.700		血中发现重金属水平异常		
Z04.001		血中酒精检验		
	Y90.000	血中酒精水平低于20mg/100ml		
	Y90.100	血中酒精水平在 20～39mg/100ml		
	Y90.800	血中酒精水平在 240mg/100ml或以上		
	Y90.200	血中酒精水平在 40～59mg/100ml		
	Y90.300	血中酒精水平在 60～79mg/100ml		

主要编码	附加编码	疾　病　名　称	别　　名	备　　注
	Y90.400	血中酒精水平在 80 ~ 99mg/100ml		
	Y90.500	血中酒精水平在 100~119mg/100ml		
	Y90.600	血中酒精水平在 120~199mg/100ml		
	Y90.700	血中酒精水平在 200~239mg/100ml		
Z04.002		血中药物检验		
L70.000		寻常痤疮		
L10.000		寻常型天疱疮	恶性天疱疮	天疱疮是一种自身免疫性疾病,在各型天疱疮患者血液循环中均存在抗角朊细胞间物质抗体,而且抗体效价与病情轻重平行。在表皮器官培养中加入天疱疮患者血清,48~72 小时后可在基底细胞上部出现棘刺松解现象。寻常型天疱疮,是天疱疮中比较严重的一种。查:天疱疮－寻常型 L10.0
A18.410		寻常性狼疮		寻常性狼疮为皮肤结核中较常见的一种,是由结核杆菌引起的慢性进行性皮肤感染,是发生在先前感染过结核、且已致敏者身上的寻常狼疮,是继发性皮肤结核,好发于儿童和少年。查:狼疮－寻常 A18.4
L01.008		寻常性脓疱病		
L40.000		寻常性银屑病		
Q80.000		寻常性鱼鳞病		
L73.805		寻常须疮		
B07.x03		寻常疣		
Z64.200		寻求和接受躯体、营养和化学性干预措施,这些措施已知是危险和有害的		
Z64.300		寻求和接受行为和心理上的干预措施,这些措施已知是危险和有害的		
D68.300		循环抗凝物引起的出血性疾患		
R57.901		循环衰竭		
I97.900		循环系统的操作后疾患		
I97.800		循环系统的其他操作后疾患,不可归类在他处者		
O99.400		循环系统疾病并发于妊娠、分娩和产褥期		

主要编码	附加编码	疾 病 名 称	别 名	备 注
Z86.700		循环系统疾病个人史		
I99.x01		循环系统疾患		
I99.x00		循环系统其他疾患		
Q28.800		循环系统其他特指的先天性畸形		
Q28.900		循环系统先天性畸形		
C84.000	M97000/3	蕈样真菌病		
M95.007		压扁鼻		
N39.300		压力性尿失禁		
	W37.x00	压缩轮胎、管子和软管爆炸和破裂		
	W38.x00	压缩装置的爆炸和破裂，其他特指的		
K00.501		牙本质发育不全		
K02.100		牙本质龋		
K03.300		牙病理性吸收		
K08.806		牙槽出血		
K10.301		牙槽骨骨炎		
S02.802		牙槽骨骨折		
K08.809		牙槽骨缺损		
K08.202		牙槽骨萎缩		
K08.802		牙槽嵴裂		
K08.804		牙槽嵴黏膜角化过度		
K06.808		牙槽嵴松弛		
K08.203		牙槽嵴萎缩		
K08.808		牙槽嵴增大		
D10.305		牙槽良性肿瘤		
K04.702		牙槽脓肿		
K08.803		牙槽突不齐		
K08.805		牙槽突裂		
K08.204		牙槽突萎缩		
K08.807		牙槽隐性裂		
K02.001		牙齿白斑点损害	初始龋（牙）	
K03.600		牙齿沉积物［增积物］		
K00.200		牙齿大小和形状异常		
K00.001		牙齿发育不全		
K00.604		牙齿萌出过晚		

主要编码	附加编码	疾 病 名 称	别 名	备 注
K00.603		牙齿萌出过早		
K00.002		牙齿缺少	少牙畸形	
K03.101		牙齿楔状缺损		
K00.801		牙齿形成期间颜色改变		
K07.301		牙错位		
K00.800		牙发育的其他疾患		
K00.900		牙发育疾患		
K03.200		牙腐蚀		
K04.800		牙根囊肿		
K08.300		牙根滞留		
K03.801		牙根纵裂		
K07.200		牙弓关系异常		
K07.203		牙弓中线偏离		
K03.500		牙骨粘连		
K02.200		牙骨质龋		
K03.400		牙骨质增生		
K05.202		牙冠周脓肿		
K03.000		牙过度磨耗		
K08.900		牙及支持结构疾患		
K08.800		牙及支持结构疾患，其他特指的		
Z01.200		牙科检查		
T49.700		牙科药物中毒，局部应用的		
K07.302		牙列不齐		
K08.104		牙列部分缺失		
K00.600		牙萌出障碍		
K07.500		牙面功能异常		
K07.900		牙面畸形		
K07.800		牙面畸形，其他的		
K03.100		牙磨损		
K03.604		牙上沉积物		
K00.502		牙生长不全		
K03.601		牙石		
K04.200		牙髓变性		
K04.901		牙髓和根尖周组织疾病		
K04.900		牙髓和根尖周组织其他和未特指的疾病		

主要编码	附加编码	疾 病 名 称	别 名	备 注
K04.101		牙髓坏疽		
K04.100		牙髓坏死		
K04.003		牙髓脓肿		
K04.201		牙髓石		
K04.005		牙髓息肉		
K04.000		牙髓炎		
K04.300		牙髓异常硬组织形成		
K07.303		牙体缺损		牙体缺损（tooth defect）是指由于各种原因引起的牙体硬组织不同程度的外形和结构的破坏和异常，表现为牙体失去了正常的生理解剖外形，造成正常牙体形态、咬合及邻接关系的破坏。查：缺失-牙（先天性）K00.0--后天性 K08.1---伴有错𬌗　K07.3
K08.801		牙痛		
S03.200		牙脱位		
K07.300		牙位置异常		
K00.400		牙形成障碍		
K13.208		牙龈白斑		口腔黏膜白斑（LK）是一种临床表现为口腔黏膜出现白色增生斑块、病理学表现以上皮过角化为特点的疾病。世界卫生组织已经将其列为癌前病变，是需进行高度监控的口腔疾病。临床上多见于中老年人群，而且患者因症状不明显很容易忽视早期检查和治疗，为此有必要对该病的病程、相关因素等做追踪观察和回顾性分析，为有效预防提供参考依据。发生部位，临床白斑以颊部最多见，唇部次之，再次之为腭部、舌部，而牙龈和牙槽嵴处则少见。查：白斑-口腔上皮，包括舌（黏膜）　K13.2
K06.804		牙龈出血		
C03.900		牙龈恶性肿瘤		
K06.900		牙龈和无牙牙槽嵴疾患		
K06.800		牙龈和无牙牙槽嵴其他特指的疾患		
K06.801		牙龈化脓性肉芽肿		
K06.806		牙龈溃疡		
S01.503		牙龈裂伤		
K06.803		牙龈瘤		
K06.805		牙龈瘘管		

主要编码	附加编码	疾 病 名 称	别 名	备 注
K09. 003		牙龈囊肿		
K05. 203		牙龈脓肿		
K06. 000		牙龈退缩		
K06. 807		牙龈息肉		
K06. 100		牙龈增厚		
K06. 901		牙龈肿物		
K03. 900		牙硬组织疾病		
K03. 800		牙硬组织疾病，其他特指的		
K03. 700		牙硬组织萌出后颜色改变		
K07. 304		牙拥挤		
K02. 000		牙釉质龋		
K12. 216		牙源性面部皮肤瘘		
S02. 500		牙折断		
K02. 400		牙折裂		
K05. 400		牙周变性		
K05. 600		牙周病		
K05. 500		牙周疾病，其他的		
K05. 201		牙周脓肿		
K04. 902		牙周牙髓综合征		
B40. 900		芽生菌病		
B40. 800		芽生菌病，其他形式的		
B40. 302†	L99. 8*	芽生菌性脓皮病		
B40. 301†	L99. 8*	芽生菌性皮炎		
L90. 200		雅达松-佩利扎里皮肤松弛		
A66. 900		雅司病		
A66. 000		雅司病初发损害		
A66. 600		雅司病的骨和关节损害		
A66. 700		雅司病的其他表现		
A66. 200		雅司病的其他早期皮肤损害		
A66. 400		雅司病的树胶样肿和溃疡		
A66. 300		雅司病角化过度		
	Y46. 400	亚氨基二苯乙烯类的有害效应		
T42. 100		亚氨基二苯乙烯类中毒		
L43. 300		亚急性（活动性）扁平苔藓		
C95. 200		亚急性白血病		
A81. 101		亚急性包涵体脑炎		

主要编码	附加编码	疾 病 名 称	别 名	备 注
C93.200		亚急性单核细胞白血病		
K72.001		亚急性肝衰竭		
I33.002		亚急性感染性心内膜炎		
M86.200		亚急性骨髓炎		
A24.200		亚急性和慢性类鼻疽		
N76.300		亚急性和慢性外阴炎		
N76.100		亚急性和慢性阴道炎		
H20.001		亚急性虹膜睫状体炎		
G37.400		亚急性坏死性脊髓炎	Foix-Alajouanine 综合征	
G31.803		亚急性坏死性脑病	Leigh 脑病、Leigh 综合征	亚急性坏死性脑脊髓病是一种少见病，由 Leigh 于 1951 年首先报道，故称 Leigh 病或 Leigh 综合征。属线粒体脑肌病的一种类型，最常见于婴儿和儿童，青少年和成年型患者偶见。该病是由于线粒体代谢过程中某些酶或酶系的缺陷，使 ATP 产生不足，影响体内正常能量代谢，临床上表现为多系统、多器官受累，脑部能量代谢旺盛，受累机会较多。查：脑病-坏死性，亚急性（利氏病） G31.8
E06.100		亚急性甲状腺炎		
A24.201		亚急性类鼻疽		
C92.201		亚急性粒细胞性白血病		
C91.200		亚急性淋巴细胞白血病		
L93.100		亚急性皮肤红斑狼疮		
C92.200		亚急性髓样白血病		
I33.007		亚急性细菌性心内膜炎		
A19.801		亚急性血行播散型肺结核		血行播散型肺结核包括急性血行播散型肺结核（急性粟粒型肺结核）及亚急性、慢性血行播散型肺结核。A19 类目有两个分类轴心，急性粟粒型结核是根据解剖部位的多少分类；其次是按照急慢性分类，该病为亚急性，分类于其他粟粒型结核
A19.803		亚急性血行播散型结核		
K71.104		亚急性药物性肝衰竭		
K85.901		亚急性胰腺炎		
A81.100		亚急性硬化性全脑炎		
B17.103		亚急性重型丙型病毒性肝炎		
B19.002		亚急性重型病毒性肝炎伴肝昏迷		
B15.003		亚急性重型甲型病毒性肝炎伴肝昏迷		

主要编码	附加编码	疾 病 名 称	别 名	备 注
B17.205		亚急性重型戊型病毒性肝炎		
B16.202		亚急性重型乙型病毒性肝炎伴肝昏迷		
B16.205		亚急性重型乙型病毒性肝炎伴肝昏迷		
E05.905		亚临床甲状腺功能亢进症		
E24.901		亚临床库欣综合征		亚临床库欣综合征，由于实验室和影像学发展，已能在 CS 的极早期得到诊断，故提出亚临床 CS 的概念。查：库欣-综合征［皮质依赖性］或病　E24.9
J66.100		亚麻清铲工病		
G31.807		亚速尔病		亚速尔病为中枢神经系统的一种进行性变性疾病，为常染色体显性遗传病。有四种类型：Ⅰ型为椎体和椎体外系缺损；Ⅱ型为小脑、椎体和椎体外系缺损；Ⅲ型为小脑缺损和远端感觉运动神经病；Ⅳ型为帕金森综合征和远端感觉神经病。查：变性-神经系统
T54.203		亚硝酸中毒		
A36.000		咽白喉		
C11.102		咽扁桃体恶性肿瘤		
D10.603		咽扁桃体良性肿瘤		
Q38.802		咽部畸形		
A16.806		咽部结核		
A15.812		咽部结核，病理（＋）		
A15.811		咽部结核，细菌学（＋）		
J39.215		咽部囊肿		
J39.219		咽部肿物		
C14.002		咽侧壁恶性肿瘤		
J39.200		咽的其他疾病		
J39.100		咽的其他脓肿		
Q38.800		咽的其他先天性畸形		
A56.400		咽的衣原体感染		
D37.004		咽动态未定肿瘤		
C14.000		咽恶性肿瘤		
J39.101		咽蜂窝织炎		
C30.101		咽鼓管恶性肿瘤		
H69.900		咽鼓管疾患		
H69.000		咽鼓管开放症		

主要编码	附加编码	疾 病 名 称	别 名	备 注
C11. 201		咽鼓管开口恶性肿瘤		
H69. 800		咽鼓管其他特指的疾患		
H68. 101		咽鼓管狭窄		
H68. 000		咽鼓管炎		
Q17. 803		咽鼓管异常		
H68. 100		咽鼓管阻塞		
R04. 100		咽喉出血		
S10. 000		咽喉挫伤		
C14. 001		咽喉恶性肿瘤		
R84. 902		咽喉刮屑异常		
S17. 801		咽喉挤压伤		
J39. 216		咽喉溃疡		
S10. 100		咽喉其他和未特指的浅表损伤		
S10. 102		咽喉浅表损伤		
S19. 801		咽喉损伤		
J02. 905		咽喉痛		
J39. 217		咽喉粘连		
C14. 003		咽后壁恶性肿瘤		
J39. 000		咽后和咽旁脓肿		
J39. 001		咽后脓肿		
T28. 502		咽化学性烧伤		
J39. 218		咽肌痉挛		
C79. 803		咽继发恶性肿瘤		
J39. 214		咽角化症		
B30. 201†	H13. 1*	咽结膜热		
D10. 900		咽良性肿瘤		
J39. 210		咽瘘		
C09. 901		咽门扁桃体恶性肿瘤		
D10. 401		咽门扁桃体良性肿瘤		
T17. 200		咽内异物		
Q38. 700		咽囊		
B37. 003		咽念珠菌感染		
J39. 220		咽旁间隙感染		咽旁间隙感染指咽旁间隙的急性化脓性感染，主要临床表现为咽侧壁红肿、腭扁桃体肿大。咽旁间隙与翼颌、颞下、舌下、颌下及咽后诸间隙相通；血管神经束上通颅内，下连纵隔，可成为感染蔓延的途径

主要编码	附加编码	疾 病 名 称	别　名	备　注
D21.007		咽旁间隙结缔组织良性肿瘤		
J39.221		咽旁间隙囊肿		
J39.003		咽旁脓肿		
J39.212		咽水肿		
R07.000		咽痛		
J39.213		咽狭窄		
D10.700		咽下部良性肿瘤		
D10.701		咽下梨状窝良性肿瘤		
C13.101		咽下面恶性肿瘤		
S10.101		咽血肿		
C11.202		咽隐窝恶性肿瘤		
D00.007		咽原位癌		
D37.005		咽肿瘤		
J39.002		咽周脓肿		
T65.200		烟草和尼古丁的毒性效应		
Z71.600		烟草滥用的咨询		
Z81.200		烟草滥用家族史		
H53.803		烟草性弱视		
	W39.x00	烟火发射		
Z88.824		烟酸过敏个人史		
E52.x00		烟酸缺乏［糙皮病］		
I67.500		烟雾病		
T59.101		烟雾中毒		
	W74.x00	淹溺和沉没		
	W73.x00	淹溺和沉没，其他特指的		
	Y21.x00	淹溺和沉没，意图不确定的		
T75.100		淹死和非致命性溺水		
O72.202		延迟性产后出血		
O72.200		延迟性和继发性产后出血		
D43.106		延髓动态未定肿瘤		延髓属于脑干
C71.702		延髓恶性肿瘤		
G95.001		延髓空洞症		
D43.107		延髓肿瘤		
P21.000		严重的出生窒息		
U04.900		严重急性呼吸道综合征	传染性非典型肺炎	综合征-严重急性呼吸［SARS］
	Y91.200	严重酒精中毒		

主要编码	附加编码	疾 病 名 称	别 名	备 注
F43.900		严重应激反应		
R47.801		言语不清		
F80.900		言语和语言发育障碍		
F80.800		言语和语言发育障碍，其他的		
F98.600		言语急促杂乱		
R47.000		言语困难和失语		
R47.802		言语障碍		
R47.800		言语障碍，其他和未特指的		
Z50.500		言语治疗		
H66.001		岩尖综合征	Gradenigo 综合征、Gradenigo 三联征	岩尖综合征是颞部岩骨尖端病变损害展神经及三叉神经眼支而出现的一组症候群，通常由于中耳炎、慢性乳突炎的炎性反应向颅内发展，破坏颞骨岩部尖端或由于岩尖部肿瘤或外伤所致。临床表现为眼球内斜视和复视，同侧眼支区域及颜面部疼痛或麻木，并有感觉减退，可有脑膜炎症状、体征。查：综合征-颞岩尖　H66.0
H70.201		岩锥脓肿		岩锥炎是外耳道、中耳或乳突根治腔积脓的一种炎症。当岩尖部症状严重时，影像诊断提示有岩部脓肿形成，应行岩部脓肿引流术。查：脓肿-骨（骨膜下）--岩锥　H70.2
H70.200		岩锥炎		
M06.400		炎性多关节病		
G61.900		炎性多神经病		
G61.800		炎性多神经病，其他的		
K75.900		炎性肝脏疾病		
K75.800		炎性肝脏疾病，其他特指的		
G72.400		炎性肌病，不可归类在他处者		
M46.900		炎性脊椎病		
M46.800		炎性脊椎病，其他特指的		
G37.801		炎性脱髓鞘性假瘤综合征		
K51.400		炎性息肉		
J84.109		炎症后肺纤维化		
L81.000		炎症后色素沉着过度		
	Y54.000	盐（肾上腺）皮质激素类的有害效应		
T50.000		盐（肾上腺）皮质激素类及其拮抗剂中毒		
	Y54.100	盐（肾上腺）皮质激素类拮抗剂［醛固酮拮抗剂］的有害效应		

主要编码	附加编码	疾 病 名 称	别 名	备 注
T67.400		盐缺失引起的中暑衰竭		
	Y53.300	盐水和渗透性轻泻剂的有害效应		
T47.300		盐水和渗透性轻泻剂中毒		
A06.801		眼阿米巴病		"眼阿米巴病"属于特指部位的阿米巴感染。查：阿米巴病-特指部位 NEC A06.8
E70.302		眼白化病		
S05.802		眼挫伤		
P15.300		眼的产伤		
A54.300		眼的淋球菌感染		
H35.602		眼底出血		眼底出血指玻璃体、视网膜、脉络膜、视神经疾病。查：出血-眼--眼底
Q14.801		眼底缺损		
R94.105		眼电图异常		
D48.703		眼动态未定肿瘤		
C69.900		眼恶性肿瘤		
Q18.803		眼-耳郭发育不全		
Q11.201		眼发育不全		
B58.000†		眼弓形虫病		
T86.809		眼硅胶排斥反应		
Z13.500		眼和耳疾患的特殊筛查		
Z83.500		眼和耳疾患家族史		
H59.900		眼和附器的操作后疾患		
H59.800		眼和附器的其他操作后疾患		
T26.900		眼和附器腐蚀伤		
H57.900		眼和附器疾患		
C69.800		眼和附器交搭跨越恶性肿瘤的损害		
T26.800		眼和附器其他部位腐蚀伤		
T26.300		眼和附器其他部位烧伤		
H57.800		眼和附器其他特指的疾患		
T26.400		眼和附器烧伤		
S05.900		眼和眶的损伤		
S05.800		眼和眶其他损伤		
T90.400		眼和眶损伤后遗症		
Z01.000		眼和视力检查		
Q14.800		眼后段其他的先天性畸形		

主要编码	附加编码	疾 病 名 称	别　名	备　注
Q14.900		眼后段先天性畸形		
D31.605		眼后组织良性肿瘤		
H50.603		眼肌纤维化		
Z13.501		眼疾患特殊筛查		
C79.405		眼继发恶性肿瘤		
T85.300		眼假体装置、植入物和移植物的机械性并发症，其他的		
Z01.001		眼检查		
C43.100		眼睑（包括眦）恶性黑色素瘤		
D22.100		眼睑（包括眦）黑素细胞痣		
C44.100		眼睑（包括眦）皮肤恶性肿瘤		
D23.100		眼睑（包括眦）皮肤良性肿瘤		
D04.100		眼睑（包括眦）皮肤原位癌		
D03.100		眼睑（包括眦）原位黑色素瘤		
H02.506		眼睑闭锁		睑球广泛粘连是酸、碱和熔化金属等烧伤单个眼睑（或部分上、下眼睑）球结膜、角膜、巩膜等组织和复发性翼状胬肉多次手术失败的后遗症，而眼睑闭锁则是上述致伤物烧伤全部上下眼睑及眼球的后遗症。眼睑闭锁是由于广泛粘连引起的，故以"粘连"作为主导词查找编码。查：粘连-眼睑　H02.5
H02.810		眼睑出血		
B02.303†	H03.1*	眼睑带状疱疹		
H01.100		眼睑的非感染性皮肤病		
Q10.300		眼睑的其他先天性畸形		
E85.418		眼睑淀粉样变性		淀粉样变（amyloidosis），亦作类淀粉沉积症，在医学的范畴，是指各种使淀粉样蛋白在身体器官或组织内异常沉积的条件，是一群罕见疾病的总称。淀粉样蛋白是一种由于其二级结构出现变化，使其变成一种与β-折叠类似的不溶解聚合形式。类淀粉沉积症的病征视乎淀粉样蛋白沉积的所在地而有所不同，而这些病的成因皆可能是后天的，亦可能是遗传的。查：淀粉样变（全身性）（原发性）-局部性　E85.4
H02.801		眼睑多毛症		

主要编码	附加编码	疾 病 名 称	别　　名	备　　注
Q10.301		眼睑发育不全		
H00.003		眼睑蜂窝织炎		
S00.100		眼睑和眼周区挫伤		
S01.100		眼睑和眼周区开放性伤口		
S00.200		眼睑和眼周区其他浅表损伤		
T26.000		眼睑和眼周区烧伤		
H02.700		眼睑和眼周区域的其他变性性疾患		
H02.811		眼睑黑变病		黑变病归入眼的具体部位，H02.8 是眼睑的其他特指疾病，可归类在此处
H02.703		眼睑坏死		
H02.704		眼睑黄褐斑		
H02.900		眼睑疾患		
H02.803		眼睑角化病		
D21.003		眼睑结缔组织良性肿瘤		
H02.805		眼睑结石		眼结石是在睑结膜上的多发性坚硬的黄点，这是上皮细胞堆积和黏液浓缩压入的变性产物，从不钙化，实为结膜凝集物。眼睛的睑结膜上也常会长出"石头"，医学上叫结膜结石。结膜结石是结膜上皮陷注或深部管状隐窝等处堆积的脱落上皮细胞和退行性细胞等的凝固物，没有或极少钙质沉着，并非真正的结石。眼睑结石不能以"结石"作为主导词。查：凝结物-结膜 H11.1。原国标码有误
H02.705		眼睑睫毛脱落		
G24.501		眼睑痉挛-口下颌肌张力障碍	Meige 综合征、Brueghel 综合征	
S01.101		眼睑裂伤		
H01.801		眼睑瘘		
H02.812		眼睑囊肿		
H00.002		眼睑脓肿		
H02.300		眼睑皮肤松弛症		
H01.101		眼睑皮炎		
H02.301		眼睑皮赘		以"皮赘""赘生物""皱褶"作为主导词，均无法查到编码。查：皮肤松垂-眼睑 H02.3
H02.800		眼睑其他特指的疾患		
H01.800		眼睑其他特指的炎症		
H01.802		眼睑肉芽肿		

主要编码	附加编码	疾 病 名 称	别 名	备 注
T26.001		眼睑烧伤		
Z42.003		眼睑术后畸形整形		
H02.806		眼睑水肿		
H02.503		眼睑退缩		查：回缩［退缩］-眼睑 H02.5
H02.702		眼睑萎缩		
H02.813		眼睑新生物		
S00.202		眼睑血肿		
H01.901		眼睑炎性假瘤		炎性假瘤为一种特发的非特异性慢性增殖性炎症，目前多认为是一种免疫反应性疾病。临床表现类似肿瘤，但实质上是炎症，故名炎性假瘤。眼睑炎性假瘤为常见的眼科疾病。查：炎，炎症-眼睑 H01.9
H01.900		眼睑炎症		
T15.101		眼睑异物		
B07.x02		眼睑疣		
H02.504		眼睑粘连性瘢痕		
H02.901		眼睑肿物		
A18.500		眼结核		
Z46.000		眼镜和接触镜片的安装和调整		
	Y56.500	眼科用药和制剂的有害效应		
T49.500		眼科用药和制剂中毒		
H05.203		眼眶出血		
S05.101		眼眶挫伤		
H05.800		眼眶的其他疾患		
H05.005		眼眶骨膜炎		
H05.003		眼眶骨髓炎		
H05.500		眼眶贯通伤后残留（陈旧性）异物		
H05.300		眼眶畸形		
H05.000		眼眶急性炎症		
H05.900		眼眶疾患		
B89.x02†	H06.1*	眼眶寄生虫病		
D86.801		眼眶结节病		结节病是一种病因未明，多器官受累的肉芽肿性疾病。任何器官均可受累，但以肺脏和胸内淋巴结受累最常见，累及眶较少见。查：结节病-特指类型 NEC D86.8
I86.803		眼眶静脉曲张		
H05.100		眼眶慢性炎性疾患		

主要编码	附加编码	疾 病 名 称	别 名	备 注
H05.004		眼眶内脓肿		
H05.101		眼眶内肉芽肿		
H05.801		眼眶囊肿		
H05.205		眼眶水肿		
H05.301		眼眶萎缩		
Q10.700		眼眶先天性畸形		
H05.103		眼眶炎性假瘤		
H05.901		眼眶肿物		
	H13.3*	眼类天疱疮		
D31.900		眼良性肿瘤		
H44.600		眼内残留（陈旧性）磁性异物		
H44.700		眼内残留（陈旧性）非磁性异物		
H44.801		眼内出血		
T85.200		眼内透镜的机械性并发症		查：并发症－假体装置－－眼－－－机械性－－－－眼内晶状体。机械性并发症包括：（机械性）损坏、移位、渗漏、错位、机械性梗阻、穿孔和突出
H44.100		眼内炎，其他的		
H49.804		眼内直肌麻痹		眼外肌包括：上睑提肌，上、下、内、外直肌，以及上斜肌和下斜肌。查：眼肌麻痹－外 NEC　H49.8
B69.100		眼囊虫病		
I60.902†	H45.0*	眼－脑综合征	Terson 综合征	颅内出血可以是玻璃体积血的原因，并且认为这种眼-脑综合征是蛛网膜下隙出血的征象，也有少部分玻璃体积血继发于硬脑膜下的出血，但这种情况少见。根据眼内出血量的多少，患者可有不同程度的视力障碍。查：出血（性）（另见流血）-蛛网膜下（非创伤性）　I60.9
H44.003		眼脓肿		
Q15.800		眼其他特指的先天性畸形		
Q13.800		眼前段其他的先天性畸形		
Q13.900		眼前段先天性畸形		
H44.500		眼球的变性性情况		
H44.300		眼球的其他变性性疾患		
H44.800		眼球的其他疾患		
C69.402		眼球恶性肿瘤		
S05.500		眼球贯通伤伴有异物		

主要编码	附加编码	疾 病 名 称	别 名	备 注
S05.600		眼球贯通伤不伴有异物		
S05.100		眼球和眶组织挫伤		
H50.802		眼球后退综合征		眼球后退综合征是一种水平直肌运动障碍性疾病，以眼球内转伴有眼球后退，同时向内上或内下偏斜睑裂偏小为特征并伴有眼部或全身其他先天发育异常的病征。确切病因不明，临床体征为患眼外转障碍、内转时眼球后退并睑裂缩小。亦有眼球后退同时有内转障碍者，亦有轻度外转障碍者，亦有内转时垂直偏斜者。主要临床表现为眼球偏斜、眼球运动障碍和并发症等几个方面其视功能障碍。查：综合征-眼球后缩 H50.8
C69.604		眼球后组织恶性肿瘤		
H44.900		眼球疾患		
C79.407		眼球继发恶性肿瘤		
T26.902		眼球碱性烧伤		
H05.002		眼球筋膜炎		眼球周围有筋膜囊包绕，发生于此囊膜的炎症称为眼球筋膜炎，比较少见，临床分为浆性和化脓性，是眼眶急性炎症的一种。查：眼球囊炎-眼（囊） H05.0
H44.503		眼球痨		眼球痨是眼球破坏最后阶段的临床命名，是一种收缩性、瘢痕化萎缩的眼球。由于严重的眼外伤、眼内炎、多次视网膜脱离手术失败或广泛眼内出血累及睫状体等，破坏了眼内重要结构，导致眼球退行性变，眼球通常是正常眼球的1/3到一半大小，而且眼球密度弥漫性增高，轮廓不规则，球内可以有弥漫性钙化，经常伴有视神经萎缩。即使采取侵入性的球内抗生素注射，也可能会出现失明和眼球收缩。查：痨病-眼球（感染性） H44.5
D31.401		眼球良性肿瘤		
H05.400		眼球内陷		
T26.401		眼球烧伤		
T26.901		眼球酸性烧伤		
H05.201		眼球突出		
H44.802		眼球脱位		
H44.502		眼球萎缩		
H05.202		眼球移位		
D09.201		眼球原位癌		
H51.801		眼球运动障碍		
Z90.001		眼球摘除术后状态		

主要编码	附加编码	疾 病 名 称	别　　名	备　　注
H44. 803		眼球粘连		
H44. 901		眼球肿物		
H35. 802		眼缺血综合征		眼缺血综合征是由于颈动脉阻塞或狭窄导致脑和眼供血不足，而产生的一系列脑和眼的症状。分为眼前节缺血综合征和后节缺血。临床表现为：①一过性黑蒙；②低灌注性视网膜病变；③眼前节缺血综合征。查：病－视网膜－－特指的 NEC H35. 8
H20. 801		眼色素层脑膜炎	伏格特－小柳综合征、色素膜－脑膜脑炎、弥漫性色素膜炎综合征	眼色素层脑膜炎，是一种有特异性全身症状的急性弥漫性葡萄膜炎。其特征为：①突发性葡萄膜炎；②眉毛及毛发变白、秃发及白癜风等皮肤损害；③头痛、头晕、恶心等神经系统表现；④耳鸣、耳聋及眩晕等内耳症状。查：伏格特－小柳综合征［眼色素层脑膜炎］ H20. 8
D86. 802		眼色素层腮腺炎		
H49. 805		眼上斜肌麻痹		
H49. 806		眼上直肌麻痹		
S05. 300		眼撕裂伤不伴有眼内组织脱出或缺失		
S05. 200		眼撕裂伤和破裂伴有眼内组织脱出或缺失		
S05. 700		眼撕脱伤		
S05. 901		眼损伤		
L12. 103†	H13. 3*	眼天疱疹		
H44. 301		眼铁质沉着病		
H44. 302		眼铜屑沉着病		
H57. 100		眼痛		
C69. 603		眼外肌恶性肿瘤		
C79. 408		眼外肌继发恶性肿瘤		
D31. 602		眼外肌良性肿瘤		
H49. 808		眼外直肌麻痹		
Q75. 500		眼下颌发育不全		
H49. 809		眼下斜肌麻痹		
H49. 810		眼下直肌麻痹		
Q15. 900		眼先天性畸形		
A32. 803		眼腺利斯特菌病		
A21. 100		眼腺型土拉菌病		
B45. 801		眼新型隐球菌病		

主要编码	附加编码	疾 病 名 称	别 名	备 注
G71.002		眼咽型肌营养不良症		
H44.102		眼炎性假瘤		
B87.200		眼蝇蛆病		
D09.200		眼原位癌		
S05.801		眼震荡		
H55.x00		眼震和其他不规则眼运动		眼球震颤（nystagmus，眼震）是一种不自主的、有节律性的、往返摆动的眼球运动，常由视觉系统、眼外肌、内耳迷路及中枢神经系统的疾病引起。方向分为水平型、垂直型、旋转型等，以水平型为常见，通常以快相方向表示眼球震颤方向，快相为代偿性恢复注视位的运动。眼球震颤不是一个独立的疾病，而是某些疾病的临床表现。查：眼震（先天性）（剥夺性）（分离性）（隐性）　H55
T86.810		眼植入物排斥反应		
D48.704		眼肿瘤		
S00.101		眼周区挫伤		
T26.002		眼周区烧伤		
A04.803		厌氧菌肠炎		厌氧菌是一类在无氧条件下比在有氧环境中生长好的细菌，故分类于特指的细菌感染
A41.400		厌氧菌性败血症		
P36.500		厌氧菌性新生儿脓毒症		
Z36.803		羊膜镜检查		
O41.100		羊膜囊和胎膜的感染		
O41.801		羊膜囊肿		
O41.802		羊膜血肿		
O41.104		羊膜炎		
P02.701		羊膜炎新生儿		
O41.803		羊膜粘连		
O40.x00		羊水过多		
O41.000		羊水过少		
O41.900		羊水和胎膜疾患		
O41.800		羊水和胎膜其他特指的疾患		
O88.100		羊水栓塞		
T46.002		洋地黄中毒		
Q66.100		仰趾内翻足		
Q66.400		仰趾外翻足		

主要编码	附加编码	疾病名称	别名	备注
T59.000		氧化氮类的毒性效应		
T41.501		氧气中毒，意外		
L28.200		痒疹，其他的		
A75.300		恙虫病立克次体引起的斑疹伤寒		
S30.001		腰背部挫伤		
S31.002		腰背部皮肤撕脱伤		
M54.504		腰背肌筋膜炎		
M54.503		腰背痛		
S34.500		腰部、骶部和骨盆交感神经损伤		
S34.100		腰部脊髓其他损伤		
S34.001		腰部脊髓水肿		
S34.000		腰部脊髓震荡和水肿		
D21.401		腰部结缔组织良性肿瘤		
S33.501		腰部扭伤		
S39.910		腰部软组织损伤		
S39.906		腰部损伤		
E65.x01		腰部脂肪堆积		
M60.008		腰大肌脓肿		
M60.803		腰大肌炎		
S32.803		腰骶部脊柱骨折		
M43.007		腰骶部脊椎滑脱		
G54.100		腰骶丛疾患		
S34.400		腰骶丛损伤		
M53.208		腰骶关节不稳定		
M43.802		腰骶关节畸形		
M47.806		腰骶关节强硬		
G54.400		腰骶神经根疾患，不可归类在他处者		
Q06.901		腰骶神经根囊肿		
S34.200		腰骶神经根损伤		
M54.104		腰骶神经根炎		
M51.304		腰骶椎间盘变性		
M51.204		腰骶椎间盘突出		
M51.004†	G99.2*	腰骶椎间盘突出伴脊髓病		
D32.104		腰段脊膜瘤		

主要编码	附加编码	疾 病 名 称	别 名	备 注
Q05.200		腰段脊柱裂伴有脑积水		
Q05.700		腰段脊柱裂不伴有脑积水		
M51.000†	G99.2*	腰和其他椎间盘疾患伴有脊髓病		
M51.100†	G55.1*	腰和其他椎间盘疾患伴有神经根病		
M54.505		腰肌劳损		
D48.119		腰结缔组织动态未定肿瘤		
D48.120		腰结缔组织肿瘤		
K45.807		腰疝		
M54.103		腰神经根炎		
M54.502		腰痛		
M54.400		腰痛伴有坐骨神经痛		
M79.702		腰纤维肌炎		
M53.207		腰椎不稳定		
G97.101		腰椎穿刺术后头痛		
G97.000		腰椎穿刺引起的脑脊液漏		
C41.203		腰椎恶性肿瘤		
S32.000		腰椎骨折		
M24.907		腰椎关节滑膜嵌顿		
M47.804		腰椎关节强硬		
M47.103†	G99.2*	腰椎关节强硬伴脊髓病		
S33.703		腰椎和骨盆部位的扭伤和劳损		
S32.700		腰椎和骨盆多处骨折		
S32.800		腰椎和骨盆其他和未特指部位的骨折		
S33.700		腰椎和骨盆其他和未特指部位的扭伤和劳损		
S33.300		腰椎和骨盆其他和未特指部位的脱位		
S33.301		腰椎和骨盆脱位		
M48.804		腰椎后纵韧带骨化		
M43.006		腰椎滑脱		
M46.003		腰椎肌腱端炎		
M51.303		腰椎间盘变性		
S33.000		腰椎间盘创伤性破裂		
M96.803		腰椎间盘切除术后状态关节紊乱		

主要编码	附加编码	疾　病　名　称	别　　名	备　　注
M51.202		腰椎间盘突出		
M51.003†	G99.2*	腰椎间盘突出伴脊髓病		
M51.901		腰椎间盘退行性病变		
M51.101†	G55.1*	腰椎间盘脱出伴坐骨神经痛		
A18.007†	M49.0*	腰椎结核		
A18.008†	M90.0*	腰椎结核性窦道		
S33.502		腰椎扭伤		
S33.500		腰椎扭伤和劳损		
M46.503		腰椎脓肿		
M48.903		腰椎退行性病变		
S33.100		腰椎脱位		
M43.009		腰椎峡部裂		
M43.009		腰椎峡部裂		
M24.908		腰椎小关节紊乱		
M53.213		腰椎小关节紊乱		
M48.503		腰椎楔形变		
M48.005		腰椎椎管狭窄		
M48.303		腰椎椎间盘创伤性退变		
M46.403		腰椎椎间盘炎		
K07.204		咬合异常		
K12.213		咬肌间隙感染		
F98.802		咬指甲	咬指甲癖	
	X64.x00	药物、药剂和生物制品的故意自毒及暴露于该类药物，其他的		
	X44.x00	药物、药剂和生物制品的意外中毒及暴露于该类物质，其他的		
	Y14.x00	药物、药剂和生物制品的中毒及暴露于该类药物，意图不确定的，其他的		
N14.200		药物、药剂和生物制品诱发的肾病		
T50.900		药物、药剂和生物制品中毒，其他和未特指的		
T96.x00		药物、药剂和生物制品中毒后遗症		
L56.100		药物光变应性反应		
L56.000		药物光毒性反应		

主要编码	附加编码	疾 病 名 称	别 名	备 注
T88.701		药物过敏反应		
T88.601		药物过敏性休克		
M34.200		药物和化学物质诱发的全身性硬皮病		
I42.700		药物和其他外部因素引起的心肌病		
E03.200		药物和其他外源性物质引起的甲状腺功能减退症		
T88.700		药物和药剂的有害效应		T88.7为适当应用正确药物或药剂的有害效应、变态反应、过敏、特异反应
	Y57.800	药物和药剂的有害效应，其他的		
L27.100		药物和药剂引起的局限性皮疹		
L27.000		药物和药剂引起的全身性皮疹		
	Y57.900	药物或药剂的有害效应		
L23.300		药物接触皮肤引起的变应性接触性皮炎		
L24.400		药物接触皮肤引起的刺激性接触性皮炎		
L25.100		药物接触皮肤引起的接触性皮炎		
Z71.500		药物滥用的咨询和监督		
Z50.300		药物滥用康复		
O07.402		药物流产失败		
H26.300		药物性白内障		
G25.600		药物性抽搐和其他器质性原因的抽搐		
E23.100		药物性垂体功能减退症		
E16.000		药物性低血糖不伴有昏迷		
I95.200		药物性低血压		
G62.000		药物性多神经病		
H91.001		药物性耳聋		
R50.200		药物性发热		
D59.200		药物性非自身免疫性溶血性贫血		
E66.100		药物性肥胖症		
K71.901		药物性肝损害		
K71.601		药物性肝炎		
K71.001		药物性肝炎伴胆汁淤积		

主要编码	附加编码	疾 病 名 称	别 名	备 注
K71.101		药物性肝炎伴肝衰竭		
K71.701		药物性肝硬化		查：病，肝，中毒，伴有纤维化或硬化
M87.101		药物性肱骨头坏死		
M87.102		药物性股骨头坏死		
M87.100		药物性骨坏死		
D61.102		药物性骨髓抑制		查：骨髓-抑制 D61.9。核对卷一，修正编码：D61.1
M81.400		药物性骨质疏松		
M80.400		药物性骨质疏松伴有病理性骨折		
L27.004		药物性红斑		
G72.000		药物性肌病		
K85.300		药物性急性胰腺炎		
E03.201		药物性甲状腺功能减退症		
E05.804		药物性甲状腺功能亢进症		
E06.400		药物性甲状腺炎		
J70.400		药物性间质性肺疾患		
H16.801		药物性角膜结膜炎		
D70.x02		药物性粒细胞减少		
D59.201		药物性酶缺乏性贫血		
L27.005		药物性皮炎		
E24.200		药物性皮质醇增多症		
H40.600		药物性青光眼		
N14.201		药物性肾病		
E27.300		药物性肾上腺皮质功能减退症		
L10.500		药物性天疱疮		
M10.200		药物性痛风		
G44.400		药物性头痛，不可归类在他处者		
K29.608		药物性胃炎		
G25.400		药物性舞蹈症		
M32.000		药物性系统性红斑狼疮		
I42.701		药物性心肌病		
L64.000		药物性雄激素性脱发		
D69.503		药物性血小板减少性紫癜		
D69.502		药物性血小板减少症		
K03.202		药物性牙腐蚀		

主要编码	附加编码	疾 病 名 称	别 名	备 注
D52.100		药物性叶酸盐缺乏性贫血		
D61.100		药物性再生障碍性贫血		
G24.000		药物性张力失常		
G25.100		药物性震颤		
G62.001		药物性周围神经病		
D59.000		药物性自身免疫性溶血性贫血		
	Y57.400	药用赋形剂的有害效应		
G40.505		药源性癫痫发作		
G21.102		药源性静坐不能		
L10.301		野火型天疱疮		
D52.800		叶酸缺乏性贫血，其他的		
E53.802		叶酸缺乏症		
D52.900		叶酸盐缺乏性贫血		
H53.600		夜盲		
T59.802		液化气中毒		
J94.801		液气胸		
	Y84.400	液体抽吸术作为病人异常反应或以后并发症的原因，而在操作当时并未提及意外事故		
D36.716		腋部良性肿瘤		
S45.000		腋动脉损伤		
I77.107		腋动脉狭窄		
D48.725		腋动态未定肿瘤		
C76.101		腋恶性肿瘤		
S45.200		腋或肱静脉损伤		
D21.301		腋结缔组织良性肿瘤		
I82.804		腋静脉血栓形成		
D23.505		腋皮肤良性肿瘤		
S44.300		腋神经损伤		
C77.300		腋下和上肢淋巴结继发性的恶性肿瘤		
D48.111		腋下结缔组织动态未定肿瘤		
C49.301		腋下结缔组织恶性肿瘤		
D48.112		腋下结缔组织肿瘤		
C77.301		腋下淋巴结继发恶性肿瘤		
A18.207		腋下淋巴结结核		
R59.008		腋下淋巴结肿大		

主要编码	附加编码	疾 病 名 称	别 名	备 注
Z00.400		一般精神科检查，不可归类在他处者		
Z00.800		一般性检查，其他的		
Z00.000		一般性医学检查		
R68.800		一般症状和体征，其他特指的		
T30.500		一度腐蚀伤		
T30.100		一度烧伤		
O31.200		一个或多个胎儿宫内死亡后的继续妊娠		
O31.100		一个或多个胎儿流产后的继续妊娠		
S98.100		一个足趾的创伤性切断		
F95.000		一过性抽动障碍		
G45.300		一过性黑矇		
D75.101		一过性红细胞增多症		
A51.002		一期梅毒		
T58.x00		一氧化碳的毒性效应		
F09.x02		一氧化碳所致精神障碍		一氧化碳中毒所致精神障碍是一种由一氧化碳经呼吸道吸入引起的，以中毒后意识障碍、智能减退为主要表现的症状性精神病
G92.x02		一氧化碳中毒迟发性脑病		
T97.x01		一氧化碳中毒后遗症		
G92.x01		一氧化碳中毒性脑病		中毒性脑病是有毒物质引起的中枢神经系统器质性病变，可出现多种临床表现。脑病理变化有弥漫性充血、点状出血，水肿，神经细胞变性、坏死，神经纤维脱髓鞘等 急性中毒性脑病由铅、铊、二硫化碳、甲烷、汞、苯、汽油、有机磷、有机氯农药等亲神经性毒物及一氧化碳、氰化物、硫化氢等窒息性毒物急性中毒引起。编码中毒性脑病时，需要使用附加外因编码标明毒性物质。查：脑病-中毒性 G92
T05.100		一只手和另一臂的创伤性切断［任何水平，除外手］		
T05.400		一只足和另一小腿的创伤性切断［任何水平，除外足］		
	G73.1*	伊顿-兰伯特综合征		
D51.102		伊梅斯隆德综合征		
A55.x00		衣原体（性病性）淋巴肉芽肿		

主要编码	附加编码	疾 病 名 称	别 名	备 注
Z11. 802		衣原体病特殊筛选检查		
J16. 000		衣原体肺炎		
A74. 801†	K67. 0*	衣原体腹膜炎		
A74. 900		衣原体感染		
A56. 800		衣原体感染，其他部位的性传播的		
A74. 800		衣原体疾病，其他的		
A74. 000†	H13. 1*	衣原体结膜炎		
A56. 104†	N74. 4*	衣原体盆腔腹膜感染	衣原体盆腔腹膜炎	
A56. 001		衣原体性膀胱炎		
A56. 103†	N51. 1*	衣原体性附睾炎		
	K67. 0*	衣原体性腹膜炎		
A56. 102†	N51. 1*	衣原体性睾丸炎		
A56. 002		衣原体性宫颈炎		
A56. 101†	N74. 4*	衣原体性女性盆腔炎性疾病		
A56. 004		衣原体性外阴阴道炎		
P23. 100		衣原体性先天性肺炎		
A56. 003		衣原体性阴道炎		
	Y84. 900	医疗操作作为病人异常反应或以后并发症的原因，而在操作当时并未提及意外事故		
	Y84. 800	医疗操作作为病人异常反应或以后并发症的原因，而在操作当时并未提及意外事故，其他的		
Z92. 900		医疗个人史		
	Y64. 900	医疗或生物材料被污染		
O04. 601		医疗性流产并发播散性血管内凝血		
O04. 801		医疗性流产并发会阴裂伤		
O04. 701		医疗性流产并发羊水栓塞		
O04. 802		医疗性流产并发阴道壁血肿		
O07. 300		医疗性流产失败，伴有其他的并发症		
O07. 000		医疗性流产失败，并发生殖道和盆腔感染		
O07. 200		医疗性流产失败，并发栓塞		
O07. 100		医疗性流产失败，并发延迟或过度出血		

主要编码	附加编码	疾 病 名 称	别 名	备 注
O07.400		医疗性流产失败，无并发症		
O61.000		医疗性引产失败		
Z51.900		医疗照顾		
Z51.800		医疗照顾，其他特指的		
Z02.700		医学证明书的发给		
E03.202		医源性甲状腺功能减退症		
E24.201		医源性库欣综合征		
E89.401		医源性卵巢功能衰竭		医源性的编码和操作后的相同
	Y95.x00	医源性情况		
E13.905		医源性糖尿病		
P70.300		医源性新生儿低血糖症		
	Y35.500	依法处以死刑		
	Y35.700	依法处置		
	Y89.000	依法处置的后遗症		
Z99.100		依赖呼吸机		
Z99.900		依赖可启动机器和装置		
Z99.300		依赖轮椅		
Z99.800		依赖其他可启动机器和装置		
Z99.200		依赖肾透析		
Z99.000		依赖吸引器		
F60.700		依赖型人格障碍		
T46.302		依姆多中毒	单硝酸异山梨酯缓释片中毒	硝酸异山梨酯（抗心绞痛药）　T46.3
Q45.802		胰胆管合流异常		
C25.401		胰岛恶性肿瘤		
Z96.401		胰岛素泵植入状态		
E16.801		胰岛素抵抗		胰岛素抵抗（insulin resistance，IR）是指胰岛素作用的靶器官对胰岛素作用的敏感性下降，即正常剂量的胰岛素产生低于正常生物学效应的一种状态。查：疾患-胰腺内分泌--特指的 NEC　E16.8
	Y42.300	胰岛素和口服降血糖（抗糖尿病）药的有害效应		
T38.300		胰岛素和口服降血糖［抗糖尿病］药中毒		
E23.008		胰岛素样生长因子1缺乏		
T38.301		胰岛素中毒		
E16.105		胰岛素自身免疫综合征		胰岛素自身免疫综合征是由血中非外源性胰岛素诱导的胰岛素自身抗体及高浓度免疫活性胰岛素所致的自发性低血糖症

主要编码	附加编码	疾　病　名　称	别　　名	备　　注
D13.701		胰岛细胞瘤		
E16.901		胰岛细胞增生症		
K86.803		胰岛组织硬化		
C25.900		胰恶性肿瘤		
E16.301		胰高血糖素血症		
C25.300		胰管恶性肿瘤		
K86.811		胰管梗阻		
K86.809		胰管结石		
K86.807		胰管痉挛		
K86.808		胰管扩张		
K86.804		胰管狭窄		
C25.800		胰交搭跨越恶性肿瘤的损害		
C25.701		胰颈恶性肿瘤		
C25.802		胰颈胰体部恶性肿瘤		
D13.600		胰良性肿瘤		
C77.204		胰淋巴结继发恶性肿瘤		
K86.810		胰瘘		
C25.700		胰其他部位的恶性肿瘤		
I72.808		胰十二指肠动脉假性动脉瘤		
S36.200		胰损伤		
C25.100		胰体恶性肿瘤		
C25.801		胰体胰尾部恶性肿瘤		
C25.000		胰头恶性肿瘤		
C25.803		胰头胰颈部恶性肿瘤		
C25.200		胰尾恶性肿瘤		
K91.801		胰胃吻合口狭窄		
S36.202		胰腺包膜撕裂		
Q45.001		胰腺不发育		
K86.900		胰腺的疾病		
D37.705		胰腺动态未定肿瘤		
Z85.009		胰腺恶性肿瘤个人史		
Q45.002		胰腺发育不全		
K86.806		胰腺钙化		
K86.814		胰腺功能不全		
Q45.300		胰腺和胰管的其他先天性畸形		
K86.801		胰腺坏死		

主要编码	附加编码	疾病名称	别名	备注
K86.816		胰腺积液		
C78.806		胰腺继发恶性肿瘤		
K86.300		胰腺假囊肿		
A18.817[†]	K87.1[*]	胰腺结核		
C25.400		胰腺内分泌的恶性肿瘤		
E16.900		胰腺内分泌的疾患		
D13.700		胰腺内分泌的良性肿瘤		
E16.800		胰腺内分泌其他特指的疾患		
E84.901		胰腺囊性纤维变性		
K86.200		胰腺囊肿		
K86.800		胰腺其他特指的疾病		
Z90.407		胰腺切除术后状态		
Q45.003		胰腺缺如		
Q45.000		胰腺缺如、不发育和发育不全		
K86.813		胰腺肉芽肿		
E16.802		胰腺生长抑素增加		
K86.817		胰腺萎缩		
Q45.200		胰腺先天性囊肿		
K86.802		胰腺纤维化		
Z94.803		胰腺移植状态		
R93.301		胰腺影像检查异常		
D01.701		胰腺原位癌		
R93.302		胰腺占位性病变		
K86.812		胰腺脂肪浸润		胰腺脂肪浸润常发生在老年人和肥胖患者，总是伴有胰腺整体体积减小。当其与肥胖有关时，脂肪浸润可以逆转。胰腺脂肪浸润还可能与糖尿病、酒精中毒、囊性纤维化、慢性胰腺炎、慢性类固醇摄入及儿童Schwachman综合征有关。脂肪浸润时，残留的正常胰腺组织在CT上表现为稍高密度肿块样结构，其与肿瘤鉴别困难。这种情况多发生在胰头，为排除肿瘤，施行内镜逆行性胰胆管造影
D37.706		胰腺肿瘤		
K86.901		胰腺肿物		
K86.805		胰腺组织增生		
K86.818		胰-心综合征		
K90.300		胰性脂肪痢		
K76.601		胰源性门脉高压		

主要编码	附加编码	疾 病 名 称	别 名	备 注
I82.100		移动性血栓静脉炎		
Q17.400		移位耳		
Q55.202		移行睾丸		
K14.102		移行性舌炎		
T86.803		移植肺排斥反应		
I77.131		移植肝动脉狭窄		
T86.401		移植肝功能衰竭		
T86.805		移植骨排斥反应		
T86.801		移植角膜排斥反应		
	N16.5*	移植排斥引起的肾小管-间质疾患		
T86.808		移植皮瓣坏死		
T86.806		移植皮肤排斥反应		
T86.900		移植器官和组织的失败和排斥		
T86.800		移植器官和组织的失败和排斥，其他的		
I70.102		移植肾动脉狭窄		
T86.102		移植肾功能不全		
T86.103		移植肾破裂		
T83.804		移植肾输尿管瘘		
T86.104		移植肾死亡		
T86.105		移植肾萎缩		
T86.106		移植肾无功能		
T86.001		移植物抗宿主反应		移植物抗宿主反应（graft versus host reaction，GVHR）是由移植物中的特异性淋巴细胞识别宿主抗原而发生的一种反应，这种反应不仅导致移植失败，还可以给受者造成严重后果。GVHR 所引起的疾病称为移植物抗宿主病（graft versus host disease，GVHD），往往导致受者多器官功能衰竭。常见于接受骨髓移植的病人，另外也可见于有大量淋巴组织的实质性器官移植受者，如小肠移植。受者的皮肤、肠道、眼是主要的受损器官
T82.502		移植血管坏死		
T86.804		移植胰排斥反应		
G72.402		遗传性包涵体肌病		
I78.000		遗传性出血性毛细血管扩张		
E88.903		遗传性代谢病		
D68.503		遗传性蛋白 C 缺陷症		

主要编码	附加编码	疾 病 名 称	别　　　名	备　　注
D68.504		遗传性蛋白S缺陷症		
D80.000		遗传性低丙球蛋白血症		
E85.002		遗传性淀粉样肾病		
D55.101		遗传性非球形细胞性溶血性贫血Ⅰ型		
D55.201		遗传性非球形细胞性溶血性贫血Ⅱ型		
E80.203		遗传性粪卟啉病		
G11.900		遗传性共济失调	脊髓小脑共济失调	
G11.800		遗传性共济失调，其他的		
E74.101		遗传性果糖不耐受症		
G60.900		遗传性和特发性神经病		
G60.800		遗传性和特发性神经病，其他的		
E80.000		遗传性红细胞生成性卟啉症		
H18.500		遗传性角膜营养不良		
G11.400		遗传性痉挛性截瘫	家族性痉挛性截瘫	
D58.801		遗传性口形红细胞增多		
Q82.000		遗传性淋巴水肿		
H31.200		遗传性脉络膜营养障碍		
D58.000		遗传性球形红细胞增多症		
D58.900		遗传性溶血性贫血		
D58.800		遗传性溶血性贫血，其他特指的		
N07.900		遗传性肾病，不可归类在他处者		
N07.800		遗传性肾病，其他的，不可归类在他处者		
N07.100		遗传性肾病伴有局灶性和节段性肾小球损害，不可归类在他处者		
N07.400		遗传性肾病伴有弥漫性毛细血管内增生性肾小球肾炎，不可归类在他处者		
N07.200		遗传性肾病伴有弥漫性膜性肾小球肾炎，不可归类在他处者		
N07.500		遗传性肾病伴有弥漫性肾小球系膜毛细血管性肾小球肾炎，不可归类在他处者		

主要编码	附加编码	疾 病 名 称	别 名	备 注
N07.300		遗传性肾病伴有弥漫性肾小球系膜增生性肾小球肾炎，不可归类在他处者		
N07.700		遗传性肾病伴有弥漫性新月形肾小球肾炎，不可归类在他处者		
N07.600		遗传性肾病伴有密集沉积物病，不可归类在他处者		
N07.000		遗传性肾病伴有轻微的肾小球异常，不可归类在他处者		
H35.500		遗传性视网膜变性		
D72.104		遗传性嗜酸性粒细胞增多症		
D56.400		遗传性胎儿血红蛋白持续增多症 [HPFH]		
D64.000		遗传性铁粒幼细胞贫血		
D58.100		遗传性椭圆形红细胞增多症		
D84.103		遗传性血管水肿		
G60.803		遗传性压力易感性周围神经病	腊肠体样周围神经病、家族性复发性多神经病	
K00.500		遗传性牙结构紊乱，不可归类在他处者		
D66.x00		遗传性因子Ⅷ缺乏		
D67.x00		遗传性因子Ⅸ缺乏		
D68.100		遗传性因子Ⅺ缺乏		
G60.000		遗传性运动和感觉神经病		
Q82.806		遗传性掌跖角化症		
Z31.500		遗传咨询		
M23.310		遗留的半月板		
R32.x01		遗尿		
R41.300		遗忘症，其他的		
F45.200		疑病障碍		
F45.201		疑病症	疑病性神经症	
T51.000		乙醇的毒性效应		
Z22.502		乙肝表面抗原携带者		
	Y46.200	乙内酰脲衍生物的有害效应		
T42.000		乙内酰脲衍生物中毒		
A87.801		乙脑病毒性脑膜炎		
B16.904		乙型病毒性肝炎		

主要编码	附加编码	疾 病 名 称	别 名	备 注
B17.000		乙型肝炎病毒携带者的急性 δ 因子（重复）感染		
Z22.503		乙型肝炎大三阳		
K74.602		乙型肝炎后肝硬化失代偿期		
B18.103†	N08.0*	乙型肝炎相关性肾炎		乙型肝炎相关性肾炎的临床表现多样，主要为肾病综合征或肾炎综合征。此诊断临床上已成立，但分类中还不被承认，所以这里还是给星剑号编码
Z22.504		乙型肝炎小三阳		
I67.605		乙状窦非脓性血栓形成		
K63.105		乙状结肠穿孔		
D37.408		乙状结肠动态未定肿瘤		
C18.700		乙状结肠恶性肿瘤		
D12.500		乙状结肠良性肿瘤		
K63.503		乙状结肠息肉		
K56.602		乙状结肠狭窄		
K52.912		乙状结肠炎		
D37.409		乙状结肠肿瘤		
T38.501		已烯雌酚中毒		
Q86.800		已知的外源性原因引起的其他先天性畸形综合征		
B09.x00		以皮肤和黏膜损害为特征的病毒性感染		
B08.800		以皮肤和黏膜损害为特征的病毒性感染，其他特指的		
M87.200		以前创伤引起的骨坏死		
O75.700		以前剖宫产术后的阴道分娩		
F42.100		以强迫动作［强迫仪式］为主		
F42.000		以强迫思维或穷思竭虑为主		
R20.201		蚁走感		
K12.108		义齿性口炎		
T85.301		义眼台暴露		
T85.312		义眼座外露		
R25.803		异常不随意运动		
R26.801		异常步态和移动		
R19.100		异常肠鸣音		
R25.800		异常的不随意运动，其他和未特指的		

主要编码	附加编码	疾 病 名 称	别 名	备 注
R26.800		异常的步态和移动，其他和未特指的		
R63.400		异常的体重减轻		
R63.500		异常的体重增加		
R25.000		异常的头部运动		
N93.900		异常的子宫和阴道出血		
N93.800		异常的子宫和阴道出血，其他特指的		
R29.200		异常反射		
Q95.200		异常个体中平衡常染色体重排		
Q95.300		异常个体中平衡性染色体或常染色体重排		
Q82.808		异常手掌皱褶		
O43.111		异常胎盘		
R29.300		异常姿势		
N93.901		异常子宫出血		
B81.000		异尖线虫病		
E75.204		异染性脑白质营养不良		
M33.105		异色皮肌炎	皮肌炎	皮肤异色性皮肌炎（poikilodermatomyositis）属自身免疫性结缔组织疾病之一，是一种主要累及横纹肌，以淋巴细胞浸润为主的非化脓性炎症病变，可伴有或不伴有多种皮肤损害，也可伴发各种内脏损害。查：异色皮肌炎 M33.1
Z94.002		异体肾移植状态		
Q89.207		异位垂体		
E24.300		异位促肾上腺皮质激素综合征		异位促肾上腺皮质激素综合征是库欣综合征的病因之一，是指非垂体和肾上腺性的库欣综合征
Q43.500		异位肛门		
Q53.000		异位睾丸		
C62.001		异位睾丸恶性肿瘤		
M71.801		异位滑囊		
E34.200		异位激素分泌，不可归类在他处者		
Q89.205		异位甲状旁腺		
Q89.203		异位甲状腺		异位甲状腺（ectopicthyroidgland）是一种胚胎发育畸形，甲状腺不在颈部正常位置而出现在甲状腺下降途中的其他部位，如

主要编码	附加编码	疾　病　名　称	别　　名	备　　注
				咽部、舌内、舌骨上、舌骨下、喉前、胸骨上、气管内、食管内、胸骨后及胸腔内等处。其中以胸骨后甲状腺肿及甲状腺舌管囊较为常见。查：错位-先天性--甲状（腺）（组织）　Q89.2
E05.301		异位甲状腺肿		异位甲状腺（ectopicthyroidgland）是一种胚胎发育畸形，甲状腺不在颈部正常位置而出现在甲状腺下降途中的其他部位，如咽部、舌内、舌骨上、舌骨下、喉前、胸骨上、气管内、食管内、胸骨后及胸腔内等处，其中以胸骨后甲状腺肿及甲状腺舌管囊肿较为常见。查：甲状腺毒症（复发性)-由于--异位甲状腺结节或组织　E05.3
Q64.706		异位尿道口		
O01.902		异位葡萄胎		
O00.900		异位妊娠		
O00.800		异位妊娠，其他的		
O08.104		异位妊娠后播散性血管内凝血		
O08.105		异位妊娠后腹腔内出血		
O08.806		异位妊娠后宫颈粘连		
O08.106		异位妊娠后过度出血		
O08.006		异位妊娠后盆腔感染		
O08.302		异位妊娠后休克		
Z09.803		异位妊娠治疗后随诊检查		
Q63.200		异位肾		
Q89.101		异位肾上腺		
Q63.203		异位肾盂		
Q62.603		异位输尿管		
Q89.208		异位胸腺		
K07.305		异位牙		
Q45.301		异位胰腺		
	W45.x00	异物或物体经皮肤进入		
	W44.x00	异物进入或穿入眼或自然腔口		
T17.901		异物吸入性窒息		
Q99.000		异源嵌合体 46,XX/46,XY		
F32.900		抑郁发作		与神经症性抑郁不同，后者分类于 F34.1
F32.800		抑郁发作，其他的		
F32.301		抑郁性精神病		
F92.000		抑郁性品行障碍		

主要编码	附加编码	疾 病 名 称	别 名	备 注
F34.102		抑郁性人格障碍		
F32.901		抑郁状态		
D68.602		易栓症		易栓症是指由于抗凝蛋白凝血因子纤溶蛋白等的遗传性或获得性缺陷或存在获得性危险因素而容易发生血栓栓塞的疾病或状态。易栓症的主要临床表现为血栓形成，血栓类型以静脉血栓为主
F64.000		易性症		
T88.101		疫苗接种反应		
G04.002		疫苗接种后脑炎		
	Y59.800	疫苗类和生物制品的有害效应，其他特指的		
	Y59.900	疫苗类或生物制品的有害效应		
R41.001		意识错乱		
R40.201		意识丧失		
	Y87.200	意图不确定事件的后遗症		
K08.100		意外事故、拔除或局部牙周病引起的牙缺失		
	W76.x00	意外悬吊和绞窄，其他的		
G25.201		意向性震颤		
H04.200		溢泪		溢泪是一种异常的眼泪沿面颊溢流，主要由于泪道狭窄，不能分类于泪道狭窄H04.5。而泪眼又称泪管积液，由于泪管积液而膨胀，编码为 H04.1
C49.005		翼腭窝结缔组织恶性肿瘤		
D21.006		翼腭窝结缔组织良性肿瘤		
K10.214		翼腭窝炎		
M95.210		翼钩过长		
K12.215		翼下颌间隙感染		
M21.803		翼状肩胛		骨外科体征之一。患者站立位，两臂自然下垂。如见其一侧或两侧肩胛骨的脊柱缘和下角明显翘起，不能平伏于胸壁上，状似鸟翼，即为翼状肩胛。此畸形在两臂前推时最为显著。例如，嘱患者面向墙壁站立，两上肢平伸向前，或两手掌抵触墙壁并用力向前推时，肩胛骨呈翼状竖起更明显。本征可见于前锯肌无力或瘫痪、进行性肌营养不良和进行性肌萎缩。查：畸形-肩胛骨（后天性） M21.8
Q18.301		翼状颈皮综合征		
H11.000		翼状胬肉		

主要编码	附加编码	疾　病　名　称	别　名	备　注
F44. 501		癔病性抽搐		
F44. 601		癔病性耳聋		
F44. 405		癔病性痉挛发作		
F44. 403		癔病性失音	功能性失音	
F44. 404		癔病性瘫痪		
F44. 401		癔病性震颤		
F44. 903		癔症		
F44. 406		癔症性缄默症		
F44. 901		癔症性精神病		
F44. 804		癔症性情感暴发		癔症性情感暴发是癔症患者的一种临床表现，癔症临床表现有：①意识朦胧，可有神游症状；②情感暴发；③遗忘；④神鬼附体，多重人格。查：癔症，癔症性 F44.9 核对卷一 F44.8
F44. 602		癔症性失明		
F44. 603		癔症性视觉模糊		
	V82. 200	因与车辆碰撞或被车辆撞击造成（市内有轨）电车乘员的损伤		
	V82. 300	因与其他物体碰撞造成（市内有轨）电车乘员的损伤		
	V81. 300	因与其他物体碰撞造成火车或铁路车辆乘员的损伤		
	V81. 200	因与铁路列车碰撞或被铁路车辆撞击造成火车或铁路车辆乘员的损伤		
N90. 601		阴唇肥大		
Q52. 500		阴唇融合		
N84. 302		阴唇息肉		
N90. 808		阴唇粘连		
N89. 400		阴道白斑		
N89. 803		阴道瘢痕		
N89. 501		阴道闭锁		
N99. 807		阴道残端出血		
S30. 207		阴道挫伤		
N82. 300		阴道大肠瘘		
N89. 900		阴道的非炎性疾患		
Q52. 400		阴道的其他先天性畸形		
D39. 707		阴道动态未定肿瘤		

主要编码	附加编码	疾 病 名 称	别 名	备 注
C52. x00		阴道恶性肿瘤		
N89. 300		阴道发育不良		
A42. 805		阴道放线菌病		
S31. 400		阴道和外阴开放性伤口		
N76. 800		阴道和外阴其他特指的炎症		
Q52. 104		阴道横膈		
N81. 601		阴道后壁脱垂		
N81. 602		阴道后壁脱垂伴直肠膨出		
N82. 502		阴道会阴瘘		
N89. 700		阴道积血		
C79. 814		阴道继发恶性肿瘤		
N89. 804		阴道结石		
N94. 200		阴道痉挛		
N76. 500		阴道溃疡		
D28. 100		阴道良性肿瘤		
N89. 805		阴道裂伤		
N82. 901		阴道瘘		
T19. 202		阴道内异物		
N89. 806		阴道囊肿		
N76. 001		阴道脓肿		
D21. 507		阴道旁结缔组织良性肿瘤		
N89. 807		阴道皮赘		皮赘是指一种柔软，皮色的增生物，通过一个细的蒂样组织附着在皮肤表面，其医学名称叫作软垂疣。皮赘不是皮肤癌症也不会转变成皮肤癌。查：病，疾病-阴道（非炎性）--特指的 NEC　N89.8
N89. 800		阴道其他特指的非炎性疾患		
N81. 101		阴道前壁脱垂		
N81. 802		阴道前后壁脱垂		没有合并编码，必要时将其分开的具体编码作为附加编码
N76. 802		阴道肉芽肿		
	M80772/2	阴道上皮内肿瘤，Ⅲ级		
N89. 001		阴道上皮内肿瘤，Ⅰ级		
N89. 101		阴道上皮内肿瘤，Ⅱ级		
N99. 200		阴道手术后粘连		
N81. 803		阴道松弛		
S39. 902		阴道损伤		
T81. 215		阴道损伤，操作中		

主要编码	附加编码	疾 病 名 称	别 名	备 注
C57.803		阴道外阴恶性肿瘤		
T83.802		阴道网片侵蚀		
N84.200		阴道息肉		
N89.502		阴道狭窄		
N89.500		阴道狭窄和闭锁		
Q52.401		阴道腺病		异常-阴道　Q52.4
N82.200		阴道小肠瘘		
N81.500		阴道小肠膨出		
Q52.101		阴道斜隔		
N89.808		阴道血肿		
D07.200		阴道原位癌		
N89.503		阴道粘连		
S31.803		阴道直肠贯通伤		
D39.708		阴道肿瘤		
N89.901		阴道肿物		
N89.809		阴道赘生物		赘生物是机体或器官内、外面在病理过程中形成的各种突出物的总称。按其性质可分为非肿瘤性和肿瘤性两种。查：病，疾病-阴道（非炎性）--特指的 NEC　N89.8
N89.810		阴道子宫托溃疡		
Q52.103		阴道纵隔		
C51.200		阴蒂恶性肿瘤		
N90.809		阴蒂肥大		
N90.701		阴蒂囊肿		
Q52.600		阴蒂先天性畸形		
A41.504		阴沟肠杆菌败血症		"阴沟肠杆菌"为革兰阴性粗短杆菌，故查：败血症-革兰阴性（病原体）　A41.5
A49.810		阴沟肠杆菌感染		
J15.602		阴沟杆菌性肺炎		阴沟肠杆菌（enterobacter cloacae）是肠杆菌科肠杆菌属的成员之一。该菌为革兰阴性粗短杆菌，广泛存在于自然界中，在人和动物的粪便水、泥土、植物中均可检出是肠道正常菌种之一，但可作为条件致病菌随着头孢菌素的广泛使用，阴沟肠杆菌已成为医院感染越来越重要的病原菌
N48.000		阴茎白斑		
N48.808		阴茎瘢痕		
Q55.501		阴茎不发育		

主要编码	附加编码	疾 病 名 称	别 名	备 注
Q54.100		阴茎部尿道下裂		
S30.206		阴茎挫伤		
A60.003†	N51.8*	阴茎单纯疱疹		
Q55.600		阴茎的其他先天性畸形		
N48.200		阴茎的其他炎性疾患		
D40.701		阴茎动态未定肿瘤		
C60.900		阴茎恶性肿瘤		
Z85.408		阴茎恶性肿瘤个人史		
Q55.601		阴茎发育不全		
N48.201		阴茎蜂窝织炎		
N48.809		阴茎海绵体静脉瘘		
N48.202		阴茎海绵体炎		
N48.600		阴茎海绵体硬结症		
N48.900		阴茎疾患		
S38.001		阴茎挤压伤		
C79.820		阴茎继发恶性肿瘤		
T83.401		阴茎假体引起的并发症		
T83.601		阴茎假体植入感染		
C60.800		阴茎交搭跨越恶性肿瘤的损害		
A18.119†	N51.8*	阴茎结核		
I87.804		阴茎静脉纤维化		
S31.200		阴茎开放性伤口		
N48.500		阴茎溃疡		
D29.000		阴茎良性肿瘤		
N48.810		阴茎瘘		
N48.811		阴茎囊肿		
N48.203		阴茎脓肿		
C60.901		阴茎皮肤恶性肿瘤		
N48.800		阴茎其他特指的疾患		
Q55.502		阴茎缺如		
Q55.500		阴茎缺如和不发育		
S39.904		阴茎损伤		
C60.200		阴茎体恶性肿瘤		
N48.301		阴茎痛性勃起		
C60.100		阴茎头恶性肿瘤		
N48.812		阴茎萎缩		

主要编码	附加编码	疾 病 名 称	别 名	备 注
A51.001		阴茎下疳		
N48.813		阴茎血栓形成		
N48.204		阴茎炎		
N48.300		阴茎异常勃起		
Q54.200		阴茎阴囊部尿道下裂		
C63.801		阴茎阴囊恶性肿瘤		
Q55.802		阴茎阴囊转位		
D07.400		阴茎原位癌		
D40.702		阴茎肿瘤		
N48.901		阴茎肿物		
S30.205		阴囊挫伤		
N50.825		阴囊窦道		
C63.200		阴囊恶性肿瘤		
N49.201		阴囊蜂窝织炎		
S31.300		阴囊和睾丸开放性伤口		
N49.202		阴囊坏疽		
C79.819		阴囊继发恶性肿瘤		
N49.203		阴囊疖肿		
I86.100		阴囊静脉曲张		
N50.826		阴囊溃疡		
D29.400		阴囊良性肿瘤		
I89.008		阴囊淋巴水肿		
N49.204		阴囊脓肿		
C63.201		阴囊皮肤恶性肿瘤		
D29.401		阴囊皮肤良性肿瘤		
L29.100		阴囊瘙痒（症）		
K40.907		阴囊疝		
L30.904		阴囊湿疹		
N50.103		阴囊血肿		
N49.205		阴囊炎		
N49.200		阴囊炎性疾患		
D07.601		阴囊原位癌		
N50.827		阴囊肿大		
N50.902		阴囊肿物		
B85.300		阴虱病		
L40.900		银屑病		

主要编码	附加编码	疾 病 名 称	别 名	备 注
L40.800		银屑病，其他的		
L40.501†	M07.3*	银屑病性关节炎		
	M07.2*	银屑病性脊椎炎		
L40.502†	M09.0*	银屑病性幼年型关节炎		
L22.x01		银屑病样尿布疹		
K06.810		龈沟赘生物		
K03.603		龈上牙石（龈上垢）		
K03.602		龈下牙石（龈下垢）		
O61.900		引产失败		
O61.800		引产失败，其他的		
Q16.900		引起听力缺陷的耳先天性畸形		
Z71.300		饮食的咨询和监督		
K52.204		饮食性腹泻		
E58.x00		饮食性钙缺乏		
D51.300		饮食性维生素 B_{12} 缺乏性贫血，其他的		
D51.302†	G32.0*	饮食性维生素 B_{12} 缺乏性贫血性脊髓后侧索硬化		查：变性-混合（脊髓）（亚急性）--伴有贫血---由于饮食性维生素 B_{12} 缺乏 D51.3† G32.0*
E59.x00		饮食性硒缺乏		
E60.x00		饮食性锌缺乏		
D52.000		饮食性叶酸盐缺乏性贫血		
Z58.600		饮用水供应不足，具有潜在健康问题		
A07.200		隐孢子虫病		
Q53.902		隐睾		
M32.901		隐匿性系统性红斑狼疮		
Q55.606		隐匿性阴茎		
B45.900		隐球菌病		
B45.800		隐球菌病，其他形式的		
B45.101†	G02.1*	隐球菌性脑膜炎		
B45.102†	G05.2*	隐球菌性脑炎		
H50.500		隐斜		
Q36.903		隐性单侧唇裂		
Q76.001		隐性骶裂		
Q35.302		隐性腭裂		
Q76.000		隐性脊柱裂		显性裂是 Q05.-

主要编码	附加编码	疾 病 名 称	别 名	备 注
I45. 602		隐性预激综合征		
Q11. 202		隐眼		隐眼畸形（crypto ophthalmous）即全无眼睑，从眉弓至颞部，均为一直的皮肤组织，眼睑组织全部缺如，其下可扪及稍隆起的眼球
K74. 613		隐源性肝硬化		
F43. 800		应激反应，其他严重的		
E13. 906		应激性高血糖状态		
R03. 001		应激性高血压		
D75. 104		应激性红细胞增多症		
K27. 902		应激性溃疡		
K27. 401		应激性溃疡伴出血		
K27. 502		应激性溃疡伴穿孔		
K27. 904		应激性胃溃疡		
M84. 300		应力骨折，不可归类在他处者		
H26. 000		婴儿、幼年和老年前期白内障		
K52. 918		婴儿肠炎		
F84. 301		婴儿痴呆	Heller 综合征	
D61. 002		婴儿纯红细胞再生障碍性贫血		
R95. x00		婴儿猝死综合征		
L70. 400		婴儿痤疮		
E16. 106		婴儿低血糖症		
A09. 903		婴儿腹泻		
P59. 202		婴儿肝炎综合征		
F84. 001		婴儿孤独症		
R68. 101		婴儿过度哭闹		
F98. 200		婴儿和儿童期的喂养障碍		
G12. 000		婴儿脊髓性肌萎缩，Ⅰ型[韦德尼希-霍夫曼]	Werdnig-Hoffmann 病、韦德尼希-霍夫曼病，脊髓性肌萎缩症Ⅰ型（spinal muscular atrophy Ⅰ，SMA-1）、急性型脊髓性肌萎缩症、恶性脊髓性肌萎缩症	脊髓性肌萎缩（spinal muscular atrophy，SMA）系指一类由于以脊髓前角细胞为主的变性导致肌无力和肌萎缩的疾病。根据起病年龄和病变程度可将本病分为 4 型：Ⅰ~Ⅲ型称为婴儿型 SMA，属于常染色体隐性遗传病，其群体发病率为 1/10000~1/6000，是婴儿期最常见的致死性遗传病。Ⅰ型约 1/3 病例在宫内发病，其母亲可注意到胎动变弱。半数在出生 1 个月内起病，几乎所有病例均在 5 个月内发病。男女发病相等。多于出生后不久即表现肌张力低下，肌无力以四肢近端肌群受累为主，躯干肌亦无力。患儿吸吮及吞咽力弱、哭声低微，呼吸浅、可出现胸廓

主要编码	附加编码	疾 病 名 称	别 名	备 注
				反常活动；翻身及抬头困难；腱反射消失；触诊可发现四肢肌萎缩，但常被皮下脂肪掩盖；眼球运动正常，括约肌功能正常；可见舌肌萎缩和束颤；10%病例可有关节畸形或挛缩。本型预后差。约95%死于出生后18个月
D64.801		婴儿假白血病性贫血	雅克什综合征（Jaksch syndrome）	
G31.806		婴儿进行性脑灰质营养不良综合征		本病的病因尚未明确，可能按常染色体隐性遗传。近来有人主张本病属于线粒体脑病的一种。另有人认为可能发生在脑缺氧或低血糖所继发的脑灰质病。主要见到大脑和小脑萎缩，重量显著减轻，以大脑皮质为最明显。镜下检查见神经细胞大量脱失，纤维型星形细胞和小胶质细胞增生。白质内有广泛性轴索和髓鞘脱失及胶质增生。有些还伴有空泡形成，类似海绵样变性。多出现于婴儿期，发生全身多处广泛的肌阵挛性抽搐，甚至有明显的惊厥发作。同时视力逐渐减退，视神经萎缩，肌张力增高或强痉挛，共济运动不良
R56.802		婴儿惊厥		新生儿惊厥编码为 P90
H26.001		婴儿期白内障		
D80.700		婴儿期短暂性低丙球蛋白血症		
R68.100		婴儿期特有的非特指的症状		
L44.400		婴儿丘疹性肢皮炎［詹诺托-克罗斯蒂］	詹诺托-克罗斯蒂	婴儿丘疹性肢皮炎是由婴儿丘疹所引起的皮炎，婴儿丘疹多数认为与节肢动物叮咬有关，也有认为与胃肠道功能紊乱有关，如吃鱼、虾等和出牙，肠寄生虫原因等有关，夏、秋季多见，好发于儿童。丘疹好发于腰、臀和四肢，1 周至 10 天消退，遗留黑色素沉着瘢痕，反复发作一般到 6 周岁后才减少
L20.804		婴儿湿疹		
M41.000		婴儿特发性脊柱侧弯		
Q61.101		婴儿型多囊肾		
M95.508		婴儿型骨盆		
M89.819		婴儿型骨皮质肥厚		查：骨肥厚-皮质--婴儿型
G12.103		婴儿型脊髓性肌萎缩，Ⅱ型	脊髓性肌萎缩，Ⅱ型	Ⅱ型通常于 1 岁内起病，极少于 1～2 岁起病。发病率与 SMA Ⅰ型相似。婴儿早期生长正常，但 6 个月以后运动发育迟缓，虽然能坐，但独站及行走均未达到正常水平。1/3 以上患儿不能行走。20%～40%患儿 10 岁以前仍具行走能力。多数病例表现严重肢体近端肌无力，下肢

主要编码	附加编码	疾　病　名　称	别　名	备　注
				重于上肢，而呼吸肌、吞咽肌一般不受累。有 1/3 病例面肌受累。50%以上病例可见舌肌及其他肌肉纤颤。腱反射减弱或消失。本型具有相对良性的病程，多数可活到儿童期，个别活到成年
G12.102		婴儿型脊髓性肌萎缩，Ⅲ型	Kugelberg-Welander 病、脊髓性肌萎缩Ⅲ型	Ⅲ型 多数于 5 岁前起病。起病隐袭，表现为进行性肢体近端肌无力和萎缩。早期股及髋部肌无力较显著，以致病孩行走呈鸭步，登梯困难，逐渐累及肩胛带及上肢肌群。脑神经支配的肌群通常未受累及，但可出现面肌、软腭肌无力。眼外肌正常。约 1/4 病例伴发腓肠肌假性肥大，几乎均见于男性患者。半数患者早期可见肌束颤动。弓形足亦可见到。腱反射减弱或消失，感觉正常。本型预后良好，尤其是女性患者。生存期通常能达到成年，许多患者能有正常寿命。表现较严重病例往往为男性患者。本型血清 CPK 可有不同程度增高。EMG 除呈神经源性改变外，尚可与肌源性损害混杂存在，因此须注意与肌营养不良症鉴别
G40.404		婴儿严重肌阵挛性癫痫	Dravet 综合征	
F45.806		婴儿阴部摩擦症		习惯性阴部摩擦症，也称"情感交叉擦腿综合征"，是小儿行为障碍的一种表现，少数患者症状顽固，可达青春期。F45.8 亚目指出任何非由于躯体障碍引起的感觉、功能和行为障碍，它们不能通过自主系统的调节，局限于身体的特定系统和部位，并且在时间上与应激事件或问题紧密相关。查：障碍-心因性 NEC--躯体 NEC　F45.8
G40.804		婴儿游走性部分性发作		
G40.402		婴儿早期肌阵挛性脑病		
L21.100		婴儿脂溢性皮炎		
F98.300		婴幼儿和童年异食癖		
Q15.004		婴幼儿型青光眼		
A70.x00		鹦鹉热衣原体感染		
S52.001		鹰嘴骨折		
M70.200		鹰嘴囊炎		
E12.800		营养不良相关性糖尿病伴有并发症		
E12.700		营养不良相关性糖尿病伴有多个并发症		
E12.000		营养不良相关性糖尿病伴有昏迷		

主要编码	附加编码	疾　病　名　称	别　　名	备　　注
E12.600		营养不良相关性糖尿病伴有其他特指的并发症		
E12.400		营养不良相关性糖尿病伴有神经的并发症		
E12.200		营养不良相关性糖尿病伴有肾的并发症		
E12.100		营养不良相关性糖尿病伴有酮症酸中毒		
E12.300		营养不良相关性糖尿病伴有眼的并发症		
E12.500		营养不良相关性糖尿病伴有周围循环并发症		
E12.900		营养不良相关性糖尿病不伴有并发症		
Q81.200		营养不良性大疱性表皮松解症		
G71.103		营养不良性肌强直		
M83.300		营养不良引起的成人骨软化症		
R63.801		营养风险		
E67.800		营养过度，其他特指的		
E68.x00		营养过度后遗症		
Z13.200		营养疾患的特殊筛查		
E63.900		营养缺乏		
E63.800		营养缺乏，其他特指的		
Z86.301		营养缺乏个人史		
E64.900		营养缺乏后遗症		
E64.800		营养缺乏后遗症，其他的		
	G63.4*	营养缺乏引起的多神经病		
K75.803		营养性肝炎		
	I43.2*	营养性疾病引起的心肌病		
D52.001		营养性巨幼细胞性贫血		
D53.900		营养性贫血		
D53.800		营养性贫血，其他特指的		
E41.x00		营养性消瘦		
E63.901†	I43.2*	营养性心肌病		
E63.902†	G63.4*	营养性周围神经病		
E61.900		营养元素缺乏		
E61.800		营养元素缺乏，其他特指的		
B87.900		蝇蛆病		

主要编码	附加编码	疾 病 名 称	别　　名	备　　注
B87.800		蝇蛆病，其他部位的		
M54.000		影响到颈背区的脂膜炎		
	Y54.700	影响钙化的制剂的有害效应		
T50.400		影响尿酸代谢的药物中毒		
	Y54.800	影响尿酸代谢的制剂的有害效应		
T45.600		影响纤维蛋白分解药中毒		
	Y44.900	影响血液组成成分的其他和未特指制剂的有害效应		
H02.500		影响眼睑功能的其他疾患		
H52.301		影像不等		影像不等是指双眼影像不等影像不等源于希腊文，意为不相等的像，从视力的角度来讲，一眼感受到像的大小与另一眼不相等时，将产生融合困难。影像不等由屈光参差引起。查：屈光参差（先天性）H52.3
C05.000		硬腭恶性肿瘤		
Q37.500		硬腭和软腭裂伴有单侧唇裂		
Q37.400		硬腭和软腭裂伴有双侧唇裂		
Q35.100		硬腭裂		
Q37.100		硬腭裂伴有单侧唇裂		
Q35.500		硬腭裂伴有软腭裂		
Q37.000		硬腭裂伴有双侧唇裂		
K09.107		硬腭囊肿		
D00.013		硬腭原位癌		
L52.x01		硬红斑		
L90.000		硬化萎缩性苔藓	硬皮病样扁平苔藓、白点病、白色苔藓、萎缩性慢性苔藓样皮炎	萎缩性硬化性苔藓（lichen sclerosus et atrophicus，LSA）是一种好发于女性外阴部的慢性疾病。典型表现为淡白色或象牙白色的萎缩性硬化性斑片，界限清楚，边缘有散在小丘疹，阴道口变窄。自觉症状主要为剧烈瘙痒，有时为烧灼样痛
K83.012		硬化性胆管炎		
K65.804		硬化性腹膜炎		慢性硬化性腹膜炎是一种少见类型的肠功能障碍，治疗困难，病死率高。原因不明，可能与以下一些高危因素有关，如腹膜透析液的生物相容性差、腹腔化疗及急性腹膜炎等。临床表现为上腹痛、呕吐、体重减轻，并可有其他病变，如牛皮癣样皮疹、干性角膜结膜炎、胸膜炎等。体检可触及肠袢粘连形成的肿块。查：腹膜炎-增生性，慢性　K65.8

主要编码	附加编码	疾 病 名 称	别 名	备 注
M86.811		硬化性骨髓炎		
K11.208		硬化性涎腺炎		
I77.002		硬脊膜动静脉瘘		
G06.103		硬脊膜外脓肿		
D32.106		硬脊膜下良性肿瘤		
G06.102		硬脊膜下脓肿		
L70.005		硬结性痤疮		
S06.400		硬膜外出血		
C72.901		硬膜外恶性肿瘤		
G06.200		硬膜外和硬膜下脓肿		
D33.901		硬膜外良性肿瘤		
G96.104		硬膜外囊肿		
G06.203		硬膜外脓肿		
I62.101		硬膜外血肿		
E65.x13		硬膜外脂肪过多症		
I62.000		硬膜下出血（急性）（非创伤性）		
C70.901		硬膜下恶性肿瘤		
G93.005		硬膜下囊肿		查：囊肿－硬膜下 G93.0。查阅卷一：G93.0 大脑囊肿。索引已经明确分类，国标码误将其编码于 G96.102 为不可归类于他处的脑脊膜
G06.201		硬膜下脓肿		脑与脊髓的部位未特指，编码不同，一般可以从病案中获得信息，从而归类到相应编码
G06.202		硬膜下肉芽肿		
I62.001		硬膜下血肿		
D43.902		硬脑膜外动态未定肿瘤		
G06.009		硬脑膜外脓肿		
D43.903		硬脑膜外肿瘤		
D42.002		硬脑膜下动态未定肿瘤		
G91.802		硬脑膜下积液		
G06.008		硬脑膜下脓肿		
D42.003		硬脑膜下肿瘤		
G03.903		硬脑膜炎		
M34.801†	J99.1*	硬皮病性肺间质纤维化		
Q13.802		永存瞳孔膜	瞳孔残膜	永存瞳孔膜被列入血管系统发育异常之范围中，临床极为多见。胚胎 6 个半月，中央血管弓消失，其他血管弓及并存的中胚叶组织，于 7~9 个月消失。如以上正常萎

主要编码	附加编码	疾 病 名 称	别 名	备 注
				缩吸收失常，将导致瞳孔残膜遗留。瞳孔残膜本身无色素，其色素乃生后继发的。 查：永存-瞳孔膜　Q13.8
Q43.700		永存泄殖腔		
Q14.003		永存原发性玻璃体增生症		
Q26.100		永存左上腔静脉		
	Y04.x00	用暴力进行加害		
	X75.x00	用爆炸物方式故意自害		
	X96.x00	用爆炸物进行加害		
	X73.x00	用步枪、猎枪和大型火器发射方式故意自害		
	X94.x00	用步枪、猎枪和大型火器发射进行加害		
Z36.300		用超声波和其他物理学方法对畸形的产前筛查		
Z36.400		用超声波和其他物理学方法对胎儿生长迟缓的产前筛查		
	X80.x00	用从高处跳下方式故意自害		
	Y01.x00	用从高处推下进行加害		
	X79.x00	用钝器方式故意自害		
	Y00.x00	用钝器进行加害		
	X86.x00	用腐蚀性物质进行加害		
	X90.x00	用化学制品或有害物质进行加害		
	X82.x00	用机动车辆碰撞方式故意自害		
	Y03.x00	用机动车辆碰撞进行加害		
	X78.x00	用尖锐物体方式故意自害		
	X99.x00	用尖锐物体进行加害		
	Y02.x00	用将受害者推向或放置在移动物体前进行加害		
R46.700		用啰嗦和详细叙述的语言使交往的理由含糊不清		
	X74.x00	用其他的火器发射方式故意自害		
	X95.x00	用其他的火器发射进行加害		
	X83.x00	用其他特指的方式故意自害		
	X89.x00	用其他特指的化学制品和有害物质进行加害		
	Y08.x00	用其他特指的手段进行加害		

主要编码	附加编码	疾 病 名 称	别 名	备 注
	X88.x00	用气体和蒸气进行加害		
	X87.x00	用杀虫剂进行加害		
	Y09.x00	用手段进行加害		
	X72.x00	用手枪发射方式故意自害		
	X93.x00	用手枪发射进行加害		
	X81.x00	用跳下或躺倒在移动物体前的方式故意自害		
	X70.x00	用悬吊、绞勒和窒息方式故意自害		
	X91.x00	用悬吊、绞勒和窒息进行加害		
	X76.x00	用烟、火和火焰方式故意自害		
	X97.x00	用烟、火和火焰进行加害		
	X71.x00	用淹溺和沉没方式故意自害		
	X92.x00	用淹溺和沉没进行加害		
	X85.x00	用药物、药剂和生物制品进行加害		
	Y64.000	用于输血或输液的医疗或生物材料被污染		
	Y64.100	用于注射或免疫接种的医疗或生物材料被污染		
	X77.x00	用蒸气、热气和热物体方式故意自害		
	X98.x00	用蒸气、热气和热物体进行加害		
Z88.825		优降糖过敏个人史		
K31.102		幽门不全梗阻		
K25.501		幽门穿孔		
C16.300		幽门窦恶性肿瘤		
C16.400		幽门恶性肿瘤		
K31.103		幽门肥大		
C16.402		幽门管恶性肿瘤		
K25.903		幽门管溃疡		
K31.300		幽门痉挛		
K25.401		幽门溃疡伴出血		
A49.809		幽门螺旋杆菌感染		
C16.401		幽门前恶性肿瘤		
K31.104		幽门狭窄		
D64.100		由疾病引起的继发性铁粒幼细胞贫血		

主要编码	附加编码	疾 病 名 称	别 名	备 注
D64.200		由药物和中毒引起的继发性铁粒幼细胞贫血		
Z74.000		由于活动能力降低而需要帮助		
Z53.000		由于禁忌证而未进行操作		
Z28.000		由于禁忌证未进行免疫		
Z53.200		由于其他和未特指原因而使病人决定不进行操作	病人决定不进行操作	
Z28.200		由于其他或未特指原因使病人决定不进行免疫		
Z53.800		由于其他原因而未进行操作		
Z28.800		由于其他原因未进行免疫		
Z28.101		由于群体压力使病人决定不进行免疫		
Z35.700		由于社会问题引起的高危妊娠监督		
F68.000		由于心理原因渲染的躯体症状		
Z53.100		由于信仰或群体压力而使病人决定不进行操作		
Z28.100		由于信仰或群体压力使病人决定不进行免疫		
R63.600		由于自我忽视引起进食不足和饮水不足		
J69.100		油和植物精质引起的肺炎		
T65.600		油漆和染料的毒性效应，不可归类在他处者		
L24.100		油脂类引起的刺激性接触性皮炎		
B07.x04		疣		
Q82.507		疣状表皮痣		
	M80511/3	疣状鳞状细胞癌		
K29.607		疣状胃炎		
Q82.805		疣状肢端角化症		
H60.303		游泳者耳病		游泳性耳病常常由于游泳或淋浴所致的耳内过度潮湿而引起。潮湿引起耳道内皮肤剥脱称为湿疹，由于搔抓湿疹造成的持续瘙痒所引起的皮肤破损可使细菌或真菌侵入耳，引起感染。查：游泳者-耳　H60.3
D73.804		游走脾		脾脏脱离正常解剖位置而位于腹腔的其他部位者，称为脾脱垂或异位脾；脾脏既有脱垂又能复位，呈活动或游走状者，称为游走脾。查：游走，游走性-脾　D73.8

主要编码	附加编码	疾 病 名 称	别 名	备 注
N28.818		游走肾		
	V95.300	有固定机翼的商用飞机事故伤及乘员		
	V95.200	有固定机翼的私人飞机事故伤及乘员，其他的		
Z30.000		有关避孕的一般咨询和指导		
Z46.200		有关神经系统和特种感觉的其他装置的安装和调整		
R63.800		有关食物和液体摄取的其他症状和体征		
Z91.300		有害健康的作息安排个人史		
T78.100		有害食物反应，其他不可归类在他处者		
T78.000		有害食物反应引起的过敏性休克		
T78.900		有害效应		
T78.800		有害效应，其他不可归类在他处者		
F11.100		有害性使用阿片类物质引起的精神和行为障碍		
F12.100		有害性使用大麻类物质引起的精神和行为障碍		
F19.100		有害性使用多种药物和其他精神活性物质引起的精神和行为障碍		
F18.100		有害性使用挥发性溶剂引起的精神和行为障碍		
F10.100		有害性使用酒精引起的精神和行为障碍		
F14.100		有害性使用可卡因引起的精神和行为障碍		
F15.100		有害性使用其他兴奋剂（包括咖啡因）引起的精神和行为障碍		
F17.100		有害性使用烟草引起的精神和行为障碍		
F13.100		有害性使用镇静剂或催眠剂引起的精神和行为障碍		
F16.100		有害性使用致幻剂引起的精神和行为障碍		
J67.900		有机粉尘引起的过敏性肺炎		
J66.800		有机粉尘引起的气道疾病，其他特指的		

主要编码	附加编码	疾　病　名　称	别　　　名	备　　　注
T60.000		有机磷酸盐和氨基甲酸酯杀虫剂的毒性效应		
T60.001		有机磷中毒		
G62.201		有机磷中毒迟发性神经病		
T52.900		有机溶剂的毒性效应		
	X66.x00	有机溶剂和卤素烃及其蒸气的故意自毒及暴露于该类物质		
	X46.x00	有机溶剂和卤素烃及其蒸气的意外中毒及暴露于该类物质		
	Y16.x00	有机溶剂和卤素烃及其蒸气的中毒及暴露于该类物质，意图不确定的		
E87.205		有机酸血症		有机酸血症（organic acidemia/aciduria，OA），也称为有机酸尿症，主要是由于氨基酸、脂肪酸和糖代谢异常导致中间代谢产物--有机酸增加，从而引起一系列病理生理改变和临床症状的一组疾病。患者尿中含有大量有机酸，多数为常染色体隐性遗传病。有机酸血症四种主要类型：甲基丙二酸血症、丙酸血症、异戊酸血症和枫糖尿症。查：酸血症　E87.2
F68.100		有意制造或伪装的躯体或心理性的症状或残疾［做作性障碍］		
O43.112		有缘胎盘		胎盘的胎儿面边缘部分或完整地围有一黄白色环形皱褶，环的宽度不等（一般约1cm），在皱褶内缘下为一环形壁龛，可见脐血管终止于环的内缘，即为轮廓胎盘（placenta circumvallata）。若此环紧靠胎盘边缘，平坦或略高起，则称有缘胎盘
A50.500		有症状的其他晚期先天性梅毒		
A50.000		有症状的早期先天性梅毒		
A52.100		有症状性神经梅毒		
I51.704		右房扩大		
I45.000		右分支传导阻滞		
I51.702		右室肥大		
Q22.102		右室流出道狭窄		
I42.803		右室心肌病	心律失常性右室发育不良	右室心肌病（right ventricular cardiomyopathy）是一种右室心肌被纤维脂肪组织进行性替代的心肌病，30%患者呈家族性发病，多为常染色体显性遗传。查：发育不良-心律失常性右室 I42.8。国标库误分类于 I42.903

主要编码	附加编码	疾 病 名 称	别 名	备 注
I45.103		右束支传导阻滞		
I45.100		右束支传导阻滞，其他和未特指的		
Q24.000		右位心		
Q22.600		右心发育不全综合征		
Q20.100		右心室双出口		
I50.001		右心衰竭		
D64.803		幼白红细胞贫血		
K52.919		幼儿腹泻		
C91.300		幼淋巴细胞白血病		
	M98320/3	幼淋巴细胞白血病		
C91.301		幼淋巴细胞白血病，B 细胞型		
C91.302		幼淋巴细胞白血病，T 细胞型		
M91.201		幼年骨软骨病性髋关节畸形		
C92.704		幼年粒单核细胞白血病		
M92.301		幼年型臂软骨病		
M92.400		幼年型髌骨骨软骨病		
M92.701		幼年型第二跖骨骨软骨病	费赖伯格病	费赖伯格病（跖骨头不全骨折或骨软骨病） M92.7
M92.702		幼年型第五跖骨骨软骨病	伊赛兰病	伊塞兰病或伊塞兰骨软骨病 M92.7
M30.200		幼年型多动脉炎		
M08.300		幼年型多关节炎（血清反应阴性）		
M92.600		幼年型跗骨骨软骨病		
M92.602		幼年型跗舟骨骨软骨病	跗舟骨克勒病	克勒病-跗舟骨 M92.6
M92.601		幼年型跟骨骨软骨病		骨软骨病-塞弗［跟骨］ M92.6
M92.000		幼年型肱骨骨软骨病		
M92.001		幼年型肱骨小头骨软骨病	潘内病	潘内病［肱骨小头骨软骨病］ M92.0
M91.101		幼年型股骨骺骨软骨病	Legg-Calvè-Perthes 病、儿童股骨头缺血性坏死、Perther 病、扁平髋	股骨头骨骺骨软骨病属于继发性关节骨软骨病，主要病因系某些因素引起的骨骺血管栓塞，以致骨骺内骨化中心的全部或部分坏死，并可伴有软骨内化骨紊乱。本病系股骨头血运障碍所致的股骨头骨骺不同程度的坏死，病变愈合后往往遗留股骨头扁平状畸形。查：骨软骨病-股骨骺（幼年型） M91.1
M91.100		幼年型股骨头骨软骨病［莱格-卡尔韦-佩尔特斯］		
M92.901		幼年型骨骺炎		

主要编码	附加编码	疾病名称	别名	备注
M91.000		幼年型骨盆骨软骨病		
M92.900		幼年型骨软骨病		
M92.800		幼年型骨软骨病，其他特指的		
M92.902		幼年型骨软骨炎		
M92.903		幼年型骨突炎		
M08.100		幼年型关节强硬性脊椎炎		
M08.900		幼年型关节炎		
M08.800		幼年型关节炎，其他的		
M08.200		幼年型关节炎伴有全身性发病		
M42.000		幼年型脊柱骨软骨病		
M92.500		幼年型胫骨和腓骨的骨软骨病		
M92.700		幼年型距骨骨软骨病		
M91.102		幼年型髋关节骨软骨病		
M91.900		幼年型髋关节和骨盆骨软骨病		
M91.800		幼年型髋关节和骨盆骨软骨病，其他的		
M08.000		幼年型类风湿性关节炎		
M08.002		幼年型类风湿因子阳性关节炎		
M08.001		幼年型类风湿因子阴性关节炎		
A50.401		幼年型麻痹性痴呆		麻痹性痴呆是由梅毒螺旋体侵犯大脑引起的一种晚期梅毒的临床表现，幼年型麻痹性痴呆，为幼年发病，一般10岁左右发病，系先天宫内感染的梅毒
M92.605		幼年型内侧楔骨软骨病		
M33.000		幼年型皮肌炎		
M33.001†	J99.1*	幼年型皮肌炎累及肺		
M92.100		幼年型桡骨和尺骨的骨软骨病		
M92.200		幼年型手部骨软骨病		
M08.201		幼年型斯蒂尔病	系统性幼年型类风湿关节炎	幼年型类风湿性关节炎又称斯蒂尔病，是小儿时期一种常见的结缔组织病，以慢性关节炎为其主要特点，并伴有全身多系统的受累。国际风湿病学联盟儿科常委专家组将儿童时期不明原因关节肿胀持续6周以上这类关节炎统一定为幼年特发性关节炎（JIA），从而取代幼年类风湿关节炎和幼年慢性关节炎两个分类标准。查：斯蒂尔病或斯蒂尔综合征（幼年）[系统性幼年型类风湿关节炎] M08.2
M92.302		幼年型锁骨骨软骨病		
M41.100		幼年型特发性脊柱侧弯		

主要编码	附加编码	疾 病 名 称	别 名	备 注
M92.604		幼年型外胫骨软骨病	哈格隆德病	哈格隆德病或哈格隆德骨软骨病（幼年）（外胫骨） M92.6
M92.201		幼年型腕骨骨软骨病	金伯克病	金伯克病或骨软骨病 M92.2
M92.801		幼年型下肢骨软骨炎		
M92.303		幼年型胸骨骨软骨病		
M92.202		幼年型掌骨骨软骨病	莫克莱尔病	莫克莱尔病或莫克莱尔骨软骨病 M92.2
M92.606		幼年型舟骨软骨病		
M92.802		幼年型足骨软骨病		
H26.002		幼年性白内障		
E75.502		幼年性黄色瘤		
M42.002		幼年椎骨骺骨软骨病	朔伊尔曼病［Scheuermann病］、青少年性驼背	少年性椎体骨软骨病是一种主要引起青少年结构性驼背的自限性疾病。是由 Holger W. Scheuermann 于 1921 年首先提出，是由椎体楔状变形引起的脊柱后凸，好发于 10~18 岁青少年，以 14~16 岁最多见，男性发病率高于女性。该病常累及多个椎体，以胸椎下段与腰椎上段最为好发，偶可累及全部胸腰椎。查：舒尔曼病或骨软骨病［幼年椎骨骺骨软骨病］ M42.0
E29.103		幼稚型睾丸		
E30.002		幼稚型子宫		
K00.402		釉质发育不全（新生儿）（生后）（生前）		
K00.503		釉质生长不全		
B17.901		淤胆型病毒性肝炎		
K83.009		淤积性胆管炎		
I83.102		淤积性皮炎	静脉曲张性湿疹、重力性湿疹、低张力性皮炎	淤积性皮炎是一种下肢慢性潮红、鳞屑、瘙痒和肿胀（炎症）的皮肤病，常有深褐色皮肤色素沉着。易发生于静脉曲张和水肿患者。查：皮炎-静脉曲张性 I83.1
R58.x02		瘀斑		如果发生在皮肤，一般除了创伤外，大都是自发性 R23.3
M66.103		盂肱关节滑膜破裂		
S43.002		盂肱关节脱位		狭义的肩关节即盂肱关节，是肱骨头与肩胛骨盂臼之间的滑膜性联接，包括半球形肱骨关节面和骨与软组织的臼。该关节的表面运动主要是旋转
T61.001		鱼胆中毒		
T61.200		鱼和水生贝壳类动物中毒，其他的		
T61.000		鱼肉中毒		

主要编码	附加编码	疾 病 名 称	别 名	备 注
N13.700		与膀胱-输尿管反流有关的尿路病		
Z65.500		与暴露于灾害、战争和其他敌对行为有关，具有潜在健康问题		
Z70.100		与病人的性行为和性取向有关的咨询		
Z60.100		与不定型的养育状况有关，具有潜在健康问题		
Z56.500		与不合意的工作有关，具有潜在健康问题		
Z75.400		与不具备及得不到其他辅助设施有关		
Z75.300		与不具备及得不到卫生保健设施有关		
N97.000		与不排卵有关的女性不孕症		
Z72.400		与不恰当的饮食习惯有关的医疗咨询		
Z64.000		与不想要的妊娠有关的问题，具有潜在健康问题		
F53.000		与产褥期有关的轻度精神和行为障碍，不可归类在他处者		
F53.100		与产褥期有关的重度精神和行为障碍，不可归类在他处者		
	M97171/3	与肠病相关的T-细胞淋巴瘤		
K06.200		与创伤有关的牙龈和无牙牙槽嵴损害		
Z65.200		与从监狱释放有关的问题，具有潜在健康问题		
Z55.100		与得不到和未完成教育有关，具有潜在健康问题		
Z59.600		与低收入有关，具有潜在健康问题		
Z62.300		与敌视儿童和儿童代为受过有关，具有潜在健康问题		
Z70.200		与第三方的性行为和性取向有关的咨询		
Z60.200		与独自生活有关，具有潜在健康问题		
Z72.600		与赌博和打赌有关的医疗咨询		
Z62.400		与对儿童情感的忽视有关，具有潜在健康问题		

主要编码	附加编码	疾　病　名　称	别　　名	备　　注
Z64.100		与多产有关的问题，具有潜在健康问题		
Z40.000		与恶性肿瘤有关的危险因素的预防性手术		
Z61.600		与儿童据说身体被虐待有关，具有潜在健康问题		
Z61.400		与儿童据说受家族内成员的性虐待有关，具有潜在健康问题		
Z61.500		与儿童据说受家族以外人员的性虐待有关，具有潜在健康问题		
N11.000		与反流有关的非梗阻性慢性肾盂肾炎		
Z65.400		与犯罪和恐怖主义的受害者有关，具有潜在健康问题		
Z63.500		与分居和离婚使家庭分裂有关，具有潜在健康问题		
N64.300		与分娩无关的乳溢		
O91.200		与分娩有关的非化脓性乳腺炎		
O91.100		与分娩有关的乳房脓肿		
O92.200		与分娩有关的乳房其他和未特指的疾患		
O91.000		与分娩有关的乳头感染		
O92.100		与分娩有关的乳头皲裂		
O92.000		与分娩有关的乳头内缩		
L59.900		与辐射有关的皮肤和皮下组织疾患		
L59.800		与辐射有关的皮肤和皮下组织其他特指的疾患		
Z62.600		与父母的不适当压力和其他异常性质的养育有关，具有潜在健康问题		
Z62.000		与父母监督和管教不足有关，具有潜在健康问题		
Z62.100		与父母溺爱有关，具有潜在健康问题		
Z63.100		与父母亲和姻亲关系有关的问题，具有潜在健康问题		
Z60.500		与感觉成为不良歧视和迫害的目标有关，具有潜在健康问题		

主要编码	附加编码	疾 病 名 称	别 名	备 注
Z72.500		与高危的性行为有关的医疗咨询		
Z73.100		与个性品质增强有关的医疗咨询		
Z56.600		与工作有关的其他身体和精神紧张，具有潜在健康问题		
	Y96.x00	与工作有关的情况		
Z62.200		与公共机构的养育有关，具有潜在健康问题		
Z64.400		与顾问不和有关，具有潜在健康问题		
F54.x00		与归类在他处的障碍或疾病有关的心理和行为因素		
Z62.500		与忽视养育有关的其他问题，具有潜在健康问题		
	Y97.x00	与环境污染有关的情况		
Z56.100		与换工作有关，具有潜在健康问题		
Z59.500		与极端贫穷有关，具有潜在健康问题		
Z63.300		与家庭成员缺少有关，具有潜在健康问题		
Z63.400		与家庭成员失踪和死亡有关，具有潜在健康问题		
Z63.200		与家庭生活不适当有关，具有潜在健康问题		
Z75.000		与家中不具备医疗条件有关		
Z63.800		与家族有关的其他特指问题，具有潜在健康问题		
Z63.900		与家族有关的问题，具有潜在健康问题		
Z75.500		与假日解除照料有关		
Z65.100		与监禁和其他入狱有关，具有潜在健康问题		
Z55.800		与教育和文化素养有关的其他问题，具有潜在健康问题		
Z55.900		与教育和文化素养有关的问题，具有潜在健康问题		
Z55.400		与教育失调及与教师和同学不和有关，具有潜在健康问题		
J65.x00		与结核有关的肺尘埃沉着病		

主要编码	附加编码	疾 病 名 称	别　　名	备　　注
M30.800		与结节性多动脉炎有关的其他情况		
Z56.300		与紧张的工作进度有关，具有潜在健康问题		
F84.400		与精神发育迟缓和刻板动作有关的多动障碍		
Z73.300		与精神紧张有关的医疗咨询，不可归类在他处者		
Z56.700		与就业有关的其他的问题，具有潜在健康问题		
Z55.200		与考试不及格有关，具有潜在健康问题		
Z56.400		与老板和同事不和有关，具有潜在健康问题		
Z59.200		与邻居、房客和房东不和有关，具有潜在健康问题		
F43.803		与迷信巫术相关的精神障碍		与迷信巫术相关的精神障碍是一组与文化因素密切相关的精神障碍。查：反应-应激--特指 F43.8
N97.400		与男性因素有关的女性不孕症		
C85.718		与黏膜有关的淋巴样组织淋巴瘤		
	M96993/3	与黏膜有关的淋巴样组织淋巴瘤		
N94.900		与女性生殖器官和月经周期有关的情况		
N94.800		与女性生殖器官和月经周期有关的情况，其他特指的		
Z63.000		与配偶关系有关的问题，具有潜在健康问题		
C85.720		与皮肤有关的淋巴样组织淋巴瘤		
	M96995/3	与皮肤有关的淋巴样组织淋巴瘤		
Z65.300		与其他法律情况有关的问题逮捕，具有潜在健康问题		
T63.600		与其他海生动物接触的毒性效应		
D82.800		与其他特指的严重缺陷有关的免疫缺陷		
F50.400		与其他心理紊乱有关的暴食		
F50.500		与其他心理紊乱有关的呕吐		

主要编码	附加编码	疾 病 名 称	别 名	备 注
T63.800		与其他有毒动物接触的毒性效应		
Z59.400		与缺乏充足的食物有关，具有潜在健康问题		
Z72.300		与缺乏身体锻炼有关的医疗咨询		
Z73.200		与缺乏休息和空暇时间有关的医疗咨询		
N95.300		与人工绝经有关的状态		
N98.900		与人工授精有关的并发症		
N98.000		与人工授精有关的感染		
N98.800		与人工授精有关的其他并发症		
O26.900		与妊娠有关的情况		
O26.800		与妊娠有关的情况，其他特指的		O26.8 为妊娠的并发症，O75.8 为产程和分娩的并发症，O90.8 为产褥期的并发症
M61.300		与烧伤有关的肌肉钙化和骨化		
Z59.700		与社会保险和福利支持不足有关，具有潜在健康问题		
Z60.800		与社会环境有关的其他问题，具有潜在健康问题		
Z60.900		与社会环境有关的问题，具有潜在健康问题		
Z73.400		与社会技能不足有关的医疗咨询，不可归类在他处者		
Z60.400		与社会排斥和拒绝有关，具有潜在健康问题		
Z73.500		与社会职责冲突有关的医疗咨询，不可归类在他处者		
Z72.800		与生活方式有关的其他问题的医疗咨询		
	Y98.x00	与生活方式有关的情况		
Z72.900		与生活方式有关的医疗咨询		
Z73.900		与生活管理困难有关的问题的医疗咨询		
Z73.800		与生活管理困难有关其他问题的医疗咨询		
F59.x00		与生理紊乱和躯体因素有关的行为综合征		
Z56.200		与失业威胁有关，具有潜在健康问题		
Z56.000		与失业有关，具有潜在健康问题		

主要编码	附加编码	疾 病 名 称	别 名	备 注
M70.800		与使用、过度使用和压迫有关的其他软组织疾患		
M70.900		与使用、过度使用和压迫有关的软组织疾患		
	V92.x00	与水上运输有关的非船舶事故的淹溺和沉没		
Z73.000		与体力耗尽有关的医疗咨询		
Z61.100		与童年离家有关，具有潜在健康问题		
Z61.300		与童年时导致丧失自尊的事件有关，具有潜在健康问题		
Z61.900		与童年时的消极生活事件有关，具有潜在健康问题		
Z61.200		与童年时家庭关系模式的改变有关，具有潜在健康问题		
Z61.800		与童年时其他消极生活事件有关，具有潜在健康问题		
Z61.000		与童年时失去所爱亲属有关，具有潜在健康问题		
Z58.800		与外界环境有关的其他问题，具有潜在健康问题		
Z58.900		与外界环境有关的问题，具有潜在健康问题		
Z60.300		与文化适应困难有关，具有潜在健康问题		
F43.801		与文化相关的精神障碍		与文化相关的精神障碍指一组与特定文化相关的综合征，其特点：①被特定文化或亚文化范畴所理解接受；②病因代表着和象征着这一文化的核心含义及行为模式；③诊断依赖于特定的文化知识和概念；④治疗的成功与否也取决于本文化的参与者。查：反应-应激--特指 F43.8
Z55.000		与文盲和文化水平低有关，具有潜在健康问题		
Z59.000		与无家可归有关，具有潜在健康问题		
Z72.000		与吸烟有关的医疗咨询		
Z65.800		与心理社会情况有关的其他特指问题，具有潜在健康问题		
Z65.900		与心理社会情况有关的问题，具有潜在健康问题		
Z70.000		与性态度有关的咨询		

主要编码	附加编码	疾　病　名　称	别　名	备　注
Z74.300		与需要持续的监护有关		
Z74.100		与需要人员帮助和照顾有关		
Z63.600		与需要在家照料的不能独立生活的亲属有关，具有潜在健康问题		
D82.900		与严重缺陷有关的免疫缺陷		
Z62.800		与养育有关的其他特指问题，具有潜在健康问题		
Z62.900		与养育有关的问题，具有潜在健康问题		
Z75.800		与医疗设施和其他卫生保健有关的其他问题		
Z75.900		与医疗设施和其他卫生保健有关的问题		
Z74.800		与依赖于照料人员有关的其他问题		
Z74.900		与依赖于照料人员有关的问题		
G60.200		与遗传性共济失调有关的神经病		
Z72.100		与饮酒有关的医疗咨询		
Z63.700		与影响家庭和家属的其他充满压力的生活事件有关，具有潜在健康问题		
Z72.200		与用药有关的医疗咨询		
Z73.600		与由于伤残引起的活动受限有关的医疗咨询		
T63.900		与有毒动物接触的毒性效应		
	Y72.800	与有害事件有关的耳鼻喉科多用途装置，不可归类在他处者		
	Y72.200	与有害事件有关的耳鼻喉科假体和其他植入物、材料和附件装置		
	Y72.300	与有害事件有关的耳鼻喉科手术器械、材料和装置（包括缝线）		
	Y72.000	与有害事件有关的耳鼻喉科诊断和监测装置		
	Y72.100	与有害事件有关的耳鼻喉科治疗和康复装置（非手术的）		
	Y78.800	与有害事件有关的放射学多用途装置，不可归类在他处者		

主要编码	附加编码	疾 病 名 称	别 名	备 注
	Y78.200	与有害事件有关的放射学假体和其他植入物、材料和附件装置		
	Y78.300	与有害事件有关的放射学手术器械、材料和装置（包括缝线）		
	Y78.000	与有害事件有关的放射学诊断和监测装置		
	Y78.100	与有害事件有关的放射学治疗和康复装置（非手术的）		
	Y76.800	与有害事件有关的妇产科多用途装置，不可归类在他处者		
	Y76.200	与有害事件有关的妇产科假体和其他植入物、材料和附件装置		
	Y76.300	与有害事件有关的妇产科手术器械、材料和装置（包括缝线）		
	Y76.000	与有害事件有关的妇产科诊断和监测装置		
	Y76.100	与有害事件有关的妇产科治疗和康复装置（非手术的）		
	Y79.800	与有害事件有关的矫形外科多用途装置，不可归类在他处者		
	Y79.200	与有害事件有关的矫形外科假体和其他植入物、材料和附件装置		
	Y79.300	与有害事件有关的矫形外科手术器械、材料和装置（包括缝线）		
	Y79.000	与有害事件有关的矫形外科诊断和监测装置		
	Y79.100	与有害事件有关的矫形外科治疗和康复装置（非手术的）		
	Y80.800	与有害事件有关的理疗多用途装置，不可归类在他处者		
	Y80.200	与有害事件有关的理疗假体和其他植入物、材料和附件装置		
	Y80.300	与有害事件有关的理疗手术器械、材料和装置（包括缝线）		

主要编码	附加编码	疾　病　名　称	别　名	备　注
	Y80.000	与有害事件有关的理疗诊断和监测装置		
	Y80.100	与有害事件有关的理疗治疗和康复装置（非手术的）		
	Y70.800	与有害事件有关的麻醉多用途装置，不可归类在他处者		
	Y70.200	与有害事件有关的麻醉假体和其他植入物、材料和附件装置		
	Y70.300	与有害事件有关的麻醉手术器械、材料和装置（包括缝线）		
	Y70.000	与有害事件有关的麻醉诊断和监测装置		
	Y70.100	与有害事件有关的麻醉治疗和康复装置（非手术的）		
	Y81.800	与有害事件有关的普通外科和整形外科多用途装置，不可归类在他处者		
	Y81.200	与有害事件有关的普通外科和整形外科假体和其他植入物、材料和附件装置		
	Y81.300	与有害事件有关的普通外科和整形外科手术器械、材料和装置（包括缝线）		
	Y81.000	与有害事件有关的普通外科和整形外科诊断和监测装置		
	Y81.100	与有害事件有关的普通外科和整形外科治疗和康复装置（非手术的）		
	Y82.800	与有害事件有关的其他的医疗多用途装置，不可归类在他处者		
	Y82.200	与有害事件有关的其他的医疗假体和其他植入物、材料和附件装置		
	Y82.300	与有害事件有关的其他的医疗手术器械、材料和装置（包括缝线）		
	Y82.000	与有害事件有关的其他的医疗诊断和监测装置		
	Y82.100	与有害事件有关的其他的医疗治疗和康复装置（非手术的）		

主要编码	附加编码	疾 病 名 称	别 名	备 注
	Y75.800	与有害事件有关的神经科多用途装置，不可归类在他处者		
	Y75.200	与有害事件有关的神经科假体和其他植入物、材料和附件装置		
	Y75.300	与有害事件有关的神经科手术器械、材料和装置（包括缝线）		
	Y75.000	与有害事件有关的神经科诊断和监测装置		
	Y75.100	与有害事件有关的神经科治疗和康复装置（非手术的）		
	Y73.800	与有害事件有关的胃肠病学和泌尿科多用途装置，不可归类在他处者		
	Y73.200	与有害事件有关的胃肠病学和泌尿科假体和其他植入物、材料和附件装置		
	Y73.300	与有害事件有关的胃肠病学和泌尿科手术器械、材料和装置（包括缝线）		
	Y73.000	与有害事件有关的胃肠病学和泌尿科诊断和监测装置		
	Y73.100	与有害事件有关的胃肠病学和泌尿科治疗和康复装置（非手术的）		
	Y71.800	与有害事件有关的心血管多用途装置，不可归类在他处者		
	Y71.200	与有害事件有关的心血管假体和其他植入物、材料和附件装置		
	Y71.300	与有害事件有关的心血管手术器械、材料和装置（包括缝线）		
	Y71.000	与有害事件有关的心血管诊断和监测装置		
	Y71.100	与有害事件有关的心血管治疗和康复装置（非手术的）		
	Y77.800	与有害事件有关的眼科多用途装置，不可归类在他处者		
	Y77.200	与有害事件有关的眼科假体和其他植入物、材料和附件装置		

主要编码	附加编码	疾 病 名 称	别 名	备 注
	Y77.300	与有害事件有关的眼科手术器械、材料和装置（包括缝线）		
	Y77.000	与有害事件有关的眼科诊断和监测装置		
	Y77.100	与有害事件有关的眼科治疗和康复装置（非手术的）		
	Y74.800	与有害事件有关的综合医院用和个人使的多用途装置，不可归类在他处者		
	Y74.200	与有害事件有关的综合医院用和个人使的假体和其他植入物、材料和附件装置		
	Y74.300	与有害事件有关的综合医院用和个人使的手术器械、材料和装置（包括缝线）		
	Y74.000	与有害事件有关的综合医院用和个人使的诊断和监测装置		
	Y74.100	与有害事件有关的综合医院用和个人使的治疗和康复装置（非手术的）		
T63.500		与鱼接触的毒性效应		
Z59.300		与在公共机构居住有关，具有潜在健康问题		
Z74.200		与在家需要帮助且无其他家庭成员能够给予照顾有关		
Z65.000		与在民事和刑事诉讼程序中定罪、未被监禁有关，具有潜在健康问题		
Z61.700		与在童年时受惊吓的经历有关，具有潜在健康问题		
Z55.300		与在校学习落后有关，具有潜在健康问题		
	Y88.200	与在诊断和治疗中使用医疗装置有关的有害事件的后遗症		
P59.000		与早产有关的新生儿黄疸		
C85.719		与支气管有关的淋巴样组织淋巴瘤		
	M96994/3	与支气管有关的淋巴样组织淋巴瘤		
Z59.100		与住房不足有关，具有潜在健康问题		

主要编码	附加编码	疾 病 名 称	别 名	备 注
Z59.800		与住房和经济情况有关的其他问题，具有潜在健康问题		
Z59.900		与住房和经济情况有关的问题，具有潜在健康问题		
R47.001		语言困难		
R49.801		语音障碍		
R49.800		语音障碍，其他和未特指的		
Z29.900		预防措施		
Z29.800		预防措施，其他特指的		
Z29.201		预防性抗生素治疗		
Z29.100		预防性免疫治疗		
Z40.900		预防性手术		
Z40.800		预防性手术，其他的		
I45.600		预激综合征		预激是一种房室传导的异常现象，冲动经附加通道下传，提早兴奋心室的一部分或全部，引起部分心室肌提前激动。有预激现象者称为预激综合征，常合并室上性阵发性心动过速发作。预激是一种较少见的心律失常，诊断主要靠心电图。查：预激 房室传导 I45.6
A07.900		原虫性肠道疾病		
A07.800		原虫性肠道疾病，其他特指的		
B64.x00		原虫性疾病		
B60.800		原虫性疾病，其他特指的		
O98.600		原虫性疾病并发于妊娠、分娩和产褥期		
	Y59.200	原虫疫苗类的有害效应		
N91.000		原发闭经		
C96.704		原发皮肤 γδ-T 细胞淋巴瘤		
	M97260/3	原发皮肤 γδ-T 细胞淋巴瘤		
C85.902		原发皮肤间变性大细胞淋巴瘤		
	M97181/3	原发皮肤间变性大细胞淋巴瘤		
C85.722		原发皮肤CD30+T 细胞淋巴瘤		
C83.805		原发渗出性淋巴瘤		
H40.200		原发性闭角型青光眼		
G12.205		原发性侧索硬化症		
D61.003		原发性纯红细胞再生障碍性贫血		
M16.101		原发性单侧髋关节病		

主要编码	附加编码	疾 病 名 称	别 名	备 注
M17.101		原发性单侧膝关节病		
K83.013		原发性胆管炎		
K74.300		原发性胆汁型肝硬化		
K74.301†	I98.2*	原发性胆汁性肝硬化伴食管静脉曲张		
K74.302†	I98.3*	原发性胆汁性肝硬化伴食管静脉曲张破裂出血		
E85.901		原发性淀粉样变性	鲁-皮二氏病、原发性全身性淀粉样变性	
G03.905		原发性肥厚性硬脑膜炎		
I27.000		原发性肺动脉高压		
N13.505		原发性腹膜后纤维化		
K65.906		原发性腹膜炎		
I10.x09		原发性高血压		
E29.101		原发性睾丸功能减退症		
O62.000		原发性宫缩乏力		
M19.001		原发性关节病		
A15.701		原发性呼吸道结核，病理（+）		
A15.700		原发性呼吸道结核，经细菌学和组织学所证实		
A16.700		原发性呼吸道结核，未提及细菌学或组织学的证实		
M62.511		原发性肌肉萎缩		
G24.105		原发性肌张力障碍		
G23.802		原发性基底节钙化	特发性基底节钙化	
H40.203		原发性急性闭角型青光眼		
E75.503		原发性家族性黄瘤病		
E21.000		原发性甲状旁腺功能亢进症		
E03.802		原发性甲状腺功能减退症		
E05.805		原发性甲状腺功能亢进症		
H40.100		原发性开角型青光眼		又称慢性单纯性青光眼
M16.100		原发性髋关节病，其他的		
I89.001		原发性淋巴水肿		
E28.300		原发性卵巢功能衰竭		
	M95970/3	原发性皮肤毛囊中心淋巴瘤		
	M82471/3	原发性皮肤神经内分泌癌		

主要编码	附加编码	疾 病 名 称	别 名	备 注
M15.000		原发性全身性（骨）关节病		
E26.000		原发性醛固酮过多症		
E71.302		原发性肉碱缺乏症		
G50.003		原发性三叉神经痛		
E27.808		原发性色素性结节性肾上腺皮质增生		
E27.100		原发性肾上腺皮质功能减退症		
H33.506		原发性视网膜脱离		
M16.000		原发性双侧髋关节病		
M17.000		原发性双侧膝关节病		
N94.400		原发性痛经		
E74.802		原发性戊糖尿		
M17.100		原发性膝关节病，其他的		
Q89.302		原发性纤毛运动障碍综合征		原发性纤毛运动障碍（primary ciliary dyskinesia，PCD）属常染色体隐性遗传，引起反复的呼吸道感染。原发性纤毛运动障碍包括纤毛不动综合征、Kartagener 综合征、纤毛运动不良和原发性纤毛定向障碍等几种类型。PCD 中 50% 的病例合并内脏转位，形成 Kartagener 综合征
K63.304		原发性小肠溃疡		
K90.801		原发性小肠吸收不良综合征		
G11.902		原发性小脑变性		
D68.500		原发性血栓形成倾向		
D69.403		原发性血小板减少症		
N91.300		原发性月经稀少		
G40.803		原发性阅读性癫痫		
E34.303		原基性侏儒症		原基性侏儒症一般认为身高低于同年龄、同性别小儿正常标准的30%以上（即少 2 个标准差或在第 3 个百分位数以下）称为矮小症。如果更加厉害的，就可称为侏儒。原基性侏儒症就是其中的一个类型，又称胎儿期生长障碍。查：侏儒-先天性　E34.3
C83.500		原淋巴细胞（弥漫性）非霍奇金淋巴瘤		
H30.801		原田病	原田综合征	原田病为双侧弥漫性渗出性脉络膜炎及视网膜剥离，合并头痛、呕吐、脑脊液淋巴细胞增多及暂时性或永久性耳聋。脱发、白斑及白发可能是暂时性的
D09.900		原位癌		

主要编码	附加编码	疾 病 名 称	别 名	备 注
D09.700		原位癌，其他特指部位的		
D03.900		原位黑色素瘤		
D03.800		原位黑色素瘤，其他部位的		
R69.x00		原因不知的发病		
O24.100		原有的非胰岛素依赖型糖尿病	妊娠合并 2 型糖尿病	
O24.300		原有的糖尿病	妊娠合并糖尿病	
O24.000		原有的胰岛素依赖型糖尿病	妊娠合并 1 型糖尿病	
O10.900		原有高血压并发于妊娠、分娩和产褥期		
O10.200		原有高血压肾脏病并发于妊娠、分娩和产褥期		
O10.100		原有高血压心脏病并发于妊娠、分娩和产褥期		
O10.300		原有高血压心脏和肾脏病并发于妊娠、分娩和产褥期		
O11.x00		原有高血压性疾患，并发蛋白尿	妊娠伴原发性高血压并发蛋白尿	
O10.400		原有继发性高血压并发于妊娠、分娩和产褥期		
O10.000		原有特发性高血压并发于妊娠、分娩和产褥期		
O24.200		原有与营养不良有关的糖尿病		
C57.200		圆韧带恶性肿瘤		
N83.811		圆韧带囊肿		子宫圆韧带是子宫韧带之一，为一对长条状圆索，由平滑肌和结缔组织构成。为维持子宫前倾位的主要结构。查：囊肿（胶样）（黏液性）（潴留）（单纯性）-子宫韧带　N83.8
K00.205		圆锥齿		
H18.600		圆锥角膜		
H35.803		远达性视网膜病		远达性视网膜病变是因头部、胸腹部的急性挤压伤引起的单眼或双眼的视网膜病变、视力下降。眼部主要改变是：视网膜及乳头周围常见的棉絮斑、出血、水肿及乳头水肿或玻璃体积血。查：病-视网膜--特指的 NEC　H35.8
A84.000		远东蜱媒介的脑炎 ［俄罗斯春-夏型脑炎］		
G71.004		远端型肌营养不良症		

主要编码	附加编码	疾 病 名 称	别 名	备 注
H52.000		远视		
N92.600		月经不规则		
N92.500		月经不规则，其他特指的		
Z30.302		月经调节		
N92.100		月经过多和频繁伴有不规则周期		
N92.000		月经过多和频繁伴有规则周期		
N91.500		月经稀少		
Z30.300		月经引出		
O28.300		孕产妇产前筛查的超声波异常所见		
O28.400		孕产妇产前筛查的放射学异常所见		
O28.800		孕产妇产前筛查的其他异常所见		
O28.500		孕产妇产前筛查的染色体和遗传所见		
O28.100		孕产妇产前筛查的生物化学异常所见		
O28.200		孕产妇产前筛查的细胞学异常所见		
O28.000		孕产妇产前筛查的血液学异常所见		
O28.900		孕产妇产前筛查异常所见		
O98.900		孕产妇的传染病或寄生虫病并发于妊娠、分娩和产褥期		
O26.500		孕产妇低血压综合征		
O16.x00		孕产妇高血压		
O98.800		孕产妇其他的传染病和寄生虫病并发于妊娠、分娩和产褥期		
O03.903		孕晚期自然流产		
O03.904		孕早期自然流产		
G12.200		运动神经元病		
H50.008		运动性内斜视		
R47.003		运动性失语		
H50.107		运动性外斜视		
G62.804		运动性周围神经病		

主要编码	附加编码	疾 病 名 称	别 名	备 注
I51.705		运动员心脏综合征		运动员心脏（athlet heart）是指由长时间训练引起的，以心脏增大、心功能增强为主要表现的心脏适应现象。运动员心脏除增大、心泵血功能提高外，还伴有窦性心运过缓、心脏内分泌功能改变等，最终可表现为心泵功能贮备的增加。心脏容量和质块（mass）的增加为耐力训练的特征，而骨骼肌和心肌肥厚则见于等张运动训练。在耐力训练的运动员，所有心脏四腔均扩大和左室壁厚度增加使心脏泵功能增加。耐力训练停止后心脏增大和心动过缓两项特征性表现都会消退。查：运动员-心脏（肥大）　I51.7
G24.902		运动障碍		
G80.300		运动障碍性脑瘫		
	V99.x00	运输事故		
	V98.x00	运输事故，其他特指的		
	Y85.900	运输事故的后遗症，其他和未特指的		
	V82.800	运输事故中（市内有轨）电车乘员的损伤，其他特指的		
T75.300		晕动病		
R55.x01		晕厥和虚脱		
T51.300		杂醇油的毒性效应		
D57.301		杂合血红蛋白 S 病		
	X37.x00	灾难性暴风雨受害者		
F62.000		灾难性经历后的持久性人格改变		
E72.100		载硫氨基酸代谢紊乱		
E78.601		载脂蛋白 B 缺乏		查：血 β-脂蛋白缺乏症　E78.6
A75.100		再燃性斑疹伤寒［布里尔病］		
L65.100		再生期脱发		
D61.900		再生障碍性贫血		
D61.800		再生障碍性贫血，其他特指的		
D61.200		再生障碍性贫血，其他外因引起的		
T87.200		再植身体部位的并发症，其他的		
Z76.000		在保健机构再次开处方		
Z76.300		在保健机构中陪伴病人的健康人		

主要编码	附加编码	疾　病　名　称	别　　名	备　　注
Z76.500		在保健机构中诈病者［蓄意装病］		
	W04.x00	在被他人运送或搀扶时跌倒		
T81.600		在操作中对意外遗留异物的急性反应		
T81.100		在操作中发生或由于操作造成的休克，不可归类在他处者		
T81.200		在操作中意外的穿刺和撕裂，不可归类在他处者		操作中的创伤分类到 T81.-。要查并发症-手术操作
P20.100		在产程和分娩中首先察觉到的子宫内低氧症		
P20.000		在产程开始前首先察觉到的子宫内低氧症		
	Y60.600	在抽吸、穿刺和其他导管插入手术中非故意的切割、针刺、穿孔或出血		
	Y62.600	在抽吸、穿刺和其他导管插入手术中无菌预防措施的失败		
	Y61.600	在抽吸、穿刺和其他导管插入手术中异物意外地遗留在体内		
	W75.x00	在床上意外窒息和绞窄		
S76.300		在大腿水平的后部肌群和肌腱损伤		
S76.400		在大腿水平的其他和未特指的肌肉和肌腱损伤		
	Y63.400	在电休克或胰岛素休克治疗中使用剂量不当		
	V80.000	在非碰撞性事故中骑手或乘员从牲畜或畜挽车辆上跌落或抛出		
S35.700		在腹、下背和骨盆水平的多处血管损伤		
S34.800		在腹、下背和骨盆水平的其他和未特指神经的损伤		
S35.800		在腹、下背和骨盆水平的其他血管损伤		
S35.900		在腹、下背和骨盆水平的血管的损伤		
S96.700		在踝和足水平的多处肌肉和肌腱损伤		
S94.700		在踝和足水平的多神经损伤		

主要编码	附加编码	疾 病 名 称	别 名	备 注
S95.700		在踝和足水平的多血管损伤		
S94.200		在踝和足水平的腓深神经损伤		
S96.900		在踝和足水平的肌肉和肌腱的损伤		
S96.200		在踝和足水平的内在肌和肌腱损伤		
S94.300		在踝和足水平的皮感觉神经损伤		
S96.800		在踝和足水平的其他肌肉和肌腱损伤		
S94.800		在踝和足水平的其他神经损伤		
S95.800		在踝和足水平的其他血管损伤		
S93.200		在踝和足水平的韧带破裂		
S94.900		在踝和足水平的神经的损伤		
S95.900		在踝和足水平血管的损伤		
S96.000		在踝和足水平趾长屈肌和肌腱损伤		
S96.100		在踝和足水平趾长伸肌和肌腱损伤		
S48.900		在肩和上臂水平的创伤性切断		
S46.700		在肩和上臂水平的多处肌肉和肌腱损伤		
S45.700		在肩和上臂水平的多处血管损伤		
S44.700		在肩和上臂水平的多神经损伤		
S46.900		在肩和上臂水平的肌肉和肌腱的损伤		
S44.500		在肩和上臂水平的皮感觉神经损伤		
S46.800		在肩和上臂水平的其他肌肉和肌腱损伤		
S44.800		在肩和上臂水平的其他神经损伤		
S45.800		在肩和上臂水平的其他血管损伤		
S45.300		在肩和上臂水平的浅表静脉损伤		
S45.900		在肩和上臂水平的血管的损伤		
S44.900		在肩和上臂水平神经的损伤		
S48.100		在肩和肘之间水平的创伤性切断		

主要编码	附加编码	疾 病 名 称	别 名	备 注
	W12.x00	在脚手架上跌倒和跌落		
S18.x00		在颈水平的创伤性切断		
S15.700		在颈水平的多处血管损伤		
S16.x00		在颈水平的肌肉和肌腱损伤		
S15.800		在颈水平的其他血管损伤		
S15.900		在颈水平的血管损伤		
S75.200		在髋和大腿水平的大隐静脉损伤		
S74.700		在髋和大腿水平的多神经损伤		
S75.700		在髋和大腿水平的多血管损伤		
S75.100		在髋和大腿水平的股静脉损伤		
S74.100		在髋和大腿水平的股神经损伤		
S74.200		在髋和大腿水平的皮感觉神经损伤		
S74.800		在髋和大腿水平的其他神经损伤		
S75.800		在髋和大腿水平的其他血管损伤		
S74.000		在髋和大腿水平的坐骨神经损伤		
S74.900		在髋和大腿水平神经的损伤		
S75.900		在髋和大腿水平血管的损伤		
S78.100		在髋和膝关节之间水平的创伤性切断		
	W10.x00	在楼梯或台阶上跌倒和跌落		
	Y65.300	在麻醉操作中气管内插管错误放置		
	Y60.400	在内镜检查中非故意的切割、针刺、穿孔或出血		
	Y62.400	在内镜检查中无菌预防措施的失败		
	Y61.400	在内镜检查中异物意外地遗留在体内		
N98.300		在胚胎转移中企图植入胚胎的并发症		
	Y60.800	在其他手术和医疗中非故意的切割、针刺、穿孔或出血		
	Y63.800	在其他手术和医疗中使用剂量不当		
	Y62.800	在其他手术和医疗中无菌预防措施的失败		

主要编码	附加编码	疾 病 名 称	别 名	备 注
	Y61.800	在其他手术和医疗中异物意外地遗留在体内		
	V97.000	在其他特指空中运输事故中飞行器乘员的损伤		
Z76.800		在其他特指情况下与保健机构接触的人		
S55.000		在前臂水平的尺动脉损伤		
S54.000		在前臂水平的尺神经损伤		
S58.900		在前臂水平的创伤性切断		
S56.700		在前臂水平的多处肌肉和肌腱损伤		
S55.700		在前臂水平的多处血管损伤		
S54.700		在前臂水平的多神经损伤		
S55.200		在前臂水平的静脉损伤		
S56.000		在前臂水平的拇指屈肌和肌腱损伤		
S56.300		在前臂水平的拇指伸肌或外展肌和肌腱损伤		
S54.300		在前臂水平的皮感觉神经损伤		
S56.800		在前臂水平的其他肌肉和肌腱的损伤		
S56.200		在前臂水平的其他屈肌和肌腱损伤		
S56.500		在前臂水平的其他伸肌和肌腱损伤		
S54.800		在前臂水平的其他神经损伤		
S56.100		在前臂水平的其他手指屈肌和肌腱损伤		
S56.400		在前臂水平的其他手指伸肌和肌腱损伤		
S55.800		在前臂水平的其他血管损伤		
S55.100		在前臂水平的桡动脉损伤		
S54.200		在前臂水平的桡神经损伤		
S54.900		在前臂水平的神经的损伤		
S55.900		在前臂水平的血管的损伤		
S54.100		在前臂水平的正中神经损伤		
	Y61.700	在取除导管或填塞物中异物意外地遗留在体内		
S44.000		在上臂水平的尺神经损伤		
S44.200		在上臂水平的桡神经损伤		

主要编码	附加编码	疾 病 名 称	别 名	备 注
S44.100		在上臂水平的正中神经损伤		
	V82.400	在上下（市内有轨）电车时的人员损伤		
	V97.100	在上下飞行器时的人员损伤		
	V81.400	在上下火车或铁路车辆时的人员损伤		
	V86.400	在上下全地带或其他越野机动车时的人员损伤		
	V83.400	在上下专用工业车辆时的人员损伤		
	V85.400	在上下专用建筑车辆时的人员损伤		
	V84.400	在上下专用农业车辆时的人员损伤		
	W00.x00	在涉及冰和雪的同一平面上跌倒		
	Y60.200	在肾透析或其他灌注中非故意的切割、针刺、穿孔或出血		
	Y62.200	在肾透析或其他灌注中无菌预防措施的失败		
	Y61.200	在肾透析或其他灌注中异物意外地遗留在体内		
	Y60.700	在施行灌肠中非故意的切割、针刺、穿孔或出血		
	Y88.100	在手术和医疗操作中对病人的意外事故的后遗症		
	Y69.x00	在手术和医疗中的意外事故		
	Y60.900	在手术和医疗中非故意的切割、针刺、穿孔或出血		
	Y65.800	在手术和医疗中其他特指的意外事故		
	Y63.900	在手术和医疗中使用剂量不当		
	Y62.900	在手术和医疗中无菌预防措施的失败		
	Y61.900	在手术和医疗中异物意外地遗留在体内		
	Y60.000	在手术中非故意的切割、针刺、穿孔或出血		
	Y65.200	在手术中缝合或结扎不当		
	Y62.000	在手术中无菌预防措施的失败		
	Y61.000	在手术中异物意外地遗留在体内		

主要编码	附加编码	疾 病 名 称	别 名	备 注
	Y63.000	在输血或输液中给予过量的血或其他液体		
	Y65.000	在输血中使用配错的血		
	Y60.100	在输液或输血中非故意的切割、针刺、穿孔或出血		
	Y62.100	在输液或输血中无菌预防措施的失败		
	Y61.100	在输液或输血中异物意外地遗留在体内		
	Y65.100	在输液中使用错误的液体		
	Y63.100	在输液中使用稀释不正确的液体		
	W11.x00	在梯子上跌倒和跌落		
	W18.x00	在同一平面的其他跌倒		
	W01.x00	在同一平面上滑倒、绊倒和摔倒		
S65.000		在腕和手水平的尺动脉损伤		
S64.000		在腕和手水平的尺神经损伤		
S66.600		在腕和手水平的多处屈肌和肌腱损伤		
S66.700		在腕和手水平的多处伸肌和肌腱损伤		
S64.700		在腕和手水平的多神经损伤		
S65.700		在腕和手水平的多血管损伤		
S66.900		在腕和手水平的肌肉和肌腱的损伤		
S66.000		在腕和手水平的拇指长屈肌和肌腱损伤		
S66.400		在腕和手水平的拇指内在肌和肌腱损伤		
S66.200		在腕和手水平的拇指伸肌和肌腱损伤		
S66.800		在腕和手水平的其他肌肉和肌腱的损伤		
S64.800		在腕和手水平的其他神经损伤		
S66.500		在腕和手水平的其他手指内在肌和肌腱损伤		
S66.100		在腕和手水平的其他手指屈肌和肌腱损伤		
S66.300		在腕和手水平的其他手指伸肌和肌腱损伤		

主要编码	附加编码	疾 病 名 称	别 名	备 注
S65.800		在腕和手水平的其他血管损伤		
S65.100		在腕和手水平的桡动脉损伤		
S64.200		在腕和手水平的桡神经损伤		
S64.900		在腕和手水平的神经的损伤		
S65.900		在腕和手水平的血管的损伤		
S64.100		在腕和手水平的正中神经损伤		
Z76.400		在卫生保健设施中其他的寄膳者		
Z76.900		在未特指情况下与保健机构接触的人		
S88.100		在膝和踝之间水平的创伤性切断		
S88.000		在膝水平的创伤性切断		
S85.300		在小腿水平的大隐静脉损伤		
S86.700		在小腿水平的多处肌肉和肌腱损伤		
S85.700		在小腿水平的多处血管损伤		
S84.700		在小腿水平的多神经损伤		
S86.300		在小腿水平的腓侧肌群的肌肉和肌腱损伤		
S84.100		在小腿水平的腓神经损伤		
S86.100		在小腿水平的后部肌群的其他肌肉和肌腱损伤		
S86.900		在小腿水平的肌肉和肌腱的损伤		
S84.000		在小腿水平的胫神经损伤		
S84.200		在小腿水平的皮感觉神经损伤		
S86.800		在小腿水平的其他肌肉和肌腱损伤		
S84.800		在小腿水平的其他神经损伤		
S85.800		在小腿水平的其他血管损伤		
S86.200		在小腿水平的前部肌群的肌肉和肌腱损伤		
S85.400		在小腿水平的小隐静脉损伤		
S85.900		在小腿水平的血管的损伤		
S84.900		在小腿水平神经的损伤		
	Y60.500	在心导管插入术中非故意的切割、针刺、穿孔或出血		
	Y62.500	在心导管插入术中无菌预防措施的失败		

主要编码	附加编码	疾病名称	别名	备注
	Y61.500	在心导管插入术中异物意外地遗留在体内		
S29.000		在胸水平的肌肉和肌腱损伤		
	Y63.300	在医疗中非故意使病人暴露于辐射下		
	Y31.x00	在移动物体前跌倒、躺卧或跑动以及进入移动物体，意图不确定的		
	W67.x00	在游泳池中淹溺和沉没		
	W65.x00	在浴盆内淹溺和沉没		
	Y63.200	在治疗中给予过量的辐射		
	Y88.000	在治疗中使用药物、药剂和生物制品引起有害效应的后遗症		
S58.100		在肘和腕之间水平的创伤性切断		
S58.000		在肘水平的创伤性切断		
	Y60.300	在注射或人工免疫中非故意的切割、针刺、穿孔或出血		
	Y62.300	在注射或人工免疫中无菌预防措施的失败		
	Y61.300	在注射或人工免疫中异物意外地遗留在体内		
	W69.x00	在自然水域中淹溺和沉没		
M67.302		暂时性髋关节滑膜炎		
P71.800		暂时性新生儿钙和镁代谢紊乱，其他的		
P71.400		暂时性新生儿甲状旁腺功能减退症		
O60.000		早产不伴有分娩		
O60.300		早产不伴有自然临产		
H35.100		早产儿视网膜病		
P61.200		早产性贫血		
P07.300		早产婴儿，其他的		
	F00.0*	早发性阿尔茨海默病性痴呆		
G40.004		早发性良性儿童枕叶癫痫		癫痫（性）-儿童期（良性）（伴有）--枕部发作的脑电图　G40.0
E30.102		早发月经		
L64.801		早老性脱发		
E34.803		早老症		

主要编码	附加编码	疾 病 名 称	别 名	备 注
O04.402		早期不完全性医疗性流产		
G11.100		早期发病的小脑性共济失调		
A53.000		早期或晚期的潜伏性梅毒		
A51.900		早期梅毒		
A51.403†	H32.0*	早期梅毒性视网膜炎		
O21.001		早期轻度妊娠剧吐		
O04.905		早期人工流产		
A50.200		早期先天性梅毒		
O04.602		早期医疗性流产并发过度出血		
O04.503		早期医疗性流产并发盆腔感染		
F52.400		早泄		
T55.x00		皂类和洗涤剂的毒性效应		
D64.401		造血不良性贫血		
Z51.401		造血干细胞动员		
D75.901		造血功能停滞		
T80.203		造影后胆道感染		
N14.102		造影剂肾病		
H83.300		噪声对内耳的影响		
H93.103		噪声性耳鸣		
H83.302		噪音性耳聋		查：听力丧失，噪声性
F30.900		躁狂发作		
F30.800		躁狂发作，其他的		
H26.401		泽默林环		
I20.001		增强型心绞痛		
D61.904		增生低下性贫血		
L10.100		增生型天疱疮		
N30.810		增生性膀胱炎		
H33.401		增生性玻璃体视网膜病伴视网膜脱离		增殖性玻璃体视网膜病变（PVR）为视网膜表面发生无血管的纤维细胞性膜的增殖，是引起视网膜脱离的主要原因，影响玻璃体切割手术及视网膜脱离手术后视力的恢复。PVR 为玻璃体视网膜的增殖性反应，外伤和炎症性因素通过视网膜色素上皮细胞、胶质细胞和一些炎性细胞或其因子在视网膜和玻璃体内增殖产生，继而形成牵引性视网膜脱离（TRD）。TRD 与 PVR 互为因果，形成恶性循环常导致严重的视力损害。查：脱离-视网膜--牵引 H33.4

主要编码	附加编码	疾　病　名　称	别　　名	备　　注
H35.201		增生性玻璃体视网膜病变		增生性玻璃体视网膜病变是孔源性视网膜脱离的并发症。主要是视网膜色素上皮细胞和神经胶质细胞移行到脱离的视网膜表面和下方，以及认为膜的收缩导致视网膜皱缩及视网膜脱离。查：视网膜病-增生性　H35.2
Q63.300		增生性和巨大肾		
M60.804		增生性肌炎		
M46.803		增生性脊柱炎		
H35.200		增生性视网膜病变，其他的		
K05.102		增生性牙龈炎		
A16.209		增殖型肺结核		
A16.029		增殖型肺结核，病理（-）		
A15.209		增殖型肺结核，病理（+）		
A16.009		增殖型肺结核，痰镜检（-）		
A15.009		增殖型肺结核，痰镜检（+）		
A16.019		增殖型肺结核，痰培养（-）		
A15.109		增殖型肺结核，痰培养（+）		
A16.109		增殖型肺结核，未做细菌学和组织学检查		
A16.038		增殖型肺结核，细胞学（组织学）（-）		
A15.309		增殖型肺结核经证实（+）		
H43.805		增殖性玻璃体病变		
L08.802		增殖性脓皮病		
N05.802		增殖性肾小球肾炎		
F95.801		眨眼症		查：抽动（障碍）-眼睑
H17.000		粘连性白斑		
M65.804		粘连性肌腱炎		
M75.000		粘连性肩关节囊炎		
H50.602		粘连性斜视		
H74.100		粘连性中耳疾病		
H74.101		粘连性中耳炎		
L23.100		粘贴剂引起的变应性接触性皮炎		
F05.900		谵妄		谵妄的临床特征中以注意的缺陷、意识水平低下、知觉紊乱以及睡眠-觉醒周期的紊乱为主要症状
F05.100		谵妄，附加于痴呆的		

主要编码	附加编码	疾 病 名 称	别 名	备 注
F05.000		谵妄，描述为并非附加于痴呆的		
F05.800		谵妄，其他的		
F30.201		谵妄性躁狂症		面色红润，双目有神，且心率加快，瞳孔轻度扩大和便秘等交感神经功能兴奋症状。发作极为严重时，呈重度兴奋状态，表现为活动紊乱而毫无目的或指向性，常伴攻击行为，也可出现意识障碍，错觉和幻觉及思维不连贯等症状。查：躁狂症-伴有精神症状 F30.2
C72.504		展神经恶性肿瘤		
D33.306		展神经良性肿瘤		
S04.400		展神经损伤		
H49.201		展神经炎		
A79.000		战壕热		
G24.900		张力失常		
G24.800		张力失常，其他的		
J93.003		张力性气胸		
S62.400		掌骨多处骨折		
C40.103		掌骨恶性肿瘤		
M86.908		掌骨骨髓炎		
S62.301		掌骨骨折		
S62.300		掌骨骨折，其他的		
A18.019†	M90.0*	掌骨结核		
D16.102		掌骨良性肿瘤		
M72.000		掌腱膜纤维瘤病［迪皮特朗］		
M72.001		掌筋膜挛缩症		
S65.200		掌浅动静脉弓损伤		
S65.300		掌深动静脉弓损伤		
L40.300		掌跖脓疱病		
L40.301		掌跖脓疱性银屑病		
S63.602		掌指关节扭伤		
S63.400		掌指和指间关节处的手指韧带创伤性破裂		
Q17.501		招风耳		
I47.000		折返性室性心律失常		
J67.100		蔗尘肺		
N35.901		针孔状尿道口		

主要编码	附加编码	疾 病 名 称	别 名	备 注
A41.804		真菌败血症		真菌是生物界中很大的一个类群，真菌通常又分为三类，即酵母菌、霉菌和蕈菌（大型真菌）。它们归属于不同的亚门，可分类到特指的病原体。查：败血症-特指的病原体　A41.8
B49.x00		真菌病		
B48.800		真菌病，其他特指的		
	G02.1*	真菌病脑膜炎		
Z11.803		真菌病特殊筛选检查		
	J17.2*	真菌病引起的肺炎		
	H62.2*	真菌病引起的外耳炎		
B49.x05		真菌性鼻窦炎		
B49.x08		真菌性蝶窦炎		
B49.x06		真菌性额窦炎		
B49.x17		真菌性腹膜炎		
	M01.6*	真菌性关节炎		
B49.x04†	H19.2*	真菌性角膜溃疡		
B49.x03†	H19.2*	真菌性角膜炎		
B49.x18		真菌性泌尿道感染		
B49.x01†	G02.1*	真菌性脑膜炎		
B49.x07		真菌性筛窦炎		
B49.x09		真菌性上颌窦炎		
B49.x12		真菌性食管炎		
B36.903†	H62.2*	真菌性外耳道炎		
B49.x15		真菌性心包炎		
I33.004		真菌性心内膜炎		
B47.000		真菌性足菌肿		
O66.500		真空吸引器和产钳应用失败		
D45.x00		真性红细胞增多症		
Q11.203		真性小眼球		
C96.300		真性组织细胞淋巴瘤		
Q16.301		砧镫关节异常		听骨为人体中最小的骨，又称为听小骨。听骨由锤骨、砧骨及镫骨组成，大部分居于上鼓室内，借韧带及关节相连接组成听骨链。锤骨柄在鼓膜的内侧面，位于黏膜层与纤维层之间。镫骨足板为环韧带连接于卵圆窗。锤、镫骨之间为砧骨
Z01.500		诊断性皮肤试验和致敏试验		

主要编码	附加编码	疾 病 名 称	别　名	备　注
R93.800		诊断性影像检查的异常所见，其他特指身体结构的		
	Y57.600	诊断性制剂的有害效应，其他的		
T50.800		诊断性制剂中毒		
D32.017		枕部脑膜瘤		
Q01.200		枕部脑膨出		
G58.801		枕大神经痛		
D32.022		枕骨大孔区脑膜瘤		
G93.502		枕骨大孔疝		
C41.004		枕骨恶性肿瘤		
S02.101		枕骨骨折		
D16.407		枕骨良性肿瘤		
Q00.200		枕骨裂脑露畸形		
O32.803		枕后位		
M53.202		枕寰枢椎不稳定		
M48.001		枕寰枢椎管狭窄		
M43.001		枕寰枢椎滑脱		
D43.008		枕叶动态未定肿瘤		
C71.400		枕叶恶性肿瘤		
C79.305		枕叶继发恶性肿瘤		
D33.005		枕叶良性肿瘤		
D43.009		枕叶肿瘤		
E78.207		疹性黄色瘤		
I47.106		阵发性房室结内折返性心动过速		
I47.109		阵发性房室性心动过速		
I47.104		阵发性房室折返性心动过速		
I47.108		阵发性房性心动过速		
I47.103		阵发性交界性心动过速		
D59.603		阵发性冷性血红蛋白尿		阵发性冷性血红蛋白尿（paroxysmal cold hemoglobinuria，PCH）是全身或局部受寒后突然发生的以血红蛋白尿为特征的一种罕见疾病。查：血红蛋白尿-阵发性（冷性）　D59.6
I47.102		阵发性室上性心动过速		
I49.303		阵发性室性期外收缩		
I47.201		阵发性室性心动过速		

主要编码	附加编码	疾 病 名 称	别　名	备　注
I47.900		阵发性心动过速		
I48.x02		阵发性心房颤动		
I48.x04		阵发性心房扑动		
D59.501		阵发性夜间性血红蛋白尿伴再生障碍性贫血		阵发性夜间血红蛋白尿指由于红细胞的后天获得性缺陷，对激活补体异常敏感的一种血管内慢性溶血，临床上表现与睡眠有关的、间歇发作的血红蛋白尿为特征，可伴有全血细胞减少或反复血栓形成。查：血红蛋白尿-夜间（阵发性）　D59.5
D59.500		阵发性夜间血红蛋白尿［马尔基亚法瓦-米凯利］		
G51.300		阵挛性半面痉挛		
L50.400		振动荨麻疹		
T75.200		振动效应		
	X61.x00	镇癫痫药、镇静催眠药、抗帕金森病药和对精神有影响的药物的故意自毒及暴露于该类药物，不可归类在他处者		
	X41.x00	镇癫痫药、镇静催眠药、抗帕金森病药和对精神有影响的药物的意外中毒及暴露于该类药物，不可归类在他处者		
	Y11.x00	镇癫痫药、镇静催眠药、抗帕金森病药和对精神有影响的药物的中毒及暴露于该类药物，不可归类在他处，意图不确定的		
	Y46.600	镇癫痫药的有害效应，其他和未特指的		
T42.700		镇癫痫药和镇静催眠药中毒		
T42.600		镇癫痫药和镇静催眠药中毒，其他的		
	Y46.800	镇痉药的有害效应		
T42.701		镇静催眠药中毒		
	Y47.900	镇静剂、催眠药和抗焦虑药的有害效应		
	Y47.800	镇静剂、催眠药和抗焦虑药的有害效应，其他的		
	Y55.300	镇咳剂的有害效应		
T48.300		镇咳剂中毒		
N14.000		镇痛剂肾病		
	Y45.900	镇痛药、解热药和消炎药的有害效应		

主要编码	附加编码	疾 病 名 称	别 名	备 注
Z88.600		镇痛药过敏个人史		
	Y45.800	镇痛药和解热药的有害效应，其他的		
F19.201		镇痛药物瘾		镇痛药是选择性地作用于中枢神经系统的某些部位，以减轻或解除疼痛的药物。常用的镇痛药有以下三类：①片类：吗啡、阿片全碱等；②苯基哌啶类：哌替啶（度冷丁）、安依度（安那度）等；③他合成镇痛药：美沙痛（非那酮）、喷他佐辛（镇痛新）、布桂嗪（强痛定）等。查：依赖－由于－－特指的药物 NEC F19.2
R25.100		震颤		
G25.200		震颤，其他特指型的		
G80.801		震颤型脑性瘫痪		
F43.002		震吓性痴呆		
Z02.300		征兵中新兵接受的检查		
I10.x01		正常高值血压	临界性高血压	
Q95.000		正常个体中平衡易位和插入		
Q95.100		正常个体中染色体倒位		
G72.304		正常钾型周期性麻痹		
Z34.800		正常妊娠的监督，其他的		
Z34.900		正常妊娠监督		
G91.200		正常压力脑积水		
H40.103		正常眼压性青光眼	低眼压性青光眼	目前正常眼压性青光眼是指具有与其他青光眼相似的视盘损害，视网膜神经纤维层缺损及相应的视野损害，未用任何降眼压药物的情况下，24 小时眼压均不超过 21mmHg，房角结构正常并完全开放，且无其他可能引起上述病变的眼部及全身疾患的青光眼。查：青光眼－低张力 H40.1
Z46.400		正牙装置的安装和调整		
Q36.100		正中唇裂		
K14.200		正中菱形舌炎		
G56.100		正中神经的其他损害		
D36.116		正中神经良性肿瘤		
G56.101		正中神经麻痹		
G24.202		症状性肌张力障碍		
F09.x01		症状性精神障碍		
G40.103		症状性局灶性癫痫		

主要编码	附加编码	疾 病 名 称	别 名	备 注
D72.808		症状性淋巴细胞增多		
G72.404		症状性炎性肌病		
B66.100		支睾吸虫病		
T82.704		支架植入感染		
T85.803		支架植入后出血		
E71.200		支链氨基酸代谢紊乱		
E71.100		支链氨基酸代谢紊乱，其他的		
Q85.904		支气管错构瘤		
Q32.400		支气管的其他先天性畸形		
I77.006		支气管动静脉瘘		
I77.202		支气管动脉-肺动脉瘘		
D38.104		支气管动态未定肿瘤		
C34.901		支气管恶性肿瘤		
J18.000		支气管肺炎		
J18.002		支气管肺炎，非重症		
J98.008		支气管钙化		
J86.014		支气管肝脓肿瘘		
J98.010		支气管骨化		
C34.800		支气管和肺交搭跨越恶性肿瘤的损害		
D14.300		支气管和肺良性肿瘤		
D02.200		支气管和肺原位癌		
C34.900		支气管或肺恶性肿瘤		
J98.000		支气管疾病，不可归类在他处者		
C78.001		支气管继发恶性肿瘤		
A16.404		支气管结核		
A15.509		支气管结核，病理（+）		
A15.508		支气管结核，细菌学（+）		
J98.003		支气管结石		
J98.007		支气管溃疡		
J47.x00		支气管扩张（症）		
J47.x03		支气管扩张伴感染		
J47.x01		支气管扩张伴咯血		
D14.301		支气管良性肿瘤		
A16.304		支气管淋巴结结核		
A15.409		支气管淋巴结结核，病理（+）		

主要编码	附加编码	疾 病 名 称	别 名	备 注
A15.408		支气管淋巴结结核，细菌学（+）		
J86.016		支气管瘘		
T17.500		支气管内异物		
J86.018		支气管内脏瘘		
J98.011		支气管囊肿		
J98.001		支气管黏膜纤维组织增生		
B37.803		支气管念珠菌感染		
J98.002		支气管憩室		
J98.006		支气管肉芽肿		
S27.400		支气管损伤		
J86.015		支气管胃结肠瘘		
J98.004		支气管息肉		
R84.903		支气管洗出物异常		
J98.005		支气管狭窄		
J45.903		支气管哮喘，非危重		
J46.x02		支气管哮喘，危重		
J46.x01		支气管哮喘，重度		
J86.017		支气管胸膜瘘		
J40.x00		支气管炎		
D02.201		支气管原位癌		
J98.417		支气管源性囊肿		
B49.x13		支气管真菌感染		
D38.105		支气管肿瘤		
J98.009		支气管阻塞		
B66.200		支双腔吸虫病		
A49.300		支原体感染		
A49.301		支原体菌属感染性菌血症		
H50.007		知觉性内斜视		
H50.106		知觉性外斜视		
G71.007		肢带型肌营养不良症		
E22.001		肢端肥大症		
E22.000		肢端肥大症和垂体性巨人症		
I73.805		肢端绀红皮病		
M34.805		肢端硬肿病		
T84.100		肢骨内部固定装置的机械性并发症		

主要编码	附加编码	疾　病　名　称	别　　名	备　　注
M85.801		肢骨纹状肥大	骨熔烛样病、单肢型烛泪样骨质增生症、Leri 骨质硬化症蜡烛骨	肢骨纹状肥大（melorheostosis）为一种少见的形状特殊的局限性骨质增生，从 X 线片上看，犹似熔蜡沿骨干流下。本病是一种先天性发育畸形，较罕见。无遗传性及家族史。发病从儿童开始，男女相等。大都侵犯单肢，下肢多见于上肢。查：肢骨纹状肥大　M85.8
I70.209		肢体动脉硬化性闭塞症		
M25.601		肢体僵硬		
	Y83.500	肢体截肢术作为病人异常反应或以后并发症的原因，而在操作当时并未提及意外事故		
D18.104		肢体淋巴管瘤		
R20.803		肢体麻木		
L02.400		肢体皮肤脓肿、疖和痈		
L03.100		肢体其他部位的蜂窝织炎		
D18.006		肢体血管瘤		
R93.600		肢体诊断性影像检查的异常所见		
M79.600		肢痛		
E78.900		脂蛋白代谢紊乱		
E78.800		脂蛋白代谢紊乱，其他的		
E78.600		脂蛋白缺乏		
E65.x04		脂肪垫		
E88.203		脂肪堆积		
K76.000		脂肪肝		
E88.200		脂肪过多症，不可归类在他处者		
M79.808		脂肪坏死		
K90.401		脂肪痢		
E78.801		脂肪肉芽肿病		
T79.100		脂肪栓塞（创伤性）		
T79.101		脂肪栓塞综合征		脂肪栓塞综合征（FES）是指骨盆或长骨骨折后 24～48 小时出现呼吸困难、意识障碍和瘀点。很少发生于上肢骨折患者，儿童发生率仅为成人的 1%。随着骨折积极的开放手术治疗，其发生率有大幅度下降。但 FES 仍然是创伤骨折后威胁患者生命的严重并发症
E71.300		脂肪酸代谢紊乱		

主要编码	附加编码	疾 病 名 称	别 名	备 注
M79.812		脂肪萎缩		不能直接查到，如果查疾患，脂类 E78.9，分类到代谢，但脂肪坏死都明确分类到软组织疾病，因此查：疾患-软组织--特指的
E13.904		脂肪萎缩性糖尿病		
E13.201†	N08.3*	脂肪萎缩性糖尿病性肾病		
K90.406		脂肪吸收不良		
M79.811		脂肪液化		
E88.100		脂肪营养不良，不可归类在他处者		
T52.300		脂肪族二元醇类的毒性效应		
T53.600		脂环烃的其他卤素衍生物的毒性效应		
T53.900		脂环烃和芳香族烃的卤素衍生物的毒性效应		
R74.805		脂酶异常		
M79.300		脂膜炎		
N04.901		脂性肾病		脂性肾病就是轻微病变性肾小球肾炎，特点是弥漫性上皮细胞足突消失，光镜下肾小球基本正常。但肾小管上皮细胞内有大量脂质沉积，所以又有脂性肾病之称。脂性肾病是小儿肾病综合征最常见的原因，成人患者少。查：肾变病（先天性）（爱泼斯坦）（综合征）N04.--脂样 N04.-。核对卷一，编码为 N04.9
	M14.3*	脂样关节炎皮肤病		
L82.x03		脂溢性棘皮病		
L82.x00		脂溢性角化病		
L21.900		脂溢性皮炎		
L21.800		脂溢性皮炎，其他的		
L21.901		脂溢性湿疹		
L65.903		脂溢性脱发		
E75.601†	G73.6*	脂质沉积性肌病		
L92.100		脂质渐进性坏死，不可归类在他处者		
J69.101		脂质性肺炎		
E75.600		脂贮积疾患		
E75.500		脂贮积疾患，其他的		
T63.300		蜘蛛毒液的毒性效应		

主要编码	附加编码	疾 病 名 称	别　名	备　注
I78.102		蜘蛛痣	蜘蛛状毛细血管扩张症、动脉性蜘蛛痣	蜘蛛痣，形态似蜘蛛，痣体旁有放射状排列的毛细血管扩张。本病的发生可能与雌激素水平增高有关。好发于躯干以上部位，尤以面、颈和手部多见
M40.300		直背综合征		
C21.800		直肠、肛门和肛管交搭跨越恶性肿瘤的损害		
K62.809		直肠瘢痕		
N82.301		直肠膀胱阴道瘘		
K62.805		直肠不典型增生		
K63.106		直肠穿孔		
D37.500		直肠动态未定或动态未知的肿瘤		
C20.x00		直肠恶性肿瘤		
Z85.007		直肠恶性肿瘤个人史		
C21.801		直肠肛管恶性肿瘤		
C21.802		直肠肛门恶性肿瘤		
K62.402		直肠梗阻		
Q43.600		直肠和肛门先天性瘘		
C20.x01		直肠壶腹部恶性肿瘤		
K60.401		直肠会阴瘘		
C78.501		直肠继发恶性肿瘤		
I84.104		直肠静脉曲张破裂		
K50.103		直肠克罗恩病		
D12.800		直肠良性肿瘤		
A54.601		直肠淋球菌感染		
K60.400		直肠瘘		
T18.502		直肠内异物		
K62.810		直肠囊肿		
K62.301		直肠黏膜脱垂		
K61.100		直肠脓肿		
D21.509		直肠旁结缔组织良性肿瘤		
A60.102†	K93.8*	直肠疱疹病毒感染		
N81.600		直肠膨出		
K60.402		直肠皮肤瘘		
I84.601		直肠皮赘		
K57.302		直肠憩室		
Z90.406		直肠切除术后状态		

主要编码	附加编码	疾 病 名 称	别　　名	备　　注
K62.808		直肠肉芽肿		
S36.600		直肠损伤		
K56.102		直肠套叠		
K62.812		直肠痛		
K62.300		直肠脱垂		
K62.804		直肠吻合口瘢痕		
K91.305		直肠吻合口狭窄		
K62.807		直肠吻合口炎		
K62.100		直肠息肉		
Q42.002		直肠先天性闭锁，伴有瘘		
Q42.102		直肠先天性闭锁，不伴有瘘		
Q42.100		直肠先天性闭锁和狭窄，不伴有瘘		
Q42.000		直肠先天性缺如、闭锁和狭窄，伴有瘘		
Q42.001		直肠先天性狭窄，伴有瘘		
Q42.101		直肠先天性狭窄，不伴有瘘		
K62.806		直肠纤维钙化		
K62.811		直肠炎		
A56.301		直肠衣原体感染		
D37.502		直肠乙状结肠交界处动态未定肿瘤		
D37.503		直肠乙状结肠交界处肿瘤		
K63.307		直肠乙状结肠溃疡		
C19.x00		直肠乙状结肠连接处恶性肿瘤		
D12.700		直肠乙状结肠连接处良性肿瘤		
D01.100		直肠乙状结肠连接处原位癌		
K63.817		直肠乙状结肠炎		
D21.508		直肠阴道壁结缔组织良性肿瘤		
C76.307		直肠阴道隔恶性肿瘤		
N80.400		直肠阴道隔和阴道的子宫内膜异位症		
C79.824		直肠阴道隔继发恶性肿瘤		
D48.129		直肠阴道隔结缔组织动态未定肿瘤		
C49.505		直肠阴道隔结缔组织恶性肿瘤		
D48.130		直肠阴道隔结缔组织肿瘤		
N80.401		直肠阴道隔子宫内膜异位症		

主要编码	附加编码	疾　病　名　称	别　名	备　注
N82.303		直肠阴道瘘		
K60.403		直肠阴囊皮肤瘘		
D01.200		直肠原位癌		
D37.501		直肠肿瘤		
K62.903		直肠肿物		
Q43.404		直肠重复畸形		
N82.302		直肠舟状窝瘘		
K61.101		直肠周围脓肿		
D36.108		直肠周围神经和自主神经良性肿瘤		
N80.501		直肠子宫内膜异位症		
D20.103		直肠子宫陷凹良性肿瘤		
O97.x00		直接产科原因后遗症的死亡		
N39.200		直立性蛋白尿		
I95.100		直立性低血压		
	V95.000	直升机事故伤及乘员		
Z57.200		职业性暴露于粉尘		
Z57.100		职业性暴露于辐射		
Z57.600		职业性暴露于极端温度		
Z57.400		职业性暴露于农业毒物		
Z57.300		职业性暴露于其他大气污染		
Z57.500		职业性暴露于其他工业毒物		
Z57.800		职业性暴露于其他危险因素		
Z57.900		职业性暴露于危险因素		
Z57.000		职业性暴露于噪声		
Z57.700		职业性暴露于振动		
L70.803		职业性痤疮		
M70.902		职业性滑囊炎		
Z10.000		职业性健康检查		
K03.203		职业性牙腐蚀		
K03.104		职业性牙磨损		
Z50.700		职业性治疗和职业性康复，不可归类在他处者		
Z45.300		植入性听力装置的调整和管理		
Z45.900		植入装置的调整和管理		
G60.100		植烷酸贮积症	Refsum病、遗传性共济失调性多发性神经炎样病	

主要编码	附加编码	疾 病 名 称	别　名	备　注
L23.700		植物引起的变应性接触性皮炎，除外食物		
L24.700		植物引起的刺激性接触性皮炎，除外食物		
L25.500		植物引起的接触性皮炎，除外食物		
C40.304		跖骨恶性肿瘤		
M89.301		跖骨肥大		
S92.300		跖骨骨折		
D16.303		跖骨良性肿瘤		
M92.703		跖骨头不全骨折		费赖伯格病（跖骨头不全骨折或骨软骨病） M92.7
S93.302		跖骨脱位		
M89.912		跖骨肿物		
M72.200		跖筋膜纤维瘤病		
M72.202		跖筋膜炎		
G57.600		跖神经损害		
M77.400		跖痛症		
S93.102		跖趾关节半脱位		
M65.908		跖趾关节滑膜炎		
A18.037†	M01.1*	跖趾关节结核		
S93.103		跖趾关节脱位		
G57.601		跖趾神经炎		
T45.001		止吐药中毒		
	Y53.600	止泻药的有害效应		
T47.600		止泻药中毒		
	Y56.100	止痒药的有害效应		
T49.100		止痒药中毒		
O31.000		纸样胎		
	M07.0*	指（趾）节间银屑病性关节病		
L94.300		指端硬化		
M89.905		指骨病变		
M88.900		指骨的佩吉特病		
C40.102		指骨恶性肿瘤		
S62.802		指骨骨折		
A18.020†	M90.0*	指骨结核		
D16.103		指骨良性肿瘤		

主要编码	附加编码	疾 病 名 称	别 名	备 注
M25. 605		指关节僵硬		
A18. 030†	M01. 1*	指关节结核		
S63. 601		指关节扭伤		
S63. 100		指关节脱位		
M24. 004		指关节游离体		
Q70. 901		指关节粘连		
L03. 000		指和趾的蜂窝织炎		
M65. 802		指肌腱粘连		
Q84. 600		指甲的其他先天性畸形		
L60. 802		指甲下出血		
Q84. 500		指甲增大和增生		
M72. 100		指节垫		
Q70. 000		指融合		
M72. 804		指纤维组织瘤样增生		在损伤的刺激下，由静止状态的纤维细胞和（或）由未分化的间叶细胞转化为纤维母细胞，纤维母细胞进行分裂增生。当其停止分裂后，开始合成并分泌胶原蛋白，在细胞的周围形成胶原纤维，细胞逐渐成熟而成为纤维细胞。成纤维细胞也称纤维母细胞，是纤维结缔组织中主要的能产生纤维和基质的细胞纤维组织瘤样增生的组织在形态学上和真性肿瘤相似，有的甚至很难和真性肿瘤相鉴别，而其本质又非肿瘤，瘤样增生和真性肿瘤的本质不同，它的发生不少是和慢性刺激和慢性炎症有关。查：病-成纤维细胞--特指的M72.8
B07. x05		指状疣		
S90. 200		趾挫伤伴有趾甲损坏		
S90. 100		趾挫伤不伴有趾甲损坏		
I70. 207		趾动脉粥样硬化性坏疽		
L94. 301		趾端硬化		
L03. 001		趾蜂窝织炎		
C40. 303		趾骨恶性肿瘤		
M86. 915		趾骨骨髓炎		
M89. 927		趾骨骨疣		
S92. 500		趾骨骨折，其他的		
A18. 026†	M90. 0*	趾骨结核		
D16. 304		趾骨良性肿瘤		
A18. 038†	M01. 1*	趾关节结核		

主要编码	附加编码	疾 病 名 称	别 名	备 注
S93.101		趾关节脱位		
M20.600		趾后天性变形		
S96.801		趾肌腱断裂		
Q84.602		趾甲的其他先天性畸形		
L60.803		趾甲下出血		
S90.901		趾甲血肿		
Q84.502		趾甲增大和增生		
S91.200		趾开放性伤口伴有趾甲损坏		
S91.100		趾开放性伤口不伴有趾甲损坏		
M20.500		趾其他（后天性）变形		
Q70.200		趾融合		
S96.102		趾伸肌腱断裂		
A03.000		志贺痢疾杆菌引起的细菌性痢疾		
M95.402		制鞋工胸		
T81.031		治疗后宫颈出血		
	Y48.500	治疗性气体的有害效应		
T41.500		治疗性气体中毒		
	Y49.600	致幻药［致幻剂］的有害效应		
T40.900		致幻药［致幻剂］中毒，其他和未特指的		
T40.901		致幻药中毒		
M85.300		致密性骨炎		
M31.200		致命性中线肉芽肿		
Q81.100		致死性大疱性表皮松解症		
Q77.100		致死性身材矮小症		
I84.800		痔伴有其他并发症		
I84.900		痔不伴有并发症		
R09.000		窒息		
Q77.201		窒息性胸廓发育不良		
F79.901		智力低下	智力障碍	
R41.801		智能减退		
O63.900		滞产		
A84.100		中部欧洲蜱媒介的脑炎		
T45.800		中毒，其他主要为全身性和血液学制剂的		
A03.904		中毒型细菌性痢疾		

主要编码	附加编码	疾 病 名 称	别 名	备 注
H26.301		中毒性白内障		
L51.200		中毒性表皮坏死松解症［莱尔］		中毒性表皮坏死松解症（TEN）最常发生于成人。磺胺类、巴比妥类、非甾类抗炎药、苯妥英钠、别嘌醇和青霉素最常有关，但有众多其他药物也曾较少被牵连。约有1/5的患者否认有服药史。约在1/3病例中，由于同时患有严重疾病及用药物治疗而病因不明。本病为皮肤科少数真正的紧急情况之一，其病死率达61%。莱尔综合征　L51.2
K52.102		中毒性肠炎		
T65.901†	F02.8*	中毒性痴呆		
K52.103		中毒性腹泻		
K71.900		中毒性肝病		
K71.000		中毒性肝病伴有胆汁淤积		
K71.800		中毒性肝病伴有肝的其他疾患		
K71.100		中毒性肝病伴有肝坏死		
K71.700		中毒性肝病伴有肝纤维化和肝硬化		
K71.600		中毒性肝病伴有肝炎		
K71.200		中毒性肝病伴有急性肝炎		
K71.500		中毒性肝病伴有慢性活动性肝炎		
K71.300		中毒性肝病伴有慢性迁延性肝炎		
K71.400		中毒性肝病伴有慢性小叶性肝炎		
K71.103		中毒性肝衰竭		
K71.702		中毒性肝硬化		
D74.801		中毒性高铁血红蛋白血症		
L81.407		中毒性黑变病		
L53.000		中毒性红斑		
M67.301		中毒性滑膜炎		
G70.100		中毒性肌神经疾患		
G95.801		中毒性脊髓病		
K59.303		中毒性巨结肠		
G92.x00		中毒性脑病		
G21.101		中毒性帕金森综合征		
D61.201		中毒性贫血		
H53.802		中毒性弱视		

主要编码	附加编码	疾 病 名 称	别 名	备 注
H47.005		中毒性视神经损害		
K52.101		中毒性胃肠炎		
K52.100		中毒性胃肠炎和结肠炎		
A48.300		中毒性休克综合征		
E44.000		中度蛋白质-能量营养不良		
N87.100		中度宫颈发育不良		
F71.800		中度精神发育迟缓，其他的行为缺陷		
F71.900		中度精神发育迟缓，未提及行为缺陷的		
F71.000		中度精神发育迟缓，无或轻微行为缺陷的		
F71.100		中度精神发育迟缓，需要加以关注或治疗的显著行为缺陷		
	Y91.100	中度酒精中毒		
D64.902		中度贫血		
H54.600		中度视力缺损，单眼		
H54.200		中度视力缺损，双眼		
N90.100		中度外阴发育不良		
O14.000		中度先兆子痫		
F32.100		中度抑郁发作		
N89.100		中度阴道发育不良		
D14.000		中耳、鼻腔和鼻旁窦良性肿瘤		
H71.x00		中耳胆脂瘤		
D38.507		中耳动态未定肿瘤		
C30.100		中耳恶性肿瘤		
H74.900		中耳和乳突疾患		
H74.800		中耳和乳突其他特指的疾患		
C78.303		中耳继发恶性肿瘤		中耳和内耳的继发肿瘤放在呼吸系统
D14.002		中耳良性肿瘤		
H74.801		中耳瘘		
Q16.400		中耳其他的先天性畸形		
Q16.401		中耳缺失		
H71.x02		中耳肉芽肿		
H74.400		中耳息肉		
H66.900		中耳炎		
D02.303		中耳原位癌		
D38.508		中耳肿瘤		

主要编码	附加编码	疾　病　名　称	别　　名	备　　注
G57.400		中腘神经损害		
A30.300		中间界线类麻风		
D56.101		中间型地中海贫血		
C71.705		中脑恶性肿瘤		
I67.901†	G46.3*	中脑红核综合征	贝内迪克特综合征、红核综合征、中脑被盖麻痹综合征	中脑红核综合征，为一组临床征候群，包括同侧动眼神经麻痹、对侧运动功能亢进、对侧腿和前臂震颤与轻瘫、同侧共济失调。查：贝内迪克特麻痹或综合征 I67.9+G46.3
O04.901		中期人工流产		
A89.x00		中枢神经系统的病毒性感染		
P11.900		中枢神经系统的产伤		
D43.900		中枢神经系统的动态未定或动态未知的肿瘤		
A81.900		中枢神经系统的非典型病毒感染		
C72.900		中枢神经系统恶性肿瘤		
G04.904		中枢神经系统感染		中枢神经系统是神经系统的主要部分。其位置常在人体的中轴，由明显的脑神经节、神经索或脑和脊髓以及它们之间的连接成分组成。查：感染（性）（机会性）-脑 G04.9 或感染（性）（机会性）--脊髓 NEC　G04.9
R94.000		中枢神经系统功能检查的异常结果		
G96.900		中枢神经系统疾患		
C79.401		中枢神经系统继发恶性肿瘤		
B90.000		中枢神经系统结核的后遗症		
D33.900		中枢神经系统良性肿瘤		
D33.700		中枢神经系统良性肿瘤，其他特指部位的		
B69.000		中枢神经系统囊虫病		
D43.700		中枢神经系统其他部位动态未定或动态未知的肿瘤		
A81.800		中枢神经系统其他的非典型病毒感染		
A88.800		中枢神经系统其他特指的病毒性感染		
G96.800		中枢神经系统其他特指的疾患		
G37.800		中枢神经系统其他特指的脱髓鞘疾病		

主要编码	附加编码	疾 病 名 称	别 名	备 注
G37.900		中枢神经系统脱髓鞘病		
G37.300		中枢神经系统脱髓鞘病的急性横贯性脊髓炎		
	Y50.900	中枢神经系统兴奋剂的有害效应		
	Y50.800	中枢神经系统兴奋剂的有害效应，其他的		
G09.x00		中枢神经系统炎性疾病的后遗症		
R90.800		中枢神经系统诊断性影像检查的其他异常所见		
D43.901		中枢神经系统肿瘤		不包括周围神经系统和自主神经系统
R94.202		中枢性低通气		
G93.812		中枢性呼吸衰竭		
G51.002		中枢性面神经麻痹		
G37.200		中枢性脑桥髓鞘破坏	脑桥中央髓鞘溶解症	脑桥中央髓鞘溶解症（central pontine my-elinolysis）是一种渗透失常导致脑桥基底部对称性脱髓鞘为病理特征的疾病。主要表现为四肢瘫、假性球麻痹和特殊的意识状态
G47.302		中枢性睡眠呼吸暂停综合征		
G96.902		中枢性疼痛		
E22.802		中枢性性早熟		
H81.400		中枢性眩晕		
	Y51.800	中枢作用和肾上腺素能-神经元-阻滞剂的有害效应，不可归类在他处者		
T44.800		中枢作用和肾上腺素能-神经元-阻滞剂中毒，不可归类在他处者		
T67.901		中暑		
T67.200		中暑痉挛		
T67.500		中暑衰竭		
T67.700		中暑水肿		
O81.100		中位产钳术		
O81.200		中位产钳术伴有旋转		
Q24.813		中位心		
C85.702		中线恶性网状细胞增多症		
	M96970/3	中心母细胞性滤泡性淋巴瘤		
H35.701		中心性浆液性脉络膜视网膜病变		

主要编码	附加编码	疾 病 名 称	别 名	备 注
H16. 002		中心性角膜溃疡		
K10. 100		中心性巨细胞肉芽肿		
D70. x05		中性粒细胞减少症		
D32. 009		中央区脑膜瘤		
Q21. 101		中央型房间隔缺损（卵圆孔型）		
C34. 200		中叶，支气管或肺的恶性肿瘤		
	M90. 6*	肿瘤病引起的变形性骨炎		
	G53. 3*	肿瘤病引起的多发性脑神经麻痹		
	G63. 1*	肿瘤病引起的多神经病		
	M36. 1*	肿瘤病引起的关节病		
	G94. 1*	肿瘤病引起的脑积水		
	M36. 0*	肿瘤病引起的皮（多）肌炎		
	G73. 2*	肿瘤病引起的其他肌无力综合征		
	G55. 0*	肿瘤病引起的神经根和神经丛压迫		
	G13. 1*	肿瘤病引起的主要影响中枢神经系统的其他全身性萎缩		
Z12. 800		肿瘤的特殊筛查，其他部位的		
Z86. 000		肿瘤个人史，其他的		
Z92. 600		肿瘤化疗个人史		
Z51. 810		肿瘤免疫治疗		
Z51. 804		肿瘤内分泌治疗		
E88. 805		肿瘤溶解综合征		肿瘤溶解综合征可发生于任何肿瘤细胞增殖速度快及治疗后肿瘤细胞大量死亡的患者，一般常见于急性白血病、高度恶性淋巴瘤，较少见于实体瘤患者，如小细胞肺癌、生殖细胞恶性肿瘤等。肿瘤溶解综合征具有以下特征：高尿酸血症、高钾血症、高磷血症而导致的低钙血症等代谢异常。少数严重者还可发生急性肾衰竭、严重的心律失常如室速和室颤。查：紊乱-代谢--特指的 NEC　E88.8
Z51. 805		肿瘤术后免疫治疗		
Z51. 809		肿瘤术后内分泌治疗		
Z51. 806		肿瘤术后同位素治疗		
Z51. 811		肿瘤同位素治疗		
D48. 904†	M36. 0*	肿瘤相关性皮肌炎		

主要编码	附加编码	疾 病 名 称	别 名	备 注
D48.903†	M90.7*	肿瘤性病理性骨折		
	N16.1*	肿瘤性疾病引起的肾小管–间质疾患		
	N08.1*	肿瘤性疾病引起的肾小球疾患		
D48.906†	D63.0*	肿瘤性贫血		
	D63.0*	肿瘤引起的贫血		
C96.705		种痘样水疱病样淋巴瘤		
	M97250/3	种痘样水疱病样淋巴瘤		
M35.100		重叠综合征，其他的		
E43.x00		重度蛋白质–能量营养不良		
E66.901		重度肥胖		
N87.200		重度宫颈发育不良，不可归类在他处者		
F72.800		重度精神发育迟缓，其他行为缺陷		
F72.900		重度精神发育迟缓，未提及行为缺陷的		
F72.000		重度精神发育迟缓，无或轻微行为缺陷的		
F72.100		重度精神发育迟缓，需要加以关注或治疗的显著行为缺陷		
D64.903		重度贫血		
H54.500		重度视力缺损，单眼		
H54.100		重度视力缺损，双眼		
N90.200		重度外阴发育不良，不可归类在他处者		
O14.100		重度先兆子痫		
N89.200		重度阴道发育不良，不可归类在他处者		
E41.x01		重度营养不良伴消瘦		
D61.905		重度再生障碍性贫血		
Q63.001		重复肾		
Q62.500		重复输尿管		
Z41.101		重睑		外科手术–整形––美容性　Z41.1
	Y83.400	重建手术作为病人异常反应或以后并发症的原因，而在操作当时并未提及意外事故，其他的		
N14.300		重金属诱发的肾病		

主要编码	附加编码	疾 病 名 称	别 名	备 注
D56.102		重型地中海贫血	库利贫血	
	V69.300	重型运输车乘员在非交通事故中的损伤		
	V68.x00	重型运输车乘员在非碰撞性运输事故中的损伤		
	V69.900	重型运输车乘员在交通事故中的损伤		
	V69.800	重型运输车乘员在其他特指运输事故中的损伤		
	V67.x00	重型运输车乘员在重型运输车与固定或静止物体碰撞中的损伤		
	V65.x00	重型运输车乘员在重型运输车与火车或铁路车辆碰撞中的损伤		
	V61.x00	重型运输车乘员在重型运输车与脚踏车碰撞中的损伤		
	V62.x00	重型运输车乘员在重型运输车与两轮或三轮机动车碰撞中的损伤		
	V66.x00	重型运输车乘员在重型运输车与其他非机动车辆碰撞中的损伤		
	V63.x00	重型运输车乘员在重型运输车与小汽车、轻型货车或篷车碰撞中的损伤		
	V60.x00	重型运输车乘员在重型运输车与行人或牲畜碰撞中的损伤		
	V64.x00	重型运输车乘员在重型运输车与重型运输车或公共汽车碰撞中的损伤		
	V87.500	重型运输车和公共汽车之间碰撞造成的人员损伤（交通性）		
	V88.500	重型运输车和公共汽车之间碰撞造成的人员损伤，非交通性		
P08.100		重于胎龄的婴儿，其他的		
J18.903		重症肺炎		
G70.000		重症肌无力		
G70.006		重症肌无力，迟发重症型		
G70.001		重症肌无力，肌萎缩型		

主要编码	附加编码	疾 病 名 称	别 名	备 注
G70.005		重症肌无力，急性重症型		
G70.003		重症肌无力，轻度全身型		
G70.002		重症肌无力，眼肌型		
G70.004		重症肌无力，中度全身型		
D81.200		重症联合免疫缺陷［SCID］伴有低或正常数量的 B 细胞		
D81.100		重症联合免疫缺陷［SCID］伴有低数量的 T 和 B 细胞		
D81.000		重症联合免疫缺陷［SCID］伴有网状组织发育不全		
R06.300		周期性呼吸		
F23.002		周期性精神病		按月呈周期性发作的精神病。查：精神病-循环性 F23.0
R11.x01		周期性呕吐		
G72.300		周期性瘫痪	周期性麻痹	
I70.902		周身性动脉硬化		
C84.400		周围 T 细胞淋巴瘤	外周 T 细胞淋巴瘤	
Q27.300		周围动静脉畸形		
G62.901		周围神经病		
D48.200		周围神经和自主神经系统动态未定或动态未知的肿瘤		
C47.900		周围神经和自主神经系统恶性肿瘤		
C47.800		周围神经和自主神经系统交搭跨越恶性肿瘤的损害		
D36.100		周围神经和自主神经系统良性肿瘤		
P14.900		周围神经系统的产伤		
G64.x00		周围神经系统的其他疾患		
R94.100		周围神经系统和特殊感觉功能检查的异常结果		
P14.800		周围神经系统其他部位的产伤		
D48.201		周围神经肿瘤		
G51.003		周围性面神经麻痹		
H35.400		周围性视网膜变性		
E30.101		周围性性早熟		
H81.300		周围性眩晕，其他的		
Z95.801		周围血管成形术后状态		
I73.900		周围血管疾病		

主要编码	附加编码	疾 病 名 称	别　名	备　注
I73. 800		周围血管疾病，其他特指的		
	Y52. 700	周围血管扩张剂的有害效应		
T46. 700		周围血管扩张剂中毒		
Q27. 800		周围血管系统其他特指的先天性畸形		
Q27. 900		周围血管系统先天性畸形		
G60. 002		轴索型腓骨肌萎缩		
C43. 604		肘部恶性黑色素瘤		
C44. 604		肘部皮肤恶性肿瘤		
S50. 000		肘挫伤		
M70. 300		肘的其他滑囊炎		
C40. 005		肘关节恶性肿瘤		
M19. 902		肘关节关节病		
M66. 105		肘关节滑膜破裂		
M65. 902		肘关节滑膜炎		
M25. 002		肘关节积血		
M25. 403		肘关节积液		
T84. 006		肘关节假体障碍		
T84. 504		肘关节假体植入物感染		
M25. 603		肘关节僵硬		
A18. 028†	M01. 1*	肘关节结核		
M72. 802		肘关节筋膜脓肿		
M86. 601		肘关节慢性化脓性骨髓炎		
M25. 804		肘关节囊肿		
S53. 402		肘关节扭伤		
S53. 400		肘关节扭伤和劳损		
M24. 603		肘关节强硬		
M25. 502		肘关节痛		
S53. 100		肘关节脱位		肘关节由肱骨下端和尺骨、桡骨上端构成，包括三个关节，即肱尺关节、肱桡关节和桡尺近侧关节。可做前屈、后伸运动，也参与前臂的旋前和旋后运动
M24. 902		肘关节紊乱		
M24. 002		肘关节游离体		
M24. 804		肘关节粘连		
M71. 501		肘关节粘连性滑囊炎		
M25. 404		肘关节肿胀		
G56. 202		肘管综合征		

主要编码	附加编码	疾 病 名 称	别 名	备 注
M77.801		肘肌腱端病		
S57.000		肘挤压伤		
C49.102		肘结缔组织恶性肿瘤		
S51.000		肘开放性伤口		
S50.901		肘浅表损伤		
M71.302		肘窝滑膜囊肿		
H53.105		昼盲		
F44.300		昼游和附体障碍		
Q04.306		朱伯特综合征		
A96.000		朱宁出血热		
A23.200		猪布氏菌病		
A02.101		猪霍乱沙门菌败血症		
A02.901		猪霍乱沙门菌感染		
B68.000		猪肉绦虫的绦虫病		
G93.001		蛛网膜囊肿		
I60.900		蛛网膜下出血		
I60.800		蛛网膜下出血，其他的		
I69.000		蛛网膜下出血后遗症		
Z09.804		蛛网膜下腔出血治疗后随诊检查		
G03.904		蛛网膜炎		
I35.806		主动脉瓣钙化		主动脉瓣钙化（aortic valve calcification，AVC）是一种随年龄而增加的以主动脉瓣膜增厚和钙质沉积为特征的心脏瓣膜病变。查：心内膜炎－主动脉瓣（心脏）（非风湿性）（瓣膜）　I35.8
I35.100		主动脉瓣关闭不全		
Q23.800		主动脉瓣和二尖瓣的其他先天性畸形		
Q23.900		主动脉瓣和二尖瓣先天性畸形		
I08.200		主动脉瓣和三尖瓣的疾患		
I08.201		主动脉瓣及三尖瓣关闭不全		
I35.900		主动脉瓣疾患		
I35.800		主动脉瓣疾患，其他的		
I35.802		主动脉瓣松软综合征		
I35.808		主动脉瓣脱垂		
I35.000		主动脉瓣狭窄		
I35.200		主动脉瓣狭窄伴有关闭不全		

主要编码	附加编码	疾 病 名 称	别 名	备 注
I35.801		主动脉瓣硬化		
I35.805		主动脉瓣增厚		
I35.807		主动脉瓣周脓肿		
I33.009		主动脉瓣赘生物		
Q25.200		主动脉闭锁		
I70.000		主动脉的动脉粥样硬化		
Q25.400		主动脉的其他先天性畸形		
I74.100		主动脉的栓塞和血栓形成，其他部位		
Q25.408		主动脉窦动脉瘤		
Q21.400		主动脉肺动脉间隔缺损		
I74.003		主动脉分叉综合征		
I70.001		主动脉钙化		
I71.204		主动脉弓动脉瘤		
I71.205		主动脉弓假性动脉瘤		
I71.101		主动脉弓破裂		
I77.113		主动脉弓狭窄		
M31.400		主动脉弓综合征〔高安病〕	高安病〔Takayasu病〕	主动脉弓综合征是由于主动脉弓发出的大动脉，如无名动脉、颈总动脉或左锁骨下动脉的进行性阻塞，导致动脉血压降低，颈、臂血管搏动减弱或消失，身体上部血流减少，致脑、眼以及肢体供血不足而产生的一系列症状和体征。当上肢无脉病伴有视网膜血管系统和（或）睫状血管系统损害出现一系列特有的眼部症状与体征时，为主动脉弓综合征视网膜病变。查：主动脉弓综合征〔高安病〕　M31.4
T82.003		主动脉机械瓣周漏		
I71.000		主动脉夹层〔任何部分〕		
I71.005		主动脉夹层壁间血肿		
I71.001		主动脉夹层动脉瘤破裂		
I77.803		主动脉溃疡		
I71.901		主动脉扩张		
I71.900		主动脉瘤，未提及破裂		
I71.800		主动脉瘤破裂		
I77.806		主动脉脓肿		
C77.206		主动脉旁淋巴结继发恶性肿瘤		
I71.801		主动脉破裂		
I74.101		主动脉栓塞		

主要编码	附加编码	疾 病 名 称	别 名	备 注
I74.103		主动脉栓塞（血栓形成）		
Q25.100		主动脉缩窄		
D44.700		主动脉体和其他节旁体动态未定或动态未知的肿瘤		
C75.500		主动脉体和其他节旁体恶性肿瘤		
D35.600		主动脉体和其他节旁体良性肿瘤		
D44.701		主动脉体肿瘤		
Q25.300		主动脉狭窄		
I74.102		主动脉血栓形成		
I77.601		主动脉炎		
T82.301		主动脉移植物（置换）的机械性并发症		
I77.109		主动脉迂曲		
R93.103		主动脉占位性病变		
H53.100		主观视觉障碍		
Q87.200		主要涉及四肢的先天性畸形综合征		
	Y51.400	主要为 α 肾上腺素能受体显效药的有害效应，不可归类在他处者		
T44.400		主要为 α 肾上腺素能受体显效药中毒，不可归类在他处者		
	Y51.500	主要为 β 肾上腺素能受体显效药的有害效应，不可归类在他处者		
T44.500		主要为 β 肾上腺素能受体显效药中毒，不可归类在他处者		
J45.000		主要为变应性哮喘		
T97.x00		主要为非药用物质毒性效应的后遗症		
T45.900		主要为全身性和血液学制剂中毒		
	Y43.900	主要为全身性制剂的有害效应		
	Y43.800	主要为全身性制剂的有害效应，其他的，不可归类在他处者		
A63.800		主要为性传播的疾病，其他特指的		
Z11.300		主要为性传播模式的传染病的特殊筛查		

主要编码	附加编码	疾病名称	别名	备注
O98.300		主要为性传播模式的其他感染并发于妊娠、分娩和产褥期		
Z22.400		主要为性传播模式感染的病原携带者		
Q87.000		主要影响面部外貌的先天性畸形综合征		
T47.800		主要影响胃肠系统的其他制剂中毒		
T47.900		主要影响胃肠系统的制剂中毒		
	Y53.900	主要影响胃肠系统制剂的有害效应		
	Y53.800	主要影响胃肠系统制剂的有害效应，其他的		
	Y52.900	主要影响心血管系统的其他和未特指制剂的有害效应		
T46.900		主要影响心血管系统的其他制剂中毒		
T46.901		主要影响心血管系统制剂中毒		
T44.900		主要影响自主神经系统的其他和未特指的药物中毒		
	Y51.900	主要影响自主神经系统的其他和未特指药物的有害效应		
T44.901		主要影响自主神经系统药物中毒		
Q87.100		主要与身材矮小症有关的先天性畸形综合征		
D81.700		主要组织相容性复合体二级缺乏		
D81.600		主要组织相容性复合体一级缺乏		
T48.700		主要作用于呼吸系统的其他和未特指制剂中毒		
	Y55.700	主要作用于呼吸系统的其他制剂的有害效应		
T48.200		主要作用于肌肉的其他和未特指制剂中毒		
	Y55.200	主要作用于肌肉的其他制剂的有害效应		
C34.000		主支气管恶性肿瘤		
C78.002		主支气管继发恶性肿瘤		
D14.302		主支气管良性肿瘤		
T85.608		主支气管支架断裂		

主要编码	附加编码	疾 病 名 称	别 名	备 注
O83.900		助产的单胎分娩		
O83.800		助产的单胎分娩，其他特指的		
Z46.100		助听器的安装和调整		
	Y53.500	助消化药的有害效应		
T47.500		助消化药中毒		
R74.000		转氨酶和乳酸脱氢酶［LDH］水平升高		
D51.200		转钴胺素Ⅱ缺乏		
F44.902		转换型癔症		
	M80040/6	转移性梭形细胞型恶性肿瘤		
M70.600		转子滑囊炎		
S72.200		转子下骨折		
	W51.x00	撞到别人或意外被别人碰撞		
	W22.x00	撞在其他物体上或被其他物体击中		
	W21.x00	撞在体育设施上或被体育设施击中		
M96.300		椎板切除术后脊柱后凸		
M96.100		椎板切除术后综合征，不可归类在他处者		
I65.002		椎动脉闭塞		
I65.000		椎动脉闭塞和狭窄		
I63.207		椎动脉闭塞脑梗死		
I60.500		椎动脉的蛛网膜下出血		
I72.817		椎动脉动脉瘤		
I67.104		椎动脉假性动脉瘤		
I63.103		椎动脉栓塞脑梗死		
S15.100		椎动脉损伤		
I65.001		椎动脉狭窄		
I63.208		椎动脉狭窄脑梗死		
M47.001†	G99.2*	椎动脉型颈椎病		
I65.003		椎动脉血栓形成		
I63.003		椎动脉血栓形成脑梗死		
M47.002†	G99.2*	椎动脉压迫综合征		
I67.203		椎动脉粥样硬化		
M89.917		椎骨病变		
M46.200		椎骨骨髓炎		
M47.904		椎骨关节面破坏		

主要编码	附加编码	疾 病 名 称	别 名	备 注
M99.200		椎管不全脱位性狭窄		
M99.300		椎管骨性狭窄		
M99.400		椎管结缔组织性狭窄		
D33.902		椎管内良性肿瘤		
G06.100		椎管内脓肿和肉芽肿		
G06.101		椎管内肉芽肿		
G95.806		椎管内纤维组织增生		
G04.918		椎管内炎性肿物		
G95.901		椎管内肿物		
M48.000		椎管狭窄		
M99.500		椎管椎间盘狭窄		
G45.003		椎-基底动脉盗血综合征		
G45.002		椎-基底动脉供血不足		
G45.000		椎基底动脉综合征		
M99.600		椎间孔骨性和不全脱位性狭窄		
M99.700		椎间孔结缔组织和椎间盘狭窄		
M51.305		椎间盘变性		
M51.300		椎间盘变性，其他特指的		
M51.802		椎间盘钙化		
M46.300		椎间盘感染（脓性）		
M51.803		椎间盘畸形		
M51.900		椎间盘疾患		
M51.800		椎间盘疾患，其他特指的		
M51.103†	G55.1*	椎间盘疾患性腰痛伴坐骨神经痛		
	G55.1*	椎间盘疾患引起的神经根和神经丛压迫		
M51.801		椎间盘膨隆		
M51.104†	G55.1*	椎间盘破裂性神经炎		
M51.200		椎间盘移位，其他特指的		
M51.105†	G55.1*	椎间盘移位性脊髓神经根压迫		
M51.106†	G55.1*	椎间盘移位性神经炎		
M51.205		椎间盘移位性腰痛		
M48.500		椎体塌陷，不可归类在他处者		
G12.202		锥体束变性		锥体束是下行运动传导束，包括皮质脊髓束和皮质脑干束两种。因其神经纤维主要起源于大脑皮质的锥体细胞，故称为锥体束。锥体束在离开大脑皮质后，经内囊和

主要编码	附加编码	疾 病 名 称	别 名	备 注
				大脑脚至延髓（大部分神经纤维在延髓下段交叉到对侧，而进入脊髓侧柱），终于脊髓前角运动细胞。病损时常出现上运动神经元麻痹（亦称中枢性麻痹或强直性麻痹）及锥体束征等。查：肌萎缩-进行性脊髓性　G12.2
G25.900		锥体束外和运动疾患		
G25.800		锥体束外和运动疾患，其他特指的		
G25.901		锥体外系综合征		
J18.200		坠积性肺炎		
G56.401		灼口综合征	舌痛症、舌感觉异常，口腔黏膜感觉异常	灼口综合征是指发生在口腔黏膜，以烧灼样疼痛感觉为主要表现的一组症状，常不伴有明显的临床损害体征，也无特征性的组织学改变。以舌部为主要发病部位。该病临床并不少见，在更年期或绝经期妇女中发病率高，女性患者约为男性患者的7倍。查：综合征-灼性神经痛　G56.4
G56.400		灼性神经痛		
Q82.100		着色性干皮病		
B43.900		着色真菌病		
B43.800		着色真菌病，其他形式的		
L81.700		着色紫癜性皮肤病		
U06.900		兹卡病毒病	寨卡病毒病	寨卡病毒属黄病毒科，黄病毒属，单股正链RNA病毒，直径20nm，是一种通过蚊虫进行传播的虫媒病毒，宿主不明确，主要在野生灵长类动物和栖息在树上的蚊子，如非洲伊蚊中循环
Z71.900		咨询		
Z71.800		咨询，其他特指的		
M60.805		姿势性肌炎		
M40.000		姿势性脊柱后凸		
M40.402		姿势性脊柱前凸		
M86.812		籽骨炎		
N85.803		子宫白斑		
O00.807		子宫瘢痕处妊娠		
N82.103		子宫膀胱瘘		
D25.100		子宫壁内平滑肌瘤		
O00.808		子宫壁妊娠		
O62.403		子宫病理性收缩环		
N92.101		子宫不规则出血		

主要编码	附加编码	疾 病 名 称	别 名	备 注
Q51.203		子宫不全纵隔		
Z90.702		子宫部分切除术后状态		
N85.401		子宫侧倾		
N85.804		子宫穿孔		
T81.205		子宫穿孔，操作中		
N85.400		子宫错位		
N71.900		子宫的炎性疾病		
N80.000		子宫的子宫内膜异位症		
C54.300		子宫底部恶性肿瘤		
I77.009		子宫动静脉瘘		
D39.000		子宫动态未定或动态未知的肿瘤		
C55.x00		子宫恶性肿瘤		
Q51.808		子宫发育不全		
N85.900		子宫非炎性疾患		
N85.800		子宫非炎性疾患，其他特指的		
N85.200		子宫肥大		
C57.400		子宫附件恶性肿瘤		
N85.300		子宫复旧不全		
N82.501		子宫腹壁瘘		
N85.805		子宫钙化		
Q51.800		子宫和宫颈的其他先天性畸形		
Q51.900		子宫和宫颈先天性畸形		
Q51.700		子宫和消化道、泌尿道之间的先天性瘘		
N85.402		子宫后倾		
C54.200		子宫肌层恶性肿瘤		
N85.806		子宫肌层囊肿		
N71.901		子宫积脓		
N85.807		子宫积水		
N85.700		子宫积血		
N71.000		子宫急性炎性疾病		
C79.812		子宫继发恶性肿瘤		
D25.200		子宫浆膜下层平滑肌瘤		
O00.809		子宫角妊娠		
D39.004		子宫颈动态未定肿瘤		
A18.112†	N74.0*	子宫颈结核		

主要编码	附加编码	疾　病　名　称	别　　名	备　　注
N88.808		子宫颈鳞状上皮增生		
D39.005		子宫颈肿瘤		
N85.808		子宫溃疡		
D28.202		子宫阔韧带良性肿瘤		
D26.900		子宫良性肿瘤		
D26.700		子宫良性肿瘤，其他部位的		
N82.902		子宫瘘		
C57.802		子宫卵巢恶性肿瘤		
N71.100		子宫慢性炎性疾病		
N85.809		子宫糜烂		
Z30.100		子宫内避孕装置的放置		
T83.300		子宫内避孕装置的机械性并发症		
Z30.500		子宫内避孕装置的监督		
P96.500		子宫内操作的并发症，不可归类在他处者		
P20.900		子宫内低氧症		
N85.500		子宫内翻		
T83.301		子宫内节育器残留		
T83.302		子宫内节育器断裂		
T83.303		子宫内节育器嵌顿		
T83.304		子宫内节育器脱落		
T83.305		子宫内节育器移位		
Z97.500		子宫内具有避孕装置		
N85.001		子宫内膜单纯性增生		子宫内膜增生具有一定的癌变倾向，故被列为癌前病变。但根据长期观察，绝大多数子宫内膜增生是一种可逆性病变，或保持一种持续性良性状态。仅有少数病例在较长的时间间隔以后可能发展为癌。子宫内膜增生有单纯增生、复杂增生及不典型增生 3 种类型。查：增生（性）-子宫--子宫内膜（腺性）　N85.0
C54.100		子宫内膜恶性肿瘤		
Z85.402		子宫内膜恶性肿瘤个人史		
N85.810		子宫内膜发育不全		大多数发育不全的疾病分类到 Q 编码中，少数分类到身体系统中，如此例
N85.101		子宫内膜非典型增生	子宫内膜异型增生	非典型增生（atypical hyperplasia）主要指上皮细胞异常增生，表现为细胞大小不等、形态多样、排列紊乱、极向丧失。核大深染，核质比例增大，核形不规则，核

主要编码	附加编码	疾 病 名 称	别 名	备 注
				分裂像增多（一般不见病理性核分裂像）。细胞具有一定程度异型性，但还不足以诊断为癌。根据病变程度，可分为轻度、中度和重度三级。查：非典型-子宫内膜--增生（腺瘤）　N85.1
N85.002		子宫内膜复杂性增生		
A18.111†	N74.1*	子宫内膜结核		
N85.811		子宫内膜囊肿		
N85.812		子宫内膜萎缩		
N84.001		子宫内膜息肉		
N85.003		子宫内膜息肉样增生		
N85.100		子宫内膜腺瘤性增生		
N85.000		子宫内膜腺性增生		
N71.902		子宫内膜炎		
N80.900		子宫内膜异位症		
N80.800		子宫内膜异位症，其他的		
D07.000		子宫内膜原位癌		
R93.803		子宫内膜增厚		
O02.002		子宫内胎块		
T19.300		子宫内异物〔任何部分〕		
N85.600		子宫内粘连		
O62.404		子宫难产		
N85.813		子宫囊肿		
D25.000		子宫黏膜下平滑肌瘤		
C57.300		子宫旁组织恶性肿瘤		
N73.200		子宫旁组织炎和盆腔蜂窝织炎		
D25.900		子宫平滑肌瘤		
N85.802		子宫破裂		
N97.200		子宫起因的女性不孕症		
N85.814		子宫憩室		
N85.403		子宫前倾		
O62.405		子宫强直性收缩		
O82.201		子宫切除分娩		
N99.300		子宫切除术后阴道穹隆脱垂		
Z90.701		子宫切除术后状态		
Q51.000		子宫缺如和不发育		
D39.703		子宫韧带动态未定肿瘤		
C57.301		子宫韧带恶性肿瘤		

主要编码	附加编码	疾 病 名 称	别 名	备 注
D28.201		子宫韧带良性肿瘤		
N83.812		子宫韧带囊肿		
N73.202		子宫韧带炎		
D39.704		子宫韧带肿瘤		
N80.806		子宫韧带子宫内膜异位症		
O62.202		子宫松弛		
S37.600		子宫损伤		
O45.801		子宫胎盘卒中	库弗莱尔子宫	子宫胎盘卒中（uteroplacental apoplexy），即胎盘早剥发生内出血时，血液积聚于胎盘与子宫壁之间，随着胎盘后血肿压力的增加，血液渗入子宫肌层，引起肌纤维分离，断裂甚至变性，当血液渗透至子宫浆膜层时，子宫表面呈紫蓝色瘀斑，称为子宫胎盘卒中。子宫肌层由于血液浸润，收缩力减弱，造成产后出血
D39.002		子宫体动态未定肿瘤		
C54.900		子宫体恶性肿瘤		
C54.800		子宫体交搭跨越恶性肿瘤的损害		
D26.100		子宫体良性肿瘤		
N84.000		子宫体息肉		
D07.303		子宫体原位癌		
D39.003		子宫体肿瘤		
N85.815		子宫萎缩		
C54.000		子宫峡部恶性肿瘤		
C54.001		子宫下段恶性肿瘤		
N85.816		子宫纤维化		
N80.001		子宫腺肌病	内在性子宫内膜异位症	子宫腺肌病是子宫内膜腺体和间质侵入子宫肌层形成弥漫或局限性的病变。查：子宫内膜异位-子宫 N80.0
N85.404		子宫移位		
N81.200		子宫阴道不完全性脱垂		
N82.801		子宫阴道瘘		
N81.400		子宫阴道脱垂		
D28.203		子宫圆韧带良性肿瘤		
N73.604		子宫粘连		按盆腔腹膜粘连编码
N80.303		子宫直肠凹子宫内膜异位症		
N82.401		子宫直肠瘘		
N73.501		子宫直肠陷凹脓肿		

主要编码	附加编码	疾 病 名 称	别 名	备 注
D39.001		子宫肿瘤		
N85.901		子宫肿物		
N73.203		子宫周围炎		
N73.605		子宫周围粘连		
D28.204		子宫主韧带良性肿瘤		
Q51.202		子宫纵隔		
O15.900		子痫		
D69.203		紫癜		
K76.400		紫癜样肝病		
L56.900		紫外线辐射引起的急性皮肤改变		
L56.800		紫外线辐射引起的其他特指的急性皮肤改变		
O75.600		自发或未特指的破膜后分娩延迟		
K65.902		自发性腹膜炎		
K76.801		自发性肝破裂出血		
M84.401		自发性骨折		
M24.311		自发性关节脱位		
M24.302		自发性寰枢椎半脱位		
M24.301		自发性寰枢椎脱位		
J93.001		自发性气胸		
J93.100		自发性气胸，其他的		
N28.819		自发性肾破裂		
M23.601		自发性膝韧带破裂		
R23.300		自发性瘀斑		
J93.000		自发性张力性气胸		
F60.802		自恋型人格障碍		
P58.400		自母体传给或新生儿服用的药物或毒素引起的新生儿黄疸		
O03.802		自然流产，伴有并发症		
O03.603		自然流产并发出血		
O03.503		自然流产并发盆腔感染		
O03.504		自然流产并发生殖道感染		
O03.702		自然流产并发栓塞		
O03.604		自然流产并发延迟出血		
C85.724		自然杀伤/T细胞淋巴瘤		
R45.801		自杀倾向		

主要编码	附加编码	疾 病 名 称	别 名	备 注
M35.907		自身免疫病		
E16.102		自身免疫性低血糖症		自身免疫性低血糖症是由于自身免疫、自身抗体作用引起的空腹或反应性低血糖。查：低血糖（症）（自发性）-反应性（非药物性） E16.1
E31.002		自身免疫性多内分泌腺病综合征		
E31.000		自身免疫性多腺体衰竭		
K75.400		自身免疫性肝炎		
K74.604		自身免疫性肝炎后肝硬化失代偿期		自身免疫性肝硬化主要是自身免疫性肝病造成，其中自身免疫性肝炎（AIH）最多。自身免疫性肝炎是由自身免疫反应介导的慢性进行性肝脏炎症性疾病，其临床特征为不同程度的血清转氨酶升高、高γ-球蛋白血症、自身抗体阳性，组织学特征为以淋巴细胞、浆细胞浸润为主的界面性肝炎，严重病例可快速进展为肝硬化和肝衰竭。查：硬化（肝）-肝炎后的 K74.6
K74.614		自身免疫性肝硬化		
E06.300		自身免疫性甲状腺炎		
D68.402		自身免疫性凝血酶原减少		查：低凝血酶原血症（先天性）（遗传性）（特发性）-后天性 D68.4
D59.101		自身免疫性溶血性贫血		自身免疫性溶血性贫血（AIHA）是一组B淋巴细胞功能异常亢进，产生抗自身红细胞抗体，使红细胞破坏增加而引起的贫血。分为原发性 AIHA 和继发性 AIHA，AIHA 依据自身红细胞抗体的特性分为3大类，即温抗体型，冷抗体型和温冷双抗体型，其每类中又分有不同的亚型贫血-溶血性--自身免疫性 D59.1
D59.100		自身免疫性溶血性贫血，其他的		
L30.204		自体过敏性皮炎		
G04.801		自体免疫性脑炎		
Z94.001		自体肾移植状态		
F66.100		自我不和谐的性取向		
Z91.500		自我伤害个人史		
G90.800		自主神经系统的其他疾患		
G90.900		自主神经系统疾患		
D48.202		自主神经肿瘤		
G90.400		自主性高反射		

主要编码	附加编码	疾 病 名 称	别 名	备 注
E05.203		自主性高功能性甲状腺腺瘤伴甲状腺功能亢进症		
C43.101		眦恶性黑色素瘤		
C44.101		眦恶性肿瘤		
D23.101		眦皮肤良性肿瘤		
D04.101		眦原位癌		
K03.105		宗教仪式性牙磨损		
Z70.300		综合涉及与性态度、性行为和性取向有关的咨询		
B43.100		棕色真菌病性脑脓肿		
T59.803		总烃油蒸气中毒		
C83.307		纵隔大 B 细胞淋巴瘤		
	M96790/3	纵隔大 B 细胞淋巴瘤		
D38.300		纵隔动态未定或动态未知的肿瘤		
C38.300		纵隔恶性肿瘤		
J98.502		纵隔感染		
J98.500		纵隔疾病，不可归类在他处者		
B67.906		纵隔棘球蚴病		
C78.100		纵隔继发性恶性肿瘤		
E05.302		纵隔甲状腺肿		
C45.702		纵隔间皮瘤		
A16.807		纵隔结核		
A15.814		纵隔结核，病理（+）		
A15.813		纵隔结核，细菌学（+）		
D15.200		纵隔良性肿瘤		
C77.103		纵隔淋巴结继发恶性肿瘤		
A16.305		纵隔淋巴结结核		
A15.407		纵隔淋巴结结核，病理（+）		
A15.406		纵隔淋巴结结核，细菌学（+）		
R59.010		纵隔淋巴结肿大		
J86.019		纵隔瘘		
J98.505		纵隔囊肿		
J85.300		纵隔脓肿		
J98.201		纵隔气肿		
J98.504		纵隔疝		
Q34.100		纵隔先天性囊肿		

主要编码	附加编码	疾 病 名 称	别 名	备 注
J98.506		纵隔纤维化		
J98.503		纵隔炎		
J98.508		纵隔炎性假瘤		
R93.804		纵隔移位		
R93.805		纵隔阴影		
J86.020		纵隔支气管瘘		
D38.301		纵隔肿瘤		
J98.507		纵隔肿物		
R26.802		走路不稳		
M21.603		足凹陷		
S95.000		足背动脉损伤		
S95.200		足背静脉损伤		
Z42.402		足部瘢痕修复		
C43.707		足部恶性黑色素瘤		
M86.914		足部骨髓炎		
S91.302		足部皮肤撕裂伤		
S93.301		足部脱位		
S98.400		足创伤性切断		
S90.301		足挫伤		
S91.300		足的其他部位的开放性伤口		
S90.300		足的其他和未特指部位的挫伤		
S93.600		足的其他和未特指部位的扭伤和劳损		
S93.300		足的其他和未特指部位的脱位		
M77.500		足的其他肌腱端病		
Q66.800		足的其他先天性变形		
Q66.300		足的其他先天性内翻变形		
Q66.600		足的其他先天性外翻变形		
S95.100		足底动脉损伤		
M72.201		足底筋膜纤维瘤病		
G57.603		足底内侧神经卡压征		
S94.100		足底内侧神经损伤		
G57.604		足底外侧神经卡压征		
S94.000		足底外侧神经损伤		
S92.700		足多处骨折		
C76.503		足恶性肿瘤		
A31.802		足分枝杆菌病		

主要编码	附加编码	疾 病 名 称	别 名	备 注
L03.109		足蜂窝织炎		
M89.813		足副舟骨痛		
M71.109		足感染性滑囊炎		
M60.007		足感染性肌炎		
M21.402		足弓松弛		
M21.401		足弓下陷		
S92.900		足骨折		
M89.914		足骨肿物		
M24.310		足关节病理性不全脱位		
M24.309		足关节病理性脱位		
M19.906		足关节关节病		
M66.112		足关节滑膜破裂		
Z89.400		足和踝后天性缺失		
Q72.300		足和趾先天性缺如		
D22.701		足黑素细胞痣		
M71.408		足滑膜钙化		
M71.309		足滑膜囊肿		
M72.609		足坏死性筋膜炎		
M62.409		足肌肉挛缩		
M79.109		足肌痛		
S97.801		足挤压伤		
M65.009		足腱鞘脓肿		
C49.202		足结缔组织恶性肿瘤		
D21.202		足结缔组织良性肿瘤		
M72.409		足结节性筋膜炎		
M62.821		足筋膜挛缩		
M72.919		足筋膜炎		
B47.900		足菌肿		
D36.718		足良性肿瘤		
Q72.700		足裂		
S91.303		足裂伤		
M86.607		足慢性化脓性骨髓炎		
S96.101		足拇长伸肌腱断裂		
M71.009		足黏液囊脓肿		
S93.601		足扭伤		
C44.707		足皮肤恶性肿瘤		
L08.910		足皮肤感染		

主要编码	附加编码	疾　病　名　称	别　名	备　注
S98.300		足其他部位的创伤性切断		
M66.309		足屈肌腱自发性破裂		
L08.911		足软组织感染		
M79.909		足软组织疾患		
M79.509		足软组织异物残留		
M66.209		足伸肌腱自发性破裂		
C47.202		足神经恶性肿瘤		
M79.604		足痛		
O32.102		足先露		
O64.805		足先露难产		
Q66.900		足先天性变形		
M72.920		足纤维瘤病		
M21.602		足旋前		
P05.102		足月小样低体重儿		
S98.000		足在踝水平的创伤性切断		
M71.508		足粘连性滑囊炎		
M67.104		足跖腱膜挛缩		
S97.100		足趾挤压伤		
S93.500		足趾扭伤和劳损		
S93.100		足趾脱位		
M79.806		足肿胀		
S93.303		足舟骨脱位		
S92.202		足舟状骨骨折		
F06.810		卒中后精神病态		
J43.904		阻塞性肺气肿		
K11.209		阻塞性颌下腺炎		
K11.210		阻塞性腮腺炎		
G47.301		阻塞性睡眠呼吸暂停综合征		
K01.100		阻生牙		
	Y53.000	组胺 H_2 受体拮抗剂的有害效应		
T47.000		组胺 H_2 受体拮抗剂中毒		
B39.900		组织胞浆菌病		
C93.901		组织细胞白血病		
M79.301		组织细胞吞噬性脂膜炎		
D76.300		组织细胞增多综合征，其他的		
K51.500		左侧结肠炎		

主要编码	附加编码	疾 病 名 称	别 名	备 注
I51.703		左房扩大		
I44.500		左后分支传导阻滞		
I44.400		左前分支传导阻滞		
I51.701		左室肥大		
Q24.805		左室流出道肌束肥厚		
Q23.001		左室流出道狭窄		
Q24.812		左室憩室		
I44.700		左束支传导阻滞		
Q24.100		左位心		
Q23.400		左心发育不全综合征		
I50.102		左心房衰竭		左心房衰竭指主要发生于左心房的心力衰竭。常见病因有严重二尖瓣狭窄，偶见于左心房黏液瘤或球形血栓嵌塞于二尖瓣口。在心脏舒张期，由于左心房流入左心室的血液严重受阻，使左心房残留血量增多，左心房扩大，压力显著升高，肺静脉和肺毛细血管压力随之升高，肺循环血量增加和肺充血。必须指出，左心房衰竭的病理过程一般不伴左心室衰竭，但其临床表现与左心室衰竭基本相同，且极易发生急性肺水肿，反复发病也易继发右心衰竭
I50.100		左心室衰竭		
Q20.200		左心室双出口		
I50.103		左心衰竭合并急性肺水肿		
E16.402		佐林格-埃利森综合征	卓-艾综合征，胃泌素瘤	该病是以难治性或非寻常性消化性溃疡、高胃酸分泌、非 B 胰岛细胞瘤为特征的临床综合征
T48.201		作用于肌肉制剂中毒		
	X63.x00	作用于自主神经系统的其他药物的故意自毒及暴露于该类药物		
	X43.x00	作用于自主神经系统的其他药物的意外中毒及暴露于该类药物		
	Y13.x00	作用于自主神经系统的其他药物的中毒及暴露于该类药物，意图不确定的		
	Y36.900	作战行动		
	Y89.100	作战行动的后遗症		
K45.801		坐骨大孔疝		
S32.801		坐骨骨折		
M71.305		坐骨滑膜囊肿		

主要编码	附加编码	疾 病 名 称	别 名	备 注
M70.701		坐骨滑囊炎		
D16.803		坐骨良性肿瘤		
M91.001		坐骨软骨结合		范奈克病或骨软骨病［坐骨耻骨的软骨结合］　M91.0
G57.000		坐骨神经损害		
M54.300		坐骨神经痛		
D21.504		坐骨直肠窝结缔组织良性肿瘤		
K61.300		坐骨直肠窝脓肿		

四、肿瘤形态学拼音索引表

形态学编码	肿瘤形态学名称	别　名	说　明
M82480/1	APUD 瘤		
M95902/3	B-细胞淋巴瘤		
M97680/1	T-γ 淋巴组织增生性疾病		
M97030/3	T-区恶性淋巴瘤		
M95901/3	T-细胞淋巴瘤		
M93650/3	阿斯金瘤		
M80100/3	癌		
M85890/3	癌，表现出胸腺样成分		
M80210/3	癌，间变		
M87410/2	癌前黑素沉着病		
M87410/3	癌前黑素沉着病内恶性黑色素瘤		
M89800/3	癌肉瘤		
M89340/3	癌性纤维瘤		
M95820/0	鞍区颗粒细胞瘤		
M98000/3	白血病		通用的分型如下： （1）ANLL 分为 8 型：急性髓性白血病微分化型（M_0）、粒细胞白血病未分化型（M_1）、粒细胞白血病部分分化型（M_2）、早幼粒细胞型（M_3）、粒-单核细胞型（M_4）、单核细胞型（M_5）、红白血病（M_6）、巨核细胞型（M_7） （2）ALL 分为 L_1、L_2 和 L_3 型，近年来又根据细胞的免疫学特点分为 T、B、前 B、普通型和未分化型
M99410/3	白血病性网状内皮细胞增殖		
M83430/3	包膜性乳头状癌		
M80810/2	鲍恩病		
M82430/3	杯形细胞类癌		
M87240/3	鼻纤维性丘疹		
M82140/3	壁细胞癌		
M82120/0	扁平腺瘤		
M87430/3	表面扩散性黑色素瘤		
M81430/3	表面扩散性腺癌		
M80150/3	玻璃状细胞癌		
M98260/3	伯基特细胞白血病		
M90000/0	布伦纳瘤		
M91030/0	部分性葡萄胎		
M84810/3	产黏液性腺癌		
M97170/3	肠 T 细胞淋巴瘤		

形态学编码	肿瘤形态学名称	别　　名	说　　明
M81570/1	肠高血糖素瘤		
M82420/1	肠嗜铬样细胞类癌		
M81440/3	肠型腺癌		
M95220/3	成感觉神经细胞瘤		
M92000/0	成骨细胞瘤		
M94220/3	成胶质细胞瘤		
M89040/0	成人横纹肌瘤		
M92300/0	成软骨细胞瘤		
M91810/3	成软骨细胞性骨肉瘤		
M94600/3	成少突神经胶质细胞瘤		
M94700/3	成神经管细胞瘤		
M94400/3	成神经胶质细胞瘤		
M95000/3	成神经细胞瘤		
M95100/3	成视网膜细胞瘤		
M93921/3	成室管膜细胞瘤		
M93620/3	成松果体细胞瘤		
M94720/3	成髓样肌细胞瘤		
M91820/3	成纤维细胞性骨肉瘤		
M94300/3	成星形细胞瘤		
M91610/1	成血管细胞瘤		
M95350/0	成血管细胞性脑（脊）膜瘤		
M93100/0	成釉细胞瘤		
M93300/0	成釉细胞纤维瘤		
M93300/3	成釉细胞纤维肉瘤		
M92900/0	成釉细胞纤维牙瘤		
M92900/3	成釉细胞牙肉瘤		
M80413/3	储备细胞癌		
M82720/3	垂体癌		
M82720/0	垂体腺瘤		
M95500/0	丛状神经纤维瘤		
M88350/1	丛状纤维组织细胞性瘤		
M91311/0	丛状血管瘤		
M85140/3	促结缔组织增生型导管癌		
M94710/3	促结缔组织增生性成神经管细胞瘤		
M88230/1	促结缔组织增生性纤维瘤		
M88060/3	促结缔组织增生性小圆细胞瘤		

形态学编码	肿瘤形态学名称	别　名	说　明
M94120/1	促结缔组织增生性婴儿星形细胞瘤		
M82710/0	催乳素瘤		
M93810/3	大脑神经胶质瘤病		
M80120/3	大细胞癌		
M96800/3	大细胞淋巴瘤		
M80130/3	大细胞神经内分泌癌		
M94740/3	大细胞髓母细胞瘤		
M94110/3	大圆细胞性星形细胞瘤		
M82310/3	单纯癌		
M98900/3	单核细胞白血病		
M97110/3	单核细胞样 B 细胞淋巴瘤		
M81460/0	单形性腺瘤		
M81600/3	胆管癌		
M81610/3	胆管囊腺癌		
M81610/0	胆管囊腺瘤		
M81600/0	胆管腺瘤		
M88200/0	弹力纤维瘤		
M85000/2	导管内癌		
M85220/2	导管内癌和小叶原位癌		
M85030/2	导管内乳头状癌		
M85030/0	导管内乳头状瘤		
M85050/0	导管内乳头状瘤病		
M84530/2	导管内乳头状黏液癌，非侵袭性		
M84530/3	导管内乳头状黏液癌，侵袭性		
M84530/1	导管内乳头状黏液瘤伴有发育不良		
M84530/0	导管内乳头状黏液腺瘤		
M85030/3	导管内乳头状腺癌伴侵袭		
M85070/2	导管内微乳头状癌		
M85001/3	导管腺癌		
M83370/3	岛回癌		
M84200/3	耵聍腺癌		
M84200/0	耵聍腺瘤		
M84010/3	顶泌性腺癌		
M84010/0	顶泌性腺瘤		
M91231/0	动静脉血管瘤		

形态学编码	肿瘤形态学名称	别　名	说　明
M80000/1	动态未定肿瘤		良、恶性未定，未做病理学检查
M97321/3	多发性浆细胞骨髓瘤		
M83600/1	多发性内分泌腺瘤		
M83601/1	多发性内分泌腺瘤，1 型		
M83602/1	多发性内分泌腺瘤，2a 型		
M83603/1	多发性内分泌腺瘤，2b 型		
M82210/0	多发性腺瘤样息肉		
M82210/3	多发性腺瘤样息肉内腺癌		
M80340/3	多角细胞癌		
M99400/3	多毛细胞白血病		
M90720/3	多胚瘤		
M89010/3	多形型横纹肌肉瘤		
M80220/3	多形性癌		
M85250/3	多形性低度腺癌		
M94240/3	多形性黄色星形细胞瘤		
M89400/0	多形性腺瘤		
M89410/3	多形性腺瘤内癌		
M88540/0	多形性脂肪瘤		
M88540/3	多形性脂肪肉瘤		
M80910/3	多中心性基底细胞癌		
M90000/3	恶性布伦纳瘤		
M81570/3	恶性肠高血糖素瘤		
M82420/3	恶性肠嗜铬样细胞类癌		
M92300/3	恶性成软骨细胞瘤		
M93100/3	恶性成釉细胞瘤		
M87450/3	恶性促结缔组织增生性黑色素瘤		
M97410/3	恶性肥大细胞增多症		
M81520/3	恶性高血糖素瘤		
M92500/3	恶性骨巨细胞瘤		部位编码在 C40~C41 之间
M87200/3	恶性黑色素瘤		肿瘤的部位编码除四种情况外，一般要在索引中的肿瘤部位表中查找。但黑色素瘤的部位编码在形态学下一一列出。该肿瘤可发生多部位
M86930/3	恶性化学感受器瘤		
M89400/3	恶性混合瘤		
M90800/3	恶性畸胎瘤		
M95301/3	恶性脊膜瘤		
M90500/3	恶性间皮瘤		任何部位都分类于 C45.-之下

形态学编码	肿瘤形态学名称	别　　名	说　　明
M89900/3	恶性间叶瘤		
M86800/3	恶性节旁体瘤		查：神经节细胞瘤，该肿瘤可发生于多部位
M95800/3	恶性颗粒细胞瘤		
M86500/3	恶性莱迪细胞瘤		
M87800/3	恶性蓝痣		
M82400/3	恶性类癌		
M95900/3	恶性淋巴瘤		
M96770/3	恶性淋巴瘤性息肉病		
M80010/3	恶性瘤细胞		
M90900/3	恶性卵巢甲状腺肿		
M86200/3	恶性卵泡细胞瘤		
M93900/3	恶性脉络丛乳头状瘤		
M86300/3	恶性男性母细胞瘤		
M89590/3	恶性囊性肾瘤		
M95300/3	恶性脑膜瘤		
M86000/3	恶性泡膜细胞瘤		
M95610/3	恶性蝾螈瘤		
M92510/3	恶性软组织巨细胞瘤		
M80110/3	恶性上皮瘤		
M90520/3	恶性上皮样间皮瘤		
M91330/3	恶性上皮样血管内皮瘤		
M95600/3	恶性神经鞘瘤		
M95710/3	恶性神经束瘤		
M86931/3	恶性肾上腺外节旁体瘤		
M81560/3	恶性生长抑素瘤		
M87000/3	恶性嗜铬细胞瘤		
M82410/3	恶性嗜银性类癌		
M90530/3	恶性双相分化间皮瘤		
M97131/3	恶性网状细胞增多症		
M89360/3	恶性胃肠道间质性瘤		
M81530/3	恶性胃泌素瘤		
M90510/3	恶性纤维性间皮瘤		任何部位都分类于 C45.–之下
M88300/3	恶性纤维组织细胞瘤		
M85800/3	恶性胸腺瘤		
M85820/3	恶性胸腺瘤，AB 型		
M85810/3	恶性胸腺瘤，A 型		

形态学编码	肿瘤形态学名称	别　名	说　明
M85830/3	恶性胸腺瘤，B1 型		
M85840/3	恶性胸腺瘤，B2 型		
M85850/3	恶性胸腺瘤，B3 型		
M91300/3	恶性血管内皮瘤		
M91500/3	恶性血管外皮细胞瘤		
M92700/3	恶性牙源性瘤		
M90200/3	恶性叶状囊肉瘤		
M81510/3	恶性胰岛素瘤		
M81550/3	恶性胰腺瘤		
M87440/3	恶性肢端着色斑性黑色素瘤		
M91100/3	恶性中肾瘤		
M80000/3	恶性肿瘤		
M83810/3	恶性子宫内膜样腺纤维瘤		
M97200/3	恶性组织细胞增多症		
M97500/3	恶性组织细胞增生症		
M87270/0	发育不良痣		
M81210/1	翻转型移行细胞乳头状瘤		
M84540/0	房室结囊性瘤		
M98040/3	非白血性白血病		
M98940/3	非白血性单核细胞白血病		
M98240/3	非白血性淋巴细胞性白血病		
M98640/3	非白血性髓系白血病		
M82490/3	非典型类癌性瘤		
M95390/1	非典型脑膜瘤		
M81401/1	非典型腺瘤		
M93900/1	非典型性脉络丛乳头状瘤		
M98760/3	非典型性慢性髓系白血病，BCR/ABL 阴性		
M95080/3	非典型性胚胎样/杆状瘤		
M85130/3	非典型性髓样癌		
M89321/0	非典型性息肉样腺肌瘤		
M88300/1	非典型性纤维组织细胞瘤		
M88500/1	非典型脂肪瘤		
M95910/3	非霍奇金淋巴瘤		
M80720/3	非角化性大细胞鳞状细胞癌		
M85031/2	非浸润性导管内乳头状癌		
M85010/2	非浸润性粉刺癌		

形态学编码	肿瘤形态学名称	别　名	说　明
M85040/2	非浸润性囊内癌		
M90650/3	非精原细胞瘤样生殖细胞瘤		
M80460/3	非小细胞癌		
M99000/3	肥大细胞白血病		
M97400/1	肥大细胞瘤		
M97401/3	肥大细胞肉瘤		
M89720/3	肺母细胞瘤		
M82510/3	肺泡腺癌		
M82510/0	肺泡腺瘤		
M82500/1	肺腺瘤病		
M83820/3	分泌变异性子宫内膜样腺癌		
M85010/3	粉刺癌		
M98661/3	复发性急性早幼粒细胞性白血病		
M95960/3	复合性霍奇金和非霍奇金淋巴瘤		
M82440/3	复合性类癌		
M92820/0	复合性牙瘤		
M87600/0	复合痣		
M86820/1	副交感神经节旁体瘤		
M83150/3	富糖原癌		
M83140/3	富脂质癌		
M88220/1	腹部纤维瘤病		
M84801/6	腹膜假黏液瘤		
M93400/0	钙化上皮性牙源性瘤		
M93010/0	钙化性牙源性囊肿		
M89700/3	肝母细胞瘤		
M97160/3	肝脾 γ-δ 细胞淋巴瘤		
M81700/3	肝细胞癌		
M81740/3	肝细胞癌，明细胞型		
M81730/3	肝细胞癌，梭型细胞变体		
M81700/0	肝细胞腺瘤		
M85760/3	肝样腺癌		
M89630/3	杆状肉瘤		
M95230/3	感觉神经上皮瘤		
M95210/3	感觉神经细胞瘤		
M98012/3	干细胞白血病		
M82150/3	肛门腺腺癌		
M91940/3	高等级表面骨肉瘤		

形态学编码	肿瘤形态学名称	别 名	说 明
M83310/3	高分化滤泡性腺癌		
M88510/3	高分化型脂肪肉瘤		
M90711/3	睾丸母细胞瘤		
M83840/3	宫颈内膜型腺癌		
M84820/3	宫颈内型黏液腺癌		
M97311/3	孤立性骨髓瘤		
M88150/0	孤立性纤维性瘤		
M89670/0	骨化性肾瘤		
M92620/0	骨化性纤维瘤		
M92500/1	骨巨细胞瘤		
M91800/0	骨瘤		
M91930/3	骨膜骨肉瘤		
M91920/3	骨膜外骨肉瘤		
M88120/0	骨膜纤维瘤		
M88120/3	骨膜纤维肉瘤		
M91870/3	骨内高分化骨肉瘤		
M91900/3	骨旁骨肉瘤		
M91840/3	骨佩吉特病骨肉瘤		
M91800/3	骨肉瘤		
M92100/0	骨软骨瘤		任何部位都分类于 D16.-之下
M92100/1	骨软骨瘤病		
M97322/3	骨髓瘤病		
M99610/1	骨髓纤维化伴髓样化生		
M99890/1	骨髓增生异常综合征		
M88700/0	骨髓脂肪瘤		
M88102/0	骨纤维瘤		
M91910/0	骨样骨瘤		
M82630/0	管状绒毛状腺瘤		
M82630/3	管状绒毛状腺瘤内腺癌		
M82630/2	管状绒毛状腺瘤内原位腺癌		
M82110/3	管状腺癌		
M82110/0	管状腺瘤		
M87420/2	哈奇森黑素雀斑		
M87420/3	哈奇森黑素雀斑内恶性黑色素瘤		
M98421/3	海尔迈尔-舍纳病		
M95040/3	海绵状成神经细胞瘤		
M91720/0	海绵状淋巴管瘤		

形态学编码	肿瘤形态学名称	别　名	说　明
M91210/0	海绵状血管瘤		
M91211/0	海绵状痣		
M84070/0	汗管瘤		
M83920/0	汗管纤维腺瘤		
M84090/3	汗孔癌		
M84090/0	汗腺汗孔瘤		
M84000/1	汗腺瘤		
M84040/0	汗腺囊瘤		
M84000/3	汗腺腺癌		
M84000/0	汗腺腺瘤		
M93630/0	黑变病神经外胚瘤		
M95410/3	黑变病神经纤维瘤		
M89000/0	横纹肌瘤		
M89000/3	横纹肌肉瘤		
M89210/3	横纹肌肉瘤伴神经节分化		
M98400/3	红白血病		
M83250/0	后肾腺瘤		
M90400/3	滑膜肉瘤		
M85750/3	化生性癌		
M86930/1	化学感受器瘤		
M95401/0	环层小体神经纤维瘤		
M86010/0	黄体化泡膜细胞瘤		
M86100/0	黄体瘤		
M83230/3	混合细胞腺癌		
M83230/0	混合细胞腺瘤		
M96520/3	混合细胞型霍奇金病		
M89020/3	混合型横纹肌肉瘤		
M88550/3	混合型脂肪肉瘤		
M81540/3	混合性导管-内分泌癌		
M81800/3	混合性肝细胞癌和胆管癌		
M89901/1	混合性间叶瘤		
M87700/3	混合性上皮样和梭状细胞黑素瘤		
M93820/3	混合性神经胶质瘤		
M90850/3	混合性生殖细胞瘤		
M82810/3	混合性嗜酸-嗜碱细胞癌		
M82810/0	混合性嗜酸-嗜碱细胞腺瘤		
M83460/3	混合性髓样-滤泡性癌		

形态学编码	肿瘤形态学名称	别　名	说　明
M83470/3	混合性髓样-乳头状癌		
M92810/0	混合性牙瘤		
M96500/3	霍奇金病		
M96600/3	霍奇金副肉芽肿		
M96510/3	霍奇金淋巴瘤，富淋巴细胞性		
M96620/3	霍奇金肉瘤		
M96610/3	霍奇金肉芽肿		
M88950/0	肌瘤		
M91320/0	肌内血管瘤		
M88560/0	肌内脂肪瘤		
M89820/0	肌上皮瘤		
M89820/3	肌上皮性癌		
M88240/0	肌纤维瘤		
M88240/1	肌纤维瘤病		
M88250/0	肌纤维母细胞瘤		
M80940/3	基底鳞状细胞癌		
M80900/3	基底细胞癌		
M80970/3	基底细胞癌，结节性		
M80900/1	基底细胞瘤		卷一中的基底细胞瘤形态学编码后提供D48.5部位编码，但核对部位编码时，可见不包括肛门D37.7，生殖器官D39.7~D40.7及红唇边缘D37.0。要注意卷一中的形态学所提供的部位编码有时不是唯一的编码，查找部位编码严格按照步骤进行，在肿瘤列表中查找部位
M81470/3	基底细胞腺癌		
M81470/0	基底细胞腺瘤		
M81230/3	基底细胞样癌		
M80830/3	基底样鳞状细胞癌		
M90810/3	畸胎癌		
M90800/1	畸胎瘤		
M90841/3	畸胎瘤伴恶性变		
M95020/3	畸胎样髓上皮瘤		
M94810/3	畸形细胞性肉瘤		
M94230/3	极性成胶质细胞瘤		
M98010/3	急性白血病		临床上分为急性淋巴细胞性白血病（ALL）和急性非淋巴细胞性白血病（ANLL）两大类，每类又有几型
M98910/3	急性单核细胞白血病		

形态学编码	肿瘤形态学名称	别　名	说　明
M97221/3	急性分化性进行性组织细胞增多症		
M99320/3	急性骨髓纤维化		
M98410/3	急性红细胞增多症		
M98050/3	急性混合细胞性白血病		
M98670/3	急性粒单核细胞白血病		
M98210/3	急性淋巴细胞性白血病		
M98211/3	急性淋巴细胞性白血病，L_1 型		
M98212/3	急性淋巴细胞性白血病，L_2 型		
M98213/3	急性淋巴细胞性白血病，L_3 型		
M99310/3	急性全骨髓增殖症		
M98610/3	急性髓系白血病		
M98740/3	急性髓系白血病，伴成熟		
M98710/3	急性髓系白血病，伴异常骨髓嗜酸粒细胞		
M98730/3	急性髓系白血病，不伴成熟		
M98720/3	急性髓系白血病，最低分化		
M97222/3	急性婴儿期网状内皮细胞增多症		
M99100/3	急性原巨核细胞白血病		
M98660/3	急性早幼粒细胞性白血病		
M83190/3	集合管癌		
M93700/3	脊索瘤		
M94440/1	脊索状神经胶质瘤		
M82201/3	家族性息肉病，癌变		
M90910/1	甲状腺肿性类癌		
M84701/3	假黏液性腺癌		
M80330/3	假肉瘤性癌		
M90620/3	间变精原细胞瘤		
M93920/3	间变室管膜瘤		
M94510/3	间变型少突神经胶质细胞瘤		
M94010/3	间变性星形细胞瘤		
M89900/1	间叶瘤		
M85930/1	间质瘤，伴小性索成分		
M89350/1	间质性瘤		
M89350/3	间质性肉瘤		
M92400/3	间质性软骨肉瘤		
M92520/0	腱鞘巨细胞瘤		

形态学编码	肿瘤形态学名称	别　名	说　明
M97330/3	浆细胞白血病		
M97312/3	浆细胞肉瘤		
M98300/3	浆细胞性白血病		
M84610/3	浆液性表面乳头状癌		
M84610/0	浆液性表面乳头状癌		
M84410/3	浆液性囊腺癌		
M84410/0	浆液性囊腺瘤		
M90140/0	浆液性腺纤维瘤		
M97570/3	交错树突细胞肉瘤		
M86810/1	交感神经节旁体瘤		
M84630/1	交界恶性表面乳头状浆液性囊腺瘤		
M90000/1	交界恶性布伦纳瘤		
M84420/3	交界恶性浆液性囊腺瘤		字面上是交界恶性，但编码为恶性。该肿瘤好发于卵巢　C56
M90140/1	交界恶性浆液性腺纤维瘤		
M84440/1	交界恶性明细胞囊性瘤		
M83130/1	交界恶性明细胞腺纤维瘤		
M84720/3	交界恶性黏液性囊腺瘤		
M84620/3	交界恶性乳头状浆液性囊腺瘤		
M84510/1	交界恶性乳头状囊腺瘤		
M84730/3	交界恶性乳头状黏液性囊腺瘤		
M83800/1	交界恶性子宫内膜样腺瘤		
M83810/1	交界恶性子宫内膜样腺纤维瘤		
M90150/1	交界性黏液性腺纤维瘤		
M87400/0	交界痣		
M87400/3	交界痣内恶性黑色素瘤		
M83340/0	胶样腺瘤		为巨细胞性腺瘤，可发生于多部位，好发于甲状腺　D34.-
M80710/3	角化性鳞状细胞癌		
M86800/1	节旁体瘤		
M82200/0	结肠腺瘤样息肉病		
M82200/3	结肠腺瘤样息肉病内腺癌		
M87210/3	结节性黑色素瘤		
M96590/3	结节性淋巴细胞为主型霍奇金病		
M96640/3	结节硬化富细胞相霍奇金病		
M96660/3	结节硬化混合细胞性霍奇金病		

形态学编码	肿瘤形态学名称	别　名	说　明
M96670/3	结节硬化淋巴细胞减少性霍奇金病		
M96650/3	结节硬化淋巴细胞为主型霍奇金病		
M96630/3	结节硬化型霍奇金病		
M88130/0	筋膜纤维瘤		
M88130/3	筋膜纤维肉瘤		
M92210/0	近皮质软骨瘤		
M92210/3	近皮质软骨肉瘤		
M85000/3	浸润性导管癌		
M85232/3	浸润性导管和管状癌		
M85233/3	浸润性导管和胶样癌		
M85230/3	浸润性导管和黏液癌		
M85231/3	浸润性导管和筛状癌		
M85220/3	浸润性导管和小叶癌		
M85210/3	浸润性小管癌		
M85200/3	浸润性小叶癌		
M85240/3	浸润性小叶癌和其他类型癌		
M88561/0	浸润性脂肪瘤		
M90630/3	精母细胞性精原细胞瘤		
M90610/3	精原细胞瘤		可发生于多部位，好发于睾丸，其部位编码又分为下降的.0和未降的.1
M86920/1	颈动脉体瘤		
M86900/1	颈静脉血管球瘤		
M91220/0	静脉血管瘤		
M87610/1	巨大色素痣		
M87610/3	巨大色素痣内恶性黑色素瘤		
M90160/0	巨大纤维腺瘤		
M99611/1	巨核细胞性骨髓硬化		
M87901/0	巨蓝痣		
M83341/0	巨滤泡性腺瘤		
M80310/3	巨细胞癌		
M94410/3	巨细胞成（神经）胶质细胞瘤		
M80300/3	巨细胞和梭型细胞癌		
M88020/3	巨细胞肉瘤（除外骨 M9250/3）		
M88340/1	巨细胞纤维母细胞瘤		
M80030/3	巨细胞型恶性肿瘤		

形态学编码	肿瘤形态学名称	别　名	说　明
M91601/0	巨细胞血管纤维瘤		
M87260/0	巨细胞痣		
M92750/0	巨形牙骨质瘤		
M80140/3	具有杆状显型大细胞癌		
M82130/0	锯齿状腺瘤		
M80800/2	凯拉增殖性红斑		
M83200/3	颗粒细胞癌		
M95801/3	颗粒细胞肌母细胞瘤		
M95800/0	颗粒细胞瘤		
M81620/3	克拉特斯金瘤		
M84901/6	克鲁肯贝格瘤		
M91240/3	库普弗细胞肉瘤		
M80001/3	溃疡恶变		
M86500/1	莱迪细胞瘤		
M97220/3	莱特雷尔-西韦病		
M82400/1	阑尾类癌		
M87800/0	蓝痣		
M97560/3	朗格汉斯细胞肉瘤		
M97510/1	朗格汉斯细胞组织细胞增生症		
M97540/3	朗格汉斯细胞组织细胞增生症，播散性		
M97520/1	朗格汉斯细胞组织细胞增生症，单病灶		组织细胞增多症－朗格汉斯细胞 NEC D76.0
M97530/1	朗格汉斯细胞组织细胞增生症，多病灶		
M80320/3	梭形细胞癌		
M92730/0	良性成牙骨质细胞瘤		
M81520/0	良性高血糖素瘤		
M87201/0	良性黑色素瘤		
M90400/0	良性滑膜瘤		
M80030/1	良性或恶性未肯定巨细胞瘤		
M80010/1	良性或恶性未肯定瘤细胞		
M90800/0	良性畸胎瘤		
M90500/0	良性间皮瘤		
M89900/0	良性间叶瘤		
M89350/0	良性间质性瘤		
M86500/0	良性莱迪细胞瘤		

形态学编码	肿瘤形态学名称	别　名	说　明
M80010/0	良性瘤细胞		
M86300/0	良性男性母细胞瘤		
M89590/0	良性囊性肾瘤		
M88000/0	良性软组织瘤		
M80110/0	良性上皮瘤		
M90520/0	良性上皮样间皮瘤		
M80100/0	良性上皮肿瘤		
M90530/0	良性双相分化间皮瘤		
M80400/0	良性微小瘤		
M89360/0	良性胃肠道间质性瘤		
M90510/0	良性纤维性间皮瘤		任何部位都分类于 D19.-之下
M85800/0	良性胸腺瘤		
M91300/0	良性血管内皮瘤		
M91500/0	良性血管外皮细胞瘤		
M92700/0	良性牙源性瘤		
M90200/0	良性叶状瘤		
M90201/0	良性叶状囊肉瘤		
M91100/0	良性中肾瘤		
M80000/0	良性肿瘤		
M86320/1	两性母细胞瘤		
M91740/0	淋巴管肌瘤		
M91740/1	淋巴管肌瘤病		
M91700/0	淋巴管瘤		
M89310/1	淋巴管内性间质异位症		
M91700/3	淋巴管肉瘤		
M95920/3	淋巴肉瘤		
M98500/3	淋巴肉瘤细胞白血病		
M80820/3	淋巴上皮癌		
M97040/3	淋巴上皮样淋巴瘤		
M96530/3	淋巴细胞减少型霍奇金病		
M96540/3	淋巴细胞减少型霍奇金病，弥漫性纤维化		
M96570/3	淋巴细胞为主型霍奇金病		
M98201/3	淋巴细胞性白血病		
M98200/3	淋巴样白血病		
M99700/1	淋巴组织增生性疾病		
M80770/2	鳞状上皮内肿瘤，3 级		

形态学编码	肿瘤形态学名称	别　名	说　明
M80700/3	鳞状细胞癌		
M80780/3	鳞状细胞癌，伴角质形成		
M80840/3	鳞状细胞癌，明细胞型		
M80520/0	鳞状细胞乳头状瘤		
M80700/2	鳞状细胞原位癌		
M80760/2	鳞状细胞原位癌，伴可疑间质侵袭		
M93120/0	鳞状牙源性瘤		
M93500/1	颅咽管瘤		
M90900/0	卵巢甲状腺肿		
M86600/0	卵巢门细胞瘤		
M86700/0	卵巢脂质细胞瘤		
M86200/1	卵泡细胞瘤		
M86210/1	卵泡细胞-膜细胞瘤		
M83300/3	滤泡性腺癌		
M83300/0	滤泡性腺瘤		未特指部位编码于好发部位 D34 甲状腺良性肿瘤
M93900/0	脉络丛乳头状瘤		
M98030/3	慢性白血病		
M98930/3	慢性单核细胞白血病		
M98931/3	慢性单核细胞白血病，急性加重		
M99600/1	慢性骨髓增殖性疾病		
M98420/3	慢性红细胞增多症		
M98680/3	慢性粒单核细胞白血病		
M98214/3	慢性粒细胞性白血病，急淋变		
M98230/3	慢性淋巴细胞性白血病		
M98630/3	慢性髓系白血病		
M98750/3	慢性髓系白血病，BCR/ABL 阳性		
M98631/3	慢性髓系白血病，急性发作		
M99630/3	慢性中性粒细胞白血病		
M98632/3	慢性中幼粒细胞性白血病		
M81030/0	毛发瘤		
M81000/0	毛发上皮瘤		
M81020/0	毛根鞘瘤		
M81100/3	毛基质癌		
M81100/0	毛基质瘤		
M81010/0	毛囊瘤		

形态学编码	肿瘤形态学名称	别　　名	说　　明
M83910/0	毛囊周纤维瘤		
M81020/3	毛鞘癌		
M94210/3	毛细胞性星形细胞瘤		
M91710/0	毛细淋巴管瘤		
M91830/3	毛细血管扩张性骨肉瘤		
M91310/0	毛细血管瘤		
M87203/0	毛痣		
M82470/3	梅克尔细胞癌		
M81450/3	弥漫型癌		
M96810/3	弥漫性大细胞核裂淋巴瘤		
M96801/3	弥漫性大细胞淋巴瘤		
M96820/3	弥漫性大细胞无核裂淋巴瘤		
M95950/3	弥漫性淋巴瘤		
M96580/3	弥漫性淋巴细胞为主型霍奇金病		
M96860/3	弥漫性小细胞无核裂淋巴瘤		
M96830/3	弥漫性中心母细胞性淋巴瘤		
M96760/3	弥漫性中心母细胞-中心细胞性恶性淋巴瘤		
M96840/3	免疫母细胞性淋巴瘤		
M97690/1	免疫球蛋白沉积病		
M97600/3	免疫增生性疾病		
M97640/3	免疫增生性小肠病		
M89500/3	苗勒混合瘤		
M84430/0	明细胞囊腺瘤		
M92420/3	明细胞软骨肉瘤		
M83130/0	明细胞腺纤维瘤		
M86300/1	男性母细胞瘤		需要指出良恶性，这里"母"没有性质的意义
M99800/1	难治性贫血		
M99820/1	难治性贫血，伴环形铁粒幼细胞		
M99840/1	难治性贫血，伴原始细胞增多		
M99810/1	难治性贫血，单系病态造血		
M99830/1	难治性贫血，多系病态造血		
M85040/3	囊内癌		
M85040/0	囊内乳头状腺瘤		
M84400/3	囊腺癌		
M84400/0	囊腺瘤		

形态学编码	肿瘤形态学名称	别　名	说　明
M89590/1	囊性部分分化性肾母细胞瘤		
M85080/3	囊性分泌亢进性癌		
M90550/1	囊性间皮瘤		
M91730/0	囊性淋巴管瘤		
M83160/3	囊性相关肾细胞癌		
M95300/0	脑（脊）膜瘤		
M95300/1	脑（脊）膜瘤病		
M95390/3	脑（脊）膜肉瘤病		
M95310/0	脑膜性脑（脊）膜瘤		
M80530/0	内翻性乳头状瘤		
M80530/3	内翻性乳头状瘤癌变		
M90710/3	内胚窦瘤		
M84300/3	黏液表皮样癌		
M84300/1	黏液表皮样瘤		
M88400/0	黏液瘤		
M88400/3	黏液肉瘤		
M93940/1	黏液乳头状室管膜瘤		
M84800/3	黏液腺癌		
M84800/0	黏液腺瘤		
M82431/3	黏液性类癌		
M84700/3	黏液性囊腺癌		可发生于多部位，好发于卵巢　　C56
M84700/0	黏液性囊腺瘤		可发生于多部位，好发于卵巢　　D27
M90150/0	黏液性腺纤维瘤		
M88960/3	黏液样平滑肌肉瘤		
M92310/3	黏液样软骨肉瘤		
M83001/3	黏液样细胞腺癌		
M88520/3	黏液样脂肪肉瘤		
M88520/0	黏液脂肪瘤		
M95070/0	帕西尼瘤		
M93730/3	旁脊索瘤		
M81200/1	膀胱上皮乳头状瘤		
M81201/1	膀胱息肉		
M86000/0	泡膜细胞瘤		
M94130/0	胚胎发育不良性神经上皮性瘤		
M89100/3	胚胎型横纹肌肉瘤		
M90700/3	胚胎性癌		
M89810/3	胚胎性癌肉瘤		

形态学编码	肿瘤形态学名称	别　名	说　明
M89910/3	胚胎性肉瘤		
M81910/0	胚胎性腺瘤		
M97092/3	皮肤 T 细胞淋巴瘤		
M83900/3	皮肤附属器癌		
M83900/0	皮肤附属器腺瘤		
M97090/3	皮肤淋巴瘤		
M88320/0	皮肤纤维瘤		
M88320/3	皮肤纤维肉瘤		
M81420/3	皮革状胃		
M87500/0	皮内痣		
M97080/3	皮下脂膜炎样 T 细胞淋巴瘤		
M90840/0	皮样囊肿		
M90840/3	皮样囊肿恶变		
M84100/3	皮脂腺腺癌		
M84100/0	皮脂腺腺瘤		
M91950/3	皮质内骨肉瘤		
M96890/3	脾缘区 B 细胞淋巴瘤		
M88900/0	平滑肌瘤		
M88900/1	平滑肌瘤病		
M88911/0	平滑肌母细胞瘤		
M88900/3	平滑肌肉瘤		
M88970/1	平滑肌肿瘤		
M80350/3	破骨细胞样巨细胞癌		
M91000/0	葡萄胎		
M89101/3	葡萄样肉瘤		
M91230/0	葡萄状血管瘤		
M88930/0	奇异性平滑肌瘤		
M87220/3	气球细胞黑色素瘤		
M87220/0	气球细胞痣		
M81481/2	前列腺上皮内肿瘤，3 级		
M97280/3	前体 B 细胞淋巴母细胞性淋巴瘤		
M98360/3	前体 B 细胞淋巴细胞白血病		
M97290/3	前体 T 细胞淋巴母细胞性淋巴瘤		
M98370/3	前体 T 细胞淋巴细胞白血病		
M97270/3	前体细胞淋巴母细胞性淋巴瘤		
M98350/3	前体细胞淋巴细胞白血病		

形态学编码	肿瘤形态学名称	别　名	说　明
M81300/1	潜在低度恶性乳头状尿路上皮肿瘤		
M88211/1	侵蚀性纤维瘤病		
M92000/1	侵袭性成骨细胞瘤		
M91000/1	侵袭性葡萄胎		
M84080/1	侵袭性指［趾］乳头状腺瘤		
M83610/1	球旁细胞瘤		
M93720/3	去分化脊索瘤		
M92430/3	去分化软骨肉瘤		
M88580/3	去分化型脂肪肉瘤		
M91000/3	绒毛膜癌		
M91010/3	绒毛膜癌伴畸胎瘤		
M82631/0	绒毛腺性腺瘤		
M82610/3	绒毛性腺瘤内腺癌		
M82620/3	绒毛状腺癌		
M82610/1	绒毛状腺瘤		
M82610/2	绒毛状腺瘤内原位腺癌		
M88000/3	肉瘤		
M88001/6	肉瘤病		
M83180/3	肉瘤样肾细胞癌		
M97091/3	肉芽肿性皮肤松弛症		
M85400/3	乳房佩吉特病		
M85430/3	乳房佩吉特病和导管内癌		
M85410/3	乳房佩吉特病和浸润性导管癌		
M85420/3	乳房外佩吉特病		
M85020/3	乳房幼年型癌		
M80500/3	乳头状癌		
M84060/0	乳头状汗管腺瘤		
M84050/0	乳头状汗腺腺瘤		
M84600/3	乳头状浆液性囊腺癌		
M84600/0	乳头状浆液性囊腺瘤		
M80520/3	乳头状鳞状细胞癌		
M80520/2	乳头状鳞状细胞原位癌		
M80500/0	乳头状瘤		
M80600/0	乳头状瘤病		
M93520/1	乳头状颅咽管瘤		
M83400/3	乳头状滤泡性腺癌		

形态学编码	肿瘤形态学名称	别　名	说　明
M84500/3	乳头状囊腺癌		
M84500/0	乳头状囊腺瘤		
M84521/1	乳头状囊性瘤		
M95380/1	乳头状脑（脊）膜瘤		
M84710/3	乳头状黏液性囊腺癌		
M84710/0	乳头状黏液性囊腺瘤		
M83121/3	乳头状肾细胞癌		
M93930/1	乳头状室管膜瘤		
M83410/3	乳头状微小癌		
M82600/3	乳头状腺癌		
M82600/0	乳头状腺瘤		
M90131/0	乳头状腺纤维瘤		
M81300/3	乳头状移行细胞癌		
M80500/2	乳头状原位癌		
M92200/0	软骨瘤		任何部位都分类于 D16.-之下
M92200/1	软骨瘤病		
M92201/3	软骨黏液肉瘤		部位编码在 C40～C41 之间，软骨黏液肉瘤不同于黏液样软骨肉瘤（M9231/3）
M92410/0	软骨黏液样纤维瘤		
M92200/3	软骨肉瘤		
M89401/0	软骨样汗管瘤		
M93710/3	软骨样脊索瘤		
M88620/0	软骨样脂肪瘤		
M88511/0	软纤维瘤		
M92510/1	软组织巨细胞瘤		
M95810/3	软组织腺泡状肉瘤		
M86310/0	塞尔托利-莱迪细胞瘤		
M86310/3	塞尔托利-莱迪细胞瘤，低分化		
M86340/3	塞尔托利-莱迪细胞瘤，低分化，伴异种成分		
M86330/1	塞尔托利-莱迪细胞瘤，网状		
M86310/1	塞尔托利-莱迪细胞瘤，中分化		
M86340/1	塞尔托利-莱迪细胞瘤，中分化，伴异种成分		
M86400/3	塞尔托利细胞癌		
M86400/0	塞尔托利细胞瘤		
M86410/0	塞托利细胞瘤，伴脂质贮积		

形态学编码	肿瘤形态学名称	别　名	说　明
M97010/3	塞扎里病		
M88330/3	色素沉着性隆凸性皮肤纤维肉瘤		
M87200/0	色素痣		
M95330/0	沙粒体性脑（脊）膜瘤		
M82010/3	筛状癌		
M82010/2	筛状原位癌		
M85620/3	上皮-肌上皮癌		
M80101/2	上皮内癌		
M88910/0	上皮样平滑肌瘤		
M88910/3	上皮样平滑肌肉瘤		
M87700/0	上皮样细胞和梭形细胞痣		
M87710/3	上皮样细胞黑色素瘤		
M90420/3	上皮样细胞滑膜肉瘤		
M88040/3	上皮样细胞肉瘤		
M87710/0	上皮样细胞痣		
M91250/0	上皮样血管瘤		
M91330/1	上皮样血管内皮瘤		
M91050/3	上皮样滋养层肿瘤		
M94500/3	少突神经胶质细胞瘤		
M93800/3	神经胶质瘤		
M94420/3	神经胶质肉瘤		
M94420/1	神经胶质纤维瘤		
M94900/0	神经节瘤		
M94910/0	神经节瘤病		
M95050/1	神经节神经胶质瘤		
M94900/3	神经节神经母细胞瘤		
M94920/0	神经节细胞瘤		
M86830/0	神经节细胞性节旁体瘤		
M95700/0	神经瘤		
M82460/3	神经内分泌癌		神经内分泌癌是一种有内分泌功能的癌症。常分为大细胞神经内分泌癌、类癌、不典型类癌和小细胞癌。不同的类别有不同的形态学编码
M95600/0	神经鞘瘤		
M95600/1	神经鞘瘤病		
M95620/0	神经鞘黏液瘤		
M95030/3	神经上皮瘤		
M95710/0	神经束瘤		

形态学编码	肿瘤形态学名称	别 名	说 明
M95060/0	神经细胞瘤		
M95400/0	神经纤维瘤		
M95400/3	神经纤维肉瘤		
M87250/0	神经痣		
M89640/3	肾明细胞肉瘤		
M89600/3	肾母细胞瘤		
M83700/3	肾上腺皮质腺癌		
M83700/0	肾上腺皮质腺瘤		
M83720/0	肾上腺皮质腺瘤，富色素变异		
M83750/0	肾上腺皮质腺瘤，混合细胞		
M83730/0	肾上腺皮质腺瘤，明细胞		
M83740/0	肾上腺皮质腺瘤，小球细胞		
M83710/0	肾上腺皮质腺瘤，致密细胞		
M86710/0	肾上腺剩余瘤		
M86931/1	肾上腺外节旁体瘤		
M83110/1	肾上腺样瘤		
M89660/0	肾髓性间质细胞瘤		
M83120/3	肾细胞癌		
M89650/0	肾源性腺纤维瘤		
M81560/1	生长抑素瘤		
M89050/0	生殖器横纹肌瘤		
M90640/3	生殖细胞瘤		
M81210/3	施奈德癌		
M81210/0	施奈德乳头状瘤		
M82300/3	实性癌		
M84520/3	实性假乳头状癌		
M84520/1	实性假乳头状瘤		
M95130/3	视网膜母细胞瘤，弥漫性		
M95140/1	视网膜母细胞瘤，自然消退		
M93910/3	室管膜瘤		
M93840/1	室管膜下巨细胞星形细胞瘤		
M93830/1	室管膜下神经胶质瘤		
M87001/3	嗜铬母细胞瘤		
M87000/0	嗜铬细胞瘤		
M83000/3	嗜碱细胞癌		
M98700/3	嗜碱细胞白血病		

形态学编码	肿瘤形态学名称	别　名	说　明
M83000/0	嗜碱细胞腺瘤		未特指部位编码于好发部位 D35.2 垂体良性肿瘤
M82800/3	嗜酸细胞癌		
M98800/3	嗜酸细胞白血病		
M83420/3	嗜酸细胞乳头状癌		
M82800/0	嗜酸细胞腺瘤		
M82900/3	嗜酸性腺癌		
M82900/0	嗜酸性腺瘤		
M82410/1	嗜银性类癌		
M90430/3	双相分化滑膜肉瘤		
M83220/3	水样明细胞腺癌		
M83220/0	水样明细胞腺瘤		
M93600/1	松果体瘤		
M93610/1	松果体细胞瘤		
M95010/3	髓上皮瘤		
M97340/3	髓外浆细胞瘤		
M98600/3	髓系白血病		
M85100/3	髓样癌		
M83450/3	髓样癌，伴淀粉样基质		
M85110/3	髓样癌伴淀粉样间质		
M85120/3	髓样癌伴淋巴样间质		
M99300/3	髓样肉瘤		
M85880/3	梭形上皮性瘤，伴胸腺样成分		
M87720/3	梭形细胞黑色素瘤		
M87730/3	梭形细胞黑色素瘤，A 型		
M87740/3	梭形细胞黑色素瘤，B 型		
M89120/3	梭形细胞横纹肌肉瘤		
M90410/3	梭形细胞滑膜肉瘤		
M80740/3	梭形细胞鳞状细胞癌		
M88010/3	梭形细胞肉瘤		
M80040/3	梭形细胞型恶性肿瘤		
M91360/1	梭形细胞血管内皮瘤		
M81220/3	梭形细胞移行细胞癌		
M88570/0	梭形细胞脂肪瘤		
M87720/0	梭形细胞痣		
M89030/0	胎儿横纹肌瘤		
M83330/3	胎儿腺癌		

形态学编码	肿瘤形态学名称	别　　名	说　　明
M83330/0	胎儿腺瘤		
M91040/1	胎盘部位滋养细胞瘤		
M99620/1	特发性血小板增多症		
M84020/0	透明细胞汗腺腺瘤		
M95381/1	透明细胞脑（脊）膜瘤		
M90440/3	透明细胞肉瘤（除外肾的 M8964/3）		
M83100/3	透明细胞腺癌		
M83100/0	透明细胞腺瘤		
M83360/0	透明小梁性腺瘤		
M87230/3	退行性恶性黑色素瘤		
M97610/3	瓦尔登斯特伦巨球蛋白血症		
M84030/0	外分泌性汗腺腺瘤		可发生于多部位，好发于皮肤　D23.-
M82000/0	外分泌性皮肤圆柱瘤		
M84080/3	外分泌性乳头状腺癌		
M84080/0	外分泌性乳头状腺瘤		
M84130/3	外分泌性腺癌		
M97020/3	外周 T 细胞淋巴瘤		
M97050/3	外周 T-细胞淋巴瘤，AILD	外周 T-细胞淋巴瘤，血管免疫母细胞性淋巴结病伴血内蛋白异常	
M97060/3	外周 T 细胞淋巴瘤，多形性小细胞		
M97070/3	外周 T 细胞淋巴瘤，多形性中等细胞和大细胞		
M96550/3	网状淋巴细胞减少型霍奇金病		
M95930/3	网状细胞肉瘤		
M83331/0	微滤泡性腺瘤		
M83350/3	微侵袭性滤泡性腺癌		
M81310/3	微乳头状移行细胞癌		
M80400/1	微小瘤		
M82020/0	微小囊性腺瘤		
M80760/3	微小侵袭性鳞状细胞癌		
M95120/3	未分化成视网膜细胞瘤		
M90820/3	未分化恶性畸胎瘤		
M88050/3	未分化肉瘤		
M98011/3	未分化细胞白血病		
M80200/3	未分化型癌		

形态学编码	肿瘤形态学名称	别　名	说　明
M89361/3	胃肠道间质肉瘤		
M89360/1	胃肠道间质性瘤，潜在恶性未肯定		
M81530/1	胃泌素瘤		未特指部位分类于 D37.7，恶性未特指部位分类于　C25.4
M83500/3	无包膜硬化性癌		
M87300/3	无色素性黑色素瘤		
M87300/0	无色素痣		
M90600/3	无性细胞瘤		
M80002/3	息肉恶变		
M87900/0	细胞性蓝痣		
M88920/0	细胞性平滑肌瘤		
M88100/1	细胞性纤维瘤		
M82520/3	细支气管肺泡癌，非黏蛋白性		
M82530/3	细支气管肺泡癌，黏蛋白性		
M82540/3	细支气管肺泡癌，黏蛋白性和非黏蛋白性		
M82500/3	细支气管-肺泡腺癌		
M88241/1	先天性全身性纤维瘤病		
M87620/1	先天性痣内增生型皮肤损害		
M83830/3	纤毛细胞变异性子宫内膜样腺癌		
M81710/3	纤维板状肝细胞癌		
M92621/0	纤维骨瘤		
M88301/0	纤维黄色瘤		为纤维组织细胞瘤 NOS
M88100/0	纤维瘤		
M88110/0	纤维黏液瘤		
M88110/3	纤维黏液肉瘤		
M88521/0	纤维黏液脂肪瘤		
M88100/3	纤维肉瘤		
M80930/3	纤维上皮性基底细胞癌		
M90100/0	纤维腺瘤		可发生于多部位，乳腺为 D24，其他部位编码不同
M95320/0	纤维性脑（脊）膜瘤		
M94200/3	纤维性星形细胞瘤		
M88510/0	纤维脂肪瘤		
M88501/3	纤维脂肪肉瘤		
M88300/0	纤维组织细胞瘤		
M89740/1	涎母细胞瘤		

形态学编码	肿瘤形态学名称	别　名	说　明
M89402/0	涎腺型混合瘤		
M82700/3	嫌色细胞癌		可发生于多部位，好发于垂体　C75.1
M82700/0	嫌色细胞腺瘤		可发生于多部位，好发于垂体　D35.2
M83170/3	嫌色细胞型肾细胞癌		
M81400/3	腺癌		
M85730/3	腺癌，伴顶泌性汗腺化生		
M82550/3	腺癌，伴混合性亚型		
M85701/3	腺癌，伴鳞状化生		
M85710/3	腺癌，伴软骨和骨化生		
M85740/3	腺癌，伴神经内分泌分化		
M85720/3	腺癌，伴梭形细胞化生		
M89320/0	腺肌瘤		
M89830/0	腺肌上皮瘤		
M85700/3	腺棘皮癌		
M82450/3	腺类癌瘤		
M85610/0	腺淋巴瘤		
M85600/3	腺鳞癌		
M81400/0	腺瘤		
M90540/0	腺瘤样瘤		任何部位都分类于 D19.-之下
M82100/0	腺瘤样息肉		
M82101/3	腺瘤样息肉，癌变		
M82100/3	腺瘤样息肉内腺癌		
M82100/2	腺瘤样息肉内原位腺癌		
M93000/0	腺瘤样牙源性瘤		
M85500/3	腺泡细胞癌		
M85500/1	腺泡细胞瘤		
M85510/3	腺泡细胞囊腺癌		
M85500/0	腺泡细胞腺瘤		
M89330/3	腺肉瘤		
M90130/0	腺纤维瘤		
M90130/3	腺纤维瘤，癌变		
M93001/0	腺性成釉细胞瘤		
M80980/3	腺样基底癌		
M80750/3	腺样鳞状细胞癌		
M82000/3	腺样囊性癌		
M82640/0	腺状乳头状瘤病		
M81480/2	腺状上皮内肿瘤，3 级		

形态学编码	肿瘤形态学名称	别　　名	说　　明
M90110/0	小管内纤维腺瘤		
M90120/0	小管周纤维腺瘤		
M97580/3	小结滤泡树突细胞瘤		
M83320/3	小梁性滤泡性腺癌		
M81900/3	小梁性腺癌		
M81900/0	小梁性腺瘤		
M94930/0	小脑发育不良性神经节细胞瘤		
M94800/3	小脑肉瘤		
M89200/3	小泡型横纹肌肉瘤		
M95940/3	小神经胶质细胞瘤		
M80410/3	小细胞癌		
M80430/3	小细胞癌，梭形细胞		
M80440/3	小细胞癌，中间细胞		
M80450/3	小细胞-大细胞癌		
M91850/3	小细胞骨肉瘤		
M96750/3	小细胞和大细胞混合型弥漫性恶性淋巴瘤		
M80452/3	小细胞-鳞状细胞癌		
M88030/3	小细胞肉瘤		
M80451/3	小细胞-腺癌		
M80020/3	小细胞型恶性肿瘤		
M85200/2	小叶原位癌		
M81240/3	泄殖腔源性癌		
M94000/3	星形细胞瘤		
M86230/1	性索瘤伴环状小管		
M85900/1	性索-性腺间质瘤		
M85910/1	性索-性腺间质瘤，不完全分化		
M85920/1	性索-性腺间质瘤，混合形式		
M90730/1	性腺母细胞瘤		
M89730/3	胸膜肺母细胞瘤		
M85820/1	胸腺瘤，AB 型		
M85810/1	胸腺瘤，A 型		
M85830/1	胸腺瘤，B1 型		
M85840/1	胸腺瘤，B2 型		
M85850/1	胸腺瘤，B3 型		
M85860/3	胸腺瘤，C 型		
M95200/3	嗅神经源性瘤		

形态学编码	肿瘤形态学名称	别　名	说　明
M88940/0	血管肌瘤		
M88940/3	血管肌肉瘤		
M88260/0	血管肌纤维母细胞瘤		
M88600/0	血管肌脂肪瘤		
M88600/3	血管肌脂肪瘤，恶变		
M91410/0	血管角质瘤		
M91750/0	血管淋巴管瘤		
M91200/0	血管瘤		
M95340/0	血管瘤性脑（脊）膜瘤		
M88360/1	血管瘤样纤维组织细胞瘤		
M97670/1	血管免疫母细胞淋巴结病		
M91300/1	血管内皮瘤		
M97120/3	血管内皮瘤病	血管内皮大 B 细胞淋巴瘤	
M91350/1	血管内乳头状血管内皮瘤		
M91331/3	血管内支气管肺泡瘤		
M88410/1	血管黏液瘤		
M88901/1	血管平滑肌瘤病		
M87130/0	血管球肌瘤		
M87110/0	血管球瘤		
M87100/3	血管球肉瘤		
M87120/0	血管球性血管瘤		
M91200/3	血管肉瘤		
M91500/1	血管外皮细胞瘤		
M95360/0	血管外皮细胞性脑（脊）膜瘤		
M91600/0	血管纤维瘤		
M88610/0	血管脂肪瘤		
M97130/3	血管中心性 T-细胞淋巴瘤		
M97660/1	血管中心性免疫增生性损害		
M92710/0	牙本质瘤		
M93110/0	牙成釉细胞瘤		
M92740/0	牙骨质化性纤维瘤		
M92720/0	牙骨质瘤		
M92800/0	牙瘤		
M93420/3	牙源性癌肉瘤		
M92700/1	牙源性瘤		
M93410/1	牙源性明细胞瘤		
M93200/0	牙源性黏液瘤		

形态学编码	肿瘤形态学名称	别　名	说　明
M93020/0	牙源性形骸细胞瘤		
M87801/0	雅达松蓝痣		
M80960/0	雅达逊表皮内上皮瘤		
M98020/3	亚急性白血病		
M98920/3	亚急性单核细胞白血病		
M98220/3	亚急性淋巴细胞性白血病		
M98620/3	亚急性髓系白血病		
M85300/3	炎性癌		
M88250/1	炎性肌纤维母细胞瘤		
M80420/3	燕麦细胞癌		可发生于多部位，多生于肺，未特指部位的编码于 C34.9
M90200/1	叶状囊肉瘤		
M81510/0	胰岛素瘤		
M81500/3	胰岛细胞癌		
M81500/1	胰岛细胞瘤		
M81500/0	胰岛细胞腺瘤		
M89710/3	胰母细胞瘤		
M81550/1	胰腺瘤		
M81200/3	移行细胞癌		
M81200/0	移行细胞乳头状瘤		
M95370/0	移行细胞性脑（脊）膜瘤		
M81200/2	移行细胞原位癌		
M95110/3	已分化成视网膜细胞瘤		
M85870/0	异位错构瘤性胸腺瘤		
M80950/3	异型癌		
M84900/3	印戒细胞癌		
M88140/3	婴儿性纤维肉瘤		
M81720/3	硬癌性肝细胞癌		
M80920/3	硬斑性基底细胞癌		
M86020/0	硬化性间质瘤		
M88321/0	硬化性血管瘤		发生于皮肤，主要是 D23.-。其他特殊部位有不同的类目的编码
M88210/1	硬纤维瘤		
M81410/3	硬腺癌		
M92600/3	尤因肉瘤		
M91420/0	疣性角化性血管瘤		
M80510/3	疣状癌		

形态学编码	肿瘤形态学名称	别　名	说　明
M80510/0	疣状乳头状瘤		
M98330/3	幼淋巴细胞白血病，B 细胞型		
M98340/3	幼淋巴细胞白血病，T 细胞型		
M99460/3	幼年粒单核细胞白血病		
M86220/1	幼年型卵泡细胞瘤		
M90300/0	幼年型纤维腺瘤		
M94211/3	幼年型星形细胞瘤		
M93510/1	釉质上皮瘤样颅咽管瘤		
M97180/3	原发皮肤 CD30+T 细胞淋巴瘤		
M96780/3	原发渗出性淋巴瘤		
M94100/3	原浆性星形细胞瘤		
M96850/3	原淋巴细胞性淋巴瘤		
M94430/3	原始极性成胶质细胞瘤		
M94730/3	原始神经外胚瘤		
M80100/2	原位癌		未指出具体形态学的原位癌
M87200/2	原位黑色素瘤		
M81400/2	原位腺癌		
M88530/3	圆细胞脂肪肉瘤		
M80412/3	圆形细胞癌		
M87230/0	晕样痣		
M92610/3	长骨釉质瘤		
M88800/0	蛰伏脂瘤		
M88101/0	真皮纤维瘤		
M99500/1	真性红细胞增多症		
M97230/3	真性组织细胞淋巴瘤		
M81400/1	支气管腺瘤		
M88270/1	支气管周肌纤维母细胞性瘤		
M88500/0	脂肪瘤		
M88811/0	脂肪母细胞瘤		
M88810/0	脂肪母细胞瘤病		
M88500/3	脂肪肉瘤		
M83240/0	脂肪腺瘤		
M90830/3	中分化恶性畸胎瘤		
M89510/3	中胚层混合瘤		
M89600/1	中胚层性肾瘤		
M91100/1	中肾性瘤		

形态学编码	肿瘤形态学名称	别　名	说　明
M83101/3	中肾样型透明细胞癌		
M91860/3	中心骨肉瘤		
M96740/3	中心细胞性淋巴瘤		
M93210/0	中心牙源性纤维瘤		
M93640/3	周围性神经外胚瘤		
M93220/0	周围牙源性纤维瘤		
M86910/1	主动脉体瘤		
M83210/0	主细胞腺瘤		
M83440/3	柱状细胞乳头状癌		
M80100/6	转移性癌		指内、外胚层来源的恶性肿瘤，应注意与 M8000/6 继发肿瘤的区别，后者是笼统的恶性继发肿瘤，包括内、中、外胚层来源的肿瘤
M89800/6	转移性癌肉瘤		
M89340/6	转移性癌性纤维瘤		
M81570/6	转移性肠高血糖素瘤		
M94400/6	转移性成（神经）胶质细胞瘤		
M95220/6	转移性成感觉神经细胞瘤		
M94220/6	转移性成胶质细胞瘤		
M92300/6	转移性成软骨细胞瘤		
M94700/6	转移性成神经管细胞瘤		
M95000/6	转移性成神经细胞瘤		
M93620/6	转移性成松果体细胞瘤		
M91820/6	转移性成纤维细胞性骨肉瘤		
M93100/6	转移性成釉细胞瘤		
M92900/6	转移性成釉细胞牙肉瘤		
M80120/6	转移性大细胞癌		
M94740/6	转移性大细胞髓母细胞瘤		
M82310/6	转移性单纯癌		
M81600/6	转移性胆管癌		
M85000/6	转移性导管癌		
M80340/6	转移性多角细胞癌		
M80220/6	转移性多形性癌		
M90000/6	转移性恶性布伦纳瘤		
M90900/6	转移性恶性卵巢甲状腺肿		
M80720/6	转移性非角化性大细胞鳞状细胞癌		
M80460/6	转移性非小细胞癌		

形态学编码	肿瘤形态学名称	别　名	说　明
M89720/6	转移性肺母细胞瘤		
M82510/6	转移性肺泡腺癌		
M85010/6	转移性粉刺癌		
M89700/6	转移性肝母细胞瘤		
M81700/6	转移性肝细胞癌		
M81520/6	转移性高血糖素瘤		
M92500/6	转移性骨巨细胞瘤		
M91800/6	转移性骨肉瘤		
M82110/6	转移性管状腺癌		
M84000/6	转移性汗腺腺癌		
M87200/6	转移性黑色素瘤		
M89000/6	转移性横纹肌肉瘤		
M90400/6	转移性滑膜肉瘤		
M86930/6	转移性化学感受瘤		
M89400/6	转移性混合瘤		
M83230/6	转移性混合细胞腺癌		
M90850/6	转移性混合性生殖细胞瘤		
M82810/6	转移性混合性嗜酸-嗜碱细胞癌		
M89820/6	转移性肌上皮样癌		
M80940/6	转移性基底鳞状细胞癌		
M80900/6	转移性基底细胞癌		
M80970/6	转移性基底细胞癌，结节性		
M90800/6	转移性畸胎瘤		
M95301/6	转移性脊膜瘤		
M93700/6	转移性脊索瘤		
M80330/6	转移性假肉瘤性癌		
M90500/6	转移性间皮瘤		
M89900/6	转移性间叶瘤		
M89350/6	转移性间质性肉瘤		
M92400/6	转移性间质性软骨肉瘤		
M84410/6	转移性浆液性囊腺癌		
M86800/6	转移性节旁体瘤		
M90630/6	转移性精母细胞性精原细胞瘤		
M90610/6	转移性精原细胞瘤		
M80310/6	转移性巨细胞癌		
M88020/6	转移性巨细胞肉瘤		
M83200/6	转移性颗粒细胞癌		

形态学编码	肿瘤形态学名称	别　名	说　明
M95800/6	转移性颗粒细胞瘤		
M86500/6	转移性莱迪细胞瘤		
M82400/6	转移性类癌		
M80320/6	转移性梭形细胞癌		
M91700/6	转移性淋巴管肉瘤		
M80820/6	转移性淋巴上皮癌		
M80700/6	转移性鳞状细胞癌		
M86200/6	转移性卵泡细胞瘤		
M83300/6	转移性滤泡性腺癌		
M93900/6	转移性脉络丛乳头状瘤		
M86300/6	转移性男性母细胞瘤		
M85040/6	转移性囊内癌		
M84400/6	转移性囊腺癌		
M89590/6	转移性囊性肾瘤		
M95300/6	转移性脑膜瘤		
M80530/6	转移性内翻性乳头状瘤癌变		
M90710/6	转移性内胚窦瘤		
M84300/6	转移性黏液表皮样癌		
M88400/6	转移性黏液肉瘤		
M84800/6	转移性黏液腺癌		
M84700/6	转移性黏液性囊腺癌		
M92310/6	转移性黏液性软骨肉瘤		
M86000/6	转移性泡膜细胞瘤		
M90700/6	转移性胚胎性癌		
M89100/6	转移性胚胎性横纹肌肉瘤		
M89910/6	转移性胚胎性肉瘤		
M88900/6	转移性平滑肌肉瘤		
M91000/6	转移性绒毛膜癌		
M82620/6	转移性绒毛状腺癌		
M88000/6	转移性肉瘤		
M85400/6	转移性乳房佩吉特病		
M85430/6	转移性乳房佩吉特病和导管内癌		
M85410/6	转移性乳房佩吉特病和浸润性导管癌		
M85420/6	转移性乳房外佩吉特病		
M80500/6	转移性乳头状癌		
M84600/6	转移性乳头状浆液性囊腺癌		

形态学编码	肿瘤形态学名称	别　名	说　明
M80520/6	转移性乳头状鳞状细胞癌		
M83400/6	转移性乳头状滤泡性腺癌		
M84500/6	转移性乳头状囊腺癌		
M84710/6	转移性乳头状黏液性囊腺癌		
M82600/6	转移性乳头状腺癌		
M81300/6	转移性乳头状移行细胞癌		
M92200/6	转移性软骨肉瘤		
M92510/6	转移性软组织巨细胞瘤		
M82010/6	转移性筛状癌		
M85620/6	转移性上皮-肌上皮癌		
M94500/6	转移性少突神经胶质细胞瘤		
M93800/6	转移性神经胶质瘤		
M94900/6	转移性神经节神经母细胞瘤		
M82460/6	转移性神经内分泌癌		
M95600/6	转移性神经鞘瘤		
M95030/6	转移性神经上皮瘤		
M95710/6	转移性神经束瘤		
M95400/6	转移性神经纤维肉瘤		
M89600/6	转移性肾母细胞瘤		
M83700/6	转移性肾上腺皮质细胞癌		
M83120/6	转移性肾细胞癌		
M81560/6	转移性生长抑素瘤		
M90640/6	转移性生殖细胞瘤		
M82300/6	转移性实性癌		
M84520/6	转移性实性假乳头状癌		
M95100/6	转移性视网膜母细胞瘤		
M93910/6	转移性室管膜瘤		
M87000/6	转移性嗜铬细胞瘤		
M83000/6	转移性嗜碱细胞癌		
M82800/6	转移性嗜酸细胞癌		
M82900/6	转移性嗜酸性腺癌		
M83220/6	转移性水样明细胞腺癌		
M95010/6	转移性髓上皮瘤		
M85100/6	转移性髓样癌		
M88010/6	转移性梭形细胞肉瘤		
M90440/6	转移性透明细胞肉瘤		
M83100/6	转移性透明细胞腺癌		

形态学编码	肿瘤形态学名称	别　名	说　明
M81310/6	转移性微乳头状移行细胞癌		
M80200/6	转移性未分化癌		
M89360/6	转移性胃肠道间质性瘤		
M81530/6	转移性胃泌素瘤		
M90600/6	转移性无性细胞瘤		
M82500/6	转移性细支气管-肺泡腺癌		
M88100/6	转移性纤维肉瘤		
M88300/6	转移性纤维组织细胞瘤		
M82700/6	转移性嫌色细胞癌		
M81400/6	转移性腺癌		
M85700/6	转移性腺棘皮癌		
M85600/6	转移性腺鳞癌		
M85500/6	转移性腺泡细胞癌		
M89330/6	转移性腺肉瘤		
M80980/6	转移性腺样基底癌		
M80750/6	转移性腺样鳞状细胞癌		
M82000/6	转移性腺样囊性癌		
M94800/6	转移性小脑肉瘤		
M80410/6	转移性小细胞癌		小细胞恶性肿瘤是指光镜下不易区分、组织来源不易确切诊断、形态以小圆细胞为主的一类恶性肿瘤
M85200/6	转移性小叶浸润性癌		
M94000/6	转移性星形细胞瘤		
M85800/6	转移性胸腺瘤		
M95200/6	转移性嗅神经源性瘤		
M91300/6	转移性血管内皮瘤		
M91200/6	转移性血管肉瘤		
M91500/6	转移性血管外皮细胞瘤		
M92700/6	转移性牙源性瘤		
M85300/6	转移性炎性癌		
M90201/6	转移性叶状囊肉瘤		
M81510/6	转移性胰岛素瘤		
M81500/6	转移性胰岛细胞癌		
M89710/6	转移性胰母细胞瘤		
M81550/6	转移性胰腺瘤		
M81200/6	转移性移行细胞癌		
M84900/6	转移性印戒细胞癌		

形态学编码	肿瘤形态学名称	别　名	说　明
M81410/6	转移性硬腺癌		
M92600/6	转移性尤因肉瘤		
M80510/6	转移性疣状癌		
M94730/6	转移性原始神经外胚瘤		
M92610/6	转移性长骨釉质瘤		
M88500/6	转移性脂肪肉瘤		
M89510/6	转移性中胚层混合瘤		
M91100/6	转移性中肾瘤		
M80000/6	转移性肿瘤		
M93640/6	转移性周围性神经外胚瘤		
M89300/6	转移性子宫内膜间质肉瘤		
M83800/6	转移性子宫内膜样腺癌		
M83810/6	转移性子宫内膜样腺纤维瘤		
M91020/3	滋养细胞恶性畸胎瘤		
M89300/0	子宫内膜间质结节		
M89300/3	子宫内膜间质肉瘤		
M83800/3	子宫内膜样腺癌		
M83800/0	子宫内膜样腺瘤		并非仅发生于子宫，其部位编码不同。当未特指部位时，发生于男、女的部位编码也不同
M83810/0	子宫内膜样腺纤维瘤		
M97190/3	自然杀伤/T 细胞淋巴瘤		
M98901/3	组织细胞白血病		
M88310/0	组织细胞瘤		
M97550/3	组织细胞肉瘤		
M91260/0	组织细胞样血管瘤		